国际骨科权威经典译著

第13版

普及版

CAMPBELL'S OPERATIVE ORTHOPAEDICS

坎贝尔骨科手术学

原著者 Frederick M. Azar
James H. Beaty
S. Terry Canale

主　译 唐佩福　王　岩　卢世璧

第 8 卷　足踝外科

分卷主译　姜保国　张建中　梁向党　魏　民

北京大学医学出版社

KANBEIER GUKE SHOUSHUXUE (DI 13 BAN，PUJI BAN)——DI 8 JUAN:ZUHUAI WAIKE

图书在版编目（CIP）数据

坎贝尔骨科手术学：第13版：普及版. 第8卷，足踝外科 / (美) 阿扎 (Azar F.M.)，(美) 贝帝(Beaty J.H.)，(美) 卡内尔(Canale S.T.) 原著；唐佩福，王岩，卢世璧主译. —北京：北京大学医学出版社，2018.3

书名原文：Campbell's operative orthopaedics，13th edition

ISBN 978-7-5659-1741-7

Ⅰ.①坎… Ⅱ.①阿… ②贝… ③卡… ④唐… ⑤王… ⑥卢… Ⅲ.①骨科学—外科手术 ②足—外科手术 ③踝关节—外科手术 Ⅳ.①R68 ②R658.3

中国版本图书馆CIP数据核字（2017）第309291号

内容提要

《坎贝尔骨科手术学》全书共 19 部分 89 章，系统介绍了骨科理论和手术技术。对于第 13 版修订，作者在大量更新理论、技术及相关经验，最大限度收录最新骨科手术技术的同时，仍保留了被视为“金标准”的经典手术技术，并秉承了严谨求实的编写风格。与上版比，第 13 版修订幅度在 30%以上，涉及微创、关节镜的章节和脊柱部分几乎全部重写，有些章节的内容虽然文字修改量不大，但很多理念已截然不同，手术技术方面也有很多改良和创新。同时，此次中文版翻译出版工作在解放军总医院骨科团队的倾力支持和组织下，邀请了全国一百余位权威、知名专家参与翻译和审校工作，译稿质量也得到了极大的提升。

此次再版，堪称积极创新与沉淀经典的完美结合，再次将这部历经 80 余年辉煌的国际骨科权威经典巨著推向了一个新的高度。正如戴尅戎院士指出：《坎贝尔骨科手术学》之所以成为经典，是作者在渊博的理论知识和丰富的临床经验基础上，荟萃海量文献，正确地把握手术适应证、手术时机，详尽入微地描述手术技术各种细节及围术期处理、并发症防治，并对相关手术技术做出客观公允评价的结果。因此，无论是骨科专业研究生，中、低年资的骨科医师，还是已具有较高水平的骨科专家，都能够从中汲取到丰富的营养。

坎贝尔骨科手术学（第 13 版，普及版）——第 8 卷：足踝外科

主　　译：唐佩福　王　岩　卢世璧
分卷主译：姜保国　张建中　梁向党　魏　民
出版发行：北京大学医学出版社
地　　址：（100191）北京市海淀区学院路 38 号　北京大学医学部院内
电　　话：发行部 010-82802230；图书邮购 010-82802495
网　　址：http：//www.pumpress.com.cn
E-mail：booksale@bjmu.edu.cn
印　　刷：三河市春园印刷有限公司
经　　销：新华书店
策划编辑：黄建松　**责任编辑**：陈　奋　张李娜　**责任校对**：马思志　张　娟　**责任印制**：李　啸
开　　本：889mm×1194mm　1/16　**印张**：29.25　**字数**：947 千字
版　　次：2018 年 3 月第 1 版　2018 年 3 月第 1 次印刷
书　　号：ISBN 978-7-5659-1741-7
定　　价：180.00 元（普及版）

北京市版权局著作权合同登记号：图字 01-2017-7247

ELSEVIER
Elsevier (Singapore) Pte Ltd.
3 Killiney Road, #08-01 Winsland House I, Singapore 239519
Tel: (65) 6349-0200; Fax: (65) 6733-1817

Campbell's Operative Orthopaedics, 13th edition

ISBN: 978-0-323-37462-0

This translation of Campbell's Operative Orthopaedics, 13th edition by Frederick M. Azar, James H. Beaty and S. Terry Canale was undertaken by Peking University Medical Press and is published by arrangement with Elsevier (Singapore) Pte Ltd.

Campbell's Operative Orthopaedics, 13th edition by Frederick M. Azar, James H. Beaty and S. Terry Canale 由北京大学医学出版社进行翻译，并根据北京大学医学出版社与爱思唯尔（新加坡）私人有限公司的协议约定出版。

《坎贝尔骨科手术学（第 13 版，普及版）——第 8 卷：足踝外科》（唐佩福　王　岩　卢世璧　主译）
ISBN 978-7-5659-1741-7

纪念

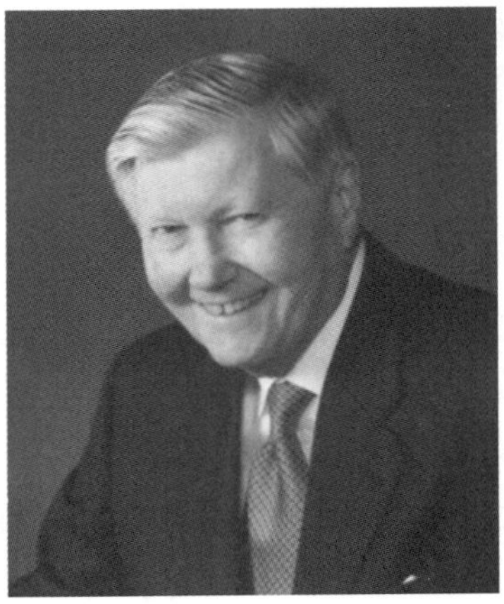

Lee W. Milford, MD

（1922–2013）

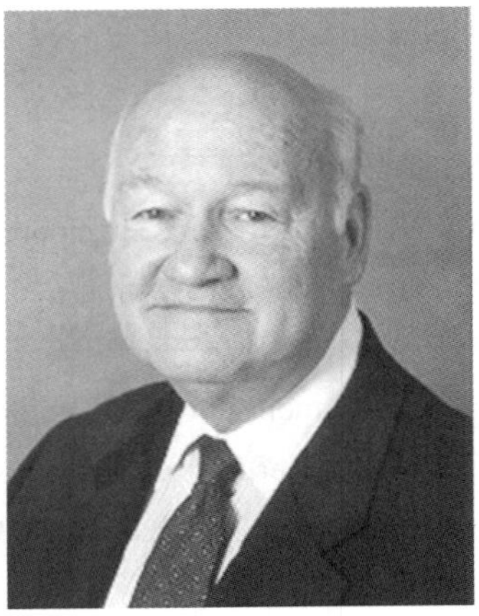

Robert E. Tooms, MD

（1933–2013）

自本书第12版问世以来，我们痛失了两位朋友和导师，Dr.Lee Milford和Dr.Robert Tooms，他们对多个版本的《坎贝尔骨科手术学》都做出了重要贡献。Dr.Milford是手外科专业领域的大师，第1章的负责人。在《坎贝尔骨科手术学》第7版（1987）编写过程中，他创造性地将一个包含大量信息的章节拆分为18个独立章节，从而拓展为本书的手外科部分。在Dr.Milford的努力下，他编写的手外科内容成为了当前手外科部分的基础。Dr.Tooms同样在本专业领域中进行了更新和拓展。他将截肢这个领域从一个章节丰富延展成为多个以解剖为基础的章节，辐射出多个知识点，更便于广大骨科医师学习。在临床工作中，Dr.Tooms对截肢患者（尤其是儿童）关怀备至，受到大家的尊敬和钦佩。他也是全关节置换术的早期实践者，并根据自身实践经验和理论，丰富了全膝关节和全踝关节置换术等章节的内容，做出了突出贡献。总之，这两位大师级专家的临床经验和专业知识极大地丰富了本书的内容，提升了本书的价值。我们希望后续版本的作者能以他们为典范，将他们严谨治学的态度和持之以恒的精神延续下去。

致谢

第13版《坎贝尔骨科手术学》献给所有曾经对本书做出贡献的人们，如果没有他们的知识和奉献，就没有本书的问世。多年来，近100名作者与他们的同事、住院医师、进修医师和医学院学生们无偿地付出时间和精力，分享他们的临床经验。他们在各领域的专业知识和独到见解使本书覆盖了一系列广泛应用的骨科手术技术，并保持内容不断更新。这些专家在各自领域中花费大量时间，做出巨大努力，贡献出深思熟虑、精心编写的章节，在很大程度上使《坎贝尔骨科手术学》在近80年里始终成为经典。

（李　宁　陈锦旭　武诚志　译　黄　鹏　校）

译校者名单

主　译　唐佩福　王　岩　卢世璧

主　审　邱贵兴　戴尅戎　张英泽　张伯勋　王继芳　田　伟　王坤正

第1卷：关节外科（第1～13章）

主　译　陈继营　周勇刚　陈晓东　郝立波

主　审　翁习生　曲铁兵　裴福兴　赵德伟　尚希福　戴　闽

副主译　徐卫东　汤　欣　李开南　宋卫东　柴　伟　卢　强　康　汇　张国强

译　者　（以姓氏笔画为序）

于宝占　王　毅　卢　强　毋建松　朴　尚　刘　侃　刘　浩　刘长剑
汤　欣　孙菁阳　杜银桥　李　扬　李　剑　李　恒　李开南　吴　博
吴家昌　宋卫东　张国强　张明超　张登君　张德强　陈旭旭　陈炳豪
陈晓东　陈继营　罗　松　金志刚　周勇刚　郝立波　姜福民　姚　琦
柴　伟　倪　明　徐卫东　高志森　黄　轩　康　汇　彭海文

审校者　（以姓氏笔画为序）

王本杰　王先泉　王志为　厉　轲　石小军　田　华　曲铁兵　朱　晨
刘旭强　刘保一　孙　水　李　锋　李子剑　林　源　尚希福　周一新
赵德伟　胡　飞　翁习生　黄　伟　裴福兴　廖军义　戴　闽

第2卷　骨病骨肿瘤（第14～28章）

主　译　毕文志　陶　笙　张　堃　余　斌

主　审　郭　卫　牛晓辉　肖建如　李建民　韩　纲　戴　闽

副主译　禹宝庆　纪　方　许　猛　贾金鹏　王　威　林庆荣　宋　哲　李　想

译　者　（以姓氏笔画为序）

丁文彬　马　睿　王　威　王　筠　王鹏飞　毕文志　吕　刚　任汉儒
许　猛　纪　方　李　想　李　靖　佟大可　余　斌　宋　哲　张　堃
张涌泉　林庆荣　胡文山　禹宝庆　敖荣广　贾金鹏　郭　征　陶　笙
黄俊琪　韩　纲　韩　涛　戴　闽

审校者　（以姓氏笔画为序）

马小远　牛晓辉　曲华毅　刘玉杰　许　炜　李　卞　李大森　李建民
杨明磊　杨勇昆　肖建如　何银辉　邵显昊　赵越超　钟南哲　郭　卫
唐　顺　阎　峻　韩　纲　戴　闽

第3卷 儿童骨科（第29～36章）

主　译　黄　鹏　颉　强　卢　强　陈顺有
主　审　李浩宇　杨建平　洪　毅　慕明章　苗武胜　黄耀添
副主译　卓　奇　唐　伟　姚浩群　林　然　陈世铮　梁永辉　李　佳　聂少波
译　者　（以姓氏笔画为序）
王晓威　王清防　卢　强　许瑞江　孙　川　李　佳　李　敏　杨海涛
吴永涛　辛志军　汪　兵　陆清达　陈世铮　陈顺有　苗　巍　林　然
卓　奇　屈继宁　胡文建　洪　毅　姚浩群　聂少波　唐　伟　黄　鹏
梁永辉　颉　强　曾祥超　慕明章　潘源城
审校者　（以姓氏笔画为序）
王　侃　王恩波　邓书贞　付　喆　许　鹏　李浩宇　杨建平　陈兆强
陈顺有　苗武胜　林　然　黄耀添　蔡　刚　潘源城

第4卷 脊柱外科（第37～44章）

主　译　王　征　陆　宁　朱泽章　王　冰
主　审　侯树勋　邱　勇　吕国华　罗卓荆　海　涌　赵　宇
副主译　郑国权　毛克亚　张雪松　张西峰　朱守荣　赵永飞　黄　鹏　崔　庚
译　者　（以姓氏笔画为序）
王　冰　王　征　王兆瀚　毛克亚　史本龙　邝　磊　朱守荣　朱泽章
乔　军　刘　臻　闫　煌　孙　旭　李　松　李亚伟　吴　兵　吴子祥
沙士甫　宋　凯　张子方　张西峰　张雪松　陆　宁　郑国权　赵永飞
秦晓东　徐磊磊　黄　鹏　崔　赓　雷　伟　鲍虹达
审校者　（以姓氏笔画为序）
吕国华　邱　勇　邱贵兴　宋科冉　张　硕　张扬璞　张耀申　陈　龙
陈孝王　罗卓荆　赵　宇　胡学昱　侯树勋　唐家广　海　涌　黄景辉
韩超凡　潘爱星

第5卷 运动医学及关节镜（第45～52章）

主　译　李众利　刘玉杰　雷光华　章亚东
主　审　敖英芳　李国平　陈百成　陈世益　王志刚　尹　峰
副主译　魏　民　张　强　李春宝　肖文峰　顾东强　齐　玮　袁　锋
译　者　（以姓氏笔画为序）
王　琪　王志刚　刘玉杰　刘雨丰　齐　玮　李　冀　李众利　李宇晟
李春宝　肖文峰　汪喜顺　张　浩　张　强　张伯勋　袁　锋　顾东强
高曙光　常　晗　鹿　鸣　章亚东　程　徽　傅仰木　雷光华　蔡　谞
廖雄伟　熊依林　魏　民　魏　钰

审校者（以姓氏笔画为序）

马　敏　王志刚　尹　峰　卢亮宇　严　辉　李国平　张晓阳　陈世益
陈百成　尚西亮　敖英芳　袁　锋　徐　雁　郭秦炜　龚　喜　焦　晨
蔡俊丰　潘张翼

第6卷　创伤骨科（第53～63章）

主　译　张立海　吴克俭　张　巍　张里程
主　审　王满宜　曾炳芳　刘　璠　吴新宝　张　堃　梁向党
副主译　张　群　郭义柱　王晓宁　张　建　秦本刚　张　卓　郝　明　赵燕鹏
译　者（以姓氏笔画为序）

王　琨　王　翔　王军松　王国旗　王晓宁　方锦涛　邓俊豪　石　斌
付振书　吕厚辰　朱正国　朱颖波　邬晓勇　刘建恒　刘贵奇　齐红哲
汤俊君　李　明　李　佳　李　亮　李志锐　李建涛　杨建涛　吴克俭
吴韬光　何纯青　张　伟　张　卓　张　建　张　浩　张　群　张　巍
张立海　张如意　张攻孜　张里程　张宜远　陆海波　陈　刚　罗　扬
孟钰童　赵　喆　赵晶鑫　赵燕鹏　郝　明　姜　钰　娄盛涵　姚　琦
秦本刚　聂少波　顾凡彬　顾立强　郭　徽　郭义柱　黄　鑫　崔　翔
康晓琪　梁永辉　彭　烨

审校者（以姓氏笔画为序）

马　腾　王　虎　王　谦　王　颢　王鹏飞　王满宜　公茂琪　丛雨轩
朱仕文　刘　璠　刘雅克　李宇能　肖鸿鹄　吴新宝　宋　哲　张　堃
张亚峰　顾航宇　唐佩福　梁向党　曾炳芳

第7卷　手外科（第64～79章）

主　译　顾立强　毕郑刚　陈　宏　陈　华
主　审　张长青　徐文东　陈山林　徐永清　高伟阳　项　舟
副主译　尚　剑　王　欣　魏均强　陈　超　竺　枫　杨建涛　李福春　朱正国
译　者（以姓氏笔画为序）

王　欣　王旭明　王科杰　王晓宇　毕郑刚　朱正国　齐红哲　李　卫
李俊杰　李福春　杨　羿　杨建涛　吴滨奇　何雯婷　陈　华　陈　宏
尚　剑　竺　枫　祝　斌　秦本刚　耿　硕　顾凡彬　顾立强　涂哲慧
常祖豪　蔡晓明　滕晓峰　潘佳栋

审校者（以姓氏笔画为序）

万圣祥　王　珑　王天兵　王彦生　丛晓斌　庄永青　刘　畅　芮永军
张长青　陈山林　陈振兵　金志成　周宗伟　项　舟　宫　旭　宫可同
徐　雷　徐文东　徐永清　高伟阳　崔树森　蒋军健

第8卷　足踝外科（第80～89章）

主　译　姜保国　张建中　梁向党　魏　民

主　审　俞光荣　梁晓军　武　勇　马　昕　徐向阳　唐康来　苗旭东

副主译　张奉琪　谢　鸣　胡　勇　宋秀峰　张　辉　王　智　张　卓　徐海林

译　者　（以姓氏笔画为序）

王　智　刘　丰　齐　玮　李　毅　李亚星　李宏志　杨　杰　吴仕舟
宋秀锋　张　宁　张　伟　张　卓　张　晖　张奉琪　张建中　赵宏谋
赵晶晶　胡　勇　姜保国　黄若昆　鹿　军　梁向党　梁晓军　温晓东
谢　鸣　雷　波　魏　民

审校者　（以姓氏笔画为序）

马　昕　朱　渊　宋卫东　张　强　张弓浩　张建中　陈炳豪　武　勇
苗旭东　赵友光　俞光荣　姜保国　徐向阳　徐海林　唐康来　曹　乐

特邀专家（以姓氏笔画为序）

丁真琦　于亚东　王　飞　王　友　王　钢　王　跃　王　敏　王思群
王爱国　尹　宏　石志才　申才良　田　文　史建刚　付中国　丛　锐
冯　华　同志超　朱　勇　刘　毅　许　鹏　许玉本　许伟华　孙永强
纪　方　李玉军　杨　佩　杨团民　杨茂伟　吴饶平　余家阔　辛景义
沙　轲　沈建雄　张先龙　张育民　张保中　张殿英　陈　仲　陈兆军
陈雄生　罗从风　周　方　赵　涛　赵金忠　胡懿郃　侯志勇　贺西宁
贺宝荣　夏　虹　钱齐荣　殷国勇　高石军　曹　力　曹学伟　常　非
崔国庆　梁　裕　鲁　谊　曾意荣　温树正　游洪波　谢　杰　楼　跃
魏世隽　魏在荣

培训教育工作组

组　长　唐佩福

委　员　张　堃　余　斌　赵志昕　冯智勇　黄建松

中文版序

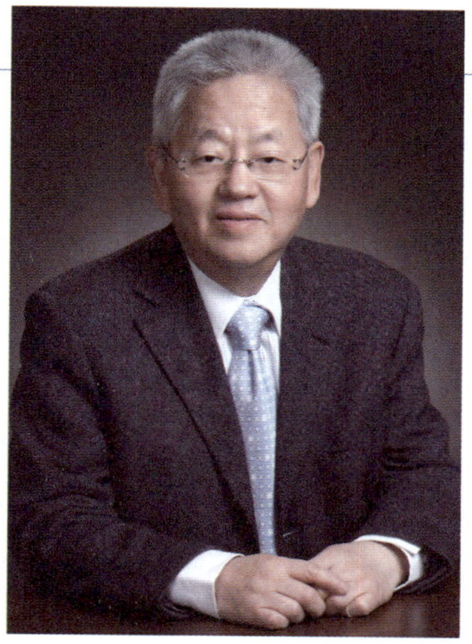

《坎贝尔骨科手术学》是一部经历了80余年辉煌的国际骨科权威经典巨著，每一版都为读者提供了众多令人欣喜与惊讶的新理论、新技术、新设备，同时继续保持了严谨求实的风格，保留与塑造了众多被视为“金标准”的经典手术技术，堪称积极创新与沉淀经典的完美结合。20世纪末，卢世璧院士首次将其第9版翻译成中文，将这部被誉为“骨科医师圣经”的巨著引入中国。在那个互联网尚不发达的年代，卢院士这一开创性工作为中国骨科医师打开了一扇通往国际视野的窗口。在卢院士精神的感召下，解放军总医院骨科团队进行了持续不断的跟踪与精心译制，现已到第13版，其以“信”为本，忠实但不拘泥，每一新版译著都受到了国内广大骨科同仁的推崇和好评，被视为“骨科医师必备参考书”。

当下，伴随着材料学、化学、基础生命科学等领域的蓬勃发展，骨科也以迅雷不及掩耳之势向前发展着，新理论、新术式、新材料、新器械和新辅助手段不断引入，骨科的观念及水平又有了新的飞跃。第13版《坎贝尔骨科手术学》是在继承其内容丰富全面、注重细节的传统特色基础上，原著作者推陈出新，不遗余力地阅读大量关于新技术、新设备和新知识的文献，系统地总结归纳各项手术操作、手术器械以及手术原则编撰而成。承袭前人衣钵，解放军总医院骨科团队在唐佩福院长的带领下再次承担起第13版的翻译出版工作，并邀请了全国一百余位权威专家参与翻译、审校，继续为国内骨科同仁奉上学术饕餮盛宴。

为了更准确地传递原著丰富的知识和信息，所有参与的专家都做出了积极的努力，从对英文原著的学习理解，到字斟句酌地潜心翻译，再到精心雕琢，力求“信、达、雅”，不难发现大家所付出的艰辛。这种无私奉献、严谨治学的精神，值得我们学习！

热烈祝贺第13版《坎贝尔骨科手术学》中文版成功出版！

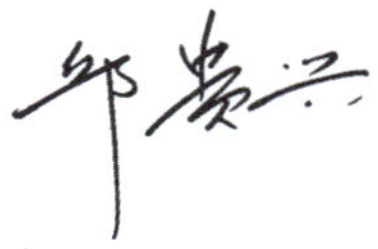

中国工程院院士

北京协和医院骨科教授

中文版前言

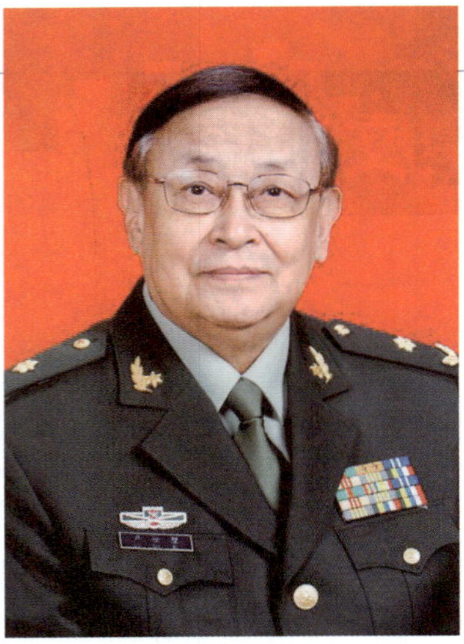

卢世璧

中国工程院院士

解放军总医院全军骨科研究所所长

《坎贝尔骨科手术学》在解放军总医院骨科几代人的努力付出和业界同仁的支持下，已出版了第9、10、11、12版中文版，现为第13版中文版。本书的每次修订带来的变化总能让我们无比惊讶！翻阅第13版，您会深切地感受到微创理念已贯穿全文，无论是大家熟知的创伤骨科、脊柱外科、关节外科领域，还是在较为陌生的足部畸形矫正手术中，专家学者们都已经在深入思考、寻找尽可能减少手术创伤的方法，各种新器械、新设备、新技术不断被发明，在实践应用中取得理想效果。关节镜和内镜更是显得无所不能，随着计算机科学技术的飞速发展，特别是高清晰度内镜系统和术中影像学检查系统的应用与手术技术的日趋成熟，曾经所谓的手术禁忌在不断被突破，相关应用在不断拓展。

与第12版相比，本版目录体系虽看似变化小，仍为89章，但全书的修改幅度在30%以上，涉及微创和内镜方面的章节和脊柱部分几乎全部重写，占15%之多，尤其是脊柱内镜、运动医学及关节镜部分。有些章节看似文字修改量不大，但理念已截然不同，手术技术也有很多改良，最新的学术观点和技术创新已融入其中，如您深入阅读，一定能发现和体会到其中的奥妙。与以往版本一脉相承的是，本版在介绍各项手术技术时，不仅详细阐述了手术适应证、手术时机，细致入微地描述了各种手术细节、经验诀窍、围术期处理、并发症防治及相关注意事项等内容，而且还简要介绍了同类手术发展过程，客观公允地评价了相关手术技术的优缺点，分析了临床应用结果，并提供了大量参考文献佐证，以引导和辅助读者更好地认知和学习手术新技术，深入体会新技术的先进要点。特别是当一种疾病具有不同手术方法时，作者在进行科学的比较的同时，推荐了个体化选择方案，这对临床实践工作具有极高的指导价值。因此，《坎贝尔骨科手术学》相关手术技术及应用方案常常被视为业界“金标准”。

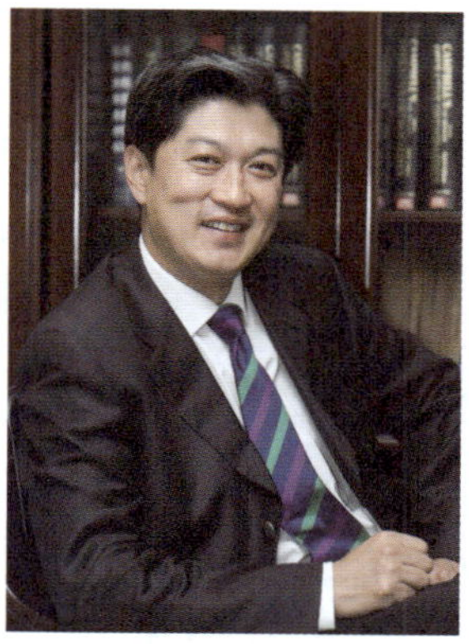

王　岩

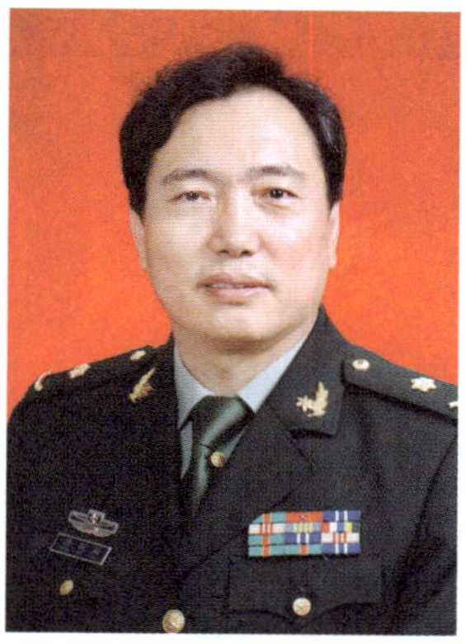

唐佩福

第13版再次实现了积极创新与沉淀经典的完美结合。为了以更高质量、更高标准完成此次翻译出版工作，本次翻译、审校专家团队做了重大调整，我们以解放军总医院骨科专家为主体，邀请了全国数十家知名医院的一百余位权威专家、知名学者参与翻译、审校，并得到了骨科学界大家张英泽、田伟、王坤正、姜保国、王满宜、曾炳芳教授，特别是邱贵兴院士、戴尅戎院士等人的支持、指导和亲自把关，极大地提升了本版的翻译出版工作水平。在具体翻译工作中，我们制订了相关流程，严格落实责任人制度，并由相关领域权威专家审校把关，各个环节都要求精益求精，尤其是文句表意方面更是力求在准确表达的同时，要符合中文表述习惯。另外，我们还规范、统一了专业名词术语，对于我国骨科界尚不熟知或不统一的名词术语，我们在中文译文后注释了英文。需要说明的是，由于本版修订幅度大，新增译者、审校者较多，本版根据具体情况仅保留了第11、12版少量译校专家的署名。作为本版翻译工作的主要组织者，我们特向所有为这部译著做出贡献的专家表示感谢，也恳请各位能一如既往给予支持！此外，值得缅怀的是英年早逝的张永刚教授，他为本书引入中国及前几版的翻译出版工作都做出过巨大贡献。

随着科学技术的快速发展，我们探知伤病的手段、治疗伤病的方法、对伤病本身的认知在不断变化。希望第13版《坎贝尔骨科手术学》在帮助青年骨科医师扎实学习理论知识和手术技术的同时，对中、高年资骨科医师也能够起到开阔视野，激发创新的作用，以使他们更好地了解相关新知识、新技术和国际新进展，更好地开展国际学术交流合作。

第13版《坎贝尔骨科手术学》中文版编委会

原著前言

过去4年的骨科又有了许多惊人的进步！越来越多的微创手术竞相开展，许多关节镜和内镜技术适应证不断扩大，造福了更多患者。与此同时，移动手术中心也逐渐成为骨科手术的重要部分，韧带修复、关节外科及门诊手术在许多标准化医院中已频繁地开展起来。随着知识和技术的不断扩增，我们在查阅各类文献，详尽收集大量新技术、新设备和新知识的基础上，对本书进行了全面修订，大量更新了相关理论知识和临床经验，尽最大限度收录了最新的骨科手术技术，保留了仍被视为“金标准”的经典手术技术。

与以往各个版本一样，坎贝尔基金会的工作人员——Kay Daugherty和Linda Jones，Shawn Maxey，Tonya Priggel，都为新版的出版做出了卓越的贡献。Kay和Linda甚至会把灵感随手记录在餐巾纸上，然后回到办公室把这些难以辨认的笔记转录成流畅的语言，之后又一遍遍地更新，力求完美；对于Shawn来说，他一直在追踪数百个知识点，并针对某一知识点不断进行挖掘和探索，绞尽脑汁，使得本书更加全面和新颖；而Tonya则总是通过各种渠道寻找最新信息，然后耐心地筛选和编排。为了能更加专业地阐述相关知识点，他们与许多骨科医师一起参观走访了多家医院，从深入的考察和实践中获取宝贵经验。海量的参考资料、粗糙的草稿和装满笔记的文件夹，都成为这一宏伟事业的见证。我们要感谢内容开发编辑Taylor Ball和执行内容策划师Dolores Meloni，以及在Elsevier出版公司担任高级项目经理的John Casey，感谢他们的指导、鼓励和帮助。我们也要感谢全体骨科医师们，假如没有他们的专业知识和创新精神，就没有这版新书的诞生；假如没有他们在学习、教学中的热情，以及为骨科所做的贡献，我们将无法出色地完成此次任务。

感激家人对此项事业的大力支持，在此特别对我们各位的爱人Sissie Canale、Terry Beaty和Julie Azar说声谢谢！当我们沉浸在编写出版过程中而无法自拔的时候，她们总是默默地陪伴和支持。

信息交流因科技而更加便捷。正如一位权威人士所说，如果“淹没”在技术中，信息的迷雾就可能将知识驱逐。我们展示当前最全、最新的研究内容，用统一的方式呈现信息，以简洁的方式驱除“迷雾”，展示真理。多年前，坎贝尔先生就曾指出：“本书将以最简单的形式为读者展示最全面的骨科手术技术。”为了不断追求这一目标，我们一直在不懈努力！

Frederick M. Azar, MD

James H. Beaty, MD

S. Terry Canale, MD

（郭清华　译　黄　鹏　校）

原著者名单

EDITORIAL

Frederick M. Azar, MD
James H. Beaty, MD
S. Terry Canale, MD

EDITORIAL ASSISTANCE

Kay Daugherty and Linda Jones

GRAPHIC ASSISTANCE

Shawn Maxey

CONTRIBUTORS

Frederick M. Azar, MD
Professor
Director, Sports Medicine Fellowship
University of Tennessee–Campbell Clinic
Department of Orthopaedic Surgery and
Biomedical Engineering
Chief-of-Staff, Campbell Clinic
Memphis, Tennessee

James H. Beaty, MD
Harold B. Boyd Professor and Chair
University of Tennessee–Campbell Clinic
Department of Orthopaedic Surgery and
Biomedical Engineering
Memphis, Tennessee

Clayton C. Bettin, MD
Instructor
University of Tennessee–Campbell Clinic
Department of Orthopaedic Surgery and
Biomedical Engineering
Memphis, Tennessee

James H. Calandruccio, MD
Associate Professor
Director, Hand Fellowship
University of Tennessee–Campbell Clinic
Department of Orthopaedic Surgery and
Biomedical Engineering
Memphis, Tennessee

Francis X. Camillo, MD
Associate Professor
University of Tennessee–Campbell Clinic
Department of Orthopaedic Surgery and
Biomedical Engineering
Memphis, Tennessee

S. Terry Canale, MD
Harold B. Boyd Professor and Chair
Emeritus
University of Tennessee–Campbell Clinic
Department of Orthopaedic Surgery and
Biomedical Engineering
Memphis, Tennessee

David L. Cannon, MD
Associate Professor
University of Tennessee–Campbell Clinic
Department of Orthopaedic Surgery and
Biomedical Engineering
Memphis, Tennessee

Kevin B. Cleveland, MD
Instructor
University of Tennessee–Campbell Clinic
Department of Orthopaedic Surgery and
Biomedical Engineering
Memphis, Tennessee

Andrew H. Crenshaw Jr, MD
Associate Professor
University of Tennessee–Campbell Clinic
Department of Orthopaedic Surgery and
Biomedical Engineering
Memphis, Tennessee

John R. Crockarell Jr, MD
Professor
University of Tennessee–Campbell Clinic
Department of Orthopaedic Surgery and
Biomedical Engineering
Memphis, Tennessee

Gregory D. Dabov, MD
Assistant Professor
University of Tennessee–Campbell Clinic
Department of Orthopaedic Surgery and
Biomedical Engineering
Memphis, Tennessee

Raymond J. Gardocki, MD
Assistant Professor
University of Tennessee–Campbell Clinic
Department of Orthopaedic Surgery and
Biomedical Engineering
Memphis, Tennessee

Benjamin J. Grear, MD
Instructor
University of Tennessee–Campbell Clinic
Department of Orthopaedic Surgery and
Biomedical Engineering
Memphis, Tennessee

James L. Guyton, MD
Associate Professor
University of Tennessee–Campbell Clinic
Department of Orthopaedic Surgery and
Biomedical Engineering
Memphis, Tennessee

James W. Harkess, MD
Associate Professor
University of Tennessee–Campbell Clinic
Department of Orthopaedic Surgery and
Biomedical Engineering
Memphis, Tennessee

Robert K. Heck Jr, MD
Associate Professor
University of Tennessee–Campbell Clinic
Department of Orthopaedic Surgery and
Biomedical Engineering
Memphis, Tennessee

Susan N. Ishikawa, MD
Assistant Professor
Co-Director, Foot and Ankle Fellowship
University of Tennessee–Campbell Clinic
Department of Orthopaedic Surgery and
Biomedical Engineering
Memphis, Tennessee

Mark T. Jobe, MD
Associate Professor
University of Tennessee–Campbell Clinic
Department of Orthopaedic Surgery and
Biomedical Engineering
Memphis, Tennessee

Derek M. Kelly, MD
Associate Professor
University of Tennessee–Campbell Clinic
Department of Orthopaedic Surgery and
Biomedical Engineering
Memphis, Tennessee

David G. Lavelle, MD
Associate Professor
University of Tennessee–Campbell Clinic
Department of Orthopaedic Surgery and
Biomedical Engineering
Memphis, Tennessee

Santos F. Martinez, MD
Assistant Professor
University of Tennessee–Campbell Clinic
Department of Orthopaedic Surgery and
Biomedical Engineering
Memphis, Tennessee

Anthony A. Mascioli, MD
Assistant Professor
University of Tennessee–Campbell Clinic
Department of Orthopaedic Surgery and
Biomedical Engineering
Memphis, Tennessee

Benjamin M. Mauck, MD
Instructor
University of Tennessee–Campbell Clinic
Department of Orthopaedic Surgery and
Biomedical Engineering
Memphis, Tennessee

Marc J. Mihalko, MD
Assistant Professor
University of Tennessee–Campbell Clinic
Department of Orthopaedic Surgery and
Biomedical Engineering
Memphis, Tennessee

William M. Mihalko, MD
Professor, H.R. Hyde Chair of Excellence
in Rehabilitation Engineering
Director, Biomedical Engineering
University of Tennessee–Campbell Clinic
Department of Orthopaedic Surgery and
Biomedical Engineering
Memphis, Tennessee

Robert H. Miller III, MD
Associate Professor
University of Tennessee–Campbell Clinic
Department of Orthopaedic Surgery and
Biomedical Engineering
Memphis, Tennessee

G. Andrew Murphy, MD
Associate Professor
Co-Director, Foot and Ankle Fellowship
University of Tennessee–Campbell Clinic
Department of Orthopaedic Surgery and
Biomedical Engineering
Memphis, Tennessee

Ashley L. Park, MD
Clinical Assistant Professor
University of Tennessee–Campbell Clinic
Department of Orthopaedic Surgery and
Biomedical Engineering
Memphis, Tennessee

Edward A. Perez, MD
Associate Professor
Director, Trauma Fellowship
University of Tennessee–Campbell Clinic
Department of Orthopaedic Surgery and
Biomedical Engineering
Memphis, Tennessee

Barry B. Phillips, MD
Associate Professor
University of Tennessee–Campbell Clinic
Department of Orthopaedic Surgery and
Biomedical Engineering
Memphis, Tennessee

David R. Richardson, MD
Associate Professor
Co-Director, Foot and Ankle Fellowship
University of Tennessee–Campbell Clinic
Department of Orthopaedic Surgery and
Biomedical Engineering
Memphis, Tennessee

Matthew I. Rudloff, MD
Assistant Professor
University of Tennessee–Campbell Clinic
Department of Orthopaedic Surgery and
Biomedical Engineering
Memphis, Tennessee

Jeffrey R. Sawyer, MD
Professor
Director, Pediatric Orthopaedic
Fellowship
University of Tennessee–Campbell Clinic
Department of Orthopaedic Surgery and
Biomedical Engineering
Memphis, Tennessee

David D. Spence, MD
Assistant Professor
University of Tennessee–Campbell Clinic
Department of Orthopaedic Surgery and
Biomedical Engineering
Memphis, Tennessee

Thomas W. Throckmorton, MD
Professor
Director, Resident Education
University of Tennessee–Campbell Clinic
Department of Orthopaedic Surgery and
Biomedical Engineering
Memphis, Tennessee

Patrick C. Toy, MD
Assistant Professor
University of Tennessee–Campbell Clinic
Department of Orthopaedic Surgery and
Biomedical Engineering
Memphis, Tennessee

William C. Warner JR, MD
Professor
University of Tennessee–Campbell Clinic
Department of Orthopaedic Surgery and
Biomedical Engineering
Memphis, Tennessee

John C. Weinlein, MD
Assistant Professor
University of Tennessee–Campbell Clinic
Department of Orthopaedic Surgery and
Biomedical Engineering
Memphis, Tennessee

A. Paige Whittle, MD
Associate Professor
University of Tennessee–Campbell Clinic
Department of Orthopaedic Surgery and
Biomedical Engineering
Memphis, Tennessee

Keith D. Williams, MD
Associate Professor
Director, Spine Fellowship
University of Tennessee–Campbell Clinic
Department of Orthopaedic Surgery and
Biomedical Engineering
Memphis, Tennessee

Dexter H. Witte, MD
Clinical Assistant Professor of Radiology
University of Tennessee–Campbell Clinic
Department of Orthopaedic Surgery and
Biomedical Engineering
Memphis, Tennessee

总目录

第 5 卷 运动医学及关节镜

第 6 卷 创伤骨科

第 7 卷 手外科

第 8 卷 足踝外科

第8卷目录

第十九部分

足与踝

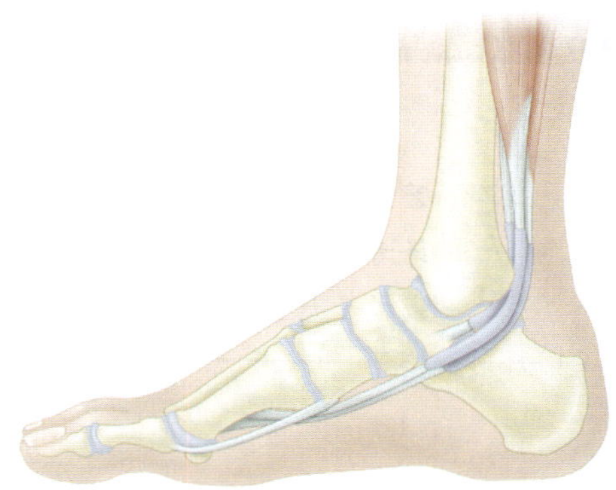

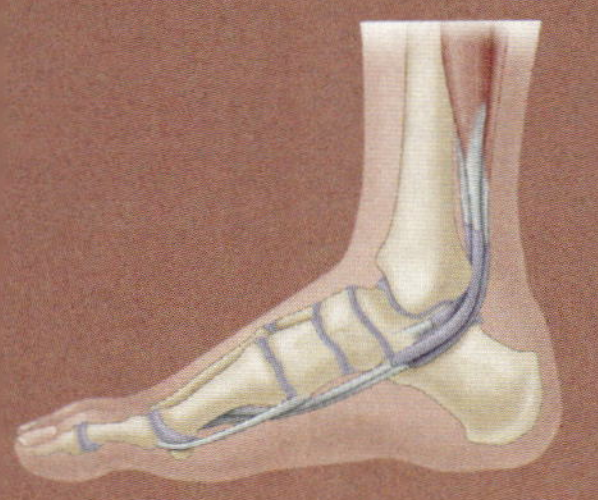

第 80 章 手术技巧

著者：Benjamin J. Grear
译者：张　晖　李亚星　吴仕舟　王　智
审校：唐康来

术前准备

细致的术前计划、扎实的相关解剖知识、良好的术野暴露、熟练的技术操作、避免对软组织的过度牵拉是减少手术并发症和增加足踝手术效果的必要条件。制订详细的术前计划需要术者掌握手术适应证和手术技巧。此外，还包括合理的器械选择、患者体位的摆放、术前消毒准备、预防性抗生素的使用、止血带应用、麻醉以及预防性抗凝。

一、器械

准备两套器械：一套足部软组织手术器械，一套足部骨手术器械，对手术很有帮助。软组织足踝器械包括精细的有齿与无齿镊子用于夹持（如 Adson 和 Brown-Adson 镊子）。精细的双齿皮拉钩、窄的和宽的迷你 Hohmann 拉钩，以及小的双头直角拉钩（如，Ragnoll 和 Senn 拉钩），可有助于术中助手的手部远离切开操作中的术野，也有助于进行很清晰的显露。一个 15 号刀片和与之相配的多棱刀柄便于快速改变切割角度。任何时候在手术中都应该尽量做到锐性分离，防止因粗暴分离而引起组织撕裂和水肿反应；当需要钝性分离时，头部稍钝微弯的小剪刀会有帮助。此外，足部软组织手术器械还应包括可夹闭小血管的蚊式止血钳，可以夹持 4-0、5-0 细缝线的钳口光滑的 Webster 持针器和骨膜剥离器。

足部骨手术套中包含许多与软组织手术套相同但型号较大的器械。大号刀片、镊子、分离剪、拉钩和持针器等在一些骨及较大肌腱手术中可能用到。薄骨凿、小骨锤、小刮匙、大双齿拉钩、宽解剖探针和臂薄齿窄的 Inge 拉钩等都可在骨手术中为手术提供便利。

在足部手术中，两种电动器械最为重要。一是匹配多种卡盘的多功能电钻（由钢针钻、AO 卡盘和钥匙卡盘组成），该电钻既可以发挥钻孔的作用，又可以发挥螺钉植入的作用，还可以用于克氏针植入。另一种电动器械即匹配扁窄锯片的摆动锯，该器械在截骨术及其他骨手术中发挥着重要的作用。

良好的手术光线需聚焦于术野区域并消除术野区域的阴影。采用高聚焦的手术头灯是进行足踝手术明智的选择（尤其是在靠近跖侧的深面行手术时）。放大镜装置也可以为术者提供良好的视野。简易的摄像设备可以很容易地安装在手术室内，该设备可以协助记录术前、术中及术后的关键信息，值得推荐使用。

二、患者体位

手术所需的暴露范围通常能指导患者体位的安置，但体位的安置应始终保持患者的安全和舒适。通常，患者被固定于侧卧位、仰卧位或俯卧位。所有骨性突起部位应加用合适衬垫，患者及其四肢应被固定于手术台上。表浅的神经，比如尺神经或腓浅神经，应加用合适衬垫或被悬空。患者俯卧位时应采用胸部卷以允许足够的胸壁扩张。其他不太常见的体位可能包括“漂浮侧卧位”，通过髋关节旋转以允许后足的内侧和后外侧入路。同侧髋部下方的垫块能帮助微调腿部的旋转。将患腿置于一叠术单或泡沫垫上抬高，移开对侧下肢，能提高手术视野的暴露并帮助成像。

三、止血带

使用止血带有助于在无血术野中解剖分离，减少神经、血管和肌腱损伤的可能性。但整个足部手术可以不用止血带。对于某些患者，止血带可能有使用禁忌。当足部血供有问题时，不主张使用止血带。延长止血带时间被证明存在有害影响。此外，据报道，进行踝关节骨折切开复位内固定术的患者使用止血带后，术后 6 周疼痛、肿胀程度更高（Konrad 等），但并发症发生率并无差异。在分析可靠的临床和科研数据的系统性回顾中，Fitzgibbons 等曾报道骨科手术中的标准止血带使用是安全的，没有显著的并发症风险，但应该注意到每名患者都必须进行个体化分析。多数医生认为气囊的充气压力取决于患者血压、肢体大小或者由两者共同决定。对于小腿和踝关节手术，美国足踝外科协会（AOFAS）的外科医生常用的气囊压力是 201 ～ 250 mmHg，而对于大腿手术，最常用的气囊压力则是 251 ～ 351 mmHg。Fitzgibbons 等推荐止血带时间在 2h 时应进行评估。如果预计止血带时间将会超过 2.5h，建议每小时将止血带放气 10min。如果止血带时间预计少于 2.5h，压力应保持低于 300 mmHg，如果预计时间超过 2.5h，压力应比肢体收缩压高 50 ～ 75 mmHg。

与使用大腿部止血带不同，踝部止血带或者弹力绷带驱血可以为大部分前足、中足手术提供无血术野。如果止血带没有达到小腿中 1/3 肌肉肌腱结合处，患者极少感到止血带带来的不适，这能允许使用区域麻醉替代全身麻醉。Rudkin 等询问了 1000 名足踝部手术中使用踝阻滞与踝部止血带的患者。1000 名患者中仅有 8 名患者因显著的止血带疼痛而中断手术，但没有任何显著的并发症。Grebing 和 Coughlin 分析了弹力绷带踝部驱血技术的安全性和有效性。他们评估了 10 cm 和 15 cm 宽的弹性橡胶绷带（Esmarch）的压力大小，在踝部进行 3 ～ 4 圈加压缠绕后，余下部分胶带拉紧塞入缠绕胶带下。3 圈缠绕产生的平均压力是 222 mmHg（146 ～ 319 mmHg）。4 圈踝周缠绕产生的平均压力是 228 mmHg（202 ～ 405 mmHg）。结论是，这项驱血技术是安全有效的。由 140 名来自 AOFAS 的成员调查发现，20% 的术者会使用弹力绷带驱血。踝部止血带，无论是气囊还是弹力绷带，对于足踝部手术都是安全方便的。

止血带应用

手术技术 80-1

- 让助手握住橡皮带，与足长轴成 45°，拉紧游离端，此时术者用拇指将橡皮带紧按于皮肤上。
- 缠绕时，每圈重叠不要超过橡皮带宽度的 1/2。将橡皮带缠到踝部以上，小心不要遗留未被包裹的皮肤，也不允许橡皮带边缘卷折。
- 过踝后，向近端继续缠绕，但不得超过踝以上 8 ～ 10 cm，远离肌肉群。不要再向近端缠绕，因为这可能增加止血带造成的不适。
- 在踝部固定 3 ～ 4 圈以完成驱血，然后将余下部分胶带拉紧塞入已缠绕的胶带下。

四、手术区域消毒

足部有正常菌群寄居，尤其是趾蹼之间。术者可使用抗菌肥皂水从术侧肢体趾端到膝关节刷洗 8 ～ 10min，所选用的抗菌肥皂水应为患者皮肤能耐受的。刷洗完以后再用消毒溶液进行消毒处理。术者应重视趾蹼间的消毒，降低并发症。定量分析培养阳性率发现，术前使用消毒液和硬毛刷刷洗趾缝可有效减少菌落生长。

目前，对于足踝部手术皮肤准备的最好方法没有统一的定论，尽管有几项研究比较了不同的备皮及消毒方法（表 80-1）。Yammine 和 Harvey 对随机对照及准随机对照试验进行了 Meta 分析，采用了改良的 Cochrane 实验工具，共有 8 篇研究，716 足达到了实验研究标准。结果认为，踇趾甲沟处氯己定 + 乙醇的消毒效果要优于传统的乙醇 +

表 80-1　不同皮肤准备方法的研究

特　性	CHENG 等	KEBLISH 等	BIBBO 等	OSTRANDER 等
项目号	50	50	127	125
年龄（平均数 ± 标准差）	51.1±17.4	—	46（16 ~ 85）	48（19 ~ 78）
健康志愿者或患者	患者	健康志愿者 *	患者	患者
方案 1	1% 的碘伏与 23% 异丙醇	碘伏	7.5% ~ 10%	0.7% 碘伏与 74% 异丙醇
方案 2	0.5% 葡萄糖酸氯己定与 70% 异丙醇	乙醇预洗，然后用碘伏	4% 葡萄糖酸氯己定与 70% 异丙醇	2% 葡萄糖酸氯己定与 70% 异丙醇
方案 3	—	乙醇	—	3% 氯二甲酚
制备方法	擦洗并涂抹与仅仅涂抹比较	擦洗并涂抹与仅仅涂抹比较	擦洗	涂抹
擦洗时间	3 min	5 min	7 min	—
类型分析	定量和定性	定量与定性	定性	定性
术后感染率	0	—	0	7.5%

（修订自：Cheng k, et al: Quantitative analysis of bacteria inpore poot surgery: a comparison of 8kin preparation technique, *Foot Ankle Int* 30:992,2009.）

* 皮肤准备后拭子取样，确定不同足踝部位的培养阳性率

聚维酮碘（碘伏）。另外，先使用氯己定或乙醇再使用碘伏的消毒效果要优于单纯使用碘伏消毒的效果。Goucher 和 Coughlin 发现，在后足及踝部手术中，用葡萄糖酸氯己定和异丙醇行皮肤消毒后，再包裹足趾的做法是无益处的。在术后进行的细菌培养中，40 例患者中仅有 2 例是阳性，并且没有发展为感染。因此，足踝手术前对趾缝进行消毒需要将异丙醇与葡萄糖酸氯己定或碘伏联合使用。

五、预防性抗生素的使用

虽然足踝术后的患者已常规使用抗生素预防切口周围感染，但这种方法的有效性仍有待文献支持。目前作者参考的是美国骨科学会（American Academy of orthopaedic surgery）、美国卫生系统药师协会（American Society of Health-System Pharmacists）和外科护理改进计划（Surgical Care Improvement Project）联合推荐的指南，即手术开始后 1h 内输入头孢呋辛或头孢唑林，术后不再追加抗生素。如果患者对青霉素或头孢霉素过敏，可考虑更换为克林霉素（Prokuski）。在 AOFAS 的会员中开展的一项调查表明，75% 的学者术后预防性使用了抗生素，但其中仅 16% 的学者常规预防性使用抗生素。目前的数据还不足以给该方法下一个定论。虽然这并不是一项常规的术后处理，但特殊情况下，预防性抗生素使用是必要的。

六、预防性抗凝

虽然在髋部和膝部手术后，特别是在关节置换术后，推荐常规使用抗凝药，但是在足踝部的手术后抗凝药的应用并不常见。在大宗病例研究中，深静脉血栓（DVT）的发生率是 6% ~ 34%，但有症状的 DVT 和肺栓塞的发生率不到 1%。有着血栓发生风险的患者需给予预防性治疗，但不同文献记录的需要风险因素各异。目前公认的血栓发生风险因素包括肥胖、血栓栓塞史、近期吸烟史、肿瘤史、激素的使用、瘫痪和年龄。笔者并未对足踝术后的患者实施常规抗凝治疗，但若要进行常规抗凝治疗，作者认为抗凝的剂量应个体化，以减少并发症的发生。

七、区域麻醉

区域麻醉有着诸多优点，越来越受到手术医生的青睐。这项技术可以缩短住院时间，降低并发症发生率，提高镇痛效果，提高患者的满意度，加快患者的康复速度，减少术后镇痛药的使用量及降低全身麻醉的使用率。根据不同手术部位和手术方式，阻滞方式也存在多样性，包括前足阻滞、踝关节阻滞，近端腘窝阻滞和隐神经阻滞。本章节仅对一些足踝外科常见的神经阻滞技术进行介绍。

在进行神经阻滞时，患者应被告知若神经阻滞失败则需采用全身麻醉的方式。在进行局部或区域麻醉下的手术时，麻醉医师应在场对患者实施镇静并进行监测。与全身麻醉方式一样，患者需承担相同的麻醉风险，麻醉前还需对患者的实验室检查结果、病史及体格检查结果进行记录。患者无论采取何种麻醉，术前均需禁食禁饮不低于 8h。

（一）前足及踝关节阻滞

前足阻滞是一种安全有效的手术方式，可用于第一跖骨切除、关节融合和第五趾骨的手术。Ptaszek 等前瞻性报道了 50 例选择性前足手术的患者，前足阻滞的成功率高至 92%，且无相关并发症的发生。

用短效和长效麻醉药的混合液行踝部阻滞麻醉可以施行许多后足手术。Rudkin 等的一项前瞻性分析中，1000 名患者在踝阻滞下达到 95% 的麻醉成功率。接受足踝部手术，White 等在比较了关节内阻滞和清醒镇静麻醉之后得出，关节内阻滞能够在踝关节骨折闭合复位中提供足够的镇痛效果。骨折复位及夹板固定的时间在关节内阻滞组平均为 63.8min，而清醒镇静麻醉组则是 81.5min。

长效与短效的麻醉药物按一定比例配合使用可用于大部分前足和后足的手术麻醉。必须为每个患者计算需要的药物用量，用量必须要低于推荐最大剂量，不过在大多数成年人，30 ml 的 1% 利多卡因和 0.25% 布比卡因混合后，仍是安全并有效的药量（Ptaszek 等）。当踝部阻滞完成后，进行消毒和铺巾的时间通常足以使麻醉药起效。

（二）腘窝坐骨神经阻滞麻醉（俯卧位）

据报道，腘窝坐骨神经阻滞对后足以上部位的手术是安全有效的。Provenzano 等报道，439 名患者使用腘窝神经阻滞后没有发生神经失用和其他并发症。其余报道显示周围神经阻滞相关的并发症罕见，包括感染、神经损伤及系统性毒性。神经损伤是报道最常见的并发症，发生率为 0 ~ 24%，吸烟可能会增加神经症状发生的风险。使用神经刺激器或超声引导穿刺能提高阻滞成功率。证据显示，和神经刺激器引导相比，超声引导腘窝阻滞能减少操作时间及操作相关疼痛，这两种技术均能提供有效镇痛。使用置管连续阻滞能增加腘窝阻滞的时效，但和单次注射阻滞相比，在术后 3 d 内的视觉模拟疼痛评分并无显著差异。此外，置管与轻微并发症相关，包括漏液、气泡堵塞和置管脱落。因此，虽然置管持续阻滞能轻度减少疼痛，但置管带来的成本和相关并发症与收益并不成正比。多种因素影响阻滞时效，但单次注射阻滞约持续 18h。

（三）腓总神经神经阻滞麻醉

Grosser 等推荐使用术前腓总神经阻滞控制术后疼痛，此方法在手术室内患者镇静后使用。所有患者未诉有术后即刻疼痛。该阻滞的平均持续时间为 14h。报道称，使用这项技术没有并发症发生。

前足阻滞

手术技术 80-2

- 在足背动脉到达第一跖骨间隙处触及此动脉（图 80-1A）。腓深神经与之伴行，支配第一趾蹼间隙。
- 用 1 个 25 号针头的注射器避开动脉，于皮下注射 2~3 ml 短效和长效局部麻醉药的混合液。
- 如计划做第二或第三锤状趾手术，由同一个进针点将针头偏向外侧，恰好在足背静脉的深面，阻滞分布到第二跖骨间隙（如果需要，可阻滞第三跖骨间隙）的腓浅神经趾总支（图 80-1B）。一般注射 2~3 ml 即足够。
- 将针退到同一进针点处，但将针头的方向朝内，紧贴足背静脉的深面，在足踇长伸肌腱的浅面固定住针头，以阻滞背内侧的腓浅神经足踇内支，足踇外翻手术中在“踇囊肿”背内侧常遇到此神经。

- 在前足背内侧，第一跖楔关节以远约 1 cm 处完成背侧感觉支的阻滞。此时总共已经注射 6 ~ 8 ml 的麻醉药（图 80-1C）。
- 针头在前足的背内侧进入麻醉区，于足踇展肌浅层的皮下组织间隙向足底方向进针，直至内侧足底面（图 80-1D）。在向足底侧进针过程中，注射少量麻醉药，以减轻不适感。
- 分布到足踇趾内侧的固有跖支在此比较表浅，其在第一跖楔关节的水平穿出足踇展肌和足踇短屈肌上方的深筋膜。
- 摸到皮下的针尖后将针退出 2~3 mm。注射 2 ~ 3 ml 麻醉药。
- 按照下面的方法麻醉到第一趾蹼间隙的内侧跖神经趾总支，完成全部阻滞（图 80-1E 和 80-1F）：
- 退针到第一跖骨间隙基底的背侧表面。
- 足背动脉在此分支为第一跖间背侧动脉和足底穿支，后者分出后几乎以直角立即穿到足底与足底弓交通（图 80-1G），这与手部桡动脉的背侧支类似。为避开这个动脉分叉处，进针点要向远端移 1~1.5 cm，与皮肤倾斜成 10°~ 20°，用 3.8 cm 长的 25 号针头在第一和第二跖骨间向足底方向穿刺，直到在足底的皮下可以摸到针尖为止。在穿刺过程中应缓慢进针，并且边进针边注射少量的麻醉药，以减轻进针的不适感。然后从足底退针 2~3 mm，注入 4~5 ml 的麻醉药。
- 如果准备施行锤状趾手术，在第二、三跖骨间重复上述操作，应该可以满意地麻醉第三趾。有时可能需要在第三趾基底接近趾蹼间隙处追加 1 ml 麻醉药。
- 所推荐的最大麻醉药剂量应该根据每名患者的具体情况计算。患者应当没有局部麻醉药过敏史。

踝部阻滞

手术技术 80-3

腓浅神经

- 摸到外踝尖后，向近端 8 ~ 10 cm，在腓骨干前缘进针（图 80-2A）。
- 皮下注射 5 ~ 7 ml 局部麻醉药。大部分患者的腓浅神经在这个部位穿出深筋膜而位于皮下，神经有可能分成内侧支和外侧支，但是互相接近，此药量即可同时阻滞这两支神经。

腓深神经

- 在胫骨远端关节面近侧 4~5 cm、伸肌上支持带深面通常可以触及胫前动脉。胫前动脉与伴行的腓深神经位于胫前肌腱和趾长伸肌腱之间，恰好位于深部的足踇长伸肌的外侧。该神经通常位于动脉的外侧。
- 如果未触及动脉搏动，可以用邻近胫骨边缘皮下较大的胫前肌腱作为标志，刚好在该肌腱的外侧进针，神经位于皮下 1 ~ 1.5 cm 深处（图 80-2B 和图 80-2C）。
- 推注麻醉药到组织间时应无阻力，否则可略调整针的位置，注射 3 ~ 5 ml 的麻醉药，注射前要小心抽吸，避免穿入血管中。

隐神经

- 摸到内踝尖，并于此标志近端 3~5 cm 处，到达皮下间隙，向前方进针（图 80-2D）。隐神经正好位于大隐静脉的内侧或后侧稍深的部位。
- 抽吸后注射 2 ml 麻醉药。

腓肠神经

- 在外踝尖近端 5 cm 处，沿腓骨后侧皮下边缘摸到腓骨长肌腱（图 80-2E）。在该肌腱与跟腱外缘之间距离 1/2 的位置，腓肠神经恰在小隐静脉的前外侧。这两个结构通常在外踝后方交叉，神经位于静脉的后侧。
- 在此处皮下注射 2~3 ml 的麻醉药。

胫神经

- 胫神经是最难阻滞的神经，也是获得成功麻醉最重要的神经。
- 在内踝尖近端约 5 cm 处，摸到胫骨后内侧缘。用示指与中指滑过趾长屈肌腱和胫后肌腱。在这些肌腱的后缘，用一个记号笔进行标记。
- 然后再摸到跟腱的内缘。这两点之间的中点处是胫后动脉。在这里可以摸到胫后动脉的搏动，它可作为标志点。
- 与皮肤成 60° 角向下进针 1~1.5 cm（图 80-2F）。
- 抽吸确认未穿入胫后动脉或静脉后，注入 8 ~ 10 ml 的麻醉药。

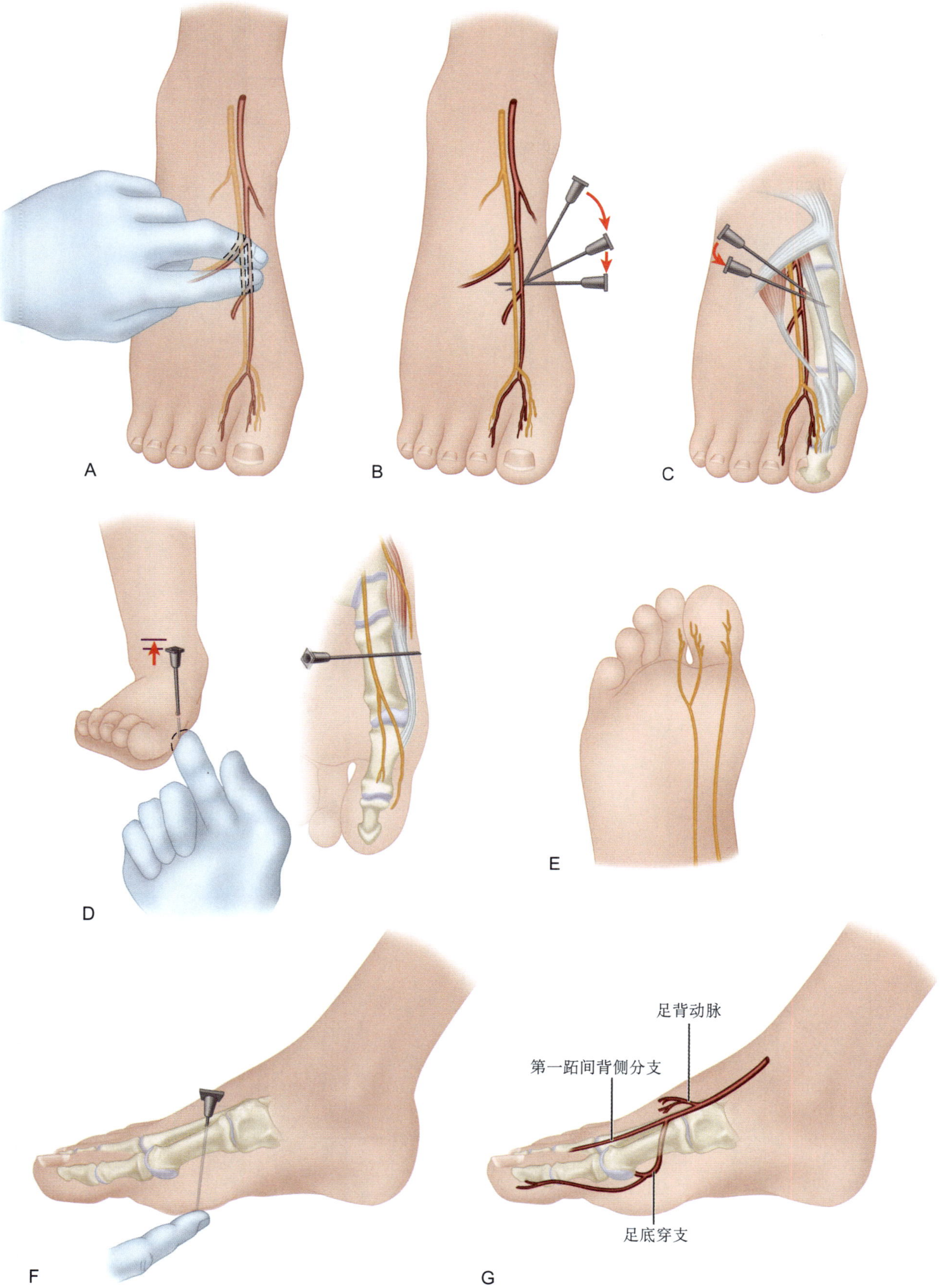

图 80-1 前足阻滞（见手术技术 80-2）

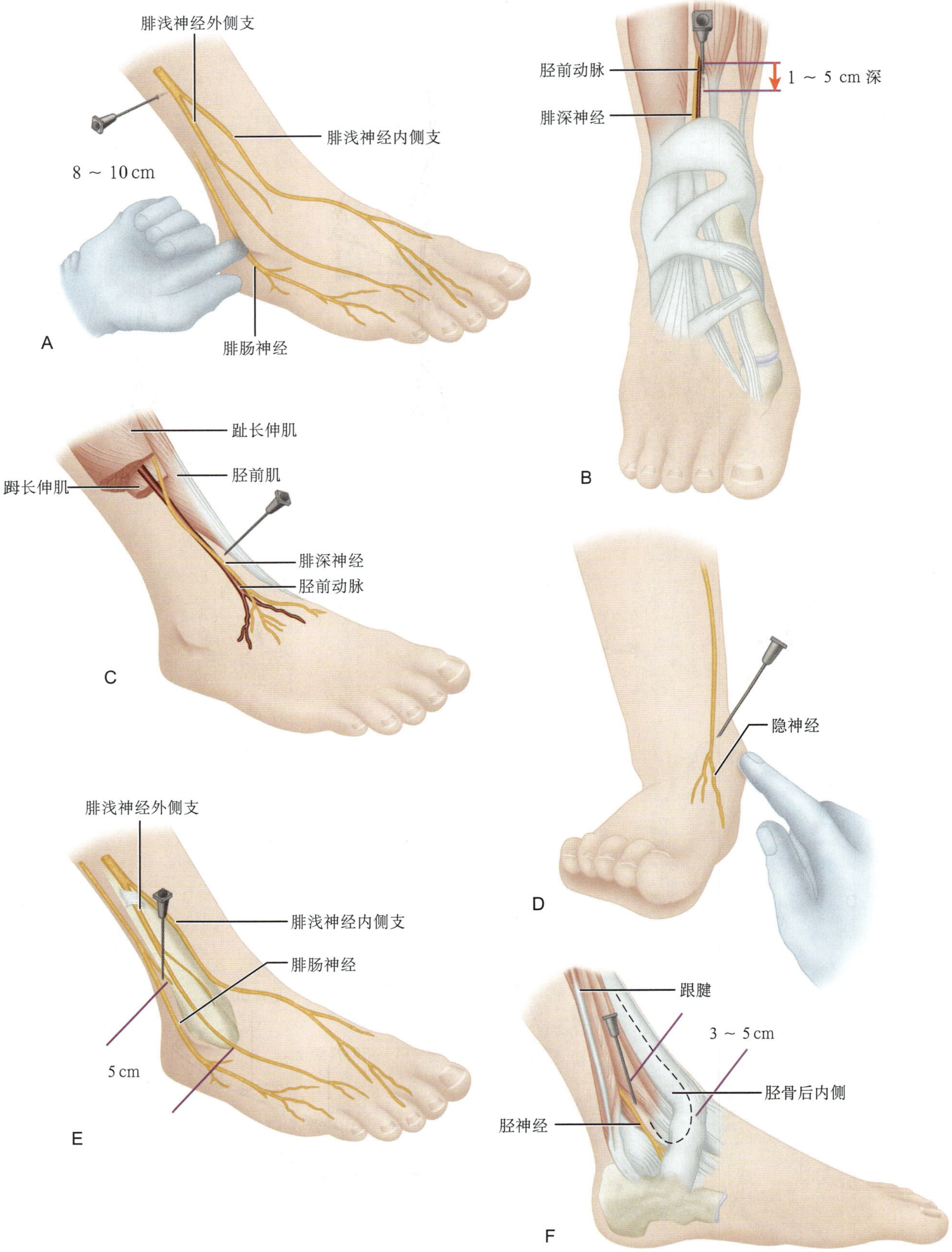

图 80-2　踝关节阻滞麻醉（见手术技术 80-3）

腘窝坐骨神经阻滞麻醉（俯卧位）

手术技术 80-4

- 患者俯卧，在腘窝皮肤皱褶上画一条线，在股二头肌腱与半腱肌之间延长，然后确定皮肤皱褶的中点。腘窝三角的三边由半腱肌、半膜肌、股二头肌和腘窝皮肤皱褶组成。
- 沿中轴线向头侧 7 cm、向外侧 1 cm 精确测量（图 80-3A）。
- 局部消毒后用 1% 利多卡因做一个皮丘。
- 根据说明书连接一个神经刺激器，把阴极放于操作侧下肢上，阳极放在对侧下肢上。穿刺针方向向头侧，平行于股骨，与皮肤成 45°，缓慢刺入，不断抽吸（图 80-3B）。
- 使用 1 mA 电流，以 1Hz 进行刺激，直到出现腓肠肌活跃地收缩，然后降低电流到 0.3 mA。
- 缓慢刺入穿刺针，直至可以见到活跃的肌颤，试验性注入 1 ml 局部麻醉药。
- 在颤动消失后，确定患者在注射时没有感到任何疼痛，然后以 5 ml 为一次，共注射 35 ml 局部麻醉药。
- 患者仰卧，用 5 ml 局部麻醉药在胫骨结节水平阻滞隐神经及髌下的分支。
- 术后患者术侧在 12 ~ 18 h 内不可以负重，以使得足踝部的神经功能恢复。

腓总神经阻滞麻醉

手术技术 80-5

- 患者取仰卧位，用 10 lb（9 kg）沙袋置于小腿近端，以增加股二头肌的肌肉紧张度。
- 助手稳定踝关节，保持髌骨内旋约 10°。
- 使用 30 ml 的 0.5% 肾上腺素麻醉药，其中 20 ml 注射于腓骨支和胫骨支，10 ml 用于隐神经支。
- 确定髌骨上极和腓骨头的位置。
- 从髌骨上极处向后绘制一条横轴线，从腓骨头近端向近端绘制一条纵轴线。这两条线的交点处即为坐骨神经分为腓总神经和胫神经的分叉点，也是麻醉注射点。
- 将注射针向近端倾斜 30°，将神经刺激器设置在 5 mA，缓慢推进针头，首先引起股二头肌反射，继续缓慢推进，刺激腓总神经引起足外翻与背伸，刺激胫神经引起足内翻和跖屈（图 80-4）。
- 当两个神经支都开始明显收缩时，逐渐降低神经刺激强度，至足趾停止跖屈。以 > 1.0 mA 的神经刺激而不引起肌肉收缩最为理想。镇静患者无反应时，须检测刺激是否降到了 1 mA 以下。
- 为了确定神经位置，可将注射针拔出，重新定向针的方向。体型偏大的患者，判断针刺的深度稍有困难，通常胫骨支在中线外侧 0.5 ~ 1 cm，股

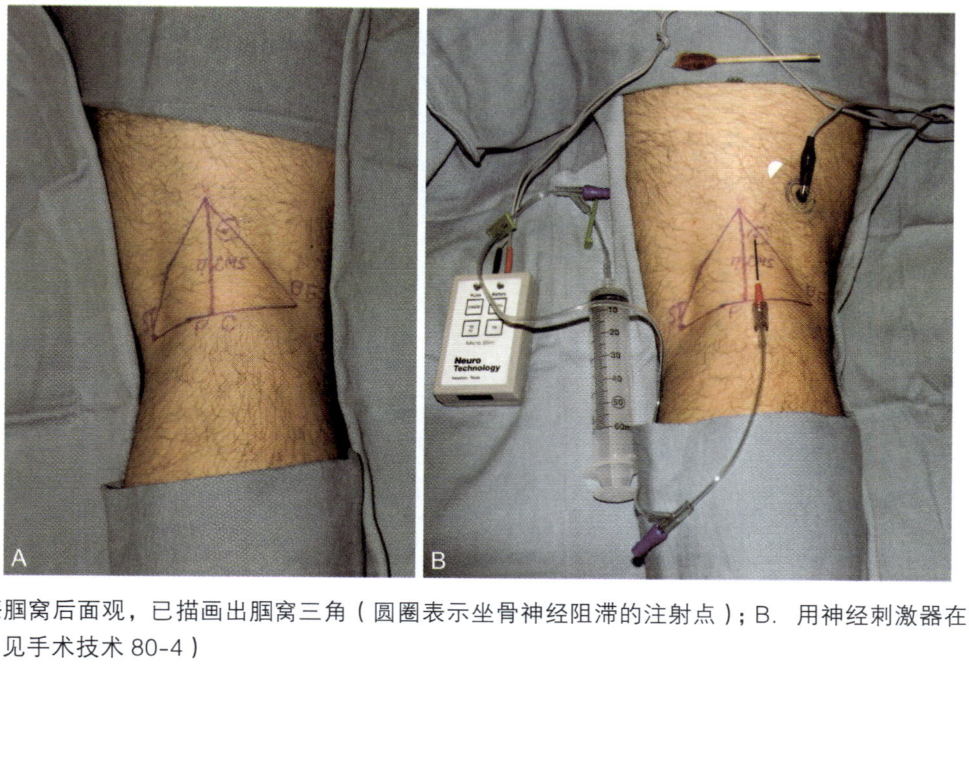

图 80-3　A. 右膝腘窝后面观，已描画出腘窝三角（圆圈表示坐骨神经阻滞的注射点）；B. 用神经刺激器在注射前辅助定位坐骨神经（见手术技术 80-4）

骨后侧 1.5 ~ 2 cm。

- 当注射针达到合适位置之后，将刺激值调回到 3 ~ 4 mA 以引发肌肉收缩。回抽无血后，注入 20 ml 的麻醉药，收缩停止时的麻醉剂量为适量。
- 停止刺激并拔出针。

- 如需要隐神经麻醉，则须确定胫骨结节位置，并用碘伏对膝内侧消毒。
- 皮下注射剩余的 10 ml 麻醉药，向内侧缓慢推进，在隐神经处形成皮丘。
- 拔除注射针，轻揉皮丘以分散麻醉药。

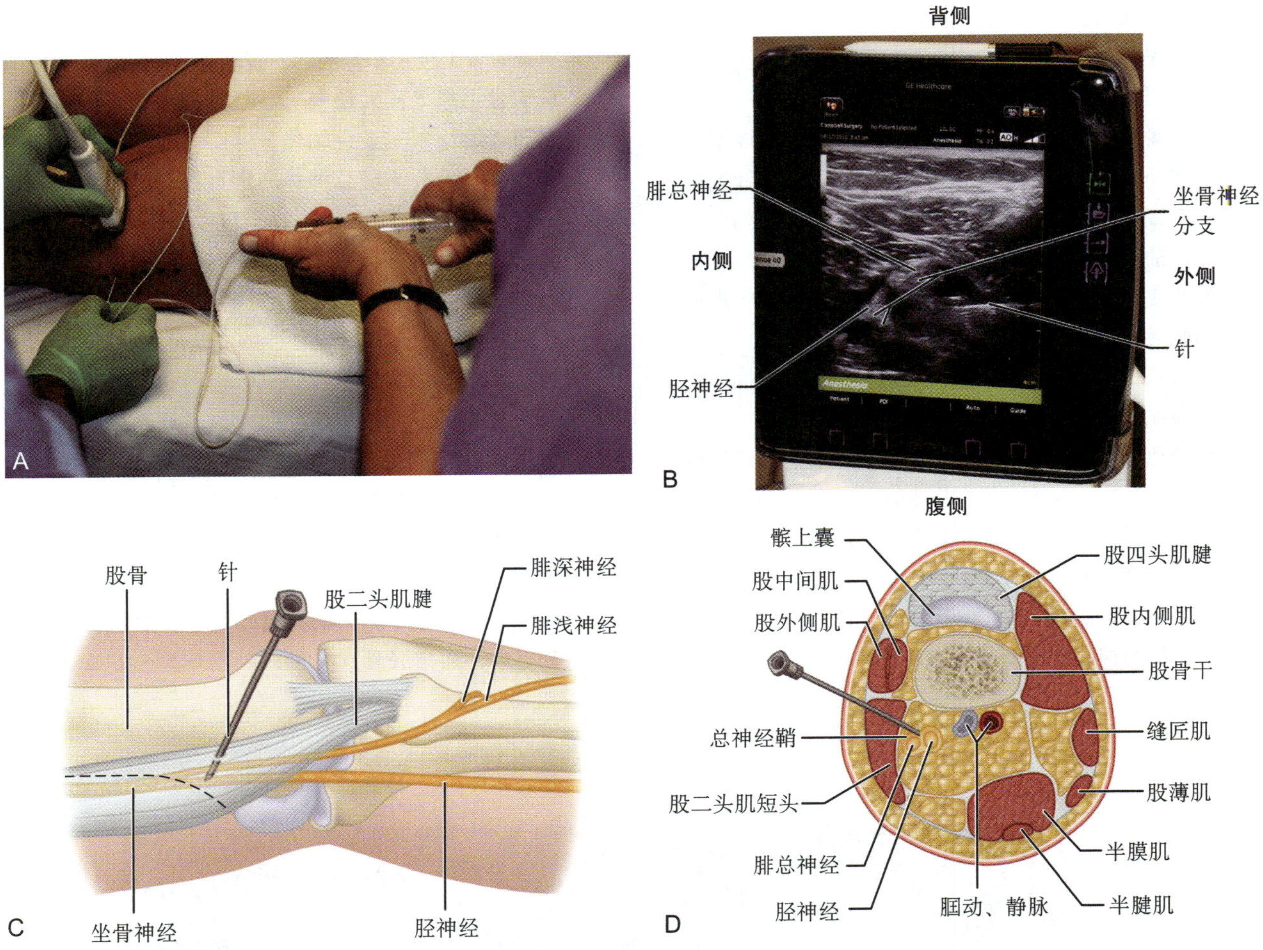

图 80-4 腓总神经阻滞（见手术技术 80-5）

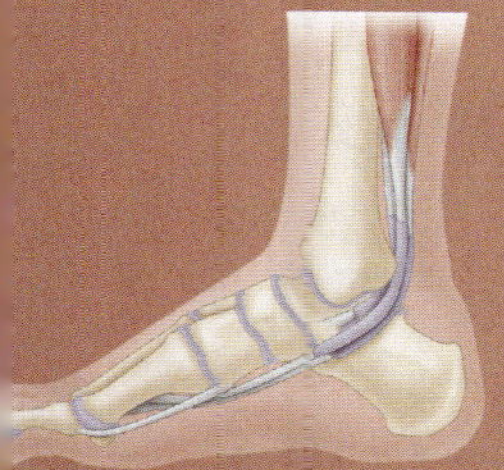

第 81 章 跗趾疾病

著者：E. Greer Richardson
译者：张奉琪　王　智
审校：张建中　宋卫东

第一节　蹈外翻（蹈囊炎）

蹈外翻（蹈趾外偏）并非像其名字暗示的那样是一个单一的病变，而是第一序列的复合畸形，同时还常常伴有外侧足趾畸形和症状。蹈外翻的第一、二跖骨间角通常大于正常上限（即 8°～9°），第一跖趾关节外翻角也通常大于正常上限，即 15°～20°（图 81-1）。如果第一跖趾关节外翻角超过 30°～35°，通常会导致蹈趾旋前。伴随这种异常旋转，正常位于第一跖趾关节屈伸轴跖侧的蹈展肌会进一步向跖底侧移位（图 81-2）。此时，内侧唯一的限制结构是内侧关节囊韧带，

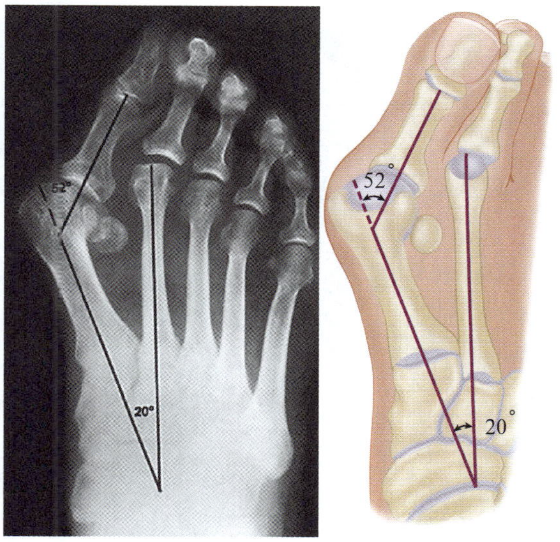

图 81-1　蹈外翻复合畸形

注意第一、二跖骨间角增加，籽骨向外侧脱位，第一跖趾关节半脱位（致跖骨头外露）以及严重蹈外翻合并蹈趾旋前

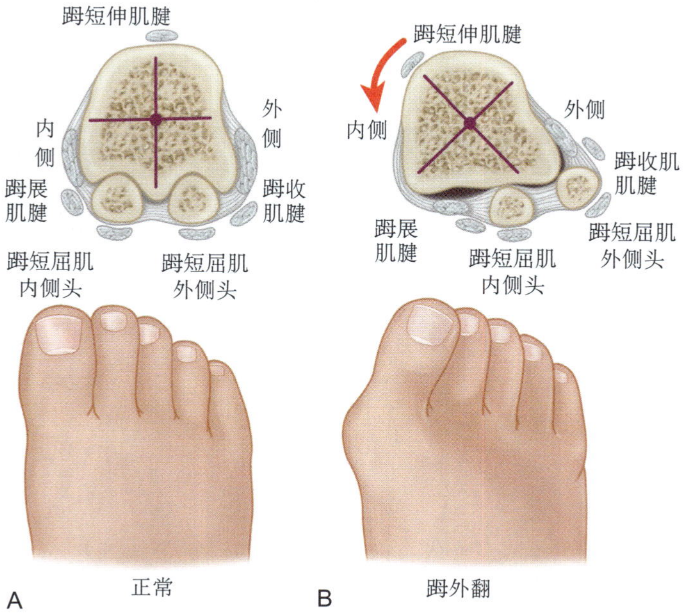

图 81-2　蹈趾旋前

A．正常；B．蹈展肌向跖侧移位，籽骨向外侧移位，内在肌向外移位

（重绘自：Miller J: Acquired hallux varus a preventable and correctable disorder, *J Bone Joint Surg* 57A:183,1975.）

即关节囊籽骨部分（止于近节趾骨基底部）和关节囊趾骨部分（止于跖板）。踇内收肌失去了踇展肌对抗，会牵拉踇趾，使其进一步外翻，牵拉内侧关节囊韧带（特别是关节囊籽骨部分），使内侧关节囊韧带变薄，使第一跖骨头由籽骨处内移。另外，踇短屈肌、踇长屈肌、踇收肌和踇长伸肌增加了跖趾关节的外翻力矩，进一步加重了第一跖列的畸形。跖间深横韧带连于跖趾关节的跖板之间，而非止于跖骨头相邻的骨上。最后，第一跖骨头跖底面上的籽骨嵴（the crista）因受内侧籽骨的压迫而变平（图 81-3）。由于失去了骨嵴的限制，外侧籽骨半脱位或完全脱位至第一、二跖骨间隙（见图 81-1）。患者的第一跖列负重减少，外侧跖骨下负重增加，第 2 ~ 5 跖骨发生转移性跖骨痛、出现胼胝体和应力性骨折的可能性增加。

其他两个涉及第一跖趾关节面的解剖学变异也可以引起踇外翻。第一个变异为跖骨头关节面偏斜，类似冰激凌球歪盖在锥形蛋卷上（图 81-4），其偏斜的角度被称为跖骨远端关节固定（倾斜）角（即 DMAA）（图 81-5）。第二个变异指近节趾骨基底关节角相对于其纵轴出现偏斜，其偏斜角度被称为趾骨近端关节固定（倾斜）角（PAA）（图 81-6）。虽然一般认为这两个角的正常范围分别为 7° ~10°（PAA）和 10° ~ 15°（DMAA），但由于 X 线摄片技术及测量方法的不同，很难重复得出精确的测量值。越来越多的证据表明，如

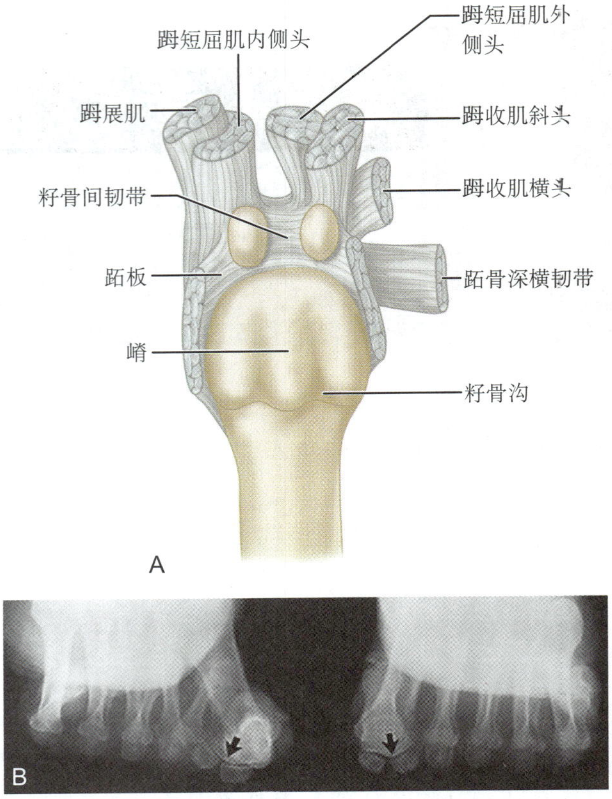

图 81-3 A. 第 1 跖骨头的跖侧观。和籽骨系统相连的内在肌都被向远端翻开，图绘中可看到第一跖骨头内部结构间的关系，如肌肉、肌腱、关节囊、韧带、第一跖趾关节的形状；B. 当跖骨头内移，籽骨悬吊装置变成外翻畸形力，跖骨在其纵轴上旋转（旋前），内在肌和外在肌平衡被打破，畸形加重

（A after Beverly Kessler；Courtesy of LTI Medica and The Upjohn Company）

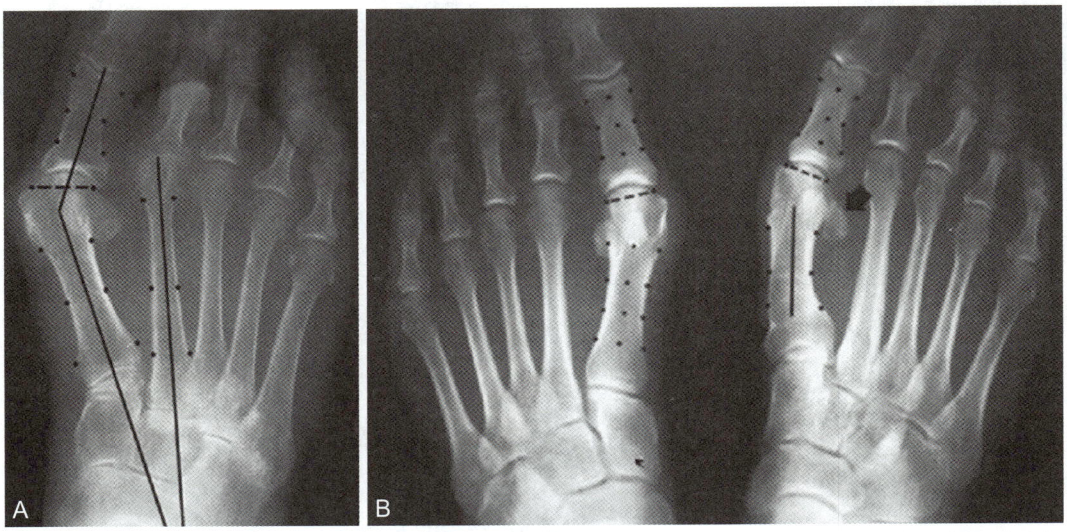

图 81-4 A. 注意图中第一跖骨头的关节面有外翻；B. 右足行近端截骨术后。籽骨结构仍有脱位，第一跖骨头的关节面还处于外翻的状态，关节处于外翻位但匹配度好。需要行第一跖骨的双截骨（近端截骨矫正内翻，远端截骨矫正关节面外翻），也需要行软组织力线矫正。另一种手术方法为跖趾关节融合术，也可行跖骨远端截骨（Chevron 截骨术）。如不将籽骨悬吊装置解剖复位，跖骨远端截骨将会失败

果不能矫正这两个关节的角度，特别是未矫正跖骨远端关节固定角，可导致部分患者术后效果不满意。应避免强行扳直踇趾，因为这样会牺牲跖趾关节的匹配性，此时应采用趾骨截骨术或跖骨远端截骨术来进一步矫正畸形，而不是行内侧关节囊紧缩修补术。

踇趾的外翻常造成第二趾的锤状趾畸形（图 81-7）。另外，前足增宽也使穿鞋更加困难。当鞋的鞋头部分较窄时，通常会引发鸡眼，并引起第一跖骨头内侧滑囊增生（踇囊炎）。第一跖趾关节的外翻半脱位常会继发骨关节炎。这样，踇外翻的全部病变都出现了：第一跖骨内翻、踇趾外翻、踇囊炎形成、第一跖趾关节炎、一个或多个足趾的锤状趾、鸡眼、胼胝、跖骨痛。在制订手术计划并向患者建议手术之前，为全面了解外翻患者足部的多种畸形，必须检查整个前足。

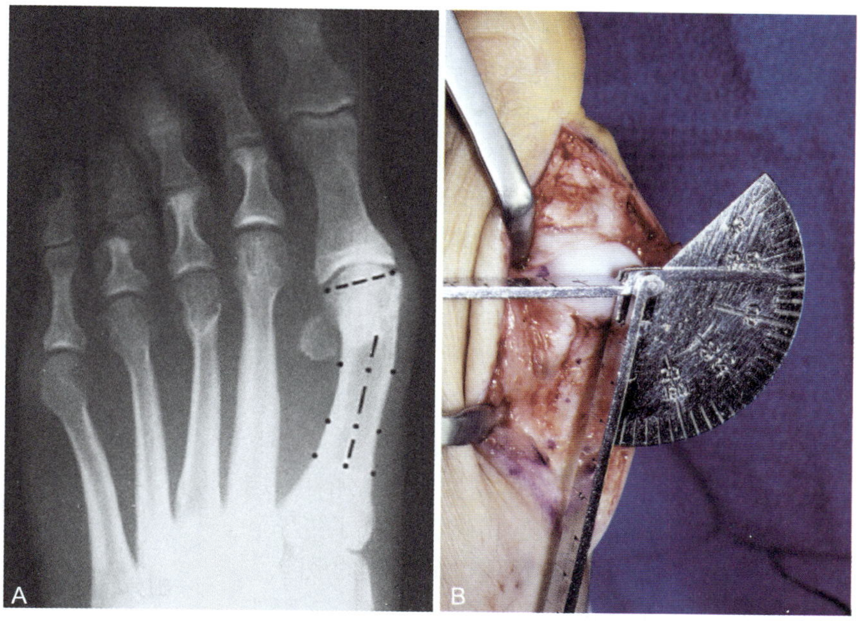

图 81-5 A. 第一跖骨头关节面的位置与跖骨干长轴相对关系的确定；B. 术中测量跖骨远端关节固定角，标记点是第一跖骨头关节面的内外缘和第一跖骨骨干长轴

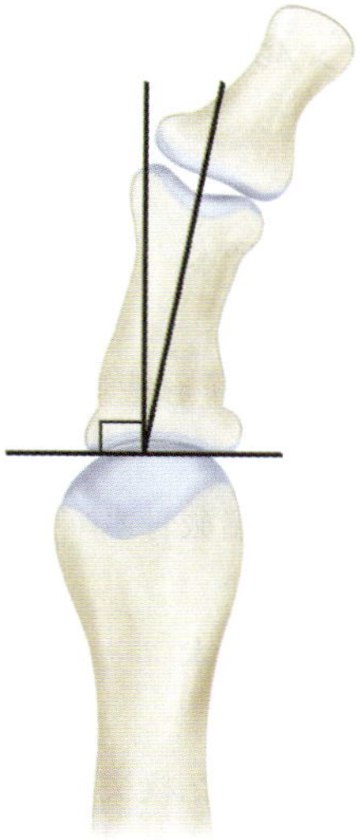

图 81-6 趾骨近端关节固定角

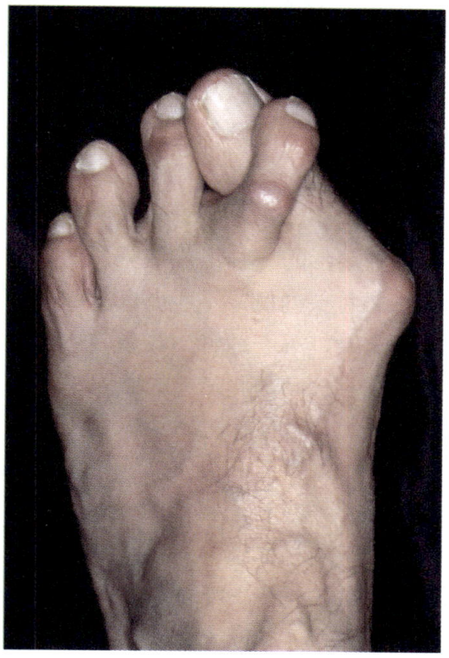

图 81-7 锤状趾畸形

严重踇外翻并发明显第二趾交叉趾畸形，主诉通常并非严重的踇外翻，而是第二跖骨头下方的疼痛

第一跖骨内收和踇趾外翻这两种畸形哪一种是踇外翻的根本病变，这一问题一直存在争论，每一种畸形都被看作是另一种畸形的成因。强有力的证据表明，大部分踇外翻患者，踇趾外翻可能是始发畸形，而第一跖骨内收可能是继发表现。但是，在青少年患者中，第一跖骨内收则可能是主要原因。进一步的争论还有穿鞋是否在踇外翻的发生中起主要作用。大多数骨科医生都遇见过此类情况：双足临床及 X 线显示的结构相同，但是只有一侧发生踇外翻畸形，而另一足则表现为正常足。有证据表明，踇外翻可为家族性，特别是青少年发病者。没有任何一项针对穿鞋与不穿鞋的社会文化研究提示穿不合适的鞋是继遗传因素之后踇外翻的一个独立致病原因，但是设计不合理的、过紧的鞋子很可能是现代社会中导致踇外翻发病的主要原因。

第一跖列松弛同样被认为是踇外翻及第一跖骨内收的成因之一，但这一观点尚存在争议。Dietz 等回顾了踇外翻患者的足底压力图、临床查体和标准负重位的影像学片，发现矢状面第一跖列的放射学上的动力不稳与发病相关。他们的分析显示，走路时跖间增宽与第一跖列最大限度背伸增加有一定联系。他们指出，第一跖楔关节不稳增加了传导至前足中心部的最大应力，从而增加跖骨痛的风险。

最后，特定的解剖和结构异常几乎肯定对踇外翻起致病作用。旋前的扁平足、胫后肌止点异常、第一跖骨 - 内侧楔骨关节倾斜增加、第一跖列过长、第一跖趾关节面不匹配以及第一跖骨头关节面和近节趾骨关节面过度外翻倾斜，以上这些因素均可单独或联合促成畸形的发生，并影响治疗方法的选择。在最早期的报道中，第一跖骨头内侧隆起的增生被描述为踇外翻畸形的一种组成部分。但是最近的研究认为第一跖骨头内侧骨增生并非是踇外翻的病理解剖学成分之一，第一跖骨内收及其所致的跖骨头外露是造成跖骨头向内侧隆起的原因。

被推荐用于踇外翻治疗的手术有 130 多种，但实际上只能介绍几种。Spiers 早在 20 世纪 20 年代就提出了以下观点，而目前踇外翻治疗仍然沿用他提到的一种或多种术式的组合：

“试图通过手术解决踇外翻所致的疼痛和功能障碍，这些手术绝不会是新的术式。去除骨赘、切除滑囊、肌腱切断或肌腱转位、切除籽骨、部分或全部切除第一跖骨头、切除近节趾骨近端，这些方法有不同的组合应用方式，而这些方式都曾经被推荐和实践过。”

本章将详细介绍软组织手术、骨性手术以及骨和软组织联合矫正手术，这些手术经历了充分数量病例的临床试验、长期而翔实的临床回顾和多个使用相同技术的观察者的相关报道的考验。不同旳医生采用不同类型的术式获得了成功，下面所提出的治疗建议在踇外翻手术中，没有一个是确定性旳方式。医生应熟练掌握几种不同的踇外翻矫正术式，包括一种或几种软组织手术、骨性手术或联合手术。Mann 介绍了一种非常好的治疗流程，用来选择合适的踇外翻与踇僵硬术式（框 81-1）。

框 81-1 踇外翻及踇僵硬手术治疗

踇外翻＜ 25°
关节匹配
- Chevron 截骨术
- Mitchell 截骨术

关节不匹配
- 远端软组织重建（半脱位）
- Chevron 截骨术
- Mitchell 截骨术

踇外翻角 25° ～ 40°
关节匹配
- Chevron 和 Akin 截骨术
- Mitchell 截骨术

关节不匹配
- 远端软组织重建和近端截骨术
- Mitchell 截骨术

严重踇外翻，角度＞ 40°
关节匹配
- 双重截骨
- Akin 和 Chevron 截骨术
- Akin 和第一跖骨截骨术
- Akin 和第一楔骨开放楔形截骨术

关节不匹配
- 远端软组织重建和近端截骨术
- 第一跖骨弧形截骨
- 第一楔骨开放楔形截骨术

第一跖楔关节松弛
- 远端软组织重建和第一跖楔关节融合术

（引自：Modified from Mann RA: Decidion making in bunion surgery, *Instr Course Lect* 39: 3, 1990.）

一、术前评估与准备

在对整个患足而不只是第一跖列进行完整的评估前，不要进行手术决策，临床上应对足的站立位、坐位、仰卧位和俯卧位（如有可能）进行彻底的检查。应特别注意检查前足，注意有无鸡眼、胼胝、疣、跖间神经瘤、小趾滑囊炎、锤状趾及爪形趾。虽然踇外翻矫正后疼痛和畸形可以缓解，但是治疗效果也会因第 2 ~ 5 足趾或跖骨的症状遗留而受影响。这一点一定要在术前向患者解释清楚，以避免患者术前有不合理的预期及术后失望。最后，在确定前足手术方案前必须仔细检查中足及后足。

首先，大多数患者可以行非手术治疗，适当调整鞋子，并做锻炼和活动调整。单纯因为追求美观而进行踇外翻手术治疗通常不是手术指征，除非是青少年患者畸形呈进行性加重的情况。在青少年中，即使是非常轻微的症状都常常加重，尤其是有家族性踇外翻病史的青少年。青少年踇外翻的矫正可能比较困难，而且常不尽如人意。

选择任何手术都必须考虑以下查体的具体情况：

1. 患者对活动和穿鞋的需求。
2. 足趾的形态（即短而胖的足趾还是长而瘦的足趾）。
3. 外侧足趾畸形，特别是第二趾内翻或外翻（与单纯踇外翻相比，伴有外侧趾畸形或跖骨痛时，生活质量评分会大幅度下降）。
4. 前足足底出现胼胝或外侧跖骨头下压痛。
5. 足弓高度。
6. 足趾旋前的临床表现。
7. 足趾的活动范围（足趾背伸时旋前是内在力线不良的表现）。
8. 足趾的感觉，特别是踇趾背内侧的神经感觉（背内侧皮神经的终末支）。
9. 腓肠肌 - 比目鱼肌复合体挛缩
10. 吸烟。
11. 患者体重。
12. 患者的年龄和性别（男性和青少年通常有匹配的关节）。

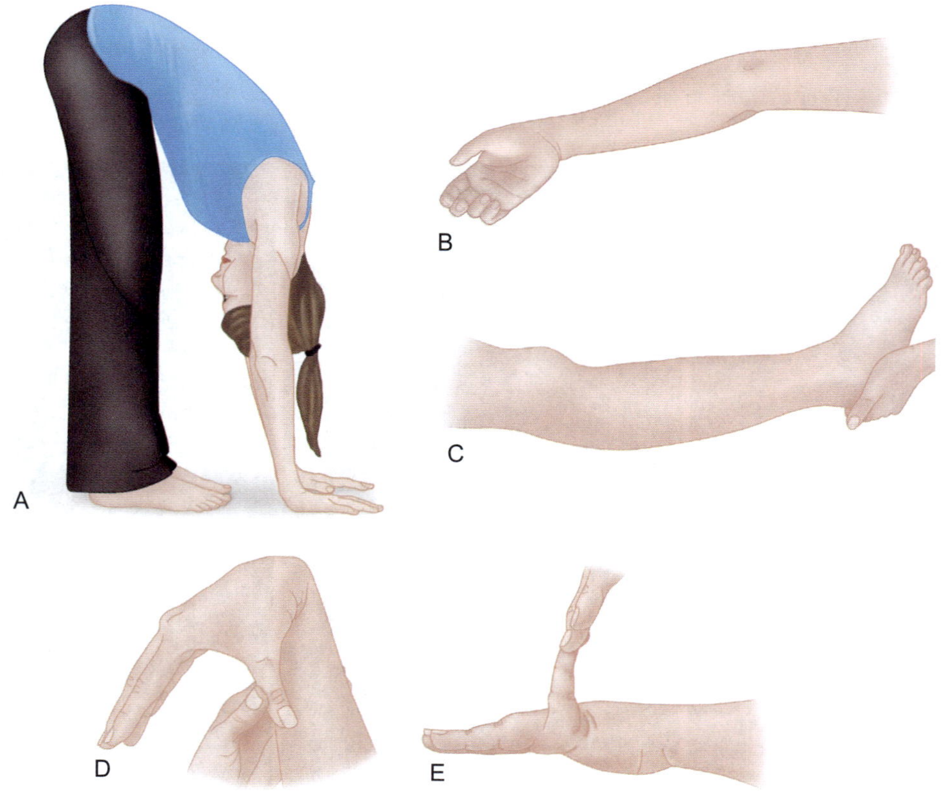

图 81-8 Beighton 评分。2 个或 2 个以上的表现提示关节松弛

A. 腿伸直后向前弯腰，手掌可以放在地上，1 分；B. 肘关节可以向后弯曲，每侧 1 分；C. 膝关节可以向后弯曲，每侧 1 分；D. 大拇指向前弯曲时可以触摸到手臂，每侧 1 分；E. 小手指向后弯曲超过 90°，每侧 1 分

13. 关节松弛症（图 81-8）。

应考虑下列放射学参数：

1. 踇趾向外偏斜（踇外翻）。
2. 第一跖骨内收。
3. 踇趾旋前、第一跖骨旋前或两者同时存在。
4. 趾间踇外翻。
5. 第一跖趾关节炎及活动受限。
6. 第一跖骨相对于第 2 ~ 5 跖骨的长度。
7. 第一跖楔关节松弛或倾斜。
8. 踇内侧突起（踇囊炎）。
9. 籽骨的位置。
10. 内在或外在肌腱的平衡及协同性。
11. 存在跖骨内收。
12. 第一跖骨的宽度（在跖间角相同的情况下较宽的跖骨允许远端截骨有向外侧更大的平移）。
13. 外侧足趾畸形。

在考虑踇外翻手术前还应彻底检查局部的感觉和血供情况。另外，还应确定第一跖骨头关节面相对于跖骨干长轴的位置（图 81-5）。

术前标准的 X 线片应包括足的站立位正位及侧位片、非站立位的侧斜位片及籽骨轴位片。有学者发现正位和籽骨轴位上，胫侧籽骨位置有时会不相符合，特别是在 Hardy 和 Clapham 分度达到 4 和 5 的籽骨。作者认为籽骨轴位能帮助确定内在力线不良的程度，特别是正位胫侧籽骨在 4 或 5 的位置时。应首先在站立位的正位 X 线片上通过二等分骨干画出踇外翻角及第一、二跖骨间夹角（图 81-9），并清楚这些角的正常范围，这些角度最常用于指导治疗方案的选择。但 Donnelly 等报道不同测量者所得的踇外翻角可相差 6°，跖骨间夹角可相差 4°。所以，他们提醒在用这些参数确定手术方案时应考虑到测量中可能存在的误差。另外，也应记录踇趾趾间关节外翻角度和第一跖趾关节或跖楔关节的退行性关节炎表现。其他罕见的问题也可存在，如果忽略了就会影响手术的实际效果。如果第一、二跖骨基底之间存在跖间籽骨（os intermetatarseum），则单纯软组织手术不足以矫正增大的跖骨间夹角。同样，趾间关节处的副籽骨及突起的趾骨粗隆常引发关节胫侧痛性胼胝。副舟骨与踇趾间关节过度外翻有关。即使跖骨间夹角 < 10°，第一跖骨内翻也可能是整个足部畸形的主要原因。伴有跖骨内收时，相对较小的踇外翻角（15° ~ 20°）可有明显的畸形。

尚不肯定应用计算机测量跖骨间夹角、踇外翻角和远端关节固定角会比手工测量更具优势。两种测量方式在测量跖骨间角和踇外翻角时有很近似的观察者内与观察者间一致性，但是测量跖骨远端关节固定角时一致性较低。两种测量方法

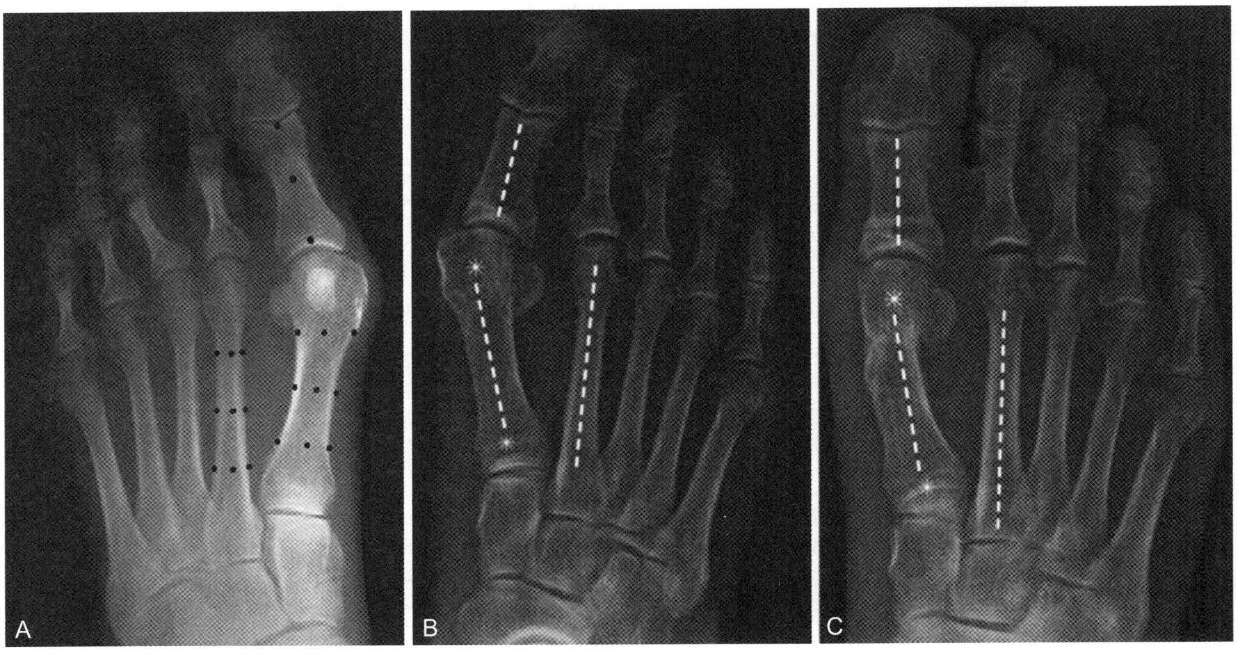

图 81-9 测量外翻角与跖骨间夹角的方法

A 中心点连接起来；将线延长，形成相交线，确定角度。大多数 PACS 具有确定角度的功能。B 和 C. 跖骨间角度测量的中心－头技术与术前轴位测量技术的对比

可靠性的变化范围很大（5°），以致它们虽然具有指导性作用，但并不能完全准确地提示畸形的严重程度。Schneider 等报道了两种基于不同参照点的定角测量法：①沿第一跖骨干长轴实行等分法选取参照点；②将头中心（跖骨头关节面中心）和基底中心（近端跖骨干中心）作为参照点的中心 - 头技术。他们发现，由于参照点选取的不同，踇外翻角及跖骨间角的准确度有将近 9° 的差异。Coughlin、Saltzman 和 Nunley（美国足踝外科协会角度测量特别委员会）给出的建议有：标准化的 X 线摄片技术，准确选定参照点，应用分度计而不是量角器测量，以及在行远端截骨术后，应用中心 - 头技术和 Mose 球面技术分别测量角度。最近，Farber 等认定用计算机数字 X 线片辅助测量角度要比用测角仪和普通 X 线片测出来的精准，测量者间与测量者内测量的一致性从 66% 提高至 80%（框 81-2）。

框 81-2 足负重正位阅片

- 第一跖骨内收（正常跖间角度≤ 9°）
- 拇外翻的严重程度（正常拇外翻角度≤ 15°）
- 第一跖趾关节匹配还是不匹配（拇外翻畸形也可以在匹配的关节中存在）
- 第一跖骨相对于第二跖骨的长度（第二跖骨是否比第一跖长 >6 ~ 7 mm？）
- 籽骨半脱位（如果存在，严重程度如何？）
- 第一和第二跖骨发育良好意味着在第一跖楔关节处向外侧移位第一跖骨会比较困难
- 第一跖楔关节从外侧向内侧存在一个严重倾斜
- 趾间关节、跖趾关节、跖楔关节的退行性关节炎
- 踇趾的趾间关节在屈伸中立位时趾间关节外翻≤ 10°
- 跖骨远端关节固定角（DMAA）过大（正常≤ 15°）
- 近端趾骨向内侧凸起的外侧偏斜

目前认为踇外翻的矫正手术中对籽骨位置的矫正是通过将跖骨头放置在籽骨上，而不是将籽骨拉到跖骨头之下，降低籽骨。Huang 等对 165 例踇外翻重建治疗的患者进行研究发现，籽骨的矫正与第一到第二跖骨的矫正有关。他们的研究结果并不支持向内侧拉动籽骨至第一跖骨下的概念。

二、软组织手术

通常适合采用软组织手术矫正踇外翻的患者为：有临床症状的 30 ~ 50 岁女性，跖趾关节外翻角为 15°~ 25°，跖骨间角< 13°，趾间关节外翻角< 15°，跖趾关节无退行性变，且非手术治疗无效者。改良 McBride 手术基本上是 Silver 在 1923 年和 McBride 在 1928 年所介绍术式的结合，后经 DuVries 改良并由 Mann 推广。如果选择正确的患者，该手术的治疗会很成功（图 81-10）。应力位 X 线片可提供客观的资料，有助于判定哪些患者适合采用改良 McBride 手术。如果在应力位 X 线片上显示第一跖楔关节内侧有“开书”样变化，可能表示有异常活动、外侧撞击、骨支撑丧失以及内侧关节囊弹簧样牵拉，对于这种有关节内侧张开的患者适合采用截骨术。然而，如果前足扎紧可将跖骨间角降至正常范围，并有效减小踇外翻角，同时第一跖骨基底部相对于内侧楔骨旋转，关节的匹配关系保持良好，不造成关节内侧间隙张大，则 McBride 手术可矫正畸形。切除腓侧籽骨可使踇收肌和踇短屈肌得以松解，显著减小了第一跖趾关节的外翻力臂，有助于踇外翻矫形。此外，切除此籽骨还可防止其通过腱鞘和牵拉系统对踇长屈肌腱形成牵拉作用，消除了在跖趾关节处产生外翻应力的另一重要装置。如切除了腓侧籽骨，则应在踇趾外翻 10°~ 15° 的位置修复内侧关节囊，术后通过包扎保持此位置 3~4 周。

改良 McBride 滑囊切除术

手术技术 81-1

麻醉

- 对于轻度或中度畸形，可以使用局部麻醉。对于严重畸形，可以通过辅助用药使患者全身麻醉。

止血带

- 对于轻度或中度畸形，可以使用踝关节的止血带。但止血带应该在关节囊缝合前松开，因为止血带造成踇长屈肌腱和踇长伸肌腱的张力，限制了术中对踇趾最终位置的判断。对于严重畸形，术中作者建议使用大腿止血带，踝止血带会造成踇长屈肌和趾长屈肌的收缩紧张。这样可以避免术中决策和操作受到影响。

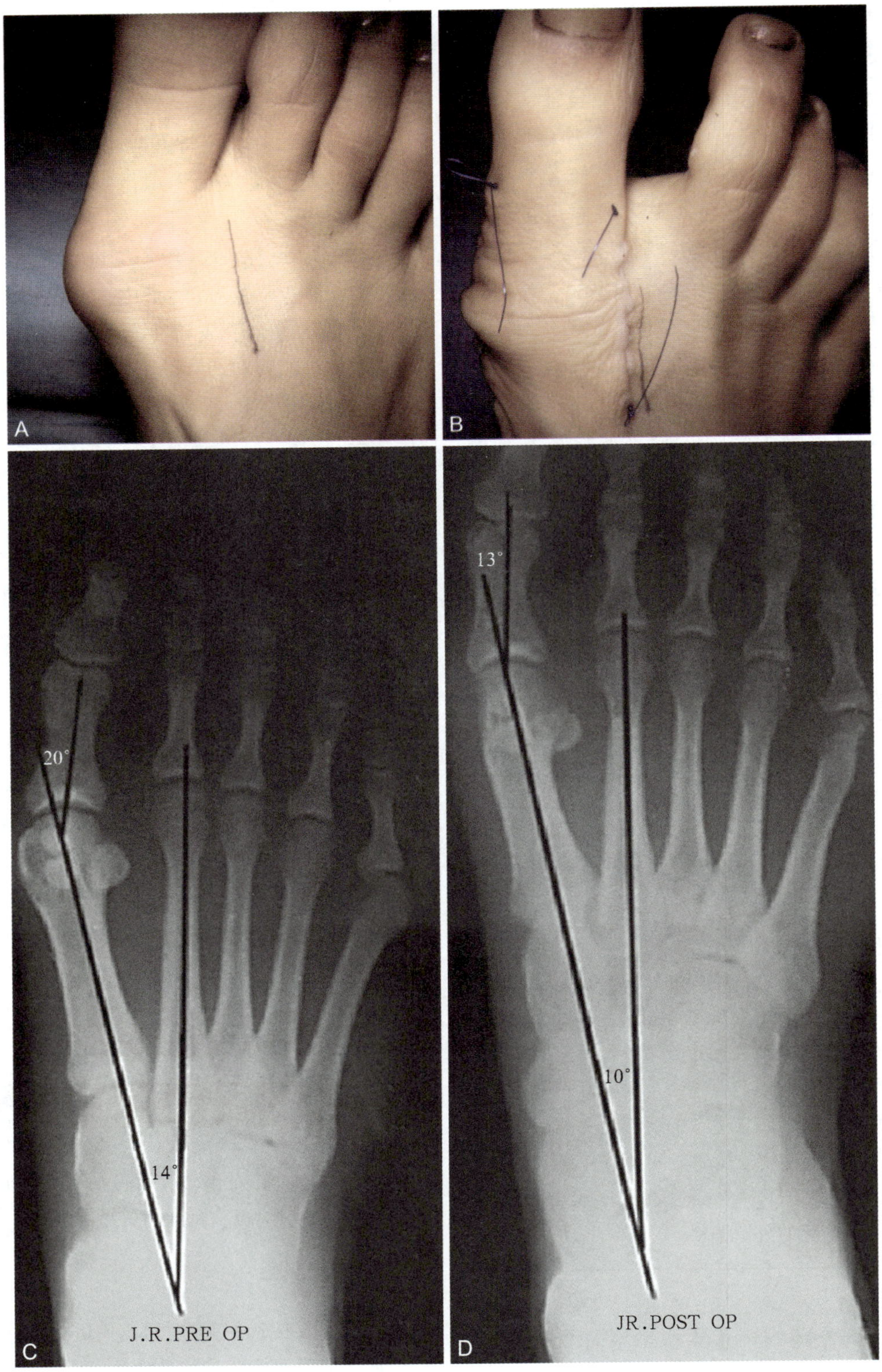

图 81-10 经改良 McBride 手术治疗的踇外翻

A．一位 30 岁患者，术前畸形；B．手术矫正了畸形；C 和 D．术前和术后 X 线片（注意腓侧籽骨未切除）。如切除腓侧籽骨可获得更多的矫正，但有过度矫正形成踇内翻的危险。此时缝合内侧关节囊时应保持踇趾于外翻 5° ~ 10° 位，直至关节囊愈合

皮肤与关节囊切口

- 患者取仰卧位，患肢上止血带。自近节趾骨内侧中点开始做内侧中线直切口，至跖骨干与内侧突起交界处的近端 2 cm 处（图 81-11）。这一切口通常位于背侧的腓浅神经最内侧支和跖侧的足底内侧神经趾内侧固有支之间（McBride 主张做单个切口，切口自第一趾蹼开始，向近内侧延伸越过跖骨，于内侧突起近端止于第一跖骨内侧）。
- 将皮肤向背侧和跖侧松解 2~3 mm，以确保切开关节囊时不会损伤感觉神经。
- 电凝所遇到的浅静脉，以减轻术后出血。
- 在这一步解剖分离中应使用精细的双齿拉钩和 1.5 mm 止血钳，以避免皮肤发生不必要的损伤。
- 在皮肤切口跖侧 3～4 mm 纵向切开关节囊（McBride 原法是横向切开）（图 81-12）。
- 通过锐性分离，掀起骨膜，向背侧掀开关节囊，在跖侧从近节趾骨基底到内侧突起的近端缘进行分离（图 81-13）。显露内侧突起的近端时，应避免切断内侧关节囊在跖骨颈上的附着（特别是背侧），然后显露内侧突起。为保证充分显露并避免损伤近端的附着点，建议纵向切开关节囊。
- 锐性分离，向背侧和跖侧掀起关节囊以显露跖骨头的背侧、内侧突起的全部及跖板。使用骨膜剥离器有游离关节囊近端附着点的可能，因此不主张使用。

“L”形切开关节囊

- 也可倒“L”形切开关节囊（图 81-14A）。
- 切开皮肤（图 81-14A），在神经及静脉深面掀起背侧组织瓣，直至可在切口近端部看到很容易辨认的踇长伸肌的副肌腱（图 81-14B）。此肌腱经过仔细探查寻找可定位。如果无法在跖骨背内侧找到该肌腱，可于该跖骨斜坡处由背侧向内侧做切口的纵向部分。
- 切口近端起自第一跖骨干背内侧，踇长伸肌副肌腱内侧 2～3 mm 处，于第一跖趾关节水平切至骨面，向近端延伸 4～6 cm（图 81-14C）。
- 在关节水平做关节囊切口的横行部，止于跖胫侧籽骨 2 ～ 3 mm 处，此处横断踇展肌在关节囊上的止点（见图 81-14C）。
- 于切口的跖面开始，自内向外从内侧突起上切开关节囊。以小球刀顺着突起的斜坡向下切开，以防内侧突起与跖骨结合部的关节囊形成“纽扣孔”。
- 在背内侧面于骨膜下游离关节囊，并将其向近端跖侧牵拉（图 81-14D）。
- 在牵拉并跖屈踇趾的同时，跨过跖骨头的背外侧面插入一把小 Hohmann 拉钩，另一把插在跖骨头颈交界处跖骨头的下方，显露跖骨头的关节面，以判断其病变程度及方向。将踇趾复位至跖骨头上，使之匹配。
- 如果复位后踇外翻角仍＞ 15°，则须行跖骨远端截骨术。

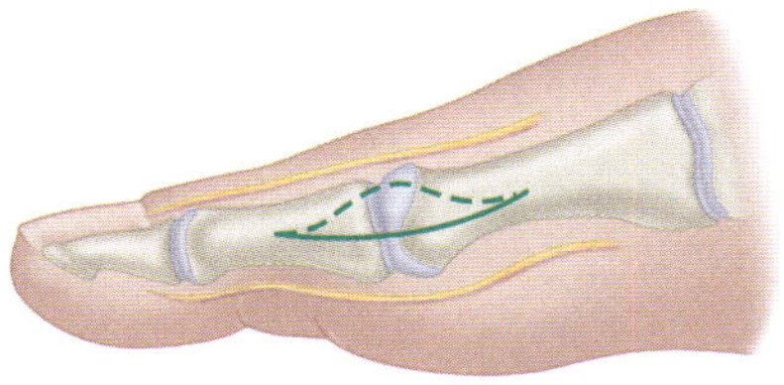

图 81-11　改良 McBride 手术：第一切口，虚线示标准背侧弧形切口，实线示作者推荐的切口（神经间平面）（见手术技术 81-1）

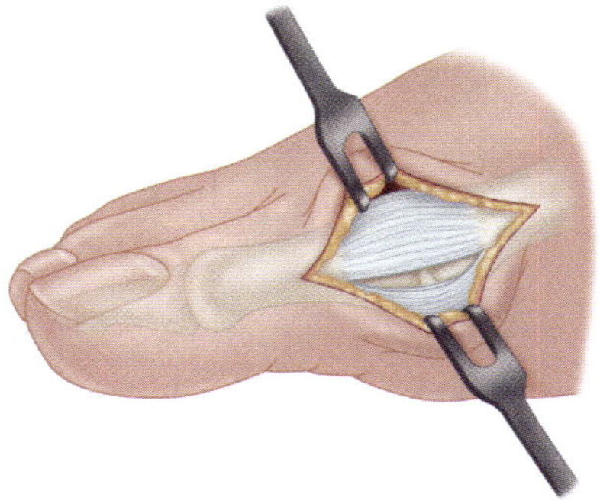

图 81-12　改良 McBride 手术：在皮肤切口跖侧 3 ～ 4 mm 处纵行切开关节囊（见手术技术 81-1）

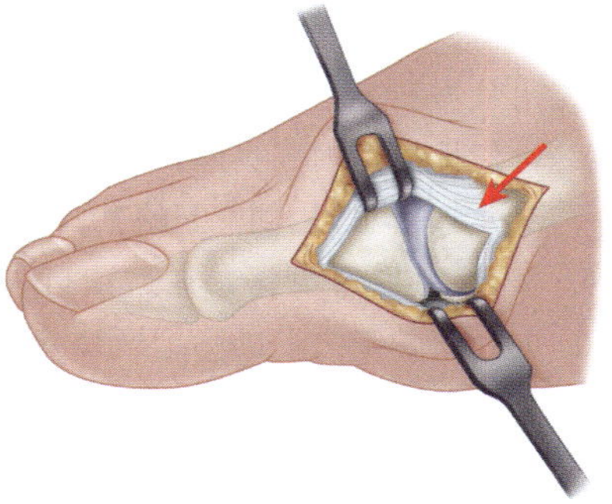

图 81-13　改良 McBride 手术：关节囊已打开，谨慎地保留了关节囊在跖骨颈上的附着（箭头）（见手术技术 81-1）

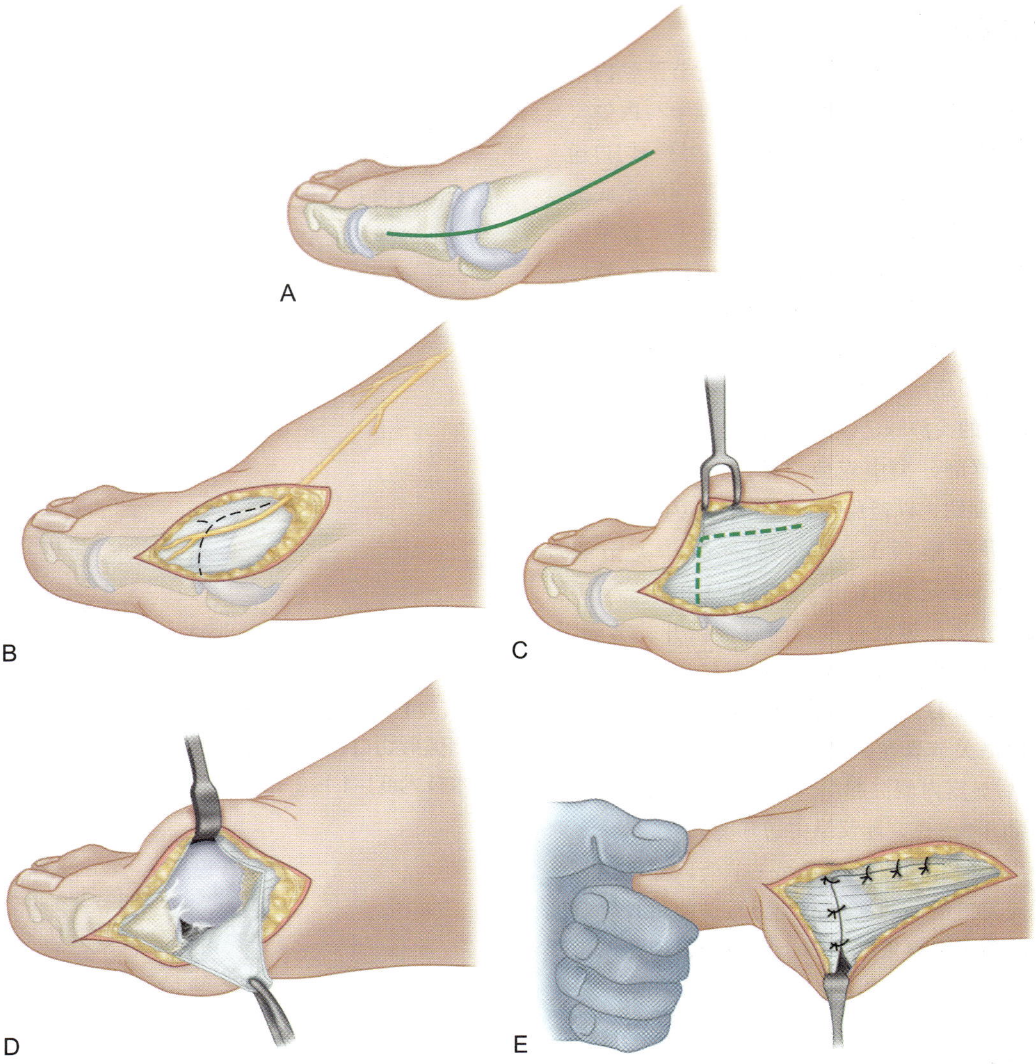

图 81-14 倒“L”形切开关节囊

A．皮肤切口；B．腓浅神经最内侧支；C．关节囊切开的限度；D．掀开关节囊，显露跖骨头的关节面，以便判断跖骨头的方向；E．保持跖骨头于复位位置，闭合“L”形切开的关节囊（见手术技术 81-1）

内侧突起切除

- 探查跖趾关节的退行性变、游离体或滑膜病变之后，首先用骨刀在突起与骨干相接处标记出突起的近端缘，然后切除内侧突起。一定要参考术前X线片，以决定应切除内侧突起的量。
- 再用同一把骨刀或用电锯，在远侧自矢状旁沟开始，向内朝跖骨干之前的标记区切除骨赘（图81-15）。如果使用电锯，应选用 9 mm 锯片而不是 4～5 mm 锯片。向内侧截骨可防止跖骨干劈裂，如推荐的那样在截骨内侧缘已做标记时更是如此。
- 内侧突起切除后，用小咬骨钳将跖骨头内侧截骨面背侧和跖侧骨质边缘修整圆滑，以骨锉修整截骨面，从而完成整个手术的初始步骤。跖骨头截骨面用骨蜡封闭。

松解𧿹收肌腱与外侧关节囊

- 开始手术第二步，纵切口起自第一趾蹼背面近端 2～3 mm 处，这样可以避免术后发生趾蹼挛缩。在第一、二跖骨头间向近端延长 3～4cm（图 81-16），这样可充分显露趾骨近端基底部的𧿹收肌止点、止于外侧籽骨的𧿹短屈肌外侧头及自𧿹长伸肌至跖板的整个外侧关节囊。
- 再次仔细牵开皮肤，显露静脉的背侧足趾支，如其影响下一步操作可将其电凝烧灼。可能会在邻近腓深神经发至趾蹼的足趾固有支处遇到第一跖间背侧动脉终末支。

- 踇收肌腱的主要部分刚好在趾骨纵轴线的跖侧，止于趾骨近端基底部，它还有一小部分与踇短屈肌外侧头一起止于外侧籽骨。确认此肌止点最简单的办法是以一把尖头小弯钳贴在近节趾骨背外侧基底上，用力向跖侧滑动，然后将止血钳向背外侧抬起，钳尖通常停在踇收肌腱止点的腋部（图 81-17A）。此方法与在小粗隆上行肌腱切断术时确定髂腰肌止点相似。
- 踇收肌腱主要止点被松解后，即以镊子或止血钳牵拉该肌腱，朝第二跖骨的方向将其移向背外侧，使接下来的松解在踇收肌的内侧进行；或在手术第一步已做的内侧切口处将籽骨悬韧带推向外侧，以利于进一步的显露。
- 然后，用小 Inge 拉钩、结实的双齿拉钩或 Weitlaner 拉钩扩张第一、二跖骨头，同时保持踇收肌腱的张力，以利显露。此时可在切口深部见到踇短屈肌外侧头、腓侧籽骨的外缘和踇收肌腱的腱滑（与踇短屈肌腱的外侧头汇于一处）。
- 应切断踇收肌于联合止点的所有附着和止于腓侧籽骨的踇短屈肌的外侧头，牵拉踇收肌时该肌应自由而独立地活动且不再栓系腓侧籽骨（图 81-17B）。
- 由于跖间深横韧带刚好位于踇收肌的跖侧，该韧带有可能在沿籽骨外侧缘松解踇收肌时即被松解。如果没有，则应松解该韧带，并注意保护紧贴其

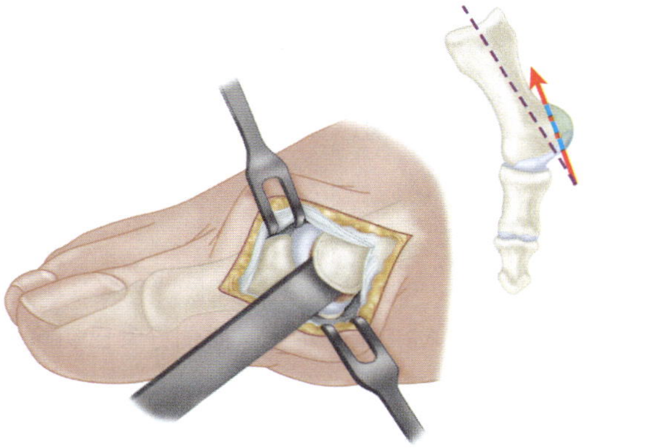

图 81-15 改良 McBride 手术：内侧突起已切除（见手术技术 81-1）

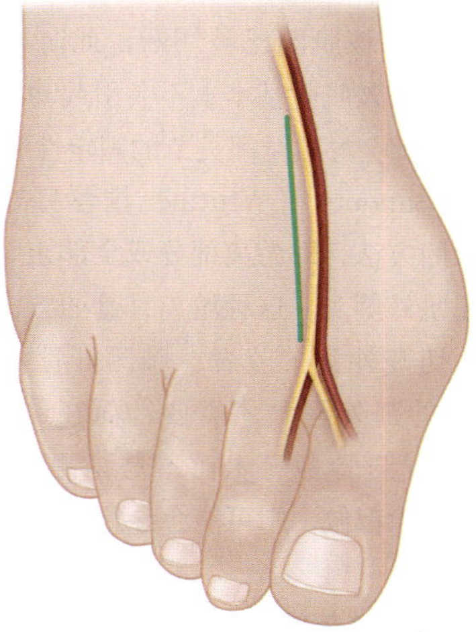

图 81-16 改良 McBride 手术：第二个切口，避开腓深神经第一趾蹼支，暴露第一跖骨间背侧动脉的终末部分（见手术技术 81-1）

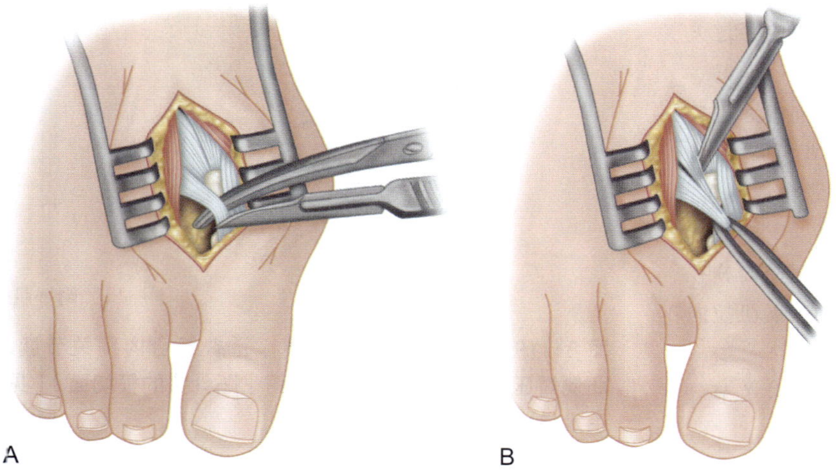

A

B

图 81-17 改良 McBride 手术

A 和 B. 踇收肌的显露和松解（见正文）（见手术技术 81-1）

下的神经血管束，并切开外侧关节囊。Mann 强调，松解跖骨深横韧带有伤及紧贴于韧带之下的第一趾蹼神经血管束的危险。可用小的 Freer 骨膜剥离器插入该韧带与神经血管束之间，以保护后者。

腓侧（外侧）籽骨切除术：足背入路

- 如果在蹈收肌完全松解、外侧关节囊松解之后还需要行外侧（腓侧）籽骨切除术以彻底矫正蹈趾的外翻畸形，最好在此时就进行。
- 充分分开第一、二跖骨头，以便显露。
- 跖屈跖趾关节 10°～20°，这样可降低籽骨的张力。
- 以小 Kocher 钳或结实的组织镊夹住腓侧籽骨并向外拉入跖骨间隙内（图 81-18）。
- 松解籽骨间韧带。切断该韧带后即将腓侧籽骨牵入跖骨间隙内，这样可以直接进行切除。切断籽骨间韧带时一定注意不要切断恰在其跖侧的蹈长屈肌腱。如果该肌腱已被切断，此时可能不必进行修复，失去该肌腱基本上不会引起功能障碍，而修复该肌腱却会导致趾间关节的固定性屈曲挛缩。
- Mauldin、Sanders 和 Whitmer 推荐另外一种腓侧籽骨切除的方法，即游离部分或全部止于腓侧籽骨的蹈短屈肌外侧头。这种游离籽骨的方法仅在松解蹈收肌、切开外侧关节囊、腓侧籽骨可移动后仍残留固定的蹈外翻时才需要。而在这种情况下，可能需要行跖骨截骨术而不是腓侧籽骨切除术。如这两个手术都做，则可能会导致蹈内翻。

内侧关节囊重叠缝合及切口关闭

- 由助手保持跖趾关节在伸屈平面和内外翻平面均位于适合的中立位，按下述方法重叠缝合内侧关节囊（图 81-19）。
- 在跖内侧（胫侧）籽骨近端内缘内侧 4～5 mm 处，以 3-0 可吸收缝线或间断缝合法由外向内穿过关节囊的跖侧瓣。
- 然后将针翻转，在同一水平同样由外向内穿过关节囊背侧瓣。立即将缝线由内向外自背侧瓣穿出，最后由内向外穿过跖侧瓣（用无创缝合线即可，但最好使用小角针缝合）。
- 将蹈趾置于理想位置，系紧缝线，将跖侧瓣叠在背侧瓣之上，这样就将向跖侧移位的蹈展肌拉向了近节趾骨和第一跖骨长轴的中线。
- 然后放开蹈趾，以判断其静止时的位置及关节囊缝合处的张力。
- 如果外侧籽骨已切除，则不必重叠缝合内侧关节囊，以防将胫侧籽骨向内拉至跖骨头内侧（图 81-20）。但是，如果大的内侧突起已存在多年，而且有明显的关节囊反应性增生，切除骨赘后关节囊松弛，则可能需要在闭合切口前切除部分背侧瓣。
- 严防将胫侧籽骨的内侧缘拉至第一跖骨头关节面的内侧，不要使该籽骨露出至跖骨之外（图 81-21）。
- 如果蹈趾静止时的位置可以接受，以 2-0 或 3-0 可吸收缝线间断缝合关节囊的剩余部分。

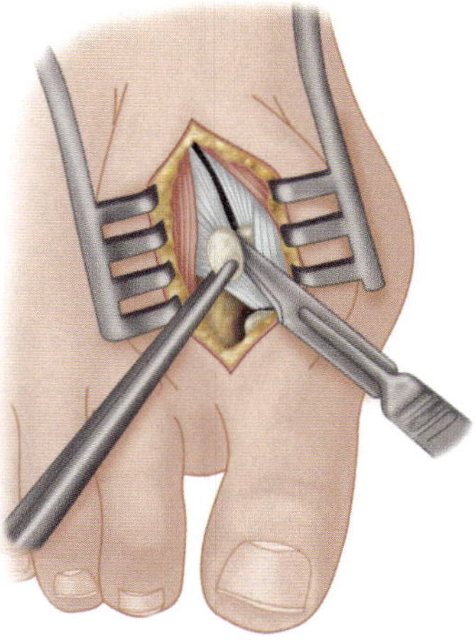

图 81-18 改良 McBride 手术：腓侧籽骨已切除（见手术技术 81-1）

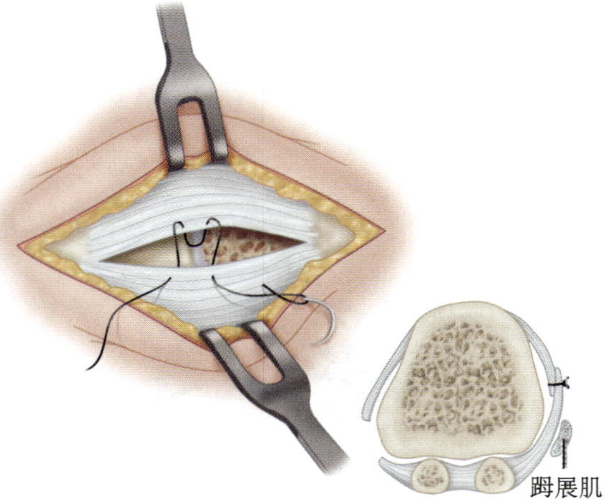

图 81-19 改良 McBride 手术：重叠缝合内侧关节囊，跖侧瓣压在背侧瓣之上（小插图：跖骨头的横切面）（见手术技术 81-1）

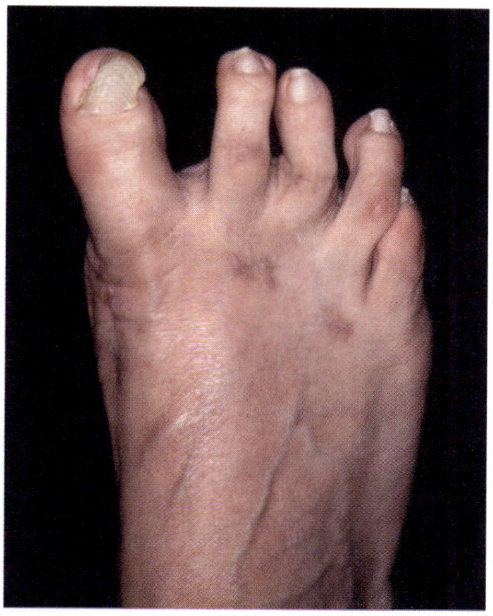

图 81-20 经过 McBride 踇囊切除术和跖侧入路的腓侧籽骨切除术后，发生踇内翻畸形（见手术技术 81-1）

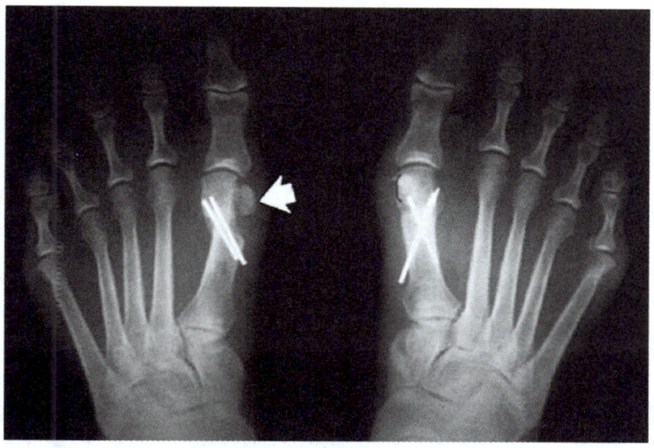

图 81-21 内侧关节囊缝合过紧及跖骨头端外移过多引起的胫侧籽骨脱位（左足），右足籽骨位置正确（见手术技术 81-1）

关闭倒“L”形关节囊

- 用 3-0 无创缝合线自近端开始缝合，将针折弯以增加针的弧度，以便于在小切口内操作（见图 81-14E）。
- 由助手在关节囊的游离角向远侧施加张力，使最近端的一针位于切口纵部，然后以 5 mm 间隔缝合 2 ~ 3 针，此时不缝合关节囊切口的角部。
- 自切口跖内侧角开始缝合切口横臂。
- 缝合时始终将踇趾复位于跖骨头上。
- 除非关节囊冗余，否则不要在去除突起的部位重叠缝合关节囊。该处的横切口仅做边对边缝合，而在关节囊切口的背内侧角做重叠缝合。
- 该角的缝合自倒“L”形切口横部的远侧瓣开始，由外向内进针。
- 然后将针翻转，由外向内穿过切口横部内侧的关节囊瓣。
- 再将针翻转，由内向外在切口纵部再穿过跖侧的关节囊瓣。
- 最后将针在切口纵部的背侧瓣由内向外穿出。保持关节于复位位置，结扎缝线。
- 如复位后关节匹配，但踇趾仍处于无法接受的外翻位，应考虑行跖骨截骨术。
- 如果关节囊切口横部缝合过松，踇趾能滑向外翻位，则去除切口横臂内侧中线上的缝线。将踇趾保持于合适的位置，在距切口 2~3 mm 的更远处重新缝合或自近端部分切除更多的关节囊。在切除多余的关节囊时应非常小心，因为即使切除很小一部分关节囊，也可明显地矫正关节囊的松弛，而且可能会引起踇内翻。
- 手术完成时，踇趾应自然地位于跖骨头上并保持 5° 外翻和 10° 背伸。
- 如果使用弹性橡皮带作止血带，将其去除并让患者伸屈踇趾（假如采用局部麻醉），以判断复位后踇趾的功能及匹配情况。
- 冲洗术野，彻底止血，间断或单纯褥式缝合皮肤。如果采用单纯缝合，应避免皮缘内翻或重叠。如采用外翻褥式缝合，则不宜外翻过多，以防对合不平。

术后处理 前足用大块敷料加压包扎，患足置于最大抬高位 48~72h，只有去卫生间时例外，但患者必须穿木底鞋。如能忍受，患者于术后 72h 后可开始逐渐下地行走。是否使用拐杖和助行器则因人而异。除非患者走路不平稳，否则不鼓励使用辅助器具。

如果切口愈合良好，则在术后 3 周拆线，需要时可使用胶条保护切口，较长时间保留缝线也不会出现不良反应。也可使用某些固定器或分趾垫来维持踇趾的正确力线（图 81-22）。穿木底鞋 3~4 周，同时，推荐使用高帮且鞋头大的鞋子，如常用的慢跑运动鞋。当然也可使用特制的高帮且足趾区软的矫形鞋，使用足趾分趾垫 6 周。一般术后 12~14 周可穿更为时尚的鞋子。但术后水肿的时间不定，甚至有时术后需要 4~6 个月才能忍受这种鞋子。这一点应在术前向患者说明。

DuVries 和 Mann 对 McBride 手术所做的主要改良如下：

1．将踇收肌重新附着于第一跖骨头的外侧骨膜上。

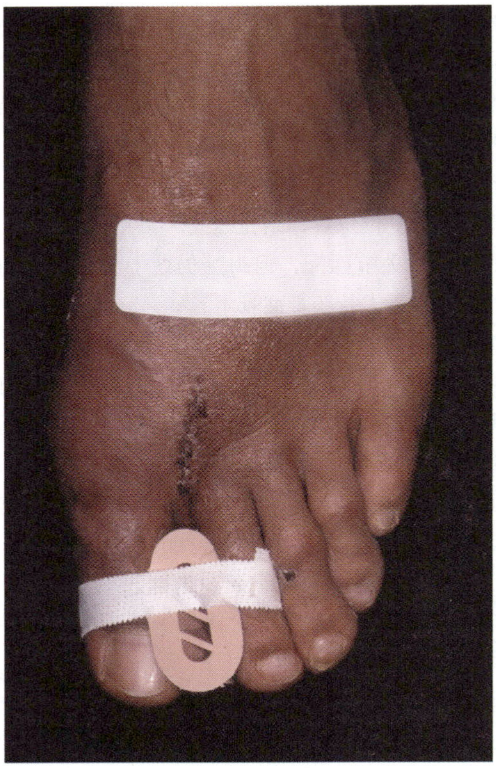

图 81-22 术后穿戴 6 周分趾垫，以维持内侧关节囊的稳定性

2．将第一跖骨头外侧关节囊与第二跖骨头内侧关节囊缝在一起，用松解的踇收肌腱作为占位间置。

3．自近节趾骨基底近端 2～3 mm 处行冠状或垂直的内侧关节囊切开，该切口为关节囊部分切开的最远侧切口，近端的切口与其平行并位于其近端 5～8 mm 处。两个平行切口在背侧由一倒 Chevron 切口连接，倒 Chevron 切口的顶点位于踇长伸肌腱内侧 5 mm 处，两平行切口的跖侧端由跖侧的 Chevron 切口连接，切口末端止于胫侧籽骨的内侧缘，切除中间的关节囊，其宽度极少超过 8 mm。

4．踇趾内翻 5°，缝合关节囊。

5．术后强调每周更换敷料，直至第 6 ～ 8 周，然后使用夜晚夹板保持踇趾的位置至术后第 3 个月末（图 81-23）。

目前仅在 10% ～ 15% 的踇外翻矫形患者中单独使用此术式。是否单独用此手术应在术中通过用手向外侧推第一跖骨检查跖骨间角的复位情况来决定。如果复位牢固，则不需要行跖骨近端截骨术。否则，除远端软组织重建外，还应行第一跖骨近端弧形截骨术。

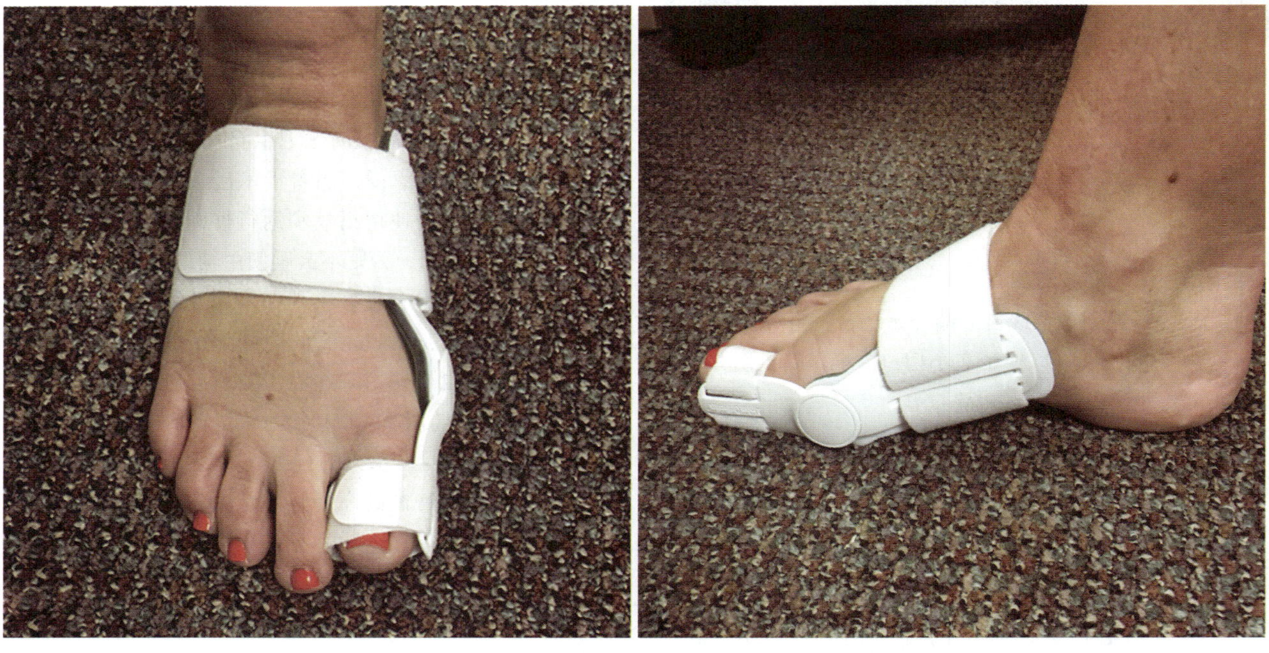

图 81-23 A 和 B. 更换敷料后，用踇外翻夜间夹板固定 6 ～ 8 周

三、软组织与骨的联合手术

Keller 关节切除成形术

Keller 手术包括第一跖趾关节半关节切除成形术和第一跖骨头内侧突起切除（图 81-24）。虽然切除近节趾骨基底可使关节减压、使踇趾活动增加并能明显矫正踇外翻，但并不能矫正跖骨内收，而且外翻畸形的矫正效果也难以维持。在文献中 Keller 手术的其他并发症被强调得如此严重（但并无并发症发生率与严重性的明确记载），以至于使其应用受到极大的限制。但根据作者的经验，如果根据适应证仔细选择患者的话，并发症并不多。原术式的改良也使 Keller 手术的手术适应证更广。

适合行 Keller 手术的患者通常年龄在 70 岁以上，活动量相对少，踇外翻角大于 30°，有中度的跖骨间角增大（13°～16°），而且常伴有轻到中度的跖趾关节炎。此外，趾骨在跖骨头上向外侧半脱位引起的跖趾关节不匹配、严重的籽骨外侧移位、关节的任何软骨退行性变都是 Keller 手术的放射学指征。

两种改良术式——腓侧籽骨切除术和第一跖骨外移将其指征扩大至更严重的畸形（但不包括年轻患者）（图 81-25）。对患者踇外翻角在 50° 以上（第一跖骨内翻角 18°～20°）、籽骨完全外脱位、有明显的退行性变、踇趾严重旋前时也可通过这种改良术式得到功能上和外观上的改善。

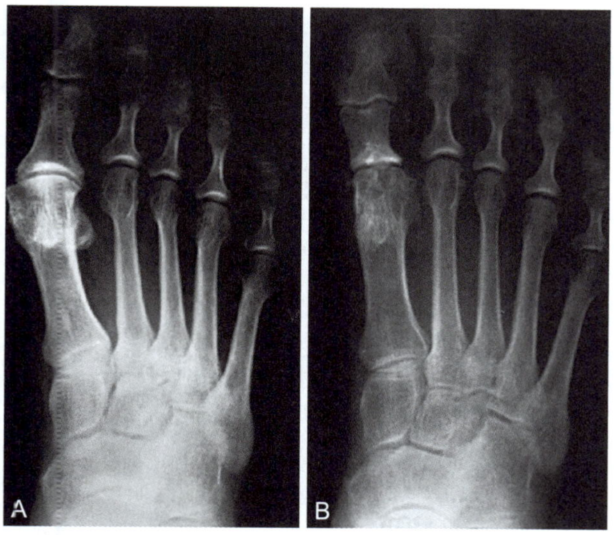

图 81-24 A. 一位 65 岁患者右足的正位 X 线片，示第一跖趾关节轻中度畸形和轻度退行性变，该患者有关节内和关节周围症状；B. Keller 手术合并腓侧籽骨切除术后 12 年，第一跖骨内翻获得矫正，第一跖趾关节间隙足够保持其功能性活动范围

Keller 成形术对于踇外翻和踇僵硬患者是否有效还不能确定。Putti 等回顾性分析了 32 例患者，结果显示，39% 的患者有优异的结果，37% 的患者结果良好。术后确实有很多并发症但并不影响最终的治疗结果。他们的研究表明 Keller 关节成形术在踇外翻和踇趾僵硬的患者中是有作用的。

手术技术 81-2

- 如果足背动脉搏动良好，可用 Esmarch 橡皮止血带（见手术技术 81-1 中止血带和麻醉的应用）。
- 将 1% 利多卡因及 0.5% 布比卡因等量混合，在标准剂量限度内行前足阻滞麻醉。
- 做内侧中线直切口，起自踇趾趾间关节近端 1 cm，向近端延长至第一跖骨近中 1/3 交界处。做这样的长切口可避免皮肤受到过度的牵张。
- 钝性分离，寻找位于内侧突起近端背侧缘的腓浅神经最内侧支，将其牵开，加以保护。
- 由切口近端开始，于中线向内侧显露第一跖骨，向远侧延长，越过内侧突起处的中线，沿近节趾骨至切口远端。
- 自内侧突起与跖骨干连接处开始，以锐性分离向背侧掀起深部组织瓣。
- 向背侧掀起骨膜及关节囊，显露跖骨 1/3～1/2 的宽度。
- 于关节处在直视下沿踇短伸肌腱止点继续剥离关节囊，直到近节趾骨的近 1/3 处，尽可能向外侧显露。在向外侧分离的同时由助手将踇趾旋前，可使显露更容易。骨膜下剥离应只显露拟切除的近节趾骨部分。
- 跖侧分离以能显露内侧突起近端的跖面、位于切口中心的胫侧籽骨及近节趾骨的跖内侧角为限。
- 近节趾骨旋后，显露其近 1/3 骨干及跖侧角，以利于锐性分离。近节趾骨围绕 3 个平面，但其跖侧面是平的，在正中有踇长屈肌腱通过的凹槽。必须说明，应注意这一轮廓的改变，避免分离时损伤踇长屈肌腱。
- 通过钝性分离确定踇长屈肌腱，用小直角钩将其拉向跖侧，以便在分离近端趾骨时予以保护。
- 于矢状沟处用 9 mm 的摆锯（或骨刀）自远侧端的背侧朝向跖侧并轻度偏内（5°～10°）侧开始，切除内侧突出骨赘。
- 在干骺端和骨干交界处切除近节趾骨基底部，通常为趾骨的近端 1/3（图 81-26A 和 B）。为避

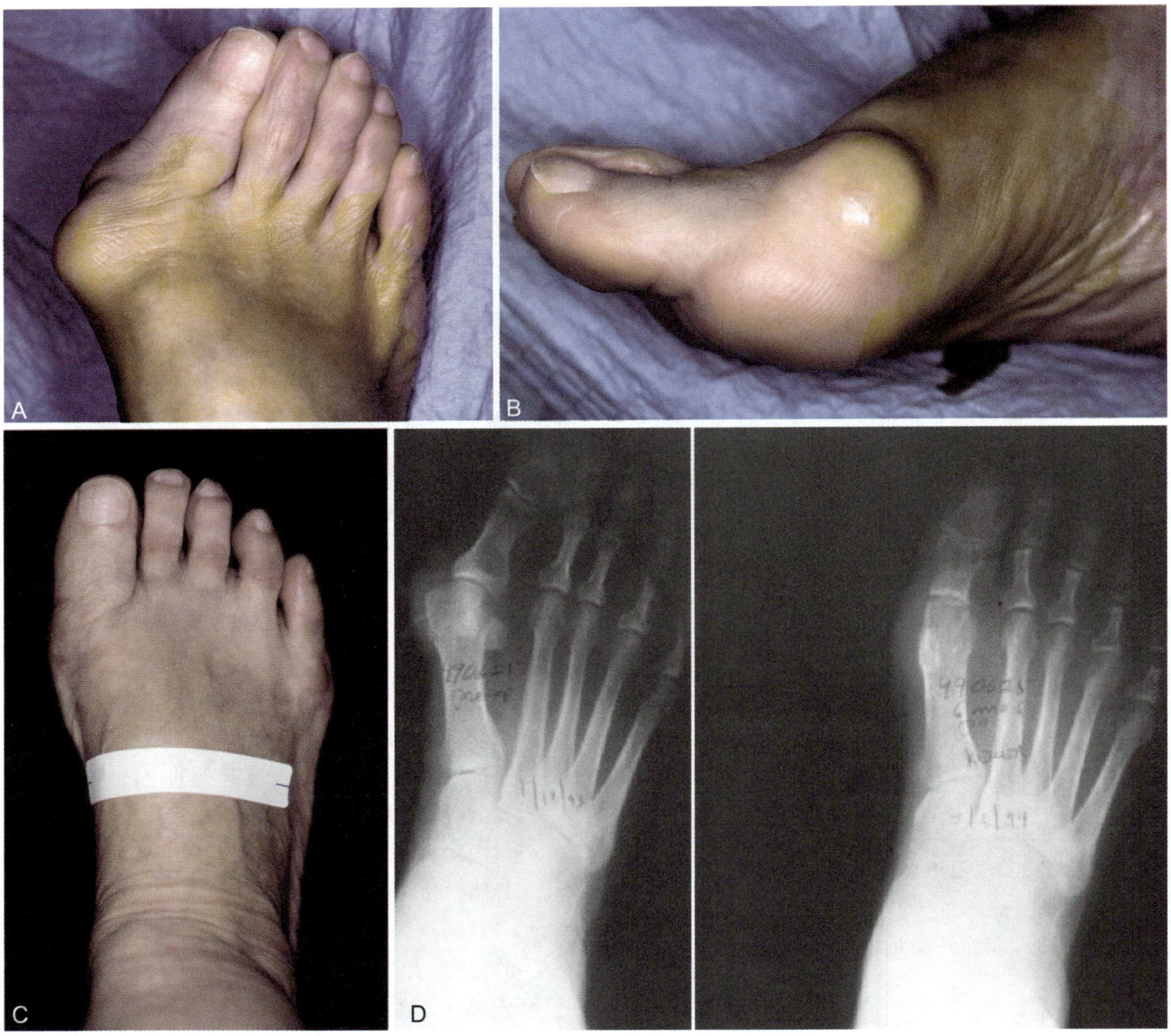

图 81-25 70 岁女性患者，严重踇外翻伴有踇囊滑囊炎形成

A 和 B．患者右足的正位和侧位照片；C．改良 Keller 手术后的矫正情况；D．同一患者术前及术后负重位 X 线片

免损伤踇长屈肌和神经血管束，应在骨的背侧安放拉钩，将其牵向跖侧，同时旋转趾骨，使之进入视野。也不要让锯片在截断骨时超出骨缘 1 ~ 2 mm。

- 截骨完成后即以小 Kocher 钳或巾钳夹住基底侧的骨块，在旋转骨块的同时向内侧牵拉并将其切除。将其牵离其外侧的附着，该附着点主要是外侧副韧带及内收肌的腱性止点（图 81-26C）。
- 置踝关节于 90° 位，在将第一跖骨尽量向外侧推时，使踇趾复位。检查对线，保持跖骨与踇趾成一直线。
- 用一只手抓住踇趾并使其近端残余骨段移向内侧，这样可在直视下插入两枚直径 1.6 mm 的氏针。
- 在由近端向远侧进针时保持趾间关节伸直，并在趾甲跖侧数毫米处穿出。
- 将足恢复到矫正的位置上，将克氏针钻入跖骨头。
- 在尽量将跖骨向外推的同时，保持踇趾处于 10° ~ 15° 背伸、内收外展和旋转中立位，相对于跖骨头无跖侧或背侧移位，此时将钢针恰自跖骨头近端的跖侧骨皮质穿出。钢针应只穿过皮质 2 ~ 3 mm，以避免负重时针尾部受压引起疼痛。
- 如果克氏针钻入时在圆形的跖骨头关节面上打滑，可在钻入时用小止血钳紧紧地顶住钢针，以便准确定位。可能需要反复进行尝试，以便正确地钻入钢针并将踇趾矫正至理想的位置。近节趾骨的内侧面不应越过跖骨头的内侧面。
- 同样，将踇趾置于内外侧平面的中立位并有 10° 背伸。
- 在向第一跖骨头内钻入第二根钢针以前，以趾甲

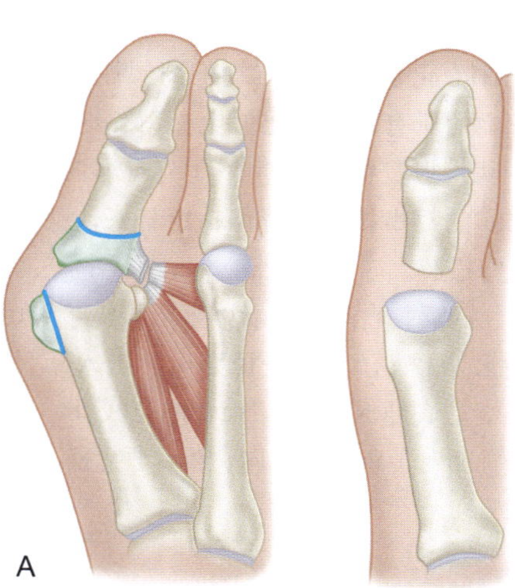

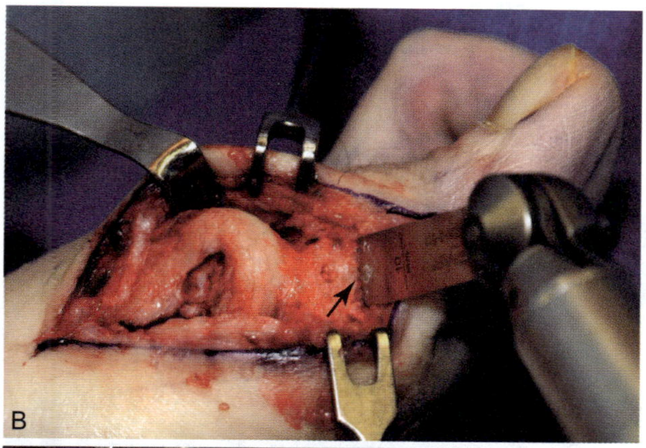

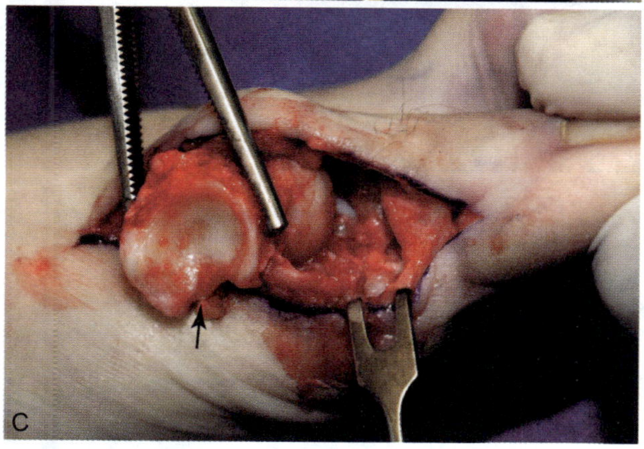

图 81-26 Keller 手术

A．近节趾骨切除，内收肌腱游离，内侧突起切除；B．近节趾骨干和骺的交界处（箭头）；C．容纳踇长屈肌腱近节趾骨跖侧凹面（箭头）（见手术技术 81-2）

平面为参照，将踇趾旋转至适当的位置，以钢针保持踇趾原有的长度。钢针拔除后此长度会变小，但在术后最初几周内通过保持这一长度可以改善这种半关节成形的关节囊包绕，有利于远期保持理想位置。

- 在皮肤外 2～3 mm 处剪断钢针。
- 去掉止血带并彻底止血。
- 以 2-0 或 3-0 可吸收缝线间断缝合关节囊。必须牢固、完全地缝合关节囊。建议应用框形缝合(box stitch)。用手折弯缝针以加大弧度，利于操作。
- 自近端的跖侧，由外向内将针穿过关节囊。
- 第 2 针由内向外经趾骨基底部背内侧结实的软组织穿出。
- 在近节趾骨残端的基底处于趾骨外侧再缝入该处软组织。缝线的第 3 针在跖侧关节囊由内向外穿出，将缝线来回穿梭，防止出现偏差。
- 第 4 针于背侧关节囊由内向外出针，出针处与背侧关节囊上的 1 针在一条直线上。由助手协助拉紧关节囊边缘，对合后打结。这种四角方形缝合后，其中央可能遗留小片关节囊无法闭合，但这并无大碍。
- 必要时可补充间断缝合，以利闭合牢固。
- 松开止血带，以 4-0 不可吸收缝线缝合皮肤。
- 恰在舟骨粗隆远侧加压包扎前足，只显露趾甲，纱布的松散缘不露在绷带外面。分层、平整、紧贴又不限制活动的前足包扎对消除水肿至关重要。
- 钢针末端应以环形黏性绷带包扎或以市售的“针帽”予以保护。

Keller 手术的几种改良方法使其适应证更广，可用于更严重的畸形。

切除腓侧籽骨

- 切除内侧突起与趾骨基底部后，去除腓侧籽骨。
- 将结实的双齿拉钩放在跖骨头下，由助手向背侧牵拉。
- 以 Freer 骨膜剥离器或小骨刀用力松解腓侧籽骨（图 81-27A ～ C）。在畸形明显、籽骨与跖骨头粘连的老年患者，这样做可能很困难。将跖骨抬向背侧以利显露（图 81-27D 和 E）。
- 一旦籽骨活动，立即牵拉踇趾并伸屈趾间关节，以确认踇长屈肌腱。刚好在籽骨远端可以见到该肌腱，并与籽骨呈一条直线，籽骨跨在其上。
- 在肌腱外侧钝性分离，寻找并显露外侧神经血管束。
- 将跖内侧关节囊牵向内侧，这需要牢固地夹住关节囊。这样可以更好地显露籽骨间韧带。
- 以 67 号 Beaver 刀片或 15 号 Bard-Parker 刀片纵向切开籽骨间韧带。如使用切腱剪，将其一刃插在该韧带之下（该刃位于踇长屈肌腱的背侧），另一刃在韧带的背侧。
- 剪开韧带后，即以镊子或小 Kocher 钳紧紧夹持籽骨，在趾间关节及跖趾关节屈曲踇趾，以松弛踇长屈肌腱，将腓侧籽骨向远端内侧牵拉。

- 籽骨间韧带松解后，籽骨的内侧面即从软组织上游离。切除近节趾骨基底已使籽骨远端游离。现在籽骨已有远侧面和内侧面与软组织分离。
- 将籽骨向内下方牵拉时，直视下用一小刀片沿籽骨外侧缘切开。应记住始终保持向背侧牵拉跖骨头并牵引和屈曲踇趾，这样对确定腓侧籽骨边缘具有极大的帮助，特别是其外侧和近端。
- 籽骨切除术中最困难的步骤是踇短屈肌外侧头附着的籽骨近端外侧角的游离，此步骤应在最后进行。在切开关节囊至籽骨的附着时不要切得过深，以免伤及恰在关节囊外侧的踇趾外侧神经血管束。
- 至此，除止于籽骨近侧缘的踇短屈肌外侧头外，籽骨上的所有软组织已完全松解。这是一个困难的步骤，但是如果在将籽骨牵向远内侧的同时，用结实的双齿拉钩向背侧抬跖骨头，就能在直视下进行松解。
- 籽骨切除后，自踇趾趾端甲床跖侧 2 ~ 3 mm 处逆向钻入两枚 1.6 mm 直径克氏针进入跖骨，在趾骨残端基底处保持 5 ~ 7 mm 的克氏针，以观察调整踇趾相对于跖骨的方向，然后顺行打入跖骨（图 81-27F）。

第一跖骨外移

- 将第一跖骨向外推数次。有时虽然不能推动跖骨，

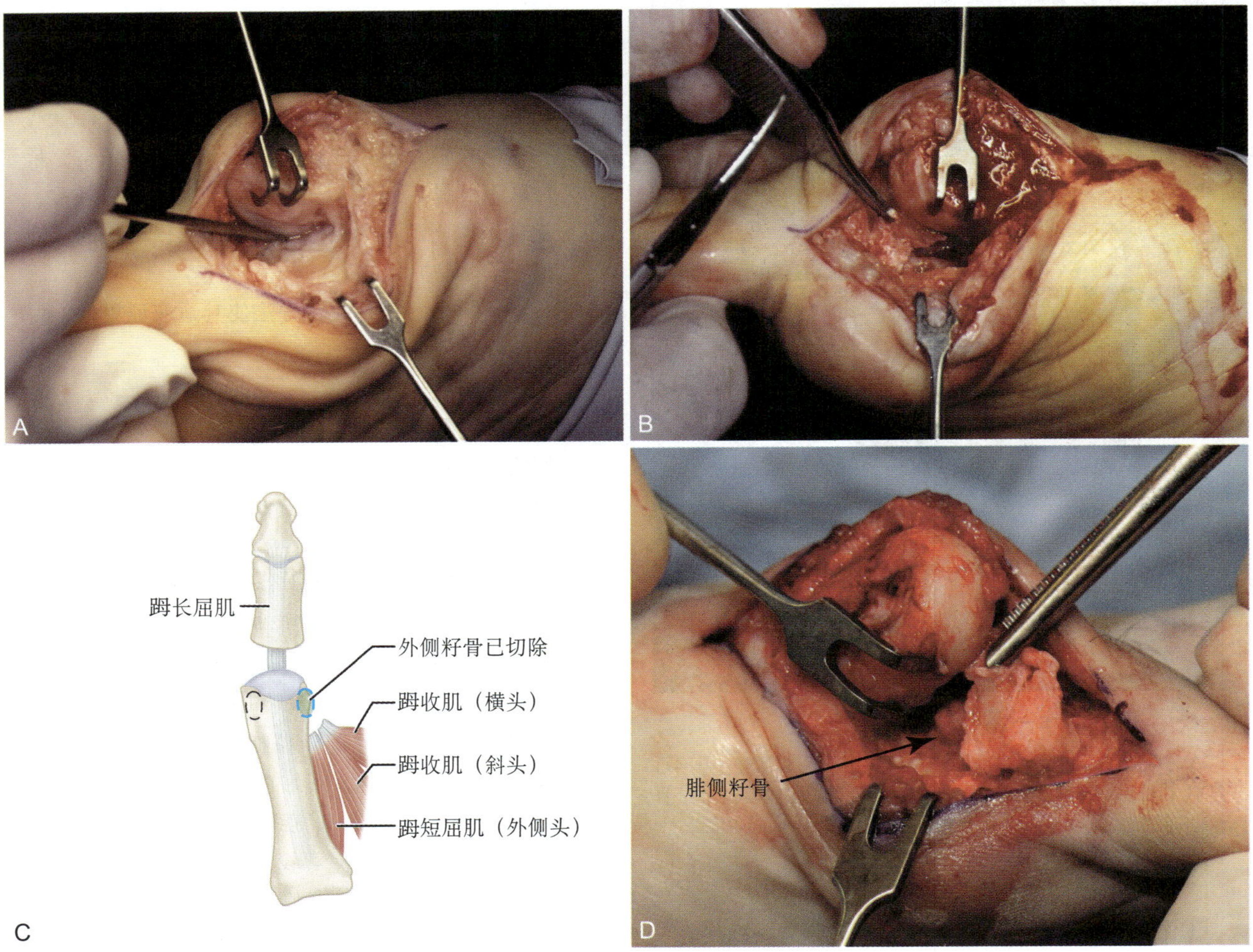

图 81-27　改良 Keller 手术腓侧籽骨切除（先将踇趾近节基底和内侧骨赘切除，自内侧切口显露籽骨也并不困难）

A. 术中用粗齿拉钩将跖骨牵向背侧，再用小骨刀游离籽骨和挛缩的外侧关节囊韧带结构，骨刀插入跖骨头与外侧籽骨之间，籽骨游离完成后应可观察到整个籽骨轮廓以便切除，注意内侧籽骨的关节面已有软骨软化；B. 腓侧籽骨已切除，外侧关节囊及联合附着的肌腱已游离，踇趾外侧的神经血管束与上述结构相邻近；C. 改良 Keller 手术图解。切除腓侧籽骨后，踇短屈肌和踇收肌联合腱即不会通过关节囊 - 籽骨 - 跖板和滑动装置施加外翻应力将踇长屈肌腱和踇趾拉向外侧；D. 跖骨头必须牵向背侧，以便直视下切除腓侧籽骨

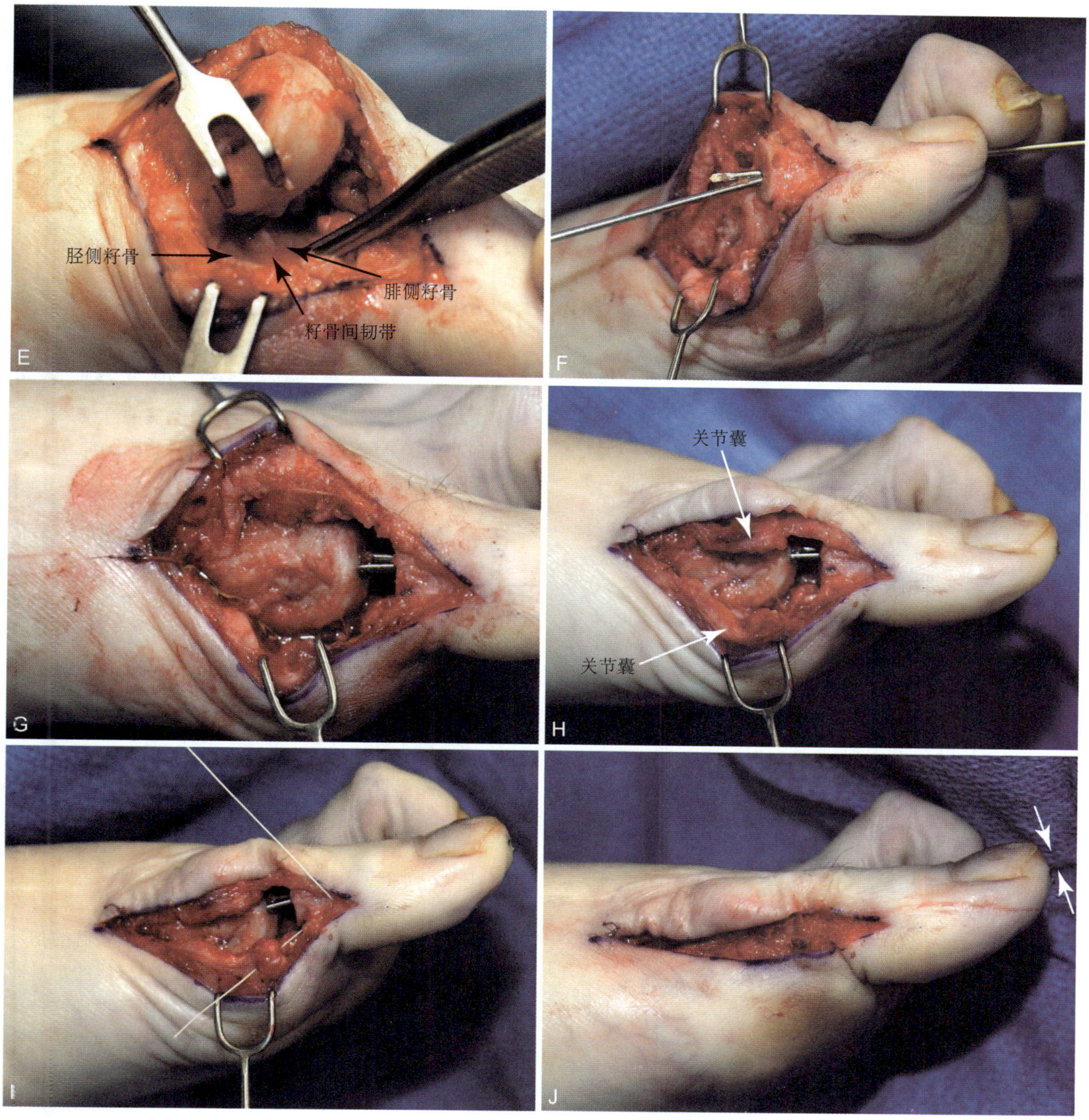

图 81-27（续）

E．跖骨头移动后显露腓侧籽骨；F．两枚直径 1.6 mm 的克氏针向远端钻出；G．第一跖骨头手法向外侧移位，踇趾置于第一跖骨末端上，克氏针经关节由远端钻入近端；H．关节囊牵向背侧及跖侧；I．2-0 或 3-0 可吸收缝线以荷包缝合关闭伤口；J．关节囊必须越过关节缝合。注意钢针在皮肤水平剪断，其也可在皮肤表面折弯（见手术技术 81-2）

但通常会有一些活动度。

- 当术者站在患者旁边向远侧观察足背时，将踝关节背伸至中立位。
- 从患者角度观察足时，抓紧第一跖骨并将其远端向外推。一手固定这一位置，另一只手将踇趾放在跖骨头上并拉向远端以保持长度。
- 保持第一跖列拉直，足保持垂直位，由助手将克氏针由远向近穿入（图 81-27G）。钢针穿过跖骨和踇趾，维持第一跖列伸直，这样在钢针拔除后绝大部分的矫正可保持其位置。
- 以上文所介绍的原始 Keller 术式的荷包缝合方法缝合关节囊（图 81-27H～J）。

- 当外移的腓侧籽骨被松弛的踇短屈肌外侧头拉向近端时，可能会通过包绕籽骨的悬吊装置将踇长屈肌拉向外侧，从而引起踇外翻复发。另外，Keller 术失败后再手术时，作者发现有一条坚实地附着于腓侧籽骨的纤维索条止于近节趾骨残端（图 81-28），在该索条上施加张力时它将踇趾拉至外翻位。由于以上原因，踇外翻严重时，如果增加腓侧籽骨切除和跖骨向外移位的手术步骤，会有助于踇趾和第一跖骨保持良好的对线。

术后处理 术后穿硬底鞋，在患者可忍受的程度内负重，可用或不用拐杖或助行器。最初 72h 内，除吃饭和上厕所外，患足均须抬高。72h 后，在症状允许时患者可离床活动。不应以服用止痛药物来增加活动。术后 7 ~ 10 d 内患者在坐位时应抬高患足。

术后第 19 ~ 23 d 更换敷料，钢针固定 21 ~ 28 d。如踇趾沿钢针向近移位致钢针末端露出太长，应在距皮肤 1 ~ 2 mm 处剪断。可在门诊将固定的克氏针拔除，用一把大号或中号持针器纵向夹住钢针的尖端，轻轻旋转后缓慢拔除。为防止出血过多，拔除钢针后可抬高患足 5min。抬高患足的一个很好的方法是让患者仰卧，将健侧膝关节屈曲 90° 并将足平放在检查床上，然后将患足的踝部放在屈曲的健侧膝关节上。出血停止后以小塑料绷带条置于针孔上包扎。

此后 4 ~ 6 周，第一趾蹼内放置小号或中号分趾垫，仅在洗浴时将其去除。钢针拔除后可穿宽松柔软的鞋子，肿胀消退后可穿普通鞋子，这可能需 3~4 个月。预期的治疗结果应为踇趾对线良好，跖趾关节的活动度 40° ~50° ，疼痛明显缓解，穿鞋的选择范围增宽。

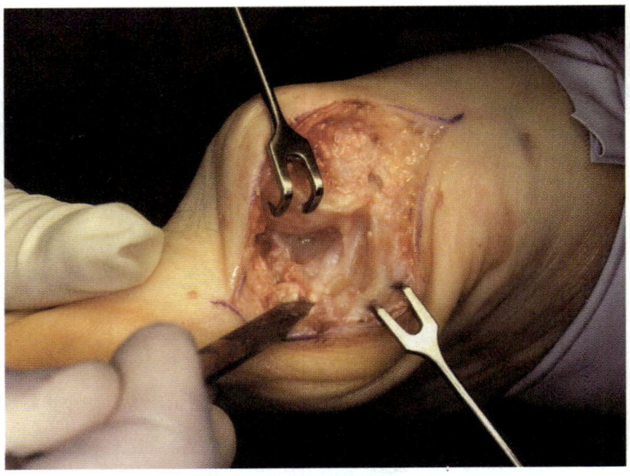

图 81-28 连接腓侧籽骨和近节趾骨基底的纤维束，牵拉该束引起踇外翻，去除腓侧籽骨并保持踇趾伸直 4 周会改善手术效果（见手术技术 81-2）

四、第一跖骨远端截骨术

不同作者针对跖骨远端的截骨报道了很多种术式，包括 Reverdin、Hohmann、Trethowan 和 Truslow 等，Mitchell 进行了 100 例截骨后汇总于一篇论文中，并将此截骨用自己的名字命名。Mitchell 截骨术包括：①去除内侧骨赘；②第一跖骨干远端截骨；③跖骨头一侧的截骨块向外侧移位和成角；④内侧关节囊紧缩。Mitchell 手术的几篇大型回顾性综述显示，满意率从 74% 到 94%，不愈合率和复发率可以忽略不计。但手术并不是没有并发症，最棘手的是跖骨痛，归因于远端骨片的背屈畸形或跖骨过度缩短，或两者均有（图 81-29）。跖骨痛也出现在“杵臼”式截骨术后。 Mitchell 截骨术在此书之前的版本中进行了介绍，但现在已经很少使用。

也有医生支持采用第一跖骨的头下闭合楔形截骨术矫正踇外翻。虽然反对者强调这样可能会使跖骨原发性内翻加重，并可能出现踇外翻畸形复发，但尚无报道加以证实。远端截骨术中外侧松解的指征也是争议之一。Schneider 采用 15 例尸体的足对三种外侧松解术式进行了评价，发现跖骨深横韧带和踇收肌的松解对踇外翻畸形矫正无作用。而切断跖籽外侧悬韧带可以达到有效的松解作用。近年来有很多人发表了跖骨远端截骨中跨关节松解的文献。这些研究发现，跨关节松解与传统经典的外侧松解相比效果相似，而此操作优点在于方法简单，患者可早期行走，足背侧不残留瘢痕。Ahn 等强调不同的术式中需要采取不同的方法来预防并发症。作为一般指导，作者建议参考以下内容：

行背侧开放性松解的条件（踇收肌、外侧跖籽韧带、跖骨横韧带、外侧副韧带）：

1. 足趾在功能位时旋前。
2. 足趾背伸时旋前加重。
3. 籽骨轴位像发现胫侧籽骨位于籽骨嵴的外侧，嵴完全侵蚀。

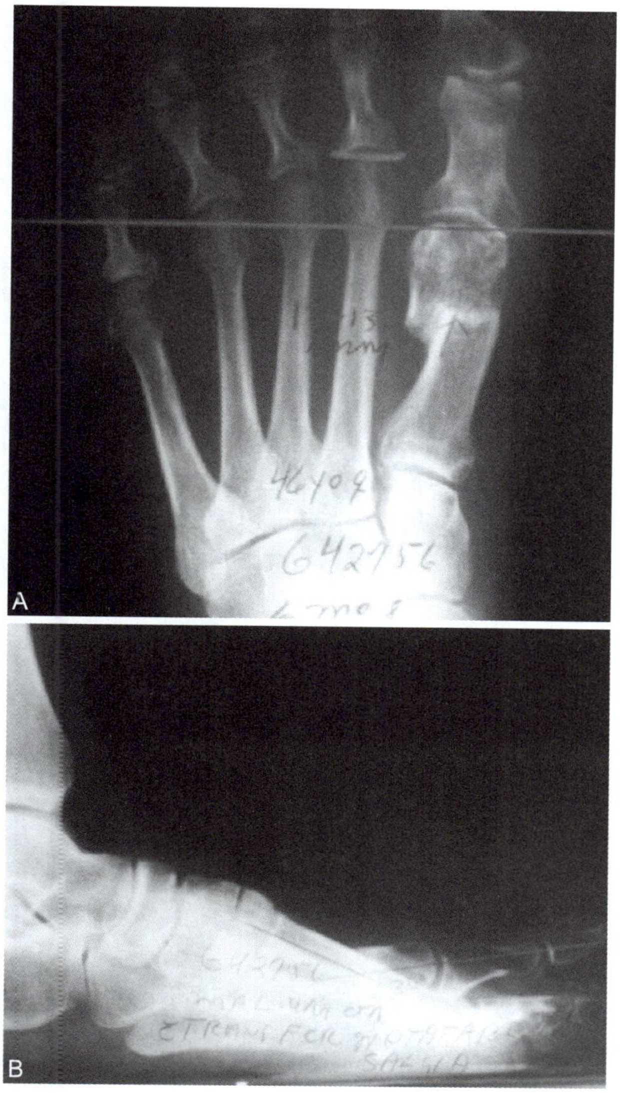

图 81-29 A 和 B 为行 Mitchell 手术后足的负重正位和侧位 X 线片，过度缩短和背向成角畸形愈合导致转移性跖骨痛，这种合并畸形最难矫正

4. 籽骨轴位像见腓侧籽骨的位置在第一趾蹼，并且可能阻挡跖骨头的外侧移位。

行外侧结构跨关节松解的条件（外侧跖籽韧带和外侧副韧带）：

1. 足趾在休息位时旋前程度很小。

2. 足趾在背伸位时有中度旋前。

3. 籽骨轴位片见胫侧籽骨位置在嵴上或者籽骨嵴内侧。

行去除腓侧籽骨的背侧开放性松解的条件：

1. Keller 手术（见手术技术 81-2）。

2. 严重的复发性畸形伴长期的内在力线不良（继发性踇内翻的风险高）。

远端 Chevron 截骨术

Chevron 截骨术是一种比较受欢迎的远端跖骨关节内截骨术。此术在 1976 年由 Corless 描述为 Mitchell 截骨术的改良手术，用于矫正踇囊炎并轻、中度的第一跖骨内收。此手术过程包括两个部分：①在跖骨头颈交界处行“V”形截骨，以矫正第一跖骨内收。将跖骨头向外侧推移后，修整近端的骨块，无需行内固定（因为截骨本身内在稳定性好）；②将前面抬起的关节囊瓣缝合至踇展肌来矫正踇外翻。

一系列的术后临床随访数据显示，无论患者年龄如何，术后结果 85%～95% 为良好。Chevron 截骨术的改良包括“V”形截骨线以 90° 成角（而非 45°～60° 成角），在“V”形截骨顶端处用 2 mm 的钻孔作为标记（Horne 等）；将截下的骨赘制作成楔形骨块放到背侧截骨线中，从而可以对跖骨产生旋后、跖屈并撑开的效果（Borton 和 Stephens）；将截骨远端向外推移超过跖骨干 50% 以上，以矫正跖骨间角达 18° 的严重畸形（Murawski 和 Beskin，见于手术技术 81-6）；截骨部从关节囊内向囊外扩展，截骨顶点在跖骨头中心或中心的近侧。术中截骨角度大致相同（50°～70°），但是，两个截骨长度可根据需要进行调整，以能够取出小块跖骨骨块为宜，小块跖骨骨块切除可用以矫正跖骨头关节面过度外翻。截骨部位稳定性会有所丧失，因此建议行内固定。由于骨连续性丧失，跖骨截骨远端向外移位建议不超过 5～6 mm。截骨的位置略靠近近端的优势在于其纠正畸形的幅度略大。

Chevron 手术推荐用于年龄＜ 50 岁、踇外翻角＜ 40°、跖骨间角＜ 20° 的患者。和跖骨颈截骨术相比（包括 Mitchell 手术及其改良术式），Chevron 截骨术有下列优点：经骨松质截骨，较少地短缩跖骨，内在稳定性好。但如果踇外翻角＞ 35°，踇趾会旋前，这样就不能被单纯的内侧关节囊紧缩或截骨术所矫正。此外，如踇外翻角＞ 30°，手术并不总能矫正到外观上可以接受的角度（10°～20°），尤其是跖骨间角＞ 12° 时。

此术式最常用于年轻的患者（青少年到 30 多岁人群），踇外翻角 30° 或以下、跖骨间角＜ 13°，尽管有报道发现还同样成功应用于 50 岁及以上的患者。本手术使前足变窄，踇趾矫正至外观可以接受的角度（同时行内侧关节囊紧缩缝合术时），保持第一跖趾关节充分背伸，从而适应多种鞋子。

手术包括：①内侧突起切除；②经第一跖骨头的关节囊内“V”形截骨；③截骨远端向外侧移位；④去除第一跖骨截骨后形成的突起；⑤内侧关节囊紧缩缝合。以一或两枚克氏针、一枚骨皮质螺钉或一枚可吸收针固定，以增加截骨的稳定性。

尽管关节内 Chevron 截骨术在长期的随访结果中效果是被认可的，但这种截骨术在作者的机构中很少用到。对于轻度到中度畸形，改良的囊外 Chevron 远端截骨是作者用的最多的远端截骨术。此术式特别适用于跖骨宽、跖间角＜16°的患者，可以术中采用或不采用外侧松解，但要注意跖骨头背侧关节囊不能过度剥离（见手术技术 81-4）。

手术技术 81-3

(Johnson，Corless)

皮肤切口

- 止血带和麻醉的应用参考手术技术 81-1。自近节趾骨中点起做背内侧切口，稍向背侧近端呈弧形越过内侧突起，沿第一跖骨干的内侧皮下缘向跖侧止于突起近侧 2 cm。目前作者采用内正中直切口。
- 轻轻提起皮瓣，保护至踇趾背内侧皮肤的感觉神经（腓浅神经内侧支的终末支）。尽量多地保留浅静脉，以减轻术后水肿。
- 于内侧突起的中线（内侧）上纵向切开关节囊，沿近节趾骨干向远端延伸，沿跖骨干向近端延伸，至内侧突起完全显露。
- 注意不要松解关节囊在跖骨颈上的所有附着部（也可选用“Y”形切口切开关节囊）。
- 另外，为保证跖骨头的血供，不要剥除跖骨头和跖骨颈背外侧和外侧面的关节囊。

内侧突起切除

- 自矢状旁沟背内侧开始截骨，将锯片（9 mm 宽）指向近内侧，角度朝向内侧突起与跖骨干交界处。
- 如果使用小锯片（宽 4 mm）电锯，注意不要挖掉跖骨头内的骨松质，否则会减少骨接触面积而使愈合延迟。

横向“V”形截骨

- 用 9 mm 宽锯片的电锯，于靠近软骨下骨处在跖骨头上做“V”形截骨的背侧臂，一般在第一跖骨头关节面内侧缘近侧 3 ~ 4 mm 处，将锯片从跖骨纵轴平面向背侧倾斜约 30°。
- 以同样方式做“V”形截骨的跖侧臂，使之与跖骨纵轴平面成 30°，使跖侧和背侧臂间夹角为 60° ~ 70°。这一角度可保证移位后干骺端骨松质有最大的接触面积，并可保持移位后截骨的稳定，角度增大则稳定性降低。角度＜50° ~ 60° 则会使截骨线在近端进入跖骨颈的骨松质内，而不是跖骨头的骨松质内。
- 在做第 2 截骨臂时，注意不要使锯片与第一条截骨线形成离散或会聚，否则会导致头端移位困难。
- 通常每个“V”形截骨臂长 10 ~ 12 mm。锯片不要穿过骨质过多，否则将增加影响跖骨头血供的风险。

跖骨头端外移

- 以手或巾钳固定跖骨干，同时以踇指向外推截骨的头端。移位的范围应为 4 ~ 5 mm，不超过跖骨宽度的 40% ~ 50%。
- 注意不要造成截骨端不稳，用器械作杠杆撬开截骨协助移位时会出现这种情况。

去除跖骨突出部

- 截骨头端外移后，跖骨近段向内侧突出。用锯从背内侧向近端、内侧修整突起，使之与跖骨颈和跖骨远端骨干外形一致。
- 使用小咬骨钳，用其斜侧面一点点地咬，使两段的内侧面更加平整。

内侧关节囊紧缩成形

- 使踇趾外翻 5°，检查截骨处。
- 如果稳定就可以缝合关节囊，否则加用内固定后缝合关节囊，使踇趾外翻 5° ~ 10°。
- 作者一般用重叠缝合的方法，因为该方法缝合强度大。但是从背侧切除部分关节囊也可以用边对边缝合。如果不存在关节囊挛缩，将跖侧关节囊瓣牵向背侧（反之则非亦然）可以使籽骨复位。
- 如果踇外翻角≥30°，建议在截骨前经关节松解踇收肌。

术后处理 术后 3 d 去除柔软的厚敷料，用少量敷料包扎后用带踇趾跖侧与背侧板的短腿行走石膏固定，直至骨愈合后才允许扶拐用患肢点地行走（6 ~ 8 周）。

改良 Chevron 截骨术

改良 Chevron 截骨术只是将跖骨头截骨的顶点略向近侧移位，其潜在的问题是截骨处不稳和骨接触不佳。截骨部移位必须正确。跖骨截骨一定要内固定。当然，经过一些改良后，Chevron 截骨术可应用于更严重的畸形（如踇外翻达 35°，第一、二跖骨间角达 15°），（图 81-30）。作为替代方法，可以通过增加近节趾骨截骨来增加少量度数的矫正（见 Akin 手术），从而纠正踇趾的外翻表现，但只有跖趾关节已纠正到位且关节匹配时，近节趾骨截骨才会改善外观。并且，由于近节趾骨基底截骨与跖骨远端截骨相邻近，也必然会比单一截骨造成更大的跖趾关节活动受限，这一点应向患者说明。

轻度至中度畸形的患者如跖骨较宽，用可吸收钉固定（图 81-31）。对于更严重的畸形或跖骨窄的患者，建议使用克氏针或螺钉固定。近期文献报道以及作者的经验发现，即使在更严重的畸形中，患者对该方法的满意度也很好。此术式对踇外翻畸形可纠正的上限还等待进一步的研究来确定。Park 等对 110 例重度踇外翻患者的近端和远端 Chevron 截骨（均行软组织松解）的临床和放射学结果进行了比较。两种方法都有显著改善，相差不大。Kim 等的 56 例中度或重度畸形患者也获得了良好效果。他们认为如果外侧软组织挛缩不严重，并且跖楔关节足够灵活，远端的 Chevron 截骨和软组织松解可以用于重度踇外翻。

手术技术 81-4

- 止血带的用法及麻醉见手术技术 81-1。做内侧中线切口，技术同 81-3，注意保护踇趾背静脉及踇趾背侧和跖侧的内侧感觉神经（图 81-32A）。
- 显露关节囊后，沿第一跖骨背内侧将其纵向切开。
- 在近节趾骨基底部近侧 1~2 mm 处开始做关节囊切口的第二臂，它在冠状面上与关节囊切口的第一臂成直角（图 81-32B）。
- 冠状切口向跖侧扩展至胫侧籽骨结合处近侧 1~2 mm 处（图 81-32C）。
- 锐性分离，自内侧偏跖侧开始由内向外掀起关节囊，使大部分内侧骨赘显露，直到其背侧表面（图 81-32D）。
- 分离时注意贴骨面进行，在内侧突起上按形状需要弧形越过其表面，使该突起处形成一片全厚关节囊瓣，此瓣沿跖骨干向近端延长 3~4 cm。操作时应保留踇展肌与覆盖在第一跖骨干的筋膜和骨膜的连续性。
- 充分显露跖骨头－干交界处的跖侧面，以便在直

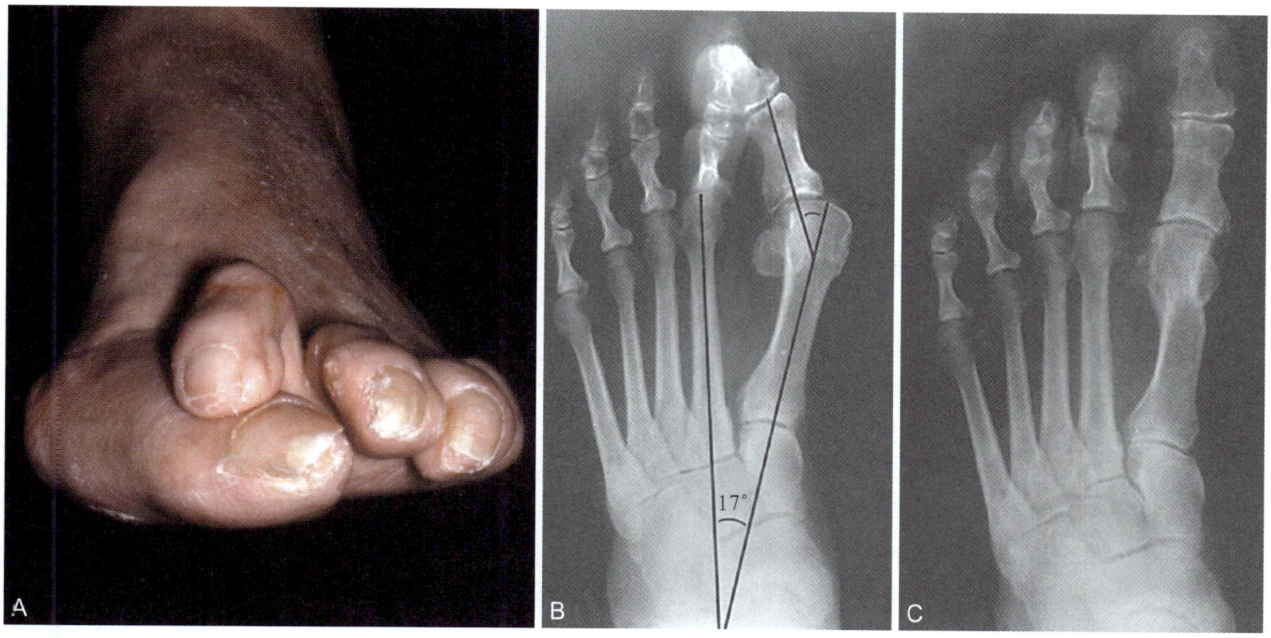

图 81-30 A. 这种程度的畸形（左足）很难用截骨顶点在跖骨头软骨下骨内的标准 Chevron 截骨术矫正；B. 左足矫正前的负重位 X 线片；C. Chevron 截骨、踇收肌松解、Akin 截骨术及锤状趾矫正术后 1 年的负重位 X 线片

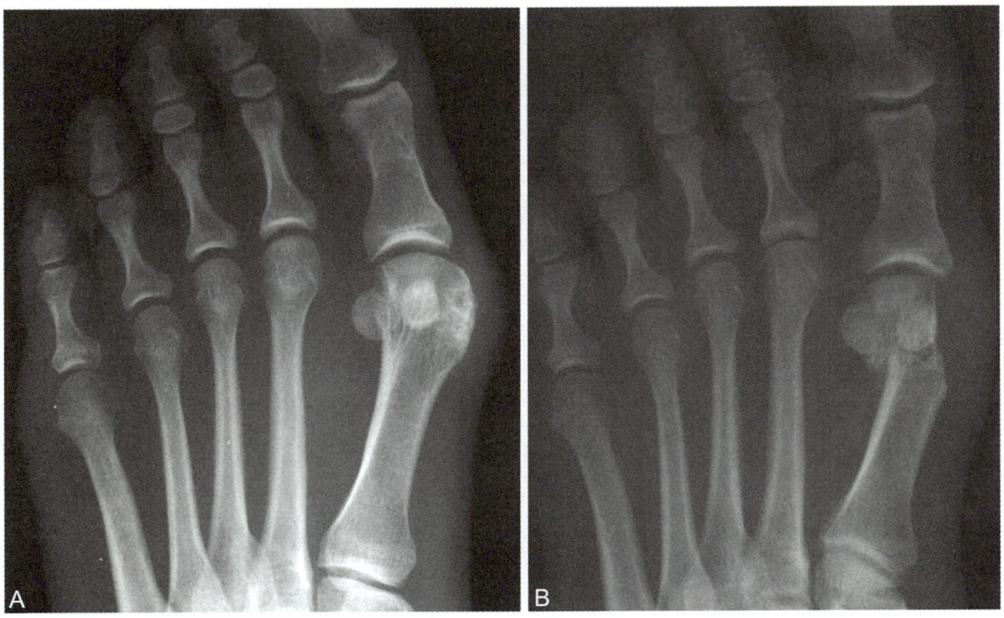

图 81-31 A. 踇外翻畸形术前；B. 术后

视下进行跖骨截骨。去除内侧突起。

- 以直径 1.6 mm 的克氏针，在软骨下骨近端 1~1.3 cm 处，以跖骨头中心为起点，由内向外钻孔，此为预计截骨的顶点（图 81-32E 和 F）。
- 以锐骨刀或标记针划出截骨线，自背侧开始截骨。操作时不要使锯片反复出入跖骨，应使之缓慢锯透跖骨头 - 颈部，应让锯片轻轻前后摆动而不要反复进出。
- 当锯片侧方阻力消失时将其抽回至中央孔处。确保背外侧的骨皮质面已完全切断。
- 然后进行跖侧截骨，截骨线与中线成 30°，或与原来背侧的截骨线成 60°。同样缓慢、小心地与骨成直角进行截骨，而后于跖骨头关节面与跖骨干交界处的跖侧 2~3 mm 处穿出（图 81-32G）。用小的直角拉钩将关节囊拉向跖侧有利于显露。
- 如果截骨线合适，跖骨头段不用压迫就会移向外侧；如果截骨线不平行、有跖侧或外侧骨皮质未截断，或者上述两者都有，外移跖骨头就不会很容易。
- 如果握住跖骨干段并对跖骨头段轻轻用力仍不能使其向外侧移位，则应重新插入锯片，但是需要注意的是，只有锯片进入截骨线一定深度后方可开始锯骨。
- 头段与干段分离后，将跖骨头段外移 4~5 mm（图 81-32H）。
- 然后轻压踇趾，使头段与骨干段嵌紧。
- 保持跖骨头段与跖骨干成直线，以一或两枚 1.6 mm 直径克氏针斜向交叉穿过截骨处固定（图 81-32I）。
- 先在跖骨背内侧插入第一枚克氏针，进针点要靠近近侧，将近侧段的远端内侧修整至与外移的跖骨头平齐后，钢针与骨干远端内侧骨松质之间仍要有足够的骨皮质。克氏针的方向应使之能到达跖骨头段的外侧部。
- 在其跖侧 3 ~ 4 mm 处，平行于第一枚克氏针，在跖骨头内插入第二枚克氏针。
- 检查截骨的稳定性，并向外轻推踇趾，打开跖趾关节。
- 用 Freer 骨膜剥离器检查整个跖骨头关节面，观察克氏针是否穿出。如有钢针穿入关节，则将其轻轻拉回至关节软骨下骨内。由于克氏针在进入软骨下骨和退出关节软骨时常可以感觉到，这时只需将钢针后退 2 mm 即可到达合适位置。
- 然后以第一跖骨头为轴转动踇趾，如果有任何卡住的感觉，则再次探查关节，看是否有针头露出。如对此存在疑虑，应行 X 线检查。
- 根据截骨面远端跖骨头的位置，切除近侧段截骨处内侧的突出部分骨质，并用骨锉修整，使之与头段平齐（图 81-32J 和 K）。

- 将踇趾于适合的位置放在跖骨头上，该位置可通过使踇趾在跖骨头关节面上伸屈收展和旋转，并沿背侧观察足部来确定（图 81-32L）。
- 在助手保持踇趾复位位置的同时，以 2-0 或 3-0 可吸收缝线首先在关节囊切口近侧部间断缝合 2～3 针。
- 缝针由背侧穿过骨膜和深筋膜，越过跖骨干，穿过踇长伸肌腱。
- 在跖侧，坚韧的组织是踇展肌及其肌腱边缘表面的深筋膜。在修复远侧关节囊之前先固定近侧的

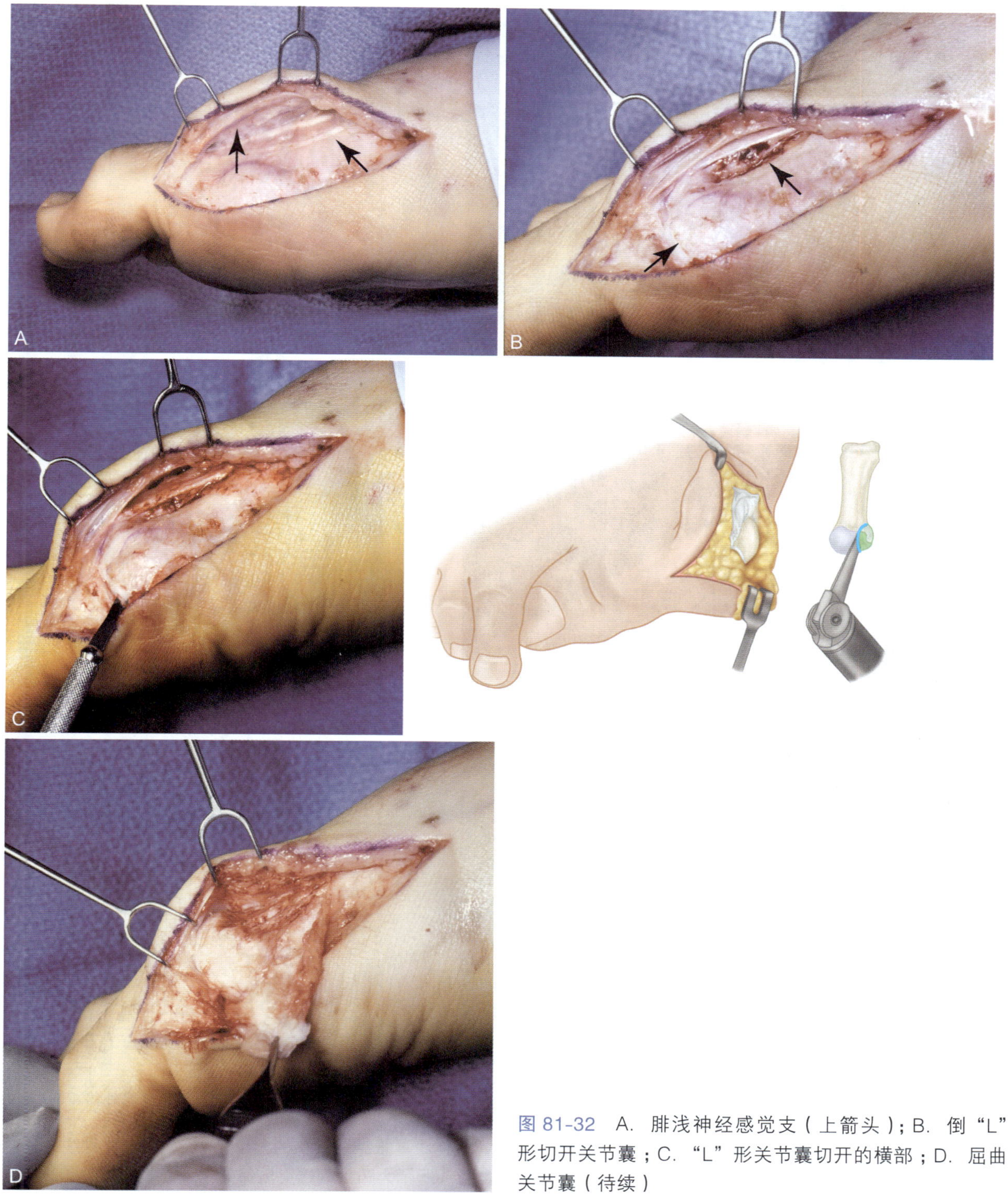

图 81-32　A. 腓浅神经感觉支（上箭头）；B. 倒“L”形切开关节囊；C. “L”形关节囊切开的横部；D. 屈曲关节囊（待续）

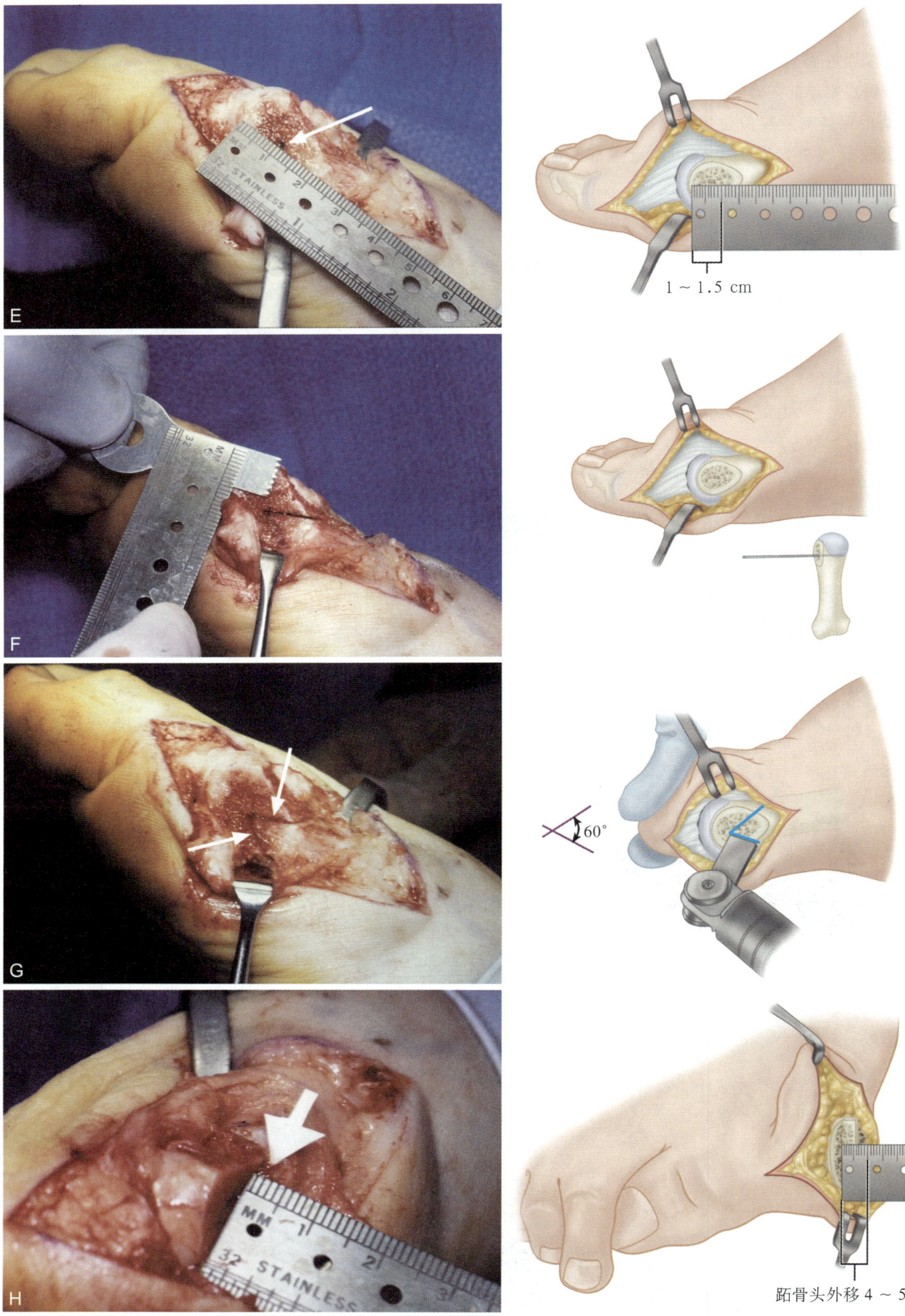

图 81-32（续） E. 截骨顶点在关节面近端 1 ~ 1.3 cm 处，具体距离根据跖骨头的大小来确定；F. 截骨线的背侧部及锯片的宽度；G. 完成截骨；H. 将跖骨头段向外侧移位。箭头所示为跖骨近端突出部分

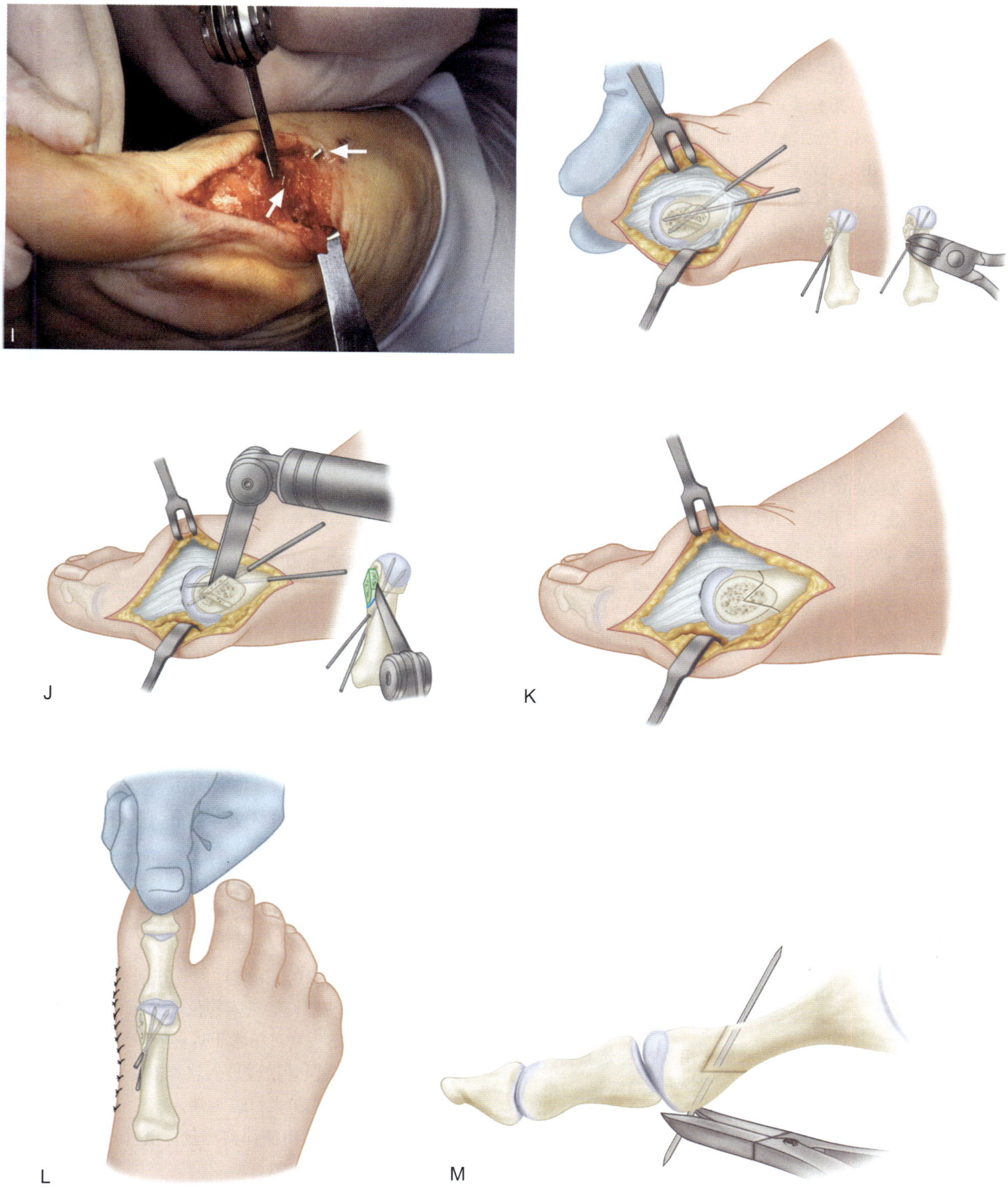

图 81-32（续） I 和 J. 上面的箭头所示为克氏针的位置，下面的头所示为跖骨近端突出部分切除；K. 完成的截骨术；L. 包扎后将踇趾置于正确的位置；M. 如果使用可吸收钉，把尾端修平

修复是很重要的。间断缝合1～2针关闭关节囊跖内侧角。

- 最重要的缝合是下面介绍的重叠缝合法，它有助于保持䟴趾与跖骨头的匹配关系。缝合关节囊切口横部时，先在远侧缘靠近切口顶点跖侧2～3 mm处，由外向内缝入，将针翻转 180°，再由外向内穿入关节囊角部。再将针翻转180°，仍在关节囊的近侧部分由内向外穿出。最后在切口顶点的背侧缘将针穿过远侧关节囊。以重叠的方式牵拉关节囊至角部并将其缝合。在缝合的过程中，由助手将足轻轻外旋，观察足背面以判断䟴趾的对线。
- 为能更多地矫正外翻畸形，要仔细地重叠缝合关节囊切口的横部或冠状部。在修复关节囊的过程中，不要试图通过靠重叠缝合在跖趾关节处将趾牵拉至更内翻的位置的方法来纠正趾间关节外翻，因为重叠太多会造成䟴内翻。多数情况下，除非关节囊过分冗余需要切除一部分，否则应直接行边对边缝合。如有薄弱之处应予闭合。
- 关节囊缝合后䟴趾应保持于中立到 5° 外翻位之间，如有内翻，则需一针一针地拆除缝线，直至䟴趾矫正位置满意，先拆一针或几针切口横部上的缝线。必要时完全拆除，然后再重新缝合。
- 彻底止血，逐层缝合。前足用胶布将䟴趾固定于适当位置。
- 还可以采用可吸收钉修剪后进行固定（图31-32M）。

术后处理 术后19～23 d去除敷料，拆除缝线，穿戴分趾垫，以保持䟴趾于正确位置。穿木底鞋4周，然后戴分趾垫再穿高帮、前足宽大的慢跑鞋6～8周。一般术后第3～4个月可穿普通的鞋，但这需依情况而定。也可在术后采用短腿行走石膏固定4周，但除非是青少年患者，否则不应常规应用。如果克氏针引起症状，可于术后3个月或之前将其拔除，如果患者没有症状则可保留。

Johnson 改良 Chevron 截骨术

推广Chevron截骨术的Johnson医生改良了Chevron截骨术，通过改变跖骨头截骨臂的位置和长度，使其适应证扩大至跖间角达到15°～16°的严重畸形。另外，在改良的手术中以2.7 mm螺钉做内固定。但他不主张将此术式用于60岁以上、曾行䟴外翻手术或关节活动度下降并弹响的患者。

手术技术 81-5

(Johnson)

- 止血带的用法及麻醉见手术技术81-1。做关节囊内侧正中纵切口，显露内侧突起。
- 显露跖骨头的跖侧、背侧，以能显露跖侧和背侧截骨臂为准，向外侧显露以放置2.7 mm螺钉。不要过多剥离关节囊。
- 用9 mm锯片的电锯，与足内缘平行紧贴跖骨或骨干皮质锯掉内侧突起。
- 在跖骨头中部上下缘间的中线上，于跖内侧关节面近侧5～6 mm处开始做下方或跖侧截骨，在跖骨头颈交界处或恰在其近侧于关节囊外完成截骨。
- 截骨外侧部分的切开可能比较困难，所以在将跖骨头向外推之前一定要确认骨质已截断。
- 从第一截骨线的顶点或远端开始向背侧做第二条截骨线，与第一截骨线成70°，截骨线出口恰在跖骨头的背侧关节面近侧。
- 手持或用巾钳稳定近侧的跖骨干，在截骨处内、外、上、下既不倾斜又不张开的情况下将跖骨头段向外移4～6 mm。
- 纵向挤压䟴趾对跖骨干截骨端加压，使截骨处嵌紧。
- 在背侧截骨线近侧以2 mm钻头在跖骨干背侧钻孔，使钻孔与截骨上臂之间保留3 mm的骨质，拧入2.7 mm螺钉。
- 钻头由近侧成10° 指向远侧，并向外倾斜10°～15°，以便使螺钉能进入移位后的跖骨头段。
- 使2 mm的钻头穿过跖骨干远侧段的背侧皮质，然后穿过跖骨头段骨松质进入软骨下骨。
- 以2.7 mm钻头扩大钉道近端，以便在截骨处产生拉力作用，然后用测深器测量深度（一般为16～18 mm）。
- 以2.7 mm丝锥攻丝，然后以2.7 mm拉力螺钉固定，拧紧螺钉闭合截骨处。螺钉不可穿出跖骨头关节面，以防籽骨滑动受限。
- 以电锯修整跖骨头外移后跖骨干近端形成的内侧突出部分，使其与第一跖骨干内侧面相平行。但不能向外侧切割至跖骨中央，以小咬骨钳修整跖骨头背内侧使之平滑。

- 保持踇趾，于伸屈中立位和 10° 内收时重叠并切除多余的关节囊（一般为 3 ~ 5 mm）。以 2-0 或 3-0 不可吸收缝线间断缝合闭合关节囊。
- 关节囊完全闭合后，近节趾骨内侧面与移位的跖骨头内侧面相对应，并使踇趾呈一个直的状态。
- 敷料包扎足部，保持踇趾的理想位置，并减轻内侧关节囊修补处的张力（见图 81-32L）。

术后处理 术后 3~4 天允许扶拐部分负重，然后更换敷料，用短腿行走石膏固定。管型石膏向远侧应超过趾尖，以利于支撑固定，固定后患者较为舒适，不用拐杖或助行器即可行走和活动。1 周后去除石膏，开始轻柔地锻炼踇趾。其后 3 周可用踇外翻夜间夹板和术后硬底鞋保护内侧关节囊修复，然后可穿宽大高帮的软鞋。

远端增大移位的 Chevron 截骨术

跖骨远端截骨术的局限性在于纠正的程度，跖骨远端向外推移 1 mm 相当于跖骨间角纠正 1°。Murawski 和 Beskin 认为，Chevron 截骨术截骨推移超过 6 mm 或者跖骨干的 50% 可用来纠正严重的外翻畸形。此手术的适应证是跖骨间角 < 18° 的中、重度踇外翻。他们报道，此类 Chevron 截骨术的矫正效果与跖骨近端新月形截骨和 Chevron 手术外加外侧软组织松解相当。然而，此类截骨术的风险与其技术密切相关。33 例患者中，有 5 例患者出现了内侧跖骨干凹凸不平，其中 3 例有症状。此类手术技巧比较难，要有比较好的外科手术技术。

手术技术 81-6

（Murawski 和 Beskin）

- 止血带的用法及麻醉见手术技术 81-1。如果需要松解外侧软组织来治疗籽骨半脱位，可以通过第一跖蹼背侧切口显露外侧关节囊，并使用 Freer 骨膜剥离器确认脱位的外侧籽骨。由趾骨向近端外侧籽骨方向切开关节囊，这样能够显露籽骨复合体并且在手术结束时有利于修复内侧关节囊。
- 做一个标准的跨越跖趾关节的内侧切口，然后略偏向跖骨纵轴跖侧切开内侧关节囊。
- 切开关节囊，并用摆锯切除跖骨内侧突起，至关节边缘或矢状沟内侧 1~2 mm。
- 用外科记号笔标记出截骨臂和顶点。截骨顶点离跖趾关节近端 15~20 mm，两个截骨臂与跖骨干的夹角成 35°~ 45°（图 81-33A）。截骨臂的位置非常重要：如果太短，可能造成不稳；而过长的话，截骨远端推移或旋转就会困难。
- 用 Freer 骨膜剥离器在预期截骨部位剥离骨膜及软组织。保留远端跖骨头软组织的完整性，减少血供破坏。
- 用摆锯完成截骨，通过牵拉足趾，轻轻地将截骨远端牵向外侧（图 81-33B）。将跖骨头部分置于截骨近端的外侧部分（图 81-33C）。用两枚直径 1.2 mm 的克氏针可以并且满意地稳定高达 90% 的截骨移位。
- 经皮从截骨近侧部分内侧面穿入克氏针，通过截骨处进入跖骨头部分。折弯克氏针并留于皮下，以便后期取出。
- 切除和打磨内侧近端跖骨截骨后大的突出部分，使之与远侧头内侧边缘对齐（图 81-33D）。
- 关闭内侧关节囊时，在靠近内侧籽骨水平部位“U”形切除足底部分软组织。“8”字缝合修复缺损，纠正踇外翻。
- 将跖侧关节囊重叠缝合于背侧关节囊上，以纠正籽骨的位置。
- 关闭切口后，进行标准的敷料包扎并维持踇趾于正确的位置。

术后处理 患者可立即穿术后硬底鞋足跟负重，必要时扶拐保护。术后 2 周拆线，用踇囊炎相同的术后敷料包扎。术后 5~6 周去除克氏针，此时可停止包扎和硬底鞋。较大的截骨矫形术后，影像学骨愈合在 3 个月或以上，但一般情况下术后 2 个月内截骨即已稳定至可以满足日常活动，而体育运动和剧烈活动应该推迟到术后 3 ~ 5 个月。

Chevron-Akin 双截骨术

Mitchell 和 Baxter 主张对轻、中度踇外翻患者联合使用 Chevron 截骨术和 Akin 截骨术，以获得更好的矫正效果。他们报道采用这一术式治疗 16 例患者的 24 足，满意率为 95%。但他们提醒这种方法不能用于已有籽骨严重半脱位并且跖骨间角过宽的患者。

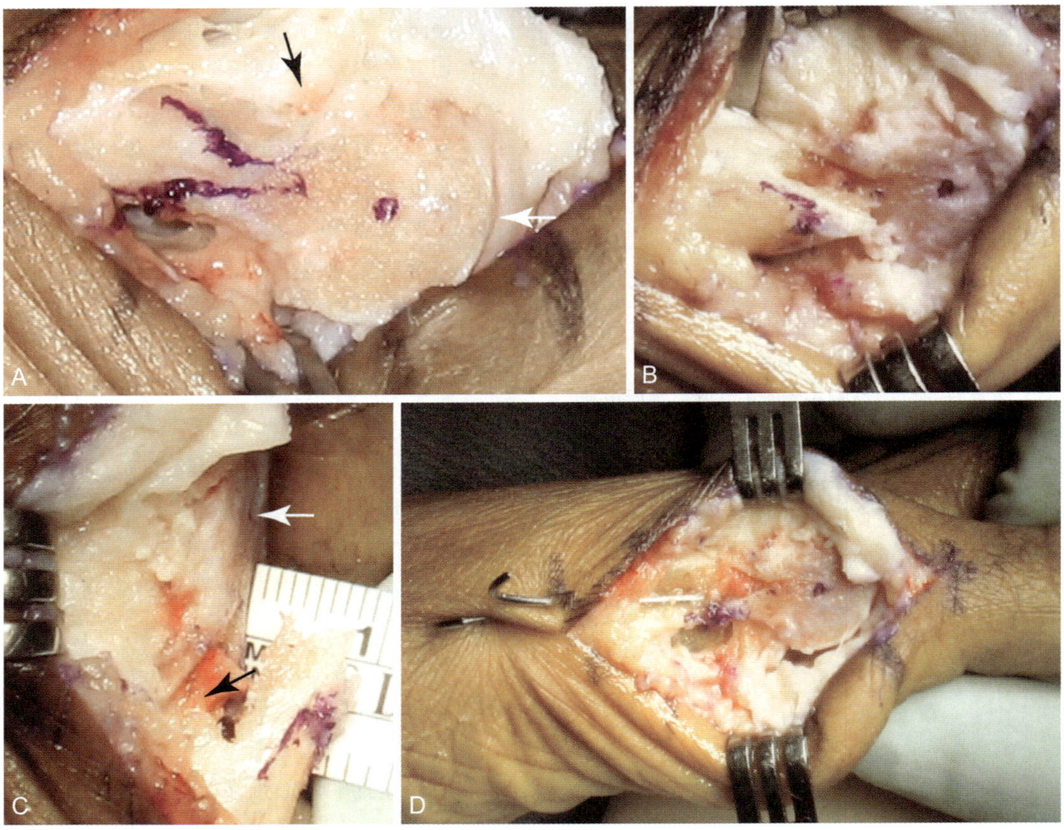

图 81-33 远端增大移位的 Chevron 截骨术

A．显露并做标记；B．矢状面显示远端向外推移；C．背面观示向外推移约 9 mm（白箭头指向跖骨头中心，黑箭头示外侧头）；D．放置克氏针和切除残留物后冲洗（见手术技术 81-6）

（引自：Murawski DE, Beskin JL : Increased displacement maximizes the utility of the distal Chevron osteotomy for hallux valgus deformity correction, *Foot Ankle Int.* 29:156,2008.）

手术技术 81-7

(Mitchell 和 Baxter)

- 止血带的用法及麻醉见手术技术 81-1。做皮肤与关节囊的内侧纵切口，显露两处截骨的部位，先做跖骨远端截骨（图 81-34A）。
- 按手术技术 81-3 所述 Chevron 截骨术的方法进行截骨，不同之处在于略靠近侧经皮由背侧向跖侧钻入一枚 1.2 mm 直径的克氏针，以固定跖骨远端截骨块（图 81-34B 和 C）。
- 跖骨头外移约 3 mm。
- 不必切断蹈收肌腱。
- 骨膜下剥离显露近节趾骨，按手术技术 81-11 所述方法行趾骨闭合楔形截骨，使截骨线方向远离关节面，与近节趾骨基底部凹陷相平行，去除 1 mm 楔形骨块（图 81-34D）。不要试图去掉近节趾骨关节唇。
- 以 3-0 可吸收（Vicryl）缝线将切开处远端的骨膜与近端未切开的关节囊缝合，以保持截骨端闭合（图 81-34E）。
- 以可吸收缝线仔细重叠缝合关节囊，保持蹈趾位于矫正位。
- 用丝线间断缝合关闭皮肤切口，厚敷料加压包扎。

术后处理 如能忍受，手术当日患者即可穿术后前足免负重鞋下地行走。术后 2 周每周更换敷料。然后拔除钢针，用弹力绷带包扎维持蹈趾的矫正位置。术后 2 周鼓励患者进行蹈趾的主、被动伸屈活动。4 周始逐渐恢复穿鞋。

经皮跖骨远端截骨术

经皮跖骨远端截骨术通过远端的线形截骨完成，优点在于软组织剥离最小，避免破坏关节囊，以及摆

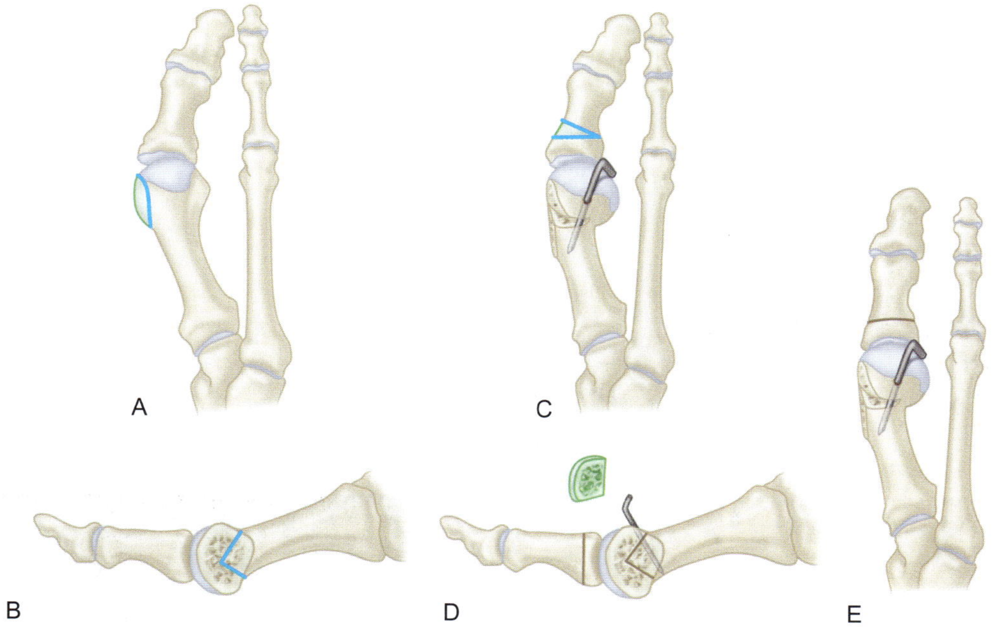

图 81-34 Chevron-Akin 联合截骨

A. 与足内侧缘平行切除内侧突起；B. Chevron 截骨后，跖骨头端外移 2.5 ~ 3 mm；C. 截骨端用 1.2 mm 直径光滑钢针固定，截骨近段远端内侧修至与跖骨头平齐；D. Akin 截骨平行于近节趾骨基底凹面，去掉 1 mm 楔形骨块；E. 缝合 Akin 截骨，矫正残余畸形（见手术技术 81-7）

（引自：Mitchell LA, Baxter DE: A Chevron-Akin double osteotomy for correction of hallux valgus, *Foot Ankle* 12:7,1991.）

锯穿透外侧骨皮质，减少了血管损伤，操作时间缩短，使用远端阻滞麻醉，愈合率高，并发症的发生减少并且患者可以早期负重。临床治疗效果与开放技术相当，据报道患者的满意率为 90%（Magnan 等报道 118 名患者中 107 人满意）。然而 Kadakia、Smerek 和 Myerson 发现经皮跖骨远端截骨术和一些严重并发症有关，特别是骨坏死、骨不愈合、畸形愈合和畸形复发，他们已经停止使用这一技术。作者对此技术的经验不足。

手术技术 81-8

（Magnan 等）

- 止血带的用法及麻醉见手术技术 81-1。患者取仰卧位，用膝下楔形垫枕屈膝 90°，使足跖屈贴附于手术台上（图 81-35A）。
- 透视仪安放于患者一旁，术者位于手术台尾侧（相对于患者头部）患者前面。

克氏针插入

- 踝关节神经阻滞生效后，自踇趾趾甲内侧角插入直径 2 mm 的克氏针（图 81-35B），避开踇趾趾甲远侧角，防止克氏针从这个部位损伤皮肤。
- 确保克氏针位于骨膜外以允许跖骨头在截骨位向外侧推移。克氏针位于踇趾背侧和跖侧之间，正确引导跖骨头与克氏针接触（图 81-35C）。这使踇趾朝向正确的方向，是最重要的生物力学原则之一。跖骨头的内侧断面应保持紧密接触，避免松动导致跖骨头不可控制的移位。
- 如果跖骨头略向跖侧推移（更为常见），克氏针进针点应尽可能靠近背侧，如果向背侧推移，则尽可能靠近跖侧。

皮肤切口

- 在克氏针末端（一定不能刺穿皮肤）近侧 1 cm 处做 3~5 mm 皮肤切口。
- 避开血管神经束直接切到骨，切断骨膜，切口保持在跖骨颈内侧面的中间线。

骨膜剥离

- 通过皮肤切口用小剪刀在截骨部位周围向跖侧和背侧分离骨膜（图 81-35D 和 E），避免截骨刀损

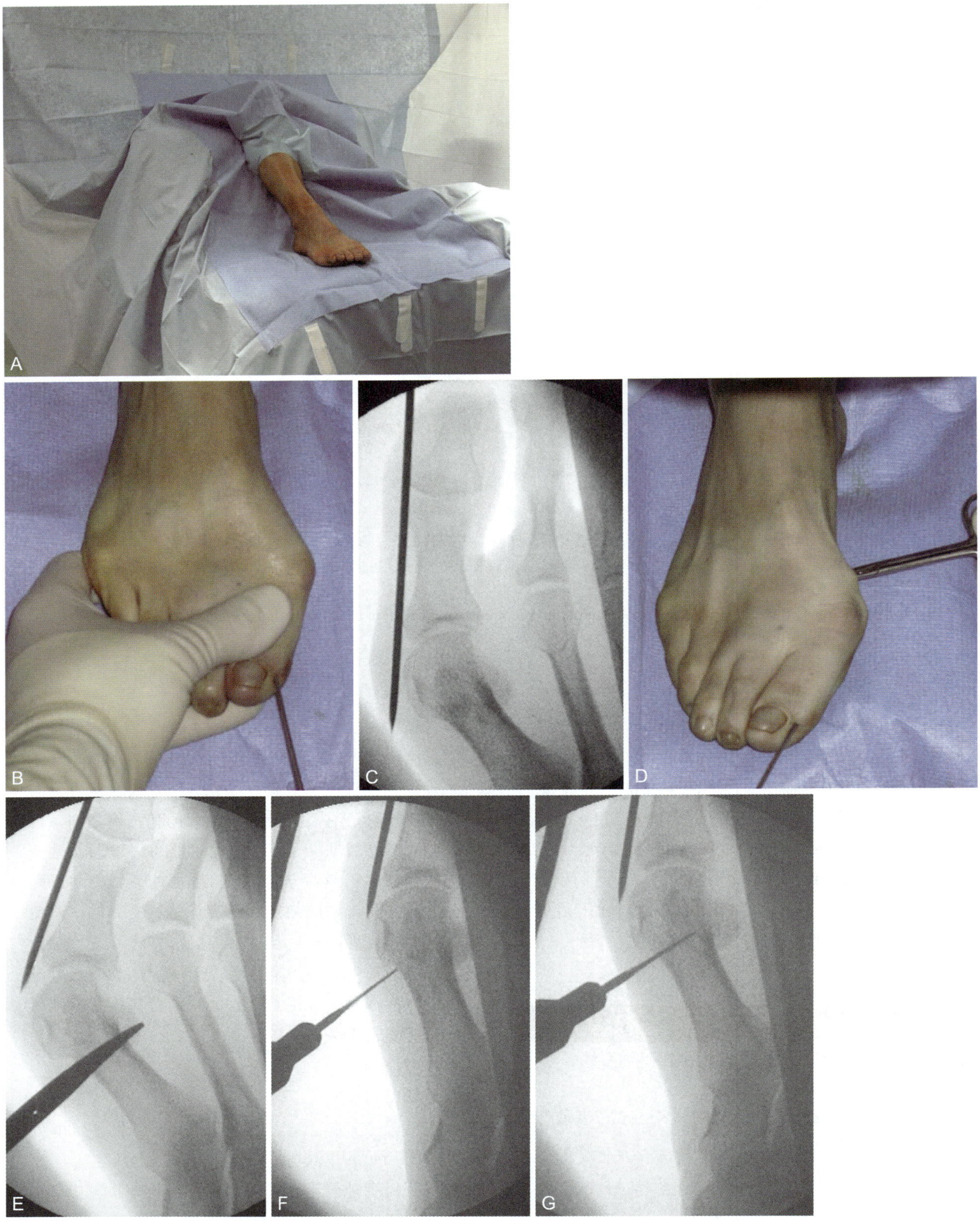

图 81-35 经皮跖骨远端截骨术

A．患者体位；B．自大踇趾内侧趾甲边缘插入克氏针；C．克氏针位于骨膜外，跖骨头跖侧和背侧间；D 和 E．分离周围组织；F．透视确定水平位置；G．髓腔内截骨（见手术技术 81-8）

（引自：Magnan B, Bortolazzi R, Samaila E，et al：Percutaneous distal metatarsal osteotomy for correction of hallux valgus: surgical technique, *J Bone Joint Surg* 88A:135,2006.）

伤跖骨干截骨部周围软组织。

截　骨

- 用 2.33mm 直径 Lindemann 磨钻（Aesculap, Tuttlingen, Germany）在第一跖骨头下进行截骨，通过透视确定截骨平面（图 81-35F）。矢状位上截骨方向垂直于第一跖骨干的长轴，冠状面上轻度内外倾斜截骨以适应短缩或延长的需要。
- 考虑到需要截除 2 ~ 3mm 厚度的骨，建议截骨方向稍微倾斜。打磨时建议生理盐水冲洗，避免损伤皮肤或伤口裂开。
- 为了避免截骨时损伤周围结构，截骨从内侧皮质开始，然后再使用钻头截开外侧皮质（图 81-35G），要注意截骨钻留在同一个切口中，尖端要位于第一跖骨的髓腔中。
- 钻多个孔来完成骨皮质截骨。
- 截骨完成后手动和 X 线检查确保截骨完全且可活动。

矫形

- 把专门设计的尖端弯曲的带槽器械插入第一跖骨干内（Tecres, Verona, Italy）（图 81-36A 和 B），推入克氏针，直至看到克氏针钉尖进入器械的槽沟内（图 81-36C）。
- 为了纠正跖趾关节的力线，用手握住克氏针（和踇趾）倾斜跖骨头，通过仪器上的槽使用杠杆原理（图 81-37A）将跖骨头向外侧移位（图 81-37B）。
- 小心逐渐推移跖骨头，避免向外侧滑入跖骨间隙。如果滑脱，手法将跖骨头复位到跖骨干上。
- 透视下确认矫正角度（图 81-37C）。
- 在冠状位上，接触点在跖骨头内侧面和跖骨颈外侧皮质时，矫正通常是较好的，再做轻微调整，以便更早去除克氏针。

稳定

- 将克氏针用锤子从远至近置入跖骨，为确保稳定性，尽量将克氏针锤入第一跖骨基底部（图 81-38）。
- 无需行软组织松解术，包括外侧松解。

后期调整

- 小心地退出矫形器，透视观察矫形情况（图 81-39）。
- 在皮肤切口水平松解软组织（图 81-40A）。
- 剪断克氏针前折弯克氏针，有利于术后拆除定位（图 81-40B）。
- 缝合伤口。

术后处理　术后 6 周绷带固定踇趾，每周更换绷带。围绕第一跖骨头跖侧面放置肾形垫，减小第一跖骨头局部压力并防止背屈。绷带应稍微过度矫形以防止畸形复发。术后当天患者即可穿坚硬的平底鞋负重活动。术后 6 周去除绷带，鼓励患者加强活动第一跖趾关节，4 ~ 6 周恢复活动度。

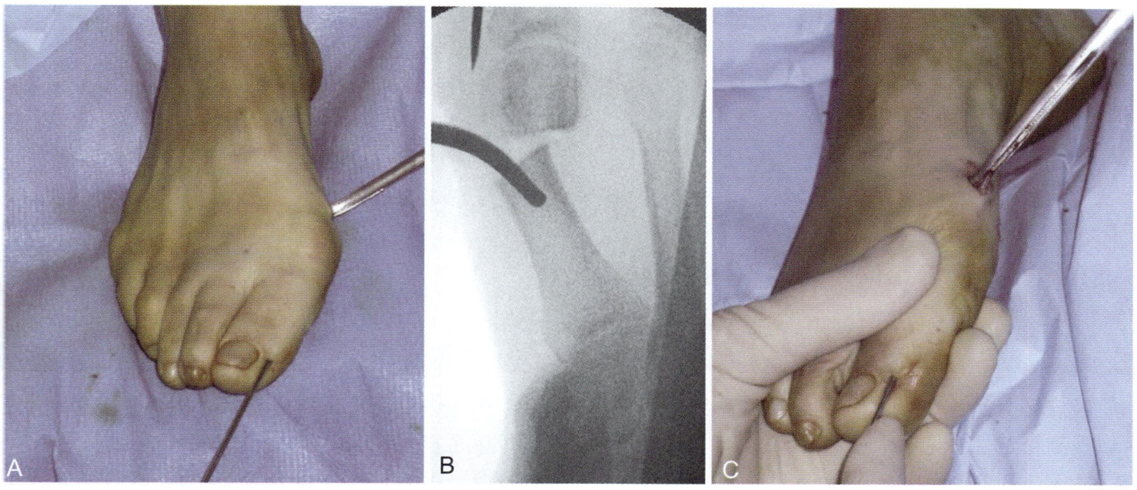

图 81-36　经皮跖骨远端截骨术

A 和 B．弯曲带槽器械的末端置入第一跖骨干；C．克氏针推入弯曲装置（见手术技术 81-8）

（引自：Magnan B, Bortolazzi R, Samaila E, et al: Percutaneous distal metatarsal osteotomy for correction of hallux valgus: surgical technique, *J Bone Joint Surg* 88A:135, 2006;）

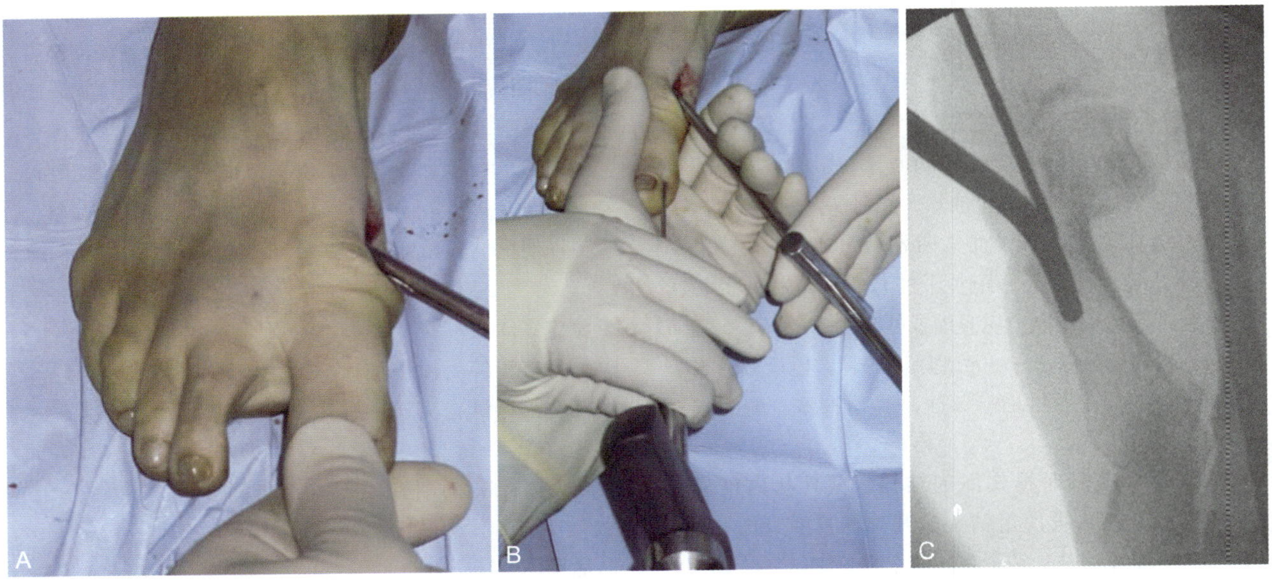

图 81-37 经皮跖骨远端截骨术

A．跖骨头向外侧移位，以矫正踇趾对线；B．克氏针从远端向近端打入髓腔中以维持力线；C．透视确定矫正后位置（见手术技术 81-8）

（引自：Magnan B, Bortolazzi R, Samaila E et al. Percutaneous distal metatarsal osteotomy for correction of hallux valgus: surgical technique, *J Bone Joint Surg* 88A:135,2006.）

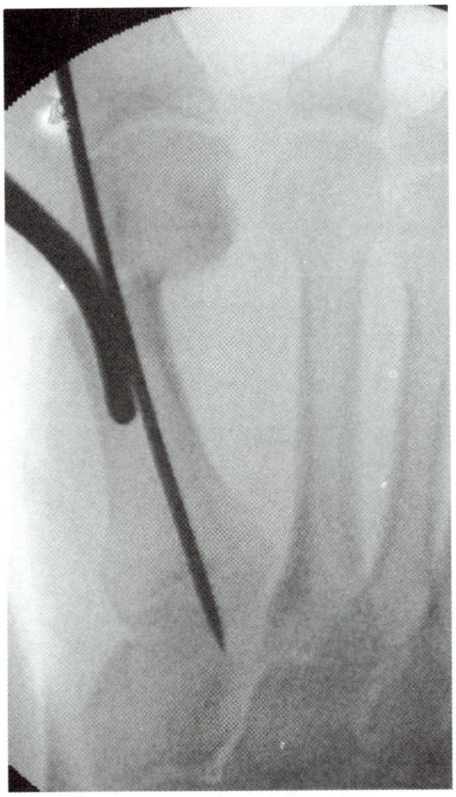

图 81-38 经皮跖骨远端截骨术。克氏针尽量靠近跖骨基底部，以提高稳定性（见手术技术 81-8）

（引自：Magnan B, Bortolazzi R, Samaila E,et al：Percutaneous distal metatarsal osteotomy for correction of hallux valgus: surgical technique, *J Bone Joint Surg* 88A:135,2006.）

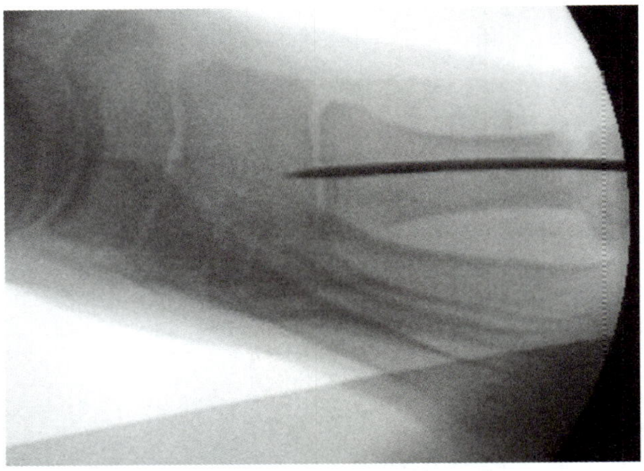

图 81-39 经皮跖骨远端截骨术。侧面透视显示克氏针位置（见手术技术 81-8）

（引自：Magnan B, Bortolazzi R, Samaila E,et al：Percutaneous distal metatarsal osteotomy for correction of hallux valgus: surgical technique, *J Bone Joint Surg* 88A:135,2006.）

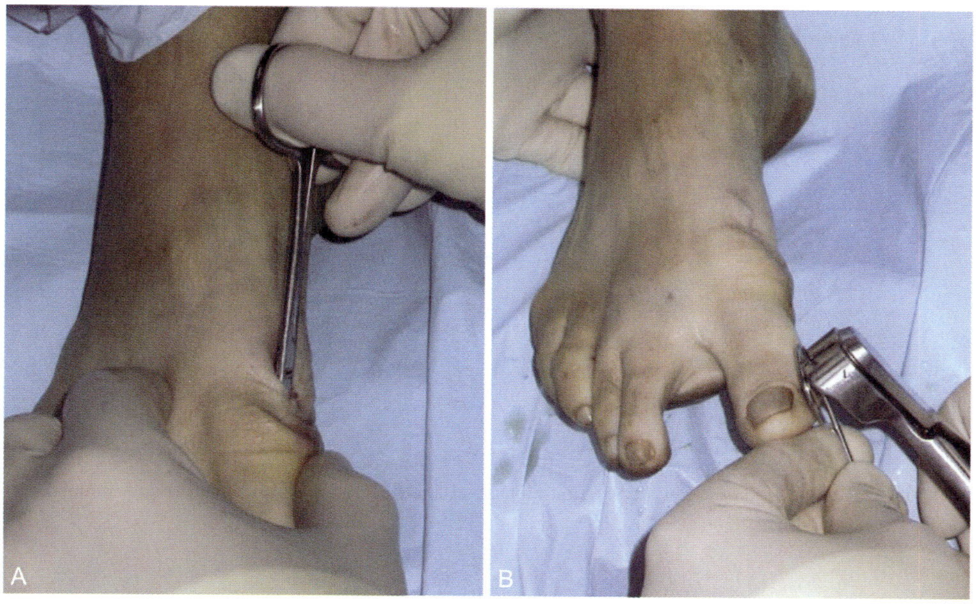

图 81-40 A. 松解切口周围软组织；B. 剪断克氏针前将其弯折（见手术技术 81-8）

（引自：Magnan B, Bortolazzi R, Samaila E, et al：Percutaneous distal metatarsal osteotomy for correction of hallux valgus: surgical technique, *J Bone Joint Surg* 88A:135,2006.）

五、第一跖骨近端截骨术

无论是原发的还是继发的第一跖骨内翻，如果其内翻促成了踇外翻畸形，则有理由在畸形发生处附近予以矫正，同时加用跖趾关节软组织手术以纠正踇趾外翻。此外，跖骨基底部仅几度的移位就可使跖骨远端获得显著的改善，表现为前足缩窄和原先踇囊部所产生压迫症状的机会减少。踇外翻角＞35°、跖骨间角＞10°（或第一至第五跖骨间角≥30°，同时踇外翻角≥35°）且无明显的第一跖趾关节退行性变的患者，均可经跖骨近端截骨术联合跖趾关节处的远端软组织手术改善症状。当然，对跖骨间角≤13°且踇外翻角≤30°的畸形，也可采用技术要求稍低一点的手术进行矫正。

经跖骨基底部截骨有以下优点：

1．截骨段之间的接触面为骨松质且宽大，可加强早期的稳定性（3～5 周）并促进愈合（6～8 周）。

2．截骨位置较小的变化就可使跖骨远端引起症状的部位产生极好的矫正。

3．除非医生特意使跖骨变短（使截骨的楔形基底的宽度超过跖骨“变直”所能补偿的长度），否则跖骨基本上不会变短。

4．较大的第一、二跖骨间角也可被矫正。

5．第一跖骨远端轻度跖屈减轻了第二跖骨头的负重，因此减少了转移性跖骨痛的发生。

6．前足变窄扩大了穿鞋的选择范围，外观非常好。

此截骨术的缺点包括：

1．需要较广泛的软组织游离。

2．除非进行牢固的内固定，否则截骨远段易向背侧或内侧移位。

3．如发生上述移位，会使第二趾列过度负重。

4．如经背侧入路行跖骨基底截骨术，需要行三个切口。

5．采用局部阻滞麻醉很难完成本手术。

6．术后康复早期常表现有较跖骨远端截骨更严重的局部肿胀、疼痛和行走受限。

7．需要用石膏固定的概率更高。

目前最常用的跖骨近端截骨术式有：弧形截骨术、Chevron 截骨术、Ludloff 截骨术和 scarf 截骨术（图 81-41）。在跖骨近端截骨术中，仔细认真地操作比其特殊的技术更为重要。任何一种近端截骨术如能使第一跖骨外移并在该位置稳定，同时远端无背侧倾斜，都可以达到使跖骨间角减小的目的。可能会发生过度矫正跖骨间角的情况，但如注

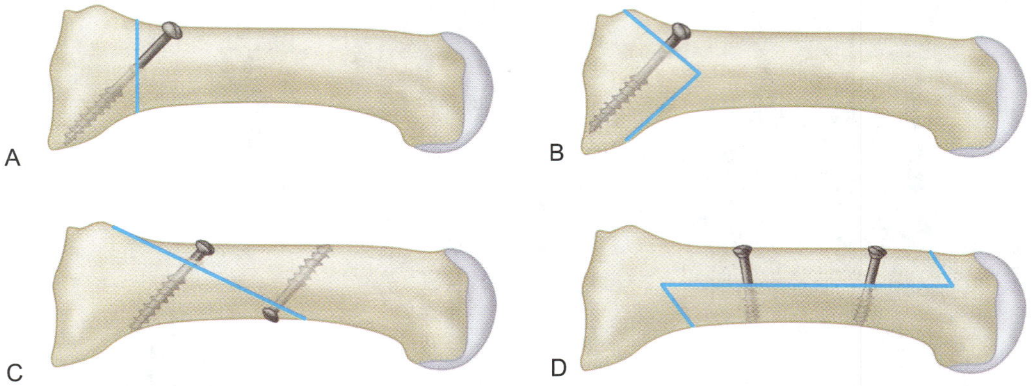

图 81-41　4 种常用的跖骨干截骨术

A．近端弧形截骨术；B．近端 Chevron 截骨术；C．Ludloff 截骨术；D．scarf 截骨术

（引自：Trnka HG, Parks BG, Ivanic G, et al: Six first metatarsal shaft osteotomies: mechanical and immobilization comparisons, *Clin Orthop Relat Res* 381:256,2000.）

意每个操作细节，应可避免。如果籽骨未复位到跖骨头下其相应关节内，则不管截骨角度多大，跖骨内翻和𧿹外翻仍会复发。

跖骨近端弧形截骨加远端软组织手术

Mann、Rudicel 和 Craves 推广了跖骨近端弧形截骨加远端软组织手术，同时报道了 109 例足的手术结果，其中 93% 的患者对结果表示满意，对结果不满意者只有 7%，其疼痛持续存在或畸形复发。虽然这一手术对技术要求高，但可矫正高达 20° ～ 25° 的跖骨间角和 40°～50° 的𧿹外翻角。但对轻、中度畸形，采用简单手术也可达到同样目的。

在需要行远端软组织手术的𧿹外翻中，大多数畸形需要同时行近端截骨术。作者不建议此术式应用于负重位 X 线片上有跖骨远端关节固定角（DMAA）过度外翻（> 15°），或有中、重度跖趾关节退变表现的患者。截骨与否应通过判断术中能否使跖骨间角减小来决定。如果第一跖骨不能被推向外侧，或推向外侧再松手后立即弹回原位，就应行跖骨基底截骨术。

手术技术 81-9

（Mann 和 Coughlin）

- 止血带的用法及麻醉见手术技术 81-1。本术式共需做三处切口。第一个切口在第一、二跖骨间隙背侧，用于松解𧿹收肌、跖间深横韧带和第一跖趾关节外侧关节囊。第二个切口在内侧中线上，跨过内侧突起，用于行内侧骨突起切除及关节囊重叠缝合。第三个切口在第一跖骨近端背侧，并于内侧楔骨表面延长数毫米。
- 第一个切口自第一趾蹼近端开始，向近端延伸 3～4 cm。
- 以剪刀分离软组织，寻找腓深神经分支并加以保护。
- 将 Weitlaner 拉钩置于第一跖骨间隙中，牵开间隙显露𧿹收肌。
- 用一块纱布协助分离第一趾蹼的软组织。
- 𧿹收肌斜向止于近节趾骨基底部。找到𧿹收肌后，将其自趾骨基底部和腓侧籽骨外缘上完全游离（图 81-42A）。
- 之后游离𧿹收肌腱跖侧的跖间深横韧带（图 81-42B）。由于到第一趾蹼的神经血管束恰在跖间横韧带跖侧的深层，因此，只能用刀尖来游离该韧带。在切开韧带时将一小的 Freer 骨膜剥离器放在比韧带的跖侧，这样有助于避免损伤神经血管束。
- 在外侧关节囊上戳数个小洞。
- 手法将𧿹趾扳至内翻 25° ～ 30° 位，并将第一跖骨向外推，彻底松解外侧关节囊。
- 外侧松解完成后，切断止于腓侧籽骨的跖间深横韧带。松解跖间深横韧带可消除其自跖骨头之下向外牵拉腓侧籽骨的力量。
- 向外侧推第一跖骨。同样，如果跖骨头能保留在该位置上则不必截骨；如果跖骨弹回内翻位，则应进行截骨（图 81-42C）。
- 回到已完全游离的𧿹收肌，将其从足底至到伤口内。
- 将三根 2-0 可吸收缝线先在外侧关节囊松解处的近侧穿过跖骨头上的外侧关节囊，然后再穿过游离的𧿹收肌腱，最后穿过第二跖骨头内侧的关节囊韧带的内在腱性组织。不要系紧这些缝线，仅以止血钳夹住后放入第一趾蹼内。

- 做第二处中线切口（图 81-42D），注意在背侧避开腓浅神经背侧感觉支，在跖侧避开足底内侧神经至踇趾内侧的分支。切至关节囊，并在背侧感觉神经的深面掀开背侧关节囊瓣。
- 在关节囊上掀开跖侧瓣，直至到达踇展肌的跖侧面，该处离胫侧籽骨仅几毫米。最好在踇趾屈曲约 30° 的情况下操作，这样可松弛恰位于术野跖侧的趾神经。
- 自近节趾骨基底部近侧 2～3 mm 处，在关节囊上做垂直切口，经踇长伸肌腱内侧几毫米处向跖侧延长，经过内侧关节囊和关节囊向跖侧的增厚部分，该处实际上是踇展肌腱和关节囊的结合部。该垂直切口止于胫侧籽骨内侧 2 mm 处。做垂直切口的最下部时，最好自跖侧向背侧切开，以避免损伤趾神经。
- 根据内侧突起的大小、内侧关节囊情况及其牵开的程度，去掉一片椭圆形的关节囊，最宽处 4～8 mm，在椭圆形切口的跖侧和背侧逐渐缩窄，形成“V”形，切除椭圆形的关节囊。
- 然后从垂直切口的背侧缘开始，将关节囊切口向近端延长（成倒“L”形），止于内侧突起与跖骨干结合部近侧 2～3 mm 处。
- 由背侧远端向跖侧近端掀起关节囊瓣，显露整个内侧突起。
- 切除内侧突起，自矢状沟内侧开始，在平行于跖骨干的平面内进行切除（图 81-42E）。
- 第三个切口始于跖骨近侧 1/3 处背侧，向近侧延长，越过内侧楔骨的背侧面。注意不要伤及腓浅神经至踇趾的感觉支。牵开或结扎足背静脉弓。
- 寻找跖楔关节，在踇长伸肌腱内侧纵向切开第一跖骨和内侧楔骨的骨膜。
- 在跖楔关节远端 1 cm 和 2 cm 处的背侧横向做两处标记，第一标记为截骨点，第二标记为螺钉内固定处（图 81-42F）。
- 松解背侧、内侧和外侧的软组织。松解时注意勿损伤第一跖骨间隙近侧部分内的足背动脉穿支。
- 如果使用螺钉做内固定，需做一滑动骨孔。此时钻此骨孔要比截骨后钻孔容易得多，因为截骨后跖骨的稳定性不如现在。
- 在截骨处以远 1 cm 处，于跖骨干中央以 45° 倾向近侧钻一个 3.5 mm 的骨孔，仅穿透背侧皮质。
- 用埋头钻扩大入口处。扩大螺钉孔时不应在孔的近侧缘，而应在最远侧缘扩大，因为这样可以为螺钉头提供埋入的位置，不使其向背侧突起，而且螺钉拧紧时不会压裂至截骨点的皮质骨桥。这一点很重要。
- 如果使用 3 mm 直径的光滑斯氏针从远端背侧向近端外侧斜行固定，那么截骨前应在跖骨内侧钻孔。
- 使用 1.5 mm 直径钻头，从跖骨内侧斜行钻孔，骨孔跨过截骨的部位。
- 截骨完成并纠正了跖骨间角之后，再将钢针通过钻孔置入近侧骨段，如果有必要可插至跖骨（图 81-42G）。

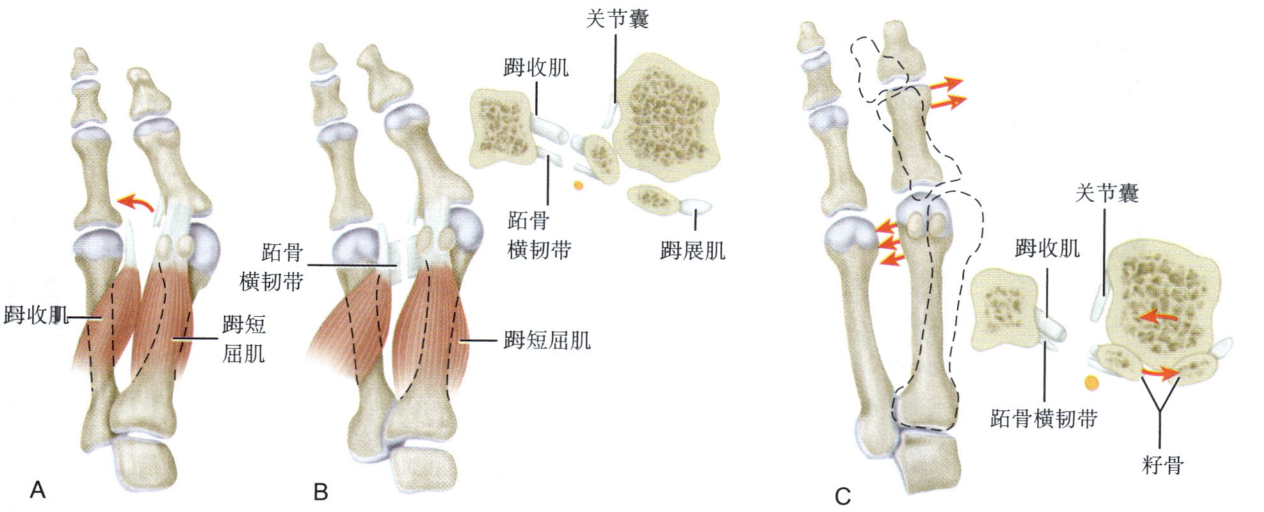

图 81-42 A. 自腓侧籽骨外侧表面和近节籽骨基底部松解踇收肌腱止点；B. 跖间横韧带已切断。小插图示在此处挛缩的外侧关节囊、踇收肌和跖间横韧带均已被切断；C. 如果向外侧推跖骨头再松手后仍弹回原处，就应考虑截骨

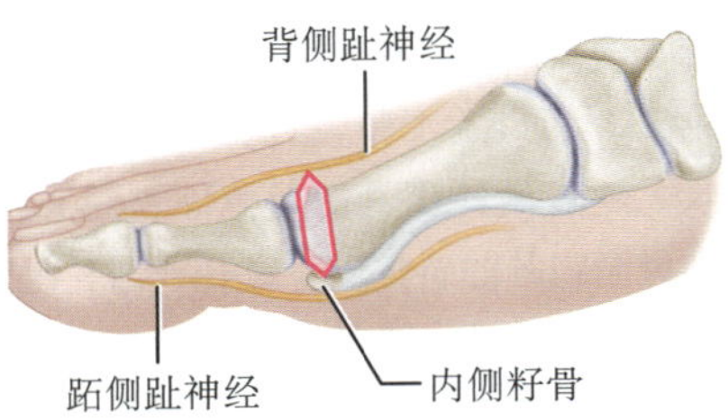

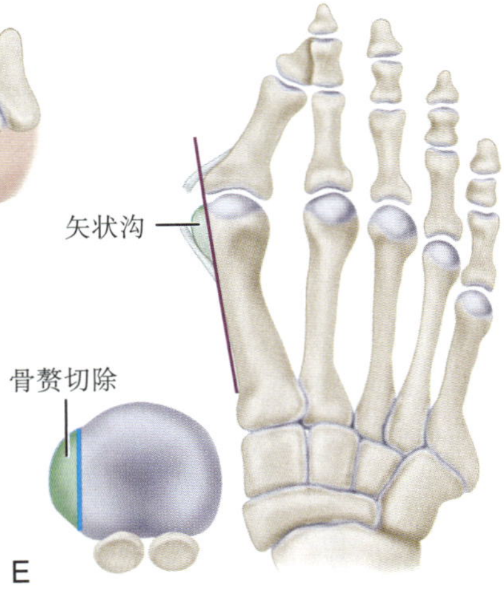

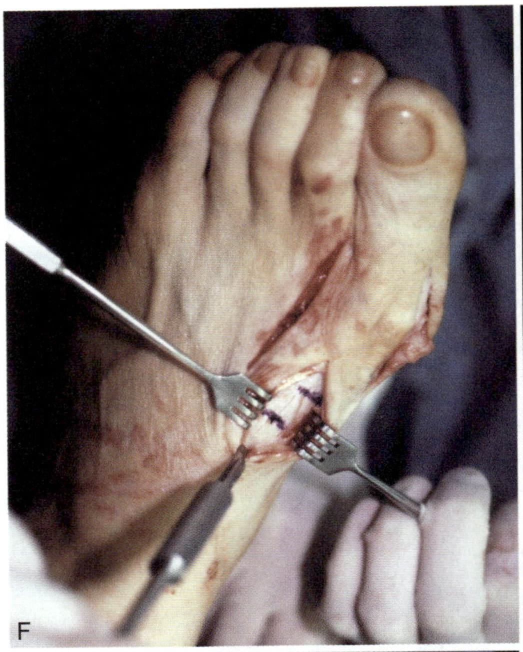

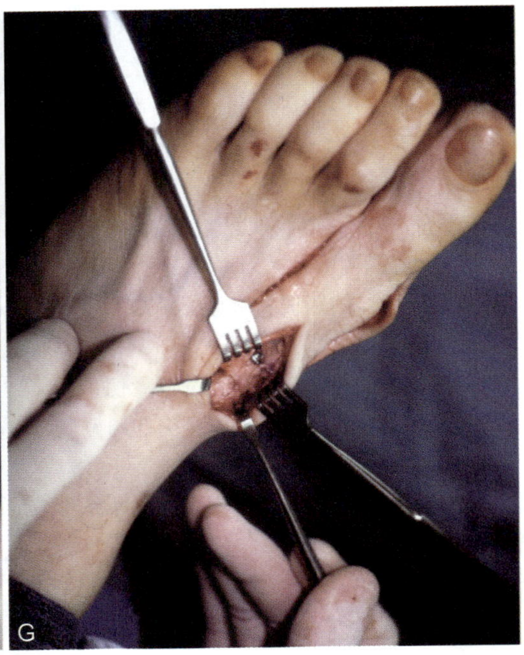

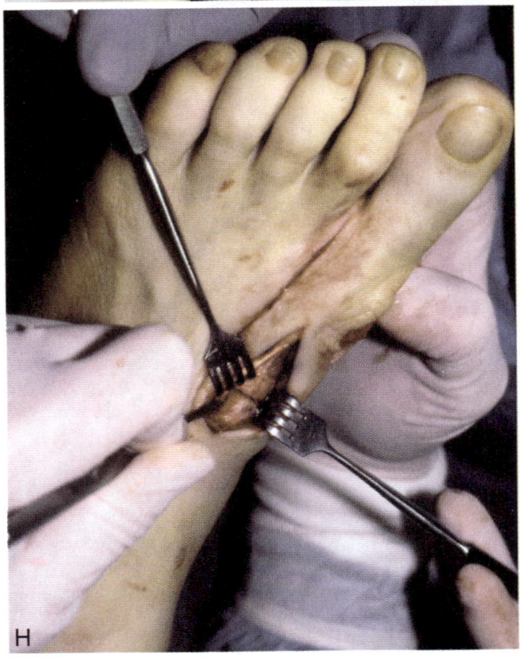

图 81-42（续） D. 内侧关节囊切口，始于近节趾骨基底近侧 2～3mm 处，第二个切口在前一切口的近侧 3～8mm 处，切除之间的组织瓣。组织瓣的大小根据畸形的严重程度而定。去除约 6mm 的楔形组织。于胫侧籽骨顶点处经踇展肌腱"V"形切开关节囊。切开关节囊背内侧，锐性剥离以便暴露内侧突起。E. 沿第一跖骨干内侧缘的延长线，于矢状沟内侧 1～2mm 处切除内侧突起；F. 刀片插至跖楔关节，两条线分别表示截骨部位（近侧线）和螺钉打入部位（远侧线）。G. 第一跖骨内收矫正后螺钉和跖骨的位置；H. 用 Freer 骨膜剥离器将近端骨块移向或转向内侧，跖骨头和远端骨块用手推至向外侧成角（见手术技术 81-9）

（A～D 引自：Mann RA, Coughlin MJ: The video textbook of foot and ankle surgery, St Louis, 1991, Medical Video Productions；E～I 引自：Mann RA, Coughlin MJ, eds: *Surgery of the foot and ankle*, 6th ed, St Louis, 1993, Mosby.）

- 用一带有圆弧形锯片的摆锯（图 81-43）将凸面朝向远侧，在最近侧的截骨标记处开始截骨。
- 开始切割时应只是加深标记线，将锯片轻轻放入第一跖骨基底部，不要使锯片摆动，也不要转动锯片。
- 用此弧形锯片做出表浅的标记线后，仔细地判断截骨的角度。它不应与第一跖骨干垂直，也不应与足底垂直，而应平分二者之间的夹角。
- 锯柄应向近侧倾斜 10°～15°，以使截骨方向正确。
- 将背侧皮质标记后，即向内、外侧轻摇锯片完成截骨。Mann 强调锯片的外侧一定要超出跖骨外侧，而锯片内侧是否超出跖骨内侧则相对不重要，因为内侧可以用小骨刀切断。
- 截骨完成后，用 Freer 骨膜剥离器确定内外侧没有会影响截骨处移位的骨膜附着（图 81-42H）。下列步骤非常关键。
- 将截骨近端向内侧移位，以 Freer 骨膜剥离器或其他器械保持其位置。
- 在保持近侧骨段内移的同时，将截骨远段在截骨的部位旋转（一般截骨远段外移或旋转 2～4 mm）。
- 避免截骨远段滑向背侧或跖侧。

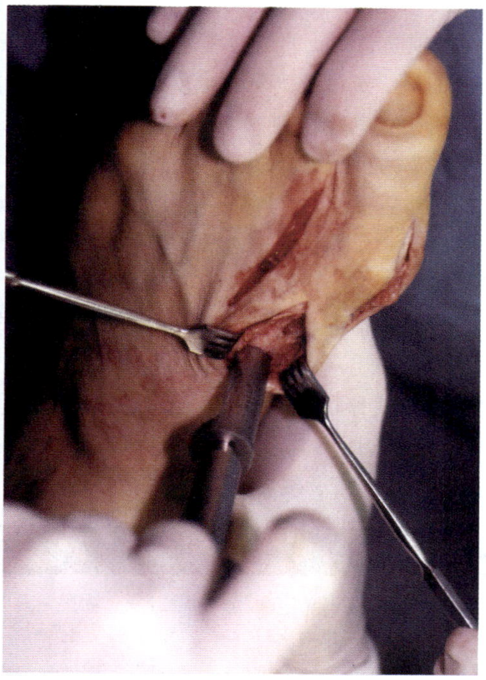

图 81-43　用一只手紧紧地握住装有弧形锯片的摆锯，另一只手加以稳定（见手术技术 81-9）

- 术者保持截骨段于正确的位置，由助手完成钻孔、攻丝和螺钉固定。
- 保持截骨的复位位置，在原孔内插入有时被称为"高尔夫球座"或"蘑菇"的中心定位器，引导 2 mm 或 2.5 mm 钻头进入跖骨的基底段。
- 用 4 mm 丝锥攻丝，拧入 4 mm 全螺纹骨松质螺钉（一般 26 mm 长）。
- 在拧螺钉的最后几圈时应加注意，不要让螺钉在皮质上向背侧跷起，因为这样会使中间的皮质骨桥骨折，如果看起来将要发生骨折，则应拧下螺钉，将埋头孔加深，使螺钉头部分恰位于皮质的跖侧。
- Mann 指出，截骨凸向远端可防止跖骨间角矫枉过正。
- 在截骨前对钻孔进行埋头处理是一个非常有用的技术细节。这样可轻柔地去除钉孔远端的骨质，而使螺钉牢固地抵在跖骨上（图 81-44A）。如果不这样做，在拧螺钉时，钉头在孔的远侧与骨皮质接触并且螺钉向背侧移位。这会使螺钉孔与截骨线之间很薄弱的背侧骨质碎裂，并导致无法用螺钉进行坚强的固定。由于螺钉与骨皮质间有一定角度，所以不应做成真正的埋头孔，而只是形成一个螺钉头滑行的通道（图 81-44B）。可通过小磨钻来扩大螺钉孔入口。
- 截骨处用螺钉或钢针固定后，再回到第一跖骨间隙的背侧切口内，将切口内的三根缝线系紧，将第一、二跖骨头与蹈收肌并在一起。第一跖列应保持于矫正位。
- 缝合内侧关节囊以保持该位置。仅切除重叠的关节囊。Mann 强调，在关节囊垂直切口的跖侧将缝线穿过蹈展肌腱及关节囊非常重要。缝合打结时将蹈趾维持在 5° 内翻位，不必缝合倒"L"形关节囊切口的背侧近端部分。
- 厚敷料加压包扎，去除止血带。

术后处理　作者的做法是患者在近端手术之后经石膏和绷带固定，并允许负重，2 周后更换石膏，4 周后穿自己的鞋子。术后使用胶带没有发现任何益处。

本手术的主要并发症是蹈内翻、截骨处背伸畸形愈合合并负重点转移造成的跖骨痛以及第一跖趾关节活动受限。但是这些并发症的发生率并不高，大多数患者术后满意。

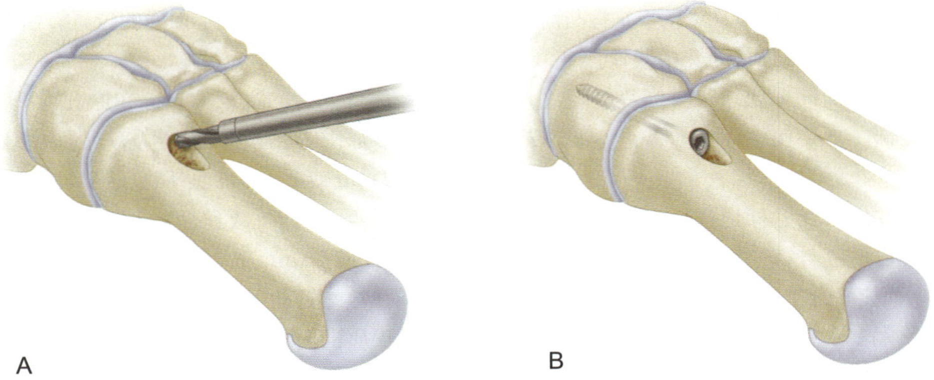

图 81-44 螺钉孔准备

A. 为螺钉头做出一个切迹，钻孔应自靠近骨表面处开始，而不要在切迹的深处开始；B. 拧好螺钉后，螺钉头抵于切迹末攻丝的末端，关节或融合面复位良好（见手术技术 81-9）

（引自：Manoli A, Hansen S: Screw hole preparation in foot surgery, *Foot Ankle* 11:105,1990.）

scarf 截骨术

scarf 截骨术是指跖骨干水平移位的"Z"形截骨（图 81-45）。在建筑学和木工术语中，"scarf"是指对两个物体进行刻划、开槽或切割末端后固定起来，这样它们就重叠起来构成一个连续的部分。这种构型具有高度的内在稳定性，尤其在矢状面上，为骨愈合提供了宽阔的接触面积。对尸体进行研究后证实，在负重状态下，scarf 截骨术后的稳定性是远端 Chevron 截骨或近端弧形截骨术的 2 倍。scarf 截骨术流行的另一原因是其自身的多种作用：通过将跖侧截骨块向外侧移位而缩小跖骨间角，跖骨头侧截骨块向内侧移位以纠正内翻，跖侧移位以增加第一跖列的负荷，并能延长或缩短第一跖骨。其截骨的稳定性允许患者早期负重并恢复活动。scarf 截骨术时常加行远端软组织松解，去除内侧骨性突起和缝合内侧关节囊。偶尔也行近节趾骨截骨术。

报道显示 90% 的患者在行 scarf 截骨术后效果满意。报道中常见的（约占 1/3）并发症是"沟槽效应"，其会造成高度丢失，引发畸形愈合，抬高第一跖骨，影响关节功能。此外还有延迟愈合、旋转畸形、近端骨折、感染和畸形早期复发、转移性跖骨痛、第一跖骨头坏死、螺钉突出刺激皮肤、螺钉松动退出、神经痛和复杂性局部疼痛综合征(CRPS)。最近报道的 150 例患者，最少随访 2 年，其中 91% 的患者结果满意，仅有 14 例患者出现了明显并发症，包括严重的矫正不足和矫正过度、疼痛、骨性关节炎、第一跖骨头坏死和畸形复发。Choi 等对 51 例第一跖骨 scarf 截骨和软组织力线矫正手术患者的临床和影像学结果进行分析，认为该手术可靠，术后并发症的发生率低，复发率低。术后 AOFAS 评分、SF-36 评分和视觉模拟评分的改善有统计学意义。另外，在 X 线片中对踇外翻角、跖骨间角和籽骨位置进行测量，其改善均具有统计学意义。并发症发生率为 15%，包括因内植物引起症状而再次手术（4 名患者）、踇内翻和第一跖趾关节炎。

目前 scarf 截骨术的手术指征为轻至中度畸形（跖骨间角 11°～18°，踇外翻角 20°～40°）。因为 scarf 截骨术是一个"重叠"手术，此术式的矫正能力主要不是受限于跖骨间角，而是第一跖骨的宽度（跖骨越宽，矫正的角度越大）。可保证充分稳定的重叠的最小宽度应为跖骨宽度的 1/3，也有经验丰富的医生将其缩小到 1/4。第一跖跗关节周围韧带松弛引起的第一跖列力线不稳而不是"绞盘机制"造成的踇外翻畸形是 Scraf 截骨术的禁忌证，但是很罕见。另一个禁忌证是跖趾关节骨性关节炎和严重的骨质疏松。

这个手术需要较高的专业技术，并有较难的学习曲线。预防出现跖骨"沟槽挤压"的建议有：避免在骨松质截骨时形成阶梯，应用非加压螺钉，长截骨线应从跖骨头端至其基底平行于跖骨干底边，短截骨线应与长截骨线成 45°。

手术技术 81-10

（Coetzee 和 Rippstein）

- 患者取仰卧位，全身或区域麻醉，上止血带（见手术技术 81-1）。
- 行第一跖趾关节内侧纵向切口，从近端趾骨 1/2

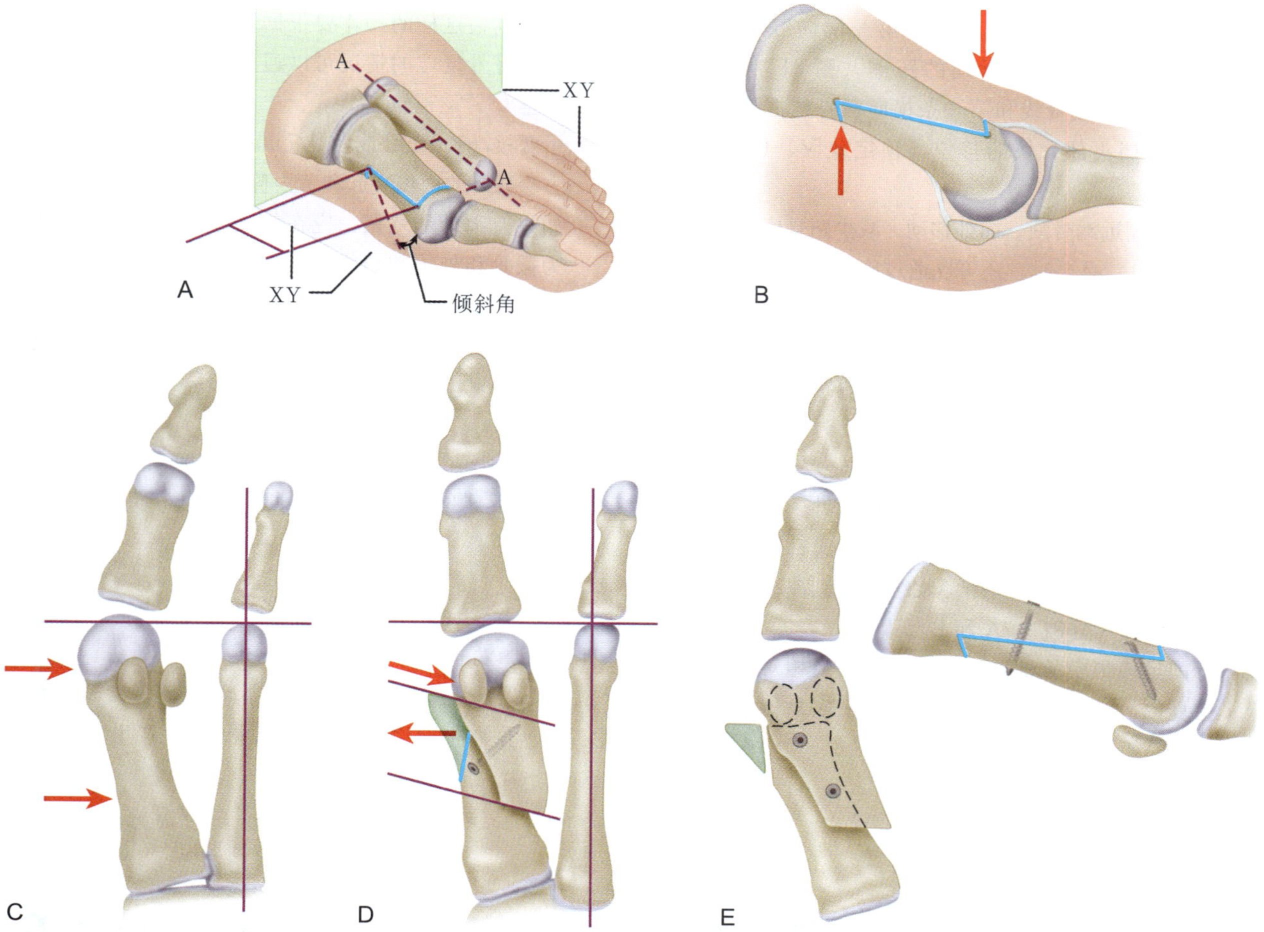

图 81-45 scarf 截骨术

A．在拟行截骨平面的拐点处以克氏针定位。外侧平移的标准方向为相对于第二跖骨纵轴呈 90°（A）和跖侧面的垂线呈约 20° 倾斜角（XY）；B．截骨；C．如短截骨线垂直于足的长轴，可以向外侧移位；D．短截骨线倾斜所致的跖骨短缩根据倾斜角度和移位的量而定；E．向外侧移位后，截骨线以两枚微型螺钉固定（见手术技术 81-10）

（A-D 重绘自：Kristen KH, Berger C, Stelzig S, et al: The scarf osteotomy for the correction of hallux valgus deformities, *Foot Ankle Int* 23:221,2002；E 重绘自：Jones S, Al Hussainy HA, Ali F, et al: scarf osteotomy for hallux valgus: a prospective clinical and pedobarographic study, *J Bone Joint Surg* 86B:830,2004.）

处延长至第一跖骨的中部。

- 显露第一跖骨及跖趾关节囊的内侧面，保护远端血供，一定不能剥离第一跖骨足底软组织。
- 显露第一跖骨内侧，行三次截骨完成“Z”字形截骨。
- 纵向截骨线从跖骨头水平开始，距关节 5 mm 处，起点为距跖骨背侧 1/3，距跖侧为 2/3 的点。根据畸形严重程度选择此纵行截骨线长些还是短些，一般情况下截骨到骨干近端部分。从冠状面上看，这一截骨线平行于负重平面，或者必要时，截骨线略微从背内侧向跖外侧倾斜，从而使跖骨头更向跖侧移动。
- 第一条横向的截骨线位于远端背侧，当截骨后第一跖骨长度不需要改变时，截骨要垂直第二跖骨的长轴。此截骨线通常与跖骨头背侧软骨的边界线相平行。如果想延长跖骨，横向（短）截骨线的方向从水平面看应该是从内侧 - 近端走向外侧 - 远端，这样的成角方向可实现截骨块向远移位。如果希望短缩第一跖骨，则此横行截骨从内侧 - 远端向外侧 - 近端走行。截骨线在水平面上越倾斜，在外侧移位时，短缩的程度就越大。
- 还有一种方法可以短缩跖骨，就是在截骨后去除一小块骨质，以达到希望短缩的量。这需要在完成远端的横行截骨后，再进行一次截骨，这样的方式短缩的量更容易预测。

- 第二个横向截骨线要严格与第一横向截骨线平行，位于长截骨线近端的跖侧（图 81-46A）。注意避免此截骨线和第一条横向截骨线汇聚，这样会阻挡头部骨块的移位（锁定效应）（图 81-46B）。
- 移动跖侧远端骨块，向外移动，减少跖骨间角（图 81-46C）。必要时，还可以通过旋转，纠正跖骨远端关节固定角（DMAA）。
- 如果一定要矫正跖骨远端关节固定角，那么截骨后，带有跖骨头部分的骨块的近端 - 外侧角会顶在第二跖骨上，影响矫正能力。此时，要考虑去掉这个角。
- 从近端骨质向远端截骨块打入克氏针，注意不要打在远端螺钉拟固定的位置。用克氏针固定代替钳夹可减少远端骨块跖侧软组织的剥离，更好地保护血供（图 81-47A 和 B）。
- 行前足模拟负重试验，此时踇趾应当相对于跖骨头复位，或是几乎复位，而跖骨头应复位于籽骨上方。如果没有达到复位，可以增加一个 Akin 截骨，或是进一步松解外侧的软组织，行踇收肌腱的切断，这样的操作要根据残留畸形的多少来判断。籽骨复位的情况可以通过临床观察或是使用微型 C 臂透视检查。
- 用两枚（2.0 mm 或者 2.7 mm）小螺钉固定截骨。
- 去除暴露的内侧突起和背内侧跖骨干。
- 如果有踇外翻残留，应在修复关节囊前处理，因为截骨和外侧软组织松解矫正不足的情况下，关节囊不足以长时间维持矫形状态（图 81-48）。
- 修复内侧关节囊，去除止血带，彻底止血，常规关闭伤口。

术后处理 在开始康复计划前，患者术后 2 周可穿特定术后鞋并用后跟负重，4 周后可部分负重。

Coetzee 等在多年 scarf 截骨后总结了经验，推荐了几处手术操作的改进：

“Z”形截骨线远端和近端应限制在 2 ～ 3 mm 深度。虽然在理论上降低了截骨的稳定性，但是在临床上并没有发现稳定性下降。浅的截骨也避开了跖骨骨松质部分，从而降低了最常见的“沟槽效

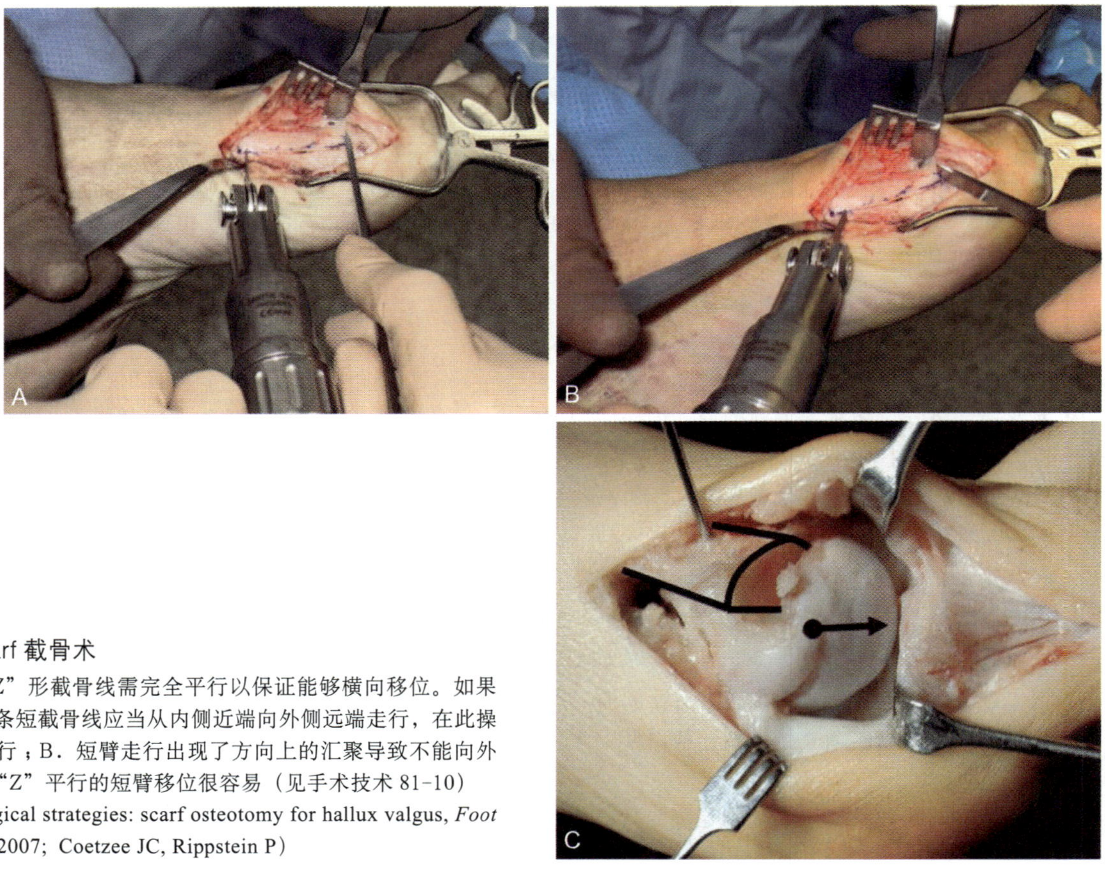

图 81-46 scarf 截骨术

A. 两条“Z”形截骨线需完全平行以保证能够横向移位。如果要延长截骨，两条短截骨线应当从内侧近端向外侧远端走行，在此操作中两者也要平行；B. 短臂走行出现了方向上的汇聚导致不能向外侧移位；C. 与“Z”平行的短臂移位很容易（见手术技术 81-10）

（引自：Surgical strategies: scarf osteotomy for hallux valgus, *Foot Ankle Int* 28:529,2007; Coetzee JC, Rippstein P）

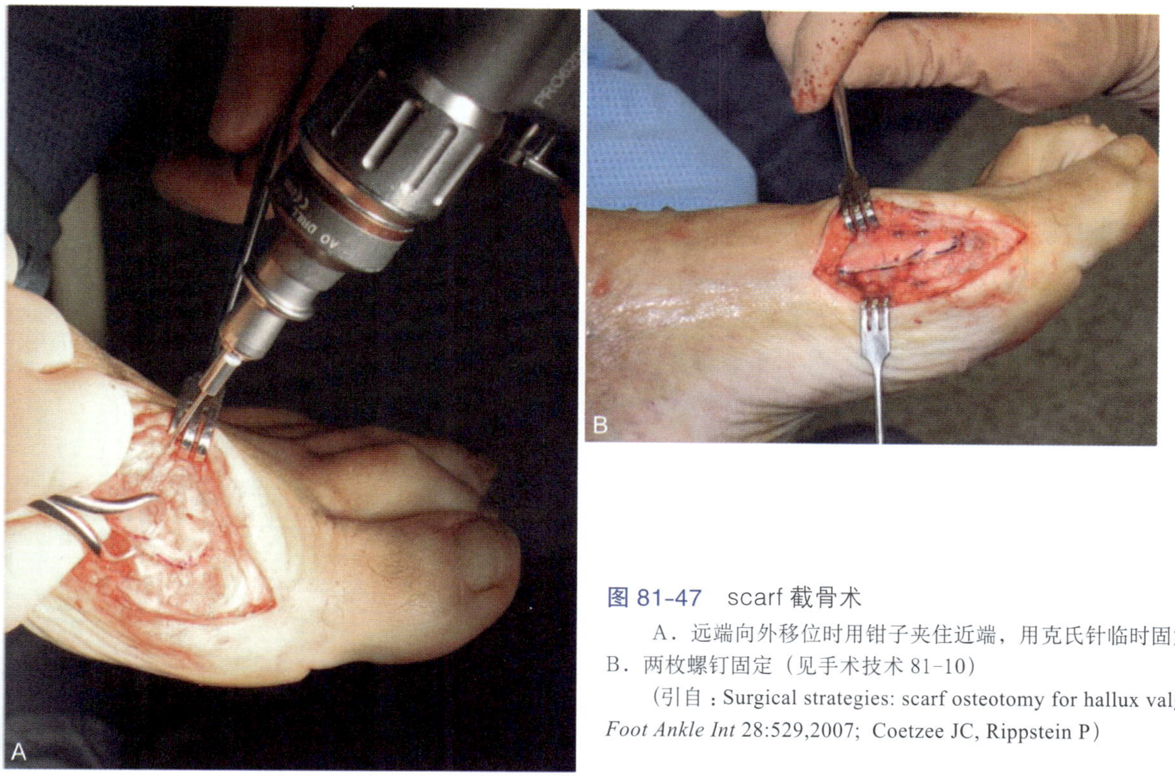

图 81-47 scarf 截骨术

A．远端向外移位时用钳子夹住近端，用克氏针临时固定；B．两枚螺钉固定（见手术技术 81-10）

（引自：Surgical strategies: scarf osteotomy for hallux valgus, *Foot Ankle Int* 28:529,2007; Coetzee JC, Rippstein P）

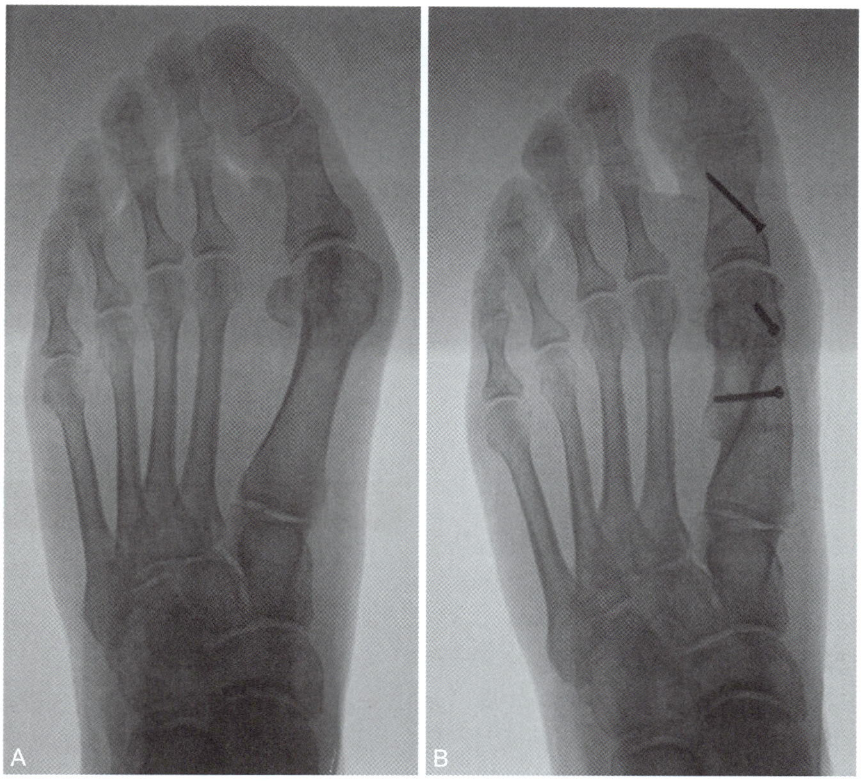

图 81-48 A. 中度第一跖骨内翻和踇外翻畸形患者；B. 术后跖骨间角和踇外翻角均被矫正；此外还进行了 Akin 截骨以完全矫正踇外翻（见手术技术 81-10）

（引自：Surgical strategies: scarf osteotomy for hallux valgus, *Foot Ankle Int* 28:529,2007; Coetzee JC, Rippstein P）

应”风险（图 81-49）。“沟槽效应”是此类截骨最常见的问题。当骨皮质嵌插到跖骨干骨松质处时就会出现此问题，并引起第一跖列的功能性抬起或背伸，进一步可以引起第一跖骨旋前和其他跖骨超负荷(图 81-50)。短缩截骨中的短臂可以减少此问题，或是只会出现最多 2 mm 的错位效果。避免“沟槽效应”的另一种方法是尽可能延长“Z”形截骨的长度，使短臂的皮质更少。

这个手术应局限于骨质条件较好的青壮年，以防止“沟槽效应”发生。老年患者因骨松质太软而达不到支撑骨皮质移位的效果。

根据不同需求，截骨可以进行多种调整。通过“Z”形长截骨线的方向改变，远端（带跖骨头）骨块可以在移位中向跖侧或背侧移动。进行长截骨线的操作时，从跖骨背内侧向跖外侧成角，可以使远端骨块向跖侧移动 1 ~ 2 mm，从而增加第一跖骨下方的负重（图 81-51）。跖屈或背伸第一跖骨，或是通过截骨增加旋转，可以增加稳定性，增加截骨的功能。跖骨可以通过截骨有几毫米的延长，而不会影响稳定性，这样的操作可以在“Z”形截骨的短截骨线上平行地进行从内侧 – 近端向外侧 – 远端的截骨实现。此外还可以进行短缩，在短截骨线上去除骨质，得到相等量的短缩量，这一操作相对很少用到。

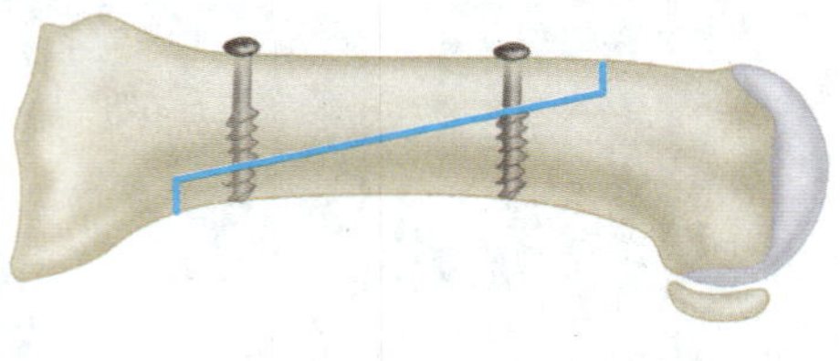

图 81-49 “Z”形截骨短臂应限制深度来避免“沟槽效应”风险

（引自：Coetzee JC, Rippstein P : Surgical strategies: scarf osteotomy for hallux valgus, *Foot Ankle Int* 28:529,2007.）

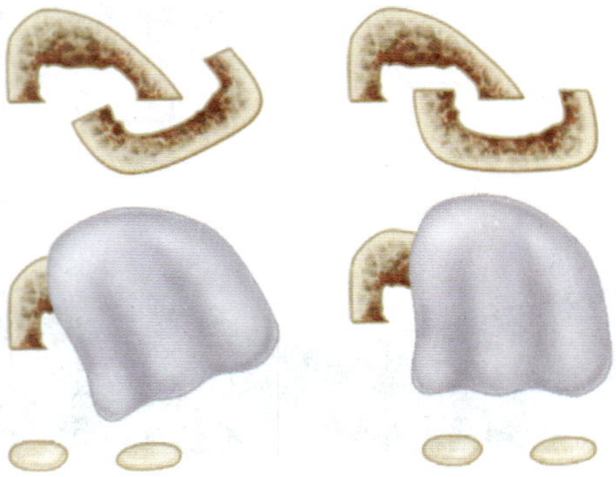

图 81-50 “沟槽效应”可导致力线改变或旋转畸形

（引自：Coetzee JC, Rippstein P : Surgical strategies: scarf osteotomy for hallux valgus, *Foot Ankle Int* 28:529,2007.）

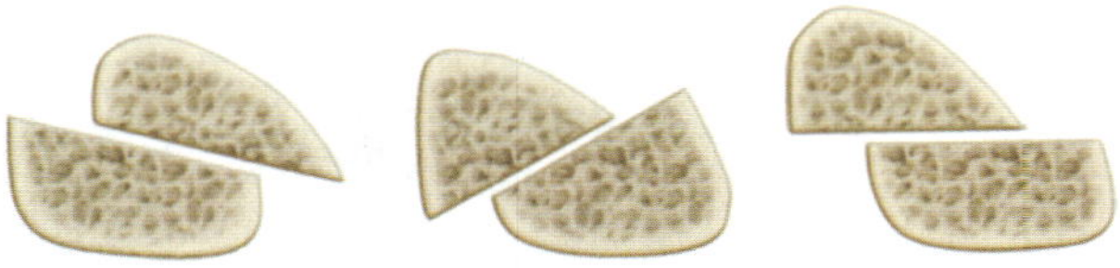

图 81-51 根据“Z”形截骨长臂的方向，跖骨头侧骨块可以向跖侧、向背侧或中立地进行平移

（引自：Coetzee JC, Rippstein P : Surgical strategies: scarf osteotomy for hallux valgus, *Foot Ankle Int* 28:529,2007.）

Ludloff 截骨术

1918 年，Ludloff 报道了一种第一跖骨干由近背侧向远跖侧的斜行截骨术。他最初短缩第一跖骨而不用内固定，此项技术因其内在稳定性较差而被摒弃多年。随着可以增加稳定性的内固定新方法的出现，此项技术得到了普及推广。生物力学研究显示，Ludloff 截骨术用拉力螺钉固定后，其稳定性较跖骨近端弧形截骨及其他第一跖骨截骨术更优。且在侧方和角度矫正方面，与弧形截骨和闭合性楔形截骨术类似，且对跖骨抬高更低，短缩更少。其优势除了有较好的力学稳定性，允许早期下床活动外，还包括操作简便（只对跖骨做一次截骨），通过旋转骨性结构来矫正跖骨间角，从而使术者像“拨号”一样精确掌握矫正的量，截骨端轻度旋后（8°）允许第一跖骨轻度跖屈，理论上最大程度降低了转移性跖骨痛的发生率。并发症包括螺钉突出需要取出、踇内翻、延迟愈合、浅表感染和神经痛。

手术技术 81-11

（Chiodo、Schon 和 Myerson）

- 止血带的用法及麻醉见手术技术 81-1。在背侧和内侧分别做切口。
- 首先在第一趾蹼背侧行纵行切口，切断跖骨间韧带、踇收肌腱和外侧关节囊。
- 再做 8 cm 内侧纵行切口，由跖楔关节处延伸到近节趾骨基底，暴露第一跖骨和跖趾关节的内侧面。
- “十”字形或“L”形切开内侧关节囊。

- 由第一跖楔关节远端 2 mm 处开始斜形截骨，由近背侧斜向远跖侧，截骨平面的方向约和第一跖骨的长轴呈 30°，这样的角度保证截骨线在第一跖骨远端跖侧穿出，穿出点位于籽骨近端几毫米处。
- 截断近端 3/4 的骨干后，用空心拉力螺钉（3 mm 或 3.5 mm）垂直于截骨线松松地固定（图 81-52A）。这一螺钉打入的位置要更靠近端，而不是截骨的中点处。从而使矫正畸形的旋转中心更靠近端，更接近畸形顶点，增加矫形的能力，并使跖骨短缩最小化。可增加畸形的矫正并减少第一跖骨的短缩。
- 完成截骨，围绕螺钉的轴旋转截骨远端，直至跖骨间角矫正满意（图 81-52B）。
- 矫正达到预期后，拧紧螺钉。
- 在此螺钉的远端，垂直于截骨线拧入第二枚螺钉（图 81-52C）。
- 如果还有余地，可加用第三枚螺钉。如果第二枚螺钉固定不牢靠，可追加两枚轴向克氏针固定，而不会对固定的稳定性有太大影响。如果因截骨线较短或术中合并跖骨骨折而无法用螺钉固定，应用带螺纹的克氏针可提供相当的稳定力量。

术后处理 患者术后即可根据自身耐受情况，穿开放、硬底的外科鞋，用足跟和前足外侧负重，之后根据耐受情况逐渐恢复前足完全负重。术后 7 ~ 10d 更换敷料，术后 4 ~ 6 周根据影像学所示的骨愈合程度和截骨稳定性，逐渐停止穿术后鞋。

跖骨的开放性楔形截骨

作为单独的手术方法或与其他截骨相结合，近端开放性楔形截骨在文献中获得一些支持。实际上第一跖骨的延长对第一跖列较短和跖骨痛的患者非常有用。尽管这是一个潜在的强有力的手术，但作者的经验中，这样的手术如果不过度紧缩足趾的内在肌复合体，很难矫正跖骨间角 16° 以上的畸形。实际上 Iyer 等报道该手术后踇外翻的复发率很高，并且当跖骨远端关节固定角很大时应慎用。该手术可以使用锁定或非锁定板，也可植骨或不植骨。在作者的机构中，此术式只是选择性地用于第一跖列短缩的患者，不能代替所有的近端截骨。

手术技术 81-12

- 止血带的使用和麻醉见手术技术 81-1。做一个 2 ~ 3 cm 的内侧纵行斜切口。
- 斜行截骨，截骨的内侧端在第一跖跗关节远端 1.5 cm 处，截骨指向关节囊内的这端和向第一跖楔关节的外侧。
- 截骨垂直于跖骨的矢状轴，保留外侧的皮质作为铰链。
- 撑开截骨区，并通过透视检查跖骨间角的纠正情况。
- 根据需要矫正的跖骨间角选择合适尺寸的楔形接骨板，每毫米楔形截骨可矫正跖骨间角 3°。
- 将楔形骨撬插入截骨部位，以保持跖骨间角的矫正。

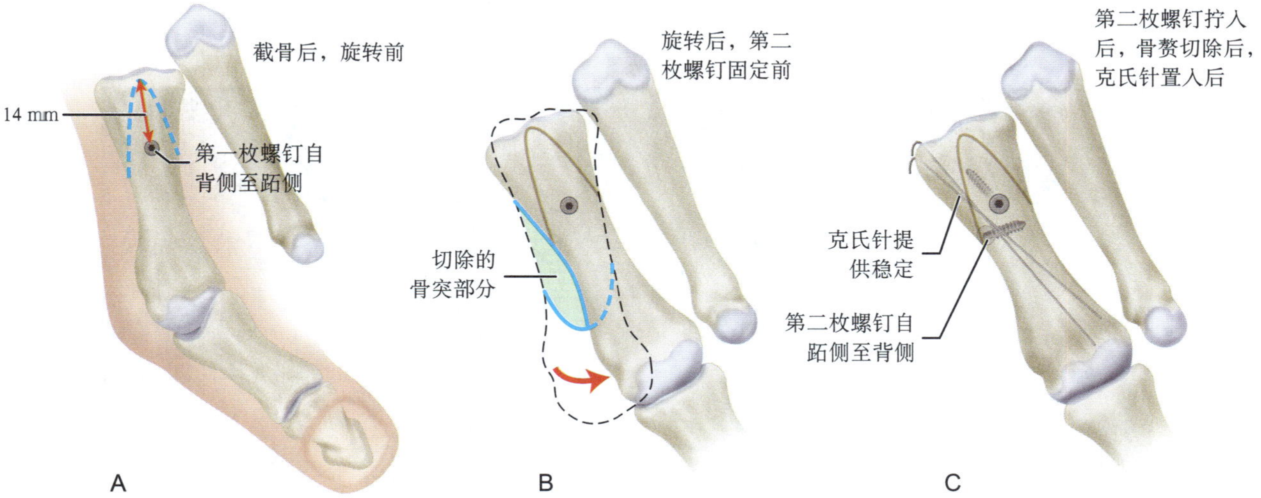

图 81-52 Ludloff 截骨术

A. 截骨后远端骨块旋转之前拧入第一枚螺钉；B. 旋转远端截骨块；C. 在拧入第二枚螺钉并切除多余骨质后另辅助克氏针固定（见手术技术 81-11）

（引自：chon LC, Dorn KJ, Jung HG: Clinical tip: stabilization of the proximal Ludloff osteotomy, *Foot Ankle Int* 26:579,2005.）

- 用 2.3 mm 自攻螺钉固定接骨板。
- 将自体移植物或骨移植物替代物置于截骨部位，以填补空隙。
- 做必要的软组织手术。

术后护理 干燥敷料包扎覆盖，石膏固定以维持矫正患者非负重 4 ～ 6 周。然后可以逐渐负重 2 ～ 4 周，以后在可忍受的范围内完全负重。

内侧楔骨截骨术

Riedl 首次描述了内侧楔骨截骨术。其最初用于矫正第一跖骨内翻，随后用于治疗跖骨近侧骨骺未闭的青少年䠁外翻患者，特别是跖骨间角异常增大的患者（图 81-53）。该截骨术与内侧突起切除和内侧关节囊重叠缝合术联合应用。该方法联合跖骨远端闭合楔形截骨和近端趾骨截骨术治疗严重的畸形时特别有效，尤其是对于跖趾关节匹配的患者。

手术技术 81-13

（Riedl 和 Coughlin）

- 止血带的用法及麻醉见手术技术 81-1。以第一楔骨为中心做内侧纵行切口，内侧楔骨长约 2 cm，截骨的中心应在该骨的中央。
- 寻找舟楔关节与跖楔关节。
- 在内 - 外平面上截骨，深度为 1.5 cm（图 81-54A 和 B），确保切断背侧与跖侧的骨皮质。
- 将跖骨头的内侧突起作为支撑植骨材料，在内侧突起不大的青少年可自髂嵴取楔形骨块。根据第一楔骨的高度，楔形骨块长度约为 3 cm，基底部宽不超过 1 cm。并逐渐向顶部变窄，最后达到一点。去掉所有的骨皮质。
- 以推板拉钩分开截骨处，插入植骨块（图 81-54C）。
- 以 1.6 mm 克氏针（或用一枚 3.5 ～ 4.5 mm 的全螺纹骨皮质或骨松质螺钉）交叉固定，常规关闭切口。

术后处理 使用有良好衬垫的短腿非行走石膏固定 6 周，之后穿可拆卸的步行鞋，直至截骨与植骨处愈合，这可能需要 4 ～ 6 个月。

六、近节趾骨截骨术

1925 年，Truslow 使“第一跖骨内收（metatarsus primus varus）”这一术语（或称第一跖骨内翻）流行起来，并建议通过矫正此畸形来治疗䠁外翻。同年，Akin 提出在近节趾骨基底部行基底朝内的闭合楔形截骨，同时切除内侧突起矫正䠁外翻畸形。他还建议切除近节趾骨基底部内侧髁状隆起。经过

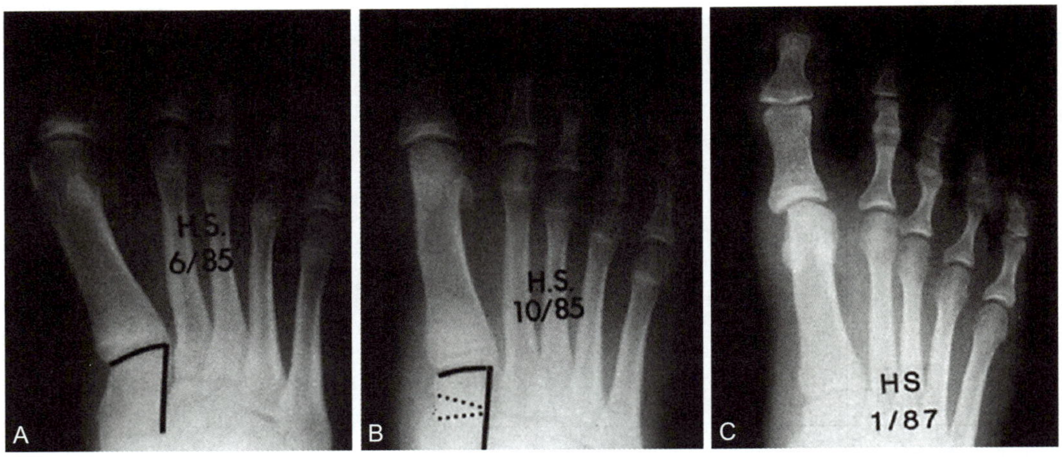

图 81-53 A. 骨骺未闭的青少年患者第一跖骨内收；B. 楔骨的开放性楔形截骨术和远端软组织力线矫正术后；C. 术后 18 个月，可见跖趾关节对合异常

（引自：Coughlin MJ: Juvenile bunions. In Mann RA, Coughlin MJ, eds: *Surgery of the foot and ankle*, 6th ed, St Louis, 1993, Mosby.）

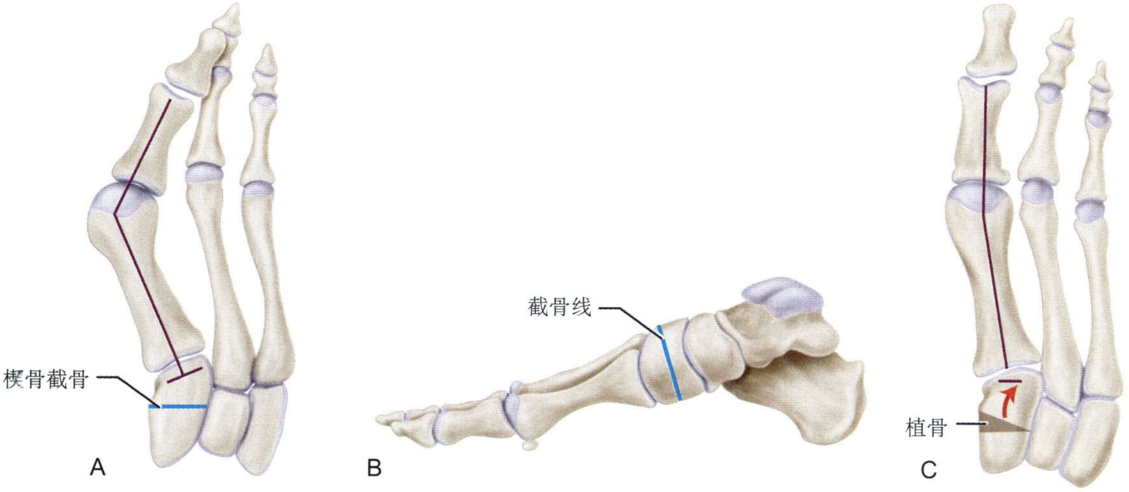

图 81-54 A. 楔骨截骨撑开前的正位；B. 楔骨截骨的侧面观；C. 截骨处牵开并已植骨（见手术技术 81-13）
（引自：Coughlin MJ: Juvenile bunions. In Mann RA, Coughlin MJ, eds: *Surgery of the foot and ankle*, 6th ed,St Louis, 1993, Mosby.）

微小的改动后，这一方法对精心选择的一些踇外翻患者很有效，多被作为踇外翻主要手术的辅助术式。它很少单独用于矫正踇外翻畸形，大多数患者都需结合其他手术来矫正踇外翻角。

畸形的程度应在负重时行足正位 X 线片测量。跖骨间角、踇外翻角和趾间关节外翻角都应测量，以确定第一跖骨内收、踇外翻和踇趾远节外翻的程度。如果踇外翻手术完成后仍有籽骨向外侧脱位，则踇外翻易于复发。如果籽骨半脱位，那么 Akin 手术的价值很有限。这表明了趾骨关节角和踇趾趾间关节外翻角应通过足负重正位 X 线片上测量趾骨两端关节面平行线的垂线与此两平行线交角之间的差来确定（图 81-55）。行 Akin 手术时，近节趾骨基底部每切除楔底 2.5 ~ 3mm 的骨块就可纠正 8° 的趾间外翻。跖骨远端关节固定角的测量也被作为行 Akin 手术与否的指标。如果这一角度 > 10° ~ 15°，并且采用跖骨基底部截骨术矫正过大的跖间角的话，Akin 手术则可进一步矫正外翻而不影响关节面的匹配度。这一手术最初并不与踇收肌腱切断或外侧关节囊切开联合应用，但这种改良对于基本要求只是使踇趾和第二趾不相互挤压的老年患者很有吸引力。

在两项 X 射线的研究中，Dixon 等和 Park 等发现踇外翻矫正后出现趾间外翻的概率很大。这些研究强调关注术前趾间畸形评估这一细节，并可能需要更积极地使用 Akin 截骨术。

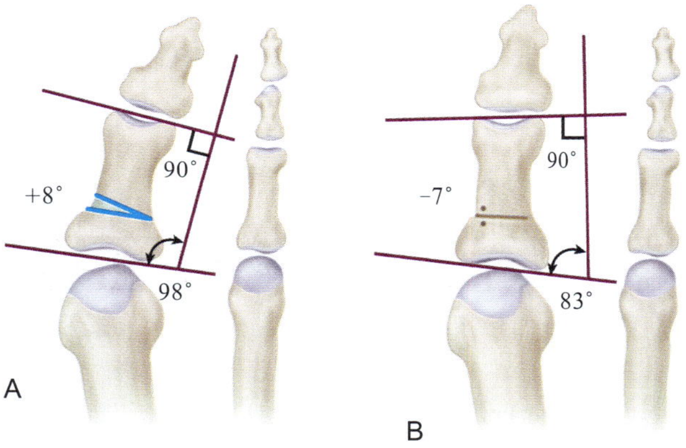

图 81-55 A 和 B. 测量趾骨关节面角以评估趾间关节外翻和术后矫正的量
（引自：Beskin JL: Akin's phalangeal osteotomy for bunion repair. In Myerson M, ed: *Current therapy in foot and ankle surgery*, St Louis, 1993, Mosby.）

单用此术式的适应证：
1. 年龄超过 55 岁。
2. 踇趾趾间关节过度外翻（任何年龄）。
3. 踇外翻角 ≤ 25°。
4. 跖间角 < 13°。
5. 跖趾关节活动良好且无局部关节疼痛。

单用此术式的禁忌证：
1. 类风湿关节炎。
2. 跖趾关节的中、重度骨关节炎。
3. 跖间角 > 13°。
4. 踇外翻角 > 30°。

5．胫侧籽骨向外侧半脱位超过其宽度的1/2。

6．近节趾骨骨骺未闭。

尽管在骨骺未闭时禁忌按原始方法行趾骨基底部截骨术，但可在趾骨颈部截骨矫正趾间关节的外翻，这在青少年患者中更常使用。如果主要手术后未能彻底矫正畸形，或患者有严重的䠀趾趾间关节外翻，将本术式与其他的䠀外翻手术结合使用是合理的（图 81-56）。

Akin 截骨术是最为常用的矫正趾间关节外翻的手术，此外，当主要的䠀外翻手术完成后畸形矫正不满意，还需要增加 5° ~ 10° 的矫正量时也可以采用此术式，当然，前提是上面提出的标准中跖骨间角与籽骨位置已经复位。该术式结合䠀收肌切断、内侧突起切除以及内侧关节囊重叠缝合术(如果关节囊坚韧足以缝合)常适用于中度畸形的老年患者。然而必须向患者强调，尽管术后穿鞋时䠀趾会较舒适，且不会因挤压第二趾而产生临床症状，但其䠀趾外观不会得到明显改善。

Akin 截骨术

手术技术 81-14

- 止血带的使用和麻醉见手术技术 81-1。该手术可以通过踝关节阻滞麻醉完成。沿近节䠀趾近侧 2/3 处向近端内侧做一纵行切口，延长切口，跨过内侧突起，显露跖骨干的远端。再在内侧纵向切开近节趾骨的骨膜，至第一跖骨颈关节囊附着点近端 2~3 mm 处。
- 锐性分离（不用骨膜剥离器）显露近节趾骨，刚好足够截骨即可。避免更多地剥离骨膜，因为剥离过多可造成截骨部位的延迟愈合或不愈合。然后锐性分离内侧突起附近的关节囊，使其显露清晰，但应尽可能保护附着于跖骨颈的近端关节囊。
- 以矢状旁沟作为截骨起始标记。按前述方法切除内侧突起，而后用咬骨钳或骨锉将截骨面的骨松质粗糙缘修平（图 81-57A）。
- 从中线处做一个切口，从滑囊炎的内侧切口延伸到趾间关节，保护足底和背侧的皮神经。
- 尽可能剥离内侧的骨膜，以显露䠀长伸肌和䠀长屈肌腱，并使用较小的 Hohmann 拉钩进行保护。
- 第一次截骨从内侧到外侧平行克氏针进行，不穿透对侧的皮质。使用中等尺寸的锯片，因为细锯片可能会引发烧伤，造成延迟愈合（图 81-57B）。
- 第二条截骨线距离第一条截骨线约 2 ~ 5 mm（根据需要矫正的畸形），截骨第二刀朝向第一条截骨线位于外侧皮质的点。理想情况下，不穿透外侧皮质层，而只是打薄，这样只需要一点力量就可以完成内侧截骨区的闭合。完成截骨后，如果还有旋前存在，可以把远端旋转对合在近端，纠正旋前。

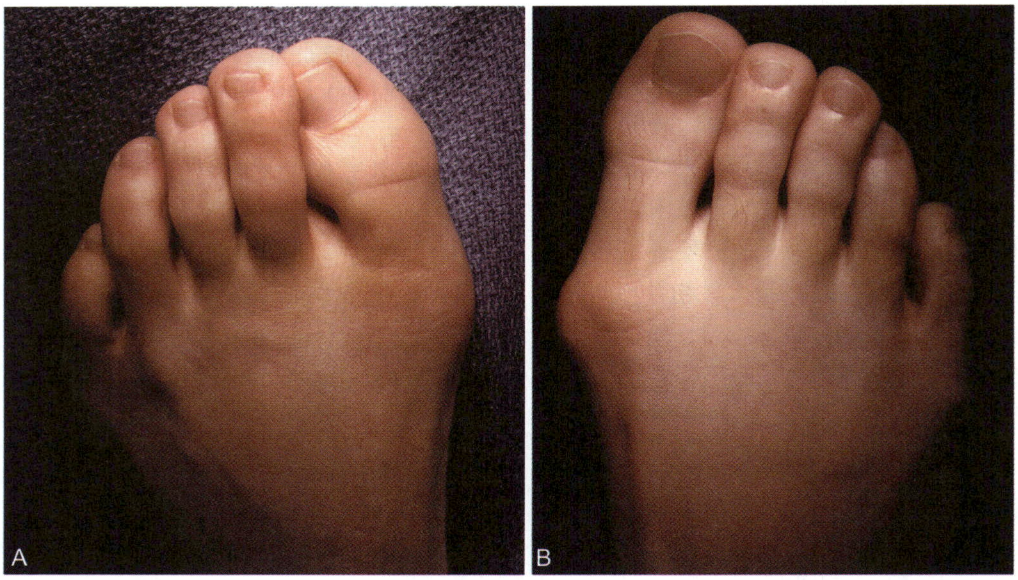

图 81-56 A. 轻度䠀外翻和明显的趾间关节外翻可用 Akin 截骨术纠正；B. 不适合行 Akin 截骨术的畸形

- 如果放置了踝关节止血带，将其松开，以评估足趾的位置。还要去除用于截骨定位的克氏针。如果存在足够的骨桥，克氏针去除时留下的孔可用于缝合固定。
- 确定足趾的旋转，并使用克氏针制作与第一个孔相对的孔，然后用 2-0 不可吸收线穿过两孔。
- 闭合截骨线，从近端向远端打入一枚 1.2 mm 克氏针，打入的位置在趾骨中线的跖侧（图 81-57C）。
- 确定克氏针的位置，将其弯曲至骨并切断，扎紧缝线。
- 用 2-0 可吸收线缝合伤口，覆盖骨膜，用 5 ~ 9 针尼龙线缝合皮肤。用绷带包扎踇趾的趾间关节。

术后处理 嘱患者休息，患足抬高 72h（上厕所除外），但允许患足在能够忍受的范围内负重，一般不需石膏固定。但有踇趾趾间关节过度外翻畸形的青少年患者，术后第 1 个月最好用超过足趾的短腿行走石膏固定，术后 3~4 周拆线、拔针，可穿宽松柔软的鞋行走。拔除针后开始进行活动范围内的轻微的主动和被动功能锻炼。虽然截骨术后 4~6 周可达到临床骨愈合，但 X 线片上显示完全骨愈合可能需 3~6 个月或更长时间，截骨不愈合较少见，发生率约为 1%。

七、第一跖趾关节融合术

如果选择合适的患者，第一跖趾关节融合术是治疗踇外翻最适当的术式（图 81-58 和图 81-59）。Mann 和 Katchurian 报道单纯行第一跖趾关节融

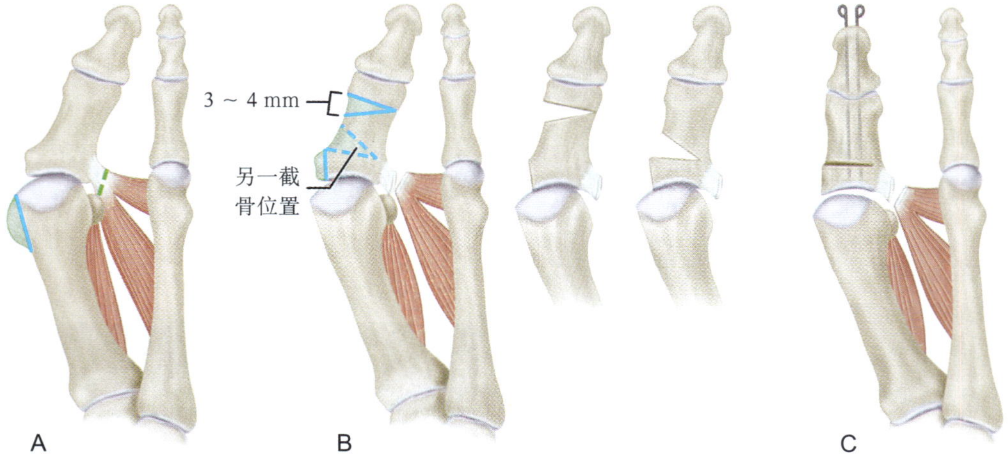

图 81-57 A. 切除内侧突起，切断踇收肌；B. 近节趾骨基底部截骨和趾骨内髁切除。阴影部示近节趾骨楔形截骨其他可选择的截骨部位；C. 踇趾截骨后的最终位置（见手术技术 81-14）

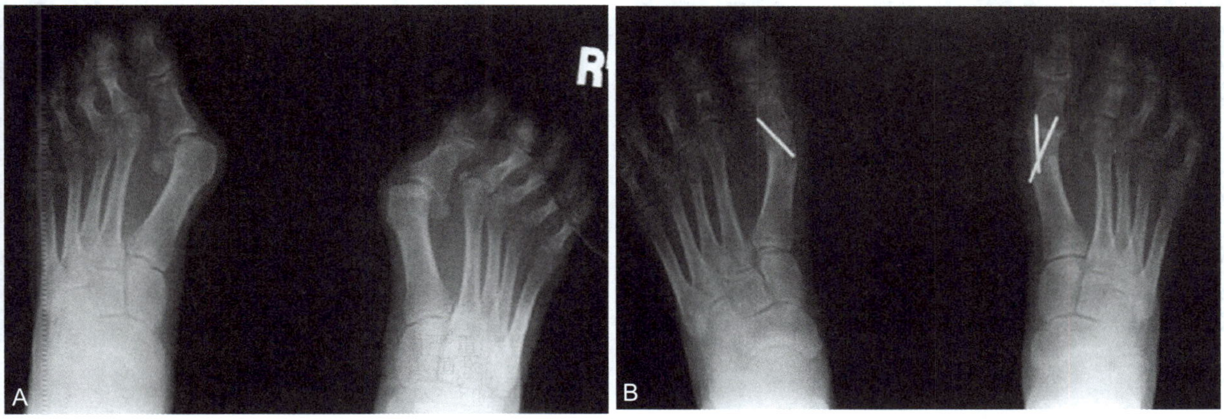

图 81-58 A. 46 岁妇女的踇外翻；B. 关节融合术后 1 年

合术后，跖骨间角平均减少 4° ~ 5°，表明只有畸形非常严重的患者才需同时行跖趾关节融合术和跖骨近端截骨术。Grimes 和 Coughlin 报道了行第一跖趾关节融合术来治疗 33 例跚外翻手术失败的患者，第一次手术包括近端和远端截骨术、McBride 手术、骨赘切除和关节成形术，平均随访时间 8 年，其中 24 例（72%）取得优良疗效。就像其他足踝融合的手术一样，应该注意吸烟的患者，他们不愈合的风险很高。建议所有进行骨性手术，特别是关节融合术的患者，除非在医学上有禁忌证，否则应服用维生素 D 补充剂。

下列情况的跚外翻适合行第一跖趾关节融合术：

1. 严重畸形（跖骨间角超过 20°~22°，跚外翻角 > 45°，并且跚趾严重旋前）（图 81-60），特别是在第二、三跖骨头下方存在痛性胼胝，而且前足垫萎缩时。

2. 跚外翻伴退行性关节炎。尽管不常见，但年龄超过 60 岁的患者偶可出现沿矢状沟外侧部分的骨质破坏伴关节软骨剥脱。

3. 当跖趾关节活动受限且出现疼痛时，轻、中度畸形的患者可行关节融合术，也可行关节切除成形术。

4. 跚外翻复发。可用以替代 wMcBride 手术、跖骨截骨术或 Keller 截骨术。

5. 神经肌肉病变患者，如脑瘫患者，肌力不平衡所致的跚外翻畸形，可行此术式防止其复发。

6. 内侧关节囊全部结构严重破裂且不能充分修复的创伤后跚外翻。

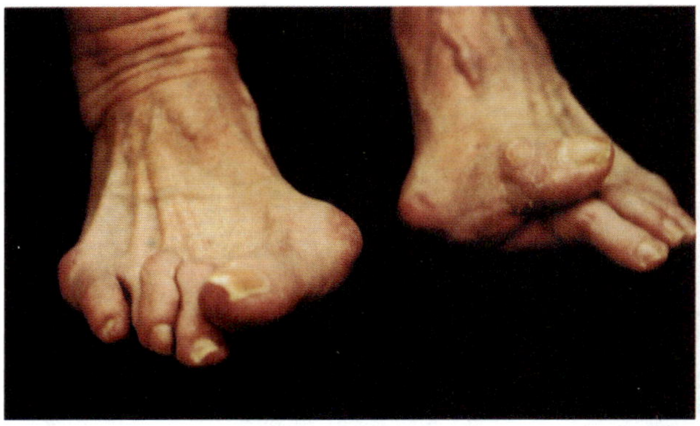

图 81-59 严重的跚外翻是第一跖趾关节融合术很好的适应证，尤其是以前矫正过又复发的跚外翻（左足）

7. 类风湿关节炎患者的跚外翻。第一跖趾关节融合术优于关节切除成形术，特别是小于 55 ~ 60 岁的患者。

第一跖趾关节融合术的手术方法可根据截骨类型和固定器的种类不同而异。关节表面可以是平面也可以呈锥形或者是像“球窝”一样的结构，也可通过克氏针、加压螺钉或接骨板固定。5 种常用的生物力学评价指标得到的结果是倾斜拉力螺钉和接骨板固定最稳定。现有的各种固定板的背伸角是 9° ~ 10°。这种稳定的固定结构允许立即完全负重，这种特殊设计并预弯的接骨板比临时折弯的接骨板更好，因为临时折弯接骨板很难控制背伸的角度，并可能增加接骨板断裂的概率。完成关节制备后，可以使用交叉螺钉固定。螺钉可选用前后不同螺距的无头加压钉，或是特制的螺纹加压钉，还可以用交叉全螺纹钉固定，这些可以增加稳定性以及把持度。理想状态下，有一枚螺钉穿过跖趾关节活动轴的跖侧（位于张力侧）。通过螺钉固定的手术可避免内固定物在足背突起，但这在骨质疏松的患者不可采用。螺钉固定的手术选择内侧直切口较为容易，手术操作更容易，而不是采用背侧或背内侧入路（图 81-61）。

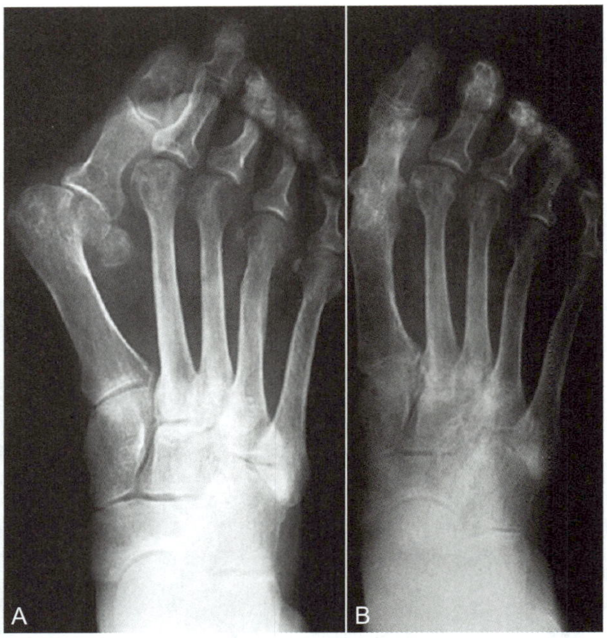

图 81-60 A. 严重的跚外翻伴严重的原发跖骨内翻；B. 第一跖趾关节融合术和第一跖骨近端截骨术后

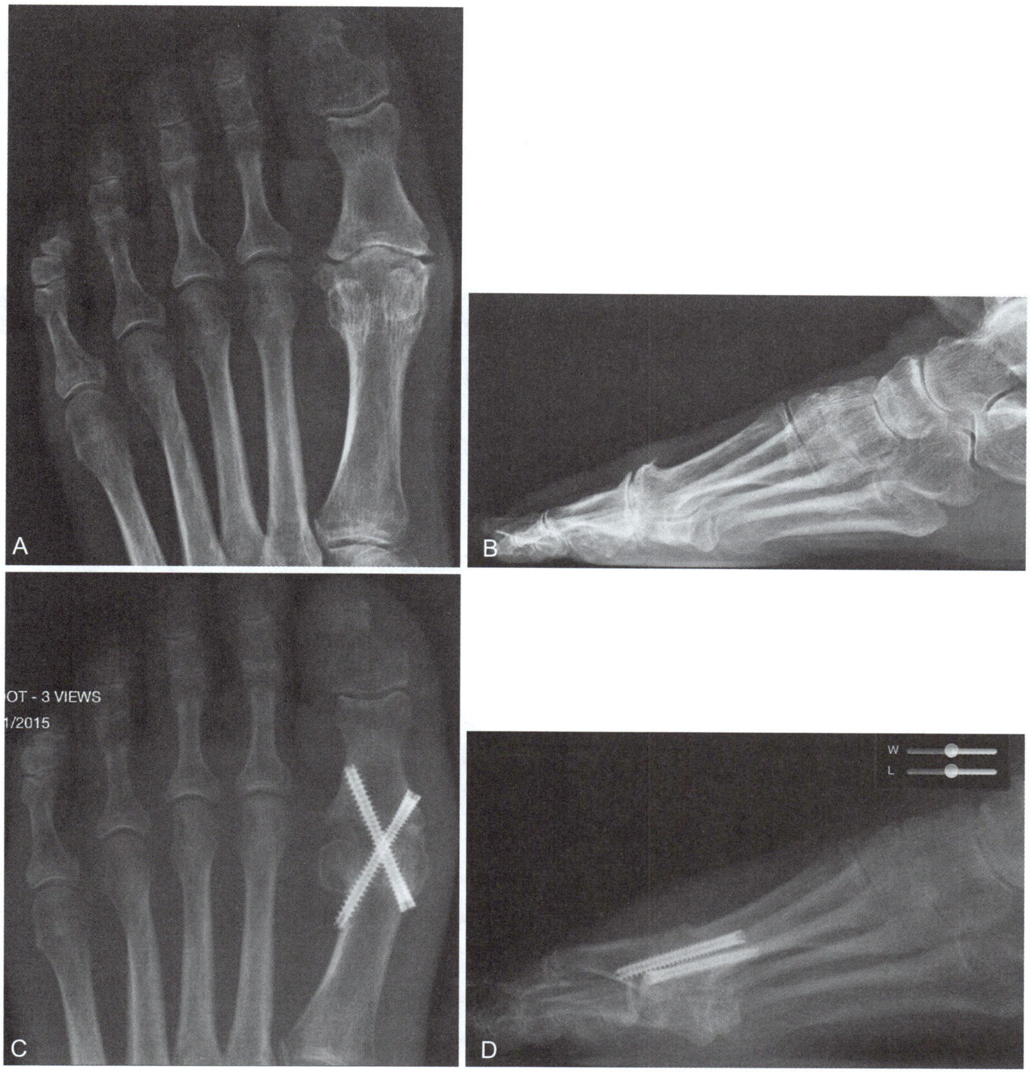

图 81-61 A 和 B. 跗外翻；C 和 D. 交叉螺钉固定

小接骨板固定第一跖趾关节融合术

手术技术 81-15

(Mankey 和 Mann)

- 止血带的用法及麻醉见手术技术 81-1。从跗趾趾间关节背侧近端数毫米处开始，沿跗长伸肌腱内侧缘做一足背侧切口，向近端延长 5 ~ 6 cm（图 81-62A）。切开皮肤、皮下组织及伸肌结构。找到并保护腓浅神经发至跗趾背内侧的固有支。切开近节趾骨基底部的伸趾肌腱及第一跖骨的骨膜。
- 锐性分离显露第一跖趾关节的背侧、内侧和外侧。
- 暴露内侧突起，并用小直角拉钩充分显露第一跖趾关节的三面。
- 用咬骨钳咬除近节趾骨基底或跖骨头背侧的所有骨赘。
- 用 9 mm 宽的电锯，在第一跖骨远端关节软骨近侧 3 ~ 4 mm 处截除其远端关节面，截骨平面垂直于第一跖骨干（图 81-62B）。
- 相对足跖面将跗趾背伸 15° 或相对于第二跖骨的倾斜角背伸 25° ~ 30°，同时置于 15° 外翻和旋转中立位（图 81-62C 和 D）。
- 保持跗趾于此位置，平行于第一跖骨原截骨平面截除近节趾骨基底部。术中尽量多保留基底部的干骺端，以备螺钉固定。
- 对严重骨质硬化的患者，应用 1.6 mm 直径克氏针在近节趾骨基底部及第一跖骨头处钻多个小孔，如截骨后已露出骨松质，则不需要此步操作。

- 将踇趾置于合适位置后，即可用两枚 1.2 mm 直径克氏针由远端背侧向近端内侧暂时交叉固定，克氏针必须置于趾骨和跖骨头的上 1/4 骨质内，为螺钉留出固定的位置，将拉力螺钉恰置于近节趾骨中线的跖面（图 81-62E）。
- 确保将近节趾骨基底部周围的软组织彻底切除，无软组织嵌插入关节融合部位，并保留踇踇长屈肌腱。
- 将一枚 4 mm 骨松质拉力螺钉由踇趾近节趾骨基底部跖内侧向外拧入跖骨头内。在导钻引导下，在近节趾骨基底部骨质突出部位（此处骨质丰富）先用 3.5 mm 钻头钻一滑动孔，再以 2 mm 钻头钻孔，测螺钉长度，在孔内攻出螺纹后再拧入螺钉。一般不需钻埋头孔，但如担心螺钉头会向背侧撬起以及骨皮质桥会劈裂，则应埋头。最后拧紧螺钉前，拔除克氏针，以达到最大限度的加压作用。
- 切除内侧骨赘，确保外侧亦无骨赘。
- Mann 强调类风湿患者的足部骨质很差，可能无法行拉力螺钉固定，此时可使用背侧接骨板或髓内斯氏针固定。
- 用拉力螺钉完成有限的内固定后，在背侧用 AO 1/4 管型接骨板或类似的固定器械固定。通常跖骨端放三孔，近节趾骨端放二孔。但有些患者趾骨很长，可以在关节融合部位的两侧各用三枚螺钉固定。接骨板近端由一 4 mm 骨松质螺钉固定。无需应用拉力螺钉加压技术，此种接骨板也不产生加压作用。如患者跖骨非常小，则使用为 1/4 管型接骨板特制的 2.7 mm螺钉。首先固定近侧最靠近关节融合部位的螺钉（图 81-62F）。
- 在最后拧紧该螺钉前，检查关节融合及接骨板的位置：接骨板应置于踇趾及近节趾骨的中线上，并且近节趾骨的外缘应与第一跖骨头的外缘对齐。
- 在跖骨上另固定一枚螺钉，并且在近节趾骨固定二或三枚螺钉。必须精确测量螺钉长度，避免阻碍踇长伸肌活动。最后固定接骨板最近端的一枚螺钉。
- 如截骨面间有小块骨缺损，可用切除后的内侧骨赘的深面做骨松质移植。
- 用 2-0 可吸收缝线缝合关节囊，将踇长伸肌在足背侧复位。用不可吸收缝线缝合皮肤。
- 用数个无绒毛松软敷料及纱布将足部加压包扎，将包扎固定于踝部。

术后处理 术后第 1 天查房时患者更换较舒适的敷料，允许患者穿术后鞋在能忍受的范围内负重，可以用拐杖或助行器辅助行走。通常术后 12 周融合处完全骨性愈合，此时可允许患者穿任何合适的鞋行走。

应用背侧低切迹解剖弧形接骨板和加压螺钉固定行第一跖趾关节融合术

手术技术 81-16

(Kumar、Pradhan 和 Rosenfeld)

- 止血带的用法及麻醉见手术技术 81-1。行背侧入路（翻修时可采用原切口）显露关节囊，并在内侧纵向切开至踇长伸肌腱；向外侧牵开肌腱。
- 显露关节囊和跖骨头外侧副韧带，向下松解牵拉踇长屈肌腱。
- 利用球形磨钻处理跖趾关节面，形成同心的凹凸表面（见手术技术 81-17）。
- 将关节面放置于理想位置，并用克氏针临时固定。
- 使用一个平整的托盘在模拟负重下检查矢状位对线。模拟负重时足跟上提离地 2.5 cm 时的姿态，确定跖趾关节放置的位置。
- 切除背侧隆起。
- 通过对比对侧踇趾确定外翻力线；用钉板作为寻向保持旋转至中立位。
- 直视下使背屈达到 15° ~ 25°，并用加压螺钉固定。
- 放置预弯的背侧钛合金接骨板，并以标准螺钉固定。
- 将球形磨钻打磨时取下骨植入缺损处，逐层关闭伤口，并用绷带加压包扎。

术后处理 患者术后即可穿平底鞋负重行走，需要时扶拐行走。术后 2 周去除加压包扎。术后 6 周正常穿鞋活动。

第一跖趾关节锥形融合术

有很多厂家生产了不同的打磨工具用来完成此手术。这一术式还可以用手工制作球－窝样表面来制备。

手术技术 81-17

(Johson 和 Alexander)

- 止血带的用法及麻醉见手术技术 81-1。在局部麻醉或全身麻醉下，于患者背侧的腓浅神经分支与跖侧的足底内侧神经的固有支之间，在跖趾关节的表面做一内侧正中切口。切口始于近节趾骨近侧半，跨过内侧突起的表面，沿第一跖骨干延长。

- 切至骨面方可翻开皮瓣。作者建议此时翻开一小片皮瓣，以确保腓浅神经没有栓系于中线内侧，因为踇外翻畸形时内侧的突起把它推向了骨突的背侧，它在跖骨的内侧突起移行为跖骨干的水平容易损伤。
- 锐性分离踇趾近节趾骨基底部及跖骨头处的软组织，细心地保留踇长屈肌腱。必须正面看到近节趾骨基底部。
- 在近节趾骨基底部的中央钻入一导针，达近节趾骨头的软骨下骨内。
- 使用锥形磨钻打磨近节趾骨的关节面（图 81-63A）。
- 显露跖骨头并在其内插入一导针。导针必须与第一跖骨背侧成一适当角度，在角度仪指导下确保踇趾相对于第一跖骨倾斜角背伸 25° ~30° （图 81-63B）。
- 跖骨头内的导针放置妥当后，沿导针在跖骨头处

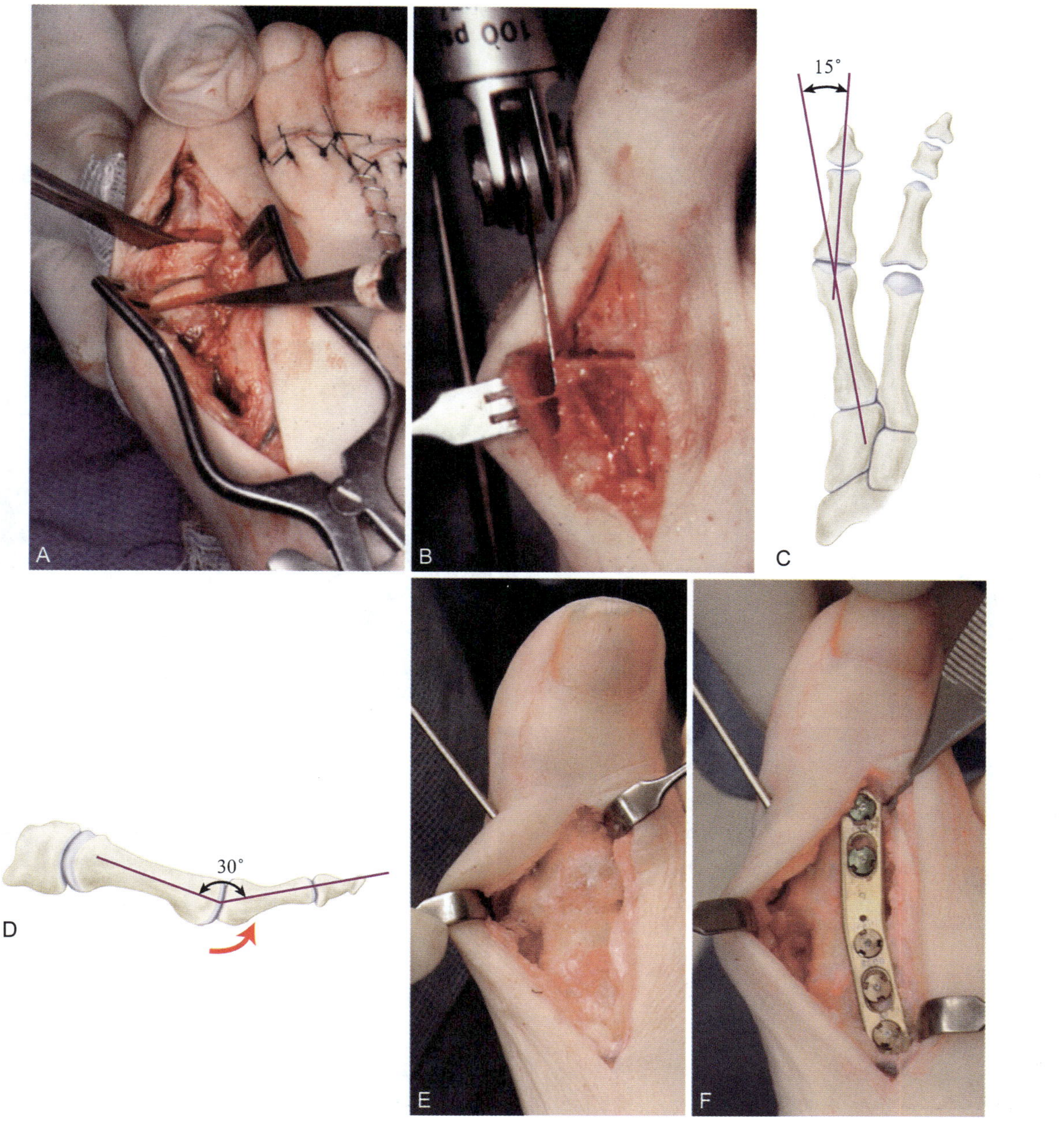

图 81-62 第一跖趾关节融合术的手术方法

A. 足背侧皮肤切口；B. 切除跖骨头；C. 融合处成 15° ~ 20° 外翻；D. 相对于跖骨干成约 30° 背伸角或相对于地面成 10° ~ 15° 背伸角；E. 打入克氏针临时固定；F. 用 6 孔 1/4 管型接骨板固定（见手术技术 81-15）

（引自：Mann RA, Coughlin MJ, eds: Surgery of the foot and ankle, 7th ed, St Louis, 1999, Mosby, C and D from Mann RA, Coughlin MJ: *The video textbook of foot and ankle surgery*, St Louis, 1991, Medical Video Productions.）

安放锥形磨钻系统（图 81-63C）。并用它将跖骨远端打磨成锥形，以便融合面的骨松质获得良好的接触（图 81-63D）。

- 将准备好的两融合面压紧，用 4 mm 全螺纹骨松质螺钉自近节趾骨基底部由内侧向外侧拧入跖骨头内。螺钉埋头，以避免近节趾骨基底部的内侧骨皮质桥产生骨折。通过扩大趾骨内的骨孔产生螺钉滑动加压的效果。
- 固定螺钉前，可能需要用一或两枚 1.2 mm 或 1.6 mm 直径的克氏针做暂时的固定，骨质疏松的患者偶需用两枚交叉螺钉固定。

术后处理 术后患者在医生的特殊指导下，可穿平底鞋在能耐受的程度内负重行走，避免踇趾负重。每 2 周更换一次敷料，每次均手法检测融合情况。如固定不够牢固，可加用石膏固定 6 周。如术前曾行全关节置换术或半关节置换术，在第一跖趾关节处有明显骨缺损，手术中进行植骨时，则应改变上述术后处理，即术后石膏固定且不允许负重 3 个月，然后改用行走石膏固定，直至达到坚固的关节融合。

第一跖楔关节融合术（Lapidus 手术）

为了方便，第一跖楔关节融合术包含在融合术的章节中。足趾畸形需要通过近端截骨治疗的患者也可以考虑采用跖楔融合治疗。跖楔融合术提供了强有力的矫正第一跖列内收的能力，并可以增加足内侧柱的稳定性。中、重度踇外翻合并平足畸形、胫后肌腱功能不全、第一跖列不稳的患者适用于此手术（图 81-64）。McAlister 等在 99 例患者中根据跖骨间角、踇外翻角和胫侧籽骨位置来评估融合术的矫形程度。他们发现三个指标从术前到术后各时期均明显下降。Faber 等在 101 例足中将 Lapidus

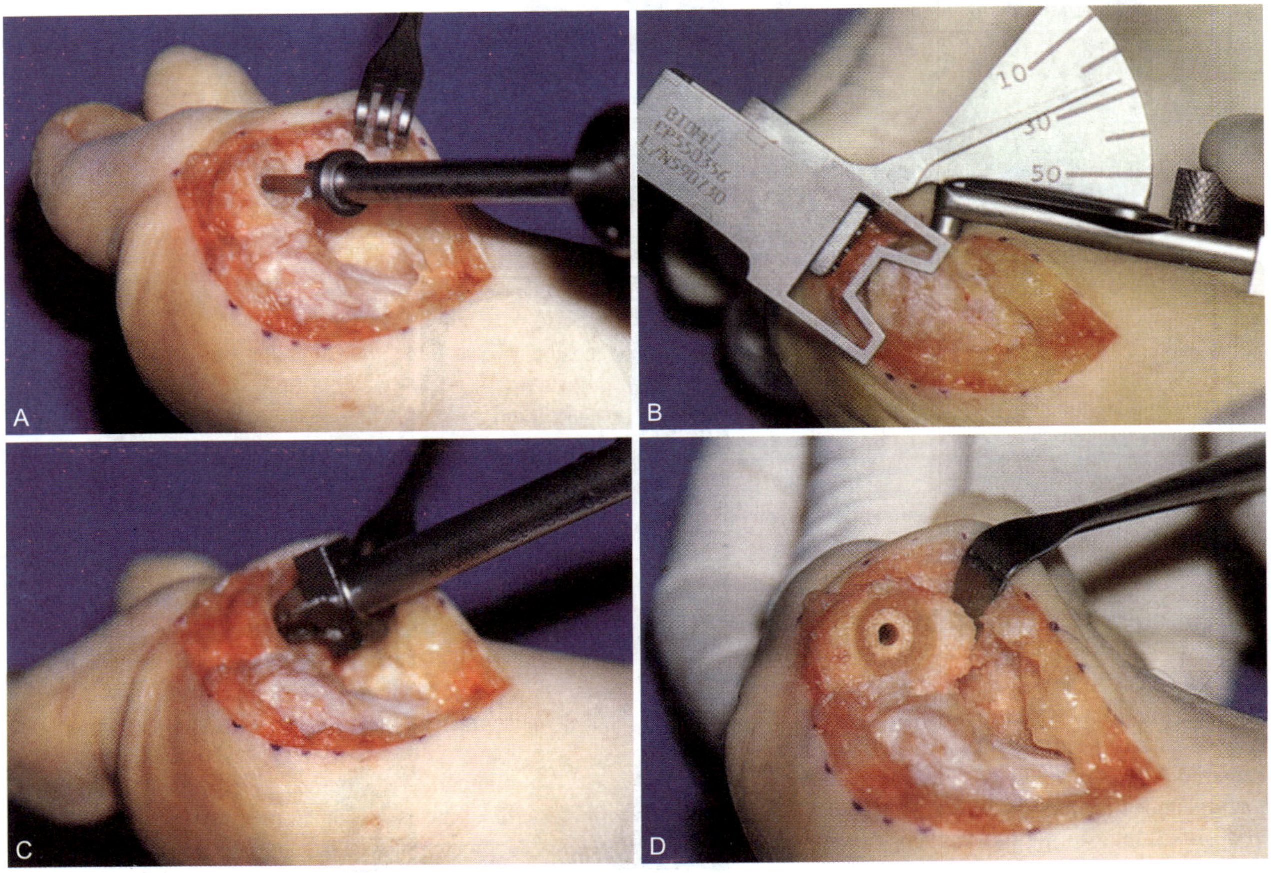

图 81-63 截头锥形融合术

A. 用末端切削的扩孔钻修整趾骨基底部；B. 在跖骨角度仪引导下扩孔；C. 用侧方切削扩孔钻修整截头圆锥；D. 锉修后的近节趾骨基底部（见手术技术 81-17）

（引自：Johnson KA, ed: Master techniques in orthopaedic surgery: *the foot and ankle*, New York, 1994, Raven.）

方法与 Hohmann 跖骨远端闭合截骨进行对比，平均随访 9.25 年，他们发现两种手术之间的临床或放射学检查结果没有差异。Ellington 等对 32 例复发性跗外翻进行评估，术前 96% 存在关节松弛，52% 存在不稳定的影像学征象。术前平均跗外翻角、跖骨间角和跖骨远端关节固定角在术后均得到了显著矫正意义。87% 的患者回报情况良好至优秀。

手术技术 81-18

（Myerson 等，Sangeorzan 和 Hansen，Mauldin 等）

- 止血带的用法及麻醉见手术技术 81-1。此术式需做三个切口：内侧突起表面切口、第一趾蹼背侧切口和跖楔关节背侧切口。
- 在内侧突起内侧表面做第一个切口，向远侧倒“L”形切开关节囊（图 81-65A 和 B）。去除内侧突起。
- 在足背部第一趾蹼处做第二个切口，自近节趾骨基底部及腓侧籽骨的外侧缘切断跗收肌附着点。轴向切开籽骨关节囊韧带，松解跖骨头下方的籽骨。不要重新缝合位于第一跖骨间隙内的跗收肌。
- 于第一跖楔关节背侧的表面做第三个切口，切口需足够长，以充分显露背侧静脉弓和腓浅神经最内侧支。确定关节位置，然后于第一跖骨基底部及内侧楔骨的表面用小刀片做纵行切口，向内、外侧轻柔地做骨膜下分离。向外侧分离时注意避开足背动脉穿支。
- 在此关节处以外侧及跖面为基底截除一小块楔形骨块，以保证第一跖骨的跖屈位置（图 81-65C 和 D）。应尽量减少截骨量。Myerson 建议仅去除外侧和跖面的关节软骨，保留此关节的内侧关节面

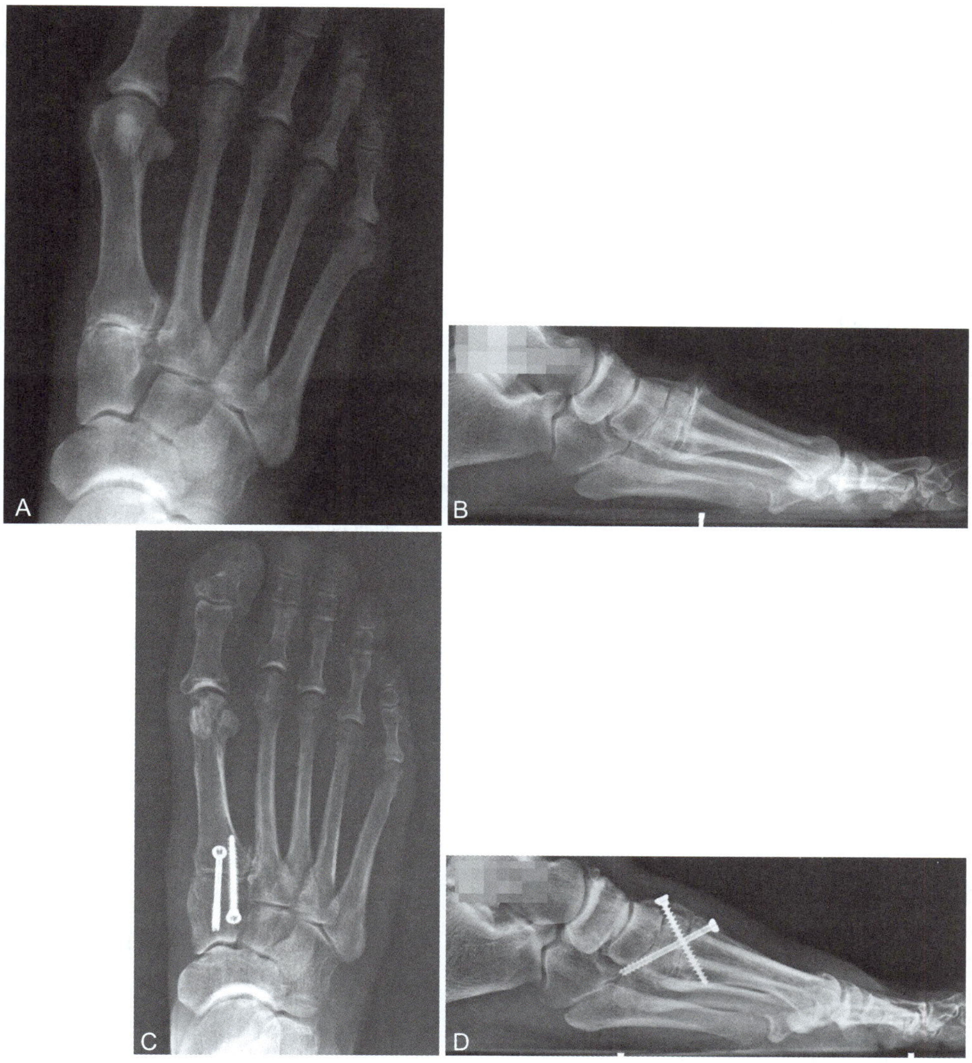

图 81-64 第一跖楔关节融合术（Lapidus）

A 和 B. 术前；C 和 D. 术后

完整。

- 第一跖骨应跖屈内收，且关节融合处的背侧部分绝对不能宽于跖侧部分，这一点很难做到，因为第一跖楔关节底部向跖面陷入很深。
- 用小的、有弹性的窄骨凿或长柄小咬骨钳到达关节深部，即使是窄骨刀也不宜使用，因为它会在背部去除过多的骨质。
- 用一枚直径1.6mm的克氏针固定第一跖骨于矫正位，以X线透视或拍X线片确认跖骨位置正确。
- 自背侧向跖侧，将两枚（空间允许时）3.5mm骨皮质螺钉由近端自内侧楔骨向远端拧入第一跖骨，将近端骨皮质孔扩大，以形成滑动加压作用，接着拧紧螺钉（图81-65E）。
- 用小磨钻在跖楔关节融合部的背侧及内侧磨出2～3个小槽，用自体移植骨将其填充，小量移植骨可取自邻近的跗骨、跟骨或胫骨远端。
- 在其活动范围内移动第一跖趾关节，以便明确此关节最适合的准确位置。此步骤也很重要，因为如跖骨间角矫正不足或踇外翻角过大，将踇趾置于直线位可能引起足趾间的碰撞或关节不匹配，从而导致第一跖趾关节活动受限。
- 明确了第一跖趾关节最适合的位置后，在此位置修复关节囊。
- 如踇趾与第二趾相互碰撞或踇趾处于外观不佳的外翻位，可行Akin趾骨基底部截骨术而不应强行将踇趾摆放至直线位，因为这样会造成此关节的不匹配。
- 如果由于缺乏软组织而不能原位缝合“L”形关节囊瓣的角部，应在跖骨颈部用一克氏针斜钻一小孔来固定关节囊。

术后处理 术后开始用非负重管型石膏固定，当患者带石膏负重无不适感时可换用负重管型石膏，直至术后6周而后用可拆卸的行走管型石膏再固定3~6周。Myerson等强调术后4~6个月患肢肿胀可能会引起不适，患者度过此阶段后方能穿正常的鞋（图81-65F）。

接骨板固定第一跖楔关节融合术(Lapidus手术)

手术技术 81-19

(Sorensen、Hyer、Berlet)

- 在腘窝阻滞麻醉和全身麻醉诱导后，采用标准的无菌操作消毒，患肢驱血止血带加压(300mmHg)。
- 为了方便之后的外侧松解，在第一跖骨间隙处行第一个切口，此切口完成腓侧籽骨松解、踇收肌联合腱切断、跖深横韧带松解，以及通过用力内翻踇趾45°完成外侧关节囊的“拉薄”，使其变得柔软。
- 第二切口位于第一跖趾关节内侧。
- 做反“L”形内侧关节囊切口并切除内侧隆起。
- 第三切口位于第一跖趾关节背侧。
- 横行切开关节囊暴露关节，用斯氏针和Hintermann拉钩分离关节，以增加暴露。
- 用骨刀和锤去除关节面软骨，保留软骨下骨板。使关节充分暴露（深3cm），以确保切除整个软骨表面。
- 在软骨下骨板分层凿开或钻孔，以促进血管和骨的生长。
- 保留软骨下骨外缘骨嵴，以尽量保留长度，这样可以提供更多的内固定稳定性。
- 如果有准备，需要在融合区使用植骨或是骨髓穿刺液。
- 在水平面上手法复位第一跖骨，在矢状面上利用绞链机制，背伸踇趾获得第一跖骨的适合位置。必要时，需要用一个大号的复位钳把第一和第二跖骨在水平面上夹在一起。
- 跖骨达到正确的位置后，打入一枚导针，用来穿过关节固定一枚部分螺纹的空心钛制螺钉。在各个平面都要进行透视检查，以确保导针打入的位置正确。
- 测量导针长度，按照标准的AO技术打入空心钉。
- 使用一块4孔的锁定接骨板，在关节背内侧进行固定，要注意四枚锁钉按照标准的AO操作应当是不同的长度（图81-66）。
- 常规关闭切口，予以改良的Jones加压包扎后托夹板固定。

术后处理 患者术后10～14d内禁止负重，4周后可以在可耐受下穿行走靴下地进行保护下的负重，6周后穿回普通鞋子。

由于此术式操作困难且康复时间较长，所以最适用于踇外翻手术失败后第一跖骨内翻复发的踇外翻患者、韧带明显松弛的患者或患有痉挛性马蹄外翻足、原发性第一跖骨内翻及踇外翻的脑瘫患者。由于手术技术和固定方法的改进（使骨不连从最初的20%减少到现在的不到5%），石膏制动的必要性已经受到质疑，Lapidus术后穿术后鞋子进行即刻保护下负重活动已经有论文报道。

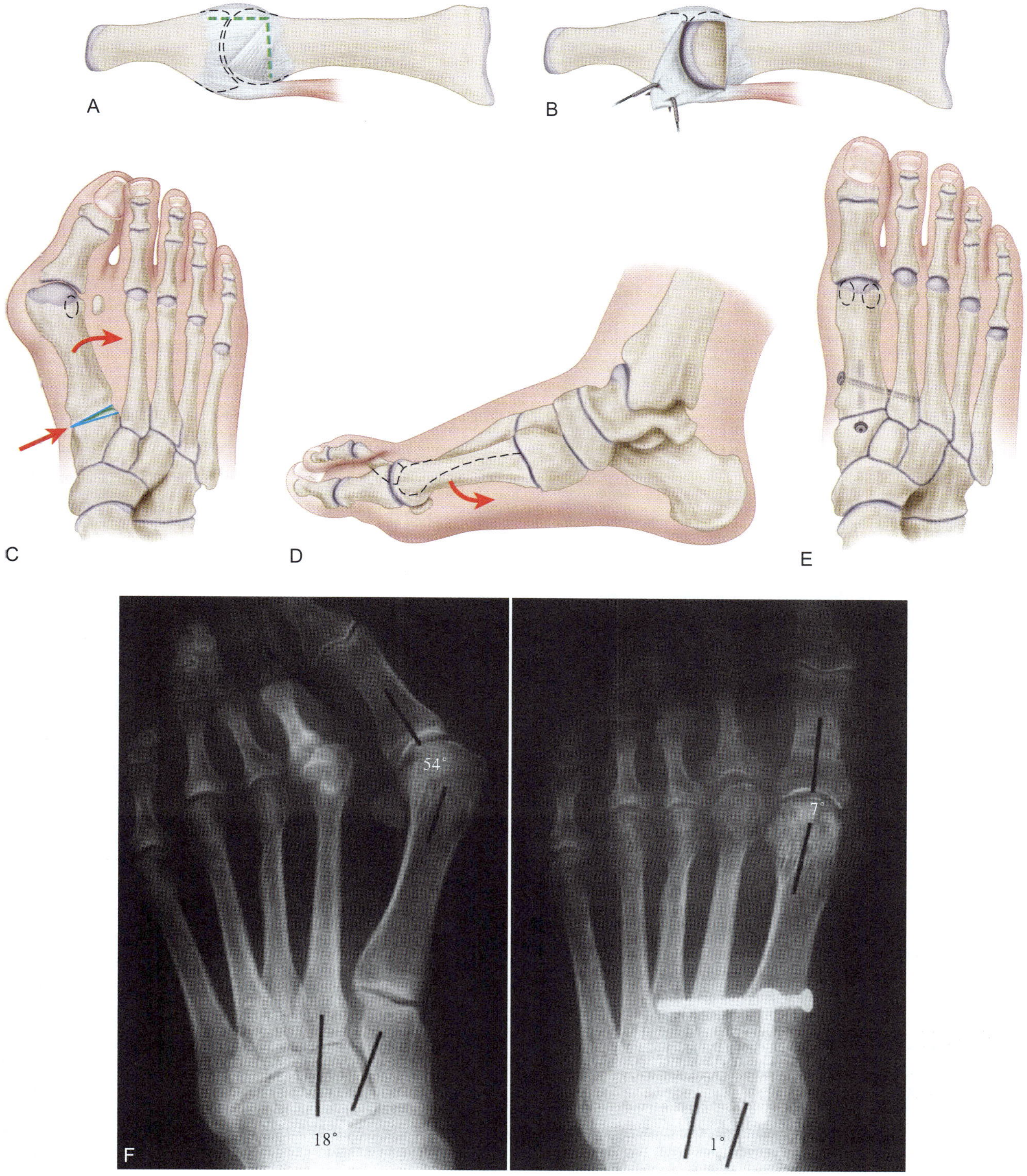

图 81-65 Lapidus 手术

A．倒“L”形关节囊瓣，尖端位于足背侧近端；B．拉开关节囊瓣后显露内侧突起，此瓣可原位缝合或通过钻孔固定至跖骨颈部；C 和 D．通过将第一跖骨移位及轻度旋转矫正其原发内翻畸形；E．螺钉的位置；F．通过跖楔关节融合术及近节趾骨基底部闭合楔形截骨术矫正，保留跖趾关节的活动范围（见手术技术 81-18）

（引自：Myerson M, ed: *Current therapy in foot and ankle surgery*, St Louis, 1993, Mosby.）

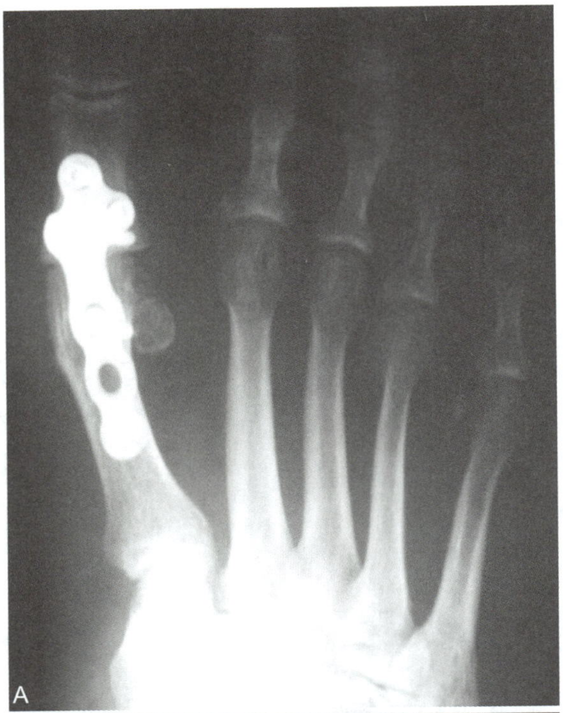

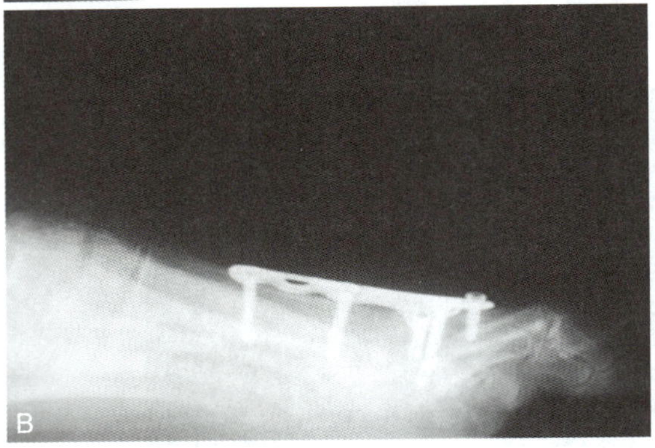

图 81-66 接骨板螺钉固定第一跖趾关节术后正位（A）和侧位（B）片（见手术技术 81-19）

（引 自：Berlet GC, Hyer CF, Glover JP : A retrospective review of immediate weightbearing after first metatarsophalangeal joint arthrodesis, *Foot Ankle Spec* 1:24,2008.）

第一跖趾关节的球-窝融合术

手术技术 81-20

- 止血带的用法及麻醉见手术技术 81-1。自近节趾骨的中部至跖骨颈干交界处做一内侧中线切口，将皮肤及关节囊一起向足背及足底侧牵开，充分显露关节面。
- 用小咬骨钳依跖骨头自然形状咬除所有的软骨及软骨下骨。
- 在近节趾骨基底部加深其原有凹面，如近节趾骨基底部的软骨下骨较致密，用小的 3 ~ 6 mm 宽的骨凿鱼鳞样剥除其表面，再用咬骨钳咬至骨松质。
- 在近节趾骨基底部用 1.6 mm 直径的克氏针钻多个小孔，直至跖骨头内。
- 将此两关节面置于恰当的背伸、外翻和旋转中立位。
- 压紧融合面，并用两枚 1.6 mm 直径的克氏针由内至外自跖骨头钻至近节趾骨。第一枚位于正中线背侧；第二枚位于正中线跖侧，常通过跖骨头跖面的隆突部。确定跖趾关节的最终位置（应为外翻 15°，相对第一跖骨长轴背伸 25°，旋转中立位）。如需改变位置，应在此时进行，然后重穿克氏针固定。
- 用 2 mm 钻头及钻头套筒经跖骨头至近节趾骨钻一小孔。
- 再用 3.5 mm 钻头扩大关节融合端跖骨的钻孔。
- 测量螺钉长度并用 4 mm 骨松质丝锥攻丝。固定螺钉前，应使用埋头钻使螺钉头下沉于跖骨皮质内，避免钉头向背侧撬起，这样不会使骨皮质劈裂。
- 最后由跖骨头至近节趾骨固定 4mm 全螺纹骨松质螺钉。最初准备时，注意内侧突起不要去除太多而使内侧突起与跖骨干交界处的肩状结构消失，这一点很重要，因为这一骨嵴是撑托螺钉头的平台。此螺钉固定常已足够牢固，可拔除克氏针，但如需要可保留一枚或两枚全部保留，保留的克氏针可在皮下剪断。

术后处理 允许患者穿可拆卸的短腿行走靴在能耐受的程度内负重，术后 14~21 d 更换敷料，此后 3 周内继续穿可拆卸的行走靴。术后 6~12 周可去除所有保护。如果患者无法配合，可用短腿非负重石膏固定 3 ~ 4 周，再改用负重石膏固定 3 ~ 4 周。

八、经皮踇外翻矫形

近些年来，经皮纠正踇外翻越来越引起大家的兴趣，有一些较大的病例系列。一些作者也报道了令人满意的结果，其类似于侵入性的手术技术。然而，其他人用同样的方法得到的结果好坏不一或不是特别理想。作者缺乏这种技术的经验，读者可以通过手术技术 81-8 和 Magnan 等的文章来了解这种技术。在更多的医生组织报道其结果优于传统切开手术之前，作者仍对此手术技术持谨慎的态度。

九、特殊情况

（一）踇外翻合并跖骨内收畸形

跖骨内收与踇外翻同时出现相对来说不常见，

但由于涉及一些复杂的问题，如果这种情况存在，踇外翻畸形的治疗是困难的。准确测量出第一、二跖骨间角具有挑战性，术中进行第一跖骨头移位也会遇到困难。同样，患者可能还有其他合并问题。足部生物力学的改变和跖趾关节的不稳定会导致其他相关问题的出现，包括跖骨痛、扁平足和外侧足趾畸形。关于踇外翻伴跖内收的治疗的文献很少。Sharma 和 Aydogan 提出了一个全面的手术流程，他们应用此方法治疗 4 名患者，明显减轻了患者的疼痛（框 81-3 和图 81-67）。

框 81-3 重度踇外翻伴跖内收的治疗流程（Sharma 和 Aydogan）

重建按以下顺序完成：

1. 如果存在平足畸形，行跟骨内移截骨。
2. 第一跖趾关节远端软组织的松解。
3. 滑囊切除术。
4. 为关节融合术准备跖趾关节面。
5. 对于跖骨内收的矫正，进行第二和第三跖骨的旋转截骨。
6. 对于踇外翻畸形的矫正，去除第一跖跗关节面并实施融合。
7. 第二和第三跖骨斜行旋转截骨的固定。
8. 矫正跖趾关节冠状面的脱位，行 Weil 短缩截骨术和外侧韧带的松解。
9. 如果需要矫正趾间外翻，需要在近节趾骨进行 Akin 闭合楔形截骨。

引自：Sharma J，Aydogan U: Algorithm or evere hallux valgus associated with etatarsus adductus，Foot Ankle Int 36(12):1499，2015.

（二）男性踇外翻畸形

众所周知，踇外翻畸形出现在女性的比例远高于男性，根据 Nery 等的研究为 15∶1。当踇外翻出现在男性患者时，有几个显着的差异需要重视。研究人员发现，男性踇外翻患者中 68% 有家族史，而女性只有 35%。男性患者的发病年龄也比较早，而且畸形相对严重，放射片所测得的角度也较大，特别是跖骨远端关节固定角。与女性相反的是，男性发病与穿鞋类型没有相关性。相同的作者在另外一项研究中还发现，男性患者行 scarf 截骨的效果较差。

（三）脑瘫患者的踇外翻

在脑瘫患者中有症状的踇外翻畸形并不多见。最常出现于痉挛性瘫痪的患者，并伴有马蹄外翻畸

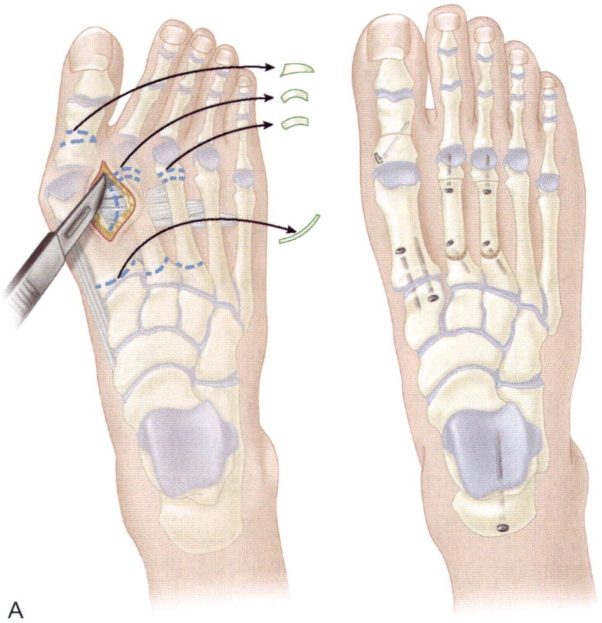

A

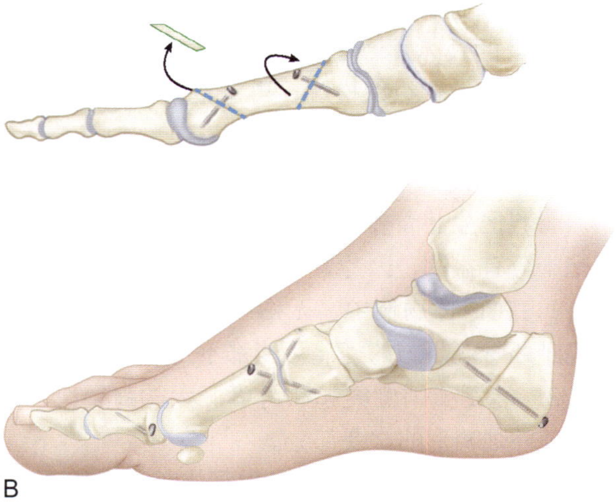

B

图 81-67 Sharma 手术技术

A. 跟骨内移截骨，第一跖趾关节远端软组织松解，第一跖跗关节融合，第二、三跖骨基底斜行截骨固定，跖骨颈 Weil 短缩截骨与外侧副韧带松解，近节趾骨的 Akin 闭合楔形截骨。足外观的整体改善，包括整体的宽度。箭头指示的是 Weil 短缩截骨和跖骨基底的斜行截骨固定。B 手术技术的侧面观。箭头表示跟骨内移截骨，第一跖跗关节融合，近节趾骨的 Akin 闭合楔形截骨

（引自：Sharma J，Aydogan U: Algorithm for severe hallux valgus associated with metatarsus adductus，Foot Ankle Int 36(12):1499，2015.）

形。第一跖骨内收导致踇外翻畸形。还会出现有症状的背侧踇囊炎，这是继发于肌力不平衡的第一跖骨背伸造成的。手术的适应证包括疼痛（通常在第一跖趾关节）、没有合适的鞋子、畸形干扰行走功能，或是骨性畸形的压力导致的皮肤反复破溃。

对此类患者，第一跖趾关节融合是常用的手术方法，因为对于痉挛型脑瘫的踇外翻患者来说，这种方法是最可靠的和最持久的方法。据报道，行关节融合术后 3 ~ 5 年的结果大多满意。Bishay 等报道，对痉挛型脑瘫踇外翻患者的 24 足进行关节融合治疗，最后得到的结果均是优异和良好。第一跖骨近端和近节趾骨的联合截骨及肌腱转位也是有效的手术方法。

如果后足没有明显外翻，第一跖骨近端截骨或第一跖楔关节融合矫正跖骨内收，联合近端趾骨的 Akin 截骨、内收肌转移到第一跖骨以及外侧踇收肌的松解可以永久矫正踇外翻畸形。如果存在第一跖骨背伸引起的背侧滑囊炎，可以在矫正跖骨内收的同时将远端的骨端跖屈。如果进行第一跖趾关节的融合，建议外翻角度为 15° ~ 20°，背伸为 10° ~ 15°（从足底部到踇趾的角度）。本章前面描述了跖骨和趾骨截骨的手术技术，以及第一跖趾关节融合的技术。当截骨与软组织松解都要进行时，应先进行软组织松解，再调整跖骨的角度。

（四）青少年（10 ~ 19 岁）踇外翻

骨科医生将青少年的踇外翻与成人的畸形区别开是十分有益的，因为青少年踇外翻有以下特点：

1. 在许多病例中，无论第一跖趾关节还是其余足趾跖骨头下方的疼痛可能都不是主要的主诉。

2. 继发于内侧突起和滑囊肥大的踇囊炎可能只是踇外翻畸形的次要部分。

3. 通常总存在第一跖骨内翻伴跖骨间角增宽。

4. 松弛性扁平足伴负重下足部旋前常与踇外翻同时发生。

5. 踇外翻复发很常见，特别是在并发扁平足畸形时。

6. 趾间关节的外翻可能明显，但易被忽视，这可能会使矫正不够满意。

7. 经常有踇外翻家族史。

8. 单纯软组织手术不易获得永久的矫正。

9. 通常总有必要行第一跖骨的一处或两处截骨，以便获得并维持畸形的矫正效果。

青少年踇外翻畸形手术矫正的指征既不十分严格，也不十分明确，对患者的手术时机也没有一致的意见。对如下问题，如是否应将手术推迟至跖、趾骨骺闭合后再做、决定手术前是否需用 X 线片证实畸形确实在发展、是否如成人一样将疼痛作为手术治疗的主要指征，一直存在争论。几项临床报道建议，应仅对出现疼痛、骨骺闭合但畸形仍在发展的青少年患者进行手术治疗。相反，其他证据确凿的回顾性临床研究则表明，15 岁前手术，无论骨骺闭合与否，均会产生最好的长期疗效。如果将保留正常的跖趾关节活动度作为判定临床疗效的必要指标，结果更是如此。

12 ~ 18 岁的青少年，踇外翻畸形影响足部美观，且患者及家属反映此畸形逐渐加重，同时具备阳性家族史时，应考虑手术治疗。如存在疼痛及穿鞋不适问题则更具备手术指征。术前医生应向患者及家属交待，术后有畸形复发的可能性，如术前患者无疼痛症状，并不能保证术后不出现疼痛。

跖趾关节的外翻成角不仅可由踇趾在跖骨头上向外侧移位引起，也可由跖趾关节的两关节面相对于跖骨或趾骨长轴倾斜引起，并且跖骨远端关节固定角的增大可能是青少年踇外翻的定义性特征。认识到这一点对于防止踇外翻角矫正后跖骨远端关节面过度外倾有十分重要的意义。同时跖楔关节异常倾斜致第一跖骨内翻也是青少年踇外翻的一个主要致畸因素。

内侧突起是否需要切除主要依其大小而定。跖骨间角 ≥ 10° 时需行跖骨截骨术；如果跖骨间角矫至 ≤ 6°，踇外翻角矫至 ≤ 15°，则术后很少出现外形不美观和临床症状的复发。青少年患者踇趾旋前较少见，但可由第一跖列内旋而来，而不是单纯踇趾旋前。若如此，则应在矫正跖骨内翻倾斜的同时将旋转畸形矫正至中立位。另外，可能需行近节趾骨截骨术，以矫正原术式未能矫正的残余外翻畸形。

最难矫正的联合畸形是高度松弛性扁平足、第一跖骨内翻和踇外翻，术后复发很常见，经常需行跖骨近端或远端截骨矫形术，或在两处同时截骨。术前应向患者及其父母交待清楚，对这种特殊的解剖畸形，目前尚无一种术式可完全预防其复发。

能减轻症状、保留跖趾关节的功能活动范围、矫正踇趾过度外翻且能缩窄前足的任何术式都能使患者及其家属满意。考虑到这些标准，以下矫正青少年踇外翻的术式无论单独或联合使用，均是有益的。畸形较轻且跖骨间角、踇外翻角及跖骨远端关节固定角较小时，建议行踇收肌腱切断、外侧关节囊切开、内侧突起切除及内侧关节囊紧缩缝合术。

如患足处于发育期，第一跖骨骨骺仍未闭合，可在骨骺远端行内侧楔形开放性截骨术，并建议用切除的内侧突起作移植骨块。如跖骨骨骺已闭合或接近闭合，建议行跖骨近端弧形截骨术，因为这种方法基本不改变跖骨的长度，同时行内固定（图 81-68，见手术技术 81-9）。跖骨近端弧形截骨术及远端软组织手术可用于治疗中度至重度畸形的青少年患者，但对跖骨远端关节固定角增大的青少年患者，此术式为禁忌。此术式适用于年龄较大，足部生长已近停止的中、重度畸形的青少年患者。

踇外翻角达 30°、跖骨间角达 15° 时，建议行 Chevron 截骨术。Chevron 截骨术（手术技术 81-4）已有介绍。改良 Chevron 截骨术可能有助于中度畸形的治疗（图 81-69）。如果骨骺未闭，此截骨部位甚至有更多的优点。大多数报道并不主张对跖骨间角 > 12° 的踇外翻患者行 Chevron 截骨术。

scarf 截骨术（手术技术 81-10）也用于矫正青少年中重度踇外翻，但效果存在争议。一些学者认为其稳定性好、复发率低，值得推荐；另一些学者则认为其复发率高，应谨慎使用。scarf 截骨术的优点在于其稳定性（术后 1 周即允许不受限制的负重）和灵活性（无需二次截骨）。目前，文献对于青少年踇外翻应用 scarf 截骨的报道仅有较少的提示，因为随访量过少，随访时间太短。

青少年轻度到中度的畸形可以通过近端或远端跖骨截骨术联合软组织手术矫正，但必须注意不能破坏第一跖骨的骨骺。对于更严重的踇外翻畸形（踇外翻角 >30°、跖骨间角 >13°），使用两术式中的任何一种来改善外形均不能取得令人满意的疗效，Peterson 和 Newman 建议行第一跖骨双截骨术，即近端开放性楔形截骨和远端闭合性楔形截骨，以矫正跖骨远端关节固定角及跖骨间角的异常。后来通过使用接骨板螺钉固定骨 - 骨膜瓣改良了此手术技术，降低了内侧关节囊修复处的松弛度。虽然于远端使用克氏针可确保对线满意，但会导致第一跖趾关节僵硬的发生率增高，故不推荐使用纵向克氏针。

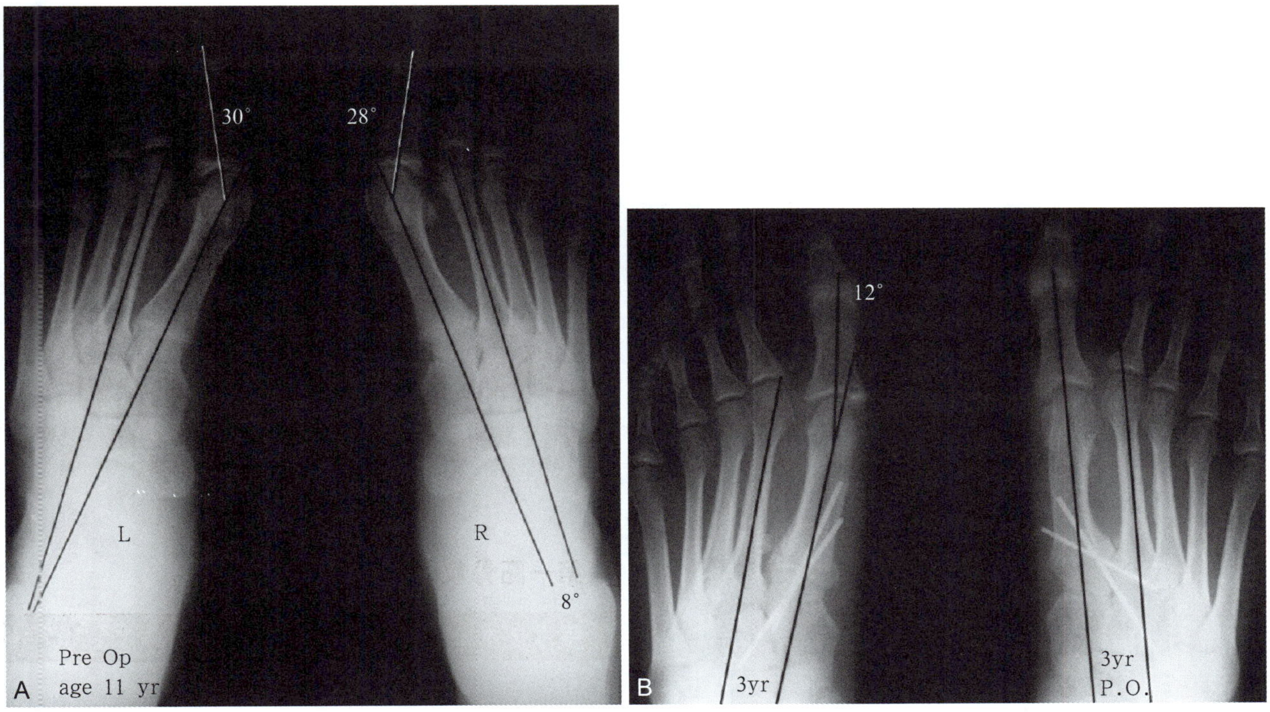

图 81-68 青少年踇外翻通过跖骨近端截骨、踇收肌切断、内侧关节囊重叠加强和内侧突起切除术治疗

A. 术前站立位 X 线片；B. 术后站立位 X 线片。注意右足跖趾关节可能有跖骨间角过度矫正

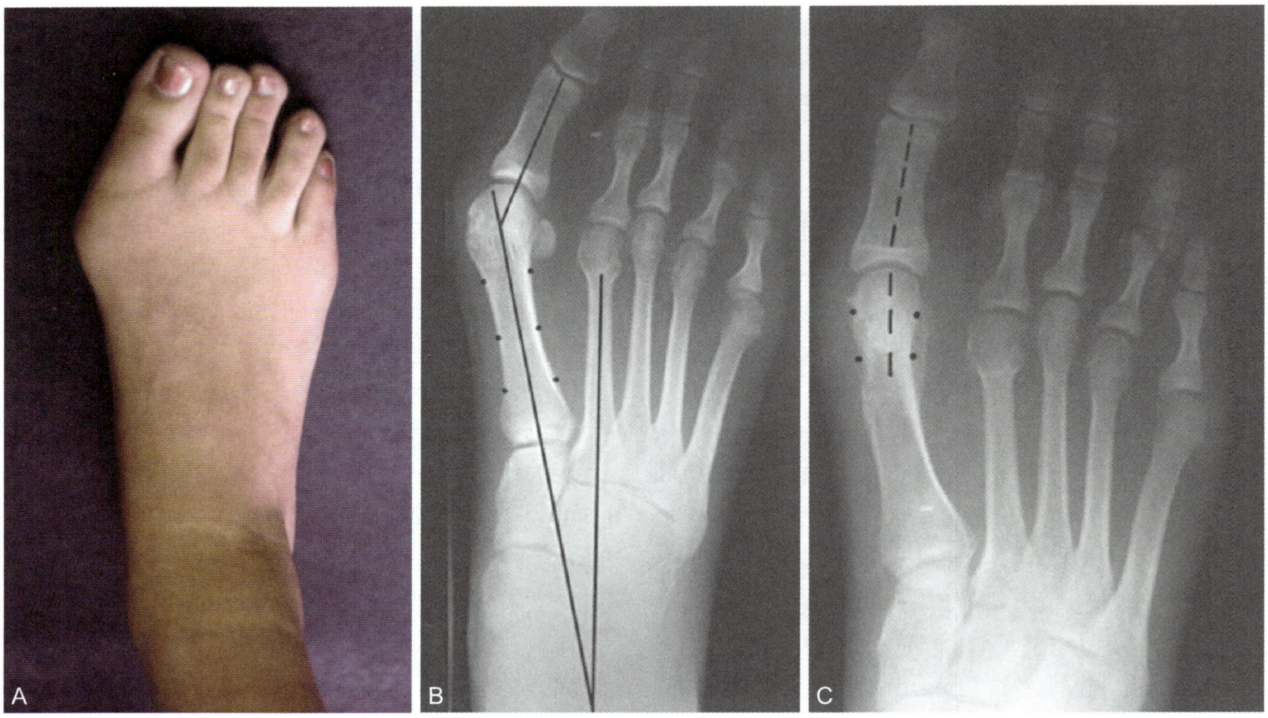

图 81-69 A. 17 岁的中度跗外翻患者；B. X 线片上的第二跖骨先天性短缩；C. Chevron 截骨术及跗收肌切断术后的 X 线表现

外侧半边骨骺融合术可替代截骨术用来治疗青少年有症状的或进行性跗外翻。外侧半边骨骺融合术的原理是逐渐矫正近端跖骨畸形，改善前足负荷以矫正远端畸形。此技术缺乏长时间随访和足够的临床评估。迄今为止，最多的病例报道来自 Davids，他们报道了 7 例患者的 11 足，随访 4 年。他们认为，此手术适合于 2 年以上有症状或症状逐渐加重的跗外翻患者。此手术平均矫正角度较小（跗外翻角 2.3°，第一、二跖骨间角 3.5°），11 足中只有 6 足得到了明显的矫正。

对畸形严重的青少年患者，建议行三联截骨术，即内侧楔骨开放性楔形截骨术、跖骨远端截骨术（以矫正跖骨远端关节固定角异常）及 Akin 截骨术。此术式只用于前足明显张开，第一至第五跖骨间角 > 30°，第一、二跖骨间角 > 15°，跗外翻角 > 35°，且跖骨远端关节固定角 > 15° 的患者。Akin 截骨术已于手术技术 81-14 中叙述。

如趾间关节畸形明显，那么在矫正第一跖骨内翻和跗外翻后，就可能需要行近节趾骨截骨术。如骨骺已闭合，可在近节趾骨基底部附近截骨；如骨骺未闭合，则在颈部截骨。如需行趾骨截骨，远节跗趾的旋前畸形必须与跗外翻畸形同时矫正。术前应告知患者及家属，可能需在两处分别截骨以矫正畸形。

行第一跖楔关节融合术最初的理论基础是将第一跖骨逐渐发展的内翻畸形判定为外翻综合征中的最主要病变，该术式目前已广泛应用于严重畸形的患者。尽管报道显示优良率为 75%，但仍存在如下主要并发症：骨不连（约 10%），骨畸形愈合伴第一跖骨背侧跗囊炎和第二至五跖骨的转移性跖骨痛、跗内翻及创伤性皮神经瘤。跖楔关节融合部位的骨畸形愈合导致的第一跖骨背伸可引起足背跖囊炎，造成第一跖趾关节活动严重受限，第一跖列负重减少则可引起转移性跖骨痛。治疗中采用了如下技术的患者获得了最好的结果：术中应用植骨以保持跖骨长度；用两枚螺钉坚强固定；将第一跖骨置于比术前负重时的角度跖屈 5° 的位置，以避免关节融合部位出现背伸。

第一跖骨双截骨术

手术技术 81-21

(Peterson 和 Newman)

- 止血带与麻醉的方式见手术技术 81-1。自第一跖骨内侧面做一纵行切口，向背侧弧形跨过跖趾关节，到达近节趾骨基底部的内侧面。

- 沿中线纵行切开骨膜，形成一个基底朝向远端的“Y”形关节囊瓣，向远端将其牵开。
- 于跖骨的背面、内侧面、跖面行骨膜下剥离，显露跖骨干及两侧干骺端，保留外侧跖骨膜完整（即显露跖骨周缘的 3/4）。
- 切除内侧突起，如存在内侧沟，应予以保留（图 81-70A）。
- 在第一跖骨头颈交界处，以内侧为基底做横行闭合性楔形截骨（图 81-70B）。内侧楔形骨块基底部宽度为 5～8 mm，具体大小依骨骼的大小及期望达到的矫正程度而定。尽管男性青少年骨骼通常较女性偏大，但差异不大。截骨线顶角依畸形程度而定，通常为 20° 左右，应用无菌的量角器仔细测量此角。这种闭合性楔形截骨可以将全部跖骨头、跖骨和近节趾骨关节面以及踇趾向内侧矫正至中立位，且使趾骨与第一跖骨干对线良好。用此术式矫正外翻畸形并不侵及关节囊或跖趾关节面的排列关系。在此处可矫正趾的任何旋转异常。
- 远端截骨处暂不固定，用持骨器夹住跖骨干，在跖骨近端关节面远侧 1.5 cm 处，垂直于跖骨做第二次横行截骨。
- 将在远端截除的夹角为 20° 的楔形骨块插入近端截骨线内，矫正异常增宽的第一、二跖骨间角。
- 自踇趾末端中点趾甲下方 2 mm 或 3 mm 处，直视下钻入一根 4.7 mm 直径的光滑斯氏针。
- 此针穿过远节趾骨、近节趾骨及截骨后的所有 4 块跖骨，一旦固定针进入跖骨，可在远端闭合截骨处观察到针的位置。将截骨处闭合，将斯氏针钻入骨干。
- 同样，在近端截骨处，此针钻入适当位置时亦可看到其针尖。将远端切下的楔形骨块置入近端截骨处，将斯氏针穿过骨块，进入近侧跖骨段，坚强固定截骨处。这样可防止出现矢状面及轴面（水平面）的畸形愈合，但不能控制在额状面的旋转（图 81-71）。重新缝合“Y”形关节囊时（必要时可将关节囊固定至骨），将踇趾置于旋转中立位可防止截骨段和踇趾发生旋转。前足良好包扎也有助于控制旋转。
- 术毕用厚敷料及弹力绷带加压包扎，术后几天用短腿非负重石膏固定。

术后处理 术后 6 周去除石膏及斯氏针（不用麻醉），换用短腿行走石膏固定约 5 周。

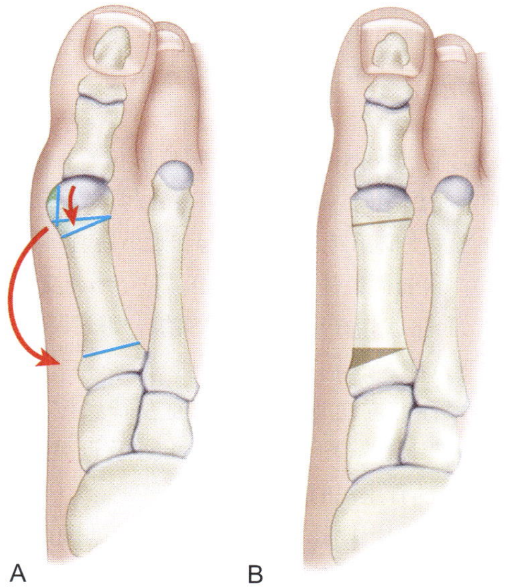

图 81-70 A 和 B. 第一跖骨双截骨术（见正文）（见手术技术 81-21）

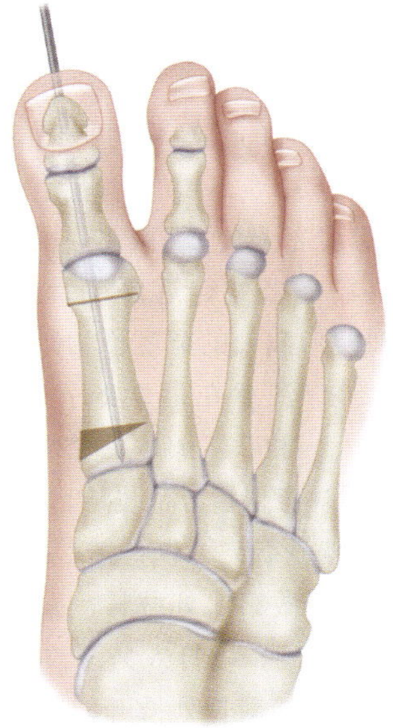

图 81-71 斯氏针髓内固定，以保持跖骨和两节趾骨的纵向排列（见手术技术 81-21）

改良 Peterson 手术

手术技术 81-22

（Aronson、Nguyen 和 Aronson）

- 止血带与麻醉的方式见手术技术 81-1。自可触及的第一跖骨基底至近节趾骨中段行内侧直切口，将神经和静脉拉向背侧和跖侧，钝性分离显露跖骨骨膜。将组织瓣分别两侧游离，背侧达跗长伸肌腱，胫侧达跖侧籽骨。显露向跖侧半脱位的踇展肌腱。

- 用标记笔辨认标记内侧骨膜切口的位置，此切口自骨骺稍远侧向远端延伸至内侧突起，然后成“U”形分为两支向前跨越内侧突起和近节趾骨（图 81-72A）。自骨骺锐性切开骨膜至“U”形分支，然后沿“U”形线切开跖侧和背侧组织，跨过跖趾关节至趾骨基底。
- 用一弯骨刀或摆锯于骨赘表面在基底掀起远端的骨 - 骨膜瓣（图 81-72B），由远及近掀起带有 1 mm 厚的骨组织的组织瓣。
- 向远端拉开组织瓣，切断残留的关节囊附着，显露跖骨头（图 81-72C）。
- 在跖骨颈部骨膜下安放 Hohmann 拉钩，用摆锯在冠状沟处去除残留的骨赘，锯下的骨片保留好，以备植骨之用。
- 根据术前站立位片和术中透视情况计算闭合截骨块的大小，计算基于踇外翻角的确切测量结果，可在术前 X 线片上直接测量（要考虑到放大率），或根据截骨处跖骨的直径作为斜边的截骨三角正弦函数来计算。
- 在原骨赘基底部行远端截骨，再根据计算结果，在近端数毫米处行近侧截骨。如踇外翻角为 30°，则楔形截骨的宽度恰为跖骨直径的 1/2 (sin30°=0.5)。注意在远端跖骨头保留足够的骨质，以打入一枚 3.5 mm 直径的螺钉（图 81-72D）。截骨时注意保留外侧皮质，尽量使其发生青枝骨折，保留楔形骨块，以备稍后植骨用。
- 在近侧跖骨横行做第二处截骨，截骨线和骨骺之间要保留足够空间，以打入另一枚 3.5 mm 螺钉。用直的骨刀将近端截骨处撬开，同样尽量将外侧皮质青枝骨折，预计的楔形植骨块（角度和毫米数）由先前的楔形骨块修整出，恰相当于跖骨间角。将此骨块插入近端截骨处，形成向内侧的开放性楔形，以减小跖骨间角。然后手法闭合远端截骨。
- 用 4 孔小骨块管型接骨板或 5 孔或 6 孔微管型接骨板及三至五枚 3.5 mm 直径螺钉固定截骨处（图 81-72E）。接骨板长度取决于骨骺与跖骨头间的空间，将第一枚螺钉打入近端的孔，松松固定接骨板，远端螺钉孔必须与跖骨头密切贴合。
- 手法旋后踇趾，间接使籽骨复位。
- 使附着于远端的骨 - 骨膜瓣在钢板下覆盖远端截骨处，并向背侧轻轻牵拉，以协助保持足的旋后位。组织瓣不可过紧，否则会限制跖趾关节活动。
- 远端螺钉穿过骨 - 骨膜瓣，至跖骨头。
- 然后打入剩余的二或三枚螺钉，保持两截骨处向心的压力。
- 在接骨板外面缝合骨膜，直至接骨板远端，在此处与骨 - 骨膜瓣对合（图 81-72F 和 G）。
- 沿骨膜缝合处的表面将踇展肌腱由近节趾骨基底部的跖面转移至内侧面，或转移至骨膜缝合表面的趾长伸肌腱。
- 在缝合前须确保跖趾关节的活动度。
- 短腿石膏固定至足趾，注意在伤口和趾蹼处衬垫松软棉垫。

术后处理 非负重石膏固定 6 周，然后摄 X 线片，如果有明显的愈合，可穿硬底鞋或凉鞋在可忍受的情况下负重行走，时间为 4 周。拆除石膏后，进行踝、足和足趾的主动活动范围锻炼。

第一楔骨截骨术

Coughlin 建议采用第一楔骨截骨术（图 81-73）治疗伴第一跖列过度松弛的严重踇外翻畸形，可同时行第一跖骨远端截骨术及近节趾骨 Akin 截骨术（三联截骨术）。

手术技术 81-23

（Coughlin）

- 止血带的使用与麻醉的方式见手术技术 81-1。在内侧楔骨表面做一内侧纵行切口。
- 骨膜下剥离出胫前肌腱并将其牵向前方，但保持其位于第一跖骨基底部的残余部分完整。
- 用小刃刀协助辨认舟楔关节和第一跖楔关节。内侧楔骨约 3 cm 宽，3~3.5 cm 长。
- 摆锯上 9mm 宽的锯片，在楔骨的中心处截骨，截骨平行于跖楔关节，锯片在冠状面向远端倾斜 10°~15°，在楔骨中央截骨。此截骨角度对中间楔骨 - 第二跖骨关节与中间楔骨 - 内侧楔骨关节的影响最小。
- 由于内侧楔骨仅 1.5 cm 深，所以用此锯锯至约 1 cm 稍多时，换用小锯片（4 mm 宽）锯透外侧骨皮质。这在一定程度上可维持截骨块的稳定性，防止其沿背、跖侧移位。
- 用尖端光滑的小板钩或小骨凿将截骨面的跖侧部分撑开。

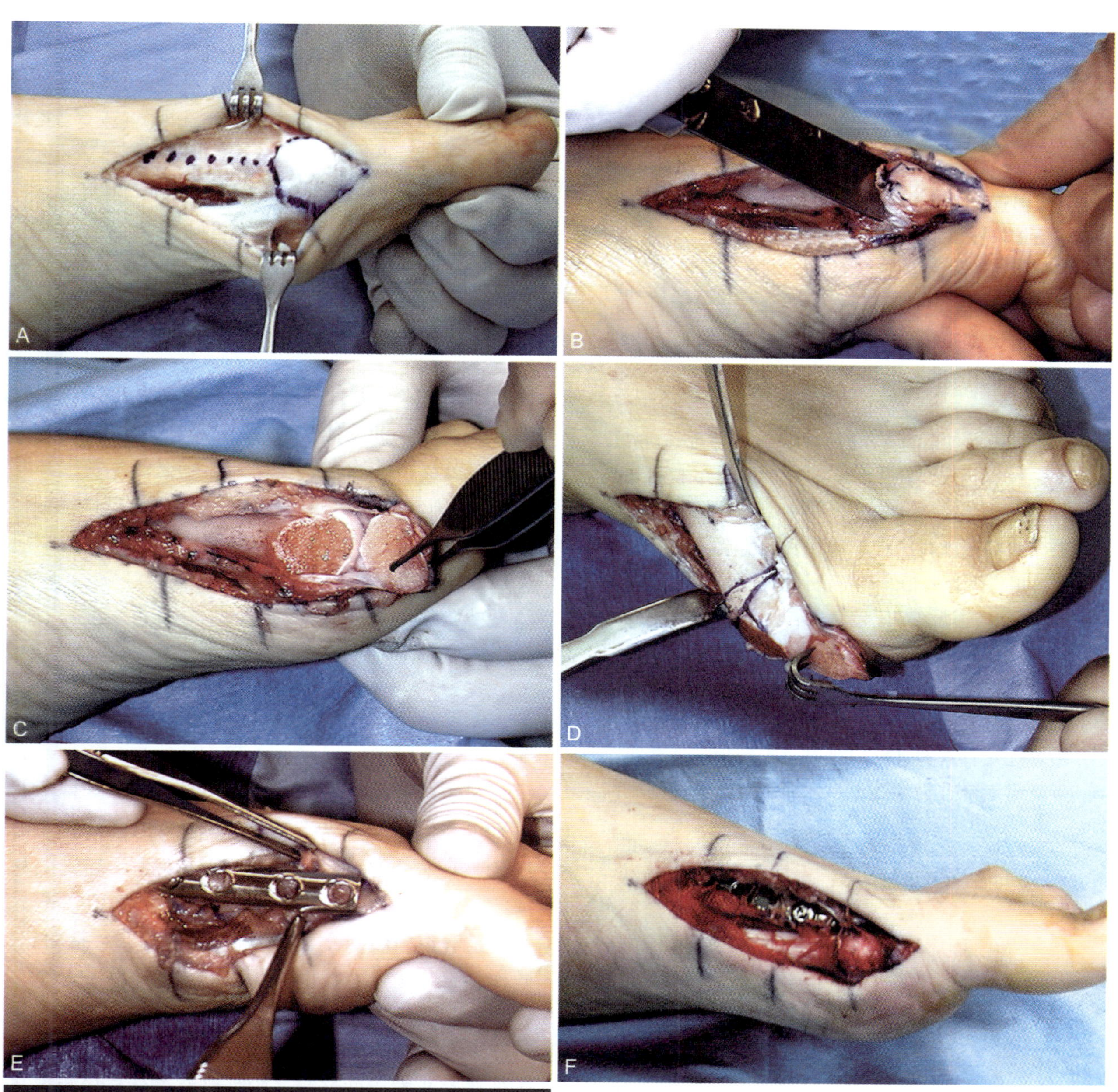

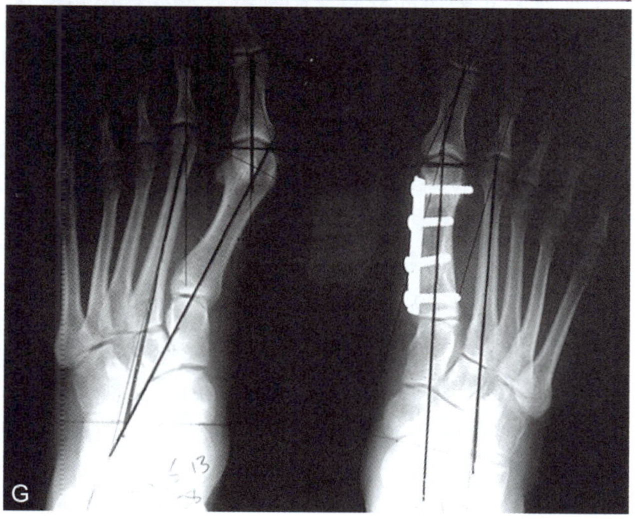

图 81-72　改良 Peterson 踇囊炎手术

A. 自第一跖骨的基底部至近节趾骨基底部行内侧纵行切口，自踇长伸肌腱开始向跖侧掀起组织瓣；B. 第一跖骨骨膜下剥离后，向远端掀起带有 1 mm 厚的骨组织的骨 - 骨膜瓣，此瓣附着于远端；C. 将组织瓣拉向远端，显露矢状沟，去除内侧突起；D. 在踇囊炎切除基底部处行跖骨远端闭合楔形截骨，内侧楔形宽度等于踇外翻角的正弦值乘以跖骨的直径，努力使截骨的外侧皮质青枝骨折；E. 近端截骨用锯完成，外侧亦使之青枝骨折。注意留出至少固定一枚 3.5 mm 螺钉的空间，近端开放截骨处插入植骨块，远端截骨处闭合，然后挑选合适长度的接骨板固定跖骨。近端螺钉先松固定接骨板，将踇趾矫正至旋后位，牵拉骨 - 骨膜瓣至钢板远端下方。F. 骨膜在近端缝合至接骨板的表面，远端与骨 - 骨膜瓣相连，向上牵拉踇展肌腱至其在内侧的正常位置；G. 截骨及接骨板内固定术后的足部 X 线表现（见手术技术 81-22）

（A ~ F 引自：Aronson J, Nguyen LL, Aronson EA: Early results of the modified Peterson bunion procedure for adolescent hallux valgus, *J Pediatr Orthop* 21:65,2001; G 经 Dr. James Aronson, Little Rock, AK. 惠允）

- 将异体髂骨嵴移植骨块切成1cm长的楔形骨块(作者发现在足部手术中，此种异体移植骨材料十分有用)。将此骨块塞进截骨处，以减轻第一跖骨的内翻。尽管这样通常是稳定的，但Coughlin仍建议用两枚交叉的1.6mm直径克氏针固定，以防止移植骨块移位。
- 如跖骨远端关节固定角过大，可在跖骨头颈交界处行闭合楔形截骨术。
- 在内侧突起表面做一内侧切口，切除所见的内侧突起（青少年患者的内侧突起通常较小)。
- 沿横向做一基底在外侧、5~8mm宽的楔形截骨，在测量楔形骨块的大小时，将锯片的厚度（1mm)也计算在内（ 楔形骨块本身宽度应不超过4~7mm)。
- 去除此基底朝内的楔形骨块。如需要，此楔形骨块可用作楔骨截骨的补充植骨材料。
- 矫正跖骨远端关节固定角，自近端向远端插入两枚1.6mm直径的克氏针固定截骨部位。如克氏针穿入关节，应将其退至软骨下骨内。
- 如仍有过大的趾间关节外翻，或者在楔骨及第一跖骨远端行双截骨仍不足以矫正畸形，甚至同时行软组织修补也无济于事，那么可在趾骨基底部行第三次截骨。行Akin截骨术（见手术技术81-14）时，恰在踇短伸肌附着点远端，做以内侧为基底、宽为3～4mm的楔形截骨，用缝线或交叉克氏针固定。作者则用自远端向近端纵行穿针的方法，穿过趾间关节，钢针止于近节趾骨基底的软骨下骨内。

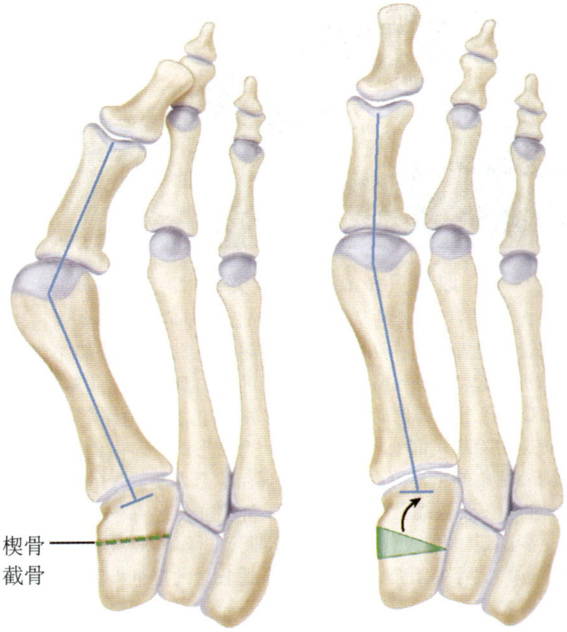

图81-73 楔骨开放性楔形截骨（见手术技术81-23）（重绘自：Coughlin MJ，Mann RA: Hallux valgus. In Mann RA，Coughlin MJ，editors: Surgery of the foot and ankle ，8th ed.，Philadelphia，Elsevier，2007，p 319.)

十、踇外翻术后并发症

踇外翻术后并发症令医生和患者沮丧，长期的临床经验、仔细的体检和X 线片检查、良好的手术操作以及精心的术后处理并不能保证不发生并发症。原有踇外翻畸形的复发或出现相反的内翻畸形、骨的畸形愈合、爪形趾、顽固的转移性痛性胼胝以及其他并发症均有报道在术后发生。

（一）预防并发症

在治疗踇外翻时，并发症的预防须从初次对患者查体开始。仔细查体可以在某些患者身上发现问题，这些问题可能造成最终手术失败。在对踇趾疾患做出任何治疗决定之前，应对患足进行仔细的坐位、站立位、仰卧位和俯卧位检查。畸形的临床检查需花费大量时间，X线片阅读同样需要不惜精力。

踇囊炎一般并发于外翻畸形，但并非总是如此。同样，第一跖骨内翻也不是发生于每一例患者。

踇趾的旋转是畸形的一个重要组成部分，对预测手术成功具有重要价值，对关节囊籽骨复合体的条件判断也有重要意义。踇外翻畸形的复发更多见于第一跖趾关节存在半脱位或是脱位的患者。

感觉神经功能异常可见于踇外翻患者，这不仅是畸形引发的症状，还可能是术后的并发症。Jastifer等前瞻性地评估了75例进行踇外翻畸形矫形手术的足，观察手术和畸形的矫正是否影响症状。他们发现，感觉障碍可由畸形本身引发，在畸形矫正后24个月才会有改善。另一项研究中，Jastifer等还发现踇外翻患者有较高的骨软骨损伤发生率，其意义目前还不清楚。他们没有发现骨软骨损伤与畸形严重程度或临床效果有相关性。

踇趾旋前(常见于严重畸形)、籽骨向外侧脱位、固定性畸形、扁平足、关节松弛以及跟腱过紧也会增加踇外翻手术后畸形复发的概率。Pentikainen 等发现踇外翻畸形在 73% 的患者中有复发（轻度 14%，中度 57%，严重 1%）。术前关节匹配度，跖骨远端关节固定角，籽骨位置，踇外翻角和第一、二跖骨间角都对于复发存在影响。注意到这些临床特点可以尽量避免踇外翻复发。

和体格检查一样，X 线片检查如果不包括负重位的 X 线则不完整（框 81-2、框 81-4 ～ 81-6）。畸形的程度在负重时和非负重时通常有显著的区别。在计划踇外翻手术之前，要进行准确、详细的负重位 X 线评价。纠正每一处解剖畸形都有利于避免或纠正踇外翻术后的并发症。

框 81-4 负重侧位 X 线片的观察

- 负重侧位 X 线片协助确定步态触地相踇趾跖趾关节的外翻推移程度，此指标影响治疗方法的选择。
- 跖楔关节、舟楔关节和距舟关节的塌陷畸形。
- 距跟角增大提示后足外翻。
- 跟骨倾斜角的大小（正常为≥ 10°，角度减小提示有后足外翻或扁平足）。
- 第一跖骨背伸提示跖骨头无法匹配地容纳于近节趾骨基底的关节窝中。
- 近节趾骨干与第一跖骨干间的夹角（正常为≥ 20°）。
- 描出第三至五跖骨的皮质轮廓，即使有重叠也有意义（如果在负重侧位 X 线片无法清楚标记出第四和第五跖骨的轮廓，要考虑足有旋前）。

框 81-5 非负重内斜位 X 线片的观察

- 第一跖楔关节的关节炎改变。
- 其他投照位无法观察的跟舟跗骨联合。

框 81-6 负重籽骨位片的观察

- 负重籽骨位片的观察（复发性拇外翻中尤为重要）：将足内、外在肌和关节囊籽骨复合体复位于解剖位置对畸形矫正非常重要，对于这些问题，负重籽骨位 X 线片是最好的检查方式。
- 确定籽骨与其第一跖骨的小关节面间的相对关系（前后位 X 线片观察常非常困难）。

远端跖骨截骨的长期影学结果评估发现，踇外翻复发率要比原先认为的多，不过大多数患者可以耐受这样的问题。

（二）转移性跖骨痛

术后出现第二跖骨头下的疼痛或胼胝并不常见，但是其发生率要比以往认为的更高。术前要注意评估是否存在跖骨过短或发育不良，或在邻近的跖骨头下方是否存在胼胝。如果有这些情况存在，踇外翻矫形时需要注意延长跖骨，或是一定程度上不要短缩跖骨。即使仔细进行手术计划，转移性的胼胝还是会偶然出现。

足底皮肤的条件及胼胝的外观和位置为寻找转移性跖骨痛的生物力学原因提供了线索。查体重点在于观察足部接触条件和胼胝的外观和位置。要拍摄负重位正位、侧位和斜位非负重 X 线片。MRI 检查可以有助于发现是否有骨、软骨或是软组织损伤，还可以有助于排除外侧跖骨的应力骨折或 Freiberg 病。CT 有助于检查软骨下囊肿、骨赘、骨量丢失、不愈合、畸形愈合或跖骨头的其他病变。

Maceira 等提出应当先进行非手术治疗，包括镇痛药、疼痛关节免负重、缓冲垫、支具、鞋子改良（即更宽的鞋头或摇椅底鞋）和拉伸训练。如果这些方法都无效，要考虑进行踇趾或外侧足趾的手术。手术的类型取决于疾病的原因（如，只是第一跖骨过短，可以进行外侧跖骨的短缩手术；如果第二跖骨头下有摇椅样的跖骨痛，联合第一跖骨和其他外侧跖骨的手术之外，还可以考虑近端的腓肠肌松解手术）。Rose 等报道了 31 名患者行 scarf 截骨治疗复发的踇外翻，在临床效果和影像学效果上都取得了明显的改善，这些复发患者都有第一跖骨医源性短缩和相应的外侧跖骨下疼痛。他们认为，scarf 截骨术处理短缩的第一跖骨后恢复了长度，改善了对线关系，减少了分布在外侧跖骨头下的负荷，术后第一跖骨可以正常负重，从而达到了治疗的效果。

（三）单纯踇囊炎切除术后畸形复发

单纯踇囊炎手术（内侧突起切除和关节囊紧缩重叠）后畸形复发是常见的并发症，尽管应用较简单的手术来处理轻度畸形具诱惑力，但除非患者为老年人，伴有骨赘表面的皮肤磨损，否则不应行单纯软组织手术。因为即使趾骨可适合地复位至跖骨头，跖骨间角也在正常范围，也不能避免畸形复发。在骨赘切除和关节囊重叠缝合的同时，还应该解剖第一趾蹼，并行关节外侧的松解。

如果踇趾在手术完毕时不能保持在希望获得的位置，则踇趾内收将会复发。踇收肌不仅要在近节趾骨做松解，还要在腓侧籽骨外侧与踇短屈肌外侧头的联合止点处进行松解。踇收肌切断后重新附着于跖骨头外侧的关节囊上（或通过跖骨颈处的骨隧道中）在矫正畸形和防止复发方面是否比单纯肌腱切断有效，目前还无定论。单纯肌腱切断可能有效，但操作时需要将整个肌腱切断，还需要在跖趾关节近端切除一段。

关节囊松解和修复也可能是影响复发的重要因素，外侧关节囊的处理方法有：自踇长伸肌腱的外侧向跖侧至腓侧籽骨的外缘完全切断，或是在外侧关节囊上戳多个孔，然后手法内翻踇趾 20° ～ 25° 后放置回正常位置。此外，内侧多余的关节囊不进行修整，未使踇趾保持对线良好也是复发的原因。

未将跖骨头关节面摆放至正常，即与跖骨干 5° ～ 15° 的对线成角，会影响矫正效果（见图 81-5）。如果跖趾关节匹配良好，但外翻明显，畸形可通过趾骨近端截骨或跖骨远端截骨，或经以上两种截骨方式获得矫正。跖骨远端截骨（Chevron 截骨）时，如果在“V”形截骨的背侧近端截骨处去除一基底朝向内侧的长条骨块，可使跖骨头轻度倾斜，减小关节面外翻的角度。趾骨的截骨又可进一步矫正 3° ～ 4° 的踇外翻，但此截骨主要用于矫正趾间关节的外翻，最常用作软组织手术的补充。

术中未将籽骨系带复位可导致踇短屈肌的外侧头连同踇长屈肌和踇长伸肌将踇趾拉向外翻位（图 81-74）。这些外在肌，尤其是踇长屈肌，在跖趾关节外侧穿过时形成一个弓弦样改变，增加了外翻的力矩，增加了踇外翻复发的概率。在轴面上松解籽骨关节囊韧带与复位籽骨复合体是不可分割的操作。

术后处理对于踇外翻手术的成功同样重要，尤其是对于软组织修复手术，恰当地按时更换敷料和使用胶带（1.3mm 宽的黏合带）可将踇趾保持在需要的位置（外翻 0° ～5° ，如腓侧籽骨已被切除，则外翻角度为 10° ～15° ）。必须持续更换敷料，直至踇趾可自主保持在矫正位置，时间为 4～8 周，然后再使用分趾器 1 个月。此外，如果第一跖列过长，经矫正变直后更显过长，也可使畸形易于复发。应避免穿戴袜子和窄鞋至少 12 个月，因为其具有致畸力。

1. 踇囊炎切除术后复发性踇外翻（跖骨远端关节固定角正常） 复发畸形的程度和柔韧性可用来指导治疗。一般的原则是软组织手术后畸形复发不能再行软组织手术治疗，除非畸形完全是柔韧性的（踇趾易被复位至内翻位，手法加压容易将跖骨自由推向外侧）。如患者仅有轻度柔软性畸形，并且可穿着正常鞋，但出现疼痛症状，可行第一趾蹼切开、外侧松解、第一跖骨内移后重新进行内侧关节囊重叠缝合。对于严重畸形，Kitaoka 和 Patzer 建议行跖骨近端截骨并远端软组织手术（见手术技术 81-9）。但他们强调，尽管结果满意，也仍不能与矫正良好的初次手术结果相媲美。软组织修复手

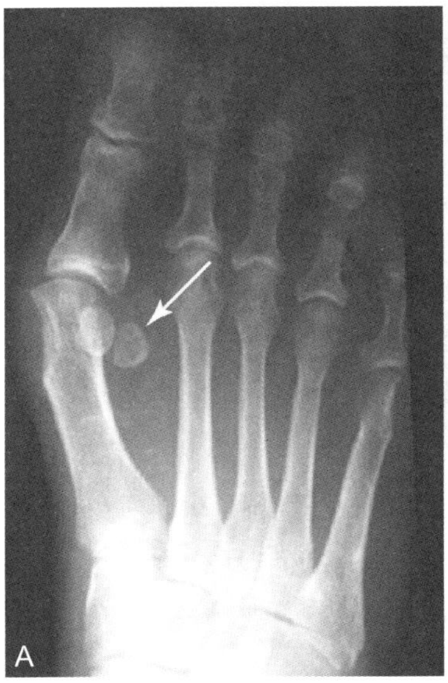

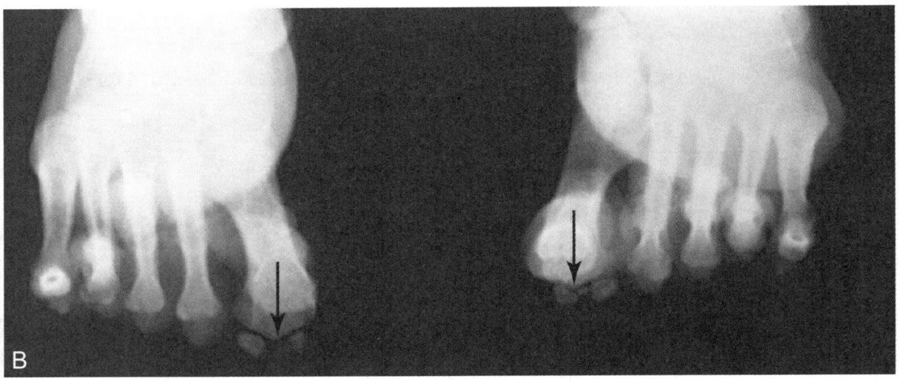

图 81-74　A. 踇外翻软组织手术后未将籽骨系带复合体复位；B. 畸形复发引起胫侧籽骨下疼痛

术的指征见框 81-7。

框 81-7 复发性踇外翻软组织修复手术的指征

- 第一和第二跖骨间角≤ 13°
- 踇外翻角≤ 30°
- 跖骨远端关节固足角< 10° ~ 15°
- 第一跖趾关节轻微退变
- 第一跖趾关节被动活动范围为 50° ~ 60°
- 籽骨半脱位但未全脱位
- 第一跖骨在跖楔关节处可自其异常内翻位向外移位
- 临床和 X 线检查确认负重时在一定程度上存在纵弓
- 如果在站立位背伸踇趾可使足弓加深，则畸形系非固定性（结构性扁平足），可以行软组织修复手术

第一趾蹼切开、外侧松解及再次关节囊重叠修复术（踇外翻角< 30°，第一、二跖骨间角< 15°）

手术技术 81-24

- 行内侧直切口，自趾中部至跖趾关节近侧 3 ~ 4 cm 处。此切口位于支配踇趾背内侧面皮肤的腓浅神经最内侧支与支配踇趾内侧面的足底内侧神经固有支之间。此神经位于跖内侧，与表面的深筋膜贴合紧密，容易受到损伤。
- 沿切口全长掀起背侧皮瓣，直至踇长伸肌腱，在近端显露跖趾关节的背面，远端显露伸肌腱帽。背侧皮瓣分离的平面非常重要，要紧贴但不要进入伸肌装置，使其背侧的静脉和神经连同皮瓣一起拉开。近端采用钝性分离，因为背侧的神经在内侧突起与跖骨干交界区常位于切口的中央。
- 采用倒“L”形切口，广泛显露背侧（相对于初次手术），最大限度地有效重叠关节囊。常可见到细薄的伸肌副腱束，此结构是一个有帮助的标志，可找到圆形的第一跖骨头背面与内面的交接处。
- 利用副腱的内侧缘，或者利用跖骨头的背内侧分界点作为起始点，自第一跖趾关节间隙至第一跖骨中远 1/3 处做关节囊骨膜切口。
- 在关节线处行此切口的横向部分，切开时牵拉踇趾有助于确定跖骨头的远侧缘，防止关节软骨损伤。横切口自背侧至跖侧切开关节囊和关节囊踇展肌联合附着部，至胫侧籽骨外侧 2~3 mm 处终止。
- 用小尖刀小心掀起内侧关节囊，自跖侧开始掀起关节囊瓣，直至倒“L”形的折弯处。在关节间隙处向背侧用刀尖锐性分离，掀起关节囊瓣。小心操作，避免将关节囊穿透或在关节囊形成纽孔，保持关节囊完整有助于增加修复的强度。
- 关节囊瓣掀起后，踇趾会明显外翻，通过牵引、背伸和跖屈跖趾关节，几乎可对整个跖骨头进行观察。避免通过内侧切口经关节间隙松解关节囊韧带结构和足内在肌腱的连续性附着部。如此操作虽然有时也能成功完成，但经标准的趾蹼切口，在直视下松解，能更可靠地达到永久性矫正。需要牢记的是，此手术系矫正复发的外翻畸形，因此须尽一切努力，降低再次失败的可能性。在第一趾蹼行第二切口，进入第一跖骨间隙，可进行更彻底的外侧松解。
- 将背侧皮瓣复回解剖位置。
- 趾放回中立位，在趾蹼的近侧 2~3 mm 处做切口，使踇内翻形成张力，切口向近端延伸 4 ~ 5 cm。尽管仅用于外侧松解，切口似乎过长，但术中显露必须彻底，切口过小会使皮肤受到持续张力。深部的解剖保持在跖骨头或其远侧。
- 皮肤切口完成后，电灼背侧影响深部分离的静脉，钝性分离显露并牵开皮下脂肪和腓深神经。
- 在趾蹼远端钝性分离，离断趾蹼间横韧带，向跖侧显露第一骨间背侧肌及其表面筋膜、跖骨间浅横韧带以及趾蹼的深部。在趾蹼中，神经血管束自跖骨间韧带的深面穿出。
- 踇收肌腱位于跖骨间深横韧带的背侧。显露踇收肌肌肉 - 肌腱单位时，用小的自动拉钩置于第一、二跖骨之间，拉钩的远端边缘位于跖间深横韧带的近侧，其外侧齿置于第一骨间背侧肌的深面或下面，撑开第一、二跖骨，继续在趾蹼钝性分离。显露踇收肌的肌腹和联合腱，显露踇收肌与踇短屈肌外侧头的结合处，以及踇收肌腱与第一跖趾关节外侧关节囊的结合部，还有腓侧籽骨的外侧缘。区分踇收肌腱与关节囊和腓侧籽骨非常困难，简单的方法是在关节的近侧寻找其分界区，在此处踇收肌与踇短屈肌外侧头的肌腹汇合（图 81-75）。
- 将踇收肌肌肉 - 肌腱单位清楚辨认并分出后拉向外侧，自关节囊、关节囊籽骨韧带和腓侧籽骨的外侧缘处将韧带切下。此肌腱的附着部比预期更偏跖侧。确保肌腱完全切断，尤其是附着于籽骨的部分。

- 将肌腱移向外侧，锐性切断其附着部，直至趾骨基底部。其止点比想像的更宽。
- 将肌腱拉向近侧，分离其深面或跖面。
- 至跖趾关节的近端时，切除一段肌腱，将剩余残端埋入切口深部。切除踇收肌腱时，不损伤紧贴其深面的跖骨间深横韧带有一定困难。切除此段肌腱有助于籽骨移向内侧，记住第一趾蹼的神经血管束紧邻此韧带的跖面。
- 在轴面上可观察到腓侧籽骨，将其自关节囊籽骨韧带上松解下来，显露腓侧籽骨的关节面，这可协助评价籽骨的活动度。
- 如果籽骨不能置于第一跖骨头跖面的小关节面上，或踇趾不能复位至第一跖骨头，则需自背侧（自踇短伸肌和踇长伸肌肌腱水平开始）至腓侧籽骨切开外侧关节囊，切口为额状面或冠状面。
- 此时，确定第一跖骨、踇趾和籽骨的活动度，如果所有导致畸形的结构可被动矫正，所有的矫正效果很可能得以保持（此软组织修复手术用于补救失败的外翻软组织手术，没有考虑到跖骨头关节面过度外翻的畸形，即跖骨远端关节固定角的问题）。如果将腓侧籽骨切除，更应注意不能使内侧的关节囊缝合过紧，否则将导致内翻畸形。
- 直视下助手向外推移第一跖骨，将踇趾与跖骨头复位至匹配，然后缝合关节囊。不要将跖骨外移过多，否则也可能导致内翻畸形。如果踇趾复位至中立位，并通过关节囊紧缩保持其位置，虽然表面上看起来对线良好，但踇趾相对于跖骨头关节面会处于内翻的状态。先将第一跖骨向外侧完全移位，直至抵住第二跖骨，此时跖骨间角为负值，然后略微放松，允许第一跖骨弹回总移位距离的半量，在直视下将踇趾复位至跖骨头。缝合关节囊维持此位置。
- 在近端缝合两针，将关节囊固定至第一跖骨骨膜和踇展肌腱的近端结合部分（图 81-76A），此近端的固定缝合将为关节囊横切口的修复缝合提供稳定的基础，并通过此固定点对踇趾和第一跖骨最大限度地施加牵拉力。用小针穿 3-0 可吸收缝线缝合，尽量增加针的弯曲度，使其更容易通过狭小的空间。缝合时采用“双咬持技术”（“two-bite” technique），否则修复的强度会受到影响。
- 闭合背侧关节囊时，把掀起的关节囊瓣角部嵌入关节囊的背侧角。为了实现这一操作，从横向的一侧开始闭合背侧关节囊，距切口与纵向切口汇合处约 3 ~ 4 mm 穿针。采用由外至内的方向。反转针尖穿过掀起的囊瓣，入针横切口切缘处，与纵切口汇合处距 3 ~ 4 mm 的位置。同样是由外至内的缝合方式。再反转针尖，再次穿入刚才穿出的关节囊瓣，但是要穿过另一侧的纵向切缘，从内向外穿针。在这一点，要确保缝线可以在背侧远端自由滑动。如果缝线在缝合过程中发生卡顿，那么不仅会影响缝合关节囊的强度，还会影响手术效果。

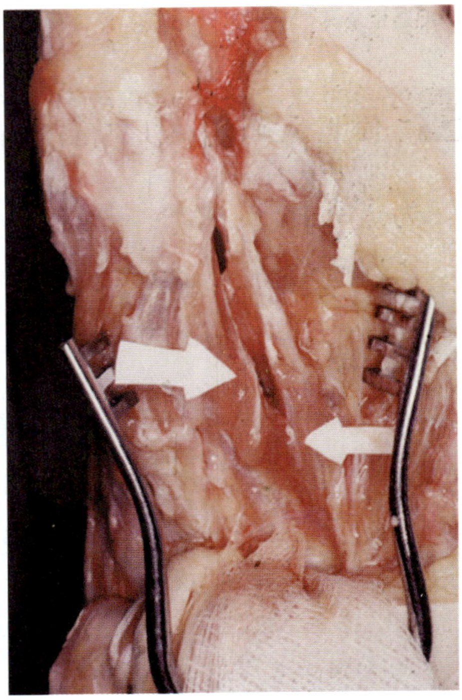

图 81-75 踇收肌与踇短屈肌外侧头融合（见手术技术 81-24）

- 确认缝线可自由通过关节囊组织后，再次翻转针的方向，由内向外穿出背侧的关节囊，位置仍保持在距角部 3~4 mm 处。逐端拉紧缝线，再次确认缝线能自由穿过关节囊瓣。确保趾与跖骨头矫正后的对线，牵拉掀开的关节囊瓣的角部，压到切口拐角内（图 81-76B）。
- 在横切口处缝合 2 ~3 针，但是不要超过距关节 2 ~ 3 mm 处（图 81-76C）。有时需要自关节囊瓣横切口处切除 2~3 mm 多余的关节囊组织，但不要过多切除组织，缝合时也不要距离关节线太远。关节囊横切口修复过紧有可能导致内翻，而在术后拍摄负重 X 线片前可能不被发现。
- 关节囊修复后应能保持良好的对线，同时能允许有 40° ~50° 的被动活动范围。术中不要尝试在更大范围内活动跖趾关节，否则可能会影响关节囊修复处的强度。

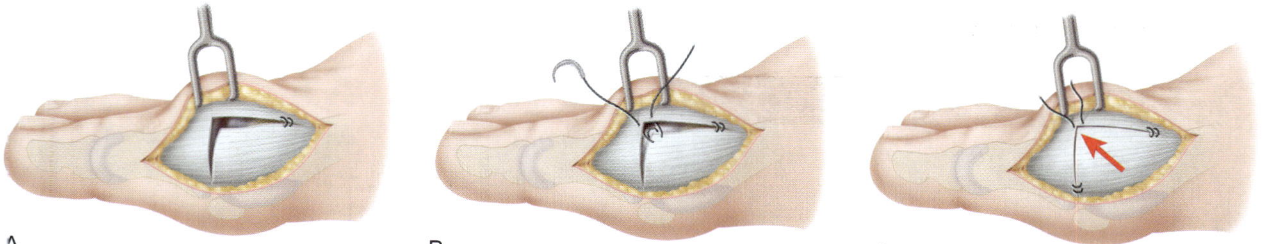

图 81-76 A. 在近端缝合两针，将关节囊固定至第一跖骨骨膜和蹈展肌腱的近端结合部分；B. 掀开的关节囊瓣的角部缝合在关节囊切口拐角的下面；C. 在关节囊切口的横部缝合 2 ~ 3 针（见手术技术 81-24）

- 向背侧推挤足弓，将足背伸至中立位，不要抬高前足，检查前足情况。轻轻内外活动横趾，检查蹈趾是否能保持在矫正位置。
- 如果内侧关节囊修复处紧张度不足，趾向外侧偏移，可在切口横部追加缝合，每次一针，直到关节囊的松弛得到纠正。必要时拆除一针缝线，再次缝合，直至组织张力足以维持蹈趾与跖骨头的对位，不出现内侧或外侧的偏移。
- 如果修复后蹈趾被牵向内侧，可自关节囊切口横部拆除一针缝线。不断调节关节囊修复处的张力，直至蹈趾能维持矫正的位置。
- 在缝合皮肤前，将足平放于片盒或透光的透视台上，摄 X 线片确定蹈趾已复位至匹配。
- 与关节囊修复同样重要的是前足的仔细包扎，包扎的敷料可将蹈趾保持在矫正的位置。用 10cm × 10cm 纱布块（不折叠，部分剪小）插入足趾间，保持矫正的角度，在其外包扎 5 ~ 7cm 宽的纱布卷，再在前足松松包扎 7cm 或 10cm 的弹力绷带，以在水肿消退时保持压力，同时不形成束带压迫。

术后处理 3 周内穿硬底宽松鞋，术后可立即允许患者在可忍受的范围内负重，但只在去卫生间时行走。术后 3d 内患者应保持仰卧位，足部抬高 45cm，然后患者可起床，在可忍受的情况下活动，恢复开车信心后可开始驾驶车辆。同一包扎敷料保持干燥，维持 19~23d。3 周后拆线，第一跖骨间隙再填塞中等大小分趾器维持 3 周。穿鞋不能对蹈趾形成压迫，3 个月内最好不穿正装鞋（皮鞋），即使是低跟圆头皮鞋也应避免。术后处理可简单总结为“3 原则”，即休息抬高 3d；术后敷料包扎，穿术后保护鞋 3 周；3 个月后肿胀消退，开始穿低跟、圆头、鞋帮柔软的正装鞋。

2. 复发性蹈外翻（跖骨远端关节固定角异常） 跖骨远端关节固定角增大的患者蹈外翻复发时，将蹈趾复位会使跖趾关节处于不匹配的对合关系（图 81-77）。趾骨相对于第一跖骨头将处于内翻位置，跖骨头的外侧部分不被覆盖。此畸形可通过内侧关节囊重叠缝合、跖骨远端截骨移位（Chevron 截骨术，见手术技术 81-4）和第一趾蹼切开合并外侧软组织松解来矫正。跖骨远端截骨手术和软组织松解手术有引起跖骨头无菌坏死的危险性，但坏死的范围及其临床意义还不清楚。此并发症可能并非先前想像的那样可怕。

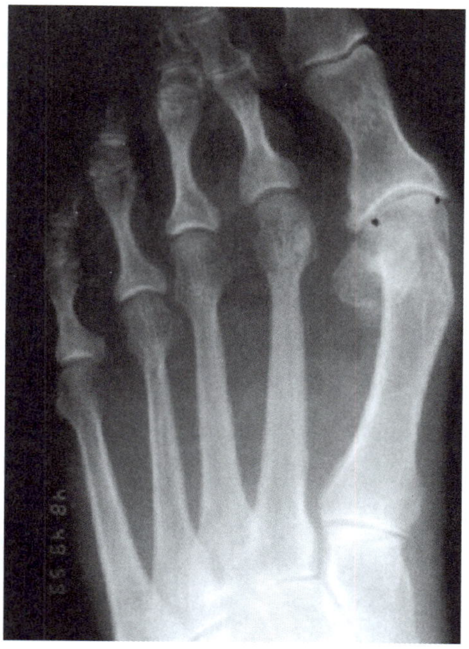

图 81-77 一名老年女性的负重正位片，行 McBride 蹈囊炎切除术后 20 年。她的关节是一个匹配的关节，通过拇外翻手术松解后，第一跖骨头恢复到了正常位置。但蹈外翻是由跖骨远端关节固定角增大引发的，需要双平面跖骨远端截骨来纠正

跖骨远端截骨的翻修矫正

手术技术 81-25

- 切口、倒“L”形关节囊切开、关节囊瓣掀起、趾蹼切开、外侧松解、踇收肌部分切断以及关节囊瓣闭合方法与上一术式所介绍的软组织修复手术的方法相同（见手术技术 81-24）。趾蹼切开、外侧松解、踇收肌松解和肌腱切除应在截骨前完成，因为截骨后跖骨头移位将严重影响需要松解和切除的组织。软组织松解保持在第一跖骨颈以远，这样可保留部分支配跖骨头的血供。
- 按手术技术 81-4 所述行 Chevron 截骨术。复发的原因之一是未发现、未处理过大的跖骨远端关节固定角。治疗的目标是将第一跖骨头的关节面倾斜降至约 10°，通过内侧关节囊紧缩，同时行或不行趾蹼切开、外侧松解，将踇趾匹配地复位至跖骨头。
- 为将第一跖骨远端关节固定角减小至可接受的范围，需要自跖骨远端（或跖骨头骨块）内侧切除 1~2 mm 的楔形骨条，形成闭合性楔形截骨。截骨块可有意做小，因为手法对合截骨面时，可在内侧施加压力，造成轻微压缩。
- 使用可吸收或不可吸收的固定钉固定截骨处。
- 将踇趾匹配地复位至跖骨头关节面，通过内侧关节囊缝合保持此位置。
- 摄 X 线片或透视检查修复的情况，前后位片检查时将足平放至片盒上或透视台上（膝关节屈曲）。尽管这在初次手术时并非必要的常规检查，但对于复发的外翻手术治疗则不可或缺。

3. *跖骨基底部截骨及第一趾蹼解剖或松解手术后复发性畸形* 跖骨基底部截骨及第一趾蹼解剖或松解手术后复发性畸形应通过再次跖骨基底部截骨、第一跖趾关节内侧关节囊重叠缝合、第一趾蹼切开及外侧挛缩的软组织松解来治疗。此外，在部分患者，特别是男性，行第一跖趾关节融合也是合理的。前一术式的适应证包括：①跖骨间角 ≥ 14°；②踇外翻角 > 30°；③跖骨远端关节固定角正常（10°～15°）；④扇形前足；⑤轻微或轻度第一跖趾关节关节炎表现（如果软骨破坏严重，应行关节融合）；⑥籽骨明显半脱位或全脱位；⑦第一跖趾关节有 50°～60° 的被动活动范围；⑧具有可增加跖趾关节外翻应力的足弓结构。

对于更大的踇外翻畸形可采用 Chevron 截骨术结合 Akin 截骨术治疗，但籽骨半脱位和跖骨间角显著增大的患者慎用。

对于跖骨基底部截骨后严重的复发性畸形，第一跖趾关节融合术是最合适的术式。手术技术按截骨的类型和拟行内固定的方法不同而异。第一跖趾关节融合后不愈合、畸形愈合、趾间关节退行性关节炎是最常见的并发症。手术中精确摆放踇趾的位置最为重要。Lapidus 主张采用第一跖楔关节融合术合并远端软组织松解治疗严重的复发性畸形。

4. *老年关节炎患者的复发性畸形* 第一跖趾关节切除、融合或置换。

关节切除成形手术（Keller 手术）可用于治疗老年、对足的使用要求相对较低而跖趾关节存在某种程度关节炎的复发性畸形患者。此术式还可以扩大应用，当踇趾在进行基底切除后，手法使第一跖骨尽量向外侧移位，然后采用两枚纵向的克氏针固定于第一跖骨（见手术技术 81-2）。建议将踇趾固定至第一跖骨之前切除腓侧籽骨。

第一跖趾关节置换用于治疗复发性踇外翻的疗效不能确定。关节置换曾被建议用于类风湿和严重跖趾关节破坏的患者，但对多数患者，近节趾骨切除、第一跖骨外移、腓侧籽骨切除、临时内固定以及内侧关节囊修复后的手术疗效可与关节置换相媲美，且花费更少，并发症更少。对于复发性踇外翻老年患者，第一跖趾关节融合术是一种良好的选择（见图 81-59）。

（四）Chevron 截骨术后的并发症

Johnson 介绍了 Chevron 截骨后的几个并发症，并提出如下预防措施：

1. 确保内侧关节囊重叠缝合牢固，在缝合皮肤前踇趾保持恰当的位置，可预防跖趾关节外翻复发。

2. 前足缩窄不足最常因术前跖骨内翻而跖骨头外移空间不足引起，术前仔细阅读 X 线片可预防。

3. 保持跖骨头骨块外侧的血供可预防缺血性骨坏死。

4. 跖趾关节对合关系异常多因术前未发现关节面外翻位所致。可采用跖骨内侧闭合截骨使跖骨头骨块处于垂直位置或内翻位予以纠正。

5. 将踇囊炎手术（踇外翻手术）的优缺点与患者详细交待有助于减少患者对疗效的不满。其中，采用此术式对踇外翻进行过度的矫正也是常见的错误，本手术适于治疗轻度至中度的畸形。

如果需要在跖骨头远侧行经关节的外侧关节囊松解和踇收肌松解，那么应当在跖骨头血供区的远端进行操作。不过这样的操作有时并不必要，因为此术式可治疗的畸形程度并不大。有两种技术错误可造成跖骨头血供受损：锯片穿透并切断第一跖骨背侧动脉和截骨近端的截骨线在关节囊内的位置错误。无论是否进行关节囊松解，正确进行的 Chevron 截骨，都不应破坏跖骨头的血供，Jones 等提出了 Chevron 截骨和关节囊松解手术操作的“安全区”(图 81-78)。尸体解剖证实，跖骨颈跖外侧角是滋养跖骨头的血管进入的主要区域，提示 Chevron 截骨时跖侧的长截骨线位置应远超出关节囊附着处的近端，以减少术后跖骨头坏死的可能。

畸形愈合在 Chevron 截骨中并不常见，但手术中需要遵循如下注意事项：①截骨采用内固定，术中手法测试其稳定性，如有活动则应加强内固定的稳定性；②远端截骨块应置于近端骨块的跖侧或下方，其位置以内固定保持；③如固定不牢固，需避免负重。

Chevron 截骨后向背侧畸形愈合矫正时的困难在于保持其长度，初次截骨常已使趾短缩 3 ~ 5 mm，截骨端的压缩和骨坏死进一步使长度短缩 3~5 mm，导致共计 6~10 mm 的短缩，引起第二跖骨头下方的跖骨痛，或原有跖骨痛不能缓解。Chevron 截骨后也可发生内翻和外翻畸形愈合，但不如背伸畸形愈合常见。即使有第一跖趾关节轻度或中度不匹配，患者对此畸形也比对背伸畸形愈合和转移跖骨痛耐受更好。不管畸形愈合发生在哪个平面，畸形矫正的手术技术大同小异。

Chevron 截骨术后畸形愈合矫正

手术技术 81-26

- 自跖骨中远 1/3 处至近节趾骨基底部显露跖骨远段。
- 检查原截骨部位，但不能按原截骨线确定矫正性截骨的截骨部位。

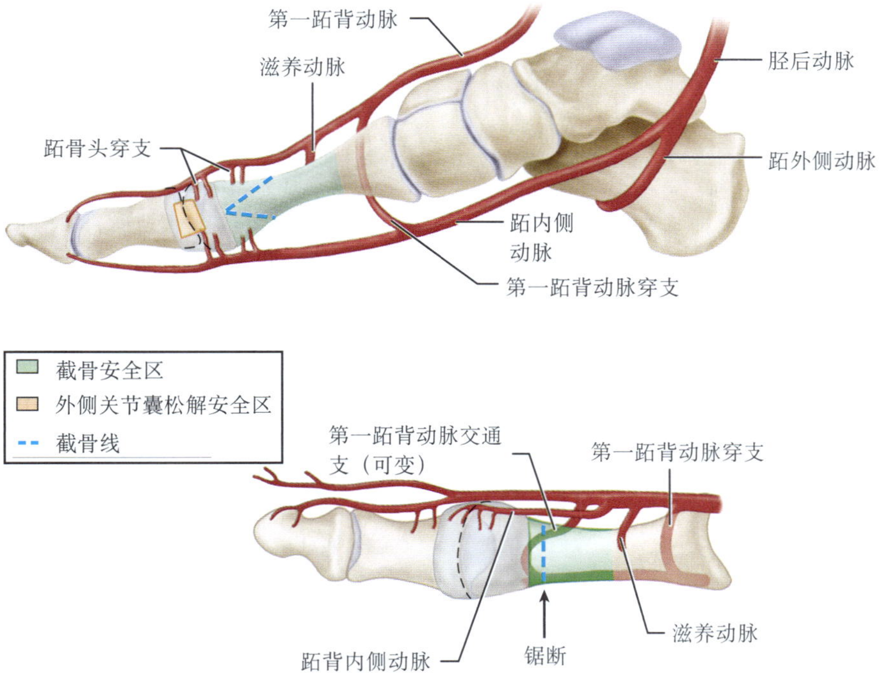

图 81-78 Chevron 截骨和外侧关节囊松解的安全区。内侧面观显示皮质截骨线需位于远端关节囊周围穿支和近端的滋养血管之间。只要在冠状面于跖趾关节平行切开关节囊，外侧关节囊松解的安全区可避开进入跖骨头近端的穿支血管和近节趾骨远侧的所有穿支，但是要注意关节囊切开一定要在冠状面上与跖趾关节成一直线。背侧面观显示截骨线与滋养血管和远端关节囊周围穿支的关系。第一跖骨背动脉及其分支在摆锯透过外侧皮质时最容易受伤

（引自：Jones KJ，Feiwell LA，Freedman EL，et al: The effects of Chevron osteotomy with lateral capsular release on the blood supply to the first metatarsal head，J Bone Joint Surg 77A:197，1995.）

- 使用 2 mm 钻头（如能得到，可使用更小号钻头）。在原截骨处或原截骨处附近，自背侧至跖侧以半圆形钻多个孔，只钻透一侧皮质（半圆形弧度为 150°）。
- 用 5 ~ 6 mm 宽锐利、薄片直骨刀的角部切割骨质，连接钻孔。注意骨刀不能切断外侧皮质。
- 经半圆形截骨缺损处，用 2 mm（或更小）钻头在外侧皮质多处钻孔，然后用微电锯窄锯片（4 mm 宽）连通各骨孔完成截骨。此方法可减轻截骨后跖骨的短缩。
- 手法向跖侧旋转，使跖骨头（远端）骨块皮质移至跖骨干骨块（近端）背侧皮质的下方。这可使跖骨头向跖侧轻度屈曲，负担更多的重量。
- 如果跖骨头骨块在内翻位或外翻位愈合，应向相反的方向矫正畸形，直至跖骨头骨块相对于跖骨干恢复正常的对线关系。当然，畸形愈合可以发生在多个平面，此圆弧形截骨（“broom-stick”）允许矫正所有平面的畸形。
- 截骨内固定可采用克氏针、小螺钉或可吸收钉。骨块间穿钢丝在此部位操作困难，但并非禁忌。

术后处理 根据内固定的坚强程度、患者的自体素质以及预计的患者依从性，可于术后开始保护性负重。可能需要使用长至足趾的短腿石膏、双拐或助行器。术前需要告知患者跖趾关节的活动度可能出现永久性部分丧失，但其功能不受影响。临床和 X 线检查确定截骨处牢固愈合后可开始完全负重。术后 12~18 个月一般尚不能达到最大活动范围。

跖骨短缩

第一跖骨一定程度上的短缩可出现于近端和远端 Chevron 截骨或其他类型的截骨。据报道，远端截骨时平均短缩 2~6 mm，近端截骨时短缩约 3 mm。第一跖骨的短缩破坏了负重分配情况，导致邻近跖骨过度负重，进而产生跖骨痛和前足痛。转移性跖骨痛通常应用各种矫形鞋保守治疗，当保守治疗无效和症状严重时，应考虑手术治疗。推荐采用短缩或抬高跖骨术治疗转移性跖骨痛。此截骨术存在几种严重的并发症，包括骨不连、“漂浮趾”畸形、持续性跖骨痛，以及明显的前足缩短。与其采用缩短跖骨来改变足的正常解剖，不如撑开、延长第一跖骨，这样更接近正常的解剖结构和生物力学。Hurst 和 Nunley 描述了他们使用单侧单平面外固定的手术技术。对此技术几乎没有结果报道，作者对此技术没有经验。

短缩跖骨的撑开延长术

手术技术 81-27

- 麻醉和常规消毒后，运用透视和合适的撑开固定器，确定固定器打孔的合适位置。
- 用 1.5 mm 克氏针沿第一跖骨内侧经皮钻孔，插入四枚螺纹 2.5 mm、干部直径 3 mm 的自攻针，首先置入远端两枚，随后置入近端两枚。
- 调整跖骨内钢针方向，使外固定器的撑开力相对于跖骨头跖屈。为了达到此方向，将远端两颗钢针放置于跖骨远端的跖侧半部分，这样可以产生跖向力矩。
- 沿跖骨内侧缘，第二、三钢针之间做一个 2 cm 切口。
- 解剖至跖骨，纵向切开骨膜，保留外侧、前侧和后侧完整。
- 在预计截骨区域，用骨膜剥离器尽可能小地剥离骨膜，保留外侧完整。
- 在第二、三钢针之间，使用小锯片做横断面截骨，并用生理盐水冷却锯片。
- 将固定器牵开 5 mm，并透视检查，以确定截骨部位是否合适及能否牵开。
- 压紧撑开器，保证骨对骨完整联合并将其固定。
- 骨膜用 4-0 可吸收线缝合，切口以 4-0 的普通丝线缝合，用柔软的敷料包扎。

术后处理 患者术后当天出院，保持患肢不负重。术后 1 周复查时拆除敷料，同时拆线及摄 X 线片，此次复查时，教会患者在家自行使用外固定器，每次旋转外固定器钥匙 1/4 圈，每天 4 次，相当于每天延长 1 mm。目的是获得第一、二跖骨相等的长度来恢复足正常“绞盘”机制。整个延长期保持患肢非负重。当影像学表明撑开的两端之间坚固时，可以部分负重。在延长期间鼓励被动活动跖趾关节，防止关节僵硬。多个 X 线片证实骨性连接后可去除外固定架。解除外固定架后允许完全负重和正常穿鞋。

（五）获得性踇内翻及踇趾足内在肌无力

踇内翻是踇外翻手术后出现的一种并发症（图 81-79 和图 81-80）。在 McBride 于 1935 年报道其手术（内侧突起切除、内侧关节囊紧缩成形和腓侧籽骨切除）后有 5% 的患者出现踇内翻之前，骨科医生并未广泛认识到这一与踇外翻相反的畸形（图 81-81）。在此之后，又有许多人报道此并发症，其发生率为 2%（Peterson 等）～ 17%（Trnka 等），可见于治疗踇外翻的几乎所有术式，包括跖骨远、近端截骨等。但令人惊奇的是，很少有患者抱怨足部的外形（除非内翻超过 10° ～ 15° ）或其他不适（很少见，而且与第一跖趾关节退变有关）。踇外翻手术后出现踇内翻的主要原因包括：①跖趾关节外侧结构完全松解同时伴内侧关节囊过度重叠，籽骨过度牵向内侧；②内侧骨赘切除过多导致踇趾内侧失去骨性支撑；③腓侧籽骨切除；④止于腓侧籽骨的踇短屈肌外侧头松解；⑤跖骨间角纠正至 0° ，甚至负值。

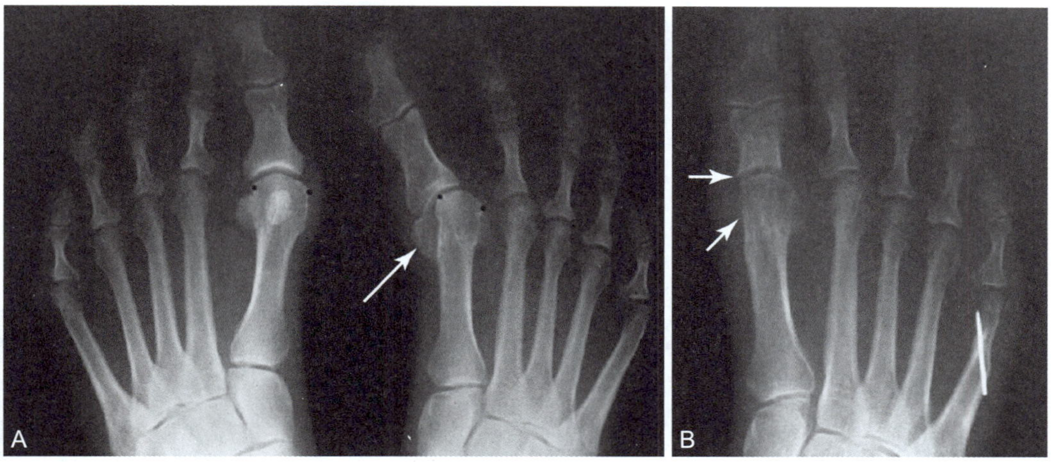

图 81-79　A，McBride 踇囊炎切除术后合并胫侧籽骨半脱位的踇内翻；B，通过手术矫正 Keller 手术后的踇内翻

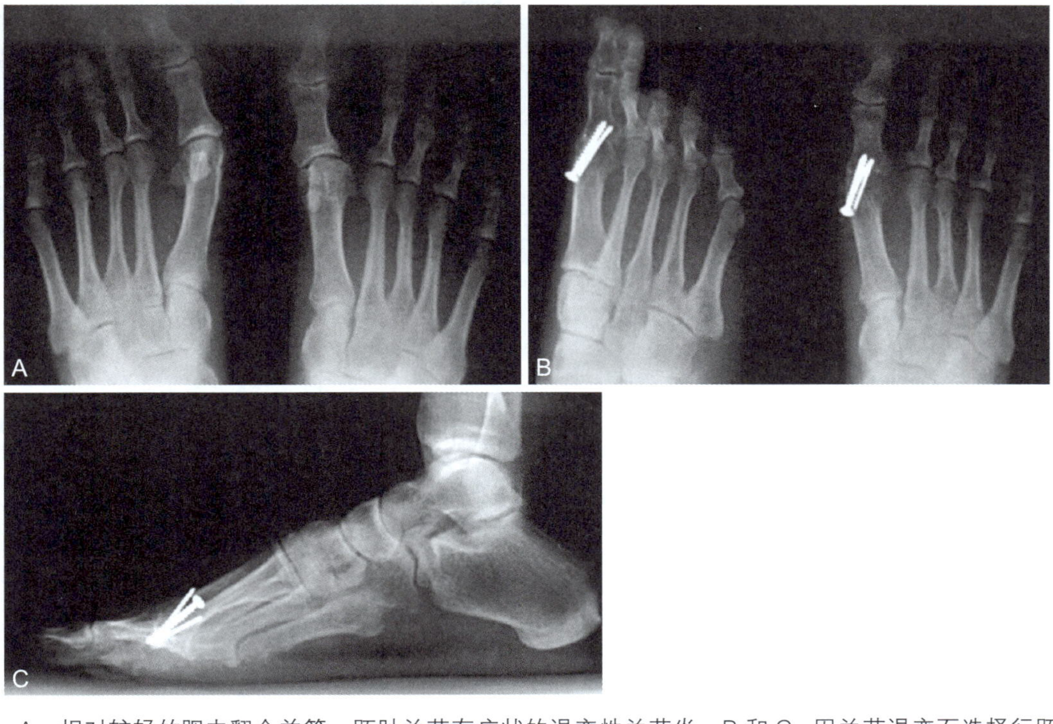

图 81-80　A. 相对较轻的踇内翻合并第一跖趾关节有症状的退变性关节炎；B 和 C. 因关节退变而选择行跖趾关节融合术

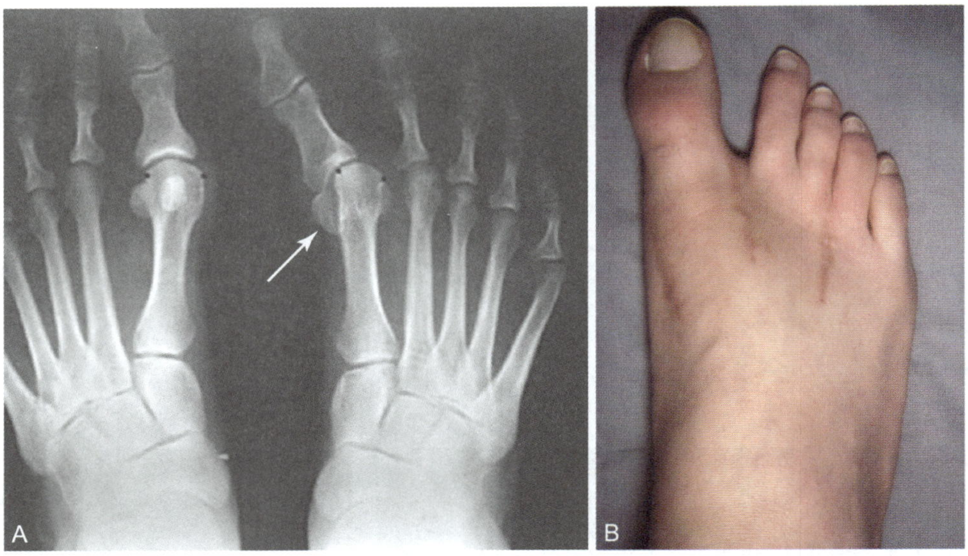

图 81-81 A. McBride 踇囊炎切除术后僵硬性踇内翻。B. McBride 踇囊炎切除术联合腓侧籽骨切除术后的踇内翻。切除腓侧籽骨，去除了踇收肌和踇短屈肌（外侧头）的外翻力矩

踇内翻分为两类：静力性（柔软性）和动力性（固定性）。将踇内翻畸形进行分类有两个原因，首先是将焦点置于足内、外在肌的平衡，这可解释发生单纯或多平面畸形的机制；第二点是提醒医生术前的准备工作有所不同。静力性内翻具有弹性，属单平面畸形，可被动矫正，通常并无症状，主要属外观并发症。负重位观察足部时，踇趾处于内翻位，跖趾关节在矢状面处于正常位置（与足的跖面成 10°，与跖骨成 20°～25°），趾间关节位置正常。多数情况下，踇趾在轴面并无异常旋转，在额状面不成“草中蛇”（snake in the grass）的形状。所有畸形都发生在跖趾关节，但只发生在横断面和额状面。动力性踇趾内翻畸形常为多平面畸形，一般较固定，有症状，手术矫正困难（图 81-82）。对此畸形最好的描述为：伴有内翻的足内肌无力性踇趾畸形，系真性内、外在肌失衡。动力性踇内翻患者第一跖趾关节过伸（常伴有一定程度的软组织固定性挛缩），踇趾有旋转、内翻、背伸，穿鞋十分困难。最常见的主诉是鞋头摩擦跖趾关节的背部。由于趾背伸压迫跖骨头向跖侧移位，跖骨头下方可出现角化性病变。在步态触地相，踇趾发挥的功能越来越小，其余足趾可出现锤状趾和跖骨痛。

1. *解剖和发病机制* 足内在肌维持踇趾在跖骨头上的平衡，外在肌协助保持总体平衡并大大增加踇趾的活动度。第一跖趾关节为一浅的球-窝式关节，骨性结构缺乏稳定性。踇展肌和踇收肌腱、踇短屈肌腱（两束）、以及踇短伸肌腱的附着部联合保持踇趾相对于跖骨头的平衡和关节的匹配，内在肌还与外在的踇长伸肌腱协同发挥作用。如果这些肌腱的附着部在跖趾关节屈曲或伸直时相对于旋转轴位置出现变化，平衡将不复存在。

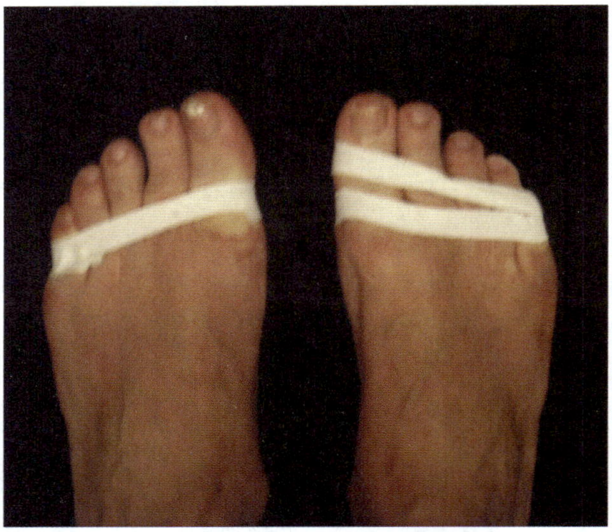

图 81-82 可被动矫正的动力性踇内翻

踇内翻的病理机制可以很好地以切除外侧籽骨的 McBride 手术来解释。外侧籽骨切除及踇收

肌腱松解均使内侧籽骨（踇短屈肌内侧头）内移，这会引起近节趾骨内翻并使踇展肌腱力量超过其拮抗肌，即已游离了的踇收肌腱（图 81-83）。由于跖趾关节内翻，踇长伸肌、踇长屈肌和踇短屈肌在轴面上位于中线的内侧，这样就加重了内翻畸形。这与踇外翻的机制刚好相反，在踇外翻时，跖趾关节的肌肉肌腱结构位于跖趾关节中轴线的外侧。从腓侧籽骨上松解踇短屈肌外侧头（腓侧籽骨切除术）及踇短屈肌内侧头向内侧半脱位后（内侧籽骨），踇短屈肌内侧头不再是跖趾关节的有效屈肌，并且其力量被保留下来的跖趾关节的伸肌超过，从而导致跖趾关节出现背伸畸形。随着跖趾关节伸展的增加，踇长伸肌松弛而踇长屈肌紧张，导致趾间关节屈曲畸形（图 81-84）。此畸形很快固定，并被描述为爪状踇趾畸形或内在肌无力性踇趾畸形。

单平面踇内翻多继发于轻、中度外翻畸形采用外侧软组织松解联合内侧关节囊重叠缝合及内侧骨赘切除时。内侧突起切除过多（沿矢状沟或矢状沟外侧）是导致踇内翻的主要因素。腓侧籽骨切除和第一跖骨间角过度矫正至＜ 5° 也可导致单平面踇内翻畸形。正常情况下，踇趾与第一跖骨头的对合有 10° 的外翻角，如果跖间角减小至＜ 5°，踇趾对合良好地复位至跖骨头，则外翻角必然达到 15°（第一跖骨内翻角 5°，跖骨远端关节固定角 10°）。如果第二趾无畸形，踇趾对线常与其平行，否则要与足的内侧面平行，但此临床外观看似直的足趾位置使踇趾上相对于跖骨头的关节面处于内翻位置。外侧限制性结构松解、内侧骨赘切除后，踇趾有进一步移向内翻位的危险。跖骨间角过度矫正以及在矢状沟而不是在其内侧切除内侧突起可能是促使踇内翻畸形出现的因素。跖骨间角矫正至 5°、籽骨切除、外侧关节囊切开、踇收肌松解、内侧关节囊紧缩重叠，以上因素单独或联合促成了踇内翻畸形的发生。如果籽骨不在其关节凹处，有力的踇短屈肌可成为显著的内翻或外翻致畸作用力。

单平面（静力性）踇内翻畸形的矫正

不是所有的获得性踇内翻都需要手术治疗。踇内翻达到 5° ~ 6° 问题不大，此时踇内翻仅仅有 X 线的表现，而不会产生不良的临床结果。还有一些患者主诉穿鞋困难、疼痛、不稳、蹬地无力及跖骨痛。但在计划手术之前，对所有的患者都应试用非手术疗法治疗，包括改变鞋子及用胶带固定踇趾。

如果内翻是在单纯软组织手术后发生的且不是固定性的，每周将踇趾包扎并用胶带固定于外翻 10° ~ 15° 位，如果此治疗是在开始的 4 ~ 6 周进行，持续 8 ~ 12 周，并在以后的 3 个月中夜间用夹板将踇趾固定于轻度的外翻位，畸形可被矫正。但是如果在术后 2 个月以后才发现畸形，且出现症状，那么就需要手术治疗。手术应推迟至第一次手术后的软组织炎症反应完全消退后进行。在冠状面上行内

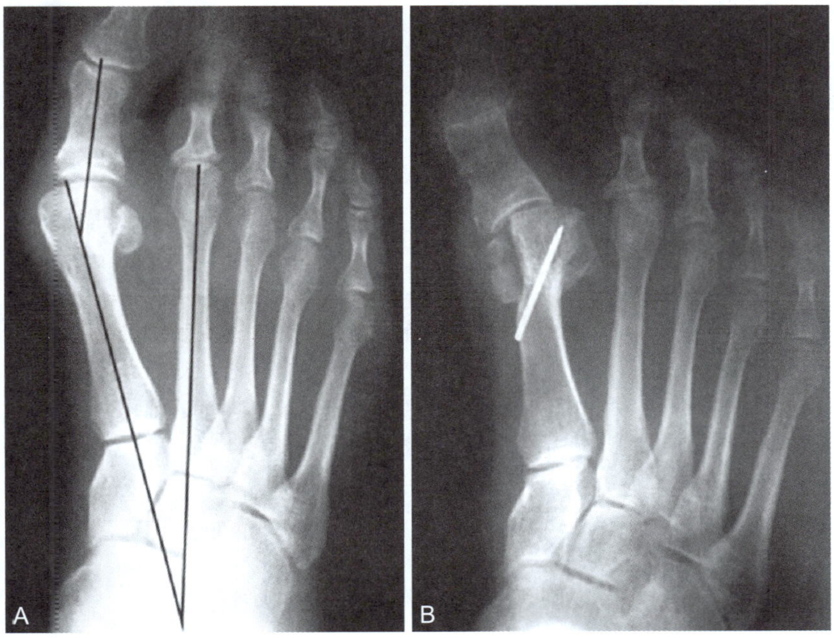

图 81-83 A. 踇外翻畸形；B. 跖骨远端截骨和外侧籽骨切除后内侧籽骨脱位

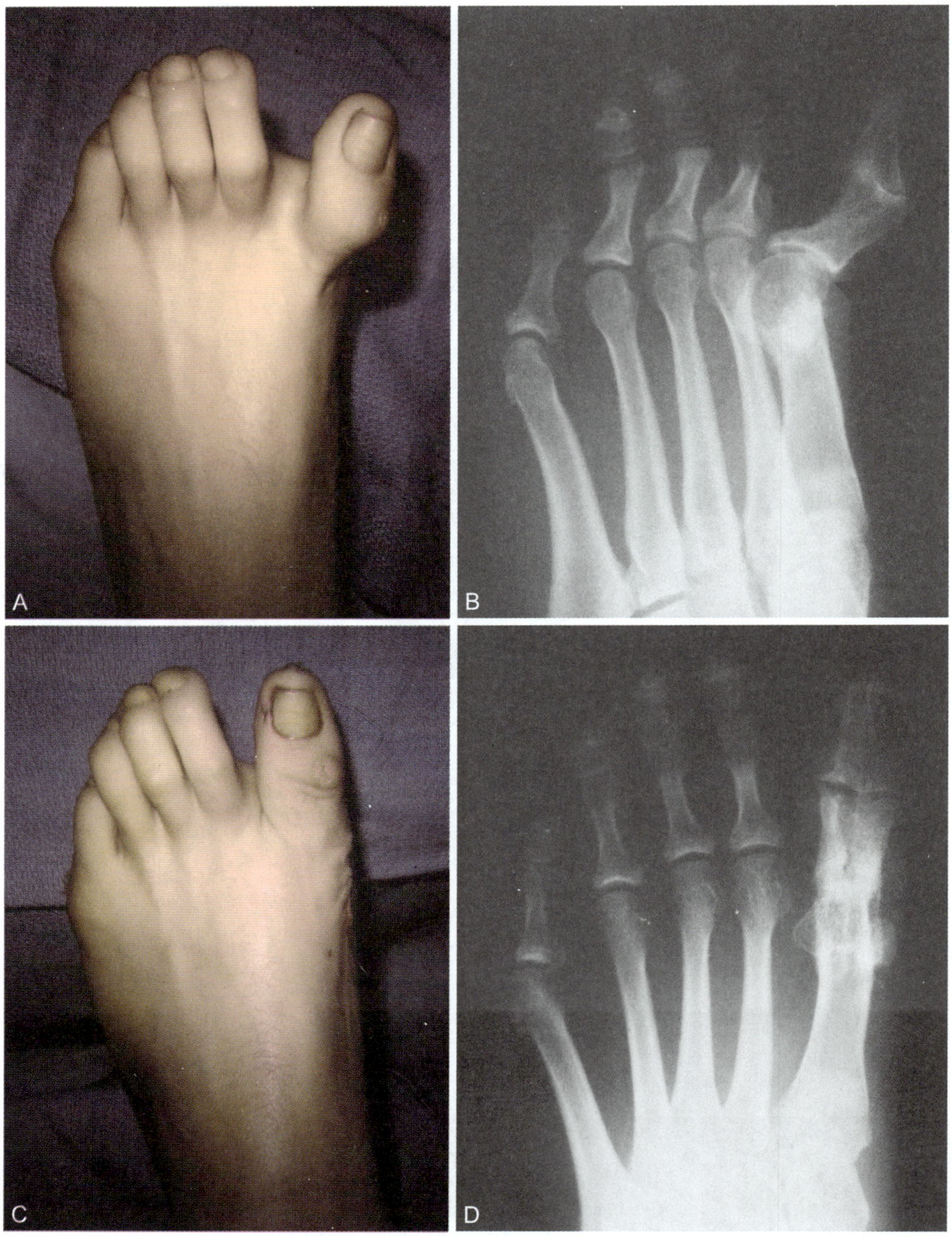

图 81-84　A 和 B. 踇趾内翻、旋转伴跖趾关节过伸，趾间关节过屈；C 和 D. 采用第一跖趾关节融合合并趾间关节跖侧松解治疗动力性畸形

侧关节囊切开术，如籽骨向内侧半脱位则予以复位，用克氏针将踇趾固定于 10° ～ 15° 外翻位 6 周，以上步骤即能满足需要，特别是在畸形可被动矫正并且能达到轻度外翻时。成功与失败几乎完全取决于踇短屈肌的位置和力矩矫正。此畸形的手术治疗针对性很强，结果可靠。

手术技术 81-28

软组织矫正

- 自近节趾骨中段开始至跖趾关节近侧 4 ～ 5 cm 处，沿神经间中线行趾内侧切口。掀起背侧皮瓣（沿关节囊外）4 ～ 5 mm，掀起跖侧皮瓣 2 ～ 3 mm。注意在原骨赘与第一跖骨交界处避免损伤背侧的感觉神经。

- 沿内侧的中线切开关节囊。
- 向背侧掀开关节囊瓣至第一跖骨的背内侧角，向跖侧掀开关节囊瓣至胫侧籽骨可清楚地显露。
- 踇趾内收至中线，屈伸活动第一跖趾关节。在背侧和跖侧松解软组织，直至踇趾相对于跖骨头可摆放至外翻 10°~ 15° 的位置。屈伸活动踇趾，在此外翻位置将踇趾被动背伸至 40° ~ 50° 。
- 将一小骨刀或骨膜剥离器插入胫侧籽骨关节面与第一跖骨头之间。如果胫侧籽骨能在被动外翻踇趾时滑回跖骨头的关节面处，或只需要轻轻撬拨或挤压即可使之复位并保持在关节凹处，则矫正效果能长期保持。如果胫侧籽骨不能复回或维持在关节面处，软组织手术将会失败，需要行关节融合或半关节切除成形术来松解软组织。
- 将踇趾置于 15° 外翻、10° 背伸、旋转中立位，用 1.5 mm 直径克氏针，自近节趾骨干骺端隆起部进针，由远端内侧至近端外侧，打入第一跖骨。
- 在皮下剪断克氏针，以便在门诊局部麻醉下拔除。如将其置于皮肤外，常因软组织刺激而必须提前拔除。
- 放松止血带，仔细止血。不要闭合关节囊。用 4-0 单丝尼龙缝线单层缝合皮肤，缝合时沿伤口边缘，采用简单的缝合方法，因为皮肤有张力，褥式缝合可能进一步损坏皮缘的血供。关节囊和皮下组织都不允许缝合，因此，皮肤缝合应较密，以免在缝线之间出现间隙，造成滑液渗漏或感染。
- 标准前足敷料包扎，此敷料不必协助保持踇趾的位置，因为有贯穿关节的固定针，但要求敷料贴附良好，以减轻水肿。
- 在 Hawkins 的技术中，外侧结构松解，踇收肌的肌肉 - 肌腱结构转位于近节趾骨的基底处，它们通过跖间横韧带的下方，通过长骨的遂道和内侧的软组织缝合在一起。踇收肌与踇短屈肌联合腱向近侧转移，将其缝合于转位的踇展肌腱背侧的跖骨头外侧的软组织（图 81-85）。

术后处理 最初的敷料应保持 10~14 d（延长至 19 ~ 21 d 也可），以保证皮肤的愈合不因揭除粘连于皮肤的敷料而受到影响。也可应用可穿脱的短腿行走石膏靴固定踝关节，但并不是必需。患者点地扶拐行走 3 周，然后戴可拆卸的行走靴在能忍受的情况下不扶拐行走 3 周。最初 3 周行走靴只在洗澡时脱下，此后可在睡眠和洗澡时脱下。4~6 周在门诊拔除内固定钢针（如果手术时复位困难，应将钢针保留至术后 6 周），除非有紧急情况，否则避免在 3 周内拔针。如果必须提前拔针，应将踇趾粘贴至第二、三趾，直至站立位时踇趾不会自动从外翻位移至内翻位为止。

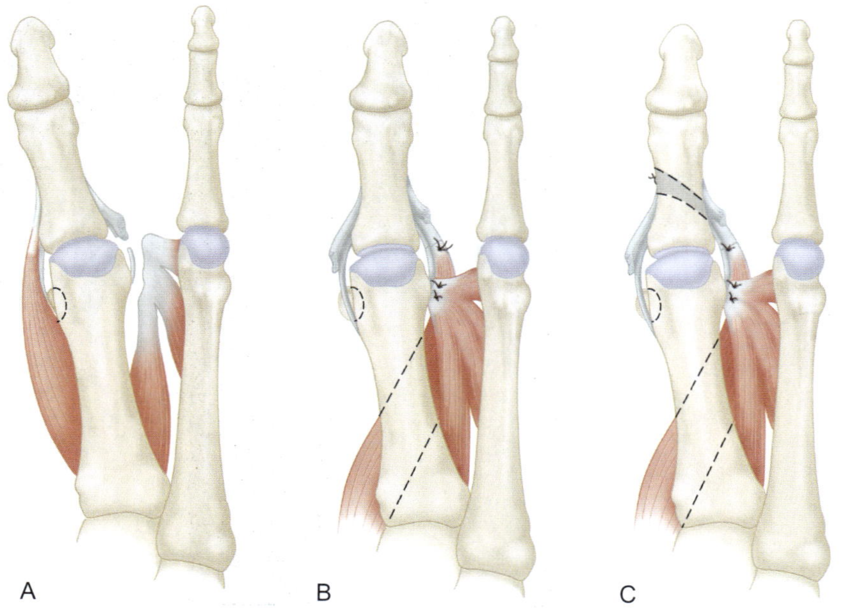

图 81-85 Hawkins 技术治疗踇内翻

A．肌肉失衡造成的踇内翻畸形；B．将踇展肌转位至踇收肌的残端；C．通过肌腱移植延长将踇展肌缝合至近节趾骨基底部，重新固定联合腱（见手术技术 81-28）

（重绘自：Hawkins FB: Acquired halluxvarus: cause, prevention and correction, *Clin Orthop Relat Res* 76:169,1971.）

远端跖骨截骨，不伴肌腱移位的内侧关节囊松解

Choi 等报道了一种治疗踇外翻术后踇内翻的手术，曾在 19 名患者（20 ~ 65 岁）。13 名患者是 scarf 截骨术后，6 名是近端 Chevron 截骨术后。进行此手术矫正后，11 名患者非常满意，7 名满意，1 名不满意。术前和术后对比，平均踇外翻角、跖骨间角和跖骨远端关节固定角有明显改善。跖骨的平均相对长度比明显下降。2 名患者有踇内翻复发，一人不再需要手术处理，另一人需要再次进行跖骨远端截骨。没有其他的手术并发症。

手术技术 81-29

- 为显露第一跖骨头，行内侧纵行切口，沿原切口瘢痕进入。行“T”形关节囊切开，水平部切口沿着第一跖趾关节线，垂直部沿第一跖骨干。
- 行第一跖骨 Chevron 截骨，两截骨线在尖端成 60° 角（图 81-86A）。
- 远端骨块向内移位。制造一个 1 ~ 3 mm 的内侧双平面闭合楔形，约在第一跖骨关节面以近 8 ~ 10 mm 处。内侧闭合楔形的角度要根据跖骨远端关节固定角来截取。
- 使用一或两枚克氏针固定截骨块(图 81-86B 和 C)。
- 不要修复内侧关节囊，行内侧松解。
- 如果还存在严重的内翻不稳定，可以通过第一趾蹼背侧将原来手术形成的瘢痕和关节囊横行切除 2 ~ 3mm。外侧关节囊紧缩缝合。

术后处理 术后可即时负重，穿一个木制摇椅底鞋维持 6 ~ 8 周。术后 2 周开始被动跖趾关节活动训练。

踇长伸肌转位并踇趾趾间关节融合

治疗静力性单平面畸形有时需要肌腱转位或关节融合，但术前必须告知患者，如果畸形无法矫正，也可能使用一种或两种其他方法。如跖趾关节畸形为静力性，趾间关节的畸形也常为静力性。对于柔软性的跖趾关节畸形，常采用踇长伸肌腱转位治疗，无论趾间关节的畸形是静力性的还是动力性的，同时联合行趾间关节融合术（图 81-87）。对于柔软性的趾间关节和跖趾关节联合畸形，采用踇长伸肌腱半侧肌腱移植，趾间关节不做融合，而保留其自由

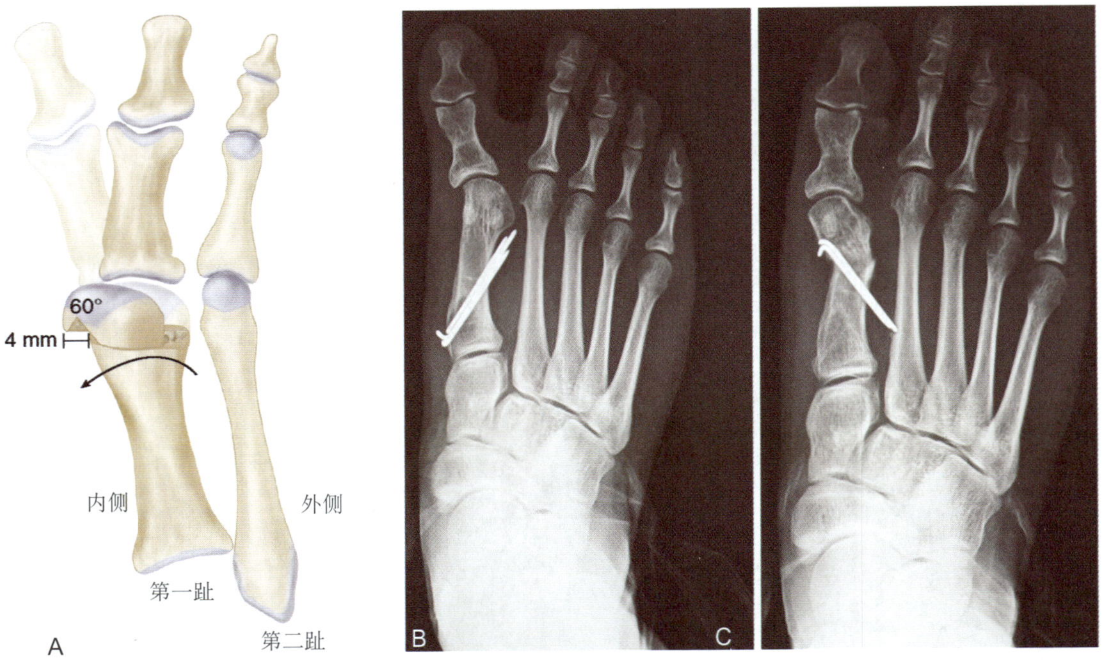

图 81-86 A. 远端 Chevron 截骨向内侧移位远端骨块；B. 近端 Chevron 截骨术后发生踇内翻畸形且跖骨间角为负；C.24 个月后随访发现畸形矫正，关节面对合好（见手术技术 81-29）

（引自：Choi KJ，Lee HS，Yoon YS et al: Distal metatarsal osteotomy for hallux varus following surgery for hallux valgus，J Bone Joint Surg 93B :1079，2011. Copyright British Editorial society of Bone and Joint Surgery.）

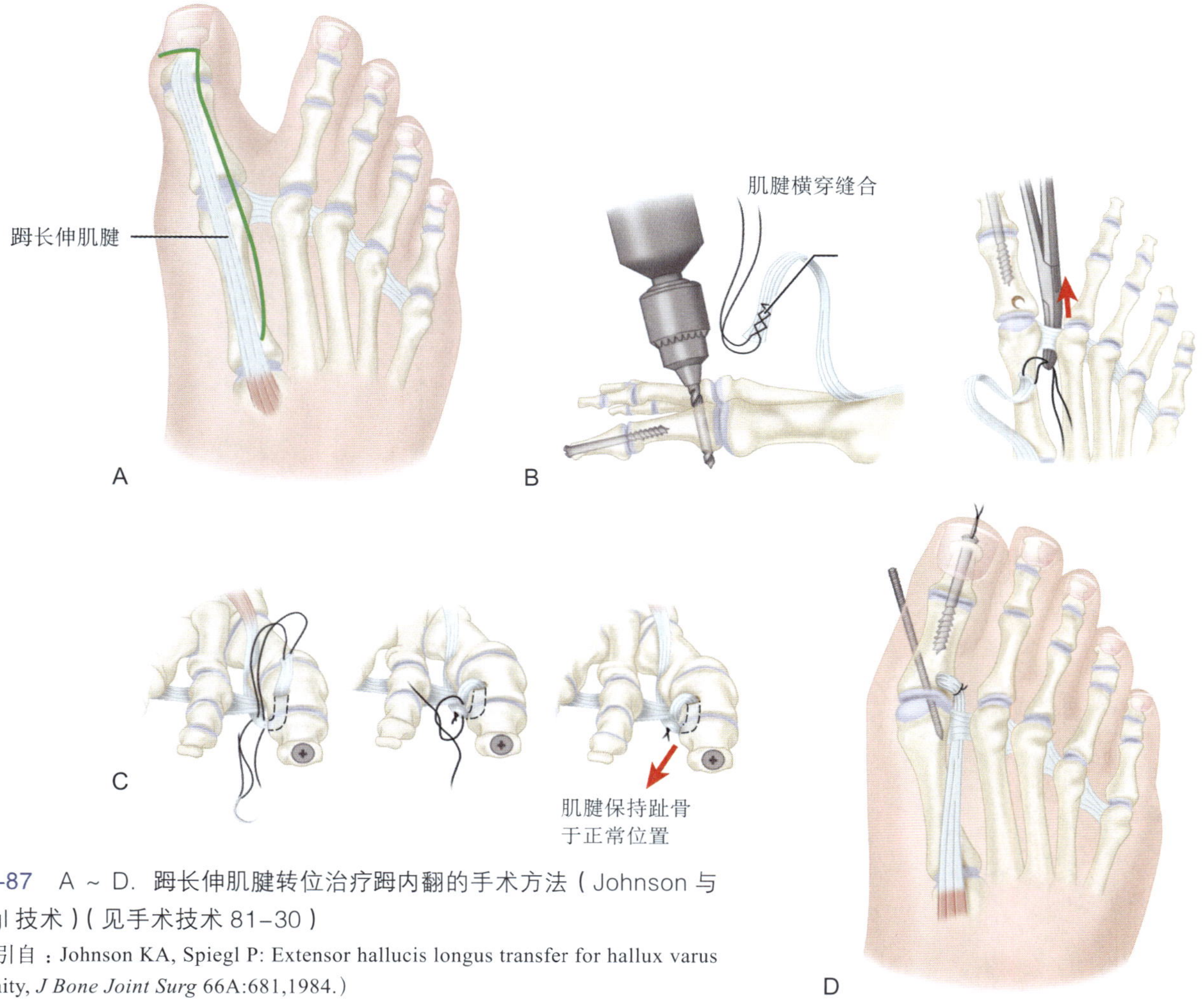

图 81-87 A ~ D. 踇长伸肌腱转位治疗踇内翻的手术方法（Johnson 与 Spiegl 技术）（见手术技术 81-30）

（引自：Johnson KA, Spiegl P: Extensor hallucis longus transfer for hallux varus deformity, *J Bone Joint Surg* 66A:681,1984.）

活动；如果踇长伸肌腱转位不能矫正踇外翻，则需要进行跖趾关节融合，趾间关节保留一定的活动度会得到更好的结果。趾间关节融合后踇长屈肌的屈踇作用由趾间关节转移至跖趾关节，所以有助于背伸畸形的矫正。但转移半侧肌腱就变得不合适了，因为这种手术需要踇长伸肌同时完成两种功能，即伸趾间关节和内收跖趾关节。两种方法均可矫正畸形，但均会减小跖趾关节的活动度，且有时比较严重。因此，必须告知患者畸形矫正手术可能造成活动范围的减小。

手术技术 81-30

（Johnson 和 Spiegl）

- 于第一、二跖骨间的中部做“L”形切口，沿趾背外侧向远端延伸，在踇长伸肌腱止点处弯向内侧（图 81-88A）。
- 在远节趾骨基底上切断踇长伸肌腱止点。注意避开趾背感觉神经及甲床。
- 去除关节面后，将趾间关节于冠状面与矢状面上均为中立位时融合（图 81-88B ~ D）。Shives Johnson 建议以 4 mm 骨松质螺钉固定效果较好。
- 在已切除关节面的远节趾骨表面逆向钻一直径 2 mm 的骨孔（图 81-88E），沿中线自趾甲尖跖侧 5 mm 处穿出。
- 对合已切除关节面的关节端，在趾骨远侧顶部（沿预先钻出的孔）将钻头钻至趾骨近端基底，沿其髓腔中央进入（图 81-88F 和 G）。
- 以 2.7 mm 钻扩大末节趾骨骨孔，然后以 3.5 mm 丝锥全程攻丝。
- 沿钻头方向，向近端拧入 4 mm 骨松质螺钉（图 81-88H）。该螺钉的拉力作用使骨端间加压融合（图 81-88I ~ M）。
- 关节融合后，将踇长伸肌自伸趾装置及近侧筋膜上游离，游离至跖趾关节近侧 5~6 cm 处。肌腱应

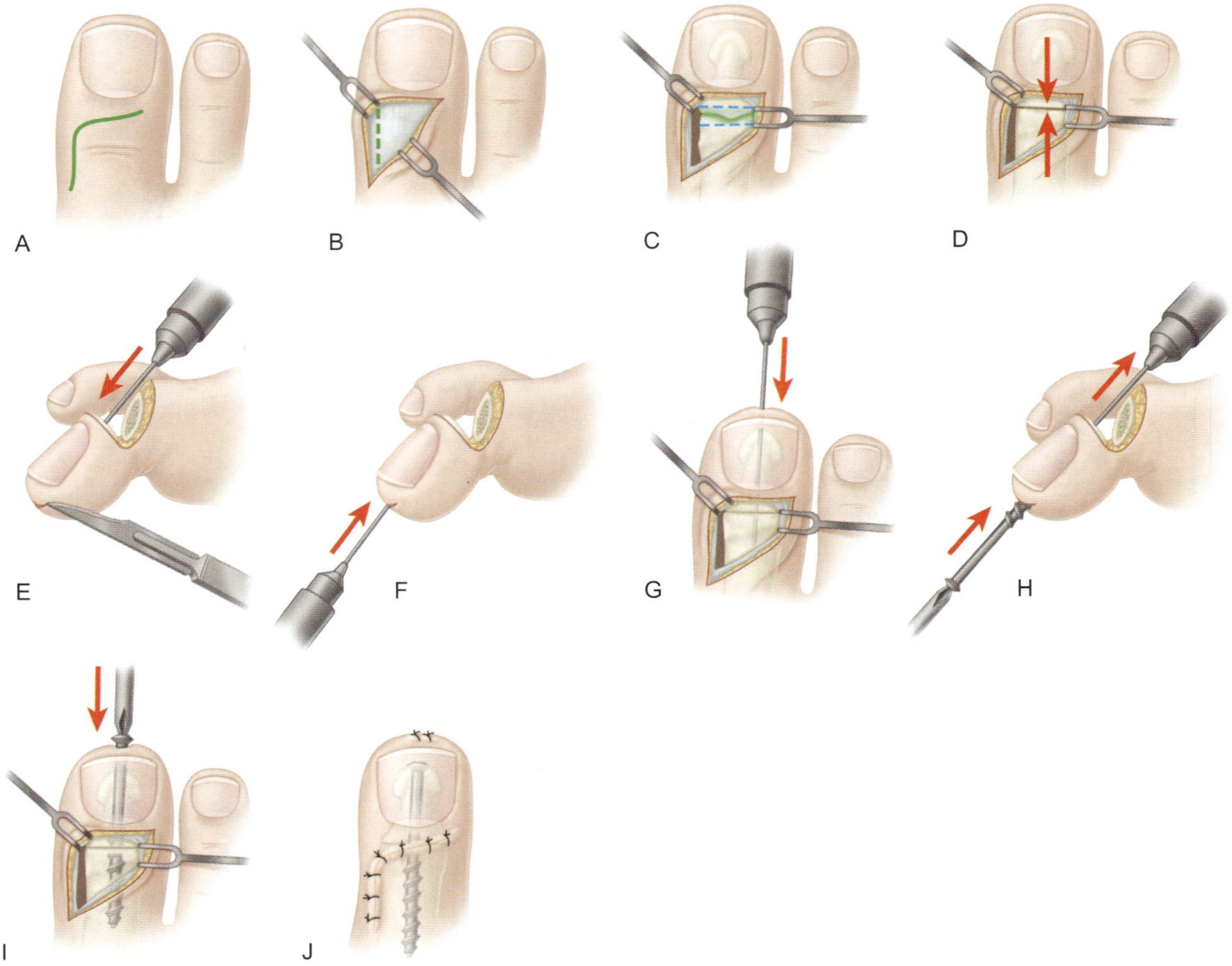

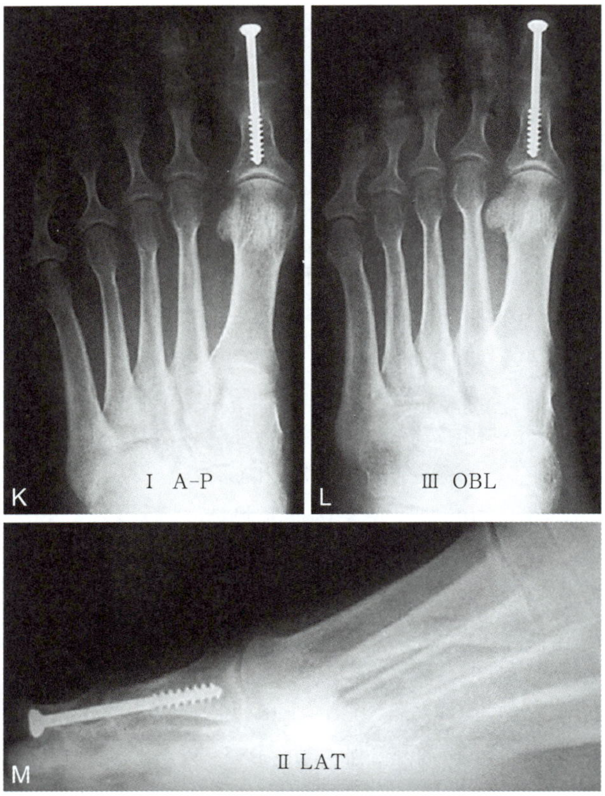

图 81-88 Jonhson 与 Spiegl 关节融合矫正踇内翻的方法

A ~ C．“L” 形皮肤切口，踇长伸肌的松解和关节融合的准备；D ~ F．骨端对合以确定骨之间接触良好，逆行钻入 2 mm 钻头；G．顺行钻入趾间关节；H．拧入 4 mm 骨松质螺钉；I．在螺钉的拉力作用下，关节融合处加压；J．闭合切口；K ~ M．踇趾趾间关节融合术的 X 线片（见手术技术 81-30）

（A ~ J 重绘自：Shives TC, Johnson KA: Arthrodesis of the interphalangeal joint of the great toe-an improved technique, *Foot Ankle* 1:26,1980.）

游离至轻轻牵拉即可自由活动的程度。

- 在肌腱远端 1.5cm 范围内以一根不可吸收缝线来回缝几针，将线暂放在一边备用。
- 在近节趾骨外侧沿背面方向钻一直径为 3.6mm 的骨孔（见图 81-87B）。
- 以止血钳夹住肌腱末端的缝线并将其向跖侧穿至跖间深横韧带（见图 81-87B）。如该肌腱向跖侧未能到达一个位于第一跖趾关节伸屈轴跖侧的滑车，就不能矫正过伸或内翻。Johnson 和 Spiegl 指出，此处以前的手术瘢痕绝不会影响将跖间深横韧带作为合适的滑车。
- 使肌腱自跖侧向背侧穿过趾骨骨孔，将跗趾置于理想位置（在正确放置跗趾前可能需要行内侧关节囊切除及内侧籽骨切除术）。
- 将跗长伸肌腱拉向远端并与其自身缝合（见图 81-87C）。
- 斜跨关节斜向插入一枚 1.6mm 直径克氏针，注意不要刺穿肌腱，否则会使肌腱变弱（见图 81-87D）。

术后处理 用敷料加压包扎 2d，然后用短腿非负重管型石膏固定 3 周。然后更换为负重管型石膏再固定 3 周。随后拔除克氏针并开始去石膏负重练习（还需在夜间用夹板固定跗趾于理想位置 10 ~ 12 周）。

跗短伸肌腱固定术

手术技术 81-31

（Myerson 和 Komenda，Juliano 等）

- 在第一趾蹼处行背侧纵切口，向近端延长 5cm。
- 牵开腓深神经的终末支，在肌腱 - 肌腹交界处横断跗短伸肌（图 81-89A）。
- 用 4-0 单丝缝线穿过跗短伸肌腱残端，清理其周围的软组织，直至其于伸肌腱帽的附着部。小心避免损伤或切断此附着部。
- 游离跗短伸肌的近端，直至跗长伸肌腱的附着部。
- 于背内侧切开关节囊，如需要可将关节囊切除，以矫正跖趾关节的背伸畸形。
- 松解跗收肌腱，同时切开内侧关节囊。在行跗短伸肌腱固定术之前，彻底松解背内侧的软组织挛缩，观察评价跗趾在松解后的自然位置。至此，畸形应可被动矫正，否则，需进行关节囊切开或籽骨间关节囊的切除。
- 将跗短伸肌腱残端自跖间深横韧带由远侧穿向近侧（图 81-89B）。
- 拉紧此肌腱，观察跗趾的旋转对线。由于跗短伸肌腱止于背侧，肌腱近端改变方向时产生旋后作用（外旋），此时可对肌腱的远端止点进行部分松解，减轻背侧附着产生的作用。
- 拉紧跗短伸肌腱，维持张力情况下将其附着于第一跖骨干。
- 向近侧拉紧肌腱，观察跗趾跖趾关节的活动范围，然后再将其放松，对比活动范围的变化。一般被动屈曲会有轻度受限，此点术前应向患者充分交待。由于跗短伸肌腱转位发挥的是肌腱固定的作用，而非动力性肌腱转位，术中需要尽量拉紧肌腱，从而尽可能少地影响跖趾关节的活动范围。
- 跗趾矫正后理想的位置系有 5° 的外翻，通过骨隧道或骨缝线锚钉将跗短伸肌腱固定至跖骨关节面近侧 1.5cm 处（图 81-89C 和 D）。如有必要，可用克氏针穿过跖趾关节临时固定以加强稳定性。

术后处理 术后可立即穿木底术后鞋负重，此鞋使用 4 周，然后可改穿其他舒适的硬底鞋。在术后 2 个月内将跗趾用胶带保持在外翻位。然后患者可随意活动。伤口允许时鼓励患者开始跖趾关节活动范围锻炼，除非跖趾关节需穿针保持稳定。如果采用固定针固定，必须在术后 7 ~ 10d 拔除，开始活动。

动力性跗内翻（多平面）的矫正

治疗跖趾关节动力性畸形最常采用切除成形术（切除趾骨近侧 1/3）或跖趾关节融合术（图 81-90）。但如果畸形在轴面、冠状面和矢状面均可被动矫正，跖趾关节被动伸屈活动度接近正常，软组织修复治疗畸形也有可能成功。“悬趾”（hanging toe）手术（趾骨近侧 1/3 切除时去除趾骨基底部所有足内在肌的附着）中应纵向平行打入两枚克氏针，在 6 周内保持外翻 5° ~ 10° 。克氏针打入前先将足踝置于中立位，检查跗长伸肌肌腿的张力，确定此肌腱是否使跗趾处于过伸位置。如果是则需要在固定前进行不超过 1cm 的延长。克氏针先自近节趾骨顺行打入至远节趾骨，再逆行打入跖骨头。如趾间关节出现固定性屈曲畸形导致背侧症状性胼胝形成，

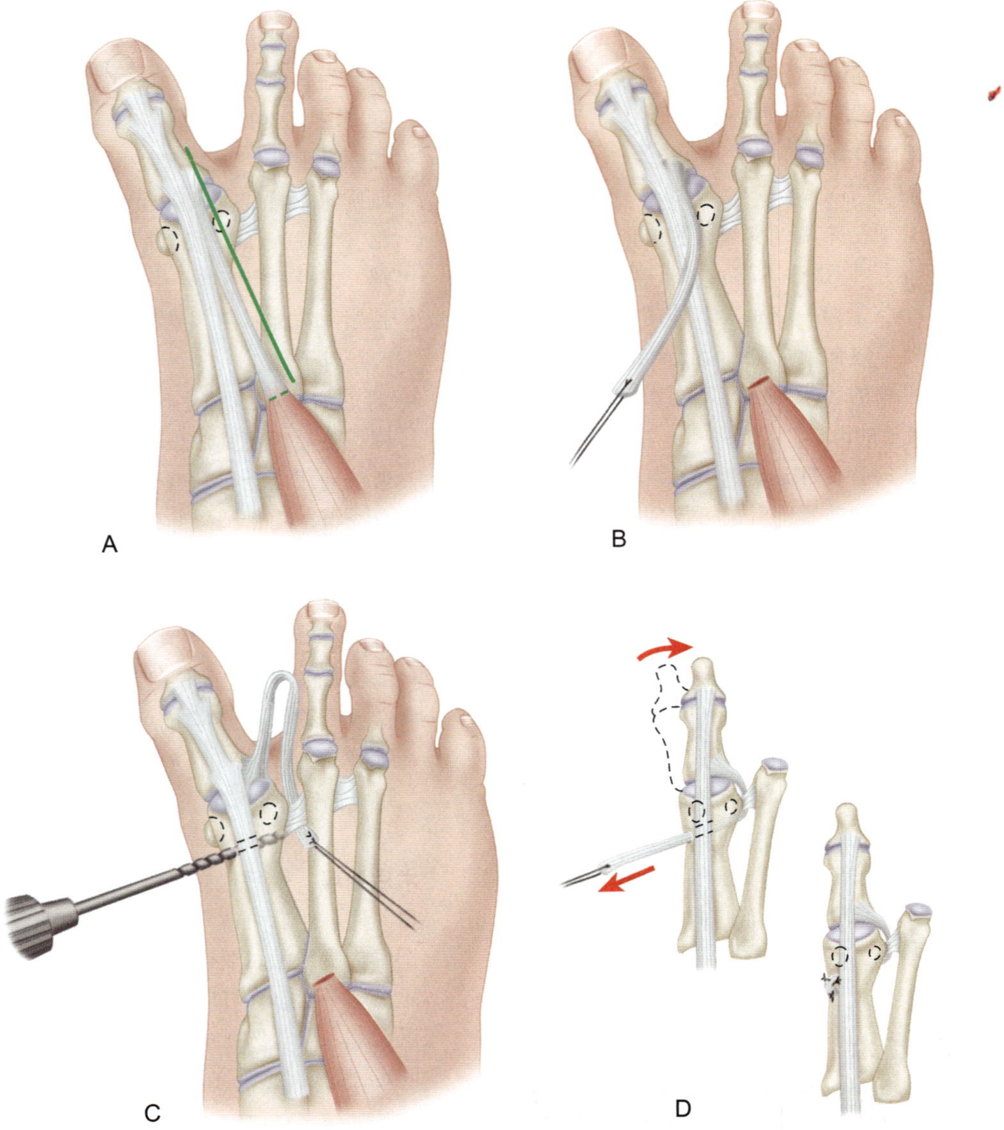

图 81-89 踇短伸肌腱固定术治疗踇内翻

A．经背侧切口切断踇短伸肌腱；B．肌腱自跖骨横韧带深面由远侧穿向近侧；C．在第一跖骨的背内侧钻孔；D．踇短伸肌腱穿过骨孔，缝合至骨膜或骨（见手术技术 81-31）

（重绘自：Juliano PJ, Meyerson MS, Cunningham BW: Biomechanical assessment of a new tenodesis for correction of hallux varus, *Foot Ankle Int* 17:17, 1996.）

则建议按下述方法之一进行手术：①跖趾关节切除成形手术同时行趾间关节融合术。②趾间关节跖板松解，穿针固定保持关节于中立位。

跖趾关节和趾间关节融合的操作方法见手术技术 81-16 ~ 81-20。切除成形术见 Keller 手术所述。

手术技术 81-32

- 行内侧中线切口，沿中线跖侧 2~3 mm 处切开关节囊，显露跖骨头。
- 自跖骨头和趾骨基底部向跖侧和背侧掀起关节囊。
- 显露胫侧籽骨。
- 如果畸形在跖趾关节伸直位固定，则需要广泛切除软组织，直至第一跖骨颈与跖骨干交界区。
- 手法将踇趾复位至外翻位，松解关节囊，观察评估松紧程度。
- 如果有任何方向畸形不能彻底地被动矫正，单纯软组织矫正手术将无法获得成功。
- 检查关节面，如果第一跖骨头有软骨缺损，或软

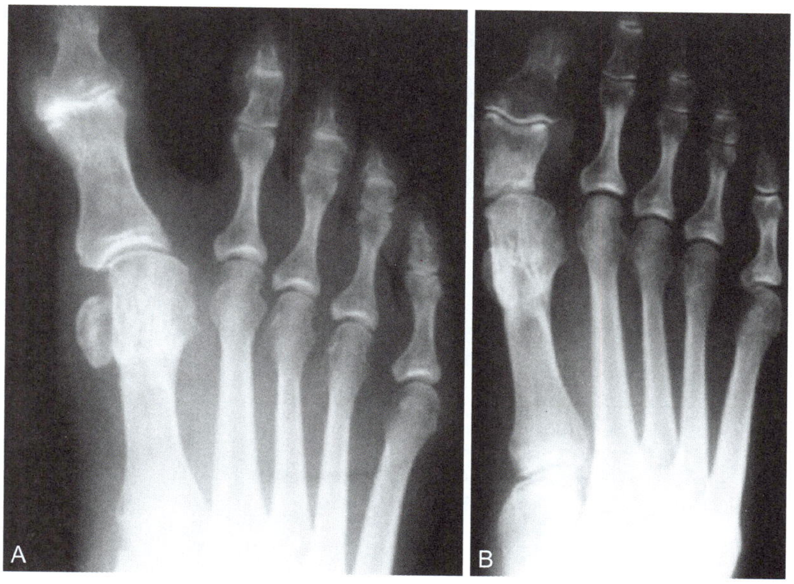

图 81-90　A 和 B. 多平面踇内翻畸形（爪形趾）的中年女性患者，切除成形术前后的 X 线片

节外观不健康，估计为慢性压迫所致，需要行关节融合术。

- 如果关节面外观基本正常，被动活动不受限，可自近节趾骨基底的内侧至跖骨头颈交界处的外侧斜向穿过一枚直径 1.6 mm 的克氏针，将踇趾固定至外翻 10° 的位置。
- 将籽骨复位至跖骨头下方。
- 在踇趾背侧行“L”形切口，其横部越过趾间关节的背侧，纵部沿近节趾骨头和颈的背外侧向近端延伸 2~3 cm。
- 如果跖趾关节需要融合，趾间关节则进行跖板和双侧副韧带松解，将趾间关节矫正至正常位置并用 1.6 mm 直径的克氏针固定。
- 如果跖趾关节无需融合，则应去除趾间关节的关节面，准备融合。此举有两个目的，一是矫正趾间关节的动力性畸形，二是如果畸形为静力性，则允许踇长伸肌和踇长屈肌肌肉 - 肌腱单位的相对短缩，减弱其致畸力。
- 趾间关节融合处使用交叉克氏针或小螺钉髓内固定。如果使用螺钉固定，建议采用 Johnson 技术，经远节趾骨的关节面向远侧钻孔，自趾甲下方穿出趾尖，再掉转钻头打入近节趾骨。用 4 mm 的半螺纹小骨块骨松质螺钉（40 ~ 50 mm）或克氏针固定。
- 去除止血带并评估踇外翻。
- 将踇趾固定在外翻 10° ~ 15° 的位置，趾间关节在中立位融合。小角针间断缝合闭合皮肤切口，针脚要靠近皮缘，因为将踇趾自内翻位矫正至外翻位，皮肤的张力会增加。踇内翻手术后常出现内侧的皮肤坏死，此点一定要和患者交待。前足敷料包扎。

术后处理　鼓励患者休息并抬高患肢数日，术后 3 周内只允许患者扶双拐不负重点地行走。如允许负重，则须以长于足趾的短腿石膏固定，即便在固定后也只允许部分负重。此后 3 周内可穿戴能拆卸的行走靴在可忍受的情况下负重。第 4~6 周拔除克氏针，具体时间取决于术中矫正畸形的难易程度，畸形越难矫正，固定时间需要越长。

跖板松解术

手术技术 81-33

- 自近节趾骨干中段开始做 3 cm 内侧切口，向远端延伸至趾甲基底部水平。此切口可避开内侧趾足底固有神经支配趾腹的感觉支。
- 找到踇长屈肌腱的腱鞘，以趾间关节为中心，切开此腱鞘 1 cm。
- 用小刀片切除此肌腱于远节趾骨基底部的附着 2~3 mm。其附着部宽大，连接紧密，上述松解不会使其附着部中断（图 81-91A）。
- 轻轻屈伸活动关节，即使只有数度也可帮助确定跖板在近节趾骨颈部的附着点。再次使用小刀片沿近节趾骨颈切断跖板，使其滑至远端，暴露趾间关节（图 81-91B）。

- 如果还不能将此关节被动矫正至中立位，则需要松解侧副韧带附着于跖板的副束。这样常可彻底矫正屈曲畸形。
- 保持趾间关节于中立位，用一或两枚 1.6 mm 直径克氏针固定 4 ～ 6 周，针尾露出皮肤 2～ 3 mm，用塑料包扎条或胶布覆盖。

2. 爪形趾畸形（踇趾内在肌失衡） 在爪形趾，跖趾关节过伸而趾间关节屈曲，可能伴或不伴两个关节固定性挛缩。常存在踇趾过伸，这会使患者在站立时不能将踇趾趾腹触到地面或鞋底。这样在步态触地相中踇趾趾腹不能着地。最关键的是丧失了跖趾关节的内在肌屈曲力矩。这样，由于失去了拮抗，在踇长伸肌和踇短伸肌腱的作用下跖趾关节过伸，并且由于第一跖趾关节的过伸而使踇长伸肌丧失了滑动（松弛），导致其伸趾间关节无力。内在肌控制的丧失通常继发于双侧籽骨切除术或腓侧籽骨切除术以及内侧关节囊重叠导致的内侧籽骨向背内侧半脱位（图 81-92）。

趾间关节融合、踇长伸肌腱转位至跖骨颈以及跖趾关节背侧关节囊切开是可供选择的保留跖趾关节活动的术式。单独采用趾间关节融合术不能矫正跖趾关节过伸。从效果上看，背侧关节囊切开，瘢痕愈合后，还会有延长踇短伸肌腱的效果。应该用克氏针将跖趾关节固定于中立位 4 周。如果 X 线片已有明显的关节退变表现，应行第一跖趾关节融合术。

3. 跖趾关节活动受限 所有踇外翻软组织手术的一个重要部分都是重叠或卷叠（“reefing”）内侧关节囊，通过这样的操作矫正踇外翻畸形，而不依赖截骨和关节切除成形术。无论这种关节囊缝合术是在第一跖趾关节水平的冠状面上进行，还是在第一跖列的纵轴上进行，最终的结果都是在可活动的关节周围形成软组织重叠。为了维持踇外翻的矫正，关节囊缝合时必须适当，因为会减少跖趾关节的活动。

根据作者的经验，即使没有内在肌失衡，内侧关节囊重叠后跖趾关节不能完全屈曲也很常见，但这很少有临床意义。行任何踇囊炎切除术前都要向患者讲明可能发生一定程度的跖趾关节活动丧失，但是这种丧失本身不应产生症状或功能障碍。术后包扎踇趾时将跖趾关节保持于中立位或 5° 屈曲位是有益的。

4. 踇过伸 踇过伸畸形单独存在的情况（即踇过伸不是踇内翻或爪形趾的一部分）很少见。该畸

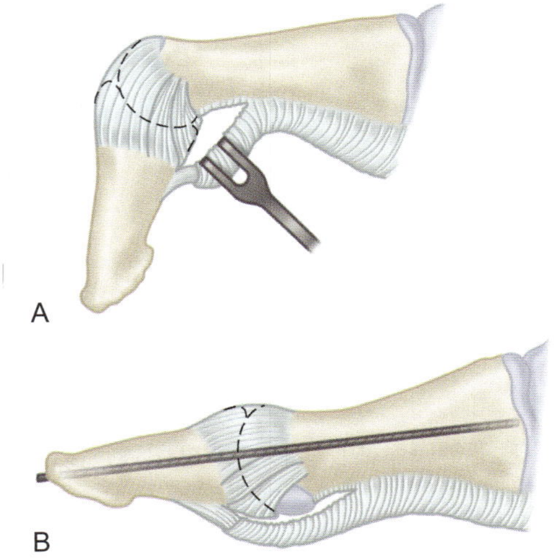

图 81-91 A. 显露跖板并部分松解踇长屈肌腱；B. 从近节趾骨切除跖板（建议用克氏针髓内固定 4 周）（见手术技术 81-33）

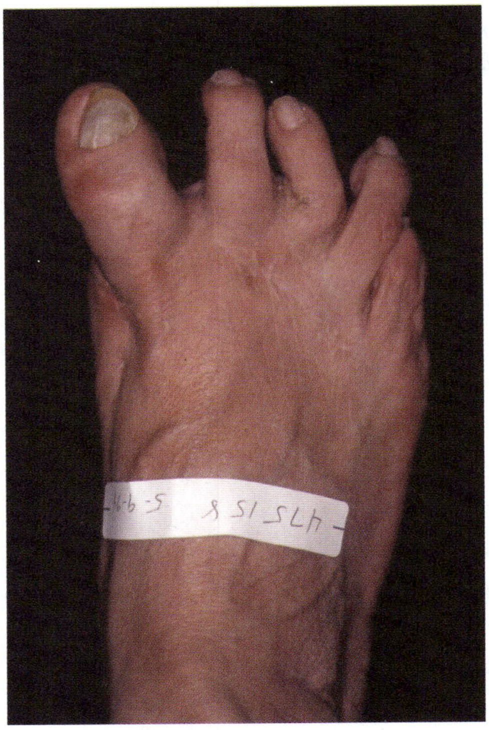

图 81-92 外侧籽骨切除术、内侧关节囊重叠缝合以及内侧籽骨内侧移位后出现的踇趾背内侧半脱位

形产生的原因之一是在行籽骨切除术或 Keller 关节切除成形术时踇长屈肌腱被撕裂。所以籽骨切除术后，术者应立即进行检查或通过被动活动来确定踇长屈肌腱仍然完整。

5. *神经瘤与血肿* 这类并发症是所有足部手术所固有的，如果注意解剖细节，并且在松开止血带（如果用了的话）后和关闭切口之前仔细止血，在很大程度上是可以避免的。由于足部神经瘤可以导致功能障碍，现图示足部浅表神经，见图 81-93。

6. *外侧跖骨疲劳骨折* 疲劳骨折有时会发生于第二、三跖骨，极少数会发生于第四跖骨，常见于停经后妇女。试图减少第一跖列的负重，就会使其他跖骨过度负荷而导致疲劳骨折。保护下负重或穿木底鞋可使症状在 3 ~ 4 周内缓解。偶尔第二或第三跖骨的疲劳骨折会出现顶向跖侧的成角而使跖骨头背伸。这种畸形愈合使得负重转移至邻近的跖骨头而导致痛性胼胝。在骨质疏松的患者，怀疑有足部骨折时，如 X 线片未见骨痂形时，需要穿短腿行走靴或木底鞋保护，以防止比并发症。

（六）第一跖趾关节切除成形术（Keller 手术）后并发症

在某些特定的踇外翻患者，尤其在第一跖趾关节有一定程度骨性关节炎，而对足部的体力活动要求不太高的老年患者，仍主张采用关节切除成形术。此手术并不为广大骨科医生所青睐，但在有类风湿关节炎和严重关节破坏的患者有一定优点。

1. *踇趾仰趾畸形* Keller 手术的并发症与足内在肌止于趾骨基底有关。失去内在肌的屈踇作用后，第一跖趾关节会出现背伸畸形或挛缩，并伴有趾间关节屈曲畸形。如果趾间关节背侧有胼胝形成，最好采用关节融合术治疗。

如果踇趾仰趾畸形严重，而且近节趾骨切除过多（> 1/3）（图 81-94），可能必须插入皮质 - 骨松质植骨，以矫正跖趾关节畸形。这样可恢复一些踇趾的长度并稳定跖趾关节。但是这种手术很麻烦而且恢复时间长，融合失败也很常见。对于骨缩短程度较轻的患者可选用更简单些的术式。

2. *跖骨痛* 术前已存在的跖骨痛在 Keller 手术后可能加重。由于第一跖骨极度内翻致使内侧部分不负重，一个或更多跖骨头下常出现痛性胼胝。

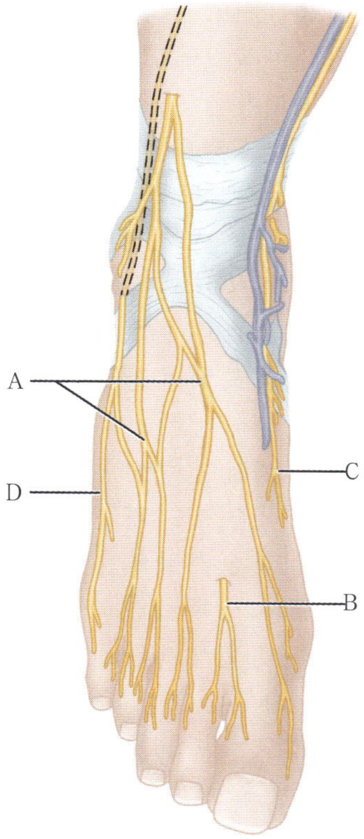

图 81-93 腓浅神经的两个主要分支：内侧（中间）支至踇趾内侧和第二、三趾蹼背侧，外侧支至第三、四趾蹼背侧（A）。腓深神经经第一、二跖骨间分布至第一趾蹼背侧的皮肤（B）。隐神经前行至内踝，分布于中足和后足背侧的皮肤（C）。腓肠神经自外踝后侧在跟骰关节处分支为背侧支（该支分布于第四趾蹼背侧）和主干（仍继续走向远端，分布于第五趾外侧皮肤）（D）。在手术中，腓浅神经到踇背内侧的分支最易受伤

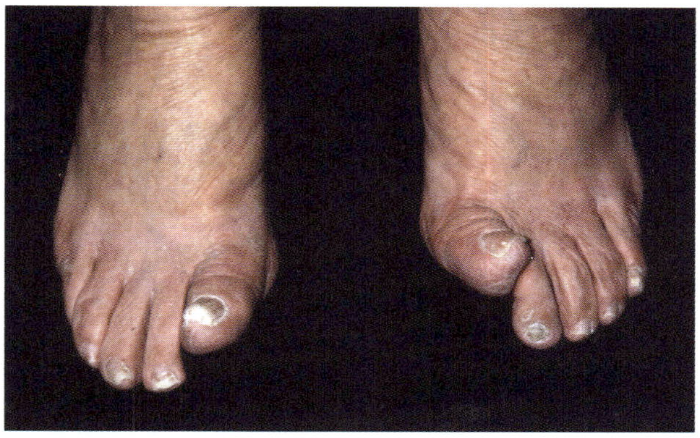

图 81-94 右足踇趾过伸，左足踇趾过伸并外翻复发，如果术中使用了推荐的手术方法，这些畸形可避免

（引自：Richardson EG, Graves SC: Keller bunionectomy. In Myerson M, editor: *Current therapy in foot and ankle surgery*, St. Louis. 1993, Mosby.）

第一跖列重新对线（使第一、二跖骨靠近）可减少其他跖骨的负重并可减少第二、三跖骨头下发生胼胝的可能性。应告知患者在 keller 手术后第二至五跖骨头下的疼痛可能不会减轻，甚至可能加重而需要在鞋内加垫。

（七）第一跖趾关节融合后并发症

第一跖趾关节融合后主要的并发症包括不愈合、畸形愈合和趾间关节的退变性关节炎。手术中踇趾的精确对位十分重要，临时固定后可能需要重新调整位置。踇趾趾甲的平面必须与其余四趾平行。类风湿前足病变矫正时，在踇趾最终对位前必须首先矫正其余四趾的跖趾关节。踇趾跖趾关节的正确位置应与足底成 15° 的背伸角，相对于倾斜的第一跖骨有 25° ~ 30° 的背伸角。此外建议保持 15° 的外翻角，减小趾间关节和跖趾关节发生退变性关节炎的危险性。不愈合率在 10% 以下，通常无疼痛。

第二节 踇僵硬

踇僵硬（hallux rigidus）一词是由 Cotterill 在 1888 年创造的，系指踇趾跖趾关节的活动受限。虽然 Davies-Colley 并未称之为僵硬，而是称此病为踇屈曲（hallux flexus），因为足跖行时跖趾关节处于屈曲位并且伸直受限（图 81-95），但是他于 1887 年首次报道了采用近节趾骨基底切除术治疗这种畸形。尽管采用放射学及组织学技术进行研究后，对此病的认识已有所进展，但踇僵硬的发病机制仍然不明确。当然，人们已清楚地认识到了本病的进行性破坏过程。目前认为，软骨的破坏引起滑膜炎，而滑膜炎又进一步破坏关节软骨、软骨下骨并导致骨赘增生。

病程可能开始于青少年时跖趾关节的某次外伤，损伤导致跖骨头背侧关节面的破坏。反复轻微的外伤也能造成关节软骨的破坏。其他可能的病因还包括继发于跖骨头关节面背侧凸面骨软骨骨折的第一跖骨头剥脱性骨软骨炎、第一跖骨过伸、第一跖骨过长以及足的严重旋前。成人的踇僵硬通常由第一跖趾关节的退行性关节炎引起，而青少年患者通常由第一跖骨头关节软骨的局限性破坏所致。

应用被动活动范围、临床及影像学检查（分为 0 ~ 4 级）来评价僵硬严重程度的评分系统（表 81-1）可靠地预测了手术治疗后的效果。虽然跖骨原发性抬高（负重侧位 X 线片第一跖骨背伸位）被认为是踇僵硬的一种主要致病因素，但尚未明确地证明。踇僵硬与第一跖列抬高、第一跖列活动过度、第一跖骨过长、跟腱或腓肠肌腱紧张、足部姿势异常、有症状的踇外翻、青少年起病、穿鞋及职业等均无关。Usuelli 等回顾了 297 名患者的临床与 X 线数据，发现第一跖骨抬高和踇僵硬没有病因学相关性，而与趾间关节外翻、双亲遗传史和女性有关。

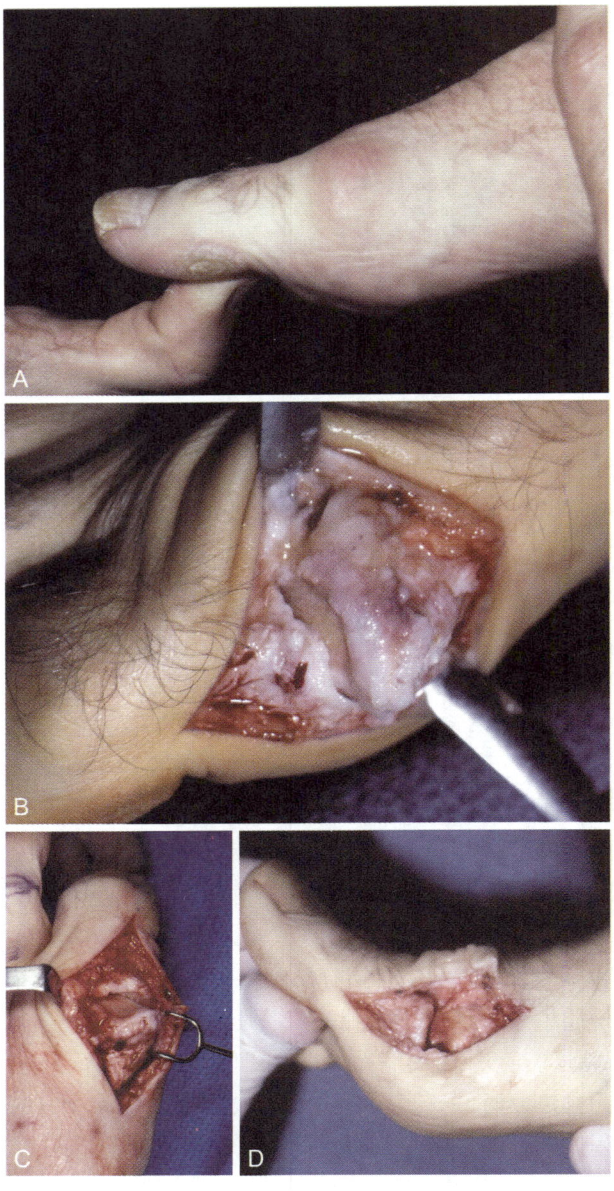

图 81-95 踇僵硬

A. 跖趾关节背伸明显受限；B 和 C. 背侧骨赘及退行性改变；D. 关节清理后，背伸功能得到改善在 McMaster 报道的 7 例患者中，最常见的显微镜下变化为第一跖骨头关节软骨的碎裂，而软骨下骨无任何脱落，最早期的 X 线发现是跖骨头穹窿形关节面上出现小的凹陷（图 81-96）。然而此变化很不明显，容易被忽视。跖骨头处软骨碎裂损伤一般都位于穹窿形关节面的最顶点与其背侧缘之间。McMaster 据此推测，位于第一跖趾关节背侧的特征性触痛及此关节背伸受限现象可用此损伤的典型部位来解释。踇趾背伸时，近节趾骨与关节软骨碎裂损伤处相接触而引起疼痛，同时关节本能地屈曲，因而背伸受限。随着病情进展，跖骨头背侧关节缘处形成骨赘，成为影响背伸的机械因素。这正是患者常见的初期表现，即第一跖趾关节内及其周围退行性关节炎。第一跖骨经常处于强迫背伸位，负重下的侧位 X 线片显示其倾斜角减小（跖骨抬高）。第一跖骨抬高可能是继发于第一跖趾关节关节炎而非其原因。

一、非手术治疗

对大多数患者而言，需要手术矫正来减轻疼痛并改善功能。但是，在一篇关于踇僵硬的文献综述中，Yee 和 Lau 指出，有证据表明手术之前应该考虑保守治疗，如矫形鞋、鞋型调整和激素或玻璃酸钠注射等（图 81-97）。

二、手术治疗

尽管有多种术式被用来治疗踇僵硬，包括以背侧为基底的近节趾骨基底部或第一跖骨远端楔形截

表 31-1 踇僵硬严重程度分期（Coughlin 和 Shurnas）

分级	放射学表现	疼痛	跖趾关节活动度
0	正常	无	僵硬或轻微受限
1	跖趾关节间隙轻度狭窄	间断疼痛	轻度受限
2	跖趾关节间隙中度狭窄，骨赘形成	持续疼痛	中度受限
3	严重关节间隙狭窄	持续疼痛，但在关节的中间活动范围不痛	中等偏重的活动受限（整体活动度＜ 20° ）
4	和 3 级相同	中间活动范围的被动活动出现疼痛	和 3 期相同

（改良自：Coughlin MJ, Shurnas PS: Hallux valgus in men, part II: first ray mobility after bunionectomy and factors associated with hallux valgus deformity, *Foot Ankle Int* 24:73,2003.）

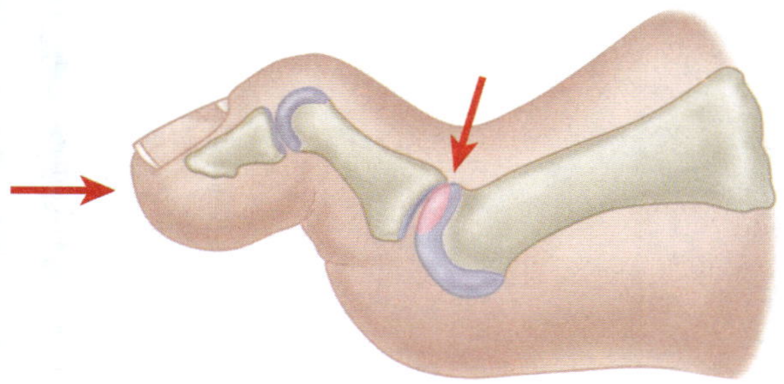

图 81-96 由于用力伸展及撞击造成的跖骨头软骨或骨软骨损伤的部位

（重绘自：McMaster MJ: The pathogenesis of hallux rigidus, *J Bone Joint Surg* 60B: 82,1978.）

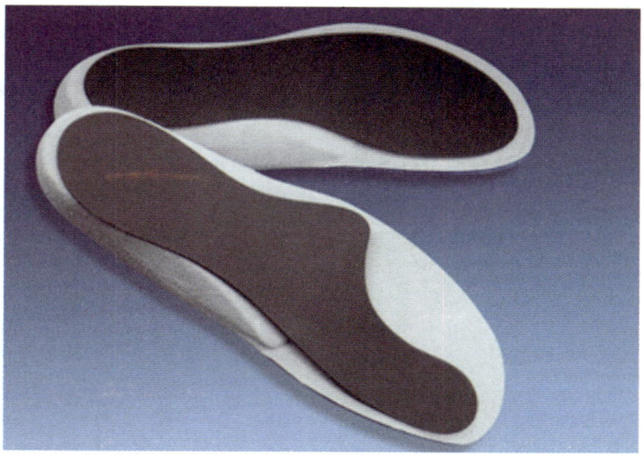

图 81-97 弹性支持型足垫

（译者注：下方足垫与上方对比，只保留了第一跖趾关节下的支持，足垫通常是硬质的，避免第一跖趾关节背伸活动。）

骨术、Keller 手术、第一跖趾关节融合术等，但没有一种术式被证明疗效超过其他手术（图 81-98）。第一跖趾关节融合术指征不应仅有正位和侧位 X 线片上的关节间隙变窄，还应有斜位 X 线片的第一跖趾关节间隙变窄，跖趾关节斜位片常能看到正、侧位片看不到的关节间隙存留以及 4 级或 3 级踇僵硬合并一半以上的关节软骨残留（图 81-99）。应用骨块间加压螺钉或背侧接骨板的现代固定技术创造了很高的融合率（94% ~ 98%），且患者对僵硬融合手术术后效果满意。步态分析表明，踇趾僵硬

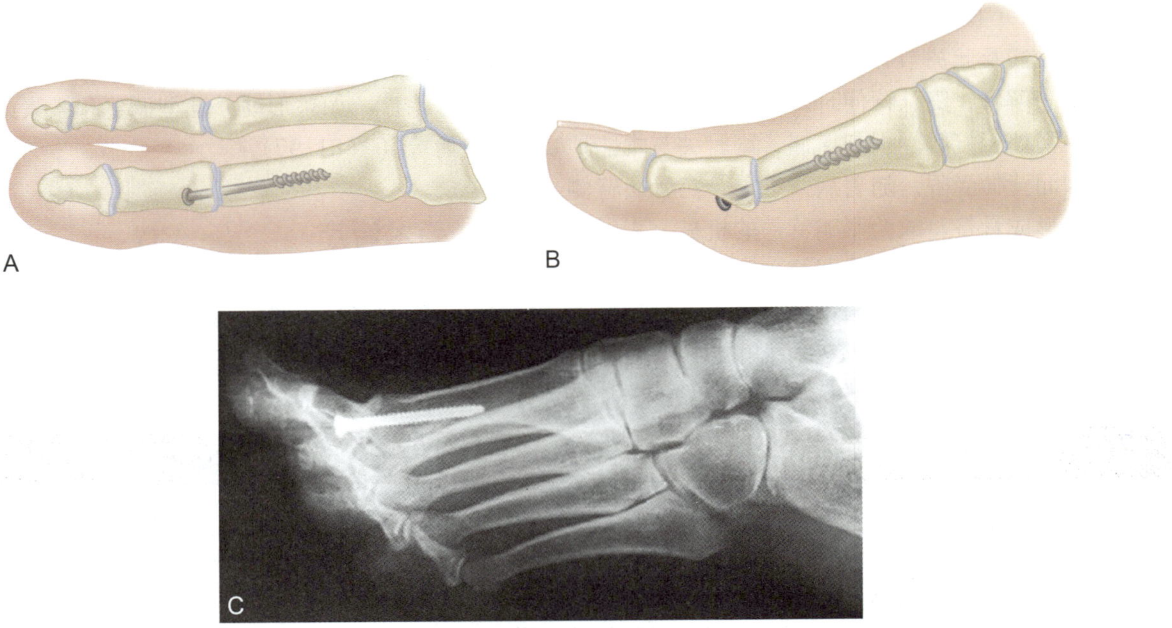

图 81-98 Mckeever 关节融合

A 和 B．采用直径 4 mm 骨松质螺钉内固定；C．关节融合术已完成

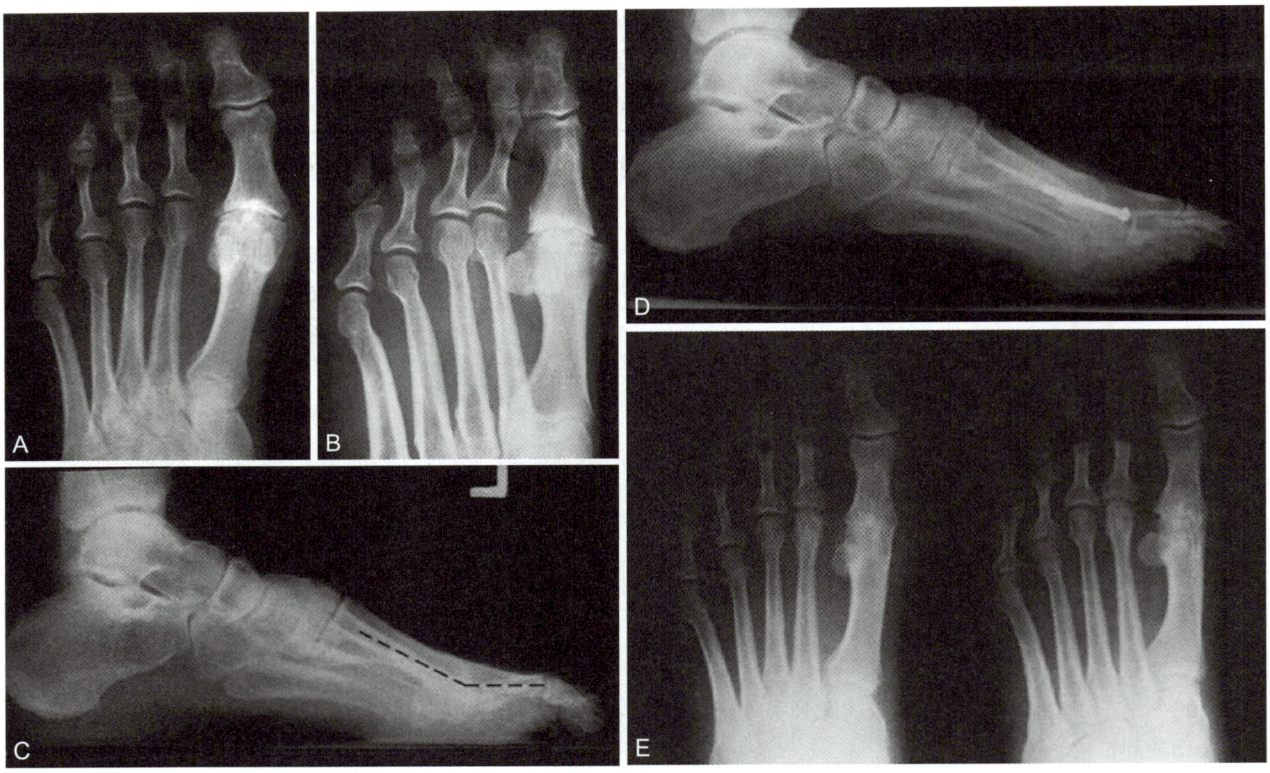

图 81-99 A 和 B．严重踇僵硬患者的正、斜位 X 线片；C ~ E．术后 X 线片，注意关节融合的角度

关节融合术后在推进力、足负重功能、步态稳定性方面显著改善。

关节唇切除术的原理是解除近节趾骨对第一跖骨头背侧骨赘的痛性机械性撞击，此术式要求凿除两侧关节缘的骨赘，同时必须切除足够的关节软骨背侧唇，以使此关节背伸达 70°。文献报道该手术的成功率为 56% ~ 92%，在年龄＞60 岁和 1 ~ 2 级患者中效果较好。Nicolosi 等评估了关节唇切除治疗踇僵硬的长期效果，58 名患者有 88% 的治疗结果较好，只有 3% 需要再次手术融合跖趾关节。步态分析发现关节外周骨赘切除术后，外侧跖骨头的负荷增加，这些生物力学的改变有可能进一步导致退行性关节病变。但是，Smith 等报道了 17 名患者术前与术后 1 年的步态分析，发现关节唇切除后第一跖趾关节的活动度明显增加，AOFAS 踇趾评分明显改善。此外踝关节矢状面峰值推进力量改善。

一种 Keller 手术（关节切除成形术）的改良术式——将踇短伸肌腱和关节囊作为关节间的填充物。——像关节唇切除术一样，效果不确定。Sanhudo 等报道，25 足的手术结果中有 75% 为良好。Schneider 等报道了随访 23 年的 87 名 Keller 切除关节成形术患者，平均 AOFAS 评分为 83 分，SF-36 评分达到正常值，足印检查发现只有中度的负重改变。其中 5 足需要再次手术治疗。不需要翻修手术的患者中，有 94% 的人表示愿意再次接受此手术。Johnson 和 McCormick 的报道中，进行改良的斜行 Keller 截骨关节内间置成形的患者术后 AOFAS 评分比融合术后的患者高。Keller 截骨术后被动的关节活动度为 54°，主动活动度为 30°，而在融合术后没有关节活动度。两种手术对第二跖骨头下的压力影响没有差异，融合手术组第一跖骨下的压力更高。

改良的占位关节成形术经近节趾骨斜行截骨，由近节趾骨软骨下骨的跖面穿出，以试图保留踇短屈肌腱在趾骨基底的附着。

硅橡胶单柄假体关节置换术有良好的满意率，但采用此术式时主要担心的是发生硅橡胶滑膜炎的问题（图 81-100）。应用金属关节表面假体的近节趾骨半关节成形术也有介绍，成功率很高，但缺乏样本量大、长期随访的对照研究以评估此手术的可靠性。一项对 23 例行半关节成形术的患者的研究中，随访 5.7 年时 91% 的患者对结果满意，所有患者术后 AOFAS 评分均著改善。尽管医生对关节面重建以及全关节置换有兴趣，但是在这方面还需要进行大量的研究才能推荐某种内植物用于置换。早期跖骨头关节面重建的结果以及陶瓷全关节置换的结果令人满意，但是还需要更多的研究。

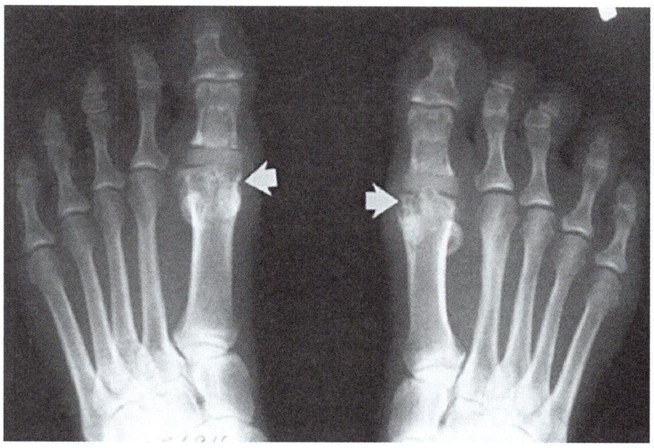

图 81-100　用硅橡胶关节假体治疗踇僵硬。可见跖骨头骨破坏以及硅胶性滑膜炎和水肿引起的踇趾软组织增厚。必须取出假体

关节唇切除术

此术式的目的为去除跖骨头周围阻碍近节趾骨背伸的增生骨质（图 81-101、图 81-102A）。

手术技术 81-34

（Mann、Clanton 及 Thompson）

- 在趾间关节近端 1 cm 处做一背侧皮肤切口，向近端延伸约 5 cm，跨过跖趾关节（图 81-102B）。
- 向深层切开皮下组织及脂肪组织，显露踇伸肌腱及其腱帽（图 81-102C）。
- 在踇长伸肌腱外侧，打开伸肌腱划和关节囊，显露跖趾关节面的背侧、内侧和外侧（图 81-102D）。
- 彻底切除滑膜组织。确定跖骨和趾骨背侧及背外侧骨赘位置，仔细判断软骨缺失的等级，清除所有游离体（图 81-102E）。
- 用力将跖趾关节跖屈，并用 6 mm 骨凿去除跖骨头远端背侧的 20% ~ 30%（图 81-102F）。去除跖骨头的骨量取决于背侧骨赘的大小及关节软骨的破坏程度。如果关节软骨破坏很轻，而且主要的问题为足背部的骨赘，那么可去除约 20% 的跖骨头背侧部分；如果关节破坏面积较大，则应去除更

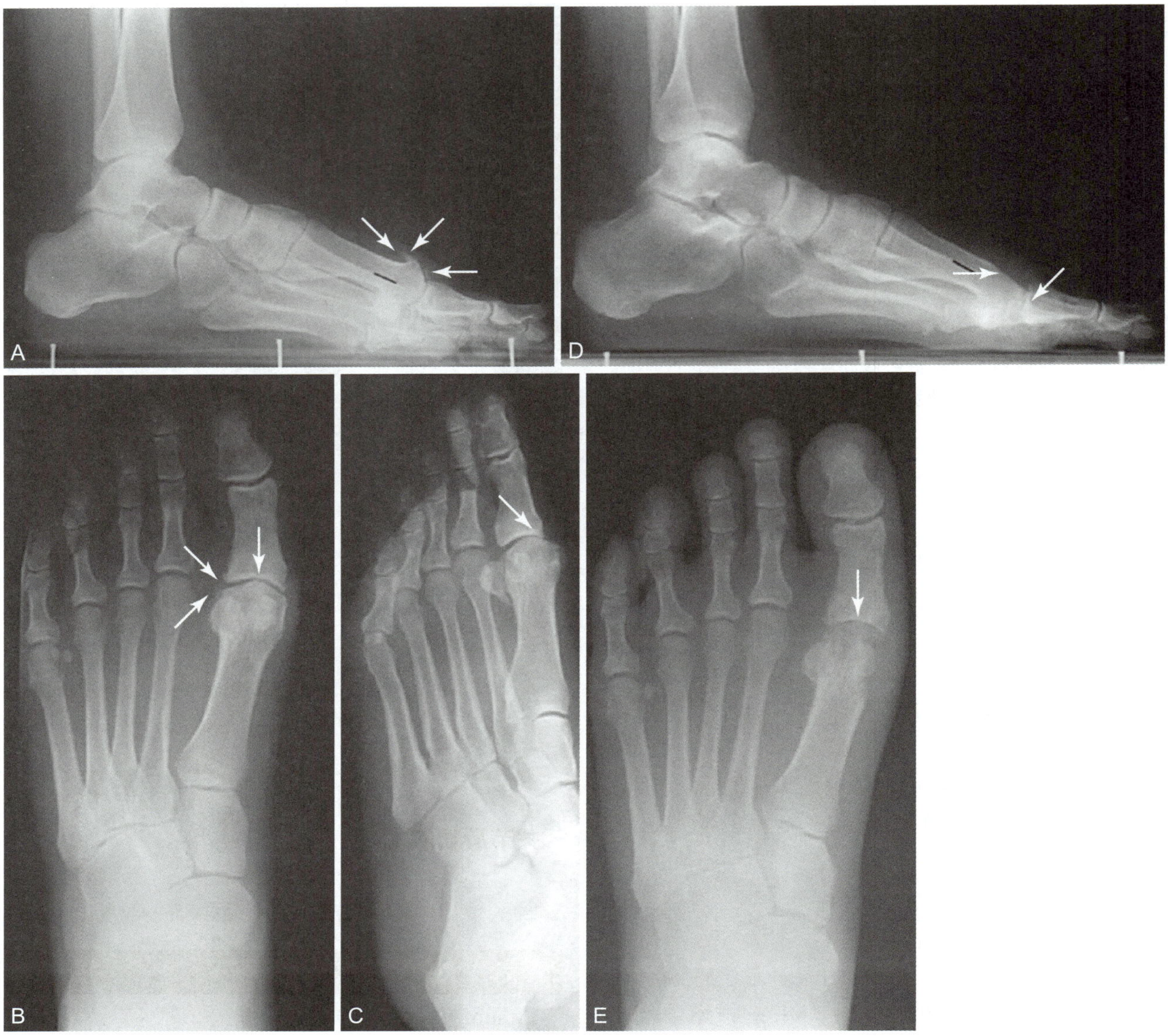

图 81-101 采用关节唇切除术治疗的左足踇僵硬

A～C. 术后；D 和 E. 术后 1 年

多的跖骨头骨质；如果关节破坏严重，可去除达 1/3 的跖骨头背侧骨质。

- 恰在外观正常的关节软骨边缘的背侧开始截骨，沿跖骨长轴方向切除跖趾关节外侧的骨赘，使得跖骨头在内外方向上的缩窄轻于跖背侧方向。
- 修整所有关节软骨的不规则处，切除残留的滑膜组织。
- 此时跖趾关节背伸应达约 70°（图 81-102G）。如不能达到此背伸角度，则可能需要自跖骨头截除更多的骨质。近节趾骨如有增生，应一并去除。
- 用力跖屈跖趾关节并检查籽骨区。踇趾伸直时如籽骨不能自由滑向前方，可在籽骨与跖骨头之间插入一平滑的器械，如 Freer 骨膜剥离器，轻轻上下撬拨，直至关节囊籽骨复合体活动度增大。这样通常可允许数度的过度背屈。
- 如患者对蜂毒不过敏，可将骨蜡涂于截骨面，在踇伸肌腱下方缝合关节囊。
- 直接全层缝合皮肤。手术切口以敷料垫好，紧密加压包扎。

术后处理 术后 12～18 h 去除加压包扎，改用较小的舒适的敷料包扎。允许患者以足跟负重，在足部感觉舒适的情况下尽可能行走。一般不需要拐杖，除非患者觉得不适，且应尽早弃拐。术后 10～14 d，拆除缝线，主动和轻轻被动地在关节活动度范围内进行功能锻炼。

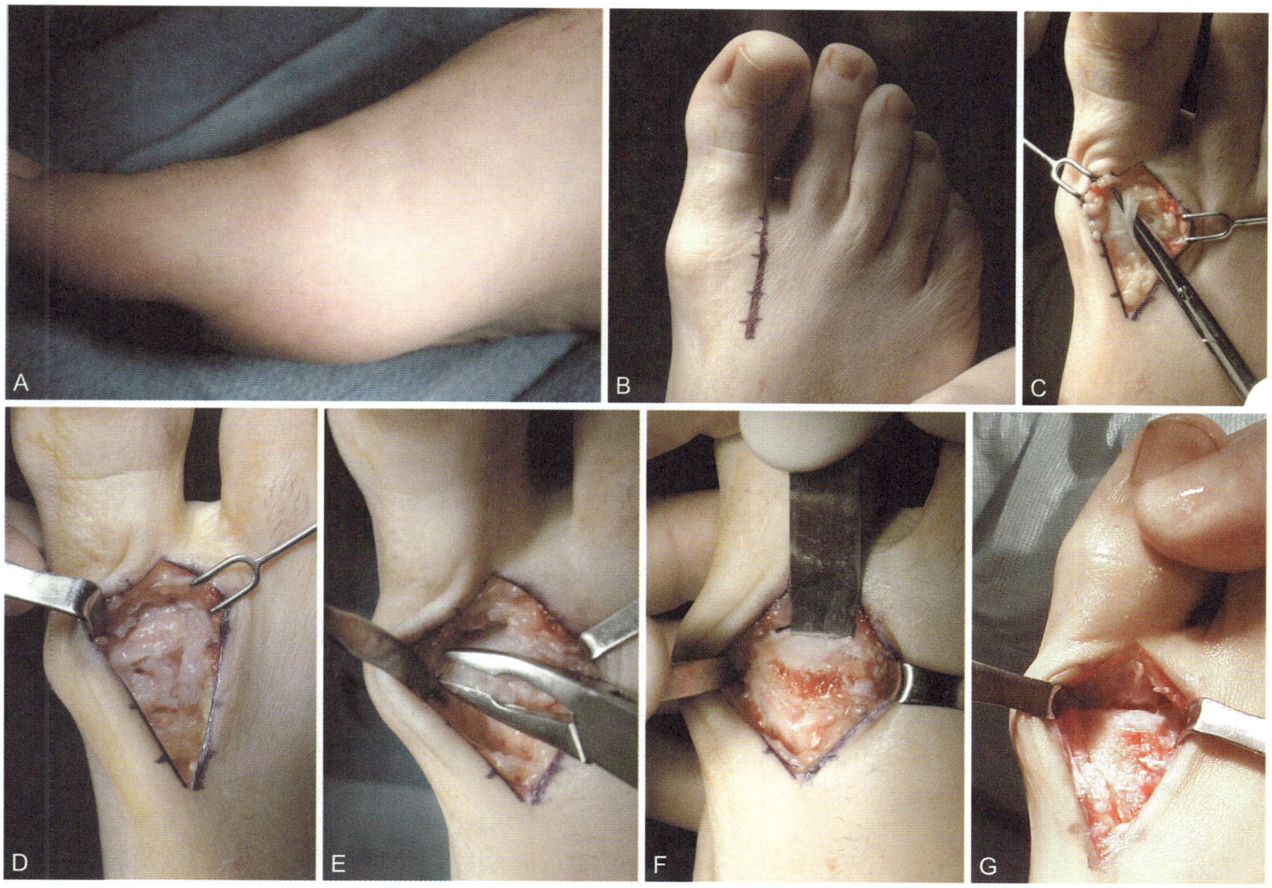

图 81-102　关节唇切除术

A．患者患有 2 期（影像学分期）踻僵硬，注意第一跖骨背侧的骨赘；B．于踻长伸肌腱外侧缘行切口；C．保护至踻趾的背侧感觉神经；D．显露第一跖趾关节；E．背侧骨赘已由跖骨头及近节趾骨基底切除；F．跖骨头背侧去除 20% ～ 25%；G．牵开关节，应去除退变软骨和骨质，关节活动度应为 60° ～ 70°，经皮肤触摸以确定无异常骨性突起存在，以二或三根可吸收缝线闭合关节囊，尼龙线缝合皮肤（见手术技术 81-34）

关节唇切除术

手术技术 81-35

（Pfeffer）

- 以第一跖趾关节为中心，沿踻长伸肌腱内侧缘，用 15 号刀片做一长 5 ～ 6 cm 的切口。尽管此切口一般不显露足背皮神经，但术中仍需注意保护。
- 在踻长伸肌腱内侧缘内侧 2 mm 处切开其腱帽，保持肌腱在腱鞘内，以减少术后粘连。
- 将此肌腱向外侧牵开，仔细地纵行切开关节囊，显露跖骨头的内、外和背侧部分及近节趾骨基底部。
- 彻底切除滑膜组织。如存在松动的软骨，应一并切除。
- 在跖趾关节处跖屈趾约 45° 检查跖骨头。为使术野显露充分，可能有必要进一步切开关节囊，此时较大的跖骨背侧骨嵴及外侧骨赘可清楚显露，且能见到跖骨头表面的关节软骨病变，它经常要比预料的严重。尽管近节趾骨表面关节软骨的中央部可形成纤维化，并且背侧可有轻微缺损，但通常它是完整的。
- 如近节趾骨基底部出现明显突向背侧的骨嵴，应用小的咬骨钳将其咬除。
- 切除跖骨背侧骨赘及多达 35% 的跖骨头，切除跖骨头的量取决于关节软骨的破坏程度和足趾被动背伸的需要。
- 由健康软骨的背侧缘至背侧骨赘，自远端至近端向上斜行截骨。
- 用小克氏针在跖骨头上裸露骨质处钻多个小孔，以诱导纤维软骨生长。

- 用 15 号刀片或小咬骨钳沿关节软骨修整所有小的不规则部分。
- 切除骨质时应用小号电锯或 6 mm 骨凿，如用电锯截骨，则可用少量生理盐水冲洗降温，避免灼伤关节软骨。切除骨质应由近端向远端进行，特别是当需截除 25% 或更多的跖骨头时。当切除跖骨头量少时，很难将锯片与跖骨干完全平行放置，此时从远端向近端截骨相对容易操作。
- 跖骨切除完成后，用两个 Hohmann 拉钩显露跖骨头。
- 此时，以微型矢状锯与跖骨干平齐截除骨赘，但当内侧或外侧关节软骨有缺损则例外。此时沿矢状面去除 2~3 mm 的跖骨头（图 81-103）。用咬骨钳或微型摆锯将骨切除后的锐利骨缘修平。按同样方法修整近节趾骨突出的背侧唇。
- 尽管籽骨 - 跖骨复合体的退行性变很少见，但仍应在骨切除后仔细检查此处。用小 Freer 骨膜剥离器在跖骨头跖面剥离与其粘连的所有组织。
- 此时趾被动背伸应可达 70°，如仍未达到，应再次检查关节，以判明是否需进一步截骨。
- 用抗生素液冲洗关节，用可吸收缝线缝合关节囊。
- 重新调整伸趾结构位置，以 4-0 可吸收缝线将其修复，缝合于蹞长伸肌腱鞘的内侧缘。
- 松止血带，压迫、电凝止血。
- 不需缝合皮下，用 4-0 尼龙线水平褥式间断缝合皮肤。手术切口表面涂抗生素药膏，用非自粘纱布垫覆盖切口，用大量无菌敷料包扎。

术后处理 术后 3～5d 更换敷料，患者穿木底术后鞋 10d，直至切口愈合并拆线。术后第 2 周如患者能耐受，可开始进行轻柔的足趾活动范围锻炼。术后 14d，患者应能穿弹性底的旅游鞋。

（一）第一跖趾关节融合术

治疗蹞僵硬的关节融合术手术技术与前述治疗蹞外翻的术式相同。

（二）关节切除成形术（Keller 手术）

见手术技术 81-2。

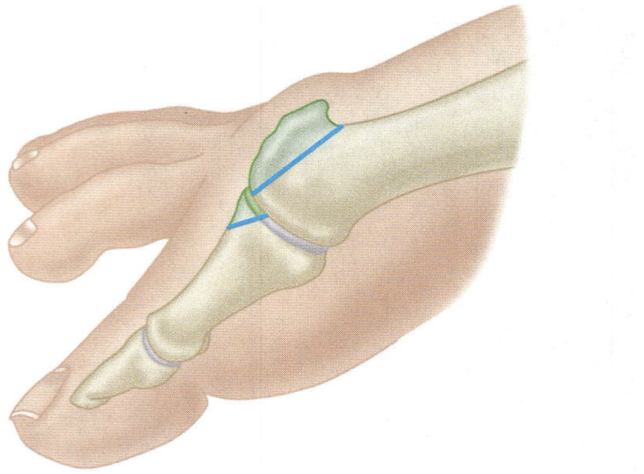

图 81-103 Pfeffer 关节唇切除术的截骨线示意图（见手术技术 81-35）

（引自：Pfeffer GB: Cheilectomy. In Johnson KA, ed: *Master techniques in orthopaedic surgery: the foot and ankle*, New York, 1994, Raven.）

（三）近节趾骨背伸闭合截骨术

近节趾骨背伸闭合截骨术

此术式的目的为通过蹞趾近节趾骨背侧闭合楔形截骨术矫正不必要的跖屈，达到所需要的背伸位置。将单纯关节唇切除术与近节趾骨背伸截骨术联合关节唇切除手术的疗效进行比较，发现联合手术患者的满意度更高。O'Malley 等报道，关节唇切除术联合近节趾骨截骨术治疗 81 名患者，随诊 4 年，85% 的患者达到满意的效果，只有 5% 的患者因长期的症状需要进行关节融合术。Hunt 和 Anderson 对 34 名患者进行治疗，90% 可达到较好及优秀的治疗效果，他们采用的是背侧关节唇切除联合 Moberg-Akin 手术。有症状的患者也不再需要进一步手术治疗。Perez-Aznar 等报道了一种趾骨背伸楔形截骨术，治疗 42 足（40 人）。81% 的患者按 AOFAS 评分达到了良好和优秀的效果。2 名患者因螺钉刺激需要取出。

手术技术 81-36

（Thomas 和 Smith）

- 行背内侧切口，辨认并保护背内侧的皮神经。
- 沿皮肤切口切开关节囊并向跖背侧牵开。
- 用摆锯切除内侧突起 1 ～ 2 mm，促进关节囊缝合后与骨的愈合。
- 用电锯切除第一跖骨远端的背侧部分，做有限的背侧关节唇切除术。切除范围较传统的关节唇切除术小，不必达到相对于负重面背屈 60° 的程度。

- 跖骨头外侧面和近节趾骨如有骨赘增生，一并切除。
- 寻找并保护踇长屈肌腱。
- 在近节趾骨的近端由内向外插入一枚 1.5 mm 直径的克氏针，方向与近端的关节面平行，尽量靠近关节面，但不进入关节或穿破软骨面。此针作为趾骨近端截骨时防止穿入关节的标记（图 81-104A）。
- 用 0.5 mm 厚的摆锯紧贴克氏针的远侧缘开始截骨，为保持截骨部位的稳定性，在第二次截骨（在第一次截骨的远端，斜度更大）前不将第一次截骨完全截断。第二次斜行截骨可取下一 6 mm 的背侧楔形骨块。
- 在跖侧的皮质钻多个 1.5 mm 的孔，减弱皮质强度，注意保护踇长屈肌腱。
- 手法加压闭合截骨处，于截骨的背内侧用 1.5 mm 的钻头钻孔，穿一 3-0 缝线固定截骨处（图 81-104B）。距截骨线 2～3 mm 处，邻近近节趾骨基底部的关节软骨处行近端钻孔，这可避免劈裂薄弱的骨隧道壁。
- 缝线由近端穿至远端，拉力主要施加于远端部分，以防脆弱的近端骨孔骨折。
- 不可吸收缝线间断缝合闭合关节囊，如有可能，尽量用软组织完全闭合截骨处。

术后处理 患者穿木底鞋 6 周并允许负重，术后 1～2 周开始练习被动背伸，3～4 周开始跖屈。

近节趾骨背伸闭合截骨术

手术技术 81-37

（Kessel 和 Bonney，Moberg）

- 经背侧正中线纵形切口显露近节趾骨的近侧半。
- 纵行劈开伸趾装置并用小 Hohmann 拉钩向两侧牵开。
- 靠近背侧骨皮质自内向外钻两个小孔（预计楔形截骨部位的两侧）。近端孔应位于趾骨关节面远端 3 mm 处，大小恰能通过 24 号线。
- 于近端孔远侧 2～3 mm 处，用带小锯片的电锯或小锐骨凿向跖侧远端方向倾斜截骨。
- 在第一条截骨线远端 5～6 mm 处，向近端跖面做第二条截骨线，并与第一条截骨线相交，使楔形的尖端位于近节趾骨基底部附近。用锯或骨凿截骨时应避免穿透跖面骨皮质，保证远端截骨线与远端固定孔间留有 2～3 mm 的骨皮质，否则固定线可将其残留骨质拉断，起不到固定作用（图 81-105）。
- 通过此两孔穿一单线，用咬骨钳或骨凿去除楔形骨块，折断跖面骨皮质，对合两截骨面并在趾骨外侧打结。
- 松止血带，彻底止血，采用转动缝合（roll-stitch）修复伸肌腱。
- 常规缝合皮肤，用短腿行走管型石膏固定，在背侧和跖侧延长石膏，固定足趾。

术后处理 允许患者在行走管型石膏固定下扶拐部分负重行走，术后 3 周去除石膏，拆除肌腱缝合线及皮肤缝线，并用同样的石膏继续固定 3 周或直至截骨处愈合。

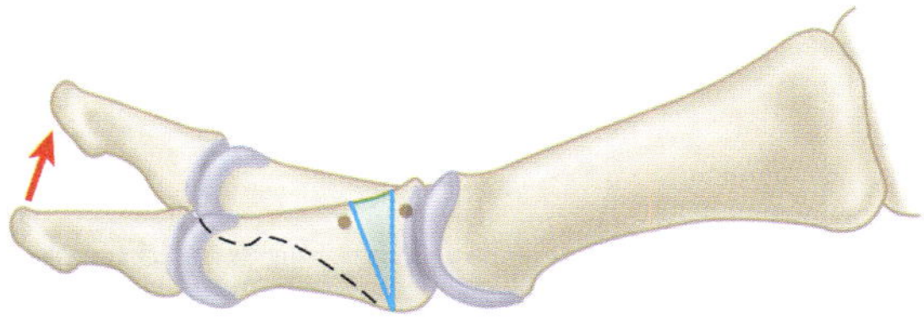

图 81-105 近节趾骨背伸截骨术（Kessel、Bonney 和 Moberg）。楔形骨块（绿色）已切除，截骨线已闭合，以不可吸收缝线固定（见手术技术 81-37）

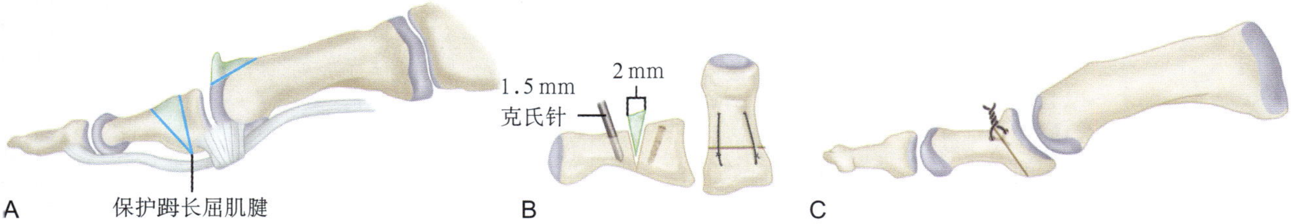

图 81-104 近节趾骨背伸截骨术（Thomas 和 Smith）

A. 第一跖骨截骨量。骨切除应与跖骨干背侧线保持一致，近节趾骨背侧截骨宽度为 6 mm，应仔细保护踇长屈肌腱；B. 近节趾骨背侧闭合楔形截骨术，以 3-0 缝线固定后的跖趾关节侧面观（见手术技术 81-36）

（引自：Thomas PJ, Smith RM: Proximal phalanx osteotomy for the surgical treatment of hallux rigidus, *Foot Ankle Int* 20:3, 1999.）

第三节 踇趾籽骨损伤

人们对踇趾籽骨病变所致临床症状的认识正在提高。对体育运动或高处坠落造成的籽骨损伤已能很快确诊，但对更细微的病变则可能漏诊。创伤、感染或关节炎造成的慢性炎症改变均被归类为籽骨炎这一诊断。滑囊炎症、顽固性足底鸡眼或胫侧籽骨下方广泛的胼胝可能提示有籽骨的病变。另外，籽骨还可发生软骨软化、踇短屈肌腱炎、剥脱性骨软骨炎及骨折。

由于胫侧籽骨在第一跖骨下方位于中央位置，所以它在两籽骨中更易受损伤。踇趾过伸和轴向的应力是最常见的引发籽骨骨折（或关节囊韧带复合体的拉伤）的损伤机制。此外，二分籽骨联合处因为反复的应力刺激，强度下降，籽骨间分离移位，出现“骨折”样改变也是可能的原因之一。Favinger 等调查了 671 足的影像学，发现踇趾的二分籽骨和多分籽骨的发生率为 14.3%。

查体时在跖趾关节处可存在广泛的触痛，但如仔细触诊每一籽骨，触痛的定位会更为局限。任何患者主诉第一跖趾关节周围疼痛时，均应对籽骨彻底检查。

足部正、斜位常规 X 线片有助于诊断（图 81-106），足的标准侧位片通常不能显示病变部位，内侧斜位（籽骨位）片（图 81-107）对判断胫侧籽骨病变有帮助。如怀疑籽骨有病变，必须拍摄籽骨轴位像（图 81-108）。这一投照位置的拍摄方法见图 81-109。

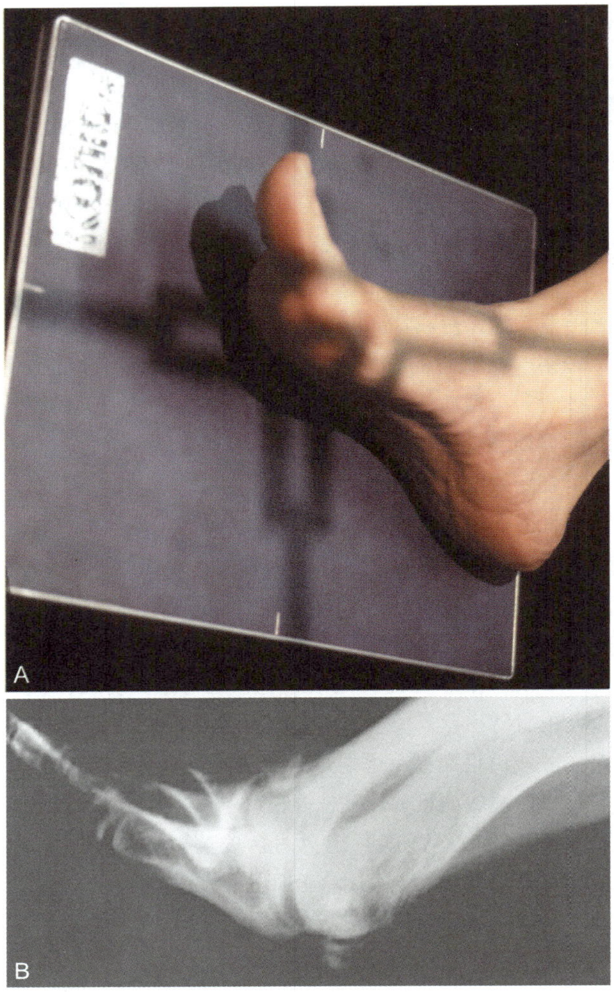

图 81-107 内斜位 X 线片显示内侧籽骨
A．足的位置；B．X 线片显示籽骨

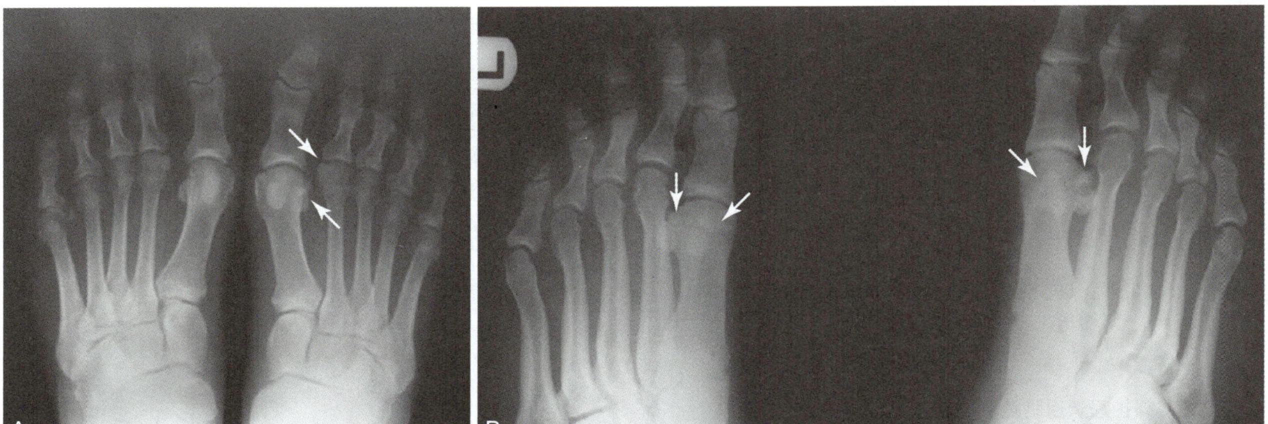

图 81-106 A．站立位双足正位像，拍摄于同一张 X 线片上，可进行籽骨的对比。怀疑籽骨骨折但同时存在二分籽骨时，此片对确诊特别有帮助，副籽骨（箭头所示）虽然并不常见，但属正常；B．斜位 X 线片可显示外侧籽骨，右足外侧籽骨可见囊性变，这可能表明在二分籽骨间结缔组织联合的陈旧骨折

如果 X 线片正常，但仍怀疑籽骨存在病变，骨扫描可能有助于确诊。应提前告知核医学科籽骨有可疑病变，以使他们能对投照做相应调整。骨扫描检查可能有帮助，这一检查对排除跖趾关节内的病变也十分重要。

正常人中 10% 存在胫侧二分籽骨，其中 25% 为双足性。因此 X 线片上籽骨轻度分离，并且局部出现压痛时，医生必须确定病变确实是骨折而并非二分籽骨。腓侧籽骨很少为二分籽骨，如临床症状及常规 X 线检查显示此籽骨骨折，那么此诊断通常是正确的，骨扫描是确诊骨折的极好的检查手段。

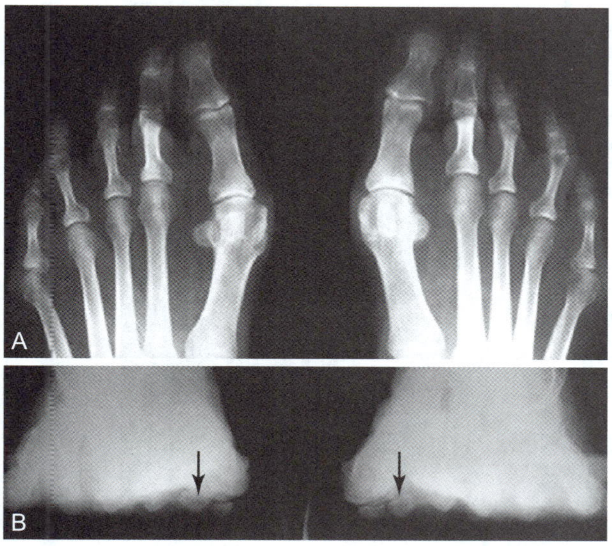

图 81-108 跗外翻（A），籽骨轴位像（B）可见退行性变，籽骨有半脱位

治疗

初期的治疗取决于临床及 X 线表现的严重程度（图 81-110）。籽骨炎（阳性体征仅为籽骨表面存在触痛）、骨软骨炎（图 81-111）、急性骨化性肌腱炎（通常为跗短屈肌外侧头）、慢性跗短屈肌腱炎伴有钙化肌腱炎，或在籽骨的止点处有牵拉样骨赘增生，以及滑囊炎，可以应用非甾体抗炎药治疗，或通过改变活动习惯，使用全长的跖骨支撑足垫以减少第一跖骨下方的压力，或是使用鞋底跖骨支具（Metatarsal bar，一种特殊的硬质的跖骨下方的支具，可用于鞋内或钉在鞋外，限制推进期跖趾关节背伸活动），或石膏制动。此治疗持续数月，如无缓解可切除籽骨。

对于骨折（图 81-112）、外生骨赘（图 81-113）、持续性滑囊炎及疼痛性鸡眼（图 81-114 和图 81-115），被累及的籽骨也可能需要切除，当然亦可试行非手术治疗，时间一般为 6 个月。籽骨切除术最常应用于希望尽快重返其运动事业的竞技运动员，但是，手术的并发症可能会减缓其活动的恢复。Bichara 等证明在籽骨骨折时行籽骨切除可以获得好的效果，他们的研究中共有 24 名运动员，平均随访 35 个月（8 ~ 70 个月）。这些患者疼痛缓解，可以重返活动，但是有 1 人出现了跗外翻。Lee 等

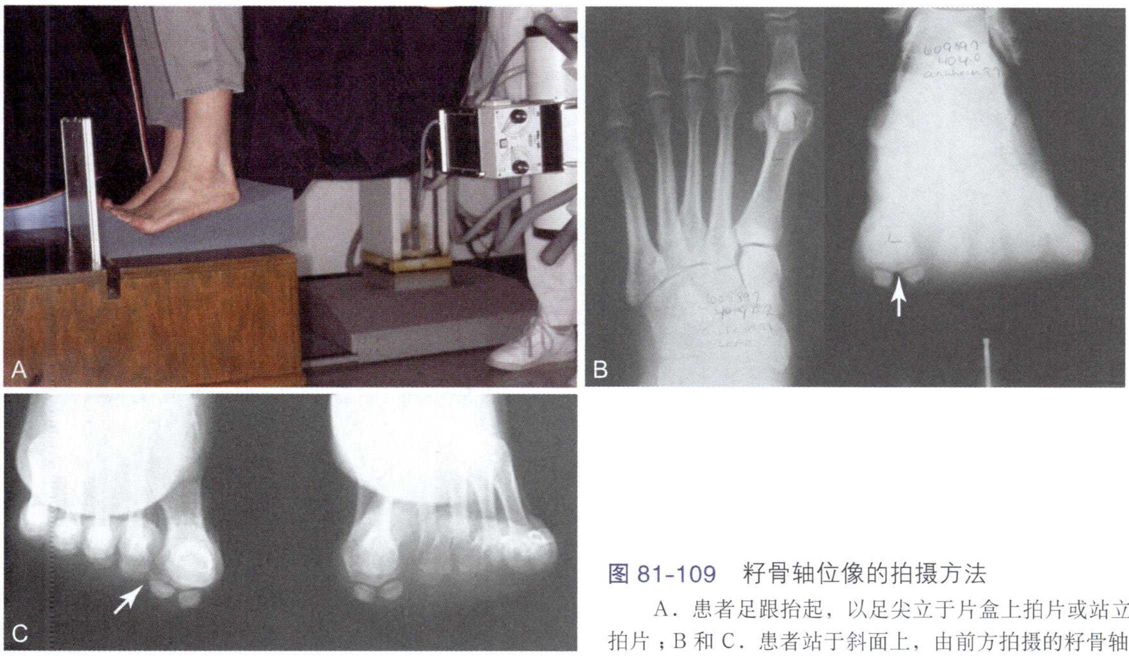

图 81-109 籽骨轴位像的拍摄方法

A．患者足跟抬起，以足尖立于片盒上拍片或站立于倾斜平面上拍片；B 和 C．患者站于斜面上，由前方拍摄的籽骨轴位像

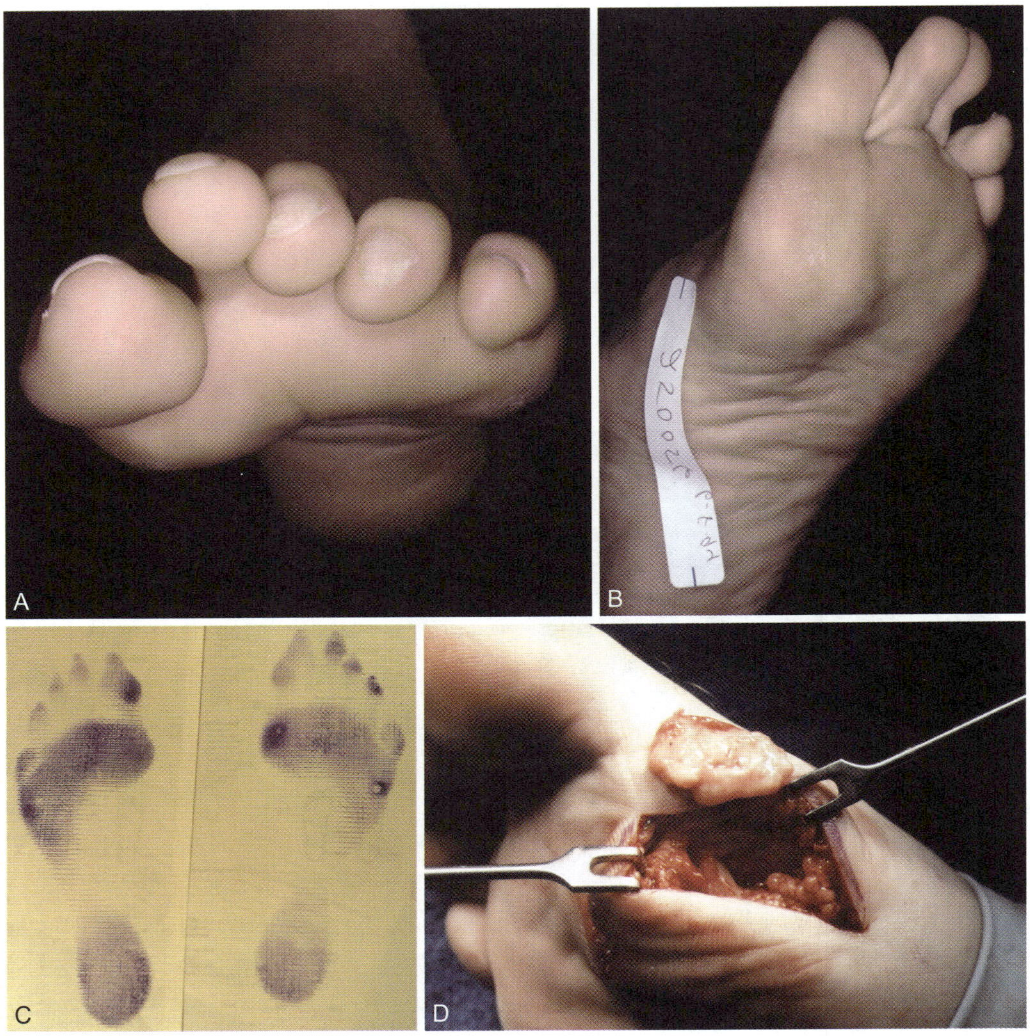

图 81-110 A 和 B. 第一跖列跖屈伴内侧籽骨下胼胝；C. Harris 测压垫，示内侧籽骨下压力增高；D. 内侧籽骨已切除，骨关节面及相应跖骨头表面退变

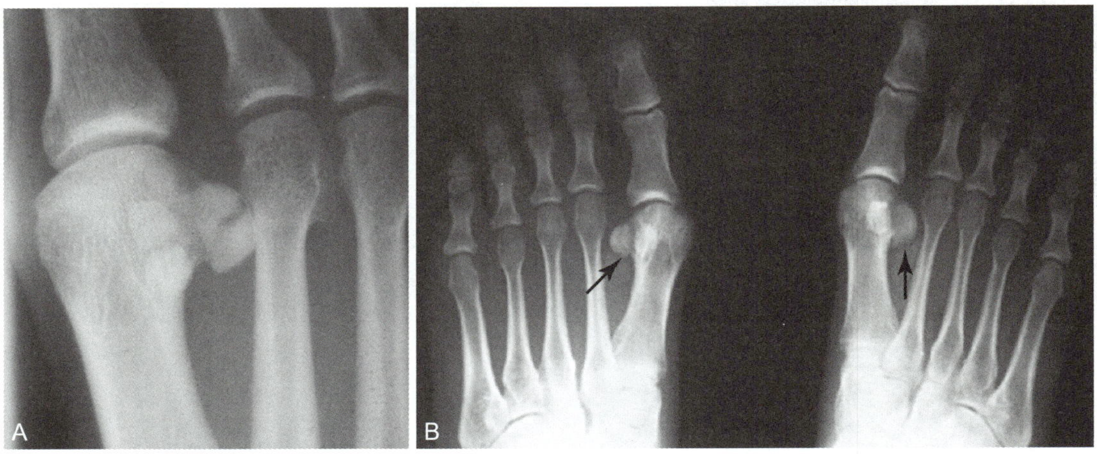

图 81-111 A 和 B. 斜位的 X 线有助于检查腓侧籽骨，它位于跖骨之间；注意此图中腓侧籽骨中的透亮区，提示患者是创伤致病

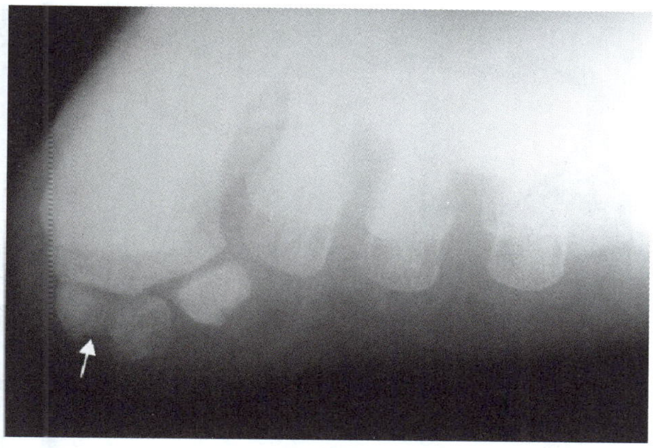

图 81-112 籽骨轴位像示内侧籽骨骨折

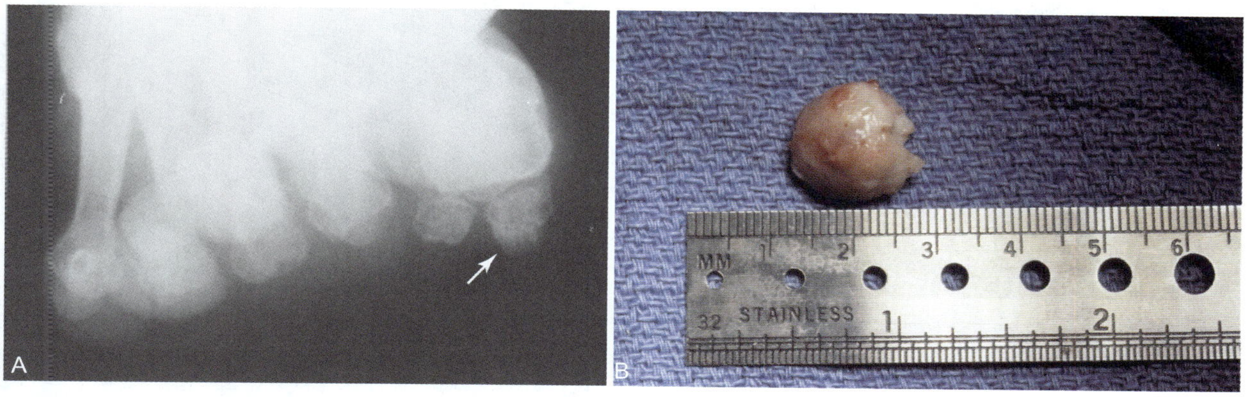

图 81-113 A. 内侧籽骨跖面的外生骨赘；B. 患者有皮肤角化病变并间歇性溃疡，有籽骨切除的手术指征

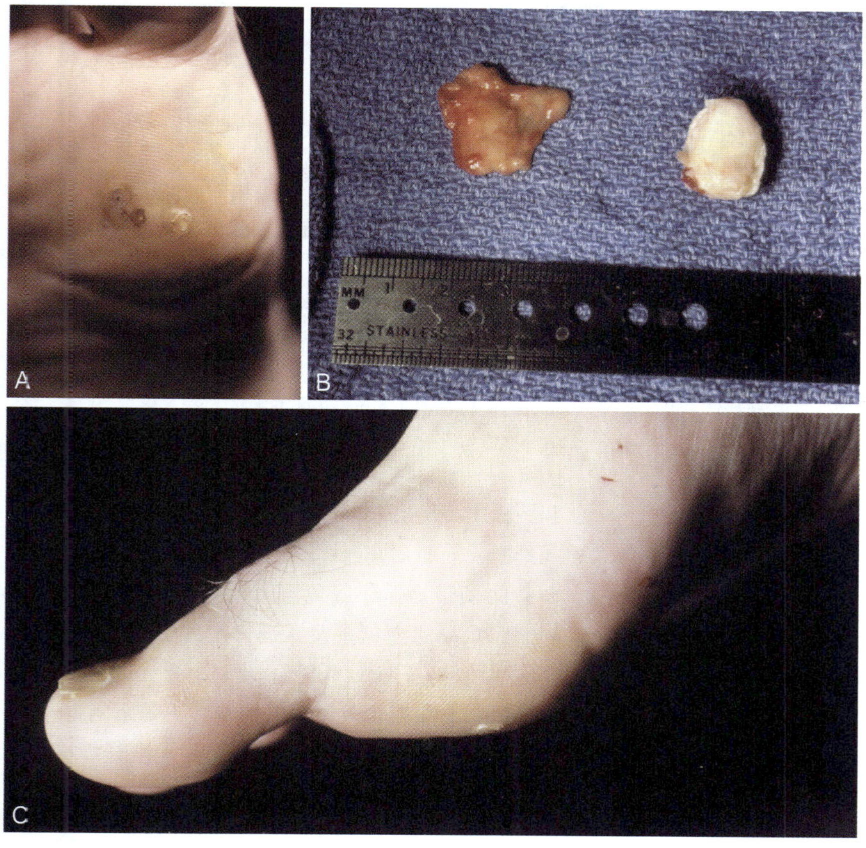

图 81-114 A 和 B. 内侧籽骨下方长期的角化病变和滑囊炎；C. 切除籽骨及其表面的滑囊，X 线片（未显示），包括籽骨轴位像均正常

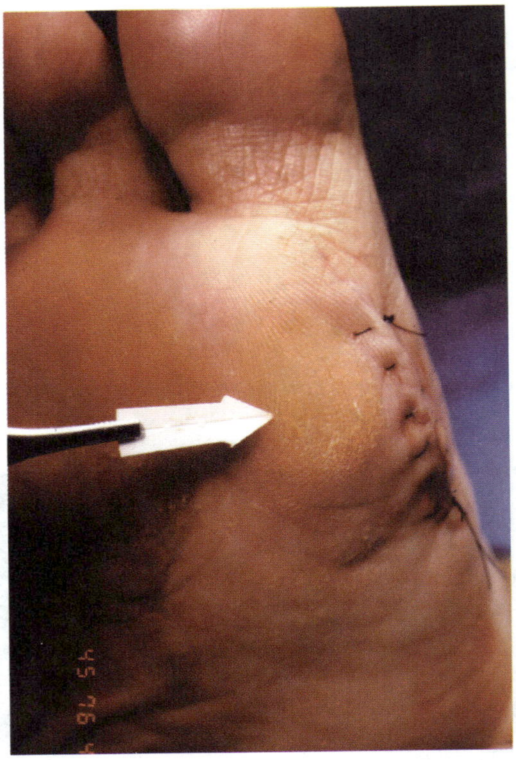

图 81-115　广泛的迁延不愈的胼胝，非手术治疗无效

报道了 32 名行胫侧籽骨切除的患者的效果，20 人术后的评价指标（视觉模拟评分、SF−36 和足功能指数）改善，疼痛和功能有明显的改善。18 人可以再次运动，6 人不能进行足趾行走，但是这些不影响日常活动和体育运动。2 人出现转移性跖骨痛，但是只有 1 人有症状。术前和术后影像学的跖骨间角、踇外翻角、跖骨远端关节固定角以及籽骨对线没有明显差异。

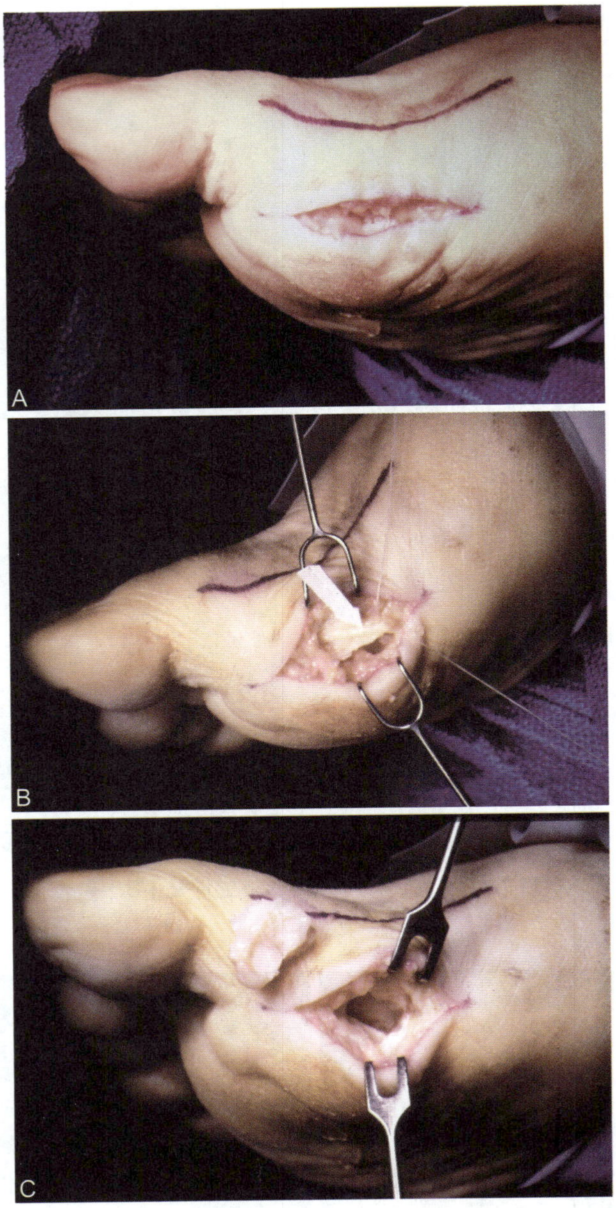

图 81-116　切除内侧籽骨

A．可选用的切口；B．箭头和缝线显示至踇趾内缘的足趾固有神经，神经与关节囊和皮下组织混在一起，其位置和外形均使其易受损伤；C．切除籽骨、踇长屈肌腱和跖骨头下方关节面（相对内侧籽骨的关节面）（见手术技术 81−38）

籽骨切除术

手术技术 81-38

- 如图（图 81-116A）所示，做一个长 3 cm 的切口。如需切开关节囊翻向跖面，并翻转取出籽骨，可改选内侧正中切口。目前选用的切口较内侧正中直切口更易伤及足底内侧神经至踇趾趾腹内侧的固有支（图 81-116B），内侧正中切口恰好位于神经的分支之间。但采用这一偏跖侧的切口，去除籽骨时关节囊的损伤较轻。
- 通过触诊明确籽骨的位置，将其与跖骨头区分开。
- 沿籽骨的跖侧和关节表面切开，将籽骨从关节囊和跖板中游离出来，注意保护踇长屈肌。
- 找到踇长屈肌后，将踇趾屈曲 20° ~ 30° ，切开籽骨间韧带，抓住胫侧籽骨并将其向内侧牵开，松解踇短屈肌内侧头及其远侧附着于近节趾基底部的延续部分，彻底切除籽骨（图 81-116C）。
- 用可吸收缝线缝合关节囊的内侧（不是跖侧），用不可吸收缝线缝合皮肤。籽骨切除术中仔细操作可保留一条细小完整的踇短屈肌腱束，而不会完全失去其屈曲力矩。

术后处理 加压包扎前足，术后穿硬底鞋 12 ~ 16d，患足可做能忍耐的负重行走，最好使用拐杖或助步器。此后拆线，允许患者穿宽大的鞋。在术后 2~3 周如患者想要更自如地活动，可用短腿行走石膏固定。在数月内最好使用跖骨鞋垫或鞋外跖骨条。鞋内外的矫正装置应在术前就开始使用，使患者不至于因要连续使用至症状消失而徒增烦恼。

腓侧籽骨切除术：跖侧入路

手术技术 81-39

- 如果从跖侧入路（图 81-117A）进行腓侧籽骨切除，需要助手维持踝关节的背伸位，使用头灯检查切口深层。避开踇长屈肌腱和第一跖骨间隙的血管神经束。
- 屈伸踇趾并检查透视下籽骨所在的位置。从跖趾关节以远 1 ~ 1.5cm 处，行足跖侧纵行切口，切口向近端延长到 3.5 ~ 4cm，至第一、二跖骨间。
- 如果腓侧籽骨需要切除，其通常为半脱位状态。
- 当皮肤与筋膜在前足垫内分开，可于切口内放置一个自动撑开器。
- 使用一个小的钝头剪子，检查到第一趾蹼的血管神经束，将其向外侧或是内侧牵拉开，这个方向取决于籽骨所在的位置（图 81-117B）。
- 触诊籽骨并屈、伸跖趾关节找到屈踇长肌腱。
- 打开踇长屈肌腱的滑车，并把肌腱牵向内侧。让助手握住足弓部，把足背伸，然后另一只手屈曲第一跖趾关节，从而放松踇长屈肌腱。这样可使操作容易些。

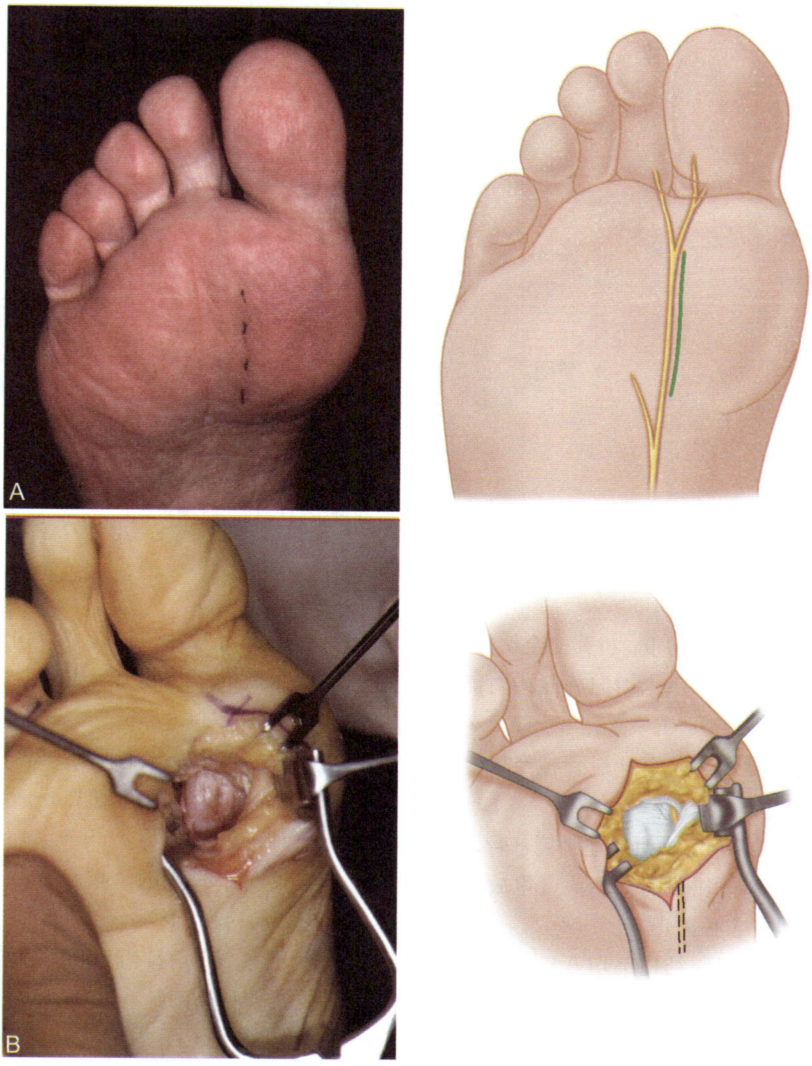

图 81-117 腓侧籽骨切除术（跖侧入路）
A. 切口；B. 第一趾蹼的趾总神经

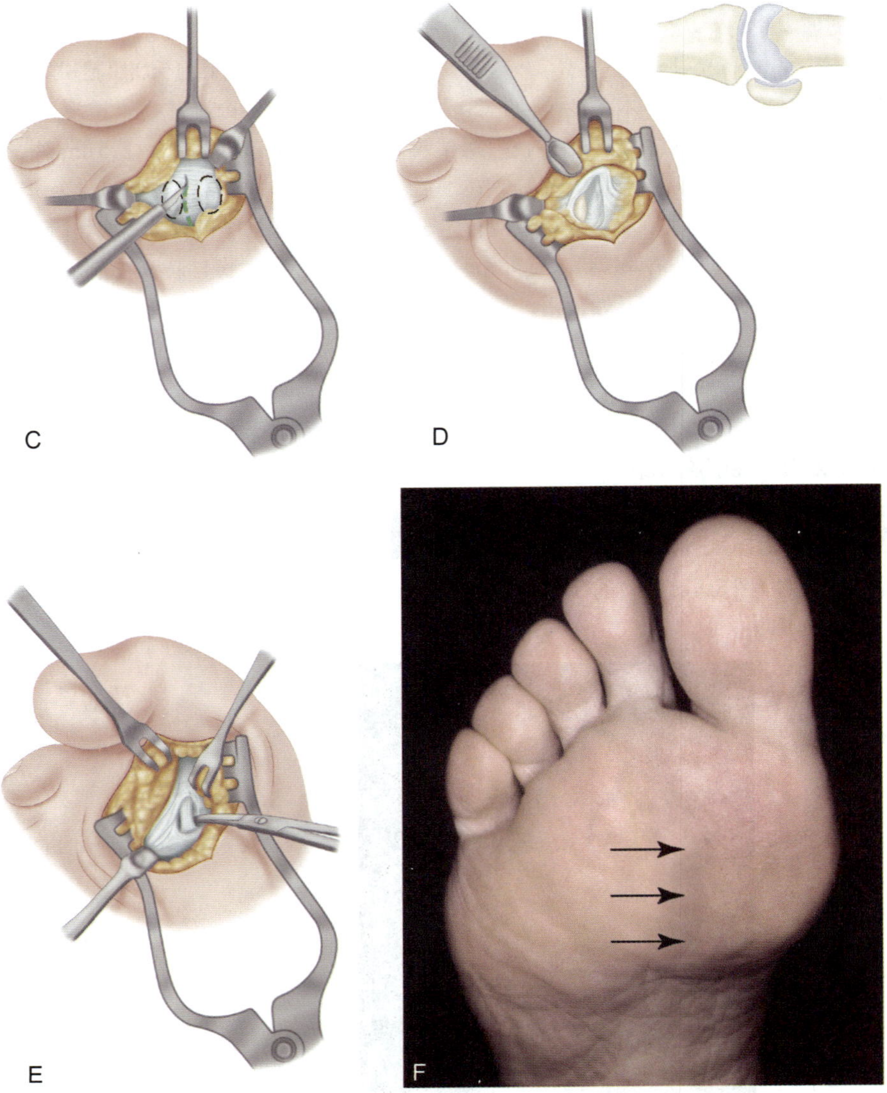

图 81-117（续）

C. 拇长屈肌腱向内侧牵开，神经血管束向外侧牵开，切开籽骨间韧带；D. 切除腓侧籽骨韧带，显露出胫侧籽骨的外侧缘；E. 拇收肌的斜头；F. 跖侧切口愈合后（见手术技术 81-39）

- 此时，应当可以看到籽骨间韧带。将其完全切开（图 81-117C）。这可能需要把手术刀向外侧或内侧移动 1 ~ 2 mm，找到籽骨间沟。
- 向内牵开踇长屈肌腱，向外牵开血管神经束，切开两个籽骨间的透明间隙。
- 用一个大镊子或小的 Kocher 钳抓住腓侧籽骨，在近端，直视下切掉踇短屈肌的外侧头（用放大镜会更容易操作，但并非必需）。
- 当内侧和近端的籽骨限制结构都切开后，用刀或剪子切断踇收肌与籽骨外侧缘的连接处。
- 切断籽骨远端最后的连接部分，此处跖板与远端的趾骨止点相延续（图 81-117D）.
- 当去除籽骨后，检查切口内，止血。挤压伤口边缘可有助于检查有无潜在性的出血，如有，应当电凝止血。
- 切除籽骨并不会松解近节趾骨基底部的踇收肌止点。其可通过跖侧切口松解。继续向外侧牵开血管神经束，向内侧牵开踇长屈肌腱，然后内收踇趾，此时另一只手的示指触及踇收肌，以检查其结构（图 81-117E）。
- 使用一个直角拉钩，显露内收肌，切除小部分肌腱，向内侧移动踇趾。
- 最后，术者检查确认无残留在跖趾关节腓侧的限制性结构。趾蹼背侧面横行的游离纤维可以手法松解。所有将踇趾向外牵拉的结构都需要切除（除了外在肌腱）。

- 检查血管神经束和踇长屈肌腱是否完整*。

*McBride 推荐术中增加一个操作：在第一和第二跖骨头处，穿过一根粗线进行缝合，这根缝线可以穿过邻近第一和第二跖骨头关节囊处或是环绕跖骨颈部固定。

第四节 趾间关节的关节炎

趾间关节的关节炎，无论有无屈曲畸形，都是创伤后常见的继发问题。通常此类问题在患者有正常的第一跖趾关节功能时，可以被患者很好地耐受，但是一旦出现疼痛和穿鞋受限，通常需要进行关节融合术。使用一枚无头加压钉固定即可（图 81-118）。

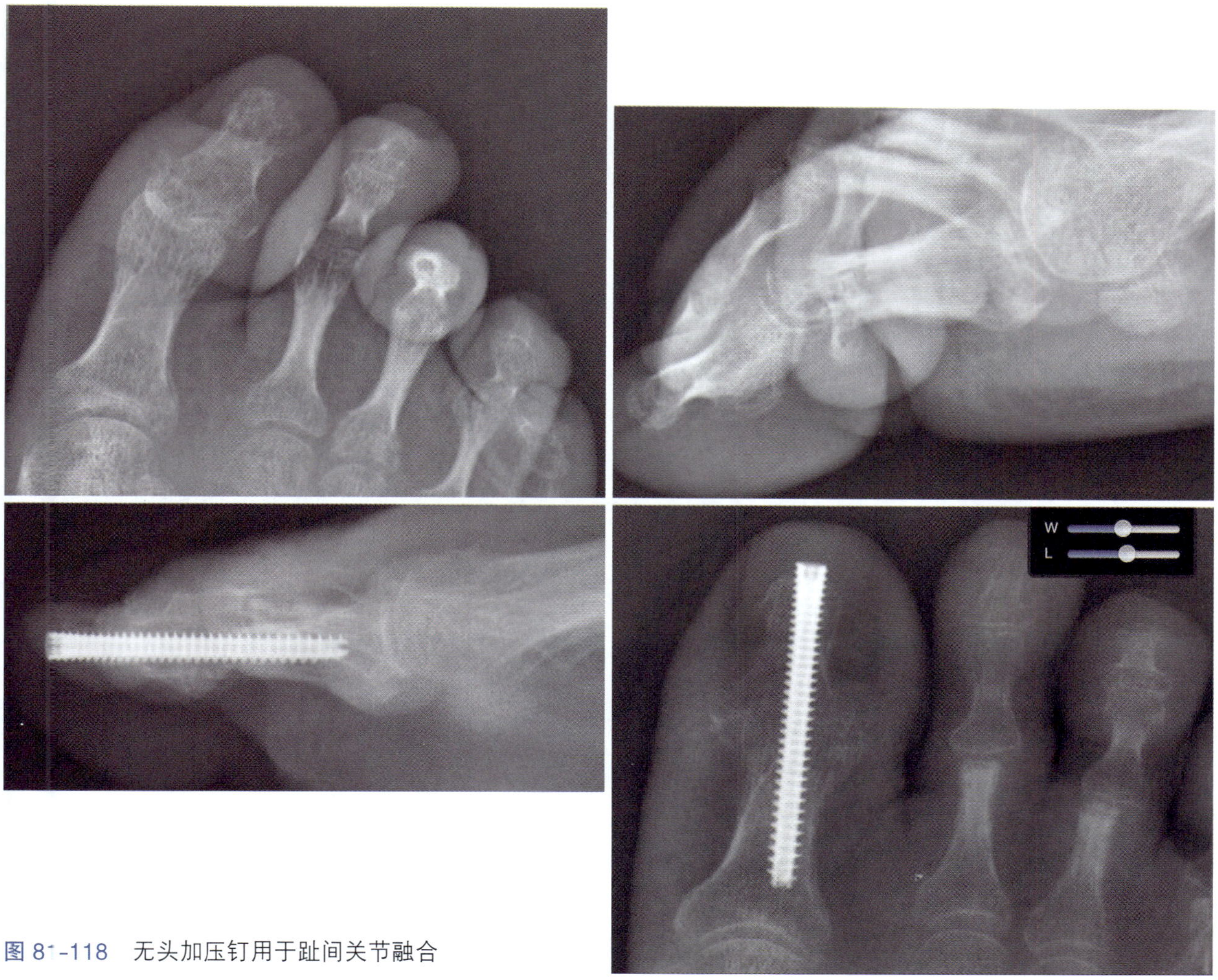

图 81-118 无头加压钉用于趾间关节融合

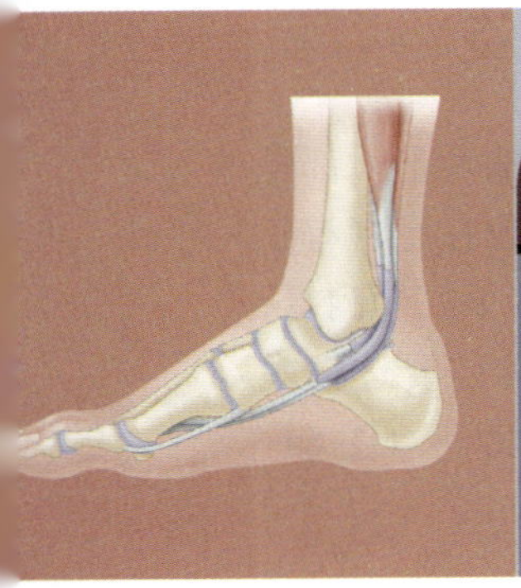

第 82 章 肌腱和筋膜疾病及青少年和成年人扁平足

著者：Benjamin J.Grear
译者：谢　鸣　黄若昆　赵晶晶　雷　波　刘　丰
审校：苗旭东　张　强　曹　乐　张建中

本章讨论胫前、胫后和腓骨肌腱的疾病，以及屈趾肌腱的损伤。跟腱断裂在第 48 章中讨论。

第一节　肌腱疾病

一、胫后肌腱疾病

慢性腱鞘炎（创伤性、退变性或者关节炎继发性）、肌腱连续性中断（完全性和不完全性）或者肌腱附着处正常解剖关系丧失（副舟骨），都可以导致胫后肌腱的跖屈、内翻以及稳定足内侧纵弓的功能减弱，故称之为胫后肌腱功能不全。所以，胫后肌腱功能不全是一个描述性的概念。根据上述病因学进一步分类对于理解足部这一重要肌腱的病理表现很重要。膝以远的结构中，除跟腱外，没有任何一个肌肉 - 肌腱结构能像胫后肌腱失用那样引起众多的症状和功能障碍。

导致该肌腱有效滑动幅度减弱的任何病理状况都可以导致典型的畸形——不对称性扁平足。此畸形表现为后足外翻、中足在中跗关节处外展、前足在中跗关节处旋前。这些描述最适用于足负重位，每种畸形的严重程度与胫后肌腱功能丧失的程度、足内侧纵弓骨性塌陷的部位和程度、功能不全的病程、畸形的僵硬程度以及胫后肌腱功能障碍发生前足弓的形状等有关。

足内侧纵弓的消失可以发生在距舟关节、舟楔关节或者跖楔关节，亦可在上述关节多处发生。即使有明显的不对称性扁平足的临床表现，负重位 X 线侧位片也可能没有足弓的塌陷，甚至与对侧无症状足的 X 线表现一样。描述各种畸形的术语混乱，使得关于胫后肌肌腱功能不全的讨论进一步复杂化。例如，负重位时足跟外翻、中足外展、前足旋前。然而，实际上，距下关节和中跗关节解剖复位后（如果畸形柔韧可复），前足不是旋前位，而是旋后畸形。畸形严重时，非负重位的前足旋后甚至能达到 60° ～ 70° 。换句话说，当后足处于中立位时，所测量的内侧序列相对抬高，超过原中立位的 60° ～ 70° 。此外，术语中使用的前足内翻（varus）和前足旋后（supination）意思相同，可以互换使用。

认识后足与前足在长期胫后肌腱功能不全下发生的继发变化非常重要。因为后足外翻伴中足旋前会导致内侧足弓韧带支持性结构发生变化，尤其是弹簧韧带（跟舟韧带），它在逐渐失去距骨头的支持后出现了伸展与延长。随着内侧足弓增加的压力与应力，支持舟楔与第一跖楔关节的韧带也出现伸长。在更为严重的病例中，三角韧带，尤其是三角韧带浅层的前侧或胫舟韧带会出现伸长，成为踝关节内侧重要的不稳定结构。Deland 等发现在该疾病中最常见的异常韧带是弹簧韧带，以及内侧三角韧带浅层的前束，跖骨间跖侧韧带和舟楔韧带。

（一）分类

通用的分类系统只对于制订手术方案和评估预后情况有用。Johnson 和 Strom 在 1989 年开创的分类系统对于胫后肌腱功能不全的管理很有帮助。Ⅰ期疾病特点是肿胀、疼痛、炎症，常伴有胫后肌腱腱鞘内渗出。被动外翻足可引起沿胫后肌腱走向的激惹症状。查体中可能发现中度无力，但是与对侧足比较此时没有足部的畸形。患者在双侧提踵试验时后足可内翻，也可以完成单侧提踵（见下文）。Ⅱ期疾病特点是胫后肌腱失去功能，不能够完成单侧提踵试验。患者试图用胫前肌代偿以辅助内翻后足。在Ⅱ期时后足依然松弛。后足位于中立位时，前足也可放置于中立位。一般会有轻度的外侧或跗骨窦挤压性疼痛。Bluman 等对 Johnson 和 Strom 的原始分类增加了两个亚分类：ⅡA 期，在负重前后位片距骨头未包容小于 30%，外展畸形轻微；ⅡB 期，负重前后位片距骨头未包容大于 30%，外展畸形严重。Ⅲ期，胫后肌腱失去功能，出现后足半僵硬或僵硬性的外翻、外展畸形。影像学可以见到退变性改变。存在明显的跗骨窦疼痛。Ⅳ期病变由 Myerson 等描述，即在第Ⅲ期的基础上出现踝关节外翻和踝关节不匹配。

伴随胫后肌腱功能不全的相关查体见图 82-1 ～图 82-3。

（二）诊断

根据病因和功能障碍的病程，患者可以表现出不同的症状。如果病因是反复发作的腱鞘炎，主要表现为内踝和后足疼痛。如果腱鞘炎未得到控制，肌腱的滑动能力就可能丧失，这既可能是由于屈肌支持带的机械阻挡妨碍了发炎、水肿的肌腱和腱鞘在滑车系统内移动所致，也可能是疼痛导致肌肉-

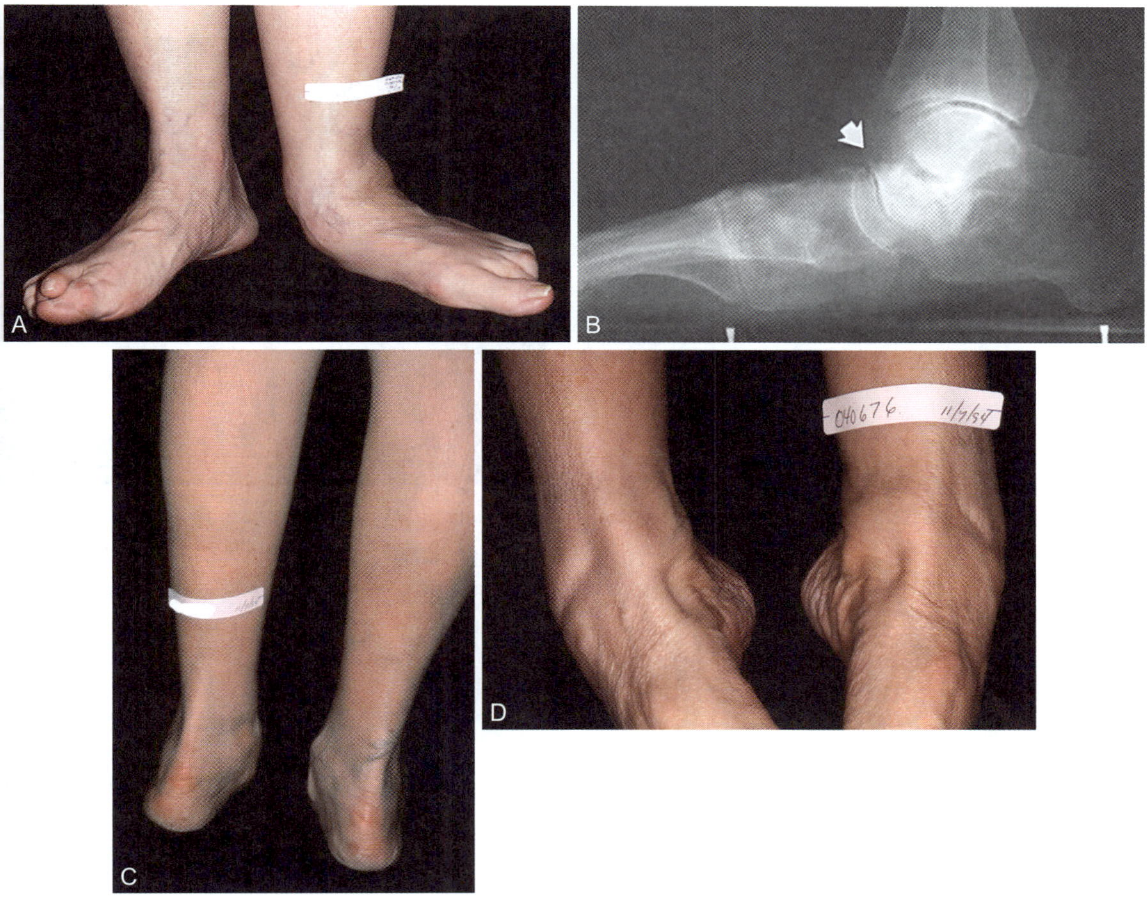

图 82-1 A. 患者为双侧扁平足；B. 胫后肌腱失用合并足底跟舟韧带功能不全，导致距骨向远端、内侧、跖侧移位；C. 负重后位观可见畸形的三个构成。长期畸形导致的跟腱紧张可加重跟骨外翻；D. 坐位时，检查者将患足置于跖屈内翻位，并嘱患者维持此位置，患者会下意识地用胫前肌维持该位置。还应注意旋后增加（前足相对于跟骨纵轴内翻）

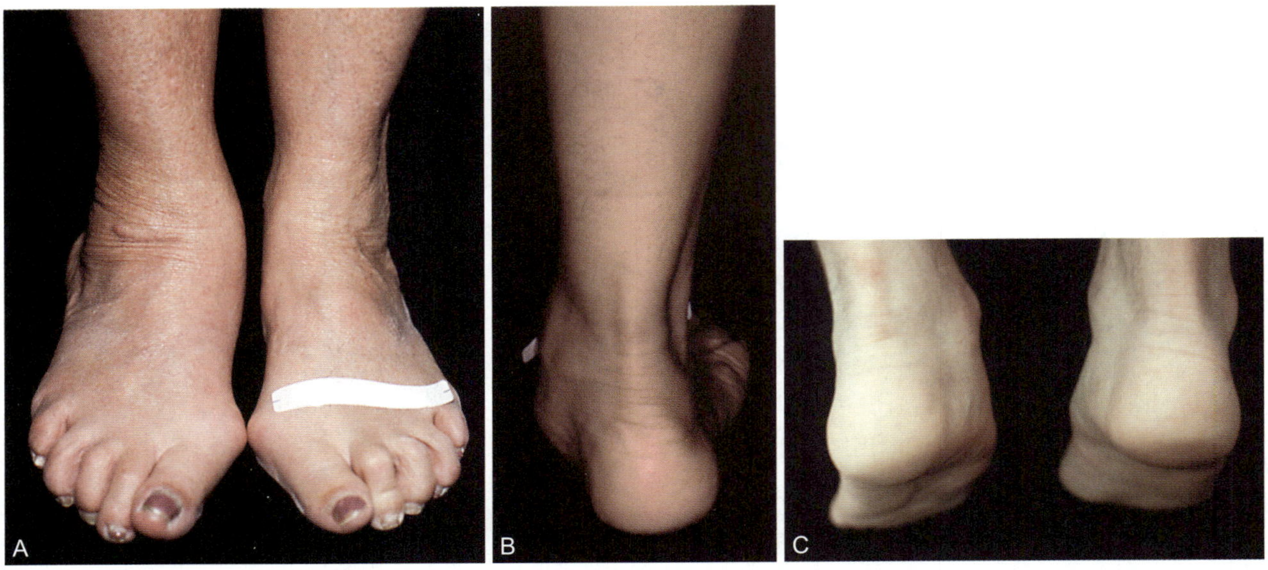

图 82-2 患者胫后肌腱退变连续性丧失而导致功能不全，注意畸形的三个主要成分中的一个或者多个可更严重

A. 右足跟有一定程度的外翻，前足旋前，注意中足的外展，要特别重视这一点，因为不仅采用肌腱移植修复胫后肌腱不能矫正此种畸形，而且足跟中立位的距下关节融合术也不能矫正此畸形；B. 站立位可更好地显示出多平面的畸形；C. 左足内缘凸起而外侧凹陷

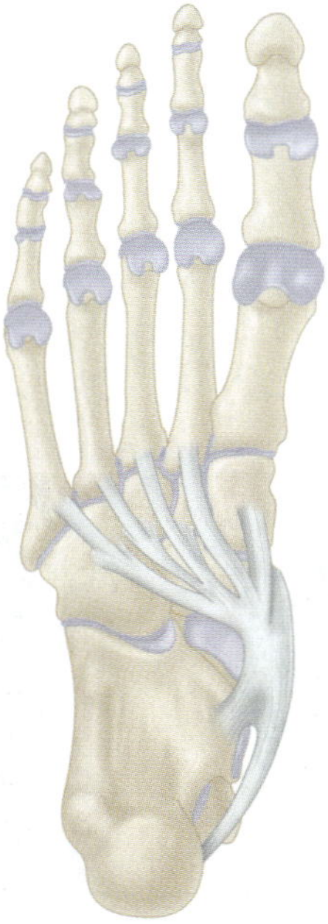

图 82-3 胫后肌腱止于舟骨粗隆（肌腱主束），肌腱第二束继续进入足跖面，分为数支分支止于三块楔骨、骰骨和第二至第五跖骨基底

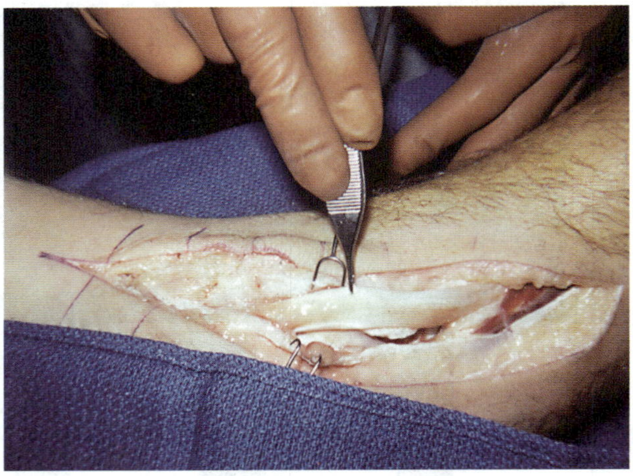

图 82-4 此患者患有单侧轻度扁平足伴腱鞘炎，所有非手术治疗都无效，肌腱连续性仍存在，沿肌腱的滑膜可见明显的炎症。炎症性滑膜增生导致肌腱在滑车处被阻挡并引起疼痛，肌腱不能滑动而致畸形。X 线表现正常

肌腱单位不能主动收缩所致。换句话说，由于收缩会造成疼痛，所以患者不敢使用该肌肉 - 肌腱，久之则成自然。患足置于马蹄内翻位并让患者保持该位置，检查者能在内踝处扪及该肌腱。通常，只要肌腱的连续性仍存在，腱鞘炎所致的畸形就不会太严重（图 82-4）。

患者可有以下主诉：少量活动即感足和踝部疲劳，行走时患足支撑无力。由于足部“平铺（rolling out）”而致穿鞋受限。但最主要的主诉通常是疼痛——初起时在内侧，随着长时间地旋前，距骨外侧突的前面撞击跗骨窦底部，疼痛逐渐局限于外侧（图 82-1B）。畸形可逐渐变得固定，此时的主诉通常为外侧疼痛，也许会有急性外伤伴足弓快速塌陷

的病史。但通常患者并无明显的外伤史，而仅能回忆起足弓逐渐塌陷。

许多学者提出了各种各样的胫后肌腱功能不全的物理检查方法，但最近 Mann、Specht 和 Johnson 强调，胫后肌腱功能不全症状较轻的患者可表现为足趾站立时足跟内翻困难，实际上患侧足趾站立时根本不可能内翻。因此，除了要检查足负重位特征性的姿势外，还应让患者以足趾站立，检查时让患者手扶检查者或检查床以保持平衡，但不要支撑。一些柔韧性畸形的患者在以足趾站立时，能一下子将后足 - 中足锁定，这样，即便是肌腱完全断裂的患者，也能内翻足跟。但是，仔细检查还会发现，患足是借助检查者或检查床短暂的支撑而“跳跃”到此位置的，该动作的动力来源是小腿三头肌。对于绝大多数肌腱连续性完全中断的患者，如不靠外部支撑，根本不能单用患足完成足跟逐渐掂起并在最后阶段使足跟内翻的动作。

DeOrio 等提出了“胫后水肿征”，描述为沿着胫后肌腱发生的凹陷性水肿。DeOrio 等发现 88% 的患者出现了与该征象相应的 MRI 表现。对怀疑有胫后肌腱病变的患者进行步态分析也很重要。后足正常或未受累时，在站立期以后足保持中立位或轻度内翻位开始；至触地相中期，后足转为外翻位；触地相后期，或在足趾蹬地时，后足再次内翻，中跗关节锁定，形成坚固的杠杆，产生推动力。胫后肌腱功能不全的患者，在触地相末期不能内翻足部，不能锁定后足，不能在步态周期中足弓受力最集中时形成牢固的杠杆，这使足弓产生了大的应变，最终导致足弓部位的疼痛。在本病的早期，常伴有小腿三头肌的挛缩，晚期出现后足塌陷至外翻。后踝外翻位缩短跟腱力距导致挛缩。Silfverskiöld 试验被用于检查和区别小腿三头肌的紧张与挛缩（图 82-5）。非手术治疗或手术治疗小腿三头肌挛缩是成功治疗胫后肌腱功能不全的关键。

即便有明显的非对称性扁平足的临床表现，站立位的正侧位 X 线片也不一定有帮助。如果诊断为复发性腱鞘炎，而且肌腱仍保持完整，尽管临床上有一定程度的内侧纵弓塌陷，X 线表现通常也是正常的。更常见的是，胫后肌腱功能不全者影像学能显示畸形改变。评估胫后肌腱功能不全时间用的影像学测量参数包括距骨跖骨角、后足力线角、后足力臂、跟骨 Pitch 角和距舟覆盖角。在正常足，站立侧位 X 线片上距骨与第一跖骨夹角为 0° ~ 10°。此角度增大提示内侧纵弓丧失；跖骨重叠或内侧楔骨高度降低也意味着内侧纵弓的变低；跟骨倾斜角减小时，可能存在内侧纵弓减小合并小腿三头肌挛缩。扁平足的患者合并跟腱挛缩时，站立位的侧位胫跟角显著增加（图 82-6）。此方法有助于判断获得性扁平足的患者是否合并有跟腱挛缩，以及跟腱挛缩的程度，具有敏感性、可重复性及低成本性。在站立正位片上，前足相对于中足的外展可能表现为距骨 - 第一跖骨角的增加，其正常值为 0°。此外，经第二跖骨划线应平分后足角，此角由跟骨长轴与距骨长轴延长相交组成。Ellis 等依据距舟关节外展程度的两个测量指标——距舟外翻角及距舟外翻距离——将胫后肌腱功能不全分为轻度（Ⅱ a 型）和重度（Ⅱ b 型）。胫后肌腱重度功能不全时，距舟外翻角显著增加（图 82-7），距舟外翻距离却没有显著变化。Saltzman 等改良了 Cobey 的冠状位后足放射学影像去量化后足外翻角和后足力臂的测量。

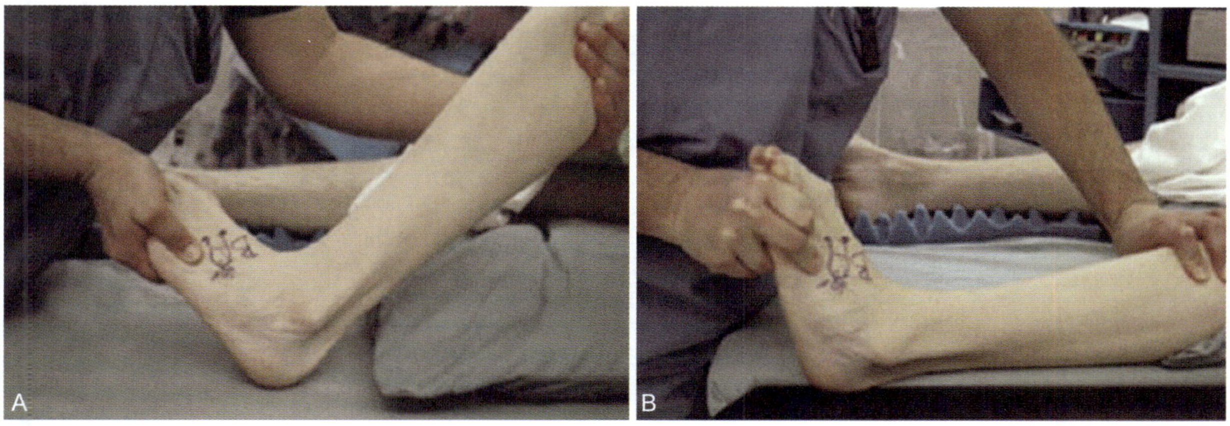

图 82-5 Silfverskiöld 试验检查和区别小腿三头肌的紧张和挛缩。用膝关节的屈（A）和伸（B）测量踝关节背屈的范围。膝关节伸直明显减少踝关节背屈，可能表明腓肠肌功能减退

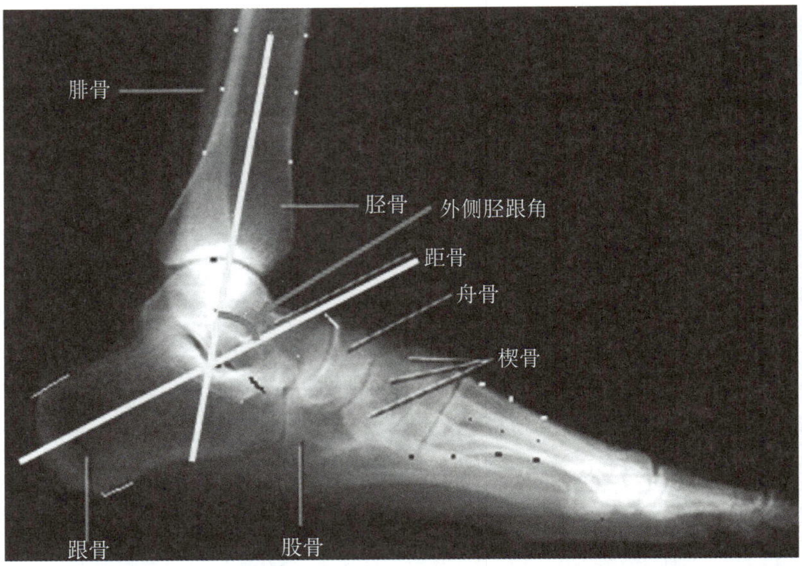

图 82-6 站立位侧位胫 - 跟角的测量（见正文）

（引自：Arangio GA, Wasser T, Rogman A: The use of standing lateral tibial-calcaneal angle as a quantitative measurement of Achilles tendon contracture in adult acquired flatfoot, *Foot Ankle Int* 27:685,2006.）

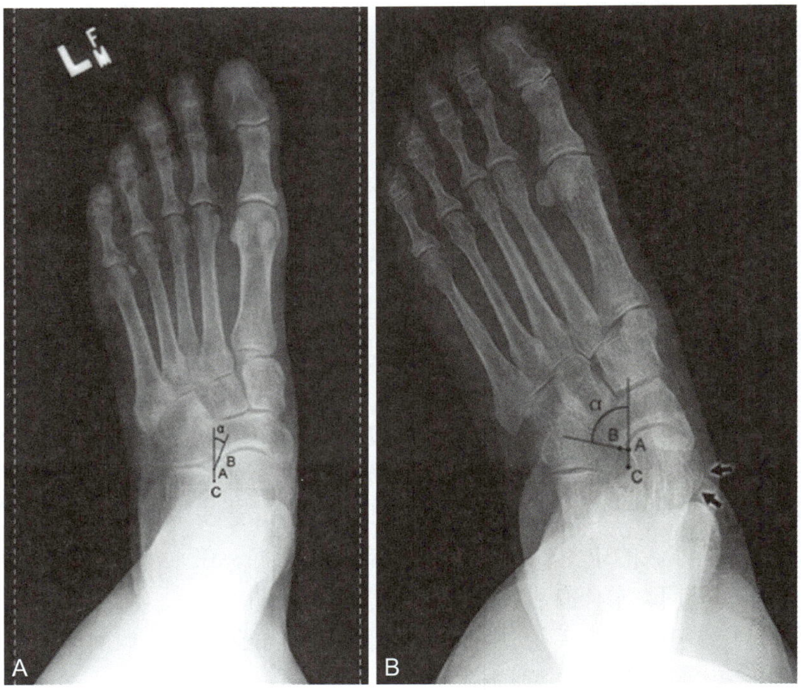

图 82-7 关节不匹配角的测量。画一条线交汇于距骨关节面最外侧（A 点）和舟骨关节面的最外侧（B 点）。第二条线画在距骨颈外侧最窄的部分（C 点）和距骨关节面最外侧（A 点）之间。两线间远端和外侧的间隙构成关节不匹配角

A．正常足的不匹配角；B．Ⅱb 期扁平足畸形关节不匹配角

（引自：Ellis SJ, Yu JC, Williams BR, et al: New radiographic parameters assessing forefoot abduction in the adult acquired flatfoot deformity, *Foot Ankle Int* 30:1168,2009.）

近来，Williamson 等提出了后足力线角（图 82-8），发现其与后足力臂有明显相关性，是测量后足外翻的可靠指标。除了足的负重位，负重位踝关节 X 线片有助于诊断 Ⅳ 期胫距关节外翻程度。

磁共振（MRl）检查已成为评估胫后肌腱功能不全的有效工具，用于肌腱或腱鞘肿痛的患者，可协助鉴别肌腱内退变、肌腱撕裂和单纯性肌腱周围炎造成腱鞘积液而无变性。MRI 可协助作出诊断，T_2 加权脂肪抑制像有利于显示肌腱周围积液和肌腱内囊性变（图 82-9）。T_1 加权像有助于显示肌腱的轮廓，确定有无肌腱断裂。

如果负重位 X 线片与其他影像手段能证实临床所见，确定不稳定关节的部位，那么就需要手术治疗。影像学的检查有助于术前讨论方案和制订手术计划（图 85-10 和图 82-11）。术前医生必须确切了解具体的病理改变，甚至采用 MRI 这种昂贵的影像学检查，这是因为其他一些病变也具有与胫后肌腱功能不全相似的足部表现（图 82-12），例如，退行性骨关节炎性畸形（图 82-13 和图 82-14）、跗中关节以远的创伤性塌陷（图 82-15）以及跗骨联合（尤其是发生于单侧且健侧足弓正常者）（图 85-16），都可以引起这种畸形。还有一种易误诊的

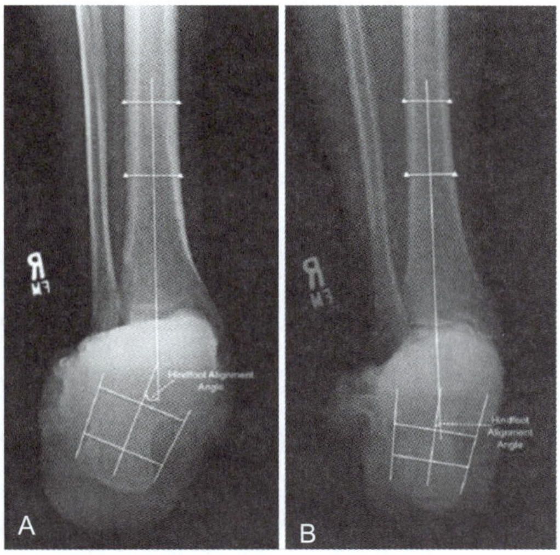

图 82-8 扁平足（A）和正常对照足（B）后足力线角的测量

（引自：Williamson ERC, Chan JY, Burket JC, et al:New radiographic parameter assessing hindfoot alignment in stage Ⅱ adult-acquired flatfoot deformity, Foot Ankle Int 36:417, 2015.）

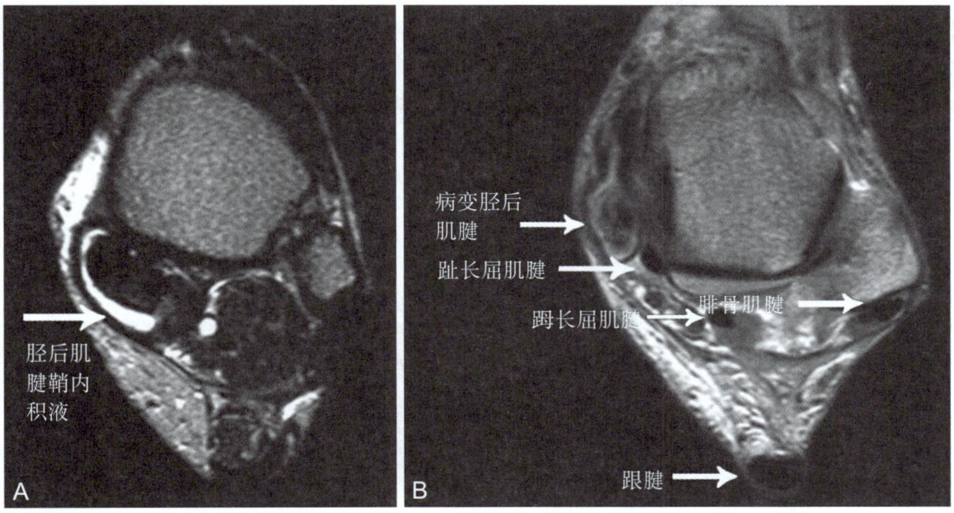

图 82-9 MRI 可协助鉴别腱鞘积液（A）和肌腱内退变（B）

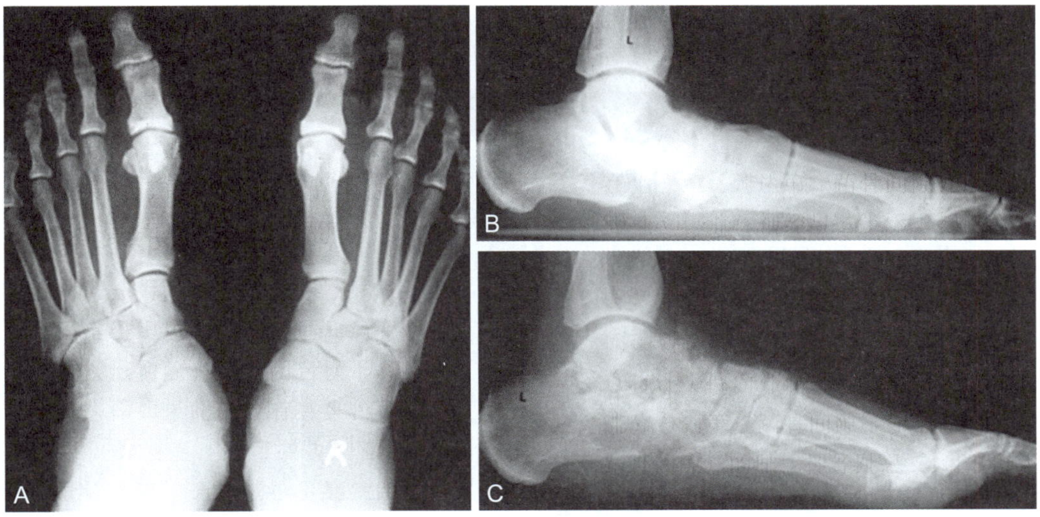

图 82-10 双足前后位 X 线片。在有症状的左足，距骨头因舟骨和足的其余部分外移至外展位而暴露出来，跖骨基底间隙稍显增宽。由于前足旋前，患足跖跗关节显得比对侧无症状的右足更清楚

A．前后位 X 线片示距跟角（Kite 角）分离；B．负重侧位 X 线片显示距骨跖屈（距骨头移向跖、内、远侧），正常的跟骨倾斜角消失（伴随有跟腱的拉紧），舟楔关节面继发性塌陷，负重时内侧 4 个跖骨因前足旋前而重叠（此患者于多年前在体育运动时胫后肌腱断裂）；C．随后出现创伤性关节炎的改变，最终需行三关节融合术

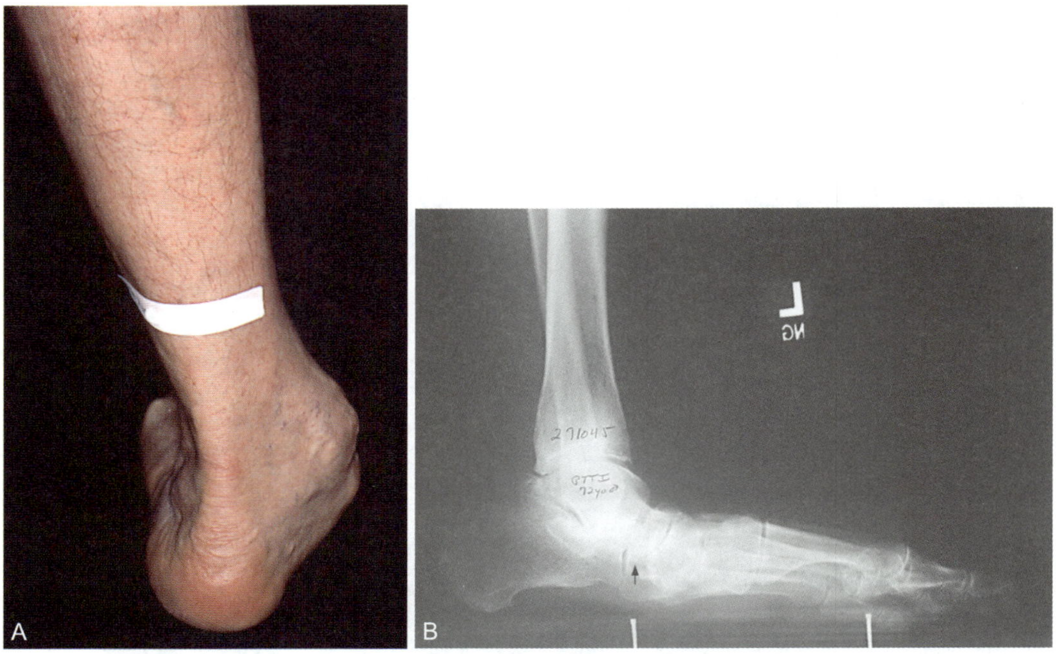

图 82-11 胫后肌腱在内踝处因磨损而断裂，足弓塌陷，病程不详

A．胫后肌腱完全断裂的典型临床表现；B．X 线片示距骨几乎旋转 90°

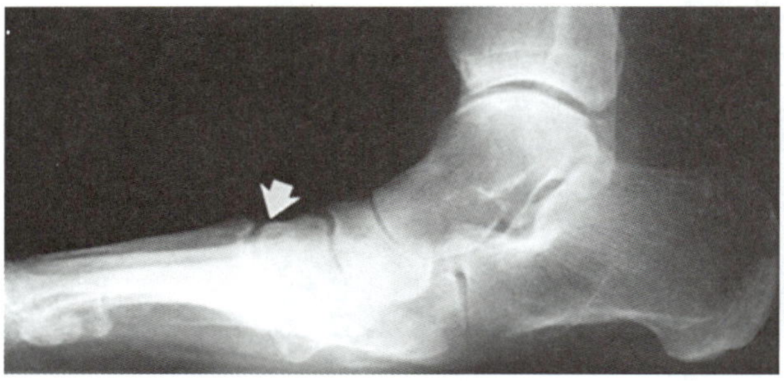

图 82-12 此足很像继发于胫后肌腱断裂的足弓塌陷，塌陷始于跖跗关节，后足因骨关节炎出现继发性塌陷

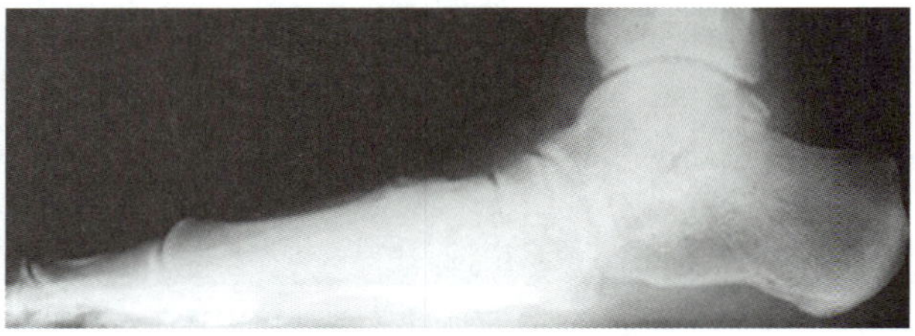

图 82-13 舟楔关节塌陷的侧位 X 线表现

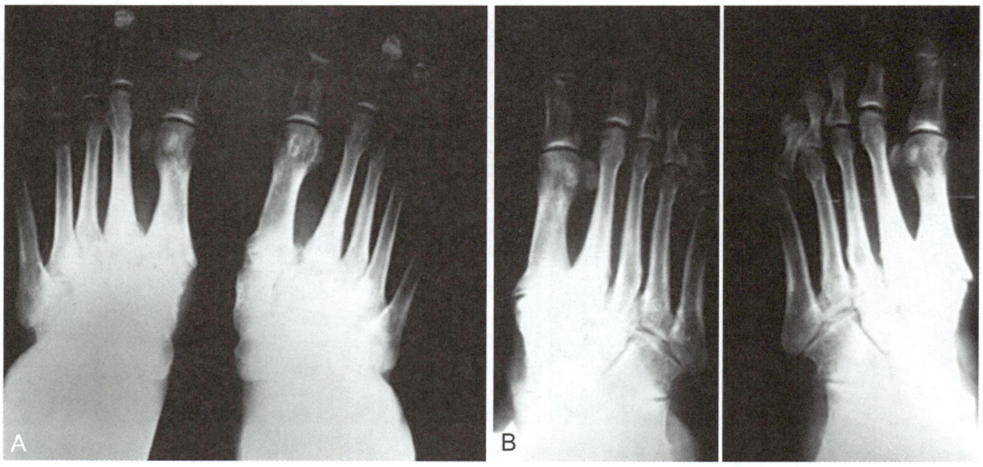

图 82-14 A. 前后位与侧位 X 线示 Lisfranc 关节的退行性骨关节炎塌陷畸形。这可能是侵蚀性骨关节炎，同时伴有继发性跖楔韧带、跖骰韧带和跖间基底韧带附着部位病变

（由 W. Kenneth Bell, MD 提供）

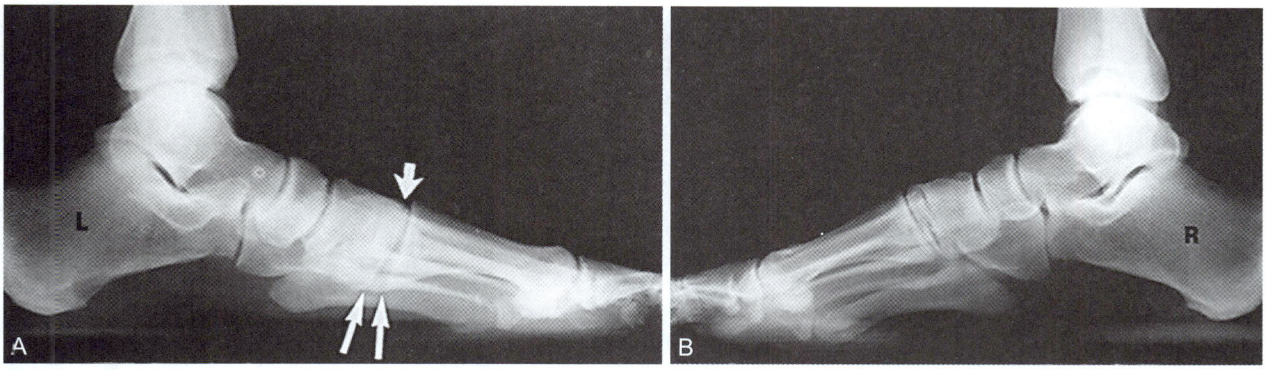

图 82-15 64 岁木工感觉中足部弹响，之后出现足弓变平并旋前（临床表现与胫后肌腱功能不全相似，但肌腱完整）

A．负重位 X 线示跖楔关节跖侧增宽并塌陷；B．注意与健康右足相比有跖骨重叠，说明前足旋前

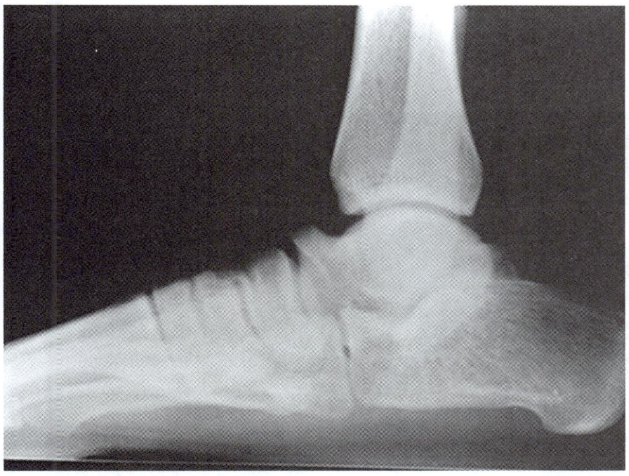

图 82-16 中间面跗骨联合畸形。注意距骨颈呈鸟嘴样改变

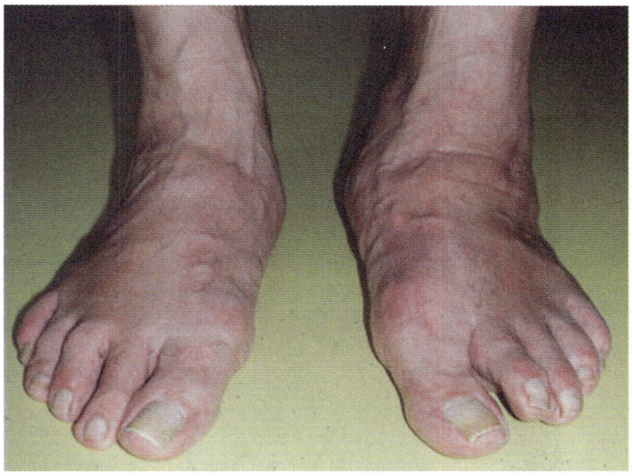

图 82-17 糖尿病神经病变引起的（左足）内侧纵弓塌陷

情况是神经性关节病所致的足弓塌陷（图 85-17）。虽然在临床检查上两者可能极为相似，但是，X 线检查可确诊（图 82-18）。最后，还必须除外特发性柔韧性扁平足（图 82-19）。副舟骨与胫后肌腱功能不全的关系在治疗部分中讨论。

（三）治疗

尽管书中每一部分内容都对手术治疗反复强调，但应该认识到非手术治疗通常能够成功缓解疼痛症状。在决定手术治疗之前，必须弄清患者对恢复先前功能的期望值。O' Connor 等证实了以下几个因素有助于预测手术治疗的成功：低体重指数，皮质激素注射史，治疗早期使用支具，长期症状持续。

1．*I 期病变（腱鞘炎）* 腱鞘炎可给予休息、注射非甾体抗炎药和辅助支具等保守治疗。支具包括带内侧纵弓支持的行走靴、踝关节束带或短腿行走石膏。肌腱炎急性期过后，给予下肢物理治疗是有效的。较成功的小腿与下肢康复计划主要是等长收缩力量锻炼和小腿三头肌拉伸为主的小腿综合康复锻炼。为避免 I 期病变复发，可以用跟骨内侧楔形支具和前足内侧垫保持后足中立位，减少胫后肌与肌腱的力量。如果非手术治疗失败，可以行腱鞘切除术（图 82-20 和图 82-21）。开放性腱鞘切除术仍是 1 期外科治疗的选择，但据报道肌腱镜方法能产生好的结果。

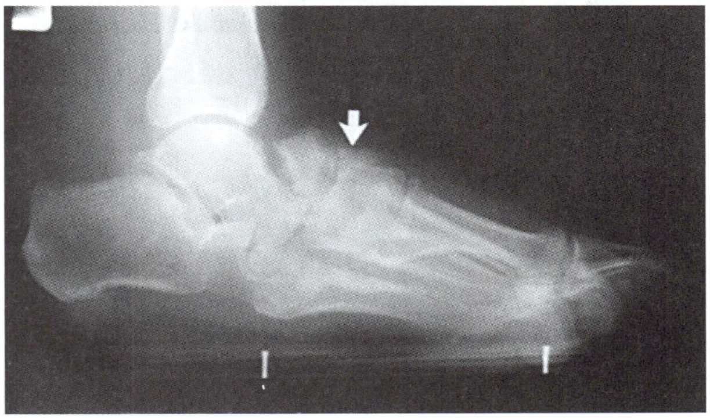

图 82-18 站立侧位 X 线示舟骨骨折、碎裂伴距骨向缺损处塌陷（箭头示骨折愈合中）

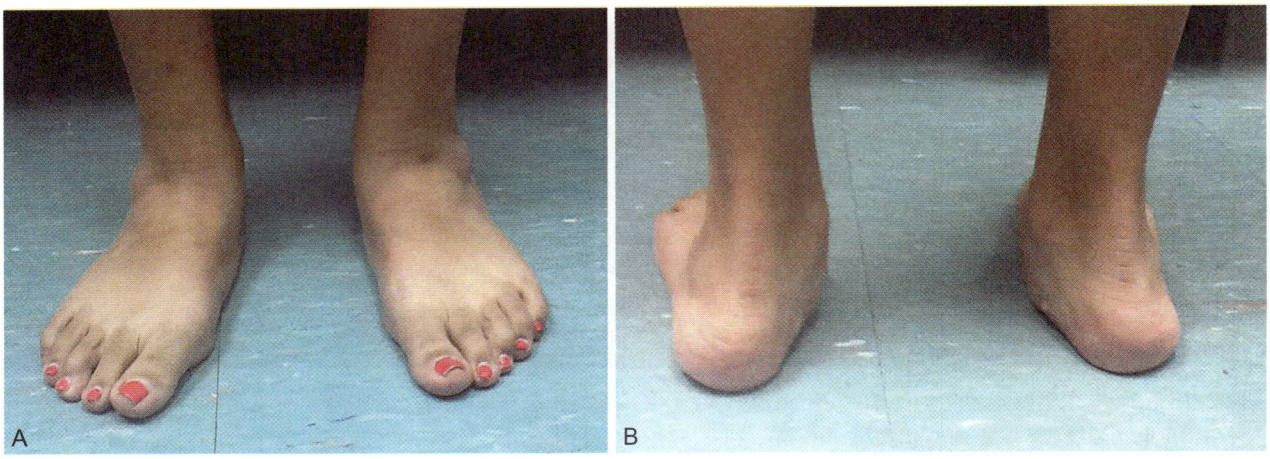

图 82-19 青少年患者的先天性柔韧性扁平足

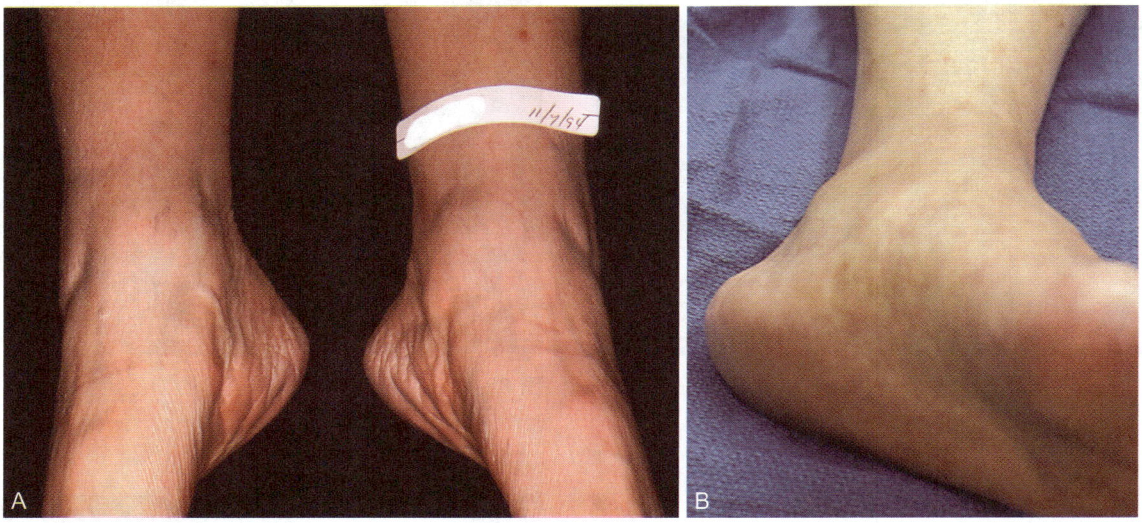

图 82-20 A. 左侧持续的胫后肌腱炎，经过几周的石膏固定和几个月的双竖直 T 带支具固定后没有好转（注意左侧内踝饱满，而右侧没有）；B. 近观左踝内侧肌腱炎区域

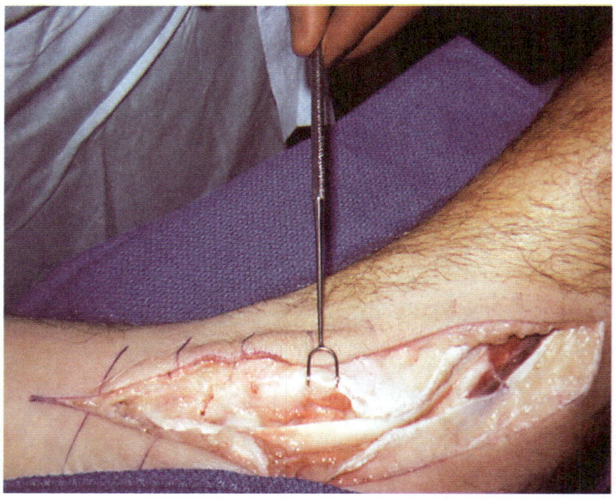

图 82-21 大量滑膜包绕胫后肌腱滑膜分布从屈肌支持带下缘到舟骨粗隆。类风湿关节炎和血清学阴性脊柱关节病检查为阴性。患者是一名骨骼很大的男性，轻度单侧扁平足，并有继发于肌腱炎的胫后肌腱功能不全和肌腱滑动受阻于屈肌支持带滑车（见手术技术 82-1）

腱鞘滑膜切除术及不全断裂修复

手术技术 82-1

- 使足自然下垂呈马蹄位。
- 从舟骨粗隆下缘开始，做一个直切口到达内踝尖的后方 1 cm，继续将切口延伸到距屈肌支持带 3 ～ 4 cm 处。
- 辨别切口下缘的肌腱，向近端分离至肌肉的位置。
- 在内踝后方松解屈肌支持带并向深部显露胫骨远端深筋膜（图 82-21）。
- 锐性切除所有异常的滑膜。
- 检查肌腱是否有撕裂或纤维化。
- 向远端追踪肌腱足底束到粗隆远端 1 cm，以确定它是否完整。
- 若胫后肌腱止点在舟骨上且足底束是完整的，交替延长缝合损伤处肌腱。缝合长度为 1 ～ 1.5cm。
- 保持屈肌支持带松开，关闭切口。

术后处理 石膏固定和保护性负重的时间根据术中肌腱的病变情况决定，即根据肌腱结构的完整性和切除炎性腱鞘、剥离肌腱的范围而定。大多数情况下，4 ～ 6 周或以后才能负重，用夹板将腿固定，直到伤口愈合（约为 2 周）。鼓励在可拆卸的夹板或者靴子保护下行轻微的抗阻训练来使肌腱在腱鞘中滑动，从而避免腱鞘粘连。在一些特别肥胖、肌腱有异常外观的患者，在行走石膏固定之后 3 个月还要穿戴双侧直立式、内侧有“T”形粘扣的支具。

如果病变没有如此严重，术后足部保持马蹄足位，以非负重石膏固定 2 周，之后拆线，再穿戴行走靴 3 ～ 4 周。应当告诉患者，踝部的肿胀，尤其是内侧，术后可能持续很久，并告诉患者肿胀终会消退。去除石膏后可以使用护踝保护 2 ～ 3 个月。如果足弓塌陷较轻，术中肌腱外观较正常，患足畸形会随时间而逐渐矫正。腱鞘炎的复发不常见。

2. **Ⅱ期病变** Ⅱ期病变的后足是柔韧性的，可以被动纠正。它包括一系列临床症状、体征和影像学临床特征。Bluman 等将分类系统细化，分出Ⅱ a 期和Ⅱ b 期。两个亚组最大的区别是中足通过距舟关节外展的角度，Ⅱ b 期更加严重（图 82-7）。Ⅱ期病变非手术治疗常能获成功，多数患者穿戴有内后侧支持和双侧直立支撑的“T”形带的足踝矫形器，疼痛症状可缓解。矫形器设置为可跖屈 20° ～ 30°，踝关节背屈 10°。然而，尽管有效，这种大的支具不太容易被患者接受。在这些情况下，带活动轴的聚乙烯短腿足踝支具更可取，虽然其舒适性稍差，但重量轻，能用于各类鞋子，外观更易接受。疗效显著的患者常在穿戴支具 9 ～ 12 个月后能借助合适鞋垫适应各种常规鞋子，长期无痛。在作者的研究机构，Lin 等通过 7 年随访研究发现，70% 的经过双立柱的踝足矫形器矫正（平均穿戴 15 个月）的患者可丢弃矫形器并且不需要手术；61% 的患者对结果满意，33% 的患者对症状轻度残余感到满意。

完成了规范化理疗程序的患者同样可能避免手术。Alvarez 等报道了对 10 例患者超过 4 个月的中期随访，结果显示，83% 的患者有成功的主观感受和功能恢复结果，89% 的患者对他们的治疗结果满意。康复计划包括短的连接关节的踝足矫形器或者足矫形器，长时间重复的运动，积极的跖屈活动，和积极的、长时间重复的家庭训练计划，包括腓肠肌比目鱼肌腱拉伸。

不能接受非手术治疗或非手术治疗失败的患者具有手术重建适应证。单纯趾长屈肌腱转位至舟骨，或结合胫后肌腱残端边边缝合加强的手术方法在早期广为采用，但有文献报道，此手术方法如不同时行矫正扁平足畸形的手术，其疗效会逐渐丧失，因而现已少用。除重建肌腱部分的病变外，还需要考虑矫正扁平足畸形。跟骨外侧柱延长（LCL）、跟骨结节截骨内移（MDCO）、跟骨 Z 形截骨或者 LCL 联合 MDCO 已获满意结果。通过在距下关节前中关节面之间行跟骨截骨，或中后关节面截骨，或跟骰关节撑开融合，达到跟骨外柱延长。Malerba 和 De Marchi 报道 Z 形截骨能旋转（延长）和推移。MDCO 可改善后足力线，但多数学者报道了在Ⅱ b 畸形阶段这些截骨手术的有限性。Iossi 等提供了一套规则来帮助确定哪些Ⅱ B 期畸形需要增加跟骨外侧柱延长术。尽管 LCL 手术矫正外展畸形的能力很强，但是和 MDCO 相比较，并发症发生的概率更高，因此使用时要谨慎。MDCO 对矫正中度外展畸形是一个安全的选择。通过跟骰植骨融合外侧柱延长能有效矫正，但也有很高的并发症发生率。没有哪一种骨性手术是最好的，但外科医生应熟悉 MDCO 和 LCL 方法。

在此，首先介绍肌肉肌腱转位重建矫正畸形的手术，然后再对跟骨截骨做一介绍。关注内侧结构同样重要，修复弹簧韧带，融合 1 个或者更多的中足关节，或者将楔骨开放截骨（Cotton 手术）作为辅助的手术来提高内侧柱的稳定性。

趾长屈肌腱或姆长屈肌腱转位至舟骨

虽然与趾长屈肌相比姆长屈肌力量更大，但 Wapner 等证实趾长屈肌因位置更合适，更适用于胫后肌腱功能不全的重建。Rosenfeld 等证实进行趾长屈肌腱转位后，术后 MRI 显示肌肉增生，功能评分明显改善。

作者认为，行转位手术时检查胫后肌肌腹很重要。长期患病时胫后肌失去弹性，电烧刺激时肌肉不能收缩，失去正常色泽。这种情况下不建议术中用胫后肌腱残端加强趾长屈肌腱。反之，如肌肉表现正常，可将病变部分胫后肌完全切除，其肌腱与趾长屈肌按 Pulvertaft 法编织缝合。

手术技术 82-2

- 在内踝尖近侧 3 ~ 4 cm 处开始切开，显露胫后肌腱。切口绕过内踝后方，延伸至舟骨粗隆远侧 3 ~ 4 cm 处（图 82-22）。这种扩大切口能彻底检查屈肌支持带近端处胫后肌肌肉 - 肌腱移行部的情况。切口要足够远，以便在达到 Henry 结节和显露趾长屈肌和姆长屈肌的交叉处时，不会妨碍足底内侧神经血管束的游离。
- 胫后肌腱可能已完全断裂，近侧残端呈整齐的圆形。该残端似终止于肥厚的滑膜组织中（图 82-23），但除去滑膜后，则可能仅由脆弱的瘢痕连在一起，或者由坚韧致密的瘢痕连接。
- 将肌腱从腱床上游离并慢慢牵拉后，如能获得足够的长度，可在肌腱转位完成后用不可吸收缝线将其固定于舟骨的下面。但是只有少数情况下肌腱可以如此前移。通常是在屈肌支持带近侧的滑车处将该肌腱切除，在适当的张力下将其缝合到相邻的转位肌腱上。
- 如果胫后肌肌肉 - 肌腱单位不能滑动，甚至向近端分离足够长也不能滑动（这种情况即使在长期畸形的患者也不常见），则需将其截短并放弃该肌腱。
- 在舟骨粗隆外侧的 Henry 结节处，沿姆展肌上缘解剖并将该肌牵向跖侧，显露趾长屈肌腱和姆长屈肌。足底内侧神经血管束沿切口方向走行在舟骨远端外侧约 2 cm 处。术中神经血管束的解剖非常麻烦，并且其与肌腱的距离非常大。
- 用一直角光滑拉钩将足内在肌牵向跖侧，钝性分离显露肌腱。姆长屈肌腱从背侧横过趾长屈肌腱，屈趾的同时在此处切断拟用的肌腱。坚韧的腱性交叉带可通过保持完整的肌肉 - 肌腱单位使足趾仍有一定的主动屈曲功能。没有必要将转位的肌腱通过胫后肌腱的滑车。
- 用一系列由小到大的钻头（直径 3.2 ~ 7.9 mm）在舟骨中部从背侧向跖侧垂直钻孔。要耐心地在足背侧和跖侧解剖到舟骨中部，如果解剖不到位，

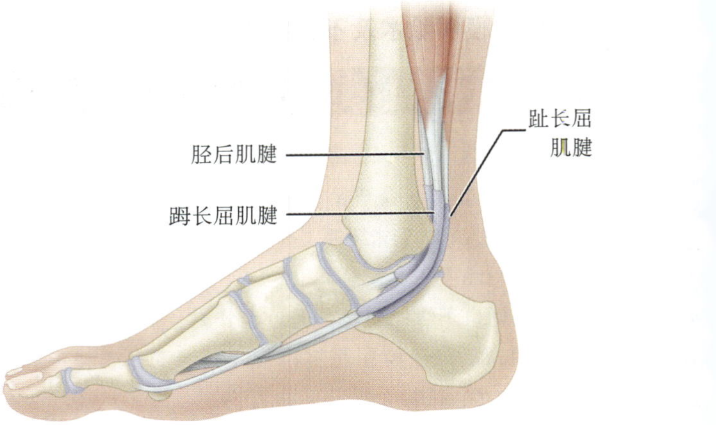

图 82-22 肌腱移位的手术方法。切口恰始于胫后肌腱交界处的后缘，向下绕过内踝后方，向内侧止于第一跖骨基底部（见手术技术 82-2）

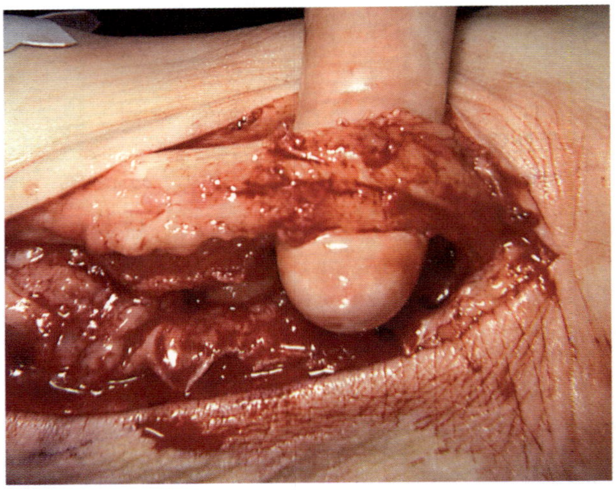

图 82-23 胫后肌腱完全断裂，近侧断端埋在增生的滑膜内。将滑膜切除后，肌腱已完全断裂，仅由一条薄瘢痕维系其连续性，足趾在右方（见手术技术 82-2）

留下的内侧骨性支持则会不足，在钻孔时会发生内侧骨质破裂。

- 在肌腱远端 1 ~ 1.5 cm 用 0 号或 2-0 不可吸收缝线编织缝合，用一直血管钳或带环的肌腱输送器，从背侧伸到跖侧。
- 牵住缝线末端，将肌腱从跖侧经骨孔拉向背侧，将其拉紧。然后将足置于马蹄内翻位，将肌腱进一步拉紧。
- 用小号无损伤缝针将肌腱缝到邻近的骨膜。松手后足必须能保持在此位置。
- 最后，如有可能，将胫后肌腱前移，缝到邻近的骨膜和深筋膜上。Wukich 等描述了采用肌腱固定术或者界面螺钉将肌腱锚定在隧道中。
- 保持足于马蹄内翻位，用厚敷料包扎，并用短腿夹板固定。

术后处理 术后 14d 更换夹板，但足部要保持在马蹄内翻位 4 ~ 5 周。此后 2 周，逐渐更换管型石膏，将足抬高到中立位。6 周时，用一短腿行走管型石膏再固定 3 ~ 4 周。去除管型石膏后，鼓励使用塑形的足弓支具。

修复弹簧韧带

弹簧韧带在失去胫后肌腱的保护性支持后被拉长和强度降低也是畸形出现的原因，因此行内侧软组织手术时应常规修复此韧带。

手术技术 82-3

- 胫后肌腱显露、清创后，在距骨头稍下方找到跟舟韧带的内上部，在此处韧带附着于跗舟关节的跖侧和跖内侧面。
- 外展足和前足至中立位或轻度外展位，楔形切除部分韧带和距舟关节的关节囊（图 82-24A）。根据畸形的程度，楔形应宽 8 ~ 10 mm。
- 用 2-0 的不可吸收缝线间断缝合，修复弹簧韧带（图 82-24B）。

假如弹簧韧带太弱以至于不能修复，该韧带的重建则可能是关节融合的一种替代方法。跟骨截骨几乎都需同时进行辅助软组织修复。

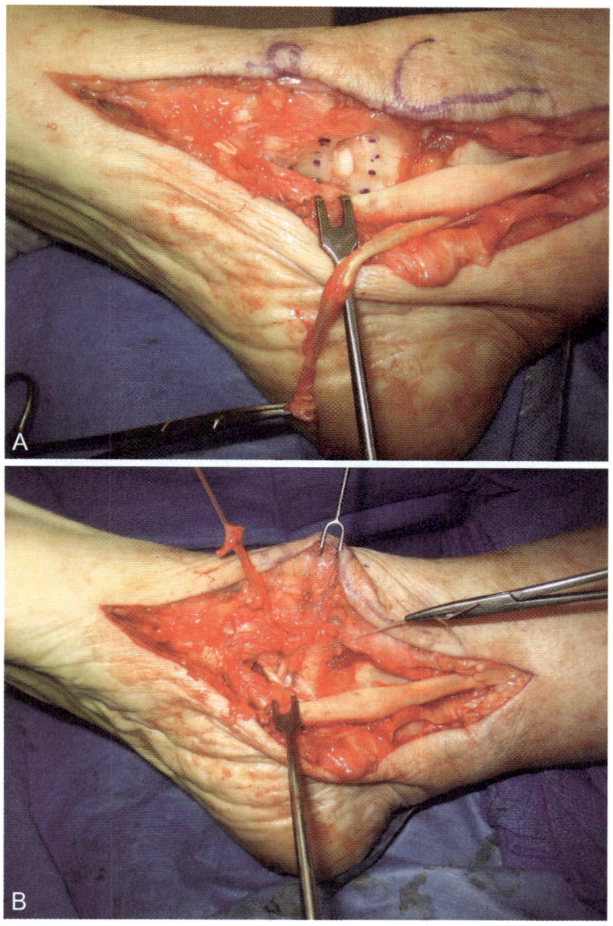

图 82-24 修复弹簧韧带
A．部分切除弹簧韧带；B．修复韧带

采用腓骨长肌重建弹簧韧带

手术技术 82-4

（Williams 等）

- 切口从距离外踝尖 6 ~ 8 cm 处开始，直达外踝尖。
- 辨别腓骨长肌，在靠近腓骨肌支持带的部分将它离断。将腓骨长肌近端固定在腓骨短肌上。
- 沿着足底外侧面从第五跖骨基底部向骰骨隧道做一个长 3 cm 的纵行手术切口。
- 松解在骰骨隧道上的腓骨长肌的附着。通过内侧切口，采用一个直角夹勾住靠近腱止点的腓骨长肌腱穿过内侧切口。将肌腱附着在第一跖骨基底部。
- 根据距舟畸形分型选择近端隧道的位置。如果距舟关节有显著的跖侧凹陷，则在跟骨上打隧道（图 82-25A）；如果距舟关节只有外展，则在胫骨上打隧道（图 82-25B）。

- 跟骨隧道的造法是在跟骨载距突下方置入一根克氏针，注意不要损伤踇长屈肌腱腱鞘。从后外将克氏针穿过跟骨，出口位于足外侧面跟骨内移截骨切口的上方，并且不损伤距下关节。
- 胫骨隧道的造法是在内踝前后丘之间取一点。使用一个小的 Bennett 拉钩通过腓骨切口，在腓骨前方显露胫骨外侧。在透视下，从内踝向上外侧打入克氏针，注意避过踝关节。
- 在透视下检查两个隧道的位置，用导针代替克氏针，接着采用一个空心钻钻一个直径为 8 ~ 9 mm 的隧道。
- 将移植物从背侧穿过舟骨隧道，然后穿过跟骨（图 82-25A）或者胫骨（图 82-25B 和 C）隧道到达跖侧。截骨固定以后拉紧移植物。
- 在一个模拟负重视图中使足轻度内翻、跖屈和通过距舟关节 5° ~ 10° 外展。固定前预牵张移植物消除蠕变。
- 在腓骨或者胫骨上置入螺钉用于栓移植物的缝线。如果移植物通过跟骨隧道，则在隧道外口的前方置入一枚 3.5mm 螺钉；如果移植物通过胫骨隧道，则在胫骨隧道出口近端数厘米处将螺钉置于腓骨外侧。
- 用两组缝线来确保移植物，助手保持移植物的张力。

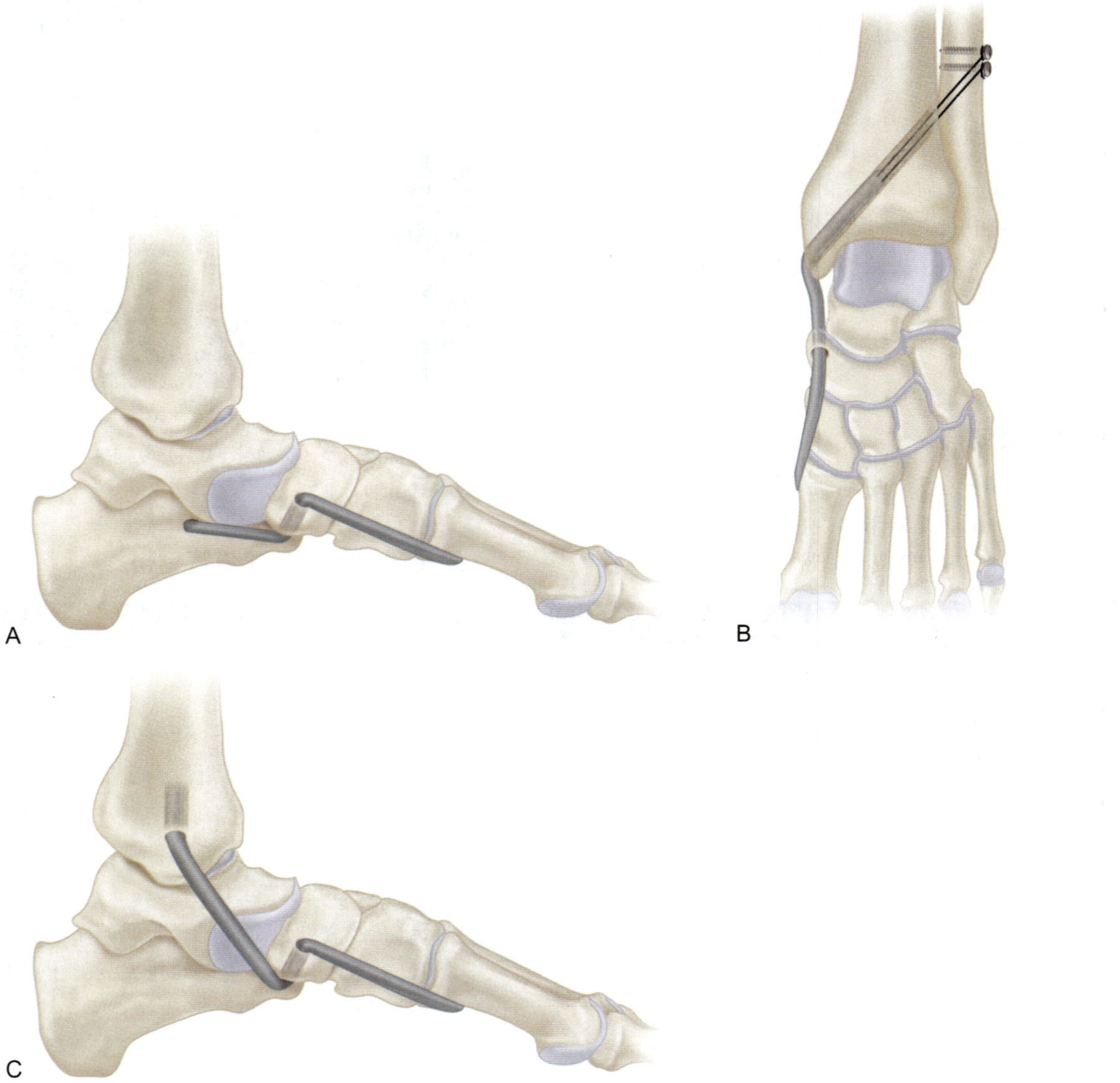

图 82-25 用自体腓骨长肌腱转移修复

A. 侧位显示跟骨重建骨道；B. 前后位显示胫骨重建骨道；C. 侧位显示胫骨重建骨道（见手术技术 82-4）

（重绘自：Williams BR, Ellis SJ, Deyer TW, et al: Reconstruction of the spring ligament using a peroneus longus autograft tendon transfer, *Foot Ankle Int* 31:567, 2010.）

- 将跟骨内移截骨时截下来的骨置于隧道内。

术后处理 非负重石膏固定 12 周（在第 6 周和第 10 周的时候更换石膏）。如果于 12 周在 CT 下观察到已经愈合，穿可拆卸的长靴，允许患者逐渐负重以及开始轻微地牵伸和力量训练。

跟骨前部截骨（外侧柱延长）

跟骨前部截骨在实验室经过了充分研究，证实可显著改善前足畸形，提高足弓的高度。尽管临床报道喜忧参半，但是作者却用这种手术取得了满意的疗效。Hinterman 和 Gachter 回顾了 19 例采用外侧柱延长联合内侧软组织重建手术治疗 II 期和 III 期胫后肌腱功能不全患者的效果。平均随访时间为 2 年，19 例患者中有 18 例对疗效满意，临床疗效优 6 例，良 11 例，一般 2 例。Bolt 等发现，尽管外侧柱延长术的骨不连发生率较高且容易出现邻近关节骨关节炎表现，但是该术式能获得很好的初期重建效果，并且矫形效果维持时间长，再手术率低。根据作者的经验，此手术最适用于站立前后位 X 线片显示前足外展畸形、后足具有柔韧性和无前足固定性旋后畸形的患者。常见的并发症需与患者详细沟通，包括移植物塌陷、骨不连、外侧柱疼痛、跟骰关节进行性骨关节炎、腓肠神经炎以及内固定物引起的疼痛。Grier 等和 Dolan 等报道使用三皮质异体骨（图 82-26）而不是自体骨，有大体上一致的治愈率和并发症发生率。

手术技术 82-5

- 在内侧软组织处理完毕，趾长屈肌牵拉至舟骨之前，在跟骨前外侧结节表面行纵行切口。注意避免损伤腓肠神经。
- 在跟骰关节面近侧 1 ~ 1.5 cm 处用矢状锯截骨，注意将锯的方向对准前中关节面之间。注意避免损伤紧贴跟骨内侧面的软组织及足底内侧神经和动脉。
- 手法内收前足，并在前结节及跟骨体前部打入 2.5 mm 直径的克氏针；可借助于无齿或带小齿的颈椎椎板撑开器协助撑开截骨处。
- 自髂嵴切取合适大小的植骨块。根据患者体型的大小，植骨块宽度一般为 8 ~ 10 mm，也可使用异体骨植骨。
- 在打入植骨块之前应对足部的力线行临床和 X 线检查。注意畸形不能过度矫正。
- 植骨块用“U”形钉或斯氏钉固定，后者针尾可埋入皮下。此外，还可使用颈椎用“H”形钢板固定。由于此处内固定物位于皮下，日后常需取出。
- Sangeorzan 等报道通过跟骰关节进行外侧柱延长取得成功。如果决定行跟骰关节撑开融合，应向

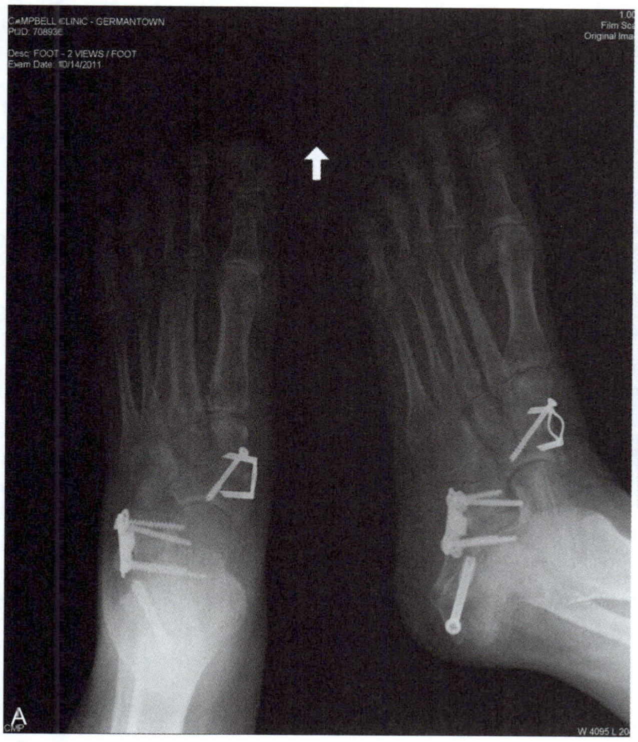

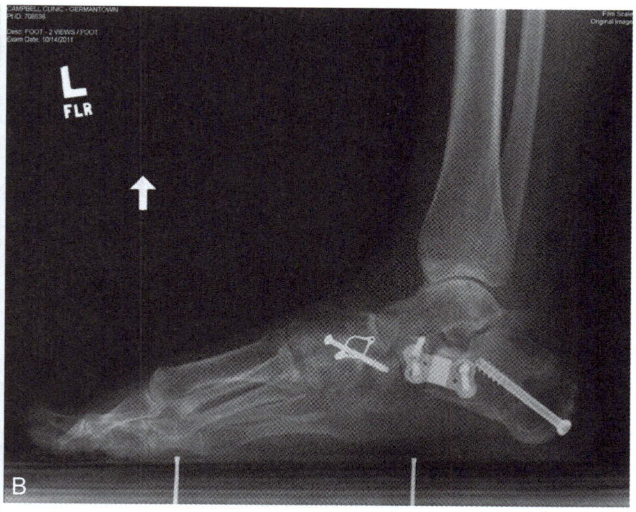

图 82-26 A 和 B. 用异体骨行外侧柱延长治疗严重的塌陷性平足畸形；患者也可联合跟骨内移截骨和舟楔关节融合（见手术技术 82-5）

远端延长切口。去除相对的跟骨与骰骨关节面至松质骨，并使用大块植骨。通常需要在此手术中使用 1.5 cm 的骨块。颈部的“H”形板进行固定。根据作者的经验，这种截骨方法很难愈合。
- 此处拉紧软组织，关闭切口，以短腿非负重石膏固定。

术后处理 术后 2 周拆线，拆线后建议继续使用非负重石膏 8 ~ 10 周，直至前后位和侧位 X 线片显示骨性愈合。然后患者改用行走石膏，时间为 3 ~ 3.5 个月。然后穿戴预制的步行靴。此时可适当行小腿力量练习。

跟骨内移截骨

跟骨内移截骨术由 Myerson 推广，用于替代外侧柱延长手术。Myerson 和 Corrigan 回顾了行跟骨内移截骨与内侧软组织手术的 32 名 II 期胫后肌腱功能不全患者，平均术后随访 20 个月，32 人中 30 人对手术结果满意，功能改善，影像学表现足部畸形纠正。94% 的患者疼痛缓解，足弓恢复，能穿普通鞋，而无需支具固定。采用三维步态分析，Brodsky 报道同时实施胫后肌腱的重建、趾长屈肌腱转位到舟骨、跟舟韧带的重建、跟骨内移截骨术能够改善步行速度和后足的活动度和肌力。跟骨结节和跟腱相对于距下关节轴向内侧移位，改善了跟腱内翻后足的功能，从而增加了内翻足部的力量，减少对趾长屈肌腱移位术的依赖。作者发现这个手术对大多数站立前后位 X 线检查无严重中足外展畸形或体重较大的患者有效（图 82-27）。这种截骨术的优点在于截骨愈合稳定，无外侧柱延长手术后跟骰关节压力增加的并发症。

手术技术 82-6

- 患者取侧卧位，充气体位垫固定。
- 于腓骨肌腱下方，与之平行，沿腓肠神经走行的后下方行皮肤切口。自跟骨后间隙前，跟骨上缘开始延长切口，至跖腱膜下的跟骨下缘。
- 向深层解剖至骨膜，在截骨处将其剥离。
- 与皮肤切口平行，用摆锯斜形截骨（图 82-28A）。截骨线与跟骨外缘垂直，与足底平面向后成 45°。
- 移除跟骨的楔形骨块。不要将跟骨结节摆放至内翻位。
- 在截骨处插入无齿椎板撑开器，撑开截骨端使内侧软组织松弛。
- 将撑开器撤除，内移跟骨后结节 10 mm（图 82-28B）。用 6.8 mm 的自攻螺钉固定（图 82-28C）。注意避免后结节向近端滑移。为了保证坚强的固定，避免将螺钉打入距下关节后关节面。螺钉打入方向由后内下方至前外上方，指向跗骨窦。
- 闭合外侧切口。体位垫放气，将患者放至平卧位，行肌腱转位手术。

3. **Ⅲ期病变** Ⅲ期病变的患者，后足畸形已僵硬、固定，伴有一定程度的骨关节炎病变，三关节复合体有退行性变。非手术治疗，即双侧竖直支撑式踝矫形器治疗失败后，即需要行手术融合。治疗此类畸形的融合方式有多种，包括单纯距舟融合、距舟联合跟骰融合、三关节融合以及单纯距下关节融合，通常治疗此病首选三关节融合术。但 Harper 发现在活动量小的老年人，单纯距舟融合可以明显矫正畸形，疼痛缓解满意。他总结了 29 例行此类手术的患者，平均随访 26 个月，29 例患者中有 25 例（86%）满意，症状消失或轻度残余，获得了优或良的结果。单纯距下关节融合矫正此畸形也有疗效（图 82-29）。Kitaoka 和 Patzer 报道了随访 3 年的研究结果，21 例中 16 例患者结果优良，但 11 例术后仍有疼痛。Sammarco 等为了保证外侧柱的柔韧性，通过施行距下关节和距舟关节融合而不施行跟骰关节融合来矫正畸形。他们报道在 16 例患者中只有 1 例发生骨不连，其他患者疼痛、功能、外观都有改善，穿鞋更加容易，因此推荐该手术用于那些跟骰关节未被波及的患者。剥离并压紧距舟关节面而保留跟骰关节能使外侧柱延长，矫正平足正患者的前足外展。该手术目前已成为我们针对严重患者手术的首选。后足关节融合手术将在 84 章描述（图 82-30）。

4. **稳定内侧柱** 如果不能通过软组织手术，则可以通过关节融合或者截骨来稳定平足畸形的内侧柱。Greisberg 等描述了单独的内侧柱融合来改善后足的对位，19 例患者获得所有影像学参数的改善。

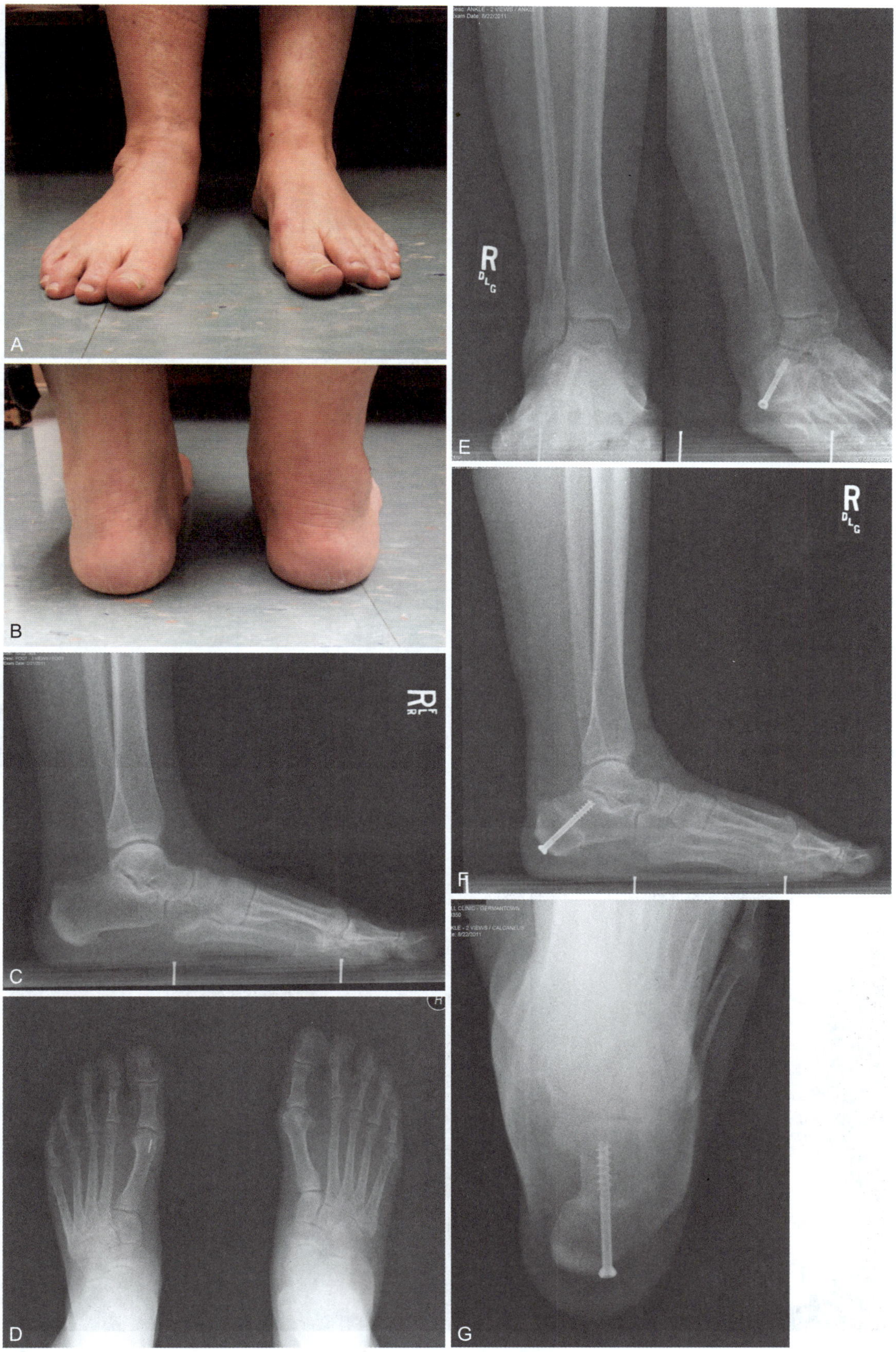

图 82-27　A 和 B. 一名 39 岁男性平足畸形临床表现，中足外展畸形并不严重；C 和 D. 术前影像学表现。E 到 G. 跟骨内移截骨术后（见手术技术 82-6）

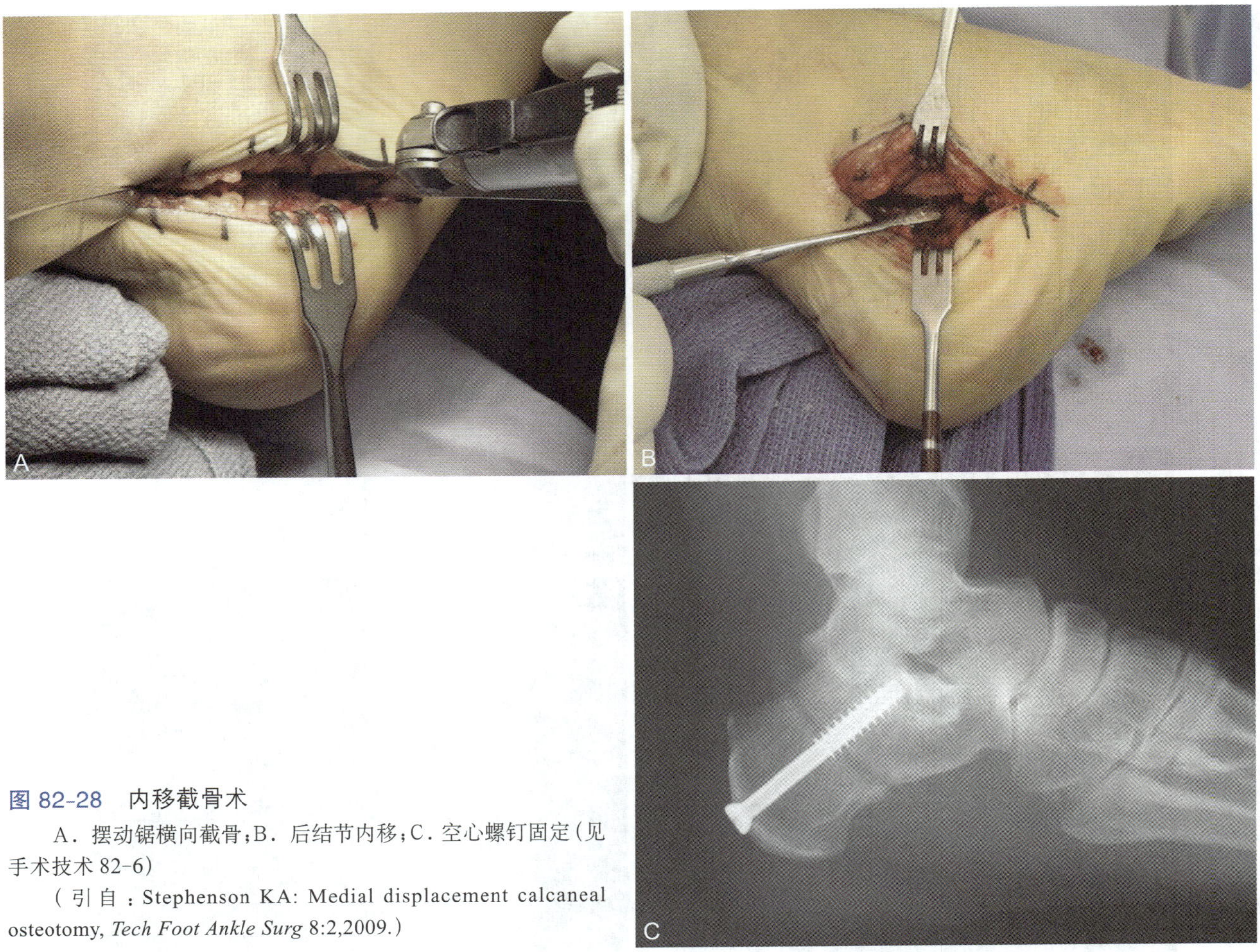

图 82-28 内移截骨术

A．摆动锯横向截骨；B．后结节内移；C．空心螺钉固定（见手术技术 82-6）

（引自：Stephenson KA: Medial displacement calcaneal osteotomy, *Tech Foot Ankle Surg* 8:2,2009.）

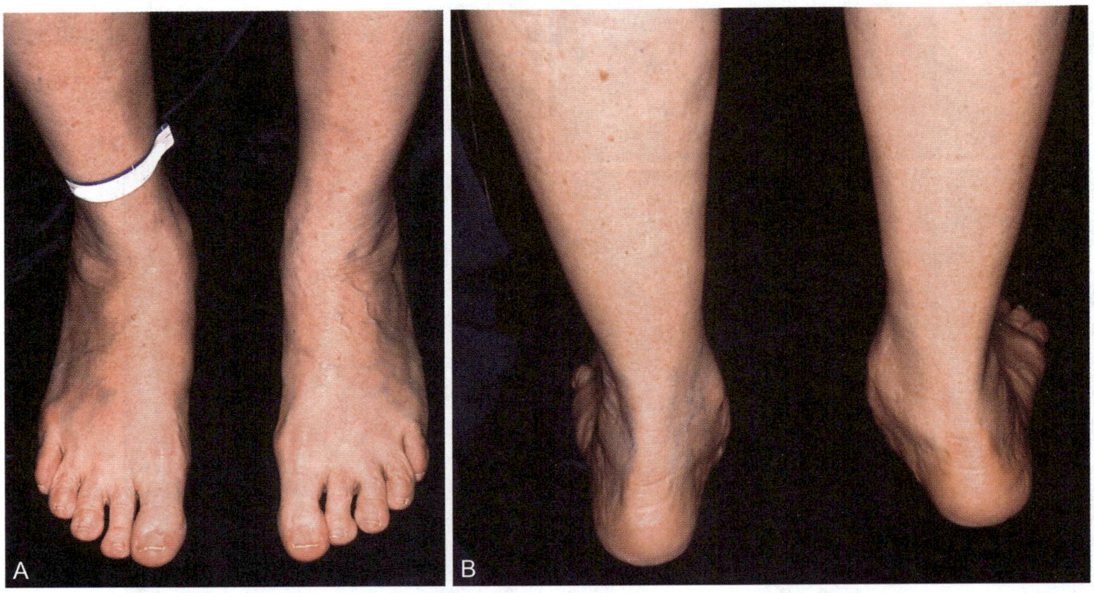

图 82-29 A 和 B．55 岁女性，患者轻度柔韧性扁平足，左足胫后肌腱完全断裂，可见到后足外翻，但中足和前足畸形很轻微（请与图 82-2 比较）。有症状的所有平足相关畸形都是可复性的，然而，由于双侧都有扁平足，只做肌腱转位术可能并不足以纠正畸形

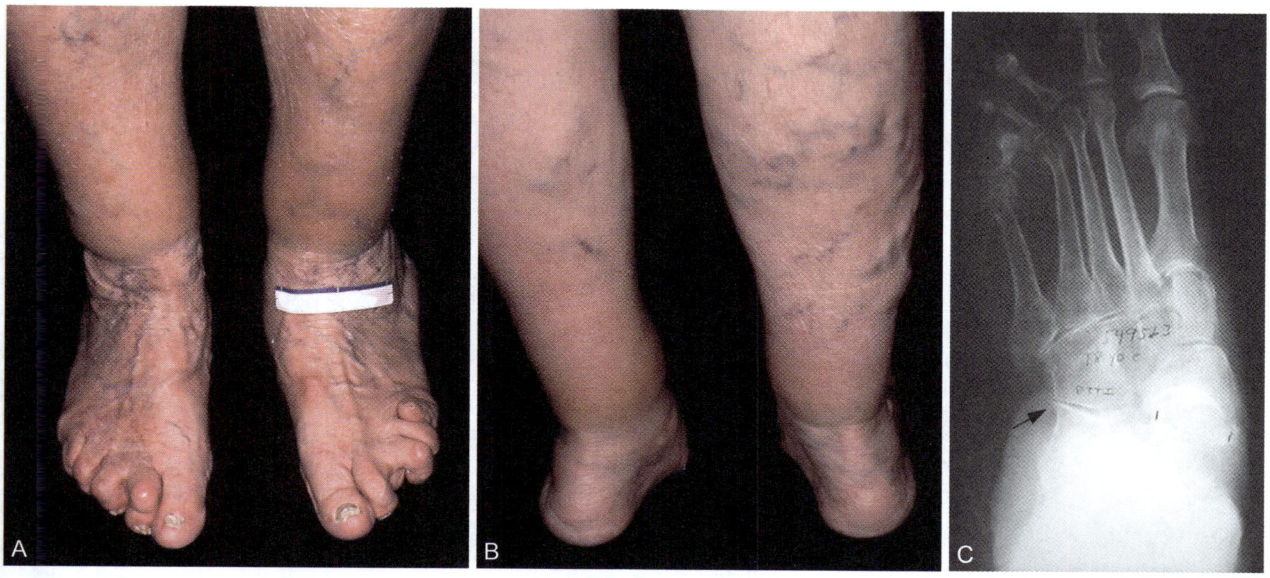

图 82-30 A. 侵蚀性骨关节炎患者并发胫后肌腱功能不全（注意后足，中足和前足固定性畸形）患者需要进行三关节融合；B. 从后面可见到双侧跟骨外翻，左侧更为严重；C. 负重前后位 X 线片（对于此程度的固定性畸形，必须行三关节融合术，通常还要植骨）

单纯的内侧柱关节融合术

手术技术 82-7

（Greisberg 等）

- 脊椎或者全身麻醉以后，大腿捆扎止血带，评估腓肠肌，确定是否需要针对挛缩施行腓肠肌滑移术。
- 给止血带充气，做一个内侧常规手术切口。
- 如果舟楔关节不稳定，用骨刀去掉舟楔关节内侧和中间的软骨，用小磨钻在软骨下骨钻孔，为关节融合做准备。通常不做舟楔关节外侧融合。用 3.5 mm 的拉力螺钉从舟骨打入楔骨固定舟楔关节。
- 如果需要，采用肌腱清理或者采用趾长屈肌腱加强治疗胫后肌腱退变。
- 如果第一跖跗关节半脱位，通过单独的背侧长切口进入关节，从而避免损伤胫前肌腱。在蹈长伸肌和短伸肌腱之间打开关节，用骨刀处理和采用小磨钻在软骨下骨进行打孔，准备融合。采用多个 3.5 mm 的拉力螺钉固定关节（图 82-31）。通常一颗螺钉顺向打入，另一颗螺钉逆向打入。使用第三颗螺钉拉住第一跖跗关节，尤其是当跖骨的基底部包括在融合区域的时候。
- 用小摆锯制造间隙，以便骨松质移植物植入，移植物来源于胫骨近端。
- 止血带放气，常规方法关闭切口，石膏固定。

术后处理 非负重石膏固定 6 周。如果影像资料显示早期融合，根据患者情况开始负重行走。患者通常在术后 10 ~ 12 周能正常穿鞋负重行走。

内侧楔骨开口楔形截骨

Hirose 和 Johnson 报道了 16 例患者，在矫正平足畸形的过程中附加内侧楔骨开放楔形截骨能够获得非常好的疗效，不会产生重大并发症（图 82-32）。这个手术与第一跖跗关节融合相比，优势包括骨愈合好、保存第一跖列活动度以及矫正容易。

手术技术 82-8

（Hirose 和 Johnson）

- 患者呈仰卧位躺在手术台上，在患肢同侧臀下放置垫子以使腿内旋。
- 给患肢和同侧待取移植物的髂骨部位铺巾。
- 捆扎止血带、充气以后，在内侧楔骨和第一跖骨基底部背侧做一纵行手术切口，切开皮肤及皮下组织。
- 向内侧拨开拇长伸肌，显露内侧楔骨背侧，透视

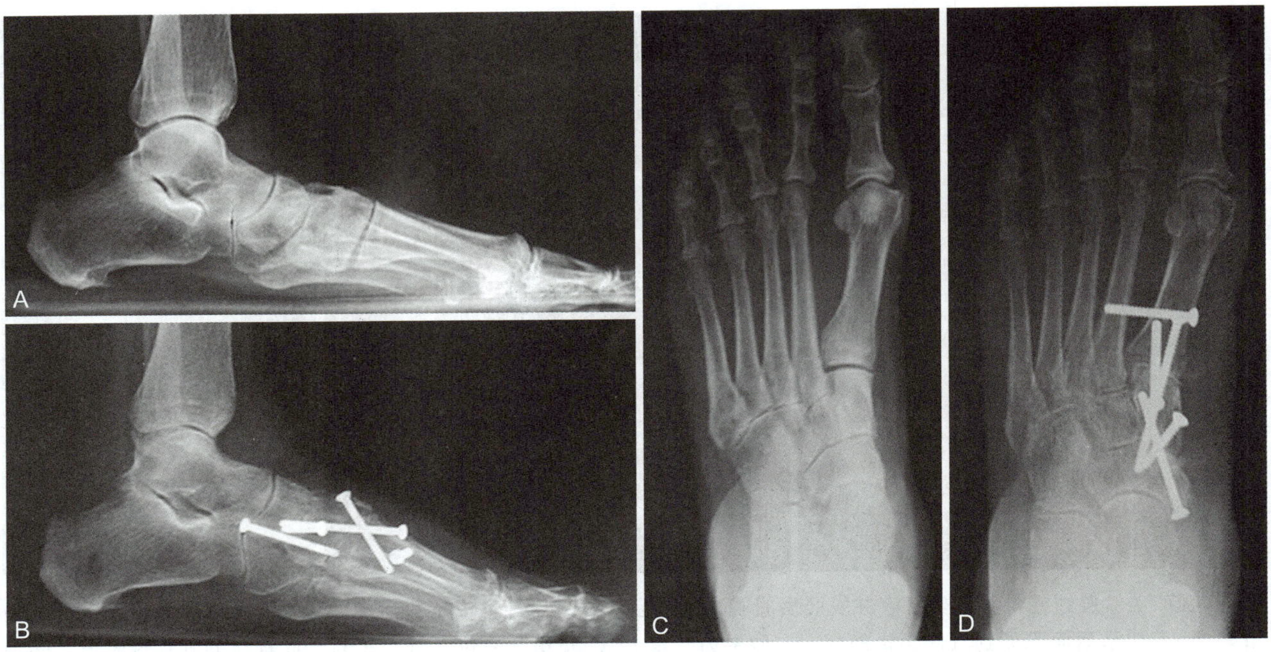

图 82-31 A. 患者舟楔关节和第一楔跖关节凹陷，距骨外侧凸与跟骨前凸相连；B. 第一跖骨内翻与第一楔跖关节不稳定相一致，距舟关节半脱位存在；C. 内侧柱关节融合术 6 个月后侧位显示距骨 - 第一跖骨角和跗骨窦开口得到改善；D. 前后位 X 线片显示距舟关节包容度增加（见手术技术 82-7）

（摘自：Greisberg J, Assal M, Hansen ST Jr,Sangeorzan BJ:Isolated medial column stabilization improves alignment in adult-acquired flatfoot, *Clin Orthop Relat Res* 435:197,2005.）

下分辨骨的中部。

- 在第二跖跗关节的水平，使用微型摆锯穿过内侧楔骨的中部，从背侧到跖侧做横形截骨（图 82-33A）。
- 用骨刀撑开内侧楔骨截骨部位，跖屈第一跖列。测量使第一跖列跖屈所需截骨的大小，通常需要 5 ~ 6 mm 楔形骨移植物。目标是第一跖列跖屈到第五跖骨水平，恢复“三脚架”结构（图 82-34）。
- 按照测量的宽度取出楔形三皮质髂骨，去掉周围软组织。用微型摆锯修整楔形骨移植物，使它与截骨撑开的空间相适应（图 82-33B）。
- 将少量骨松质置于截骨区最下方。
- 用窄的骨刀将截骨部位撑开的同时向第一跖骨施加一个跖屈力，用植骨器将三皮质髂骨移植物从内侧楔骨背侧压向跖侧。
- 打入 4 mm 或者 3.5 mm 的空心螺钉导针，导针是从楔骨远端背侧穿过截骨的部分打入楔骨近端跖侧。拧入适当长度的螺钉并埋头。
- 用微型摆锯修整从楔骨边缘突出的移植物部分。
- 为了避免与第二跖骨发生撞击，注意不要将移植物植入得太靠外。
- 常规关闭手术切口，用加压包扎的石膏固定。

术后处理 在 7 ~ 14 d 时，将加压包扎的石膏换成非负重管型石膏。6 周时，如果影像学资料提示明显融合，根据患者耐受开始负重。

5. Ⅳ期病变 慢性胫后肌腱畸形伴踝关节外翻是最难的问题。矫形支架是治疗的主要的方法，部分患者治疗后疼痛无明显缓解，需要手术修复和稳定。对于僵硬性畸形，通常选择踝关节或者胫距跟关节融合术（见第 11 章），如果后足畸形能被矫正，还可以行全踝关节置换术（见第 10 章）。对于柔韧性的可复性畸形、少于 10°的胫距倾斜和轻微的外侧踝关节疾病，还可以考虑三角韧带重建。Jeng 等描述了针对Ⅳ期平足畸形的微创同种异体移植重建三角韧带联合三关节融合技术。

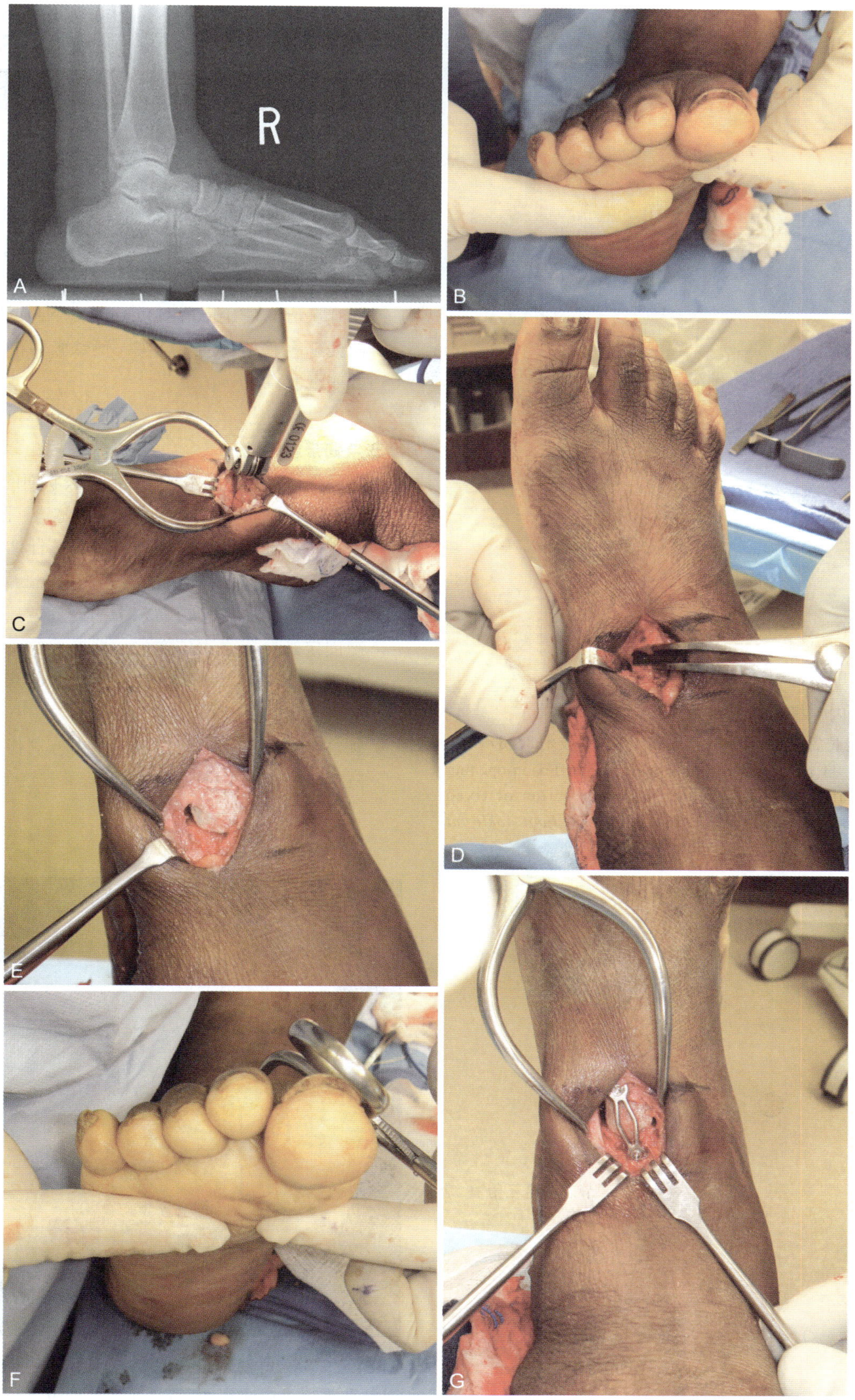

图 82-32 内侧撑开楔形（Cotton）截骨术

A．术前 X 线片；B．临床表现；C．用微型摆锯截骨；D．用撑开器撑开截骨部；E．截骨部植骨；F．用爪形板和两枚空心螺钉固定；G．足术后外观像（见手术技术 82-8）

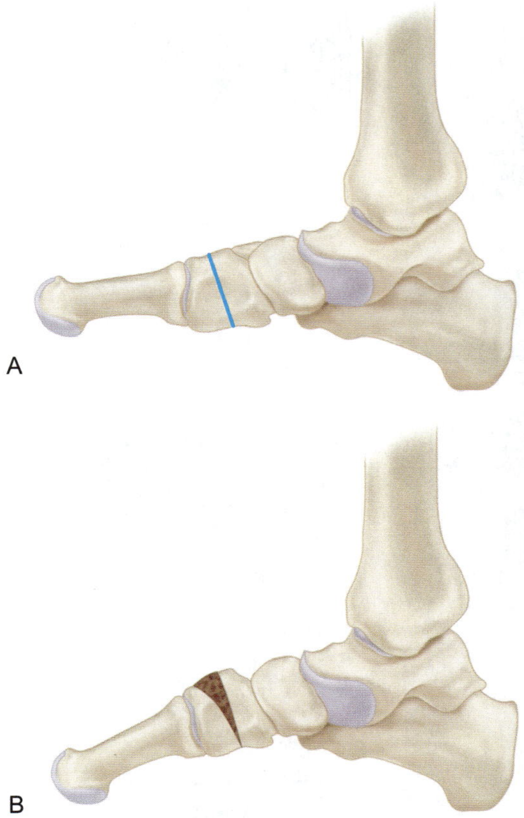

图 82-33 内侧楔形撑开截骨术

A．截骨位置；B．楔形骨插入点（见手术技术 82-8）

（重绘自：Hirose CB,Johnson JE: Plantarflexion opening wedge medial cuneiform osteotomy for correction of fixed forefoot varus associated with flatfoot deformity, *Foot Ankle Int* 25:568,2004.）

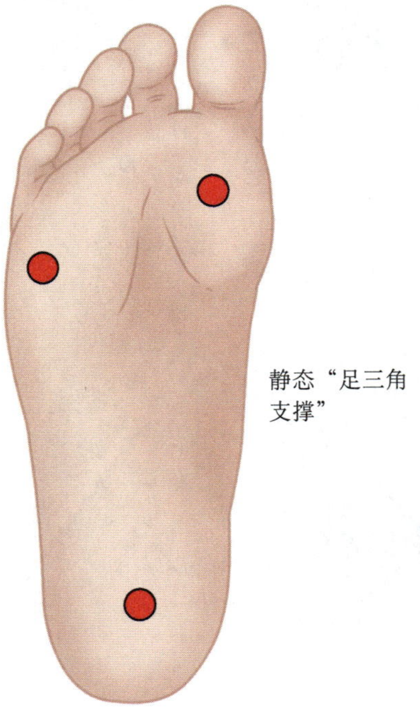

图 82-34 Cotton 描述的足三角支撑（见手术技术 82-8）

三角韧带微创重建

手术技术 82-9

（Jeng 等）

同种异体移植物的准备

- 在建立骨隧道之前，准备同种异体腘肌腱。
- 从完全解冻的同种异体肌腱截取 20 cm 用于重建。
- 纵向剖开移植物，保留约 6 cm 完整。用 0 号 Orthocord（Ethicon,Somerville,NJ）不可吸收缝线缝合移植物的 3 个头，预牵张移植物以减少蠕变。

三角韧带重建术

- 在胫骨远端骨骺线水平，在胫骨矢状面的中心，平行于关节面插入导针，钻一个胫骨隧道（图 82-35）。
- 透视下保证导针位置正确；沿着导针钻取一个直径 6.5 mm、深 25 mm 的隧道。
- 将未劈开的肌腱移植物末端插入隧道，用生物肌腱固定螺钉将之固定在位。根据骨的质量采用直径为 6.25 ~ 8.0 mm 的生物可吸收的聚乳酸界面螺钉固定肌腱。
- 钝性分离，从止点到内踝尖稍下方制作一个皮下隧道，用止血钳将肌腱的远侧头穿过这个隧道。

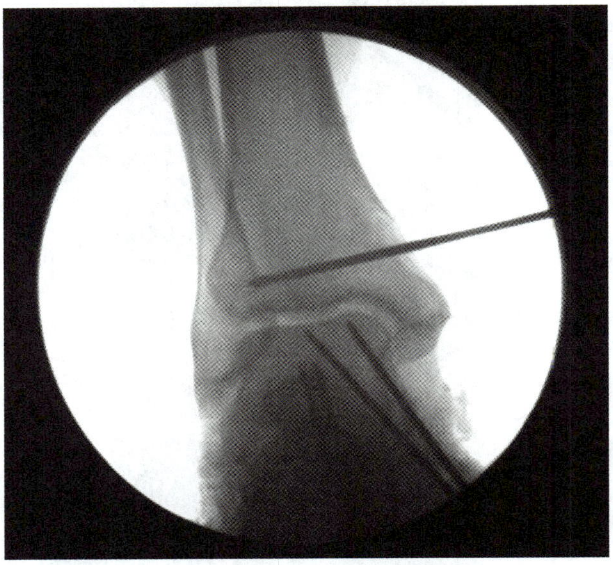

图 82-35 三角韧带重建术。导丝引导下胫骨止点骨隧道钻孔重建术中透视图（见手术技术 82-9）

（引自：Jeng CL, Bluman EM, Myerson MS: Minimally invasive deltoid ligament reconstruction for stage IV flatfoot deformity, *Foot Ankle Int* 32:21,2011.）

- 做一个纵向的切口，从内踝远端延伸到载距突以下约 1 cm。
- 为了能够到达内侧距骨穹窿和载距突，切除胫后肌腱和剩下的软组织（腱鞘和受损的表浅三角韧带纤维）。注意不要损伤趾长伸肌腱和踇长伸肌腱。在踝关节水平应将后内侧的血管神经束保持在隧道后面，在载距突的水平保持在隧道的后下方。
- 从胫距旋转内侧中心开始制造一个距骨隧道，大约位于以前断裂的三角韧带深部纤维的足印部位。
- 通过触诊定位外侧距骨颈和体的交界处，此处即为隧道的出口（图 82-36A）。
- 注意不要损伤腓浅神经束，使用小的血管钳钝性分离到外侧距骨颈最近端部分。
- 沿着该轴插入导针，从前后位和侧位透视下确保其位置。
- 用空心钻沿着导针顺向钻 5 mm 的隧道，用过线器从内向外将肌腱的距骨支穿过隧道。
- 将踝关节和后足置于最大内翻位，拉紧移植物的这一支，将 5.5 mm 的界面螺钉置于隧道内侧固定移植物。
- 用手指触摸确定载距突的内侧界。为了能置入生物肌腱固定螺钉，在载距突到跟骨侧面的腓骨结节上方 1 cm 的位置预先插入导针（图 82-36B）。
- 在透视下确保导针的位置，沿着导针造一个 5 mm 的隧道。
- 将移植肌腱的游离端穿过跟骨隧道。
- 在透视下拉紧移植物使胫距关节匹配，从内向外将 5.5 mm 界面螺钉拧入跟骨（图 82-37）。
- 常规关闭手术切口，使用石膏夹板。

术后处理 术后 2 周，去掉固定夹板，运用行走靴，术后 6 周开始负重，12 周时去掉固定。

6. 继发于副舟骨的胫后肌腱功能不全 继发于副舟骨的胫后肌腱功能不全是个独特的问题。如果是具有副舟骨的单侧扁平足，切除副舟骨并将胫后肌腱前置即可满足治疗需求（在畸形不严重，且对侧足虽有角状舟骨或有副舟骨，但没有扁平足时）（图 82-38A 和 B），但实际通常并非如此。切除副舟骨，前置胫后肌腱后，对内侧纵弓的改变影响并不明确。单纯切除一个有症状的副舟骨，无论是否有平足存在，已经证实有效。经过完整的病史和查体，这一症状必须和副舟骨有关才行，因为正常人群中 10% ～ 14% 都有副舟骨存在。Kidner 认为，因为止点异常止于副舟骨，内侧纵弓的胫后肌腱支持效果被削弱。因此他设计的手术是为了纠正胫后肌腱的功能缺失。然而并不明确副舟骨与扁平足之间是否有因果关系，很多人有副舟骨，并且有正常的内侧纵弓。在 Kinder 手术后，内侧纵弓高度有任何增加都是有可能的，因为这是未发育成熟的足部持续生长的结果。

任何无症状的副舟骨可因轻度的创伤引发软骨

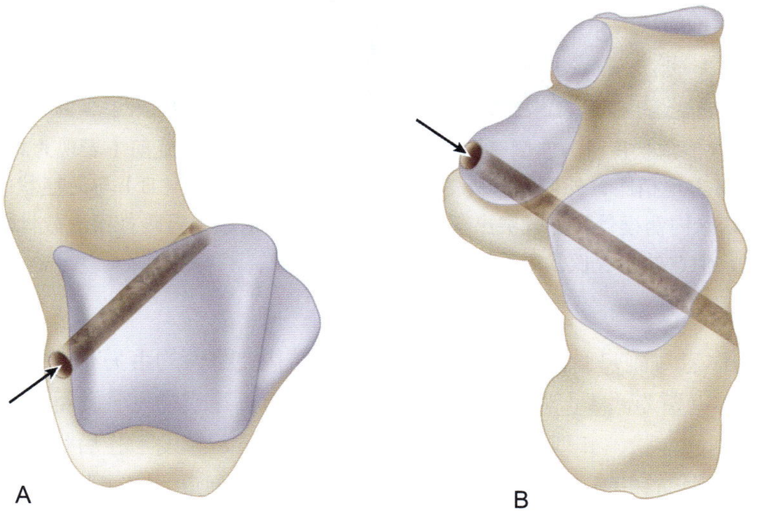

图 82-36 三角韧带重建术。距骨（A）和跟骨（B）上面观显示移植物路径，箭头显示手术入路。距骨骨隧道起自三角韧带深面，出口接近距骨颈近外侧。跟骨骨隧道起自载距突，出口位于腓骨结节上方 1 cm（见手术技术 82-9）

（引自：Jeng CL, Bluman EM, Myerson MS: Minimally invasive deltoid ligament reconstruction for stage IV flatfoot deformity, *Foot Ankle Int* 32:21,2011.）

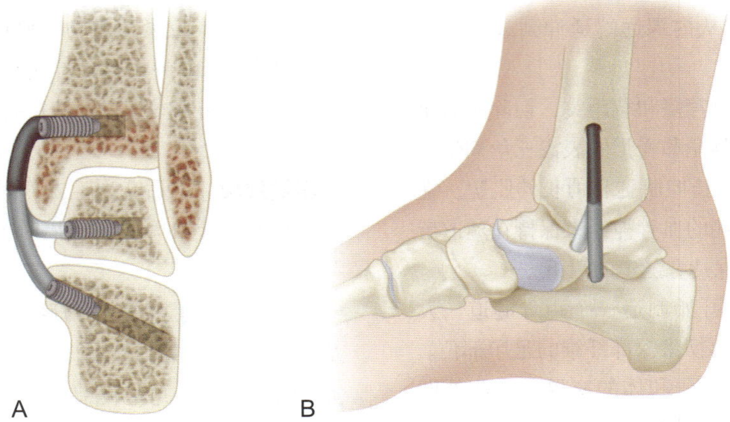

图 82-37 冠状位（A）和内侧位（B）观察完整的三角韧带重建术（见手术技术 82-9）

（引自：Jeng CL, Bluman EM, Myerson MS: Minimally invasive deltoid ligament reconstruction for stage IV flatfoot deformity, *Foot Ankle Int* 32:21,2011.）

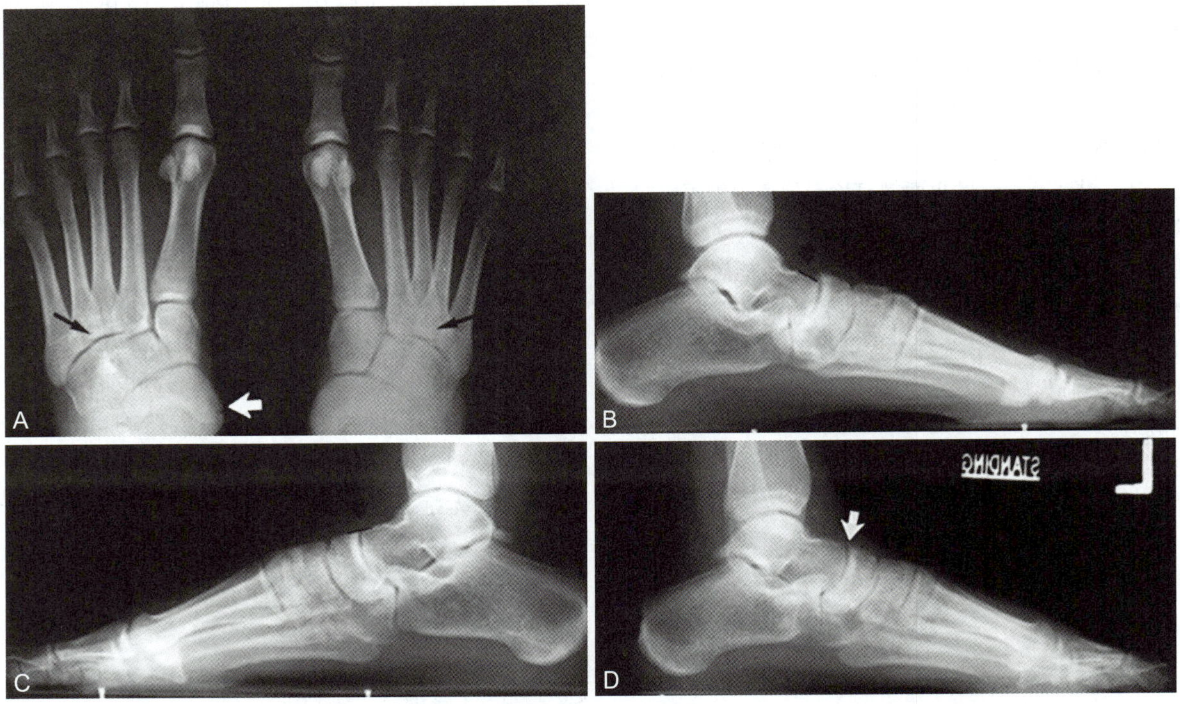

图 82-38 A. 19 岁女性，双侧角状舟骨，左侧有副舟骨（白箭头）。左足前足旋前（表现为跖跗关节间隙增宽，黑箭头），跖骨间隙明显增宽，与右足相比，外侧籽骨外露。左足站立侧位 X 线片（B）与无症状的右足相比（C），有单侧扁平足，距骨跖屈。D. 切除内侧楔骨和舟骨突出部分后，把胫后肌腱前移。行跟骨楔形截骨术延长足外侧柱（Evans 手术），距舟关节完全复位，但这并不仅仅是胫后肌腱前移的结果

结合部的不稳定。不同的作者对副舟骨进行了分类，其中主要包括三种类型。Ⅰ型为源于胫后肌腱远端内的圆形原发籽骨。很少引起症状。Ⅱ型与舟骨体部软骨结合，在此部位因牵拉损伤和剪切力有损伤的风险。Ⅲ型呈鸟嘴样或角状（图 82-39），通常副舟骨与舟骨体部融合。副舟骨的出现很可能是一种常染色体显性遗传的特征，但具有不完全外显性。识别内侧纵弓结构完整性的丢失非常重要，因为通过副舟骨切除和止点重建或胫后肌腱重建不会纠正畸形成分。在发育成熟足，继发于胫后肌腱功能不全的单侧平足伴距骨跖屈（副舟骨提示胫后肌腱的止点和功能异常）可能需要肌腱前置联合内侧足突出或副舟骨切除，同时行双皮质骨移植的足外侧柱延长（Evans 术）（图 82-40）。

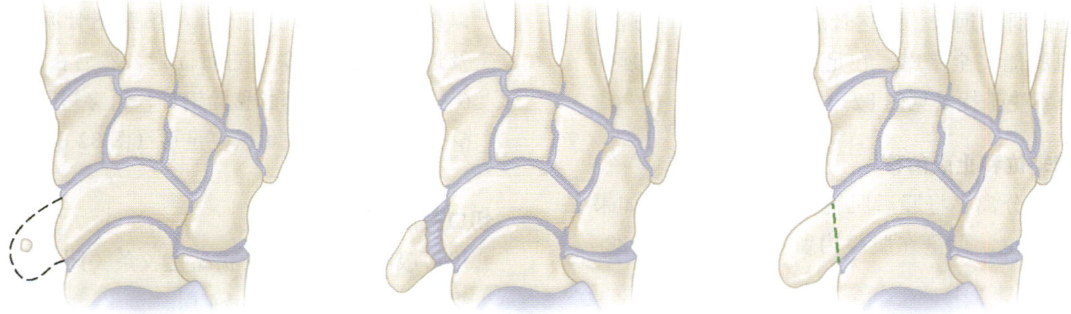

图 82-39 副舟骨分类。Ⅰ型，胫后肌腱内的椭圆或圆形籽骨，与舟骨无软骨或骨相连；Ⅱ型，舟骨内侧面较大侧面突起，舟骨体与舟骨粗隆有不规则轮廓线，其间隙有小于 2 mm 的纤维软骨板；Ⅲ型，角状突出与舟骨骨桥连接

［重绘自：Pretell-Mazzini J, Murphy RF, Sawyer JR, et al: Surgical treatment of symptomatic accessory navicular in children, Am J Orthop（Belle Mead NJ）43:110，2014］

Cha 等前瞻性比较研究了两组Ⅱ型副舟骨病例（50 足）。组 1 行单纯副舟骨切除，组 2 行副舟骨切除和肌腱前置。随访最少 3 年，两组均有改善，但组间无明显区别。

Nakayama 等报道了经皮钻孔诱导软骨部位骨愈合，31 例足中有 30 例足结果为优或好。然而，这些患者术前保守治疗没有石膏或行走靴制动，术后 3 周石膏制动管理。

Malicky 等报道了副舟骨融合术代替切除术。此方法保留了胫后肌腱附着部的完整性，移除软骨结合部促进骨愈合。Chung 和 Chu 报道了行副舟骨融合的 34 例足，其中 27 例优或好，但有 6 例骨不愈合，导致较差结果。

7. **Kidner 手术** Kidner 手术包括副舟骨切除和将胫后肌腱转移到更靠足底的位置。术前应告知患者父母，手术对足弓塌陷畸形的永久矫正效果并不确切。突起结节周围的症状缓解和足弓疲劳的消除是可预见的。Kidner 手术的指征包括副舟骨处压痛。大多数患者有软骨联合的急性损伤，在进行手术干预之前建议行 6 ~ 8 周的石膏或行走靴固定。

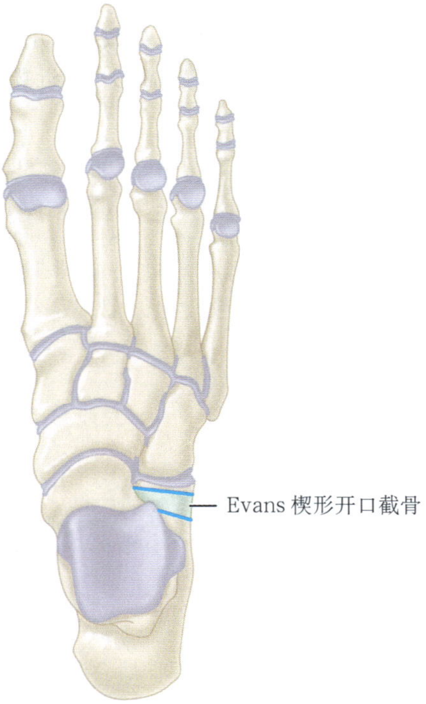

图 82-40 Evans 跟骨前部截骨，通过外侧柱延长恢复及稳定纵弓

外侧柱延长和副舟骨切除

手术技术 82-10

切口和副舟骨切除

- 从内踝尖下方 1.0 ~ 1.5 cm 的位置开始，向背侧做一个弓形切口到达副舟骨内侧突起，斜向远端达第一跖骨的基底部（图 82-41A）。
- 结扎足底隐静脉的交通支以后，分辨止于副舟骨的胫后肌腱（图 82-41B）。
- 分辨靠近副舟骨近端 2 cm 的肌腱背侧和跖侧交界

处，暴露肌腱远端，到达骨后终止。用这种方法，整个肌腱能完全暴露，在足底向其多个止点延伸的部分不受干扰（见图 82-3）。

胫后肌腱转位和止点前移

- 使用锐性分离，将胫后肌腱从副舟骨剥除，如果行肌腱转位，尽量在肌腱内留一个骨片（图 82-41C）。
- 用咬骨钳和骨锉切除周骨突起部分，使其与楔骨内侧面平齐（图 82-41D）。锐性去除部分楔骨，尽可能将其向足底和侧方转移。
- 用骨膜和韧带组织将肌腱缝合到内侧纵弓顶端，或者将缝线穿过在舟骨中心打的孔，将其在背侧打结，保证转位的肌腱滑动。将距舟关节复位，通过将中足和前足置于高弓内翻位，重建内侧纵弓，尽可能前置肌腱。

Evans 外侧柱延长

- 距跟骰关节面近端 1 cm 处截骨撑开，通常植骨需要 8 ~ 10 mm 宽，植入跟骰关节近端 1 cm 处。可以使用单枚 2 mm 克氏针从第四跖骨间隙，由远及近，穿过跟骰关节进行固定，然后在皮下剪断。6 ~ 8 周后局部麻醉移除钢针，再穿短腿负重石膏 6 ~ 8 周。这样应可恢复足弓（图 82-38D）。

切口关闭和石膏固定

- 用可吸收缝线或者皮肤黏合胶条关闭皮肤和皮下组织，术后石膏需固定 4 周。
- 分别使用长腿和屈膝支具固定。将距舟关节复位、足内翻，根据足弓的形状石膏固定。使膝关节屈曲 45°，将短腿石膏固定到膝以上。
- 如果患者依从性好，提前告知患者父母，用短腿石膏将足固定在马蹄内翻位是合理的选择，但是必须是非行走石膏。

术后处理 石膏固定保留 4 周，发现有血管神经压迫或者感染时可以拆除石膏。在 4 周时，将足跖屈，根据足弓形状打一个短腿石膏，并且开始部分负重。在 8 周时，允许完全负重。在 10 周时，穿皮制牛津

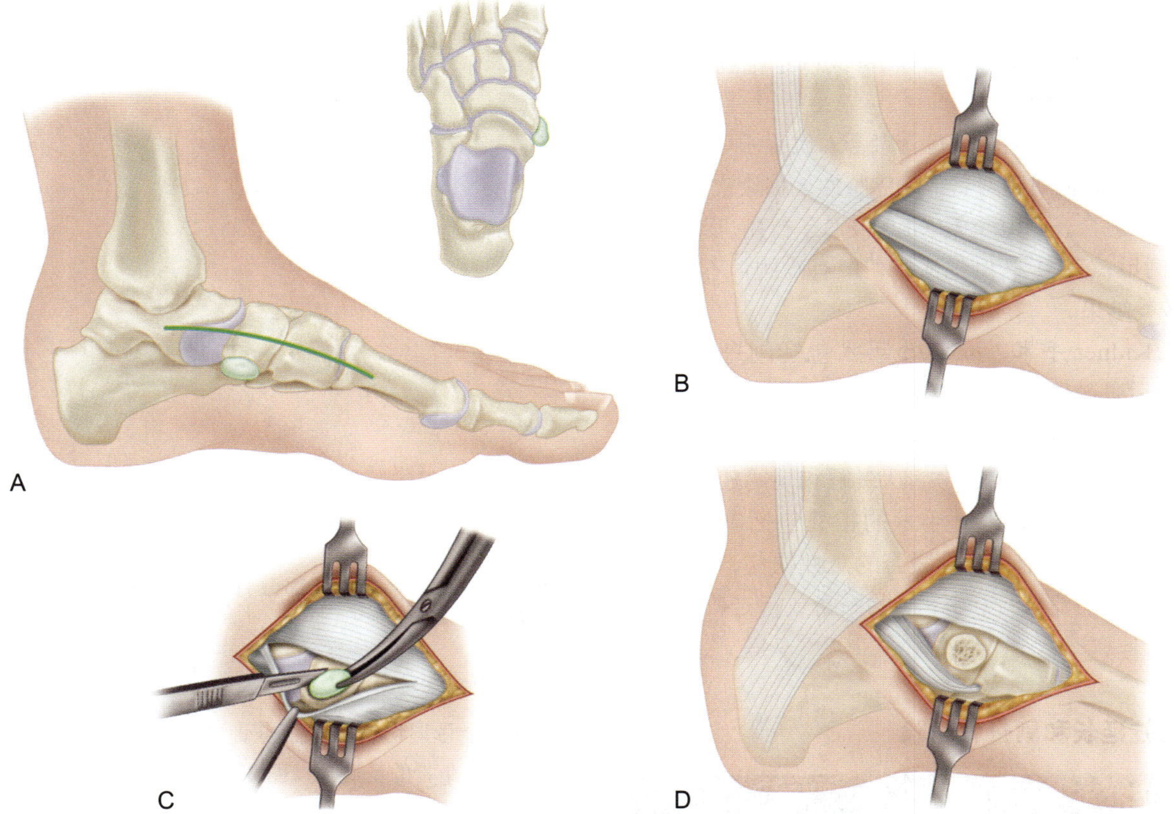

图 82-41 Kidner 手术

A．切口。插图为副舟骨位置；B．暴露胫后肌腱和副舟骨；C．切除副舟骨；D．副舟骨切除，与邻近楔骨和距骨保持平齐（见手术技术 82-10）

鞋达到足弓坚强的支撑。根据作者的经验，许多患者通常需 6 ~ 12 个月在肌腱修复和前移的位置才能达到完全没有症状。

副舟骨融合

手术技术 82-11

(Malicky 等)

- 胫后肌腱手术入路与前面描述的 Kidner 术式相似（见手术技术 82-10）。
- 在肌腱止点近端处显露肌腱，保留肌腱在副舟骨上附着部。
- 通过舟骨和副舟骨背侧界面入路，切除介入其间的软组织，显露骨表面。
- 保留胫后肌腱跖远侧扩展部的完整性。
- 使用微锯或骨凿移除主舟骨突出部，在跖底远侧端创建一个平面。
- 副舟骨移至主舟骨跖远侧，使用 2.7 mm 或 3.5 mm 拉力螺钉固定。使用垫圈能更好地分散压力。

术后处理 非负重短腿石膏穿 6 周。然后可移除石膏靴逐步负重。10 ~ 12 周完全负重行走。

二、跟腱病变

跟腱是踝部最为粗大、最强有力的肌腱。它由腓肠肌和比目鱼肌两者的纤维组成，前者起于膝上的股骨内、外侧髁，后者起于胫骨、腓骨和骨间膜后侧的上部。膝关节伸直时，腓肠肌是最有力的踝关节跖屈肌肉；膝关节屈曲时，比目鱼肌成为最有力的踝关节跖屈肌。跟腱纤维经过小腿后筋膜室，向其跟骨结节的止点走行，其间发生 90° 的旋转，腓肠肌腱纤维转至止点的外侧，而比目鱼肌腱纤维转至止点的内侧。

跟腱的血供在深面来自腱系膜，近端来自腓肠肌营养动脉的肌支，远端来自肌腱跟骨附着处小的骨间血管。肌腱跟骨附着点上方 2 ~ 6 cm 区域为跟腱的缺血区。跟腱的血供分布能满足正常情况下跟腱区的低血供要求，但在过度使用时，其血供要求增加，可导致血供不足，进而出现受累段肌腱退变和纤维化。一旦出现退变，供血不足，即意味着组织恢复需要很长时间。

在跟腱疾病的分类中，按照病变部位（即止点性和非止点性）和严重程度来分类是很有意义的。也可以按照“肌腱炎”和“肌腱退变”来分类。肌腱炎通常是指具有愈合潜力的急性、可逆性炎症过程，而肌腱退变是指以纤维变性为特征的慢性不可逆过程，病变区无修复性炎性细胞。虽然肌腱炎和肌腱退变描述的是两个不同的病理过程，但在临床中，其实是一个连续病程中的不同节点。肌腱炎和肌腱退变通常都用跟腱病变来统一表述。

（一）鉴别诊断

需要与跟腱病变相鉴别的病变包括胫后肌腱炎、踇长屈肌腱炎、腓骨肌腱炎、后踝撞击综合征、距下后关节或踝关节炎、坐骨神经痛、小腿慢性筋膜间室综合征和踝管综合征。许多全身性疾病也可伴有跟腱病变，包括血清阳性关节炎性病变，例如类风湿关节炎和狼疮，但更多见于 Reiter 综合征、强直性脊柱炎和血清阴性病变。

（二）止点性跟腱炎

止点性跟腱炎可表现为一种或几种病变。跟骨结节后上方出现大的骨性突起，称为 Haglund 畸形或足跟摩擦病（pump bump）（图 82-42）。这种骨性增生可能与跟骨后滑囊的炎症有关，正常情况下，此滑囊可保护跟腱不受跟骨结节后外侧部的损伤。Haglund 畸形或止点处钙化也可引发更为表浅的炎症，跟腱的腱周滑囊在跟腱的表浅部，与鞋子摩擦反复挤压形成炎症。由于穿鞋导致的反复压迫，跟腱表面的跟腱前滑囊也常出现炎症反应。随着炎症加重和症状恶化，跟腱发生退行性改变，形成骨赘。

1. *诊断* 患者很少能诉出急性损伤病史，多表现为慢性隐匿性病程，逐渐出现跟腱附着点处的增大和疼痛。穿后跟封闭的鞋子的困难逐渐增大，休息后疼痛，如晨起时出现疼痛。触诊检查压痛位于跟骨后滑囊处，恰在跟腱止点的前方，集中在跟腱止点处，甚至在更为表浅的跟腱前滑囊。临床上常可见骨性突起，严重的病例甚至可出现跟腱增生肥厚，呈海绵状肿胀。检查时可见腓肠肌明显挛缩，在患者伸膝时更易发现。X 线检查应包括站立位跟骨侧位片，以确定是否存在钙化性骨刺，以及跟骨结节后上方是否存在大的突起。

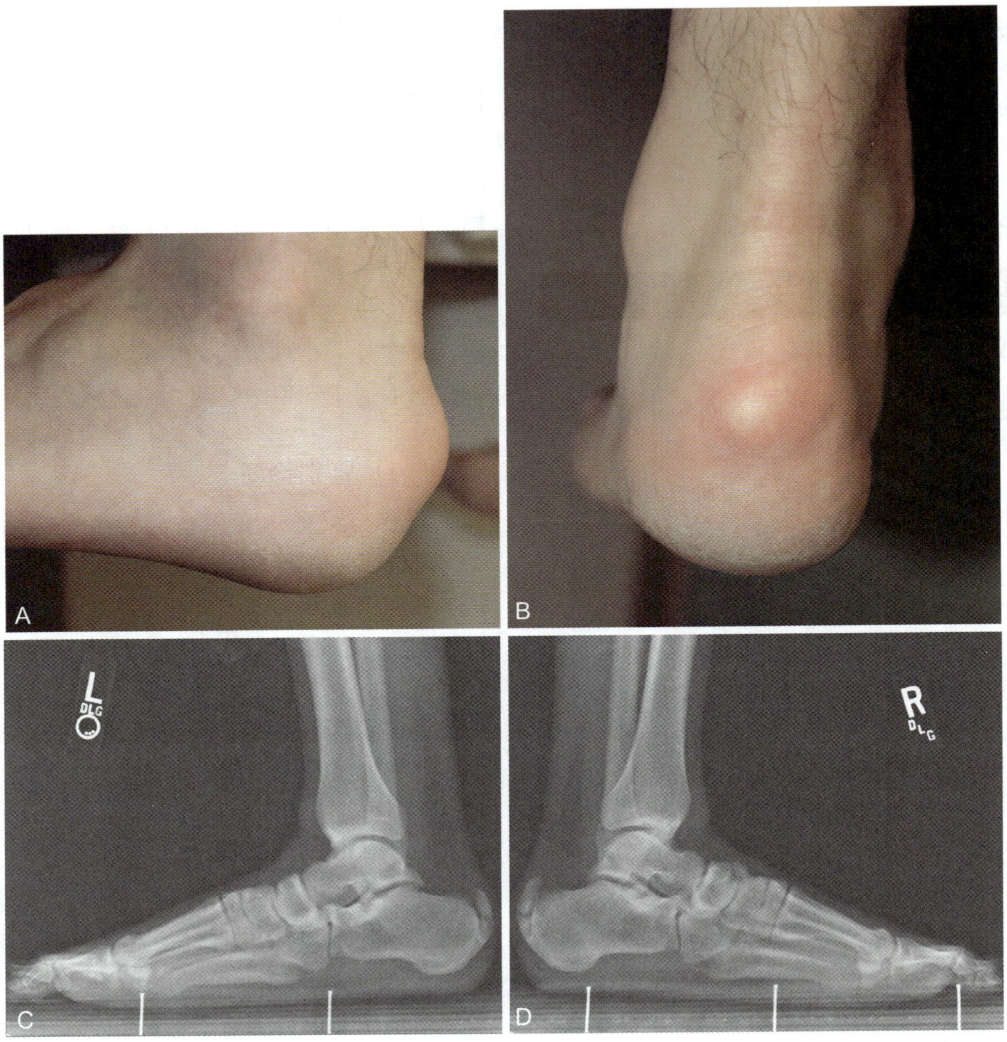

图 82-42 跟腱止点炎

A 和 B. 临床表现；C 和 D. 影像学显示肌腱内钙化

2. *治疗* 所有跟腱疾患都需行长时间的非手术治疗。简单的治疗措施包括鞋内使用足跟垫、口服抗炎药物、小腿综合拉伸练习、每日冰敷患处以及使用跟部硅胶保护垫以便能穿后跟封闭的鞋。离心牵伸训练已被明确证明可以改善止点性和非止点性跟腱病变。在一项随机双盲对照试验中，对于非止点性跟腱病，局部应用硝酸盐组的效果优于安慰剂组。并且，在后续研究中，这些作用能持续 3 年。对于急性炎症发作需行 6 周短腿石膏固定。只有非手术治疗失败者具有手术治疗指征。

在治疗跖腱膜炎时，高能量体外冲击波治疗（ESCWT）可能有效（但此种治疗的疗效还没有在有关文献中明确证实）。最新的研究表明，使用低能量 ECSWT 治疗慢性止点性和非止点性跟腱病变效果满意（但证据有限）。

其他报道中还包括各种注射治疗，如富血小板血浆（PRP）、自体血液、皮质类固醇、增生疗法、硬化剂和蛋白酶抑制剂。虽然所涉及的生物学原理似乎是健全的，但临床研究尚未确定。在一项随机对照试验中，de Vos 等发现与生理盐水注射相比，注射 PRP 并没有更好地改善患者的疼痛及活动。两组均进行离心牵伸训练，均有明显改善，但 PRP 和盐水注射组间差异无统计学意义。这些结果可能表明，与注射 PRP 明显缺乏额外的疗效相比，在治疗非止点性肌腱炎上，离心牵伸训练更有效。此外，由于缺乏证据，最新研究都不支持将任何可注射治疗（PRP、自体血液、硬化剂、皮质类固醇、增生疗法、血液透析液和蛋白酶抑制剂）用于非止点性跟腱炎。

已经报道有多种方法治疗止点性跟腱病变。也有不少病例证实腓肠肌延长治疗止点性和非止点性跟腱病变是有效的。Elias 等报道了 40 例患者，清创后拇长屈肌增强取得了良好结果。如果止点性跟腱疾病与跟腱炎需要清创治疗，必须确定去除多少跟腱才不致造成跟腱断裂。有学者研究了跟腱附着点的解剖，发现其平均高度为 19.8 mm，近端平均宽度为 23.8 mm，远端平均宽度为 32.1 mm。他们发现由上方向下方松解跟腱，可切除多达 50% 的肌腱组织而不影响安全。

跟腱止点疾病清创术

手术技术 82-12

- 患者俯卧，全身麻醉，如不行肌腱转位，则局部麻醉效果也比较满意。麻醉时注意封闭腓肠神经、胫神经和跟内侧神经的分支。
- 在跟腱外侧 1 cm 处行纵切口，从跟骨结节上缘上方 3 ～ 4 cm 处延伸至此结节远端 2 ～ 3 cm 处。作为一种选择，Johnson 等报道正中入路改善美容效果（图 82-43）。
- 切开腱周组织，跖屈踝关节。
- 将跟腱拉向后方。显露滑囊和骨突。用咬骨钳去除滑囊，用 1.3 cm 宽的骨刀切除突出的骨质。最常见的错误是骨质切除不足，因此，骨切除要充分。
- 必要时将跟腱抬起 1 cm，切除病变节段，包括肌腱中央的骨赘。
- 彻底清除肌腱的骨赘、跟骨后滑囊和 Haglund 畸形，如果仍然存在明显的腓肠肌挛缩，则需行跟腱延长。采用冠状面延长，用不可吸收聚乙烯缝线间断缝合。跟腱延长主要用于活动少的严重止点性跟腱炎的老年患者。
- 或者，完全分离肌腱，V-Y 延长，用带线锚钉修复。

术后处理 术毕即使用非负重石膏，固定 3 周，之后用负重石膏再固定 3 周。6 周时穿戴行走靴，患者开始主动与被动的腓肠肌拉伸锻炼。3 个月时用足跟垫，可以允许患者逐渐开始以前的活动。

（三）慢性非止点性跟腱炎

非止点性跟腱炎无论是否合并腱鞘炎，通常都发生在跟腱血供分界处，距跟腱止点约 2 ～ 6 cm。非止点性病变可分为 3 型：腱鞘炎，包括原发于肌腱周围与腱鞘结构的炎症；腱鞘炎与肌腱炎，肌腱周围炎合并跟腱内的退变；肌腱炎，通常无症状，包括跟腱肿胀与内在的退变。和止点性跟腱炎一样，慢性非止点性跟腱炎治疗也可能困难而漫长。

临床检查有助于鉴别上述疾病。慢性跟腱炎压痛相对较轻，常见有球状结节，屈伸踝关节时结节会上下移动（图 82-44）。腱鞘炎可伴或不伴深部肌腱炎，但其压痛点不随踝关节屈伸而移动。慢性退变性肌腱炎可出现钙化，站立侧位 X 线片可显示其存在。MRI 有助于判断肌腱内退变组织的范围，可协助术前讨论。如 MRI 显示肌腱实质退变达 50% 以上，则可能需要与患者讨论术中行肌腱移位手术。

保守治疗至少 6 个月无效的患者，具有进行手术治疗的指征。手术重建有很好的效果，仍然是治疗的金标准，但是恢复期需要相当长的时间。除了进行跟腱重建以外，腓肠肌松解术（gastrocnemius recession）并发症少，效果较好，是目前采用越来越多的手术方式。

如果临床检查、MRI 发现患者的病变范围很大，或是对于手术治疗失败的患者，都要考虑进行拇长屈肌腱转位术（图 82-45）。Martin 等报道，彻底切除跟腱病变同时进行拇长屈肌腱转位术的 44 名患者（平均年龄 58 岁）有 42 名疼痛减轻。Richardson

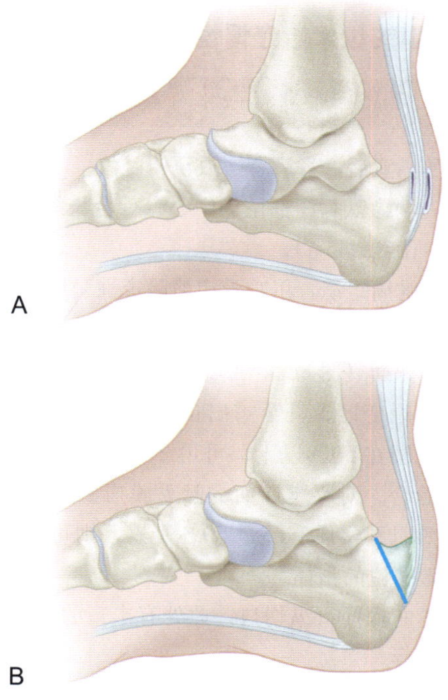

图 82-43 正中跟腱劈开入路治疗跟腱病（见手术技术 82-12）

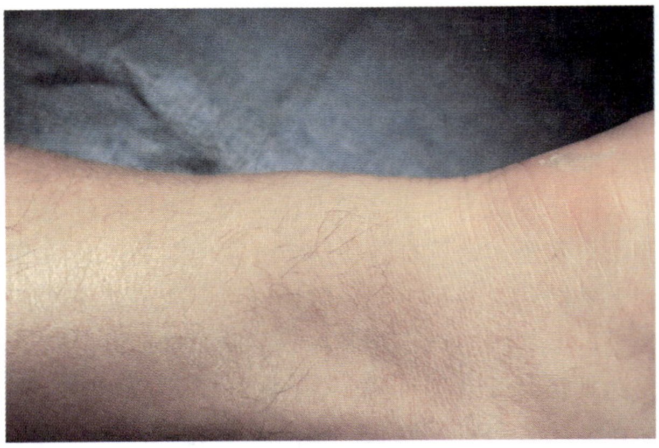

图 82-44 慢性非止点性跟腱炎患者可见球状结节

等证实，行单切口𧿹长屈肌腱转位后，𧿹趾下方压力减少，𧿹长屈肌腱，但是患者很少出现并发症。此外，与健侧足对比，第一、二跖骨头下压力并无差异。

Schon 等前瞻性报道了 46 例手术治疗结果，患者包括止点性跟腱炎或腱体内肌腱病。这些患者保守治疗失败（1 个月的制动，大于 6 周的物理治疗），然后行彻底跟腱清创和𧿹长屈肌腱转位术。术后 24 个月，视觉模拟量表（VAS）评分、短期健康调查（SF-36）体力评分、踝关节骨性关节炎量表和单足提踵的表现均有显著改善。

𧿹长屈肌腱转位术治疗慢性非止点性跟腱炎

手术技术 82-13

- 全身麻醉满意后，将患者摆放至俯卧位。
- 沿跟腱内侧缘以病变部位为中心，行全长约 10 cm 的切口（图 82-45A）。
- 小心切开腱周组织，用咬骨钳清除炎性腱周组织。
- 用双齿皮肤拉钩将肌腱内侧缘牵向后方，显露受累的肌腱深面（图 82-46A）。
- 锐性切除退变区，直至露出正常肌腱组织。如病变肌腱范围在 50% 以下，可用 2-0 不可吸收编织线间断缝合。对跟腱深面的腱系膜血供不宜过度剥离。如肌腱实质有超过 50% 受累，则可能有𧿹长屈肌腱转位的指征。
- 恰在跟腱的深面行纵切口，此处有丰富的小静脉，须仔细电凝。
- 扩大𧿹长屈肌腱和腓骨肌腱之间的空隙，小心避开位于𧿹长屈肌腱上或外侧的血管神经束。
- 找到𧿹长屈肌腱后，在𧿹展肌的背侧弓内侧处行纵行切口。将𧿹展肌拉向跖侧，加深切口。
- 在近端辨认 Henry 结节，注意避开足底内侧神经和血管，两者恰在𧿹长屈肌腱的深面外侧。
- 向远端分离，以切取足够的肌腱，具体取决于加强修复需要多少肌腱。如整段跟腱都切除，则需要较长的肌腱。
- 屈曲足趾，用 2-0 Vicryl 缝线间断缝合趾长屈肌腱与𧿹长屈肌腱（图 82-45C）。
- 切取𧿹长屈肌腱（图 82-46B）。松解𧿹长屈肌与趾长屈肌之间的联系，并将𧿹长屈肌转移至小腿后的切口。
- 非止点性跟腱病变清创后修复时，可将𧿹长屈肌的肌腹和肌腱缝合至清创后的缺损区（图 82-46C）。
- 在跟骨结节处由内向外钻出隧道，逐渐扩大钻孔。通常 4 mm 直径的隧道即可允许肌腱轻松通过。
- 对于止点性跟腱炎，跟腱止点彻底清创后，可将𧿹长屈肌腱编织（Pulvertaft 法）缝于跟腱，之后肌腱穿过骨隧道，折回，用 2 号 Ethibond 缝线或不可吸收缝线缝合固定至其自身（图 82-45D）。
- 跟腱彻底清创完成后，应在踝关节处于轻度马蹄位时拉紧移植肌腱，缝合时，肌腱的张力以能使踝关节背屈至中立位即可，这样在术后就能达到足够的推进力量。
- 固定肌腱的另一种方法是使用可吸收螺钉将𧿹长屈肌腱固定至跟骨。
- 用 2-0 的可吸收缝线间断缝合腱周组织，常规缝合皮肤。

术后处理 未行肌腱移植时，其术后处理与手术技术 82-12 的术后处理相同。行𧿹长屈肌腱移位后，用轻度马蹄位非负重石膏固定 4 周。然后穿戴预制的步行支具，垫多层跟垫，总高度为 6.35 ~ 7.62 cm（2.5 ~ 3 英寸）。患足开始负重后，每周撤掉一层楔形垫。至 8 周时，踝关节在步行靴中保持为中立位。此时，开始小腿综合拉伸练习和关节活动范围锻炼。3 个半月后逐渐开始恢复日常活动。

三、Haglund 畸形（pump bump）和跟骨后滑囊炎

Haglund 畸形（pump bump）是由跟腱前滑囊的慢性炎症引起的（见图 82-42）。据 Jones 的资

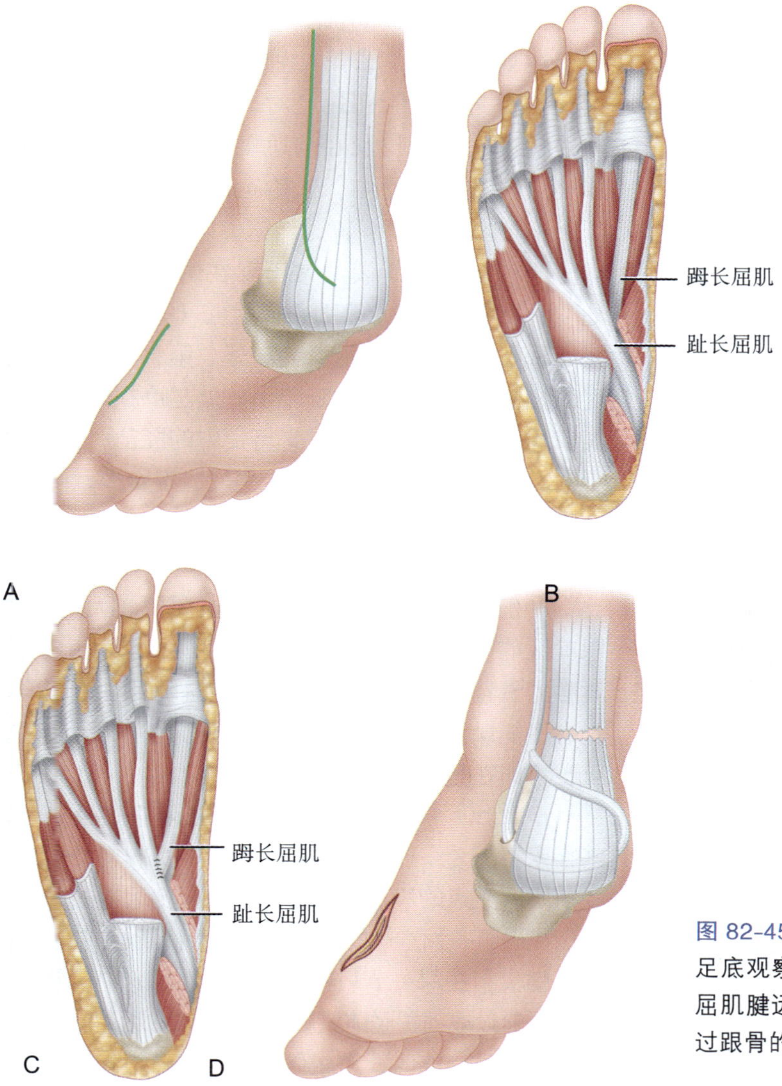

图 82-45 A. 显露和切取姆长屈肌腱的切口；B. 从足底观察趾长屈肌腱和邻近的姆长屈肌腱；C. 姆长屈肌腱远端缝合至趾长屈肌腱；D. 将姆长屈肌腱拉过跟骨的钻孔（见手术技术 82-13）

料，约 50%的患者存在此滑囊。跟腱前滑囊炎通常是由于坚硬鞋后帮的慢性刺激引起的，减轻鞋的摩擦常可缓解症状。此畸形常发生于 20 余岁或 30 余岁的女性。常不需要手术治疗，如非手术治疗失败，建议行跟骨截骨术（手术技术 82-14）。Brunner 等报道，36 名行跟骨截骨术的患者中有 6 名对疗效不满意，主要是由于恢复时间延长了。虽然这些作者认为适度的骨切除时跟骨截骨术可获得较好效果，但他们提醒，必须告知患者漫长的恢复时间（6 ~ 24 个月）。

Haglund 畸形跟骨截骨术

手术技术 82-14

- 患者俯卧位，局部麻醉或全身麻醉后，在跟腱外侧 1cm 处做纵行切口，从跟骨上结节近端 3 ~ 4cm 处开始，向远端延长到跟骨上结节以远 2 ~ 3cm 处。
- 跖屈踝关节，通过锐性及钝性分离显露跟腱。
- 于跟腱和跟骨结节后上缘之间放置一把直角拉钩。通过将足跖屈，不用将跟腱从跟骨上掀起即可充分显露并切除跟骨结节上缘。然而，由于跟腱在跟骨结节的后、跖面有广泛的附着点，故常需将 1 ~ 2cm 长的肌腱掀起，以便充分截骨。
- 用微型摆锯或骨刀切除跟骨结节上部。沿预计的截骨点钻数个孔，这样会使截骨更容易。
- 冲洗伤口，逐层关闭切口。用衬垫良好的非负重短腿管型石膏固定。维持踝关节于跖屈 20° 位。

术后处理 3 周拆除管型石膏和缝线。如有指征，也可早些拆除缝线，但非负重管型石膏需保留 3 周。此后穿可拆卸的负重石膏靴，并开始主动锻炼踝的跖屈和背屈功能。对年轻的女性患者，很重要的一点是应于术前要告知可能需 3 ~ 6 个月才能穿时尚型的鞋子，并且并不能保证以后就能舒适地穿鞋。

四、胫前肌腱病变

腱鞘炎和肌腱断裂是最常见的胫前肌腱病变。与腓骨肌腱，特别是和胫后肌腱相比，胫前肌腱引起的临床问题较为罕见。总的来说，有两种情况会导致胫前肌腱丧失连续性。第一种情况是 45 岁以上的人群，有前驱病史引发摩擦断裂；与这一自发性断裂相关的因素包括炎性关节炎、皮质激素注射和糖尿病。第二种情况发生于年轻成年人。当踝关节位于跖屈位时，迅速强力背屈关节并对抗性发力时出现胫前肌腱断裂，比如在足球和美式橄榄球运动中。长跑运动员大多会有腱鞘炎而不是发生肌腱断裂。

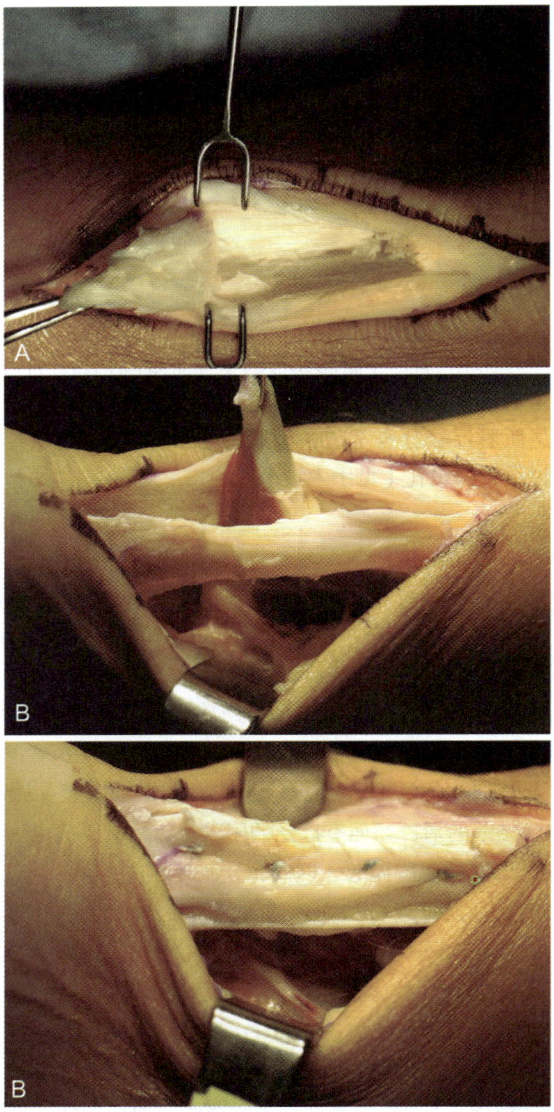

图 82-46 踇长屈肌腱移位术治疗慢性非止点性跟腱炎

A. 显露受累的肌腱；B. 切取踇长屈肌腱；C. 踇长屈肌肌腹部缝于缺损区（见手术技术 82-13）

胫前肌腱的断裂通常出现在两个部位中的一处：断裂于内侧楔骨表面止点附近（图 82-47），或断裂于下伸肌支持带上段的深处。第二个位置是肌腱的相对缺血区，通常断裂于此处与磨损有关。踝关节周围的滑膜炎可造成支持带中的胫前肌腱活动受限，进而引发缺血和磨损，引发肌腱断裂。

（一）诊断

胫前肌腱完全断裂时，主诉是足背屈无力，而踝前区的疼痛相对较轻。查体时可见患者使用趾伸肌腱力量背屈足部。此时可在胫前肌腱区触及凹陷，也有可能触诊不到凹陷，这与患者的病程长短有关。肌腱可能在延长的位置上瘢痕愈合。

Beischer 等报道了 29 例远端胫前肌腱炎患者，其临床特点为：夜间烧灼痛、位于中足内侧的疼痛、胫前肌腱止点的压痛，以及常伴有肌腱远端的肿胀。他们提出了一种查体的方法，有助于诊断胫前肌远端的肌腱炎。在踝关节跖屈时，后足外翻，中足外展，足部旋前以被动拉胫前肌腱。引发症状或引发患者胫前肌止点处疼痛时，为查体阳性表现。根据 Beisher 等报道，该试验有 90% 的敏感度，95% 的特异度。经 MRI 证实，对于诊断远端胫前肌腱疾病，阳性预测值为 95%，阴性预测值是 90%。在腱鞘炎患者，主要症状为踝关节和足部前方疼痛。伴有积液的腱鞘炎中，还常可听到捻发音。被动跖屈踝关节牵拉炎性肌

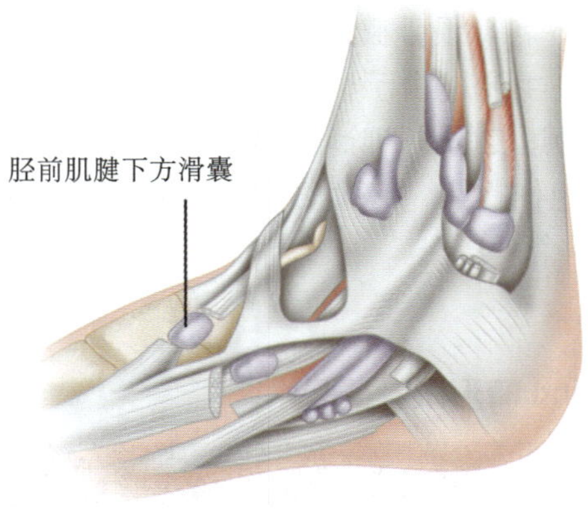

图 82-47 胫前肌止点下方的滑囊

腱，还可能引起夜间疼痛。

（二）治疗

1. *腱鞘炎* 腱鞘炎可用口服抗炎药和可拆卸或不可拆卸的行走靴固定进行治疗。预制的可拆卸管型石膏有较多的优点，但除洗浴外，应不间断地佩戴 3 周，在随后 3 周内于行走时佩戴。如果病情很顽固（极少见），可审慎地行类固醇激素腱鞘内注射，但不要注入肌腱内。以上是基本的非手术治疗方法。除非伴有炎症性关节病，否则极少需要做此肌腱的滑膜切除术。如果需要做腱鞘滑膜切除术，切除时注意腱鞘位置，至少应能保留伸肌下支持带的一束或两束（图 82-48）。

胫前肌腱滑膜切除术

手术技术 82-15

- 切口始于踝关节远侧，在胫前肌腱后内侧向远端延伸 5 ~ 6cm，使切口在该肌腱内侧 2 ~ 3mm 处走行，直至止点附近（图 82-49）。
- 游离隐静脉的跖侧交通支，尽量加以保护。隐神经的分支或终末支可能正好位于隐静脉的深面。
- 掀起前方皮瓣，刚好能显露肌腱即可。切开腱鞘，将其连同滑膜一并清创。背屈踝关节，将肌腱向远端牵拉，这样就能切除更多的滑膜（甚至踝关节以上的滑膜）。
- 如有必要，切开伸肌下支持带的内上束。不必再将其缝合，而且这在技术上也很困难。
- 止血后只缝合皮肤，厚敷料加压包扎，短腿行走管型石膏固定。

术后处理 术后扶拐杖 5 ~ 7d，如能耐受，可负重行走。12 ~ 16d 拆线时更换管型石膏，继续固定 4 ~ 6 周。此后使用护踝 4 ~ 6 周。

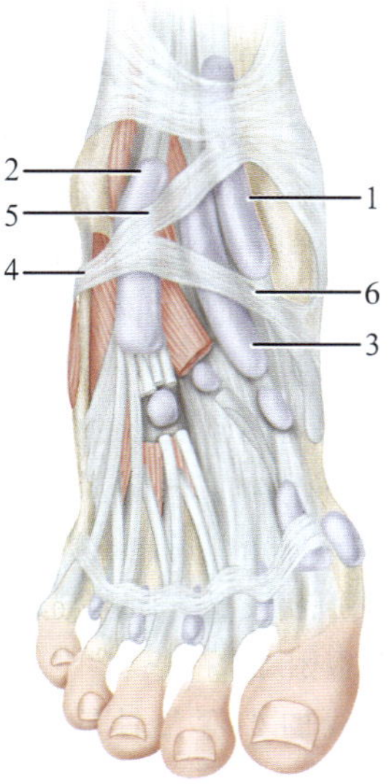

图 82-48 1. 胫前肌腱鞘；2. 趾长伸肌腱鞘；3. 跗长伸肌腱鞘；4. 伸肌下支持带；5. 伸肌下支持带的内上束；6. 伸肌下支持带的内下束

2. *胫前肌腱止点末端病* 根据 Grundy 等报道，如果患者保守治疗无效，肌腱病变超过 50%，手术清理和采用跗长伸肌腱加强，胫前肌止点远端修复后，手术治疗的结果良好。

胫前肌腱远端清理和修复

手术技术 82-16

（Grundy 等）

- 全身麻醉联合局部麻醉（腘窝阻滞或踝阻滞）以后，使患者仰卧在手术台上，放置一个沙袋在患侧髋关节下方。上充气止血带。
- 在胫前肌腱皮肤表面做一个弧形切口，注意保护皮神经。
- 打开腱鞘，检查肌腱是否有肌腱炎和撕裂（图 82-50A）。

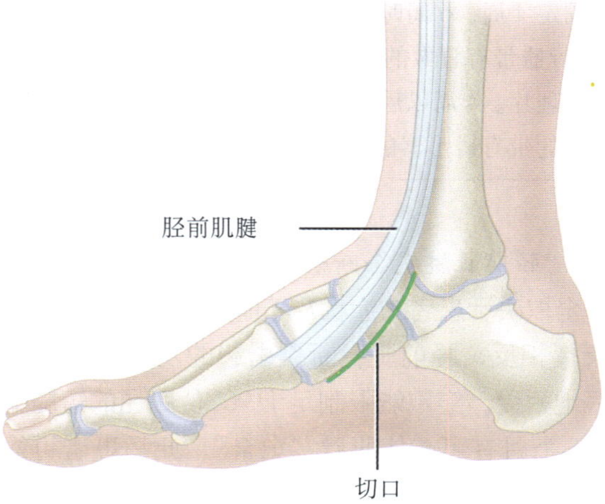

图 82-49 注意切口不跨过踝关节，位于胫前肌腱内侧（见手术技术 82-15）

- 切除退变肌腱、楔骨内侧肌腱止点骨疣以及邻近中足关节（第一跖跗关节、舟楔关节、距舟关节）的骨刺。
- 如果清理以后有 50% 以上的正常肌腱保留，用 0 号 Ethibond 缝线缝合修复纵向撕裂。采用 Bio-Corkscrew FT 缝合锚钉和 2 号 FiberWire(Arthrex，Naples，FL) 将肌腱固定在楔骨内侧。
- 如果清理以后剩余的正常肌腱少于 50%，通过跗长伸肌腱转位来加强该肌腱。
- 于第一跖趾关节背外侧做一个纵行手术切口，辨别跗短伸肌和跗长伸肌。用 15 号刀片刮掉表面，以利于肌腱附着。
- 采用 0 号 PDS 线和 0 号 Vicryl 线将跗长伸肌缝合到跗短伸肌上（图 82-50B），并且将跗趾趾间关节背屈 20°。
- 在近端切口中辨认跗长伸肌腱，在靠近要缝合到跗短伸肌的位置将跗长伸肌腱离断。
- 将跗长伸肌腱拉进近端手术切口，用 Krakow 缝合将切割末端做上标记。
- 关闭远端手术切口。
- 在楔骨内侧从背侧向跖侧打一个 4.5 mm 的洞。
- 将跗长伸肌腱穿过剩余的胫前肌腱的裂缝，然后从跖侧向背侧穿过楔骨上的孔（图 82-50C 和 D）。
- 采用 5.5 mm 的生物界面螺钉将跗长伸肌腱固定牢固，但是需通过踝跖屈来避免最大张力。
- 采用 0 号 Vicryl 线来修复余下的胫前肌腱，采用间断缝合逐层缝合手术切口，采用带垫片的石膏夹板维持踝关节跖行。

术后处理 术后保持腿抬高，避免影响伤口包扎，2 周后拆线并打上重量轻的膝以下负重石膏。石膏穿戴固定 4 周。6 周时，使用控制踝关节运动的助行器（助行器带有订做的内侧纵弓全长支撑矫形器）并且开始理疗。4 周以后，停止使用助行器，患者可以穿正常的带有矫形器的鞋，逐渐恢复正常活动。

3. **胫前肌腱完全断裂** 胫前肌腱断裂的手术治疗完全取决于患者的症状及功能受损程度。与胫后肌腱断裂相反，胫前肌腱断裂引起的功能损害通常能很好地耐受。穿戴能限制足于 90° 位跖屈的短腿支具 3 ~ 6 个月有可能使肌腱“愈合”，此后患者可能会不再要求手术治疗。Sammarco 等报道了 18 例早期（3 ~ 6d）和延迟（7 周至 5 年）修复或者重建术后的患者，后足功能评分均有显著改善。肌腱移植交互转位（跖肌腱、趾伸肌腱、第三腓骨肌腱或者跟腱）曾用于 4 例早期修复和 8 例延迟重建的患者。半腱肌的异体移植也是一个选择。Michels 等报道了 12 例患者，微创行半腱肌移植重建，效果良好。该技术对伸肌支持带干扰最小，最大程度缩短了恢复时间，减少了粘连和伤口的问题。

胫前肌腱完全断裂的修复

手术技术 82-17

- 做与滑膜切除术相同的切口（见手术技术 82-1）。
- 如果肌腱断裂发生在伸肌下支持带内下束的深面，则切开此束，尽可能将肌腱向远端推移。
- 在内侧楔骨上，从背侧向跖侧钻孔，向跖侧掀起下方皮瓣和跗展肌，直到能看见露出的钻头。骨孔常需要逐渐地扩大到 1/4 或 5/16 英寸(0.64cm 或 0.79cm)。
- 用一直针穿 0 号不可吸收缝线缝合，用 Bunnell 编织法将肌腱带过此孔。在做这一步时，如果用直针每次把缝线一端穿入骨孔，则此步会比较容易。将肌腱拉入孔内，踝关节背屈 20° ~ 30°，将肌腱缝到邻近的骨膜和深筋膜上。
- 如果肌腱断裂部位在伸肌下支持带内上束的深面，则切开此束。将此部位的断裂肌腱拉向远端可能较为困难，但如果从腱鞘内向近端慢慢伸入一止血钳或肌腱输送器，一般就能把肌腱拉出。如果不能，则不要使切口跨过踝关节，而是在踝上方的前内侧另做一个小切口(2 ~ 3cm)，在胫骨前内缘找到肌腱。
- 沿肌腱从近端向远端伸出一把长弯钳。在反方向伸入另一把长弯钳，夹住此弯钳的尖。去除第一把弯钳，夹住肌腱。将其拉至远侧切口。
- 如果此法仍很困难，将钳子重新经近端伸向远端，夹住一根橡胶导尿管，将其牵向近侧，将肌腱缝到导管上，向远端将肌腱拉至下方切口。
- 如果肌腱不能被拉到内侧楔骨，则选择舟骨做其骨性止点。方法与内侧楔骨的腱固定法相同。但由于胫后肌腱的影响，向跖侧解剖时较为麻烦。在该肌腱跖侧，向跖侧解剖出拇展肌，注意其在外侧与趾长屈肌腱交叉。肌腱穿过舟骨后，在此部位缝合肌腱很困难。
- 最好使用穿线的小弯角针缝合（建议用 7 号 Murphy 针）。将肌腱穿过舟骨的中部，背屈踝关节，在一定张力下将肌腱缝到该骨的下表面。
- 以可吸收缝线将跗展肌筋膜和肌肉缝回背侧正常位置。

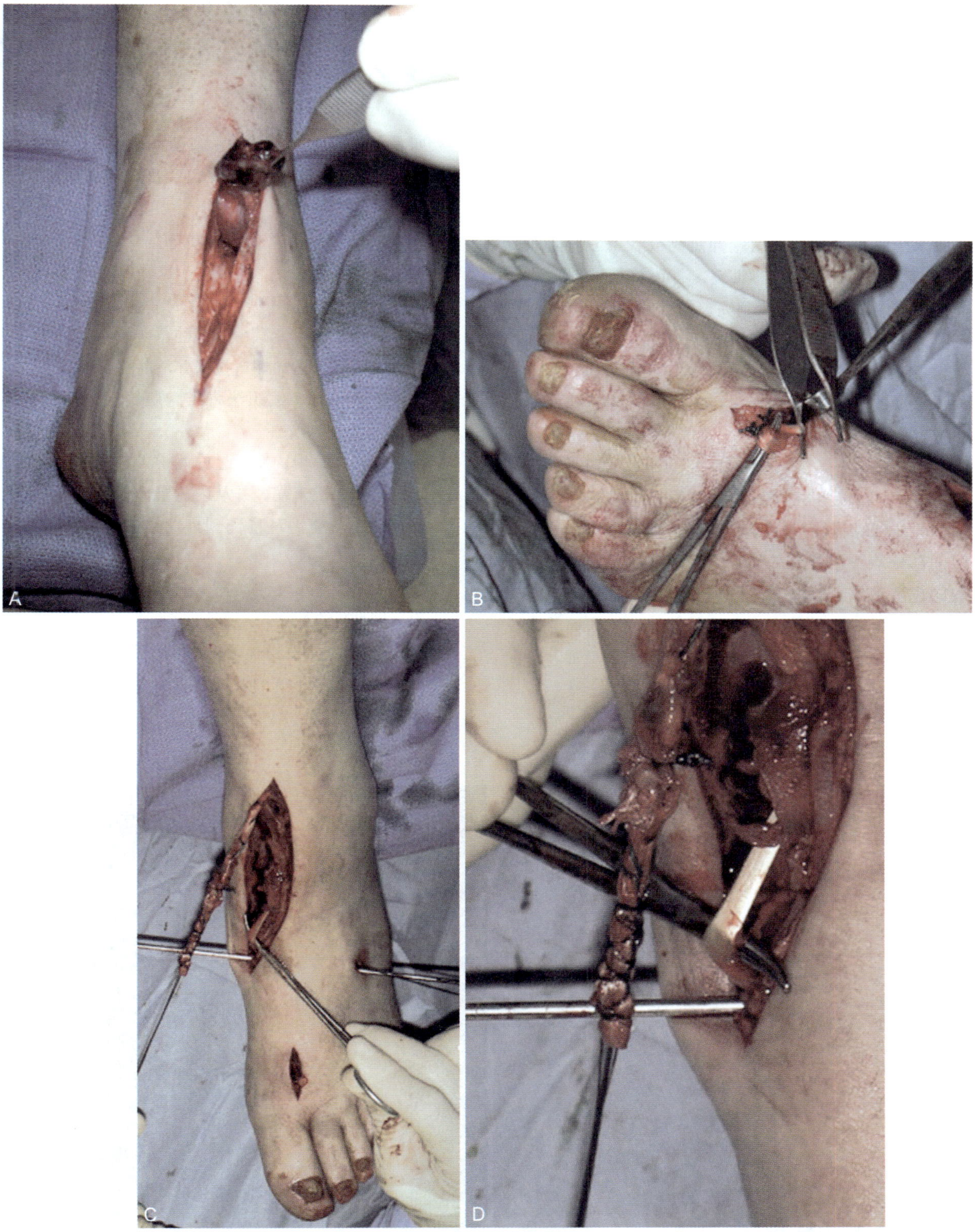

图 82-50　慢性胫前肌腱断裂修复

A.断裂的胫前肌腱；B.横断踇长伸肌腱前，远端辨认并与踇短伸肌腱吻合；C.踇长伸肌穿过楔骨上的孔；D.带线锚钉固定肌腱（见手术技术 82-16）

（引自：Coughlin MJ, Schon LC: Disorders of tendons. In Coughlin MJ, Mann RA, Saltzman CL, editors: *Surgery of the foot and ankle*, ed 8, Philadelphia, 2007, Elsevier.）

采用自体肌腱移植重建肌腱

(Sammarco 等)

- 如果肌腱末端与它的附着点不接近或者不能很好地拉到附着点，那么可以采用交互移植来连接这个空缺和加强修复。自体肌腱移植物来源包括跖肌腱（优先考虑）、趾伸肌腱、第三腓骨肌腱，或者跟腱，半腱肌移植物也可以使用。
- 如果跖肌腱缺如，采用趾伸肌腱或者第三腓骨肌腱，获取 8 ~ 10 cm 的肌腱，将该移植的肌腱剩余的远端游离部分缝合到完整的趾伸肌腱。
- 因为这些肌腱在直径上远小于胫前肌腱，将该移植物折叠 2 ~ 3 次来获得满意的直径（图 82-51）。
- 修复伸肌支持带，从而避免弓弦状态和重建的肌腱对皮下组织的黏附。

术后处理 术后用短腿石膏将踝关节 0° 背屈位固定 4 ~ 6 周，3 周以后可以穿戴石膏负重。石膏固定的时间部分取决于修复的质量。采用自体肌腱加强重建的患者穿戴石膏 6 周。取掉石膏以后，使患者穿戴带有铰链的踝关节完全负重长筒靴，该长筒靴允许患者完全背屈但是阻止跖屈。跖屈逐渐增加，最后于术后 10 ~ 12 周去掉长筒靴。

半腱肌移植微创肌腱重建

手术技术 82-18

(Michels 等)

- 如果无法达到 5° 足背屈，则进行腓肠肌松解。
- 用腱剥离器获取半腱肌腱（与前交叉韧带重建⼝相同）。
- 在伸肌支持带上方做一个小的纵行切口，保持支持带完整。
- 与支持带严重粘连时，在支持带上开窗，以避免弓弦状态并尽可能减少粘连的再次发生。
- 将近端肌腱自近端切口拉出并清除移行部分。
- 使用 Pulvertaft 编织法将半腱肌缝至近端（见第 66 章）。
- 做第二切口，用内镜通过内侧楔骨定位。
- 识别远端肌腱末端，并从内侧楔形内侧掀起骨膜。
- 在内镜引导下，从内侧到外侧钻一个界面螺钉的隧道。
- 使用带有环形缝合线的夹具将远端的吻合肌腱拉出（图 82-52A）。
- 如果需要为移植物预留足够的空间，可用剪刀松解伸肌支持带下方的瘢痕组织。

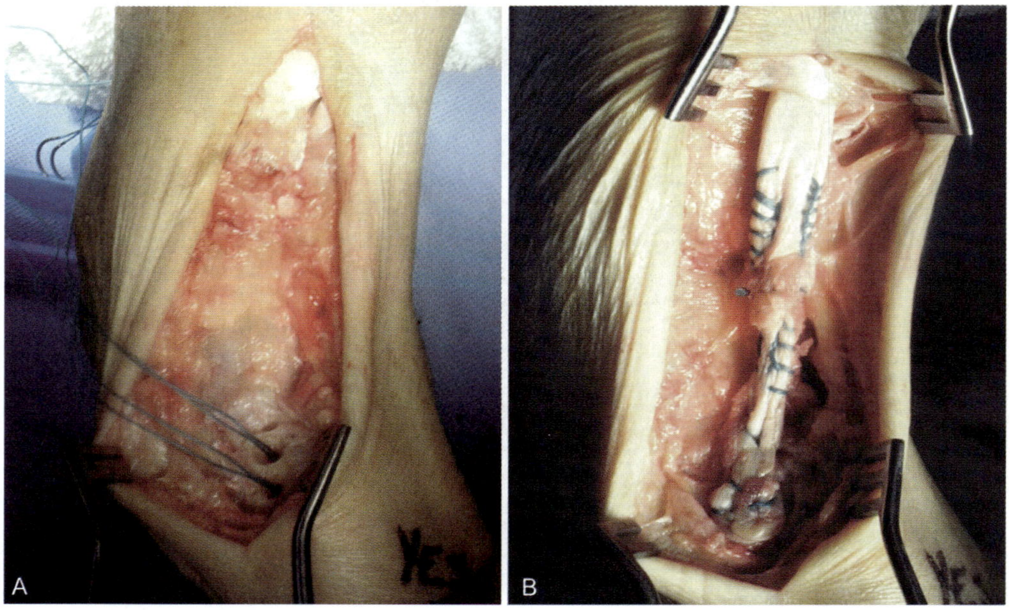

图 82-51 自体肌腱移植行肌腱重建

A．切除肌腱退变部分和长入的瘢痕组织后，保留胫前肌腱剩余部分，置入带线锚钉；B．三股编织缝合的自体跖肌腱用于胫前肌腱缺损重建（见手术技术 82-17）

（引自：Sammarco VJ, Sammarco GJ, Henning C, Chaim S:Surgical repair of acute and chronic tibialis anterior tendon ruptures, *J Bone Joint Surg* 91A:325,2009.）

- 尽可能维持踝背屈、足旋后位，以确定移植肌腱的最终长度。
- 将移植腱穿过骨隧道，并用界面螺钉固定在骨隧道内（图 82-52B）。

术后护理 在前 2 周，免负重石膏固定于中立位。接下来 4 周，可在足踝矫形器保护下负重，并开始轻度背屈和跖屈功能锻炼。术后 6 周，可在无保护下负重及进行抗阻训练，并继续 3 ~ 4 个月的康复治疗。

五、腓骨肌腱病变

腓骨肌腱病变主要分为 3 型。Ⅰ型为无半脱位的腓骨肌腱炎或肌腱撕裂。此病多发生于重复训练的中年运动员或潜在的慢性后足力线异常患者。Ⅱ型为伴有肌腱不稳定的腓骨肌腱病变，不稳定位于上支持带水平。此病常见于运动员，发生于踝部急性创伤后，造成上支持带的断裂和肌腱不稳定，但也可见于慢性损伤，更常见于慢性踝关节外侧不稳定。Ⅲ型为腓骨长肌狭窄性腱鞘炎，可能伴有疼痛性腓籽骨、腓骨肌结节增大或跟骰关节走行处病变，包括腓骨长肌腱在骰骨骨隧道处被完全包夹。伴随的体征常包括高弓足，还可能伴有距下关节外翻活动受限。

（一）诊断

腓骨肌腱病变的诊断主要依靠临床检查，以确定后足是否有力学异常，包括内翻或外翻畸形。后者较为少见。症状包括外踝后侧、腓骨肌长短肌腱走行于上支持带下的区域肿胀（图 82-53）、压痛、摩擦音及捻发音。腓骨肌腱鞘可触及液体波动感。

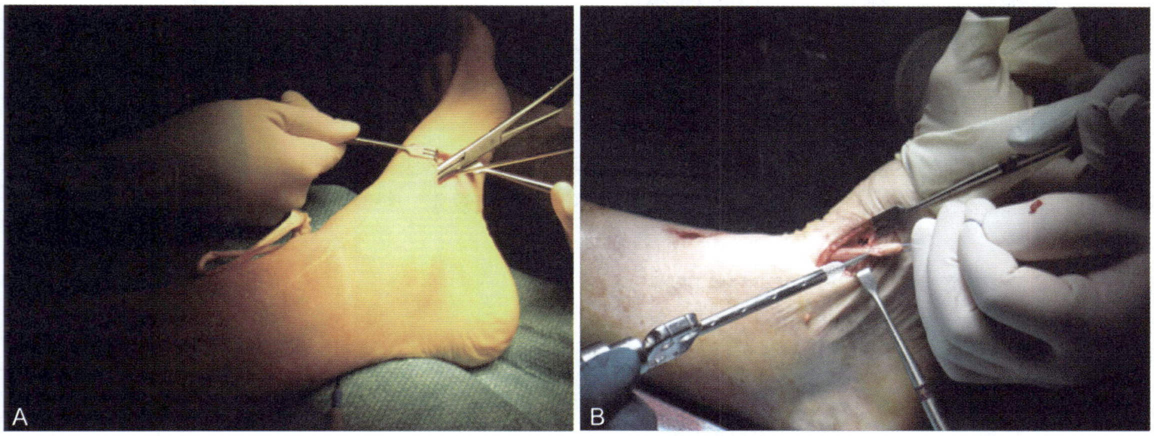

图 82-52 自体半肌腱移植微创肌腱重建

A. 将远端的吻合肌腱拉出；B. 将肌腱用界面螺钉固定于骨隧道（见手术技术 82-18）

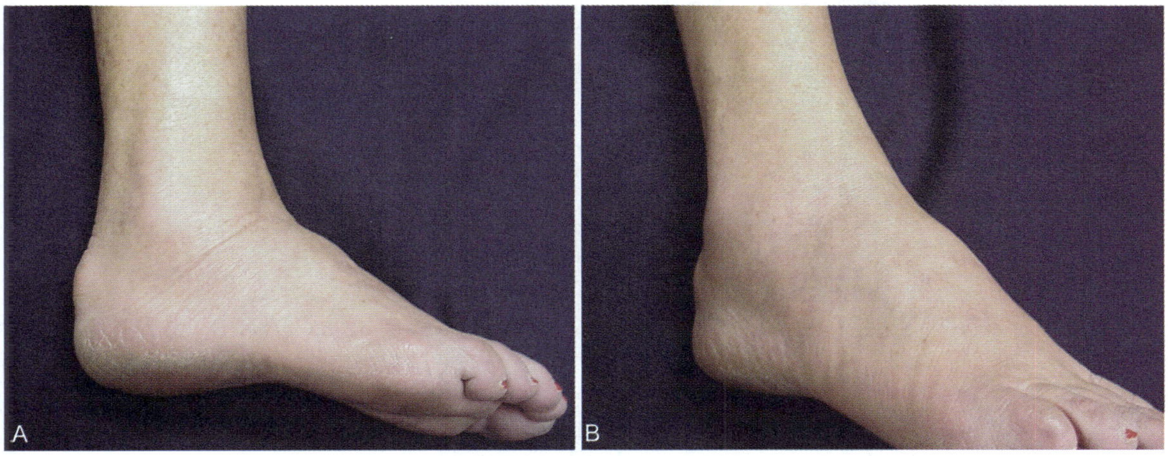

图 82-53 A 和 B. 腓骨肌腱炎的临床表现。显示外踝后肿胀

外翻检查可发现腓骨肌力量减弱，更常见的情况是外翻应力时出现疼痛且持续。腓骨长肌腱专用查体试验是，患者踝部主动外翻位，检查者向上推挤跖屈位的第一跖骨头。

于 X 线平片（显示撕脱骨折）（图 82-54 和图 82-55）骨扫描、CT（图 82-56）、肌腱造影、MRI（图 82-57）或超声检查或可辅助腓骨肌腱病变的诊断，但是临床表现及详细的病史和体格检查应提示诊

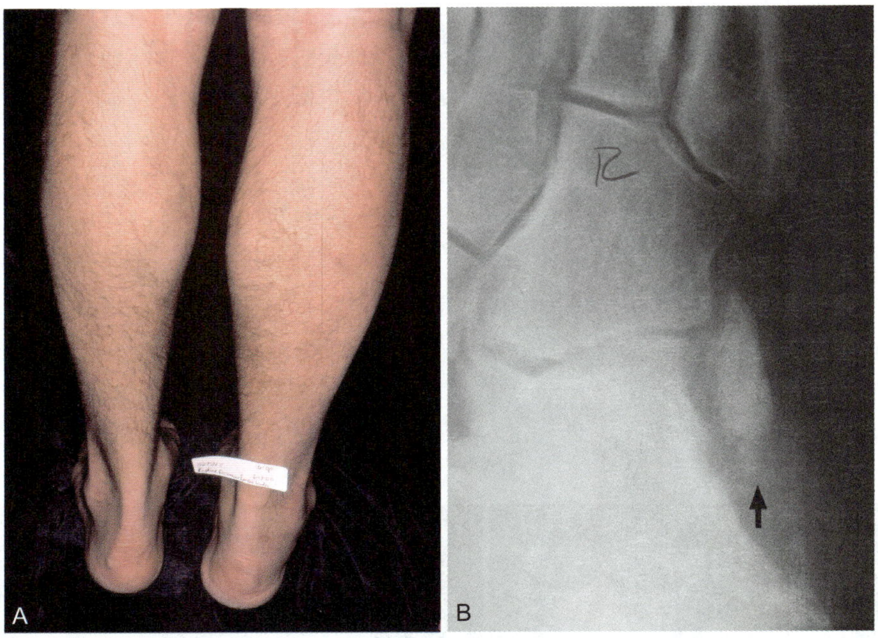

图 82-54 A. 61 岁老年男性腓骨长肌腱断裂，右侧足内翻，腓骨短肌腱纵向撕裂但完整；B. 注意腓籽骨肥厚增生，在肌腱断裂后向近端移位（与对侧相比，该患者也有外踝不稳定的情况）

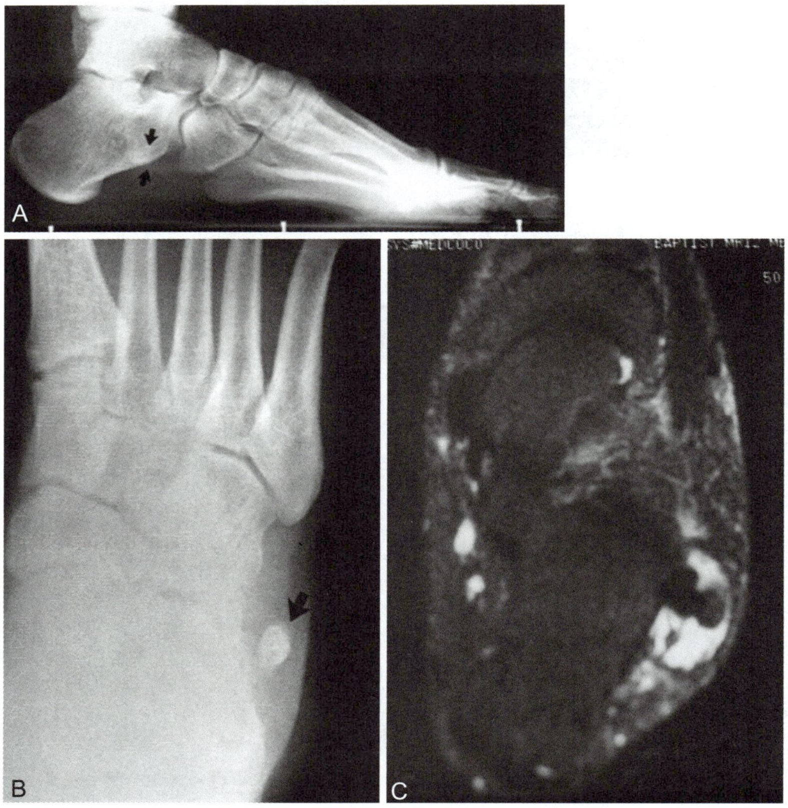

图 82-55 A 和 B. 腓骨长肌腱撕裂和腓籽骨回缩的影像学表现；C. MRI（T_2 加权）I 度腓骨长、短肌腱撕裂（腓骨短肌腱病变于外踝下方最清晰，腓长肌腱病变于骰骨沟的外侧缘最清晰）

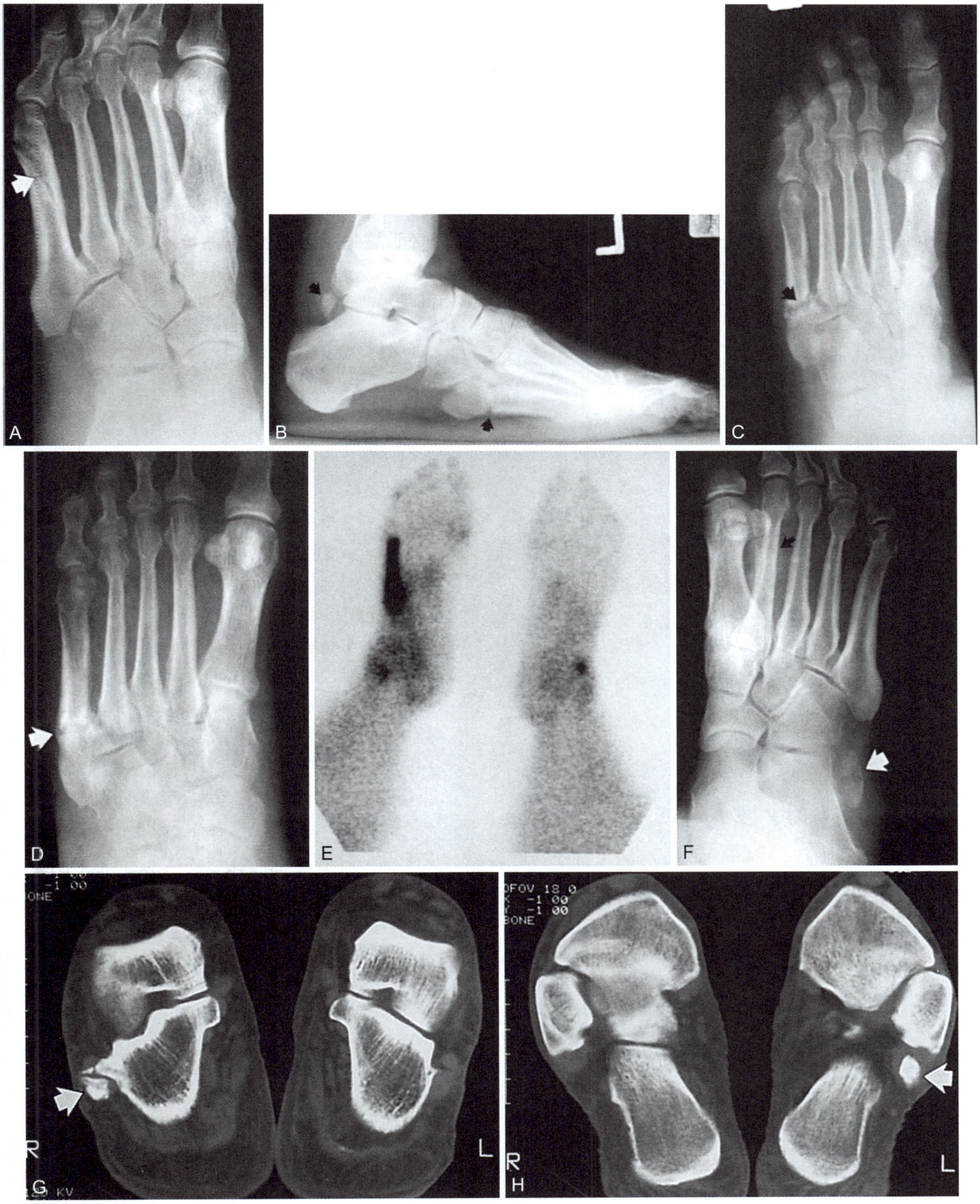

图 82-56 A. 老年患者的第五跖骨干螺旋骨折；B. 15 个月后的站立侧位 X 线片，后方的箭头示因腓骨长肌断裂造成腓籽骨撕脱，跖侧箭头示第五跖骨基底部第二处骨折，斜行骨折已愈合，注意高弓足畸形和足跟的内翻姿势；C. 原发骨折经延长石膏固定时间，18 个月后骨折正在愈合，注意第五跖骨基底部发生了新的应力骨折；D. 原发骨折 21 个月后，骨折愈合有显著进展，患者已无疼痛，注意第五跖骨骨质疏松；E. 骨扫描示单纯性第五跖骨浓聚；F. 近端的箭头示对侧足有腓骨长肌骨性撕脱，远端的箭头示应力骨折；G. CT 扫描示右足外侧的骨折片位于载距突水平；H. CT 扫描示左足的腓骨长肌腱缩向近端，骨块随之移向后方

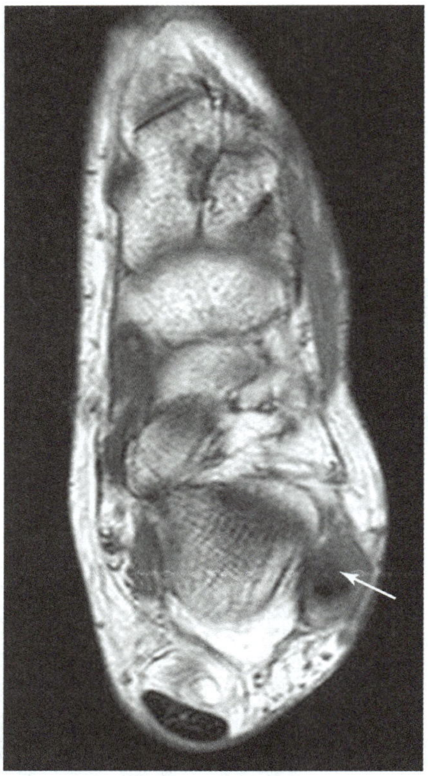

图 82-57 MRI 示腓骨肌腱鞘炎和肌腱断裂（箭头）

断。当有腓骨肌腱不稳定时，X 线检查可发现有无附着于外踝的上支持带撕脱性骨片，其被称为“斑点征”。CT 可显示腓骨肌滑车、骰骨肌腱沟、腓籽骨骨质情况。动态超声有助于发现半脱位或撕裂。术前 MRI 有助于确定需切除的病变数目和部位，MRI 对于检测肌腱撕裂有一定的敏感性（60% ~ 83%），在诊断时可作为临床病史和查体的补充。跟骨骨折导致的腓骨肌腱撞击症于第 88 章中叙述。

（二）治疗

1. **腓骨肌腱炎** 不伴有明显半脱位的单纯性腓骨肌腱炎并不常见。Krause 和 Brodsky 研究发现，许多诊断为原发性腓骨肌腱炎的患者临床检查并无不稳定，但在手术中却发现有肌腱半脱位。因此，如下文所述，应尽力发现并矫正腓骨肌腱的半脱位。

单纯性腓骨肌腱炎非手术治疗可获成功，尤其是 MRI 检查未发现明显肌腱内撕裂时。石膏或靴子制动、口服非甾体抗炎药以及腱鞘内注射激素均可能有效缓解疼痛和炎症。但如期望获得长期疗效，则应对足部异常的生物力学进行矫正，一般需要在炎症消退后穿戴矫形器或踝部支具 4 ~ 6 个月。

非手术治疗无效的患者需要行腓骨肌腱鞘滑膜切除，修复肌腱并固定。术中可能发现病变有多种形式，包括清亮的积液，肌腱、腱鞘外观相对正常；一条或两条肌腱（通常为腓骨短肌腱）出现小的线性撕裂；甚至增生肥厚、纤维化的腱鞘和浅灰色但仍完整的肌腱。

腓骨肌腱鞘滑膜切除术

手术技术 82-19

- 同侧髋部加垫。将足置于跖屈外翻位，腓骨皮下缘尖部以近 10 ~ 12cm、后方 1cm 处开始切开。向远端延长切口，将切口稍倾斜以适应外踝突起的后侧面。在外踝尖以远 1cm 处略弯曲切口，走向第五跖骨基底处，切开长约 3 ~ 4cm（图 82-58），腓肠神经和小隐静脉正好位于肌腱后方的皮下（图 82-59）。
- 切开近端腓骨肌腱鞘，沿腱鞘找到腓骨肌上支持带（图 82-60）。
- 如果在支持带远、近端肌腱外观都正常，则只将支持带切开一半（≤ 1cm）。
- 如果此滑车增厚或腱鞘增厚，表示肌腱滑动受损，完全切开此支持带并检查腓骨肌下支持带。对于腱鞘炎患者，通常不必将两支持带都松解。从腓骨到腓骨肌上支持带有一间隔分割腓骨长、短肌，在此处操作需要小心，因为可能存在腓骨肌副腱束被包裹于独立的筋膜室内。游离此肌腱间隔，检查腓骨短肌，确定两肌腱有无副腱束存在。
- 完整切除腱鞘滑膜后，用小咬骨钳锐性清理部分腱鞘组织，检查肌腱是否存在磨损或纵向劈裂（图 82-61A），这种劈裂最常发生于腓骨短肌的深面。如果撕裂累及肌腱 50% 以下，可完全切除较小的部分，残留的可修复部分用 3-0 的可吸收缝线连续编织缝合成管状。
- 如果断裂和劈裂的部分超过腓骨短肌的 50%，残留部分常过细，因而不能缝成管状，只能将病变段完全切除。
- 远、近端肌腱残端与腓骨长肌腱边 - 边缝合固定（图 82-61B 和 C）。肌腱缝合固定处应远在上支持带的上方，位于踝关节上方 3 ~ 4cm，相当于腓骨短肌腱与肌腹的交界处。
- 用 2-0 不可吸收缝线缝合完成修复。在远端不缝合腓骨长、短肌的腱鞘，用 2-0 的不可吸收缝线将腓骨长、短肌腱缝合在一起。腓骨肌上支持带用 2-0 的可吸收缝线缝合，腱鞘的其余部分不予

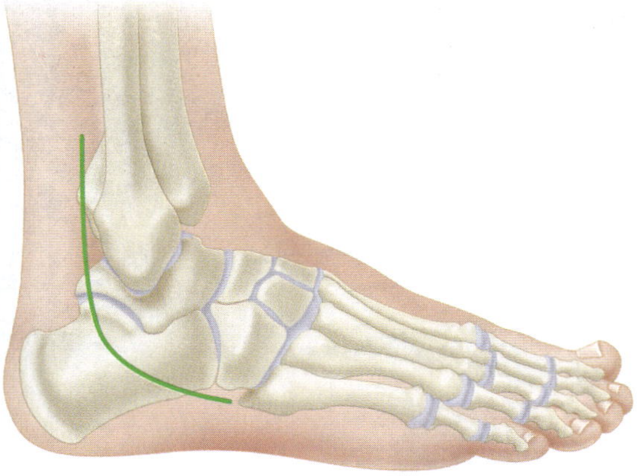

图 82-58 腓骨肌腱撕裂的腱鞘滑膜切除术切口（见手术技术 82-19）

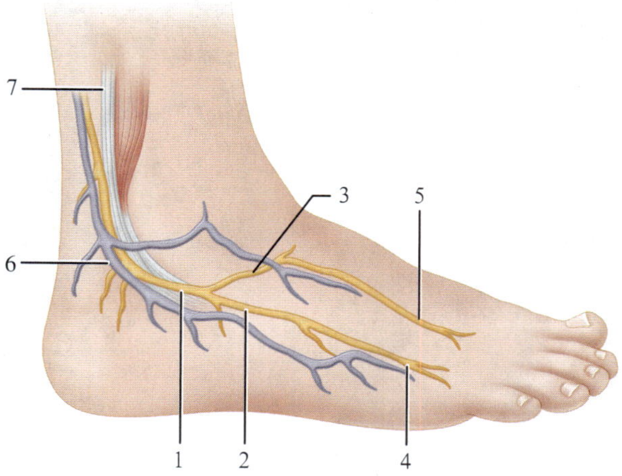

图 82-59 足和踝外侧面的结构

①腓肠神经；②外侧支；③内侧支；④背外侧皮神经；⑤中间背侧皮神经；⑥小隐静脉；⑦腓骨肌腱（见手术技术 82-19）

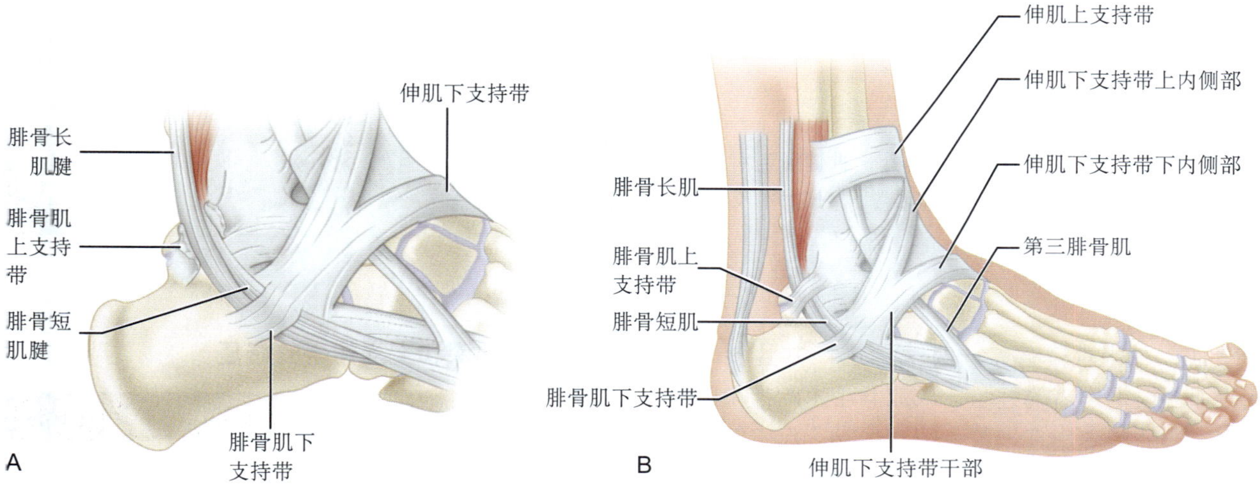

图 82-60 A. 腓骨肌上支持带已打开；B. 伸肌上支持带（见手术技术 82-19）

缝合，只缝合皮肤和皮下组织。

术后处理 在手术室给患者妥善包扎后给予石膏托固定。术后 2 周，拆线之后观察患者。如果伤口愈合，即开始无阻力的早期活动，以防止肌腱与腱鞘粘连。之后 2 ~ 4 周患者只能部分负重，取决于肌腱病变的严重程度和需要修复的量。是否允许更多积极的力量训练由活动和腓肠肌力量的恢复决定，预计恢复完全活动需要 3 个月。

2. *腓骨肌腱半脱位* 腓骨肌腱不稳定分开讨论以示强调，然而，我们应该认识到它与肌腱炎和断裂常并存，而且在治疗时也应采用联合术式以求彻底治疗。

如果早期得到诊断，可采用非负重石膏固定，足部固定至中立或轻度内翻位，这有助于上支持带与腓骨的后外侧面粘连愈合。实际上多数患者为腓骨肌上支持带慢性松弛，在此支持带的正常附着点与腓骨之间形成囊袋状，腓骨肌腱（尤其是腓骨短肌腱）随之出现半脱位。临床检查时患者踝关节对抗力量主动外翻，检查者在腓骨肌腱上支持带水平用手指触及患者的腓骨肌腱。患者常主诉此处出现

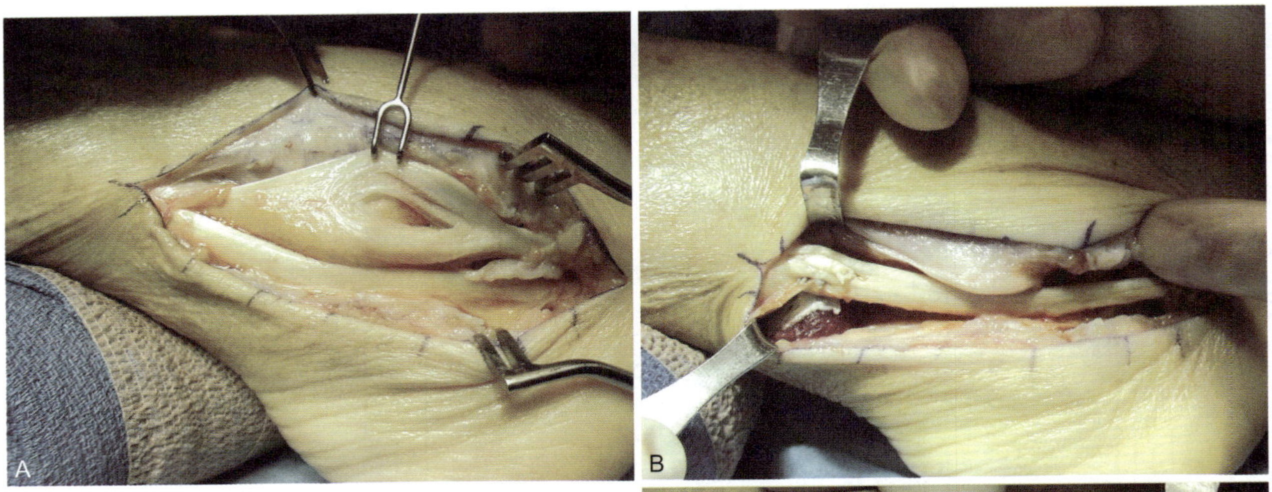

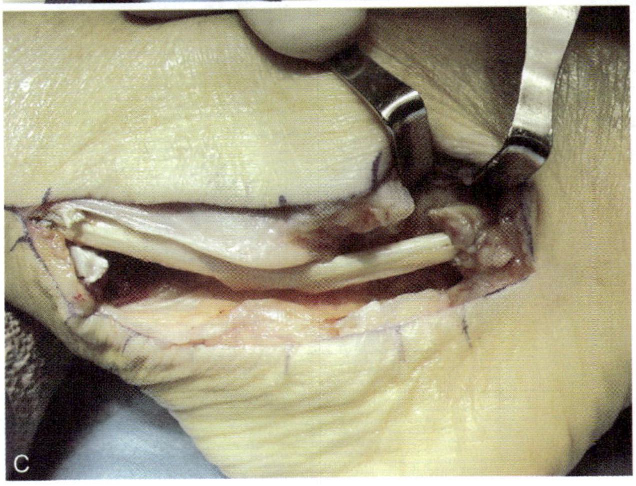

图 82-61 腓骨短肌腱清创术和腓骨长肌腱固定术

A. 肌腱纵裂；B 和 C. 近端和远端肌腱固定术（见手术技术 82-19）

弹跳征，并出现疼痛。一旦病情进展并且转为慢性，那么根据作者的经验，采取非手术治疗来防止已有炎症的肌腱出现半脱位很难成功。尽管治疗腓骨肌腱慢性脱位已有多种方法，但将腓骨肌上支持带修复至腓骨后外侧面仍是主流做法。为增加长期稳定性，同时加深腓骨肌腱后沟的方法可防止肌腱脱位复发。虽然普遍认为腓骨肌腱后沟较浅或凸起与腓骨肌腱稳定相关。但 Adachi 等证实腓骨肌腱脱位与不脱位患者外踝后侧解剖形态无明显差异。外踝后外侧的纤维软骨缘增加了外踝后侧肌腱沟的深度，因此不需特别强调骨性形态。Porter 等报道了 13 例运动员患者行腓骨沟加深或者支持带重建 3 个月后，半脱位或者脱位没有复发并且能参加体育运动。Maffulli 等描述了 14 例患者的支持带与软组织的解剖重建，患者均恢复正常活动，没有再发肌腱半脱位。

腓骨沟加深和上支持带的修复

手术技术 82-20

(Raikin)

- 在腓骨正后方根据腓骨肌腱的走行做一个弧形切口，以显露腓骨肌腱（图 82-62A）。
- 检查是否存在第四腓骨肌腱或腓骨短肌低位肌腹，如果存在，可将副腓骨肌腱切除或将腓骨短肌的肌腹切除一部分。
- 按需要完成腓骨短肌腱修复和腱鞘滑膜切除术后，转至腓骨后面，检查腓骨肌腱和后外侧沟。多数情况下，此沟很浅或凸起。
- 加深此沟时，可先用小骨刀自最外侧缘掀起沟区的软骨面，仍保留其在最内侧缘的附着（图 82-62B）。
- 掀起软骨瓣的总长度为 1.5 ~ 2 cm。
- 用刮匙或骨圆凿去除其深面的骨松质 4 ~ 5 mm，将软骨瓣压回沟区。
- 裸露的软骨面用大量骨蜡覆盖。

- 将腓骨长、短肌腱复回沟中。用小骨锉将腓骨的后外侧嵴修出粗糙面，将腓骨肌上支持带的后瓣缝至此嵴，重建手术完毕（图 82-63）。
- 采用 2-0 不可吸收缝线修复腓骨肌上支持带，腓骨肌腱鞘的其余部分不予缝合。
- 如果重建腓骨肌上支持带的组织不足，其他补救方法包括将跟腓韧带自腓骨的附着点剥离，将腓骨肌腱改道至其深面和距下关节囊的外侧；也可将跟腓韧带在跟骨的附着点剥离；还可行骨性阻挡手术，方法是在腓骨外侧截骨，将骨块旋转，用小骨块螺钉加压固定。如无其他重建方法可选，可自跟腱切取一腱束，前移至腓骨肌上支持带的位置，与腓骨的后外侧面缝合。
- 最后，在腓骨短肌腱慢性劈裂时，可将劈裂的前半部分改道穿经腓骨（与 Chrisman-Snook 手术中相同），其近侧段穿出腓骨后跨过腓骨肌腱，附着至跟骨的外侧面。

术后处理 术后处理与腓骨肌腱的修复相同（见手术技术 82-21）。

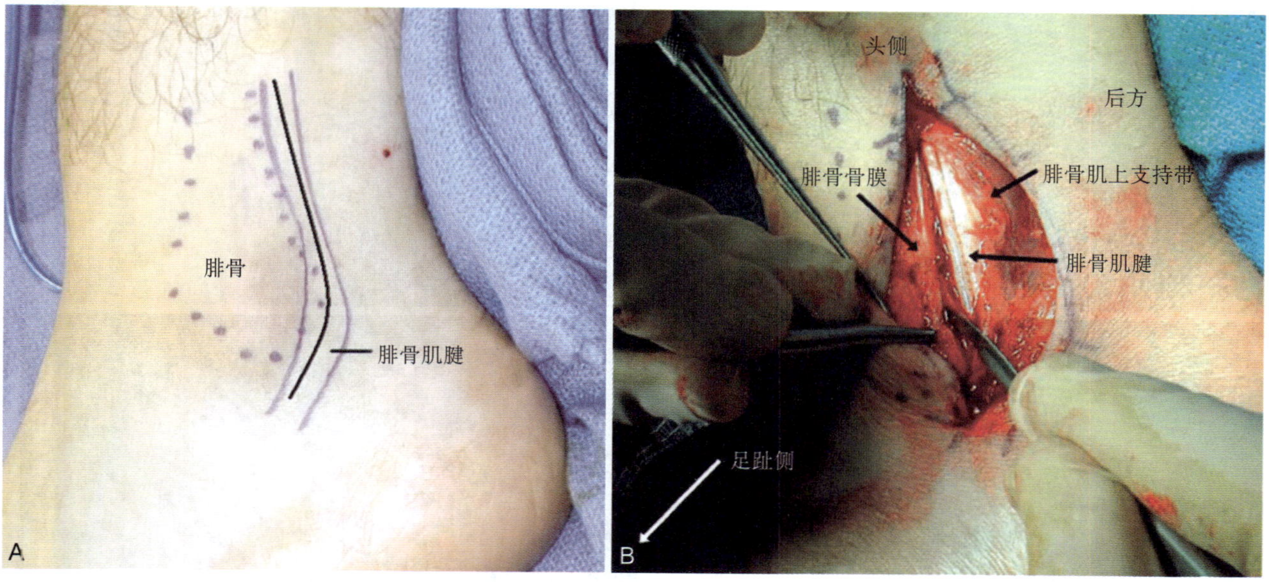

图 82-62 腓骨肌腱半脱位修复

A．腓骨肌腱（蓝色实线）之间的切口（黑色实线）；B．切开支持带，保留 1 mm 支持带组织与腓骨相连（见手术技术 82-20）

（引自：Raikin SM: Intrasheath subluxation of the peroneal tendons: surgical technique, *J Bone Joint Surg* 91A[Suppl 2 pt 1]: 146, 2009.）

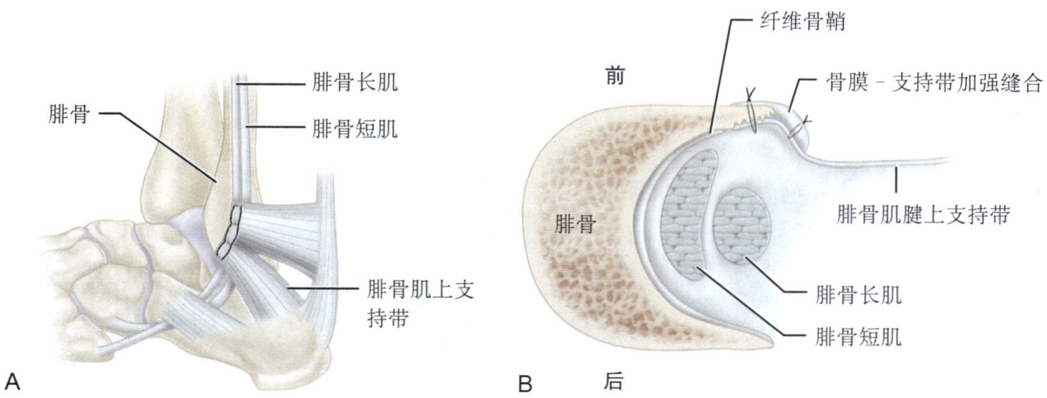

图 82-63 用“重叠缝合”修复附着于沟的前面深层之下的腓骨肌支持带（见手术技术 82-15）

（引自：Raikin SM: Intrasheath subluxation of the peroneal tendons:surgical technique, *J Bone Joint Surg* 91A[Suppl 2 pt 1]: 146, 2009.）

3. 鞘内腓骨肌腱半脱位 腓骨肌腱在腱鞘内半脱位，而没有脱出腓骨后外侧沟，这种情形最早由 Bassett 在 1985 年描述。脱位发生于足外展和外翻时。体检时可发现腓骨肌腱的弹响或者扳机征，但不会脱位于腓骨沟外。作者用前文所述的常规方法成功治愈了这种疾病。由于肌腱在腓骨沟内半脱位，部分（约 50%）腓骨肌上支持带残留，并且后方附着于腓骨，可将其在腓骨长、短肌之间缝回到腓骨上，在腓骨肌上支持带水平重建腓骨长短肌的腱鞘（图 82-64）。Raikin 描述了一种治疗此病的方法，并报道了 14 例中有 13 例疗效优良（见手术技术 82-20）。

4. 腓骨肌腱撕裂或断裂 腓骨肌腱可有单一的纵行撕裂或大的纵行撕裂，甚至完全断裂。为帮助手术决策，腓骨撕裂分为两种类型：Ⅰ度，撕裂累计肌腱横截面少于 50%；Ⅱ度，撕裂 50%以上。

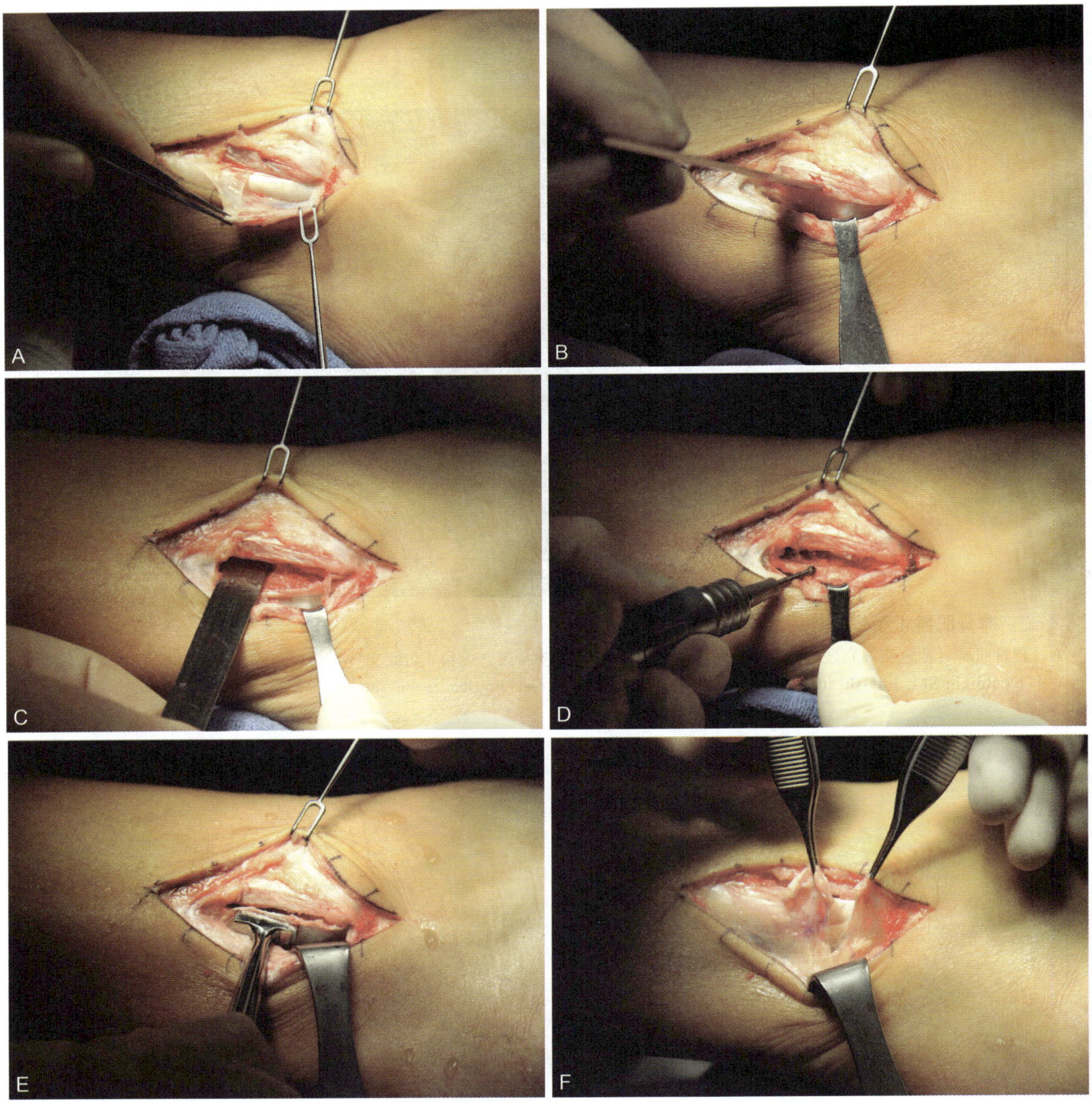

图 82-64 腓骨肌腱半脱位沟槽加深手术

A. 分离腓骨肌上支持带；B. 腓骨后面截骨；C. 通过抬高腓骨后面加深沟槽；D. 用磨钻切除骨松质；E. 骨棒填塞骨瓣；F 和 G. 将腓骨肌上支持带分离为两部分，将上支置于半脱位的腓骨肌腱之间

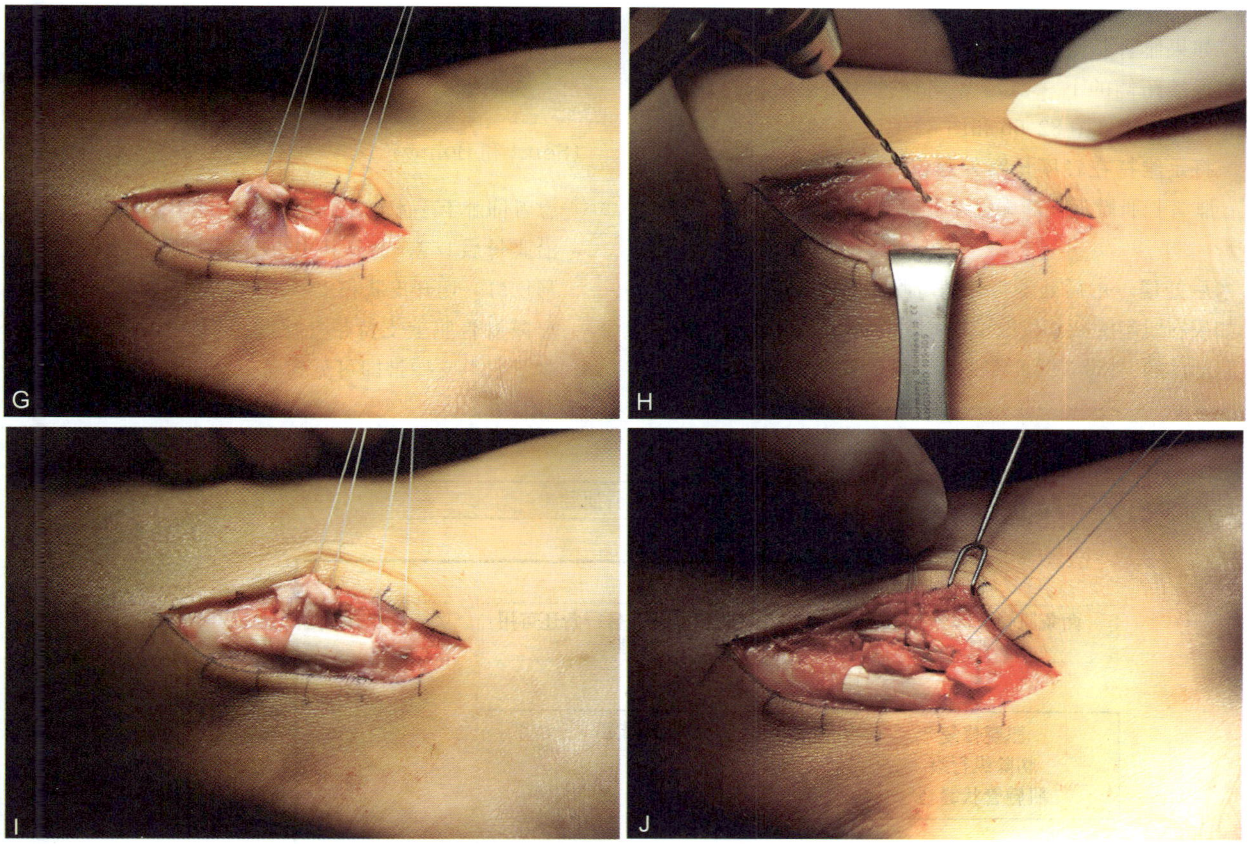

图 82-64（续）

H. 为固定支持带，腓骨外侧面钻洞；I. 支持带上支通过腓骨长肌腱深面，下支跨过腓骨长肌腱；J. 完整修复

Ⅰ度撕裂常行清创，修复腱鞘。对Ⅱ度撕裂，保留尚有部分活力的腱组织以备修复，切除病变的肌腱，肌腱的远、近端分别固定于腓骨长肌腱。

Steel 和 DeOrio 评估了 26 例腓骨肌腱撕裂术后患者，平均随访时间 3 年，超过一半的患者反映有瘢痕压痛、外踝肿胀、外踝麻木、静息时疼痛及穿鞋限制。其中 5 例患者恢复运动，无任何限制。另 7 例患者可参加某些运动或娱乐活动。Demetracouploulos 等治疗的 18 例患者中，17 例行清创，修复肌腱撕裂，随访 6.5 年，完全恢复运动，无任何限制，无再次手术的情况。最近，Mook 等报道应用自体肌腱重建 14 例无法修复的肌腱撕裂，未行肌腱固定术，平均随访 17 个月，无不适主诉，所有患者恢复至以前的活动水平。

腓骨肌腱均明显撕裂或完全断裂属于极少数，肌腱固定术用途不大。Redfern 和 Myerson 报道了严重的腓骨肌腱同时撕裂（Ⅲ型）的手术治疗方案选择规则（图 82-65）。其将撕裂进一步分为Ⅲ a 型（无邻近肌肉受累）和Ⅲ b 型（邻近肌肉受累），并建议Ⅲ a 型行肌腱转位，Ⅲ b 型行自体肌腱重建或肌腱转位，可用硅胶管作为肌腱的瘢痕床。Jockel 和 Brodsky 报道，8 例腓骨肌腱同时严重撕裂的患者，同期行踇长屈肌腱重建，结果良好。Wapner 等报道，7 例腱鞘瘢痕引起腓骨肌腱慢性断裂的患者，分阶段手术治疗，应用 Hunter 棒治疗效果满意。

腓骨肌腱断裂的修复

手术技术 82-21

- 如果查体发现肌腱断裂处位于腓骨肌上支持带远侧、后足外侧面，就不需要采用完全的腱鞘滑膜切除术中所需的切口。但通常需要将断裂肌腱的近侧断端缝到尚完整的另一条肌腱上。
- 两条肌腱都断裂在创伤中并不常见。一旦有这样的情况，应尽量用 2-0 或 0 号不可吸收缝线将两肌腱修复，同样不缝合腓骨肌上支持带。

- 如果腓骨长肌腱在骰骨下方发生磨损断裂，将其远端趾侧的 1 ~ 2 cm 连同籽骨（如果存在的话）一并切除（图 82-66 和图 82-67）。
- 将足维持在轻度马蹄外翻位，在一定张力下，将腓骨长肌腱近侧断端缝至腓骨短肌腱上。

术后处理 术后处理与腱鞘滑膜切除术相同。但是，如果在肌腱磨断部位做了端－端吻合，则应佩戴限制踝活动的、外带“T”形带的竖直双臂支具 3 ~ 6 个月。

腓骨肌腱的修复－重建

手术技术 82-22

（Sobel 和 Bohne）

- 患者仰卧于手术台上，同侧大粗隆下垫沙袋。
- 沿腓骨后 1/3，避开其中央突起，做 7 mm 长的弧形切口。切开皮肤和皮下。
- 显露腓骨肌上支持带并掀起全厚皮瓣。有时显露腓骨肌上支持带即可见到腓骨短肌腱前部半脱位。

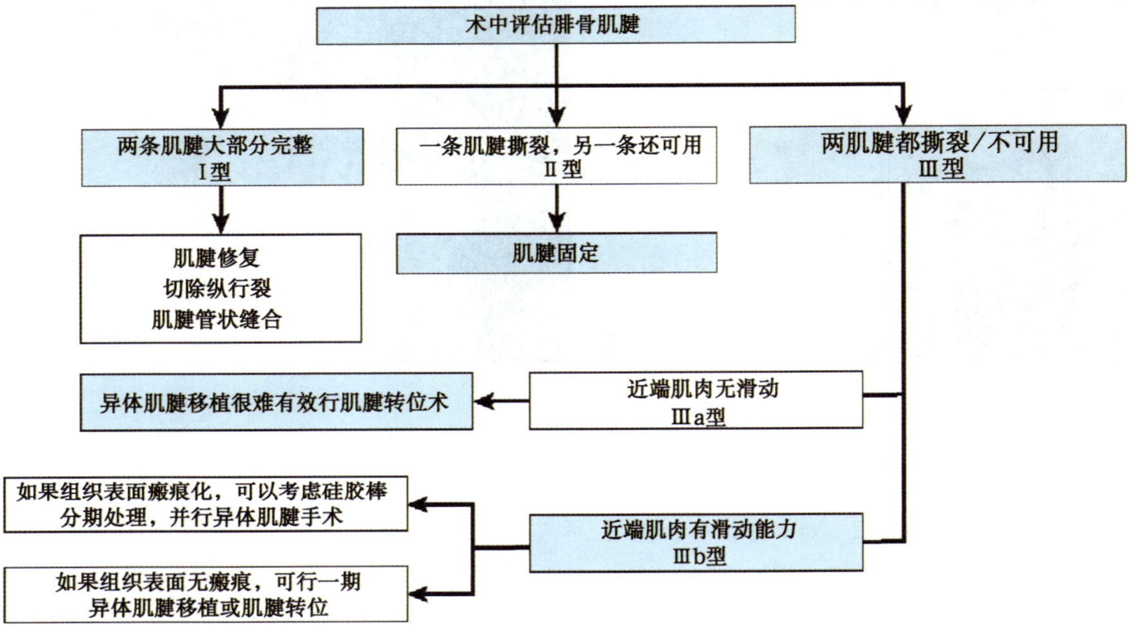

图 82-65 腓骨肌腱修复的手术方案流程图

（引自：Redfern D, Meyerson M: The management of concomitant tears of the peroneus longus and brevis tendons, Foot Ankle Int 25:695, 2004.）

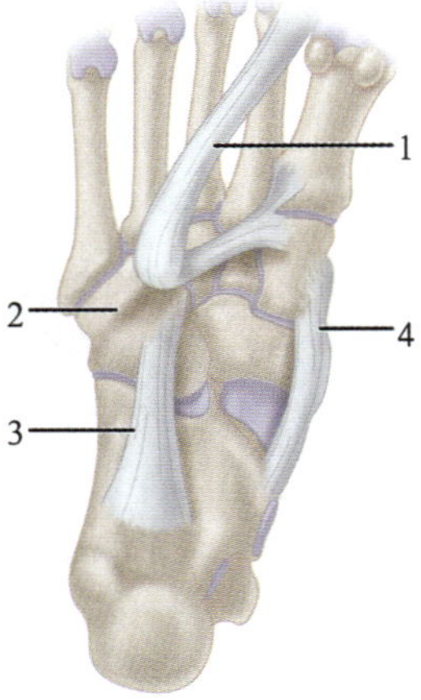

图 82-66 足跖面结构

1. 反折的有腱内籽骨的腓骨长肌腱；2. 骰骨的腓骨长肌腱沟；3. 跟骰长韧带；4. 胫后肌腱（见手术技术 82-21）

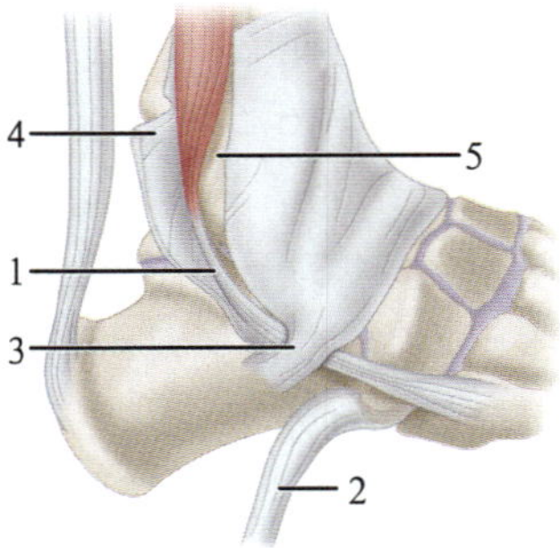

图 82-67 足跖面结构

1. 腓骨短肌腱；2. 反折的带籽骨的腓骨长肌腱；3. 带分隔的腓骨肌下支持带；4. 腓骨肌上支持带的深面；5. 腓骨肌腱沟（见手术技术 82-21）

检查腓骨肌上支持带的稳定性。

- 在腓骨前附着处切开腓骨肌腱鞘（图 82-68A）。
- 手术中处理腓骨肌腱损伤时，要牢记避免损伤附着于腓骨肌腱的滑膜和血管。将腓骨长肌腱向近端牵拉可使劈裂的腓骨短肌腱前部半脱位。
- 检查腓骨短肌腱，如果磨损或裂伤明显，则将薄弱的或退变的组织清除，并将肌腱管状缝合修复（图 82-68B）。
- 如果腓骨短肌肌腹较低并侵占腓骨肌管，将肌肉切除，使腓骨肌沟增宽以容纳腓骨肌腱。如果异常的第四腓骨肌腱侵占腓骨肌沟，也将其切除。如果未能发现并切除所有异常组织，会出现过度填塞现象，使腓骨肌上支持带承受过度应力。
- 此时，可考虑的其他手术方式包括：①切除腓骨短肌腱的病变段，将其远、近两断端缝于腓骨长肌腱上（此种方法应仅用于肌腱有严重退变者）。②切除腓骨短肌腱的增厚部分，保持肌腱的连续性（图 82-68C）。③用腓骨短肌腱撕裂的前半部分做改良的 Chrisman-Snook 法或其他肌腱编织法进行重建。④将䟢长屈肌腱转位，修复腓骨长、短肌腱复合撕裂。手术分两期进行，先在腓骨肌腱部位为游离肌腱转位做一个滑动通道，置入一根 Hunter 棒，二期手术时再做肌腱转位。
- 用咬骨钳咬除腓骨后缘锐利的骨嵴，将其锉平，为腓骨肌上支持带修复做一新鲜的骨床。如果要保证肌腱在腓骨肌沟内牢固，需仔细地按解剖重建腓骨肌上支持带。将腓骨肌上支持带前移至腓骨后方的新鲜骨床上，用锚钉将其牢固地固定在腓骨上，或者将其缝到腓骨骨膜上（图 82-68D）。
- 用前方的骨膜和修复的腓骨肌上支持带做一基部在后的骨膜瓣。翻转骨膜瓣，将其缝在腓骨肌上支持带上面以加强固定。
- 切口向远端延长并将全厚皮瓣牵向前部，就能初步修复减弱的距腓前韧带和跟腓韧带。
- 修复后，于腓骨长肌腱施加外翻应力及张力，即可检查腓骨肌腱有无半脱位。做轻柔的前抽屉试验测试修复后的踝外侧韧带的坚强度，并与术前麻醉的松弛情况进行比较。如果未能及时发现并发的外踝不稳定，将导致腓骨肌腱的松弛复发，继而导致肌腱损伤。
- 常规关闭切口，用软组织敷料加压包扎。并用石膏托或管型石膏固定。

术后处理 患者 2 周内不负重。此后用短腿行走管型石膏固定 4 周。再用充气夹板固定 4 周，同时开始进行腓骨肌力量锻炼。

4. 合并籽骨的远端腓骨长肌腱炎 疼痛性腓籽骨综合征 有时患者可在腓骨长肌腱弯过骰骨后外侧面的腓管处出现局限性肌腱炎（图 82-69A 和 B），籽骨在此处可能造成疼痛，X 线平片可见硬化（图 82-69C ~ E）。治疗方面可采取长时间的石膏固定和口服抗炎药。籽骨向近端移位或脱离其在骰骨沟跖外侧的正常位置，提示腓骨长肌腱可能在骰骨沟以远发生断裂。MRI 可能显示腓骨长肌腱的断裂（图 82-69F）。不论哪种情况，在腓骨沟处中足跖外侧出现慢性反复性疼痛，尽管可行非手术治疗，但此时具备行腓骨长肌腱清创、籽骨切除的指征，并可在必要时将长肌腱固定至短肌腱。

腓骨长肌腱清创术、籽骨切除术及腓骨长肌腱固定至短肌腱术

手术技术 82-23

- 患者取侧卧位，沙垫固定。常规消毒铺单，使用大腿止血带以扩大显露。
- 在足部外侧行纵切口，长约 4 cm。注意保护腓肠神经的分支，后者在此处跨过腓骨肌腱鞘。
- 将小趾展肌和跖腱膜拉向跖侧，自腓骨肌下支持带和跟骨的腓骨肌结节处至骰骨外下方的腓骨肌管处，显露腓骨长肌腱。
- 切除籽骨。
- 除腱鞘滑膜炎外，如果残留肌腱外观正常，可行腱鞘滑膜切除术。
- 腓骨长肌腱小的撕裂予以修复，骰骨沟狭窄时，可用小骨刀和骨锉扩大，裸露的骨松质面用骨蜡涂抹。
- 如果肌腱有退行性改变，或在切除籽骨后，肌腱组织不足而无法修复，可将其与腓骨短肌腱边-边缝合固定，腱鞘不予缝合。
- 彻底冲洗伤处，仔细止血，常规缝合切口。厚敷料包扎，非负重短腿石膏固定。

术后处理 非负重短腿石膏固定 4 周，然后患者可在步行靴保护下负重，开始轻柔的踝关节及距下关节活动范围练习。8 周时开始正规的物理治疗。

六、屈肌腱损伤

（一）踇长屈肌腱炎与撞击

屈肌腱损伤不常见，远低于胫后肌腱和腓骨肌腱。通常认为踇长屈肌腱炎主要发生于舞蹈演员和那些在运动过程中前足需要反复蹬地的运动员，但是有些人提出踇长屈肌腱炎在非运动员中也并不少见，应该在踝后内侧疼痛的鉴别诊断中加以考虑。Michelson 和 Dunn 描述了 81 例踇长屈肌腱炎患者各种各样的临床表现。最常见的临床症状是活动时疼痛，通常是后踝疼痛（50% 的患者）。足跟疼痛和中足疼痛各占 28% 和 27%。肌腱的压痛通常在内踝后方（约 60%）肌肉肌腱联合部或者位于趾长屈肌腱（即 Henry 结节）（约 40%）处。第一跖趾关节和踝关节背屈受限（踇长屈肌牵拉试验）的患者中，37% 发生踇长屈肌腱滑移的受限。50 例患者的 X 线片中，70% 完全正常，14% 有距后三角骨，8% 有第一跖趾关节轻度退变。82% 的 MRI 结果显示滑膜炎与踇长屈肌腱相关。

1. **诊断** 体检时应仔细鉴别后侧压迫综合征［踝后三角突（Steida 突）过长或三角小骨过大引起］、踇长屈肌腱炎和踝后的踇长屈肌腱鞘狭窄引起的压迫性肌腱病。用力跖屈时踝后重复出

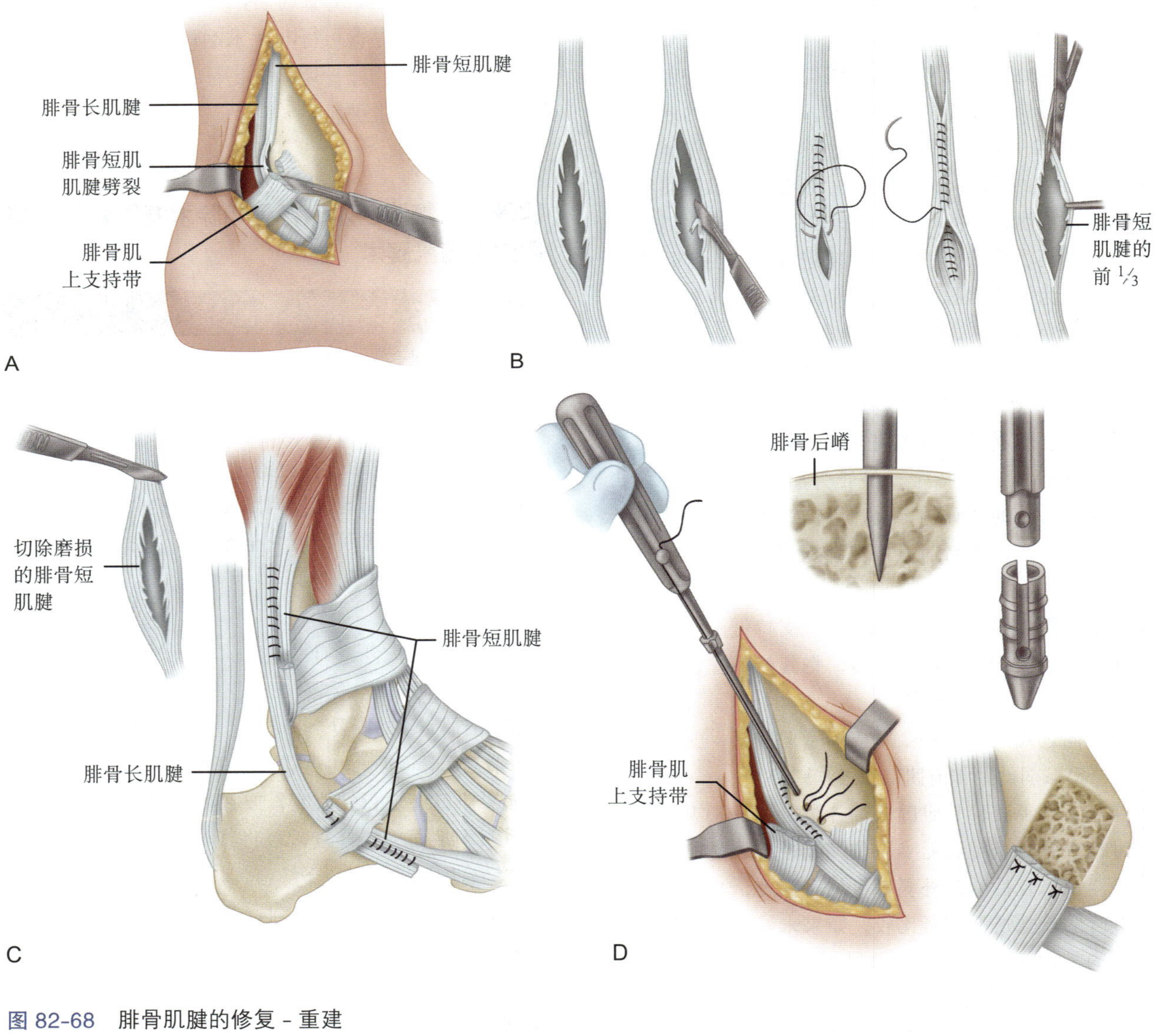

图 82-68 腓骨肌腱的修复 - 重建

A．沿腓骨后缘切开腓骨肌上支持带，显露腓骨肌腱；B．沿腓骨短肌腱劈裂的边缘进行修剪、缝合，再将其缝成管状，如果劈裂部非常靠前，可简单地将其切除；C．切除腓骨短肌腱严重退变的撕裂部分，将剩余的两断端缝到腓骨长肌腱上；D．可用锚钉修复腓骨肌上支持带（见手术技术 82-22）

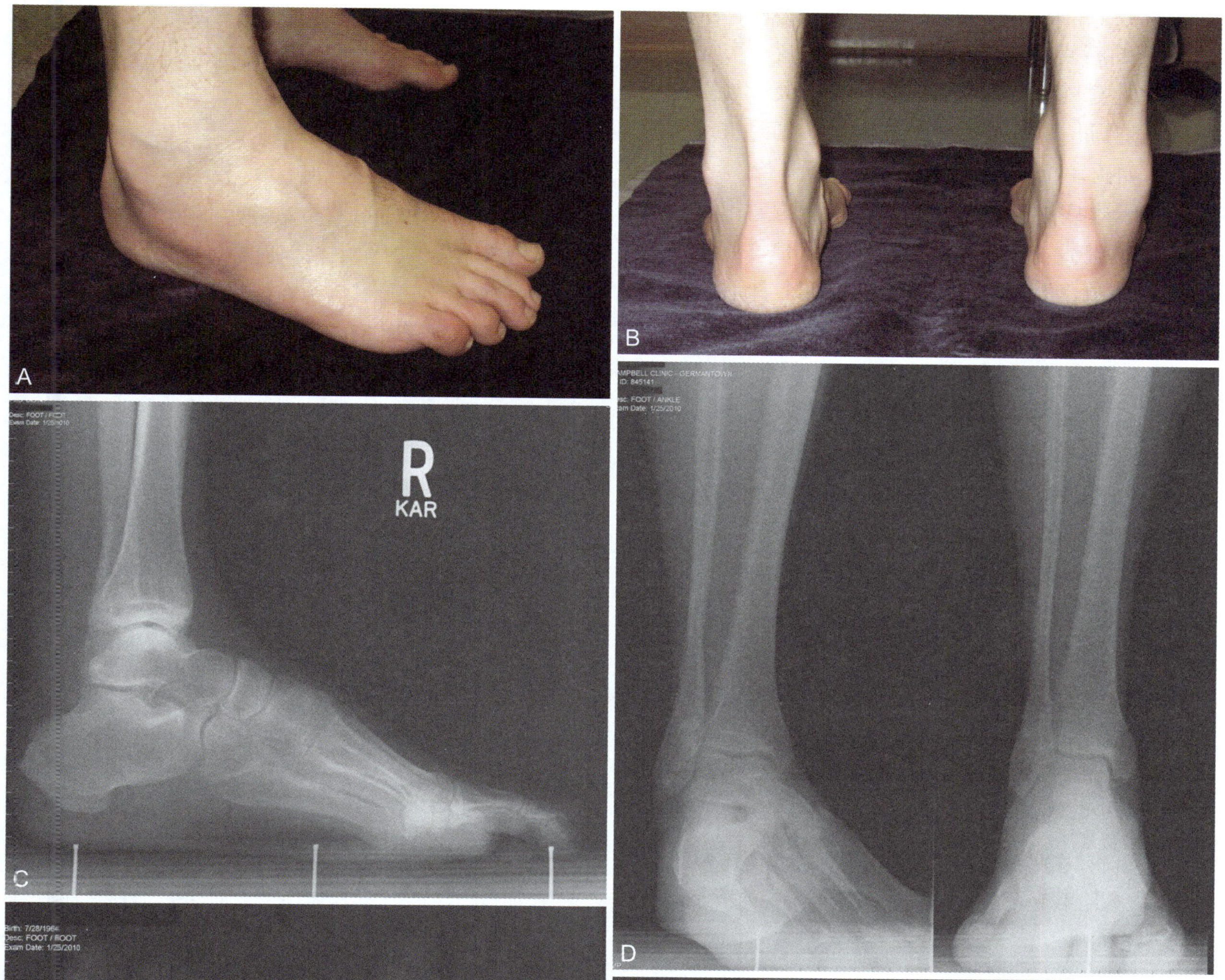

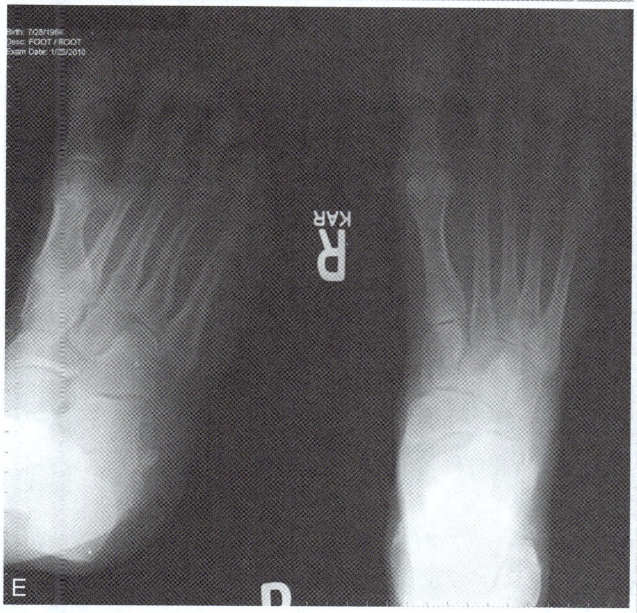

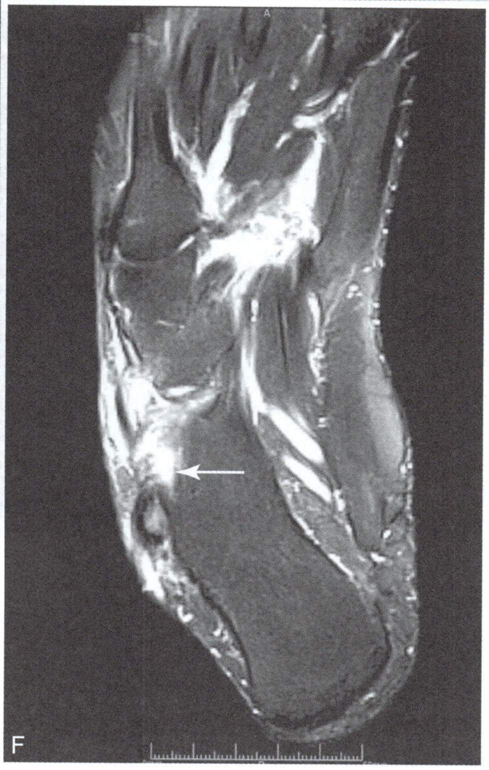

图 82-69 疼痛性籽骨综合征

A 和 B. 显示轻微的高弓和右侧外踝下方水肿，左足因为同样的问题 3 年前开始治疗；C ~ E. X 线片显示籽骨硬化的表现；F. MRI 显示腓骨长肌腱断裂，籽骨向近端随肌腱回缩到跟骨外侧，白箭头处为断裂处的高信号表现现疼痛，提示踝后压迫综合征可能性大。跗长屈肌腱炎的特点是在内踝后方出现疼痛，常被误诊为胫后肌腱炎。此肌腱可在踝后方触及。检查时在踝后压迫跗长屈肌腱后内侧的腱鞘，同时被动背屈跗趾，如诱发相同性质的疼痛，则可确诊。MRI 可能有助于本病的诊断，跗长屈肌腱周围常出现液体信号，肌腱内有时有退变表现（图 82-70）。站立侧位踝关节 X 线片有助于鉴别三角小骨引起的疼痛和跗长屈肌腱炎。

2. *治疗* 非手术治疗包括休息、改变跳舞或运动方式、口服抗炎药和伸展训练。大多数人认为非手术治疗在很大程度上不能成功，但是 Michelson 和 Dunn 提出采用牵伸和短期制动成功率为 64%。所有采取减压和滑膜切除术的患者均获得了好的疗效。据报道，手术治疗效果的优良率达 82% ～ 100%。

纤维骨性管松解术

手术技术 82-24

（Hamilton 等）

- 当同时存在肌腱炎和后方撞击时，推荐内侧入路；外侧入路用于单独后方撞击而没有肌腱炎的治疗。

内侧入路

- 采用内侧入路时，在踝后跟骨上缘水平沿神经血管束走行做 4 cm 弧形切口。
- 用钝拉钩将神经血管束拉向后方，活动跗趾找到深部的纤维管。
- 由近及远松解此管至载距突处，必要时行清理或修复（图 82-71A）。跗屈肌腱表面或肌腱内的结节通常不必切除，因为在纤维管松解后肌腱滑动已不受限制（图 82-71B）。
- 术中检查跗趾僵硬程度，确保松解彻底，肌腱能自由滑动。
- 肌腱松解后与神经血管束一起拉向后方，切除纤维管入口外侧的三角小骨。
- 用力跖屈检查踝关节，清除残留骨质和阻挡的软组织。缝合切口时踝关节应保持在中立位，以使皮肤准确对合。

外侧入路

- 由于舞蹈演员下肢的外旋增加，外侧入路时患者在手术台上为侧卧位。
- 在踝穴的后侧沿腓骨肌后缘做弧形切口，注意避开腓肠神经。
- 轻度背屈踝关节，切开关节囊，找到外侧结节或

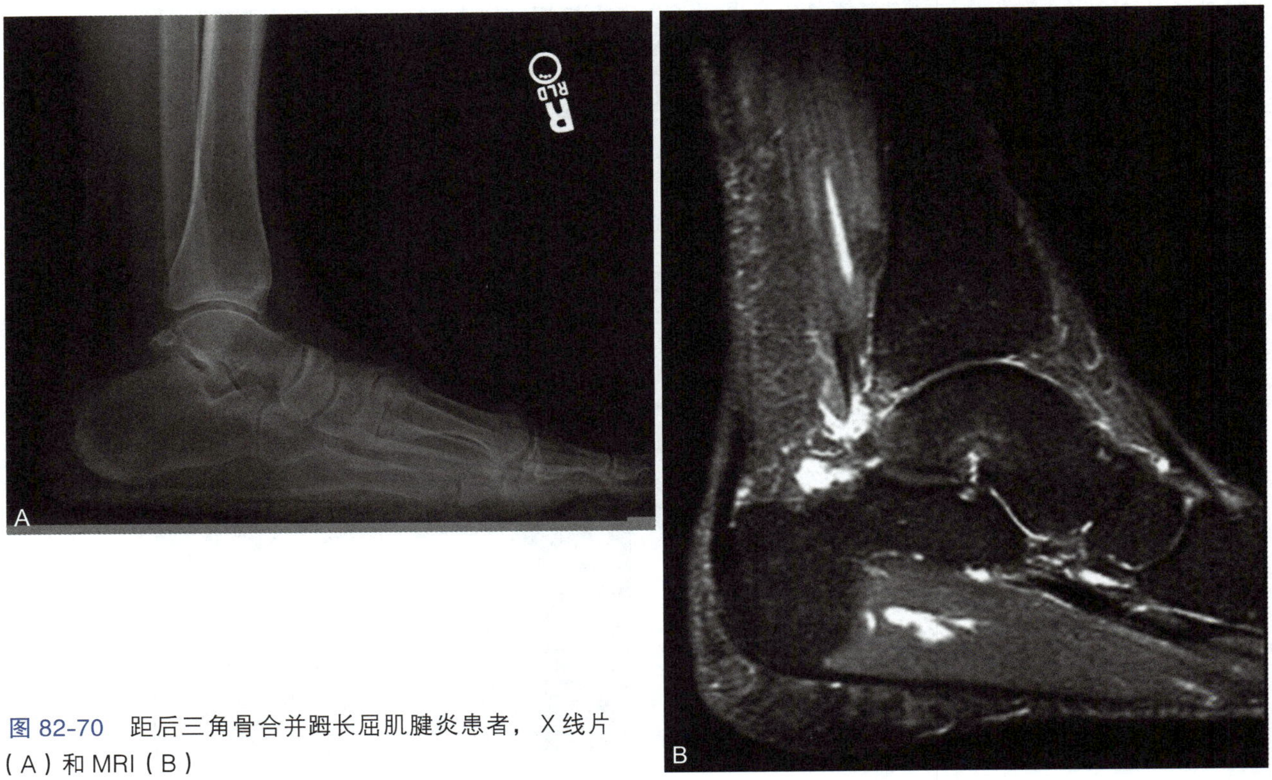

图 82-70 距后三角骨合并跗长屈肌腱炎患者，X 线片（A）和 MRI（B）

纤维管外侧的三角小骨。

- 评估骨性减压是否充分需要跖屈足部，用手触查有无骨对骨的撞击。有时游离体、跟骨的突起或胫骨后部需要清创。

术后处理 加压包扎，患者能忍受时允许扶双拐负重，1 周时去除敷料，在可以忍受疼痛的情况下开始主动活动范围锻炼。2 周时开始物理治疗，包括渐进的主、被动活动范围锻炼和力量练习。伤口愈合后鼓励游泳，然后患者可在理疗师监督下开始较大活动量的练习，平均 6 个月才能完全康复。

（二）踇长屈肌腱撕裂

如果踇长屈肌在跖趾关节近侧撕裂，修复部位不能通过滑车系统，则应适当调整。但在前足跖侧显露跖趾关节的近侧相当困难。Floyd 等建议在足部修复踇长屈肌腱。在踇趾滑车内的断裂作者不予修复，

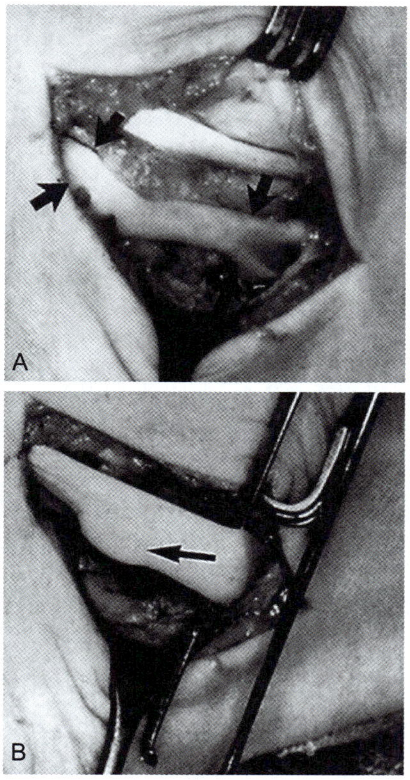

图 82-71 A. 在纤维管的入口处踇长屈肌腱受挤压。踝关节和踇趾中立位时肌腱松解彻底。趾长屈肌位于踇长屈肌的前方；B. 纤维管中可见大的结节，尽管结节较大，但在纤维管松解后肌腱能够自由滑动（见手术技术 82-24）

踇短屈肌在前、中足正常时，修复踇长屈肌在功能上可能并无必要。但如果决定修复，可循下述方法显露。

踇长屈肌腱撕裂的修复

手术技术 82-25

- 在足底第一、二跖骨之间做一纵行切口，始于腓侧籽骨外侧远端，向近侧延伸 4 ~ 5 cm（图 82-72）。
- 钝性剥离跖腱膜与第一、二足趾之间的纤维连接。
- 用一小的钝尖解剖剪显露趾总神经和供应第一趾蹼区的伴行血管（图 82-73）。将这些结构牵向外侧，向切口远端显露踇短屈肌腱的外侧头（图 82-74）。
- 沿切口全长在两肌腹之间进一步分离此间隙，尽量屈曲踇趾。此时远侧肌腱断端应该可以显露出来（这可引导术者向近端寻找回缩肌腱的走行方向，尤其是有陈旧的血肿或瘢痕时更有帮助）。
- 使踝关节下垂，用肌腱引导器或血管钳沿估计的路径向近端探寻肌腱。由于在舟骨水平踇长屈肌与趾长屈肌之间有交叉连接的腱纽，肌腱回缩不会超过舟骨。
- 一旦找到肌腱，将其牵至切口并跖屈踝关节后，用一枚直针穿过皮肤和踇长屈肌腱，再穿至另一侧皮肤。

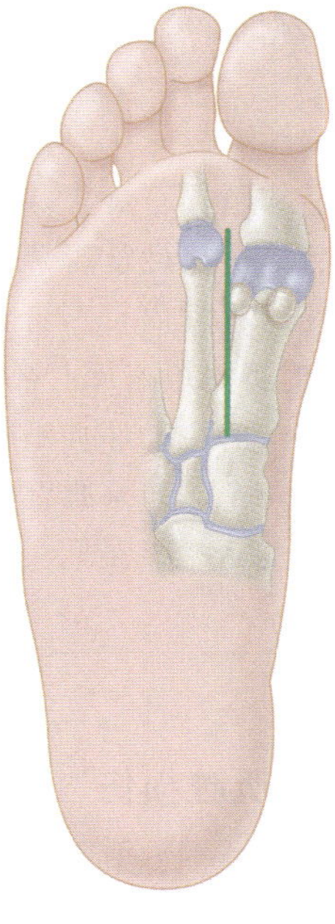

图 82-72 修复踇长屈肌的足底皮肤切口（见手术技术 82-25）

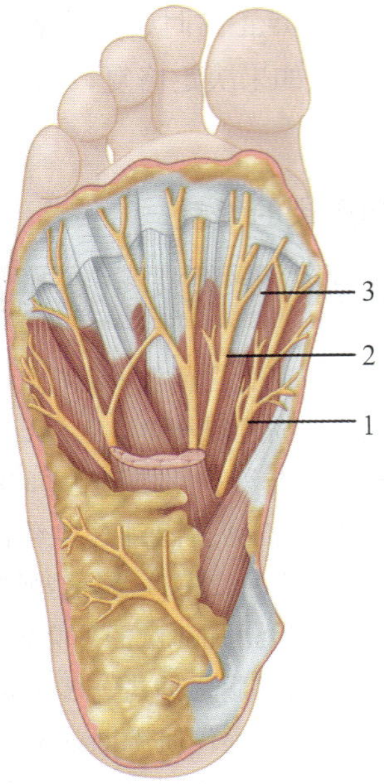

图 82-73 1. 足底内侧神经至踇趾胫侧的内侧固有支；2. 足底内侧神经至第一趾蹼的趾总神经；3. 踇长屈肌腱（见手术技术 82-25）

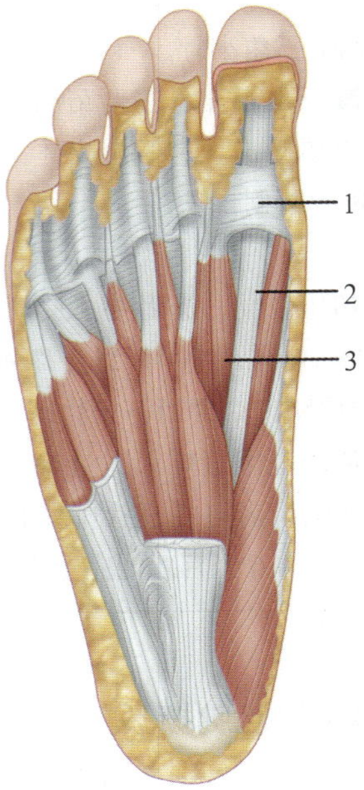

图 82-74 1. 第一跖趾关节处的踇长屈肌腱滑车；2. 踇长屈肌腱；3. 踇短屈肌外侧头（见手术技术 82-25）

- 屈趾，用带 2-0 不可吸收缝线的无创圆针以端对端双直角缝合法修复肌腱。避免将肌腱折叠过多，使肌腱两端以适度的张力对合。
- 用 2-0 或 3-0 尼龙线缝合皮肤。最好简单缝合，但如果皮肤对合不良，也可做垂直褥式缝合。用全厚的软组织敷料包裹，再用短腿石膏管型固定关节于轻度马蹄位、踇趾于中立位，石膏长度要超过足趾。

术后处理 术后非负重石膏将踝固定至轻度的马蹄位 3 周，然后更换超足趾石膏将踝关节固定于中立位。可承受的程度内带石膏负重，换石膏时拆除缝线。6 周时拆除短腿行走石膏，然后开始趾间关节和跖趾关节的主动屈伸锻炼，用手固定一个关节，活动另一个。如果肌腱修复处在跖趾关节近侧 2 cm，或更近端，趾间关节应恢复自主的屈曲活动。

（三）趾长屈肌腱损伤

在足趾或中足的趾长屈肌单独的损伤无手术修复必要。如果足底深部裂伤在中足与后足交界处附近，位于跖方肌和趾长屈肌交界处近侧，同时踇长屈肌也发生撕裂伤（常同时有足底内侧或足底外侧神经损伤），在修复其他结构的同时，可以修复趾长屈肌腱的损伤。

七、足跟痛

1922 年，Stiell 宣称，“足跟痛是一种很少能有效治疗的病症。理由很简单，因为未能确切诊断其病因”。43 年后 Lapidus 和 Guidotti 称“刻意使用跟痛这一诊断，而不采用其他病因更确切的诊断名词，是因为这一明确的临床疾病的确切病因仍不清楚”。现在，将近 50 年过去了，我们仍然不知道所有引起跟骨结节前内侧突起深面疼痛的确切病因（图 82-75）。其他多种引起足跟痛的原因已较清楚，如跟腱炎、跟后滑囊炎、胫后肌腱炎，然而足跟痛的病因仍是一个谜，而足跟痛发病率又很高，医生和患者均被其困扰。Tong 和 Furia 报道，每年超过 200 万名患者治疗跖腱膜炎，2007 年的治疗费用估计在 1.92 亿～3.76 亿美元。

一、病因学

足跟痛的鉴别诊断包括足跟垫萎缩、跖腱膜炎（跖腱膜病）、跖底外侧神经的第一支卡压、跟骨压力性骨折和跗管综合征。其他不太常见的原因包括类风湿关节炎、强直性脊柱炎及Reiter综合征。此外，还要考虑到深部脓肿，尤其是糖尿病患者。40岁以下的男性患有双侧足跟痛时，应排除强直性脊柱炎和Reiter综合征。对于患有双侧足跟痛的女性，应考虑到类风湿关节炎。

随着年龄的增加，跟垫弹性脂肪组织的退变是最常见的表现。

同样，衰老也会导致胶原、水分以及弹性纤维组织逐渐减少，这些发生在跟垫的退变过程可以部分解释足跟痛的原因。

另一个可能引起疼痛的原因与足趾背屈时跖腱膜的"绞链"机制有关。跖腱膜起于跟骨结节前内侧的足底面，分几束止于跖趾关节的跖板、屈肌腱鞘以及近节趾骨基底部，跖腱膜绕"绞链"的"绞盘"（跖骨头）被拉向远端，此时跖腱膜受到持续的牵引力。拉紧的跖腱膜可使纵弓抬高，也使跖腱膜的起点受到牵拉（图82-76）。

另一个支持绞链理论的发现是，跖腱膜最致密、坚硬的部分起于其在跟骨结节的附着部。而此处正是查体时最常见的局部压痛部位。将此比作"网球肘"并不离谱。实际上，此处疼痛已被称为"网球跟"。

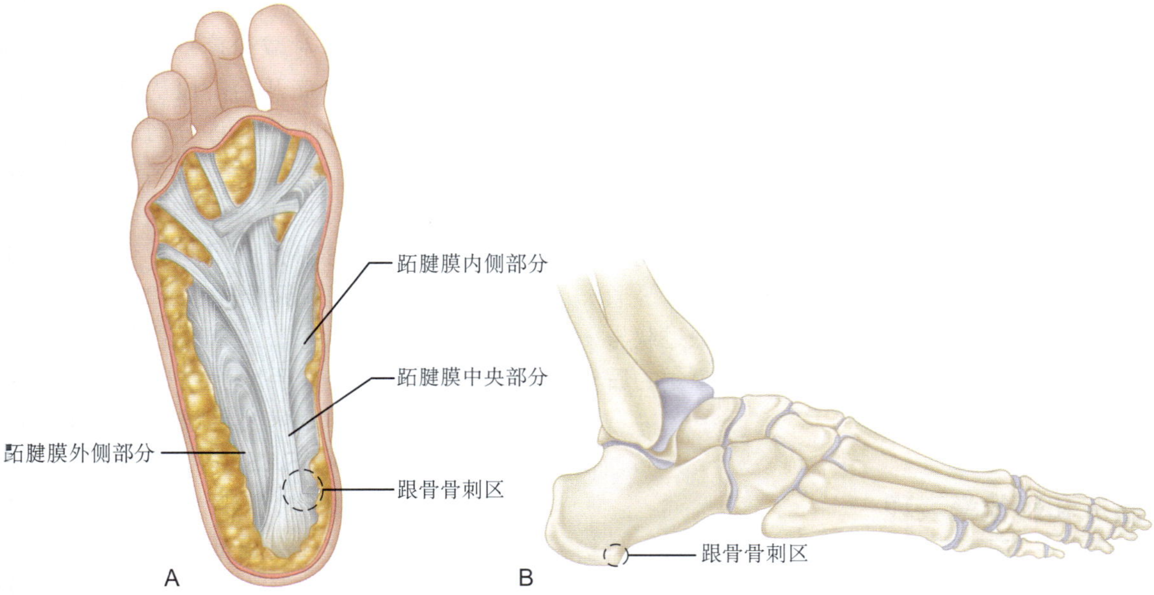

图 82-75　足跟痛最常见的疼痛部位

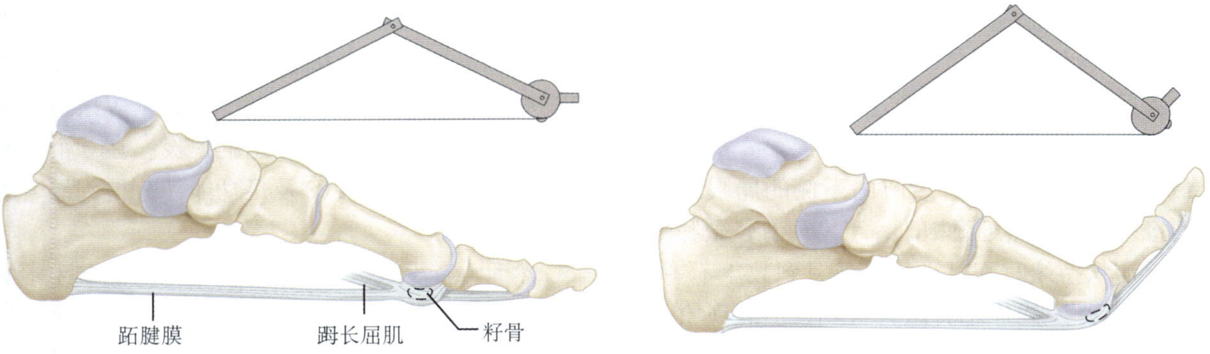

图 82-76　足跟痛的"绞盘"机制，张力作用于跖腱膜起点（见正文）

在跖腱膜起点和跖腱膜下的趾短伸肌腱，反复的拉伸与衰老会造成微小撕裂与囊样退变。

除了跖腱膜的起点，Schon 与 Baxter 认为，足跟痛的神经源性病因包括支配小趾展肌的足底外侧神经的第一分支受卡压。他们综合临床和实验室资料得出以下结论：少数患者（1%～2%）足跟痛确与神经源性病变有关。他们通过定位压痛点把神经性病因与其他病因进行鉴别，压痛位于足底内侧神经走行至跟骨结节时，屈肌支持带的下缘处。跖腱膜炎的患者只在内侧结节处有压痛，而神经源性足跟痛患者则沿神经走行的全长都有压痛。Sehon 和 Baxter 强调应松解踇展肌的深筋膜缘。

近几年来，对跖腱膜炎的外科治疗果效已有深入的研究。跖腱膜作为纵弓支持结构的作用也已被广泛探讨，其被认为是足弓最重要的静力性支持结构。切除跖腱膜后纵弓会出现显著的改变。这些实验室研究帮助我们理解了为什么跖腱膜断裂或手术松解后会出现足弓疼痛的临床表现。

强调慢性足跟痛和跟腱功能不全的关系非常重要。当今，进行跟腱延长术解决各种问题已变得越来越流行，但必须强调，过度有创的延长术可能导致一种特殊类型的后跟过载和疼痛。Chilvers 等通过研究 9 名行跟腱延长术的患者，提出后跟过载与跟腱功能不全有关。他们证实糖尿病和无感觉的后跟是危险因素。

二、临床和影像学表现

大部分足跟痛患者年龄为 40 ～ 70 岁，且通常正常足弓单侧发病。肥胖是易患因素之一，当患者体重过重时，症状更难控制。目前尚不知道扁平足和高弓足者是否易患此病。踝关节背屈度减少，膝伸直度下降，都与足跟痛有关。

患者主诉为跟下疼痛，晨起或坐片刻后加重，行走几步后疼痛减轻。白天患者相对较舒适，到傍晚疼痛逐渐加重，不负重后可缓解。

最常见的体征是跟骨结节内下侧的局限性压痛。如将患侧与对侧足跟相比，可发现有轻微肿胀及发红，症状持续时间从数周、数月到数年不等。约 50%的患者 X 线片示有跟骨骨刺，但此现象的确切意义尚不肯定。

MRI 可清楚地显示软组织与骨性结构，可以有助于不典型足跟痛或顽固性足跟痛的诊断。尽管治疗上不会有太多不同，但 MRI 可显示其他病变，如跖腱膜断裂、跟骨水肿或占位病变。

三、治疗

足跟痛患者很少需要手术来缓解症状。矫形支具、夜间夹板、特定的定向跖腱膜拉伸方法、口服非甾体抗炎药、局部注射、体外冲击波治疗及弱激光均有成功报道。更普遍的成功应用是皮质类固醇注射治疗，其他的注射（像 PRP 及全血注射）也可以减轻症状。但有报道皮质类固醇注射治疗后可出现跖腱膜断裂。接受皮质类固醇注射治疗的患者应被告知这些并发症。而且，支质类固醇仅能短暂地缓解症状。一项对比自体血注射与皮质类固醇注射疗效的前瞻性随机对照试验发现，自体血注射对减少疼痛和压痛是有效的，而皮质类固醇在疼痛开始阶段更有效。6 个月的随访中，两组患者的 VAS 评分均有提高。在另一项前瞻性试验中，Monto 将 43 名患者随机分组到皮质类固醇注射和 PRP 注射组。3 个月后，两组 AOFAS 评分均有提高。然而，2 年后皮质类固醇注射组评分逐渐降低到原先水平，PRP 注射组评分保持着改善后状态。文献报道表明，超过 90% 的跖腱膜炎患者经非手术治疗有效。在作者的医院，成人最常见的足病为足跟痛，但极少需要手术治疗。在一份 AOFAS 成员的调查中，对于症状超过 10 个月的患者，74% 的反馈者更喜欢手术或体外冲击波治疗。高能量体外冲击波治疗顽固的跖腱膜炎已被报道是有效的，但也有 1 级证据表明跖腱膜拉伸与冲击波治疗作为初始治疗没有明显的区别。对于慢性跖腱膜炎，包含随机对照试验及类随机试验的 meta 分析支持应用高能量体外冲击波治疗。其他报道的治疗包括 A 型肉毒毒素、高频电磁场治疗和弱激光治疗，但没有大的随机对照试验证明其有效性。Jastifer 等报道了应用弱激光治疗 30 例顽固性跖腱膜炎。在 6 个月及 12 个月的随访中，VAS 及足功能评分得到显著的提高。

然而，有少数患者虽然采用了所有的非手术治疗方法，症状仍然长期存在。如果患者清楚手术后症状仍然有可能不改善，且愿意接受手术，则可考虑手术治疗。建议的术式包括单根神经的松解、腓肠肌延长、部分跖腱膜切除（开放或内镜下）和跟骨截骨术。如果存在骨刺而手术中不准备切除骨刺，须术前告知患者，避免造成其误解和失望，以及仅仅由于心理期望原因而导致效果不佳。单独的腓肠肌松解相比于传统的开放松解跖腱膜更能改善症状而减少创伤。

Ward 和 Clippinger 介绍了一种经内侧纵弓的近端切口，用于行跖腱膜松解，并报道这种局限的非侵袭性手术能够在松解跖腱膜中心腱的同时，保留跖腱膜外侧 35%～50%的完整性，减少了开放性手术后所需的恢复时间。由于不在趾短屈肌深面做解剖，因而不需要沿支配小趾展肌的神经做神经松解或腱膜松解。手术瘢痕也不会带来不适。

行内镜下跖腱膜松解也是基于对跖腱膜的中心腱进行有限松解的观点。尽管早期骨科文献强调该手术的并发症，但最近的研究已经报道，内镜跖腱膜切开术是一种有效的手术，可重复性好、并发症发生率低且医源性神经损伤风险较小。解剖研究分析表明，如果操作正确，内镜跖腱膜松解术安全性尚好。Saxena 报道了行单入路内镜松解的 16 名运动员患者疗效为优或良，所有患者术后 3 个月均恢复运动（主要是跑步）。体重指数超过 27 的患者中一半疗效较差。作者对内镜手术没有经验，多采取开放手术行跖腱膜和神经松解。

多数最终需要手术的足跟痛患者，都或多或少地存在足底外侧神经第一分支受卡压的表现，对于这一小部分患者，下面介绍的包括足底外侧神经减压、跖腱膜附着部分切除以及骨刺切除等的综合术式，与内窥镜下单纯切开跖腱膜相比，显得更为完整、彻底。从跟骨结节上松解跖腱膜、切除跟骨骨刺、松解支配小趾展肌的神经、松解趾短屈肌以及切除跟骨结节前部都能通过一个切口完成，因此在此仅介绍一种术式。很多作者报道松解支配小趾展肌的神经，并部分松解跖腱膜可以取得良好的效果。

跖腱膜与神经松解术

手术技术 82-26

(Schon，Baxter)

- 此手术不需要使用止血带，但也可选用。患者取仰卧位，这样便于将患足外旋。术中常规使用 2.5 倍放大镜。如果未使用止血带，可将患者置于轻度头低足高位，以减少静脉回流。为慎重起见，可在术前经静脉给予预防性抗生素。
- 在足跟部内侧面，沿足底外侧神经第一支的走向和踇展肌肌腹的近侧缘，做长 3～4cm 长的斜切口（图 82-77A）。切口的起点位于距内踝后缘 1cm 的纵轴线中点上，斜向远侧及跖面方向，止于皮肤的跖面与内侧面交界处。
- 锐性切开皮下脂肪组织，注意勿损伤跟神经浅支。有时在显露展肌筋膜浅层之前会先看到皮下浅筋膜，有时易和踇展肌筋膜相混淆。
- 确认踇展肌筋膜浅层后，在切口内置入一自动牵开器。
- 从展肌的远端内缘向外侧、跖侧穿过一 Freer 骨膜剥离器牵开，找到跖腱膜。在展肌筋膜和跖腱膜交界面，插入一把小的带齿椎板撑开器，在其两臂之间，置入一把 Senn 拉钩拉向远端，以便更好地显露跖腱膜。
- 一旦完全显露，锐性松解展肌筋膜浅层（图 82-77B）。
- 用 Freer 骨膜剥离器确认展肌筋膜深层，此筋膜呈凹陷状，在松解前必须准确辨认。
- 用一把 Senn 拉钩将展肌向上拉开，用手术刀松解展肌的深筋膜（图 82-77C）。
- 深筋膜下方有脂肪、动脉、静脉和足底外侧神经的第一分支。用 Senn 拉钩从上方将展肌拉向远端，以便于从这个方向完全松解展肌深筋膜（图 82-77D），如此便可松解足底外侧神经。约 20%的患者不用分离就能看见该神经。建议不必常规解剖显露此神经，因为这样可能导致不必要的出血和神经损伤。当能摸到锐利的跖方肌近端内侧边缘时，则需要仔细地予以松解（图 82-77E）。
- 之后，在切口的下方内侧可以见到跖腱膜。从内侧跖腱膜长切除一个方形部分，大小为 2～3 mm×4 mm（图 82-77F）。跖腱膜的完全切断术可以用于有整个止点区域内侧与外侧疼痛的非运动型患者。如果整个止点都进行松解，在切除区置入一个撑开器，切断跖腱膜的残余部分。
- 如果术前见到一个大的骨刺，并认为其引起症状，可先轻柔地从骨刺上牵开趾短屈肌，再切除骨刺。在骨刺的上、下方各放一把 Freer 骨膜剥离器，用一个 6 mm 宽的骨刀横断切除。注意不要对骨刺下方的足底外侧神经第一分支造成损伤。切除骨刺后，将其取出，并用咬骨钳将骨面咬平。一些作者主张用凝血素或骨蜡对切除的骨面进行封闭。

- 在踇展肌筋膜深层的深面置一小弯血管钳，轻轻牵动血管钳看是否还有紧张的纤维条束，以此检查松解情况。
- 用大量液体冲洗伤口并止血。用 4-0 尼龙缝线缝合皮肤。用 10 cm × 10 cm 的海绵纱、10 cm 宽的 Kerlix 绷带、10 cm 宽的 Kling 绷带加压包扎，最后用 10 cm 宽的弹力绷带加压包扎。

术后处理 术后 2 周不负重，2 周拆线并逐渐开始负重锻炼，鼓励患者做跟腱牵伸练习并增加活动度。

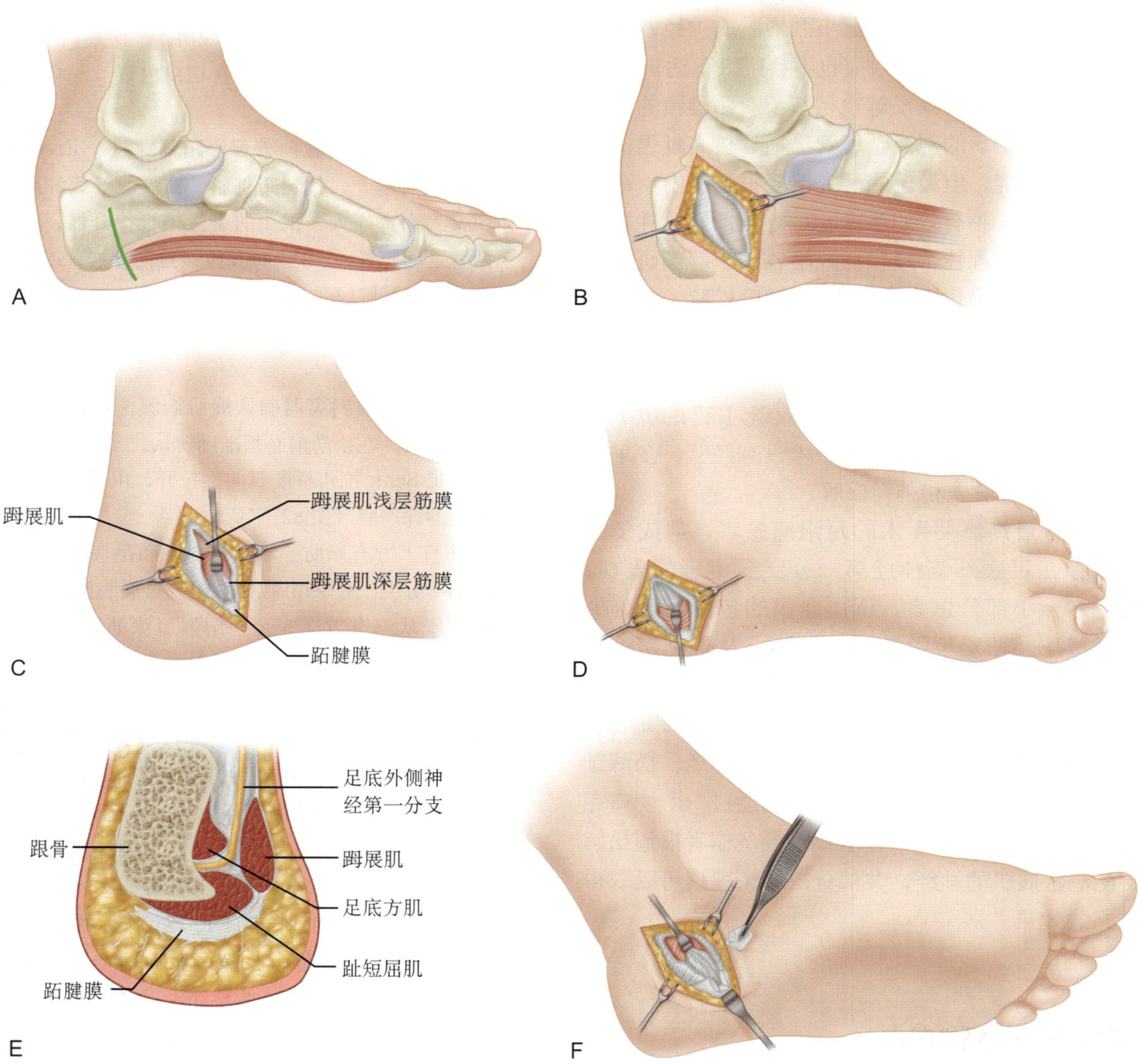

图 82-77 跖腱膜和神经的松解

A．足底外侧神经的第一分支做切口；B．踇展肌浅层筋膜已松解；C．踇展肌被牵向近端；D．踇展肌被牵向远端；E．沿足底外侧神经第一分支走行的足跟横切面；F．切除内侧小块跖腱膜（见手术技术 82-26）

（引自：Schon LC: Plantar fascia and Baxter's nerve release. In Myerson M, ed: *Current therapy in foot and ankle surgery*, St Louis, 1993, Mosby.）

双通道内镜下跖腱膜松解术

手术技术 82-27

(Barrett 等)

- 静脉用镇静药，完成局部麻醉。常规消毒铺单。驱血，踝部止血带充气。
- 沿在非负重侧位片显示的跟骨结节内下缘的前下方画出切口的标记点。
- 戳一个 5 mm 的垂直切口，钝性分离至跖腱膜水平（图 82-78A）。因为切口小，无法在直视下分离，必须借助于触摸操作。
- 内镜的器械（Instratek，Houston，Tex）具体包括筋膜剥离器、探钩、带槽的套管管芯系统和用于连接一次性钩刀片及三角刀片的刀柄。
- 用筋膜剥离器触及跖腱膜内侧组织。
- 用筋膜剥离器紧贴筋膜下方做出一隧道（图 82-78B）。沿隧道插入套管管芯系统，越过跖腱膜至足外侧。
- 用手触及套管的管芯，于其尖端垂直切开皮肤 5 mm，将套管和管芯穿出皮肤。
- 取出管芯，保留套管。
- 自内侧插入内镜，外侧插入筋膜探子。
- 用内镜观察整个筋膜的底面，关节镜套管下壁的双标记处大概相当于跖腱膜内侧缘覆盖的位置。向外侧移动，单标记处相当于内侧肌间隔的位置。前两个标记线相对于真皮的深度为 9 mm 和 11 mm，第 3 条标记线距前两条标记线中点 13.5 mm。根据尸体解剖的数据，这些标记线代表了皮肤与内侧束的平均宽度，操作时只供导向参考。
- 用内镜观察跖腱膜内侧缘的覆盖，用探子探查其纤维。插入逆切割刀，至此解剖标记点，切断跖腱膜内侧束（图 82-78C）。
- 改从外侧插入内镜，内侧插入探子，以获 180° 的观察范围。如仍可探及跖腱膜的残留纤维，可自内侧插入三角刀进一步松解。为保证准确的松解，在监视器上观察到跖腱膜的全层非常重要（图 82-78D）。
- 筋膜切断完毕，盐水冲洗，撤出套管。
- 用 5-0 聚丙烯缝线缝合伤口，0.5%的布比卡因和 1 ml 地塞米松浸润伤口边缘，以减少术后的疼痛。无菌弹性敷料加压包扎，放松止血带。

术后处理 患者术后即可完全负重，但应避免过多行走。术后 3 d 去除敷料，改用黏性无菌绷带包扎。患者在能忍受时可尽早穿可配合使用支具的普通鞋。

单通道内镜下跖腱膜松解术

手术技术 82-28

(Saxena)

- 在足的内侧面、内侧跟骨结节 1 cm 以远，刚好在足背和足底皮肤交界的上方做一切口。背屈踇趾确定跖腱膜内侧部分，在倾斜皮纹内做切口，从背侧向跖侧，由近及远。
- 用止血钳钝性分离至跖腱膜。
- 用筋膜剥离器从足底分离跖腱膜皮下层，建立通道，插入管芯，由内到外插入套管建立工作通道。
- 取出管芯，将一个观察 30°、直径 4.0 mm 的内镜插入工作通道用于观察跖腱膜。
- 拔出内镜，插入带停止装置的中空的深度计。将内镜及深度计从内侧到外侧再次插入。
- 通过旋转套管 180° 确定跖腱膜中间带的内侧部分，并通过足底外面的透光从外面观察这个部位。
- 标记测量值，其与横断面适当水平相一致，通常在深度计上刻度为 7 ～ 8。
- 撤出内镜及深度计，插入一个一次性的带导管手术刀，自带阻止装置，位于合适的刻度时，允许切断中央跖腱膜内侧部分。重新插入内镜并用刀横断筋膜。背屈足趾可以帮助切断筋膜。
- 横断后，检查跖腱膜的断端以及第一跖肌层。确认适当筋膜切断后，撤去所有器械并冲洗手术部位。
- 直视下用小剪刀切断内侧任何可见的绷紧的纤维束。
- 一或两层水平褥式缝合切口。

术后处理 穿短的膝下石膏靴 4 周，2 周后拆除缝线。患者非负重位拄拐杖 2 周，建议其在开始负重时使用足部矫形器。物理治疗包括拉伸、按摩和超声波，4 周时可逐步加强。患者在可以忍受连续 30 ～ 40 min 行走并且没有日常疼痛症状时可进行跑步训练。

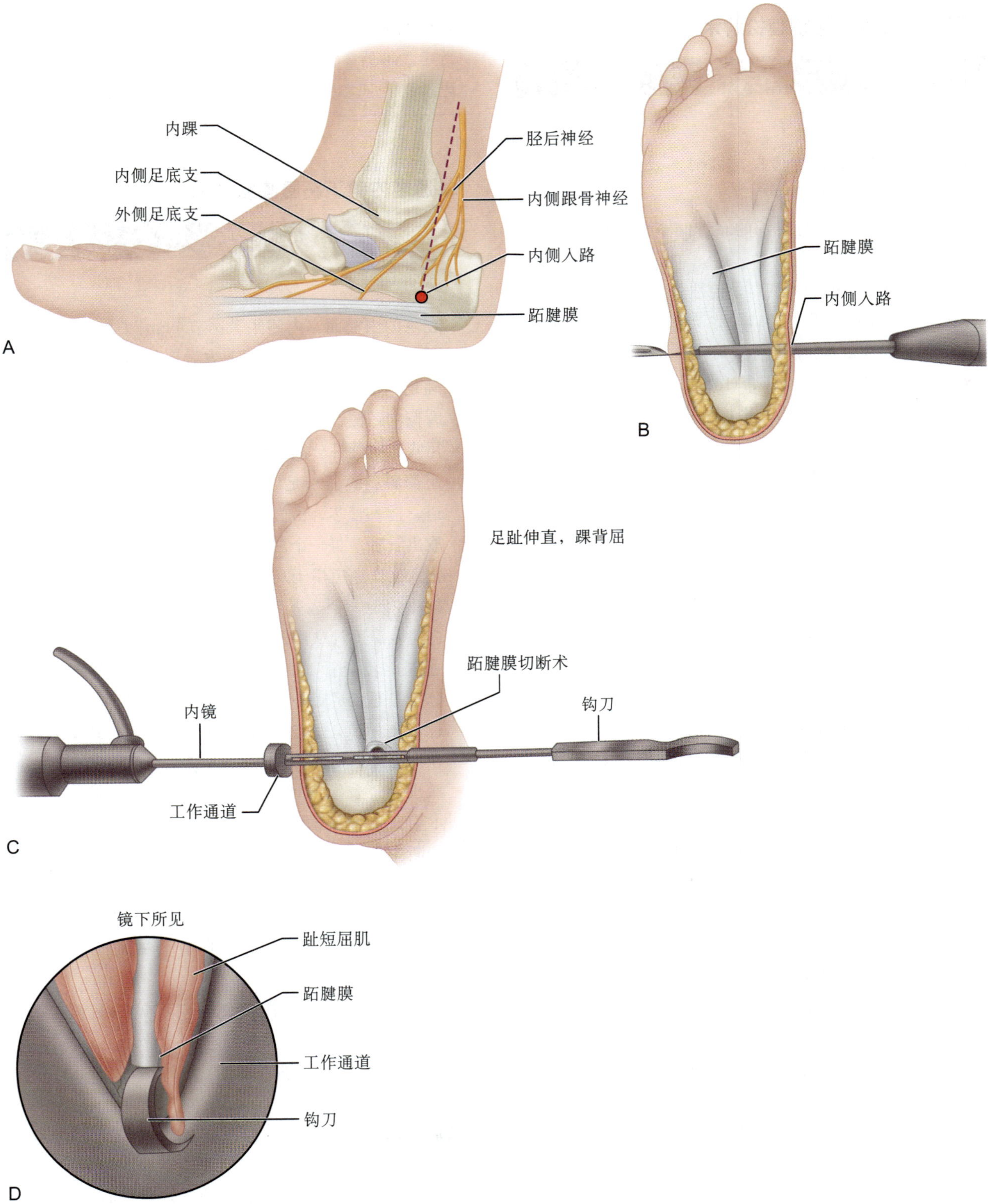

图 82-78 双侧内窥镜下跖腱膜松解术（见正文）

A. 通过沿内踝后方远端的延长线确定内侧入路，此处与跖腱膜内侧起点在跟骨结节相交；B. 通过表面放置垂直于跖腱膜的钝性套管针确定外侧入路；C. 踝关节背屈和足趾伸直，用钩刀松解内侧跖腱膜；D. 当松解适当数量的跖腱膜后，可看到底层趾短屈肌肌腹（见手术技术 82-27）

（引自：Ferkel RD, Hommen JP: Arthroscopy of the ankle and foot.In Coughlin MJ, Mann RA, Saltzman CL, editors: *Surgery of the foot and ankle*, ed 8, Philadelphia, 2007, Elsevier.）

第二节 扁平足和跗骨联合

虽然跗骨联合一直作为先天性僵硬性扁平足的病因，但这并不完全准确。在一些跗骨联合，尤其是跟舟联合的患者中，几乎没有提示扁平足的畸形。可能存在轻度足跟外翻和纵弓的轻微丢失，但患者通常没有与此相关的主诉。此外，并非所有畸形均为固定性，尤其在跟舟联合畸形，距下关节可能保留有足够的活动度，使医生在阅读 X 线片之前出现误诊。但是，大多数跗骨联合患者确实有不同程度的后足强直外翻和一定程度的正常纵弓丢失，因此，将跗骨联合放在僵硬性扁平足内讨论。

跗骨联合畸形、僵硬性扁平足和腓骨肌痉挛常常作为腓骨肌痉挛性扁平足的基本病变而一起讨论。但是，重要的是要澄清腓骨肌痉挛实际上是腓骨肌肌肉 - 肌腱单位的获得性或适应性短缩。检查者施加内翻应力可造成患者无法控制的 3 ～ 4 次腓骨肌阵挛，这是短缩的肌肉 - 肌腱单位的牵张反射所致。必须强调，腓骨肌紧张是跗骨联合的结果，而不是原因。

腓骨肌的紧张可见于许多临床病变，而非仅见于跗骨联合畸形。常见的有类风湿关节炎、骨软骨骨折、距下关节感染或距下关节邻近的距骨或跟骨肿瘤。距下关节的松弛位是外翻位，在此位置作用于距跟骨间韧带的张力最小（Lapidus）。可能因尚不了解的机制，腓骨肌受刺激后反射性收缩，外翻后足，以便减轻距下关节的压力。随着时间的推移，位置逐渐固定。

跗骨联合的真实发病率要高于通常所述的 1%。跗骨联合表现出遗传性，可能是一种几乎全部外显的常染色体显性遗传的单因素病变。特定类型的跗骨联合可能代表特定的基因突变，而这种突变正是原始间充质不能分节的原因。除跟舟和跟距联合畸形之外，跗骨联合引发症状非常罕见。距舟联合（图 82-79A ～ C）相对于跟骰、舟骰、舟楔或跗骨广泛联合可能常见得多，但总体上仍属罕见疾病。

一、跟舟联合

尽管出生时跟舟骨桥就可能存在，但直至 8 ～ 12 岁才骨化。在此之前，可能由于距舟复合体初级骨化中心周围软骨的弹性，患者极少出现典型症状。随着软骨的骨化，开始出现后足僵硬，患者承受儿童期剧烈活动应力的能力下降。联合畸形可能是骨性的（骨性连结）、软骨性的（软骨连结）或纤维性的（韧带连结）。不完全性联合畸形（图 82-79D），即软骨性或纤维性联合，通常症状更明显。无论联合是完全性（骨性）还是不完全性（软骨或纤维性），45° 侧斜位 X 线检查在诊断跟舟联合畸形中都是最有用的。

异常的骨桥起于跟骨前突，紧贴前关节面的外侧，走向背侧和内侧，止于关节外舟骨表面的外侧和背外侧。它通常长 1 ～ 2cm，宽 1 ～ 1.2cm。在带有软骨性或纤维性界面的骨桥，其邻近的骨质边缘不规则，也不清晰。距骨头可以很小并且发育不良。跟距联合畸形常见的距骨背侧关节缘的鸟嘴样突起在跟舟联合畸形中很少见。

临床症状通常为以跗骨窦周围为中心的足背外侧隐痛，在不平的路面行走困难，有足部疲劳感，并偶尔出现疼痛性跛行。体检可有也可没有距下关节活动度的显著降低或纵弓变平，因此，对这类患者要高度怀疑患有本病的可能性。但是，据作者的经验，如果是单侧病变，仔细检查距下关节的活动度可发现多数患者双足有明显差异。除距下关节不同程度的活动丧失外，通常在跗骨窦部位及骨桥走行区存在压痛，大多数出现不同程度症状的青少年患者都存在不同程度的后足外翻、纵弓塌陷和腓骨肌痉挛。

治 疗

尽管跟舟联合畸形直到成年才表现出来，但大多数有症状的跟舟联合畸形患者的年龄在 8 ～ 12 岁，对应于早期软骨骨化的时间。因此，患者父母必须接受有关本病的教育，如本病的先天性、症状迟至青春期出现的原因、遗传方式和有些跗骨联合畸形患者从不出现症状的事实。同患者及其家人讨论也是治疗的一个重要部分。

建议先试行减少活动或石膏管型制动，或二者结合的方法进行治疗。石膏固定 4 ～ 6 周可使患者症状消失一段时间，甚至永远消失。短期间歇性管型石膏固定间隔长的非石膏固定期即有可能满足治疗的需要。仅仅存在跗骨联合畸形并不主张手术治疗。如果跗骨联合畸形患者到 20 岁还只有很少或

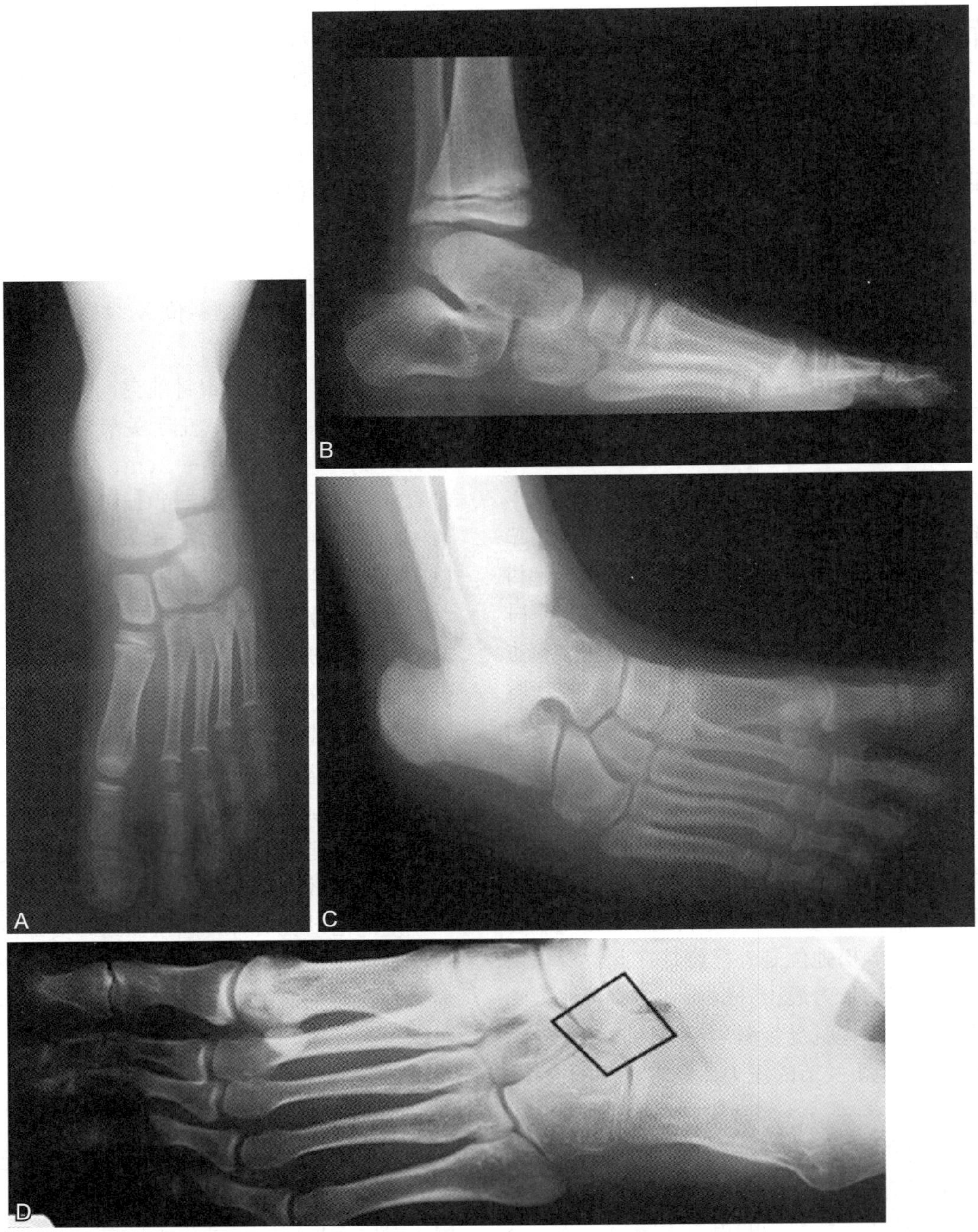

图 82-79 A ~ C. 先天性距舟联合（前后位、侧位、斜位 X 线片）；D. 跟舟不完全联合

没有症状，那么他们通常将不会出现症状或仅有轻微的症状。但是，假如试用石膏固定和塑形良好的硬性足弓托治疗后，青少年仍不能参加他们喜爱的活动，则主张手术治疗。

对儿童和成年人而言，推荐切除跟舟骨桥后于缺损处填入肌肉或脂肪组织。文献中关于成人跟舟骨桥切除的疗效是有争议的，具有良好疗效的患者比例占 68% ~ 92%，但复发率为 67%，一些文献报道骨关节炎的发生率为 96%。然而，一些作者已报道在切除骨桥和用肌肉（趾短伸肌）或脂肪组织充填后，可恢复距下活动、减轻症状并改善功能（图 82-80）。

跟舟跗骨联合切除术

手术技术 82-29

显露骨桥

- 取 Ollier 切口（见第 1 章），小心保护穿经切口的腓浅神经背侧中间支的各分支，尽量保留前方的趾长伸肌和第三腓骨肌腱鞘以及后方的腓骨肌腱鞘。
- 找到趾短伸肌肌腹。由近及远自跗骨窦锐性解剖，分离肌肉，直到显露整个跗骨窦和跟骨前凸。

切除骨桥

- 固定后足，手法摇动前足和中足，辨明距舟和跟骰关节。骨桥紧贴前关节面外侧起于跟骨前凸，向前、内走行，止于舟骨的外侧和背外侧缘。如果难以准确定位跟骰和距舟关节边缘，可切开足够的关节囊，找到关节面。
- 在骨桥腰部插入小 Hohmann 牵开器以帮助显露。在骨桥的跟骨端，平行于跗骨窦的底面放置一把 1.3cm（0.5 英寸）的骨刀进行截骨，截至骨桥内侧皮质但不穿透此骨皮质。在舟骨背外侧进行骨桥上部截骨，骨刀的方向要朝向内侧、跖侧，并与垂直面成约 30°，用骨刀将骨桥完全截断。然后，将骨刀放在下方的截骨面撬拨，使骨桥的内侧骨皮质发生骨折，然后用咬骨钳修平。切除的骨块应呈长方形。这种截骨方法可减少对距下关节前关节面或距骨头、颈下表面损伤的机会（图 82-81）。
- 骨桥切除要充分，因为切除的骨质常会少于最佳截骨量，因此，作者建议截骨后在手术台上拍摄

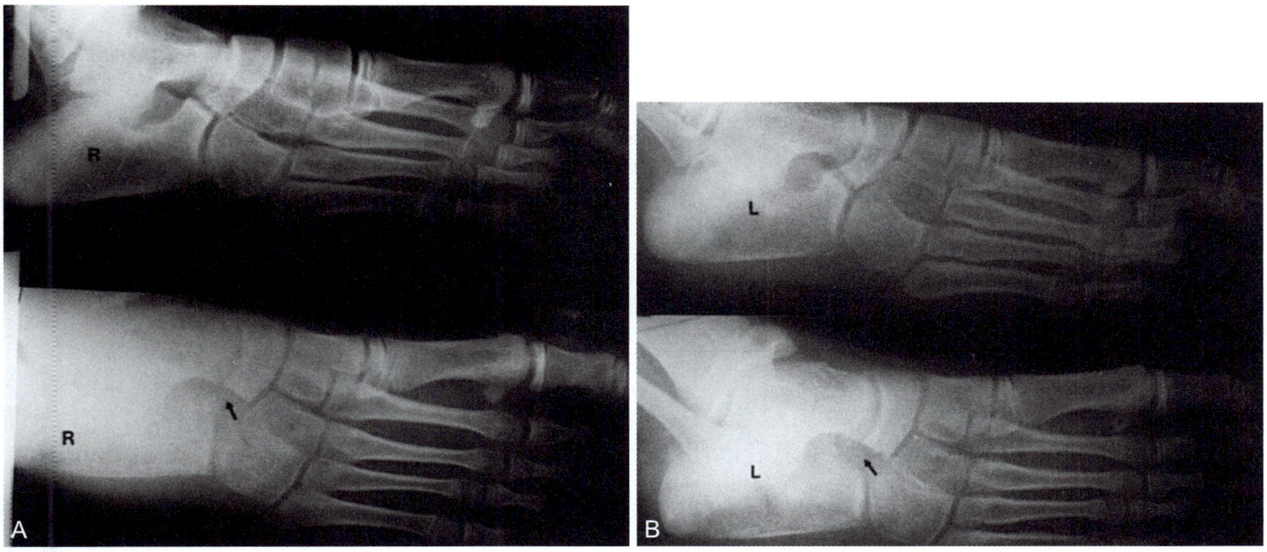

图 82-80 跟舟联合切除术
A. 术前；B. 术后

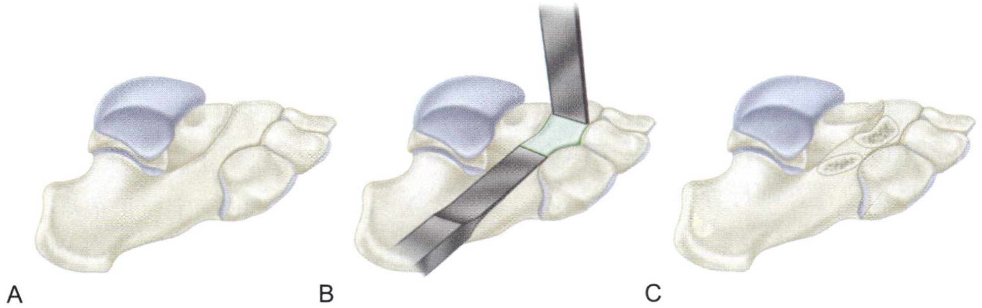

图 82-81 跟舟联合切除术
A. 术前；B. 骨刀的方向；C. 截骨术后（见手术技术 82-29）

侧斜位X线片。通常截除1.5～2.5cm的骨桥段，保留距骨外1/4关节面不被舟骨覆盖，从而确保骨切除量足够。

填塞肌肉

- 用可吸收缝线在趾短伸肌近端编织缝合，用小直针带着该缝线向内侧穿过缺损，将肌肉带入缺损处，并把肌肉塞入缺损深部。
- 缝线末端由内侧皮肤穿出，再穿过皮外的宽毡垫，牢固打结。
- 松止血带，彻底止血后，用可吸收缝线闭合皮肤切口。
- 在手术室就用衬垫良好的短腿管型石膏固定。
- 在截骨面涂抹骨蜡和吸收性明胶海绵是填塞肌肉的替代方法。

术后处理 如果患足神经血管状态良好，保留术后的管型石膏（非行走）固定3周。术后3周时去除管型，开始主动和主动辅助性内外翻功能锻炼。借助腋杖在可忍受的范围内开始部分负重。到完全负重无不适时就停用腋杖。尽管距下关节的活动度获得改善，但对于单侧病变而言，我们仍无法使患侧的活动度达到健侧水平。作者认为能达到正常的50%就属疗效良好，此点在术前应向患者及其父母交代清楚。

关节融合术治疗跟舟联合

对于较年长的青少年患者或成年患者，切除跟骨和舟骨之间的完全性骨桥可能并不能改善距下关节的活动度或缓解症状。如果X线片表明距下关节或距舟关节存在退行性关节炎，则更是如此。如果患者关节炎较轻且主要表现为距舟关节鸟嘴样增生，则骨桥切除术或三关节融合术均可选用，由患者选择。不论年龄大小，三关节融合术是骨桥切除术失败后的补救手术，作者倾向于对距骨周围关节复合体存在退变的成年人进行融合手术治疗。

如果后足位置可以接受，则行原位三关节融合术。如果必须矫正后足位置，则行骨桥切除术，并适当切除距下和中跗关节的关节面以调整后足位置。后足关节融合术的手术方法见第84章。

二、跟距联合

跟距联合在12～16岁发生完全或不完全性骨化，迟于跟舟联合的骨化，因此通常要到青春期晚期或成人阶段才能确诊。对儿童有症状的后足进行CT扫描可以更早发现联合畸形。本病症状与跟舟联合畸形相似：活动过多后出现足部疲劳感和后足周围疼痛。尽管存在纵弓塌陷，但通常患者并无主诉。腓骨肌痉挛常存在，但主要体征是距下关节活动度的显著减小或丢失，这与跟舟联合不同，后者可伴有不同程度的距下关节活动。跗骨窦、距舟关节之上、腓骨肌腱走行区，尤其是载距突内侧，可以存在压痛。此外，还可有不同程度的足跟外翻和纵弓的下陷。

（一）影像学检查

经过载距突和距骨颈之间的Harris和Beath X线投照位（即后上斜投照位）。在跟距联合畸形时，X线片显示关节间隙被骨桥取代（图82-82），或者清晰的关节边缘消失，提示存在纤维性或软骨性联合。拍照时，患者站在片盒上，屈膝直至小腿肚不挡射线，管球与暗盒成45°角，并指向足跟。作者发现在拍摄跟距联合畸形位时，与跟骨长轴成35°、40°、45°最易显示跟距联合畸形（见图82-82）。Jayakumar和Cowell主张进行站立侧位X线检查，可据之确定后关节面和内侧关节面与地面形成的夹角。然后就可决定拍摄跟距联合部位所需的投照角大小。

其他有用的X线征象包括关节背侧缘的距骨头呈鸟嘴样突出（图82-83）、距骨侧突与跟骨沟撞击而增宽或变圆、跟距后关节间隙狭窄和距下中关节间隙消失，所有这些改变均可在侧位X线片发现（见图82-82）。此外，距下关节的前关节面在侧斜位X线片上呈非对称性。假如足部常规位像和跟距联合畸形位像仍不能确定内侧跟距联合畸形，那么侧位X线断层检查可能有所帮助。

后足骨性解剖结构的正常变异使跟距联合畸形的X线诊断标准的确定变得很难。正常情况下，内、后距下关节面与跟骨长轴分别成35°～45°和45°～60°，但变异很大（图82-84）。诊断该病困难的一个原因在于联合的性质，它可能是骨性、纤维性或软骨性的，足常规X线投照位，包

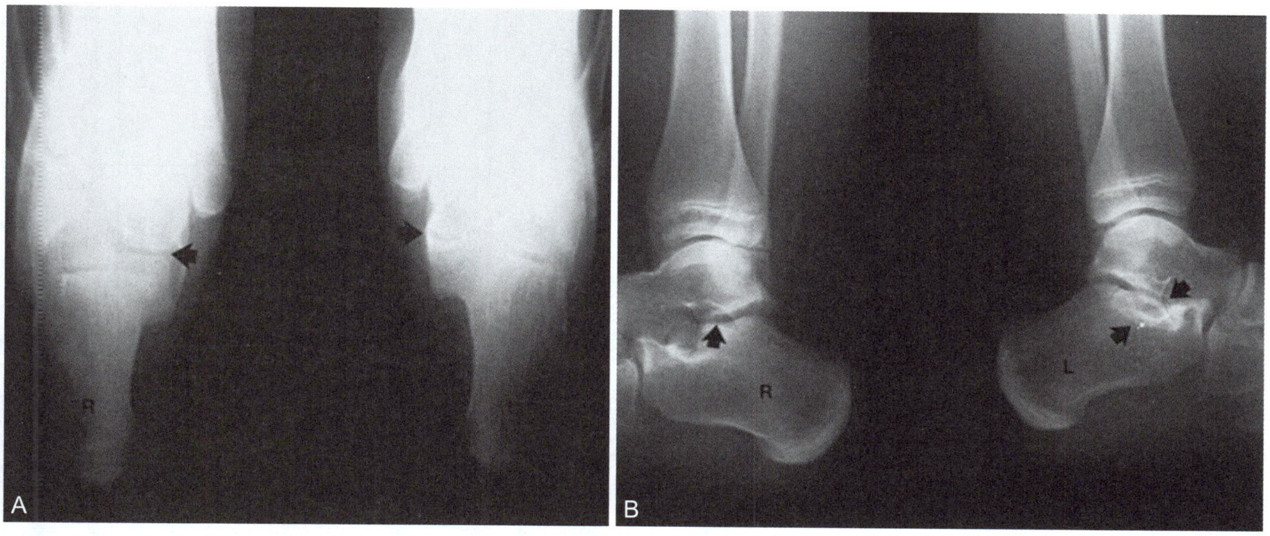

图 82-82 A. Harris-Beath 轴位跟骨（联合）像证实存在中关节面的跗骨联合畸形（注意右足正常的中关节面和左足不完全性中关节面联合）；B. 同一患者的后足侧位 X 线片（注意右足正常的中、后关节面。左足的情况是：中关节面矢去正常的间隙，距骨的外侧突变圆；位于中关节面下方的跟骨半环形硬化，代表载距突与骨桥的骨皮质边缘重叠）

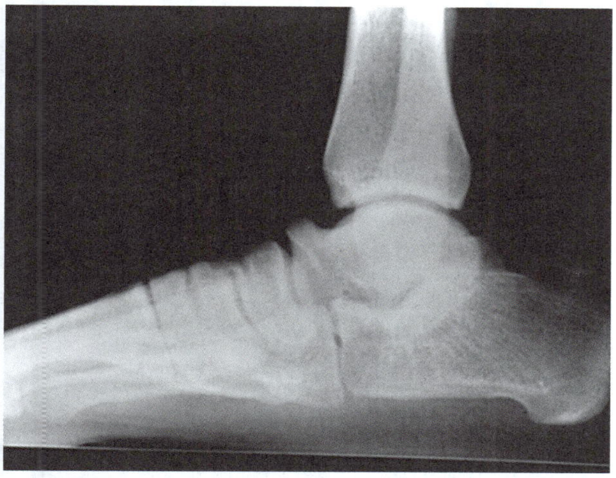

图 82-83 注意距骨颈前部呈鸟嘴样改变，伴有中关节面的跗骨联合畸形

括诊断跟舟联合所必需的侧斜位均无法显示。因此，建议采用层厚 3 mm 的 CT 冠状面扫描，并应当向放射医师说明：CT 断层的主要断面要垂直于距下关节的后关节面与中关节面，即位于半冠状面。这不仅有助于跟距联合的诊断，同时也能确定联合的确切位置和大小，并可显示距下关节中、后关节面的残留关节情况。尽管 CT 扫描检查确定了跟距联合畸形的诊断标准（图 82-85），但磁共振成像（MRI）也可能有助于显示各型联合畸形，包括纤维性联合。

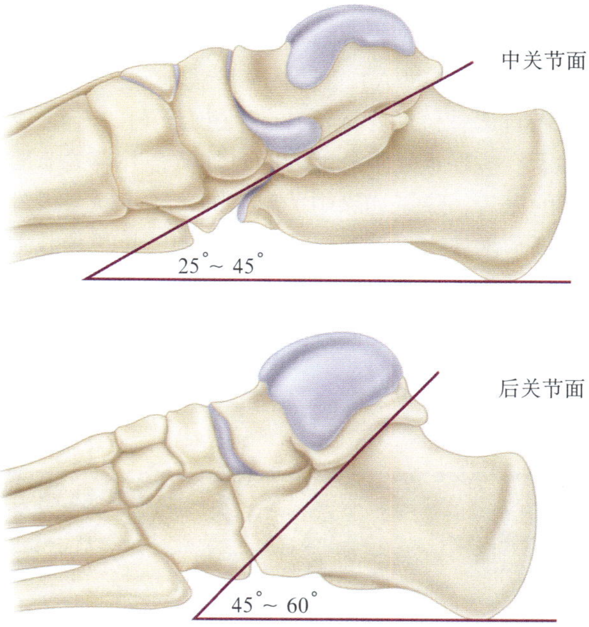

图 82-84 中、后距下关节面的角度

（二）治疗

建议首先试用非手术治疗，包括减少活动；短腿行走管型石膏固定 4 ～ 6 周，随后改穿坚固的足弓托；或在跗骨窦内注射皮质类固醇激素。如果非手术治疗失败，则需要手术治疗。Wilde 认为骨桥累及距下关节面超过 50% 或合并跟骨外翻角度大

于 16° 时，单纯切除术后效果不佳，他建议行距下融合术。然而，近来一些作者报道切除术疗效相当，不论联合大小。Mosca 报道，采用外侧柱延长联合或不联合跟距骨桥切除可获得满意的结果和畸形矫正效果。

对于年龄较大的患者，尤其是距舟关节或跟距关节发生退行性变者（图 82-87），建议行选择性后足融合。

三关节融合术治疗这种联合畸形最常用的是前外侧或 Ollier 切口（见第 1 章），如果需要，可加用内侧切口，以显露距舟关节的内侧面和载距突的联合畸形，或同时显露两者（图 82-86）。单独融合距下关节已报道有效，除非有一个或两个跗中关节出现退行性关节炎病变。单纯距下关节融合术的手术技术见第 84 章。为辅助后足畸形矫正，可能必须切除骨桥，这样才能允许跟骨在距骨下旋转活动。

对于较年轻的（9 ~ 12 岁）、有症状的距下关节中关节面跗骨联合畸形患者，骨桥切除术越来越常用（图 82-87A）。手术取经载距突的内侧切口作者首选骨桥切除术治疗年轻患者（10 ~ 15 岁）。对于有些严重足跟外翻或前足外展合并中关节面骨桥的患者，除了切除中关节面外，还可联合跟骨截骨矫形术。中足外展时可采取前侧延长跟骨截骨的方式。如果只有足跟外翻不伴严重的前足外展，可采用后侧跟骨内移截骨。

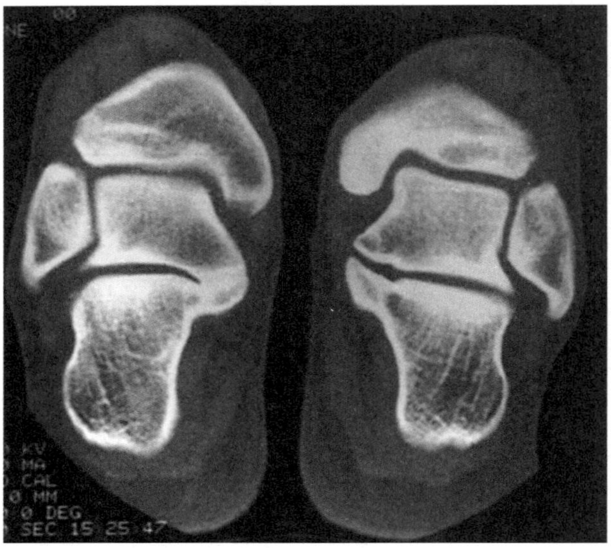

图 82-85 CT 扫描示中关节面骨的联合

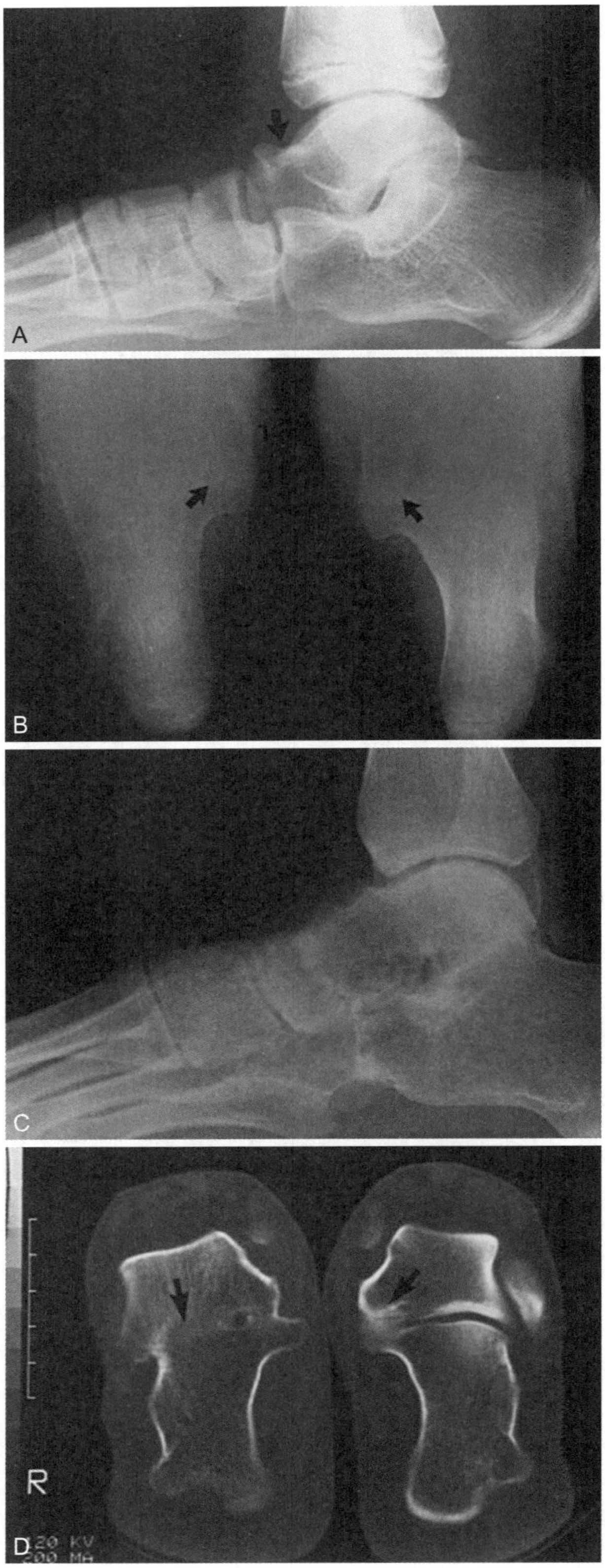

图 82-86 A. 右足的站立侧位 X 线片，注意中关节面的跗骨联合，伴有距骨鸟嘴样突出；B. 注意双足中关节面的跗骨联合；C. 三关节融合术后数年；D. 右足行三关节融合后的 CT 扫描像，左足未行手术

中关节面跗骨联合切除术

手术技术 82-30

- 切口始于舟骨近侧缘，向背侧略呈弧形走行，经内踝尖远端跖侧 1 ~ 2 cm 处延长切口，在该处将切口略弯向跖侧，止于内踝尖近端 3 ~ 4 cm 处。神经血管束斜行穿过切口近侧。
- 皮肤、皮下组织和浅表静脉（可能较大）显露后，在距内踝尖端跖侧约 2 cm 处可触及载距突。
- 趾长屈肌腱跨越联合畸形的中部，切开其腱鞘，

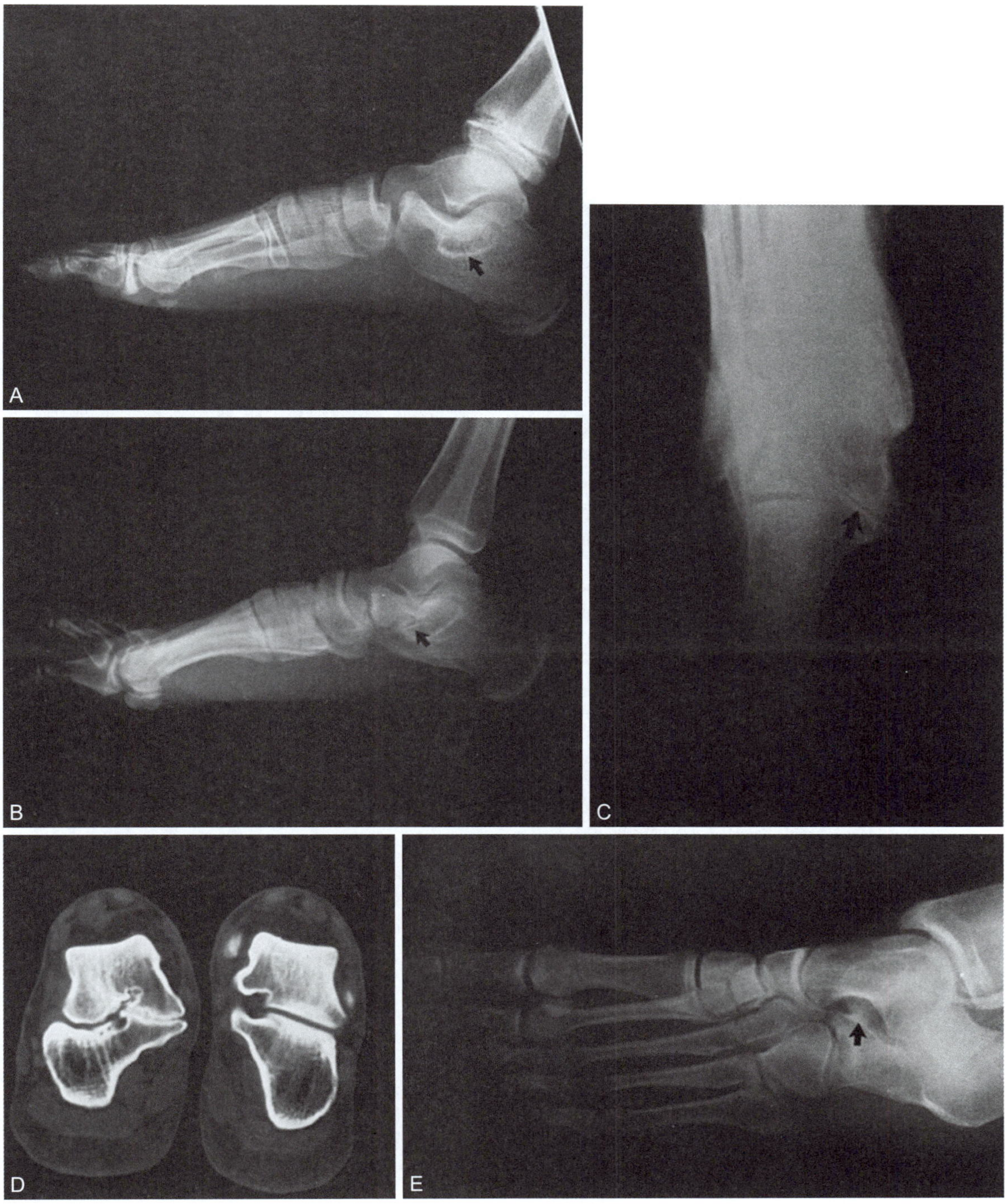

图 82-87　A. 有中关节面跗骨联合畸形的未发育成熟患足的侧位 X 线片；B. 患者 20 年后的侧位 X 线片显示中关节面产生适应性改变；C. Harris 跟骨轴位 X 线片；D. CT 扫描证实在中、后关节面出现退行性病变（注意整个跟骨外形的适应性改变）；E 和 B、D 图所示同一患足的斜位 X 线片，显示跗骨联合向远端延伸至中关节面

将肌腱牵向背侧或跖侧（图 82-88A）。

- 切开联合畸形处骨膜，确定其近、远端边缘。显露整个联合畸形和小部分后关节面，以避免骨刀误伤。在联合畸形的跖侧缘将见到踇长屈肌腱，联合畸形位于肌腱上方。
- 显露关节面的近、远端缘和背、跖侧缘后，开始切除。用 0．6 ~ 1．3 cm 宽的骨刀有利于确定切除边缘，并用 3 ~ 4 mm 磨钻做最后切除，切至距骨和跟骨关节面出现软骨（图 82-88B）。最常犯的错误是远端和近端切除的范围不够，未在关节的两侧都露出软骨。骨桥切除后应在其创面全范围内见到关节软骨，把纤维性或骨性联合彻底去除。对距下关节施加应力应能见到距下关节活动。
- 用骨蜡涂抹两侧中关节面，如有可能可自局部切取游离脂肪组织，或在股部小切口切，取游离脂肪组织，填塞缺损区，用细线固定在中关节面附近的骨膜上。
- 用衬垫良好的非负重短腿管型石膏固定。

术后处理 术后 10 ~ 12 d 拆除管型石膏和缝线。如果伤口已愈合，患者应开始主动活动踝关节、距下关节和中跗关节。再用非负重、可拆卸短腿管型石膏固定 2 ~ 3 周。术后 4 周允许部分负重，术后 6 周完全负重。

三、距下关节制动术

关节制动术的概念可能始于 Grice 对跗骨窦填塞植骨关节外固定术的描述。这一概念旨在限制跟骨外旋及距骨内旋的活动度，从而可使足弓得以矫正并维持相应位置。这种技术目前已演变为使用各种内置物置入跗骨窦以阻止跟骨相对于跖骨外旋，或阻止足在旋前时跟骨前结节接触距骨的外侧突。

如 Maxwell 和 Cerniglia 所述，有 3 种生物力学类型的跗骨窦内置物。第一种是自锁楔形螺钉，由螺钉固定于距骨外侧突与跟骨前结节之间，阻止跟骨相对于距骨外旋（图 82-89A）。第二种被称作轴向改变装置（图 82-89B），这种装置是一种于距下关节最外侧部插入距骨外侧突下方的关节内装置，可抬高距骨。第三种是一种阻塞 - 阻断装置，插入跗骨窦底部骨质中，起到类似于自锁楔形螺钉的作用，以阻止跟骨在距骨下方外旋（图 82-89C）。许多种材料都可以当作置入物应用，包括聚乙烯装置（Stay-peg 内置物，Wright Medical，Arlington，TN），这是一种轴向改变装置；还有一种带有或不带有聚乙烯外套的钛的圆柱体结构，常用作自锁楔形螺钉，从关节外置入到跗骨窦，以及生物可吸收材料如 Giannini 聚乳酸内置物，它

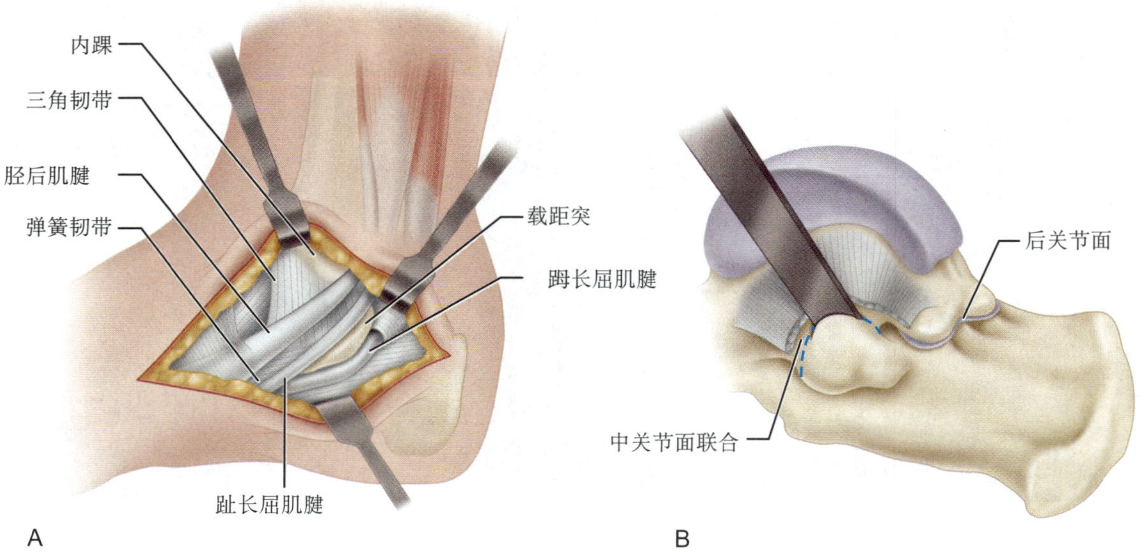

图 82-88 中关节面的跗骨联合切除术

A．打开腱鞘，将肌腱牵向背侧或跖侧；B．用骨刀切除联合，直至与后部关节面平齐（见手术技术 82-30）

的作用类似于一个膨胀螺栓，将外侧内置物置入跗骨窦，在其中央插入中央螺栓，使内置物周围扩大，起到撑开固定作用。在对距下关节制动术进行汇总后得出结论，即距下关节制动术在成人或儿童的扁平足各种治疗中占有一席之地，但重要的是选择合适的患者。

在有关使用距下关节制动装置的文献中，表现出不同的治疗结果。2001 年，Giannini 等回顾了一组年龄为 8 ～ 15 岁的双侧功能性柔韧性扁平足患儿应用聚乳酸可吸收内置物行手术治疗的结果。他们发现患者的影像学表现及临床症状均有显著改善，且并发症发生率较低。Vedantam 等评价了 STAY-peg 装置在合并神经肌肉紊乱的 78 名患儿共 140 例扁平外翻足中的应用。大多数患者同时行软组织手术平衡足部。评价指标有疼痛和残留后足外翻畸形，135 例足（96%）结果满意。最近，在一篇关键性的文献综述中，Metcalfe 等发现患者的满意度在儿科患者为 79% ～ 100%，但关节制动术与多种并发症相关，包括跗骨窦疼痛、制动装置脱出、距骨骨折和矫形不足。并发症发生率为 5% ～ 18%。Chong 等对儿童柔韧性平足畸形采用外侧柱延长和制动术两种术式进行对比，平均随访 1 年。两组均显示低并发症发生率，影像学和临床症状改善。相比外侧柱延长术，作者推荐损伤更小的制动术。因为其装置类似于用于关节制动术的距下置入物，有建议认为生物可吸收界面螺钉可能更适合用于跗骨管和减少置入物的移除需要。Saxena 和 Nguyen 报道 6 名成人患者中有 2 名要求移除内置物，分别是因术后 3 个月和术后 1 年时内置物明显塌陷和破碎，患者有持续的疼痛和置入物碎片，但拒绝移除内植物。

综上所述，在回顾了这些文献后，各种结果似乎有着一致性，现述如下：

1．跗骨窦限制性内置物的置入，无论采用何种设计，似乎都能持续减轻扁平足畸形，至少在短期随访研究中能维持复位，尤其是在联合其他手术时。应用这些装置可获得临床及影像学良好的预期改善。

2．跗骨窦持续疼痛需取出内置物的发生率高，但取出内置物未必总能解决疼痛。

3．目前的随访只到中期，至今还没有真正意义上的长期随访。

4．用于其他类型扁平足时并发症发生率较高。在广泛推广这些内置物之前尚需进一步研究。

5．文献表明，应用此类内置物的最好适应证是合并有神经肌肉疾病的有症状的扁平足患儿。

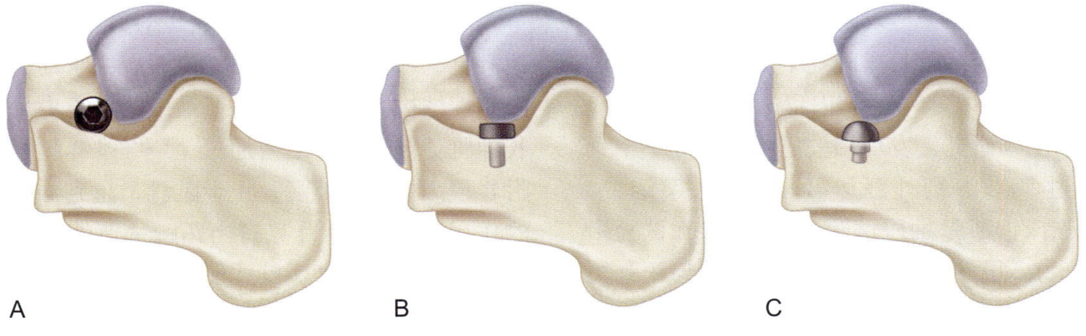

图 82-89 Maxwell 和 Cerniglia 关于跗骨窦内置物的生物力学分型

A．自锁楔形螺钉；B．轴向改变装置；C．阻塞 – 阻断装置

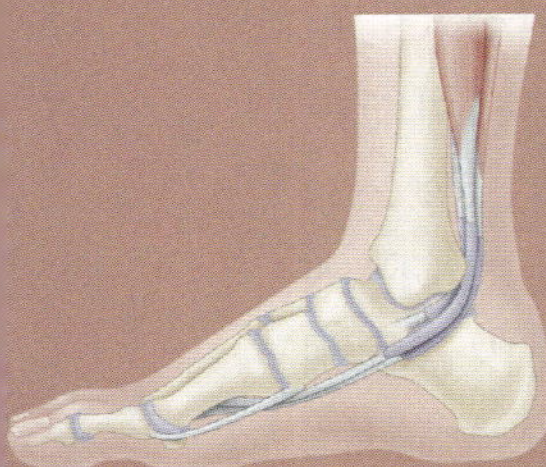

第 83 章
足趾畸形

著者：G. Andrew Murphy
译者：梁晓军　赵宏谋　李　毅　鹿　军　温晓东　杨　杰
审校：徐海林　姜保国

第一节　跖趾关节不稳定

一、病因

足趾畸形，特别是第二趾畸形，往往与跖趾关节不稳定有关。本病是容易确诊的疾病，该畸形从简单跖趾关节滑膜炎发展为足趾脱位，最终发展为慢性畸形（锤状趾、爪形趾，或交叉趾）等。足趾畸形常发生于 50 岁以上穿尖头高跟鞋的女性、长期过度使用足趾及足趾长时间处于高负荷状态的运动员。Coughlin 对交叉趾（包括跖趾关节滑膜炎）做了广泛的回顾研究，发现相关危险因素如下：女性年龄超过 50 岁、踇外翻和第一跖趾关节退变。最重要的临床诊断是抽屉试验或 Lachman 试验阳性（图 83-1）。虽然普遍观点认为该畸形与跖趾关节不稳、第二跖骨过长及滑膜炎有关。测量第二跖骨长度的传统方法为画一条通过第一、第三跖骨头关节面的连线（图 83-2A）。Hardy 和 Clapham 法（图 83-2B）提出了不同的测量方法。Weber 等在一项尸体研究中评估第二跖骨长度时发现，前足压力增强和第二跖骨内移偏斜有很强的关联性。Bhutta 等发现第二跖骨长度与跖趾关节病理变化的相关性与第二跖骨长度的测量方法有关。这是一个很关键的问题，因为治疗方案常涉及是否短缩第二跖骨头。踇外翻常伴有跖趾关节不稳定，但不稳定最可能的原因是外侧副韧带、关节囊和跖板磨损性改变。这些改变可能是踇趾的慢性滑膜炎引起，而不是踇趾畸形产生的压力所致。引起跖趾关节不稳定的其他原因包括：系统性关节炎引起的慢性滑膜炎、神经肌肉病变引起肌肉不平衡和急性创伤引起的跖板与副韧带损伤。

二、解剖和生物力学

第二跖趾关节是滑膜炎、不稳定和固定性畸形最常见的部位。足趾的正常位置取决于动、静两种限制性结构。作用于该关节最强的伸直力量是由趾长伸肌腱传递的，后者通过 1 个纤维样腱膜经跖侧附着于跖板和关节囊，止于趾骨，起到伸跖趾关节的作用（图 83-3）。只有当跖趾关节处于中立位或屈曲位时，趾长伸肌腱才能伸趾间关节。因此，如果足趾处于伸直位，比如在高跟鞋里，那么趾长伸肌腱就成为作用于跖趾关节的畸形力量。

跖趾关节屈曲主要是足内在肌的功能，第二趾的独特之处在于该趾具有两条骨间背侧肌而无骨间跖侧肌。正常情况下，这些肌肉牵拉的轴线位于跖趾关节旋转中心的跖侧。然而，当跖趾关节长期处于背伸位时，作用轴线移至跖趾关节旋转中心的背侧，这些肌腱随即转化为使跖趾关节向背侧半脱位的畸形力量。

蚓状肌位于关节及其运动轴线的内侧，其作用为内收足趾。正常时蚓状肌在跖间横韧带的跖侧经

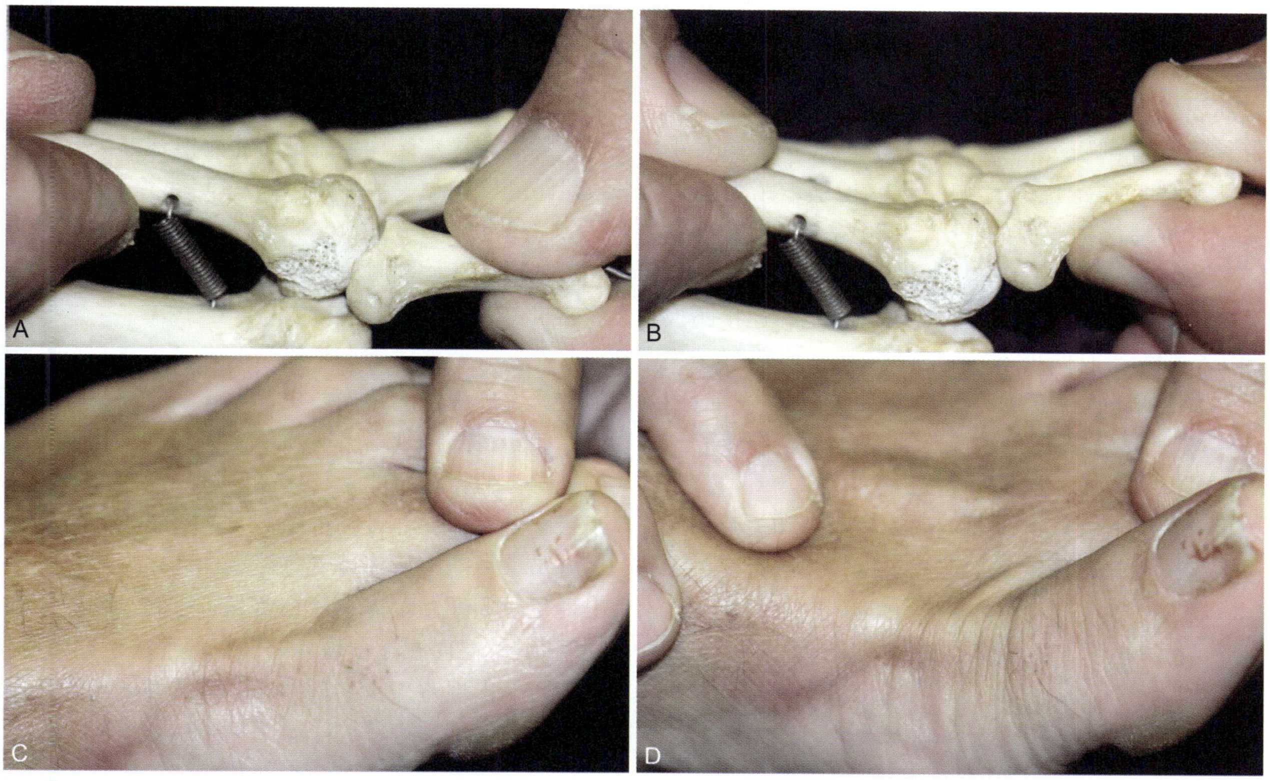

图 83-1 检查跖趾关节稳定性的 Lachman 试验

A．开始位置，B．跖趾关节 Lachman 试验阳性；C．检查时的开始位置；D．试验阳性时，可见并触诊到跖趾关节半脱位（A 和 B 引自：Thompson FM, Hamilton WG: Problems of the second metatarsophalangeal joint, *Orthopedics* 10:83,1987.）

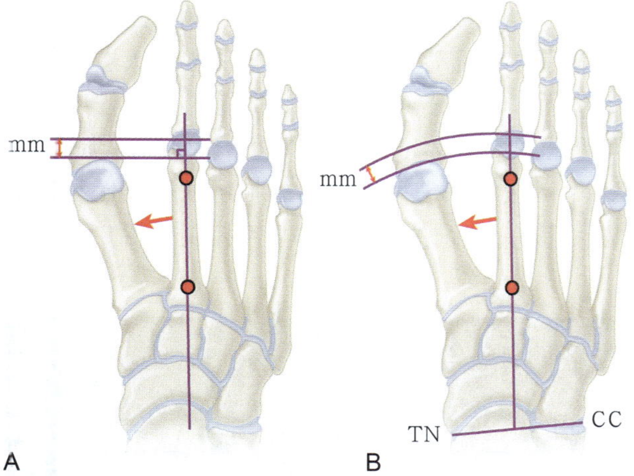

图 83-2 根据 Morton（A）及 Hardy 和 Claphman（B）的方法测量的跖骨干的长度。CC，跟骰关节；TN，距舟关节

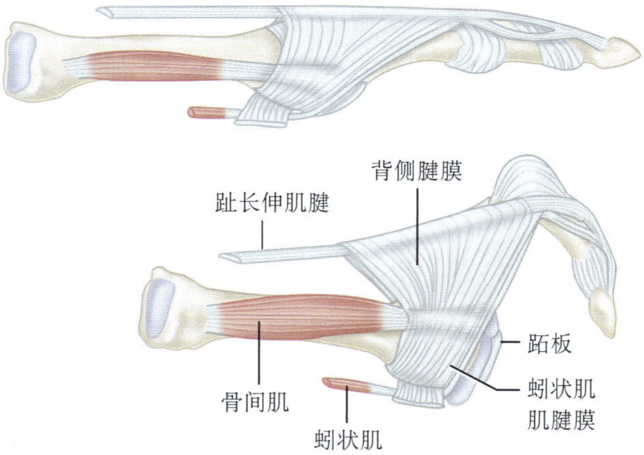

图 83-3 跖趾关节外在肌与内在肌的解剖

过，具有跖屈跖趾关节的作用。当跖趾关节长期处于过伸位畸形时，蚓状肌会丧失其跖屈跖趾关节的功能。

关节稳定的静态约束力包括副韧带和跖板，以及来自内在肌的动态拉力。跖板部分起源于与跖骨干骺端骨膜相连的薄滑膜附件，其提供了大部分的稳定力。坚固的纤维软骨附着物止于近节趾骨基底关节软骨周围。根据一项尸体解剖研究，跖板约 2 cm 长，1 cm 宽，2 ~ 5 mm 厚。除了正好位于跖骨头下方的部位的宽度增厚外，跖板的内侧和外侧边缘也都比中央厚。

跖板由许多重要的附件组成，包括副韧带、足底筋膜、屈肌腱的纤维鞘、骨间肌腱和跖深横韧带。尸体解剖研究已经评估了切断不同结构对小趾跖趾关节稳定性的影响。研究指出，跖板提供关节背伸移位稳定性的 19% ~ 34%，副韧带提供 37% ~ 46%。Wang 等发现跖深横韧带的双侧切除会造成较小趾跖趾关节的显著不稳定。连接跖板的每个副韧带有两个不同的部分：主副韧带（其止于近节趾骨的基底部）以及连接跖板的次副韧带（图 83-4）。 Barg 等发现次副韧带功能不全导致的不稳定最严重。

关节的慢性刺激以及随后的滑膜炎和关节积液可引起跖趾关节稳定结构退变、拉长甚至断裂，尤

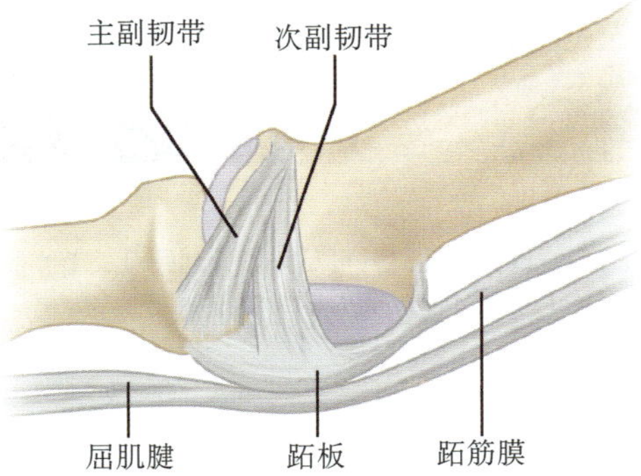

图 83-4 跖趾关节部位的跖板、屈肌腱和副韧带的位置

（重绘自：from Doty JF, Coughlin MJ: Metatarsophal-angeal joint instability of the lesser toes and plantar plate deficiency, *J Am Acad Orthop Surg* 22:235, 2014.）

其是外侧副韧带和跖板容易发生，从而最终导致不稳定的出现。在他们的研究和其他学者的研究的基础上，Doty 和 Coughlin 得出结论，跖板是首先失效的主要稳定结构。副韧带也可能逐渐失效，导致足趾的横向和矢状平面力线不良。

三、诊断

跖趾关节滑膜炎和不稳定的患者常有一个起病隐匿、发展缓慢的跖痛病史，尤其是穿高跟鞋的患者。偶尔在第二趾蹼出现神经症状，并放射至第二、第三趾。值得注意的是，这个区域的疼痛更多的是来自跖趾关节而非趾间神经瘤。一些患者，特别是运动员，可能在足部遭受急性过伸性损伤后，开始出现足趾周期性疼痛。最初负重时疼痛，随着疾病的发展，休息时也可出现疼痛。在畸形的后期阶段，患者可能出现避痛步态，并通过将体重向足的外侧柱转移来代偿。

检查可发现锤状趾畸形，与相邻足趾相比，关节的肿胀通常表现为趾长伸肌腱的外形消失。常可触及关节内积液（图 83-5），在跖趾关节的背外侧或直接在跖骨头下方及跖骨头近端跖板处都可出现压痛，Lachman（抽屉）试验有助于评估跖骨的背伸 - 跖屈不稳（见图 83-1）。与对侧足趾相比，通常存在关节活动受限，特别是在屈曲状态时。关节不稳的临床分期定义了半脱位的严重程度，按照严重程度分为 0 ~ 4 级（表 83-1）。有趣的是，Klein 等发现第三跖趾关节的抽屉试验阳性和移位提示了第二跖趾关节跖板的重度撕裂（图 83-6）。

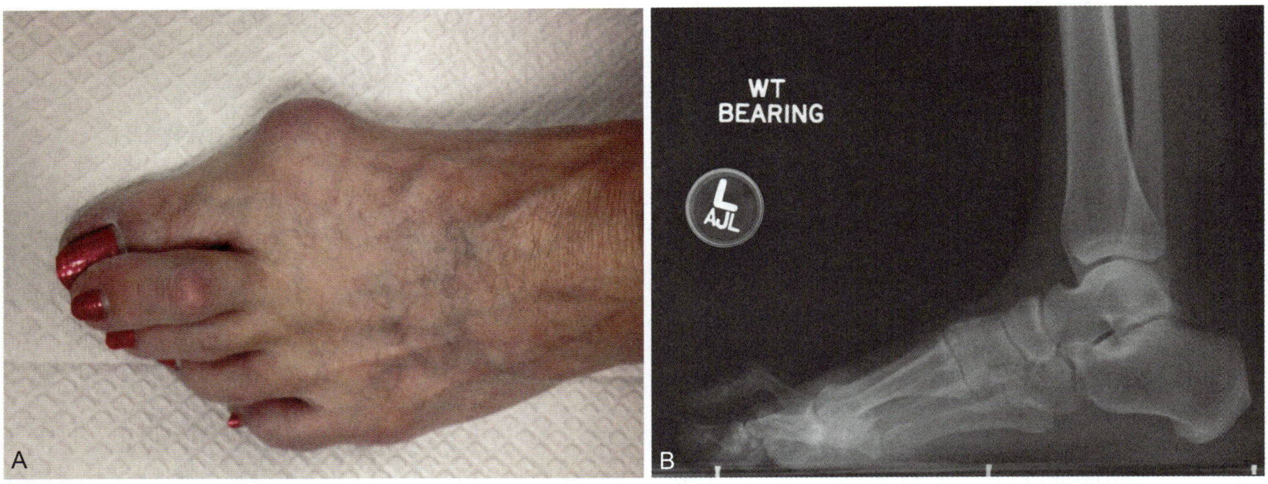

图 83-5 A 和 B. 患者的关节积液及锤状趾畸形

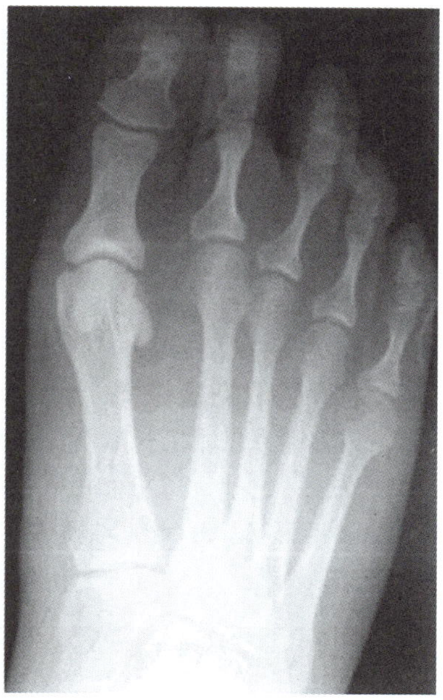

图 83-6 第 2 跖趾关节跖板重度撕裂伴有患者第三跖趾关节移位

纸张拉出测试可用于评估站立于地面时的足趾力量和动态抓握能力。一条窄纸条放置在测试的脚趾和地面之间。患者通过跖屈来抓住纸张，抵抗检查者从趾下方拉扯纸张的力量。当患者不能抵抗这种情况时，则为阳性。

随着畸形的发展，可产生足底胼胝，尽管跖趾关节不稳定和跖板断裂的诊断主要依靠临床检查，但 Yao 等提出可以采用小线圈 MRI 进行评估（图 83-7）。已经发现超声成像在识别小趾跖趾关节跖板撕裂中具有与 MRI 相当的敏感性（图 83-8）。Gregg 等使用超声和 MRI 对 160 例跖板撕裂患者进行评估，MRI 与手术相关性的敏感性为 87%，超声的的敏感性为 96%。Feuerstein 等发现虽然静态和动态超声技术都有很高的灵敏度，但动态超声检查有更高的灵敏度和准确度。

表 83-1 跖趾关节不稳定临床分期法

分期	力线	查体
0	无力线异常，有早期疼痛症状	关节疼痛、肿胀，足趾抓握功能减弱，抽屉试验阴性
1	轻度力线不良，趾蹼增宽，内侧偏移	关节疼痛、肿胀，足趾抓握功能减弱，抽屉试验轻度阳性（<50%半脱位）
2	中度力线不良，向内、向外或背伸畸形；过伸位	关节痛，肿胀减轻，无足趾抓握功能，抽屉试验中度阳性（>50%半脱位）
3	严重力线不良，背侧畸形，足趾重叠，可能出现锤状趾	关节和足趾疼痛，肿胀少，无足趾抓握功能，抽屉试验时关节脱位
4	严重力线不良，脱位，僵硬性锤状趾	无足趾抓握功能，足趾脱位

引自：Coughlin MJ, Baumfeld DS, Nery C: Second MTP joint instability: grading of the deformity and description of surgical repair of capsular insufficiency, Phys Sportsmed 39:132, 2011.

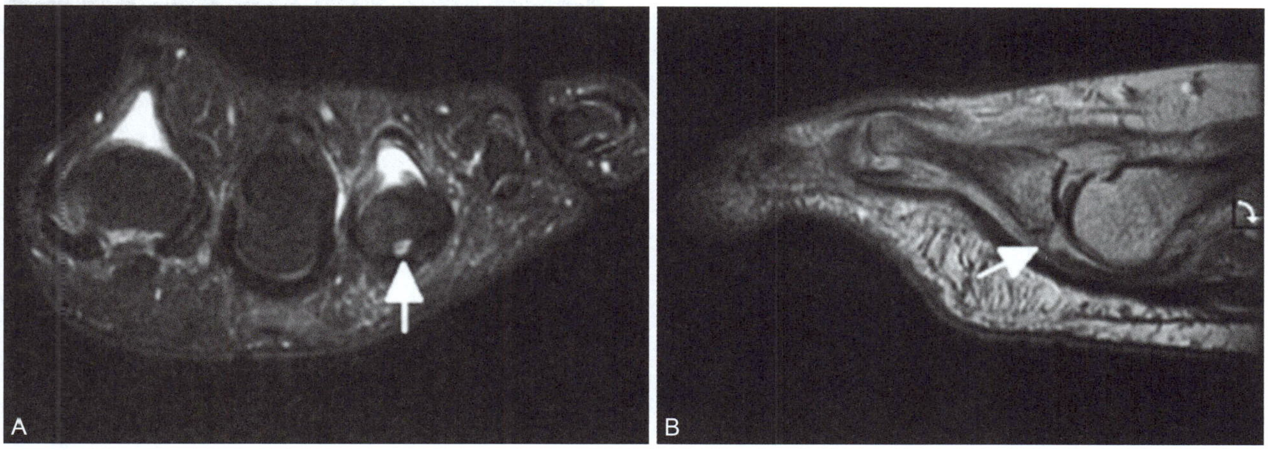

图 83-7 A 和 B. 小线圈 MRI 评估不稳

四、治疗

在滑膜炎早期，畸形较轻时，单纯关节内注射可的松、口服抗炎药物、趾骨制动、用绷带将足趾固定于中立位、穿硬底鞋均可消除疼痛并预防畸形；在支具上添加弹性钢板或将其直接添加于鞋底可能有助于消除作用于足趾的背伸力量。Peck 等在 154 例轻度跖趾不稳定患者的研究中发现，64%的患者在这些方法中使用非手术治疗，36%的患者联合应用屈肌到伸肌转位、Weil 截骨术和 Stainsby 手术（包括去除近节趾骨的基底部）。他们报道，在手术治疗的患者和非手术治疗的患者之间，症状改善没有显著差异。但是，当存在明显的畸形或不稳时，非手术治疗无效。

对非手术治疗无效的慢性滑膜炎，无明显的关节不稳定时，可行趾长伸肌腱延长、背侧关节囊及滑膜切除，若存在第二趾间神经瘤，术前有神经痛的症状，则予以切除。

关节半脱位超过 50% 时，除滑膜切除术外，还应行关节稳定术。据报道，跖板的磨损性断裂主要发生在近节趾骨的跖侧附着点处，虽然已有文献报道采用跖侧入路进入跖趾关节直接修复近节趾骨基底部的破裂跖板，但缺少可靠的远期随访结果。现在通过背侧入路进行的跖板修复是这种状况的首选治疗方法。虽然繁琐，但可以通过纠正主要问题——跖板全部或部分损坏来实现。现有设备可以显著改进技术，使其更快、更容易操作。尽管作者认为在大多数患者中 Weil 截骨术很重要，但 Saltzman 描述了一种不需要常规使用截骨术的技术。Weil 缩短截骨术纠正了常见的潜在问题——过度的跖骨短缩，而且可以显著增加跖板的显露。不要过度短缩第二跖骨，因为这将影响修复跖板时的张力。从截骨术中取出一小块骨头，然后恢复大部分长度，通常足以使关节减压。屈肌向伸肌转位仍然是一种非常有用的技术，特别是在严重的脱位，没有更多的跖板组织用来修复的情况下。Garg 等描述了 Weil 截骨术的一种改良术式——“节段性截骨术”（图 83-9），此种方式能有效地短缩跖骨及减轻跖骨头压力；虽然节段性截骨在技术上较 Weil 截骨简单，但其并发症多，包括转移跖骨痛、“漂浮趾”、感染和伤口愈合等问题。

屈肌到伸肌腱转位或将趾短伸肌腱改道至第二跖间韧带下方通过能有效地治疗第二趾交叉趾畸形，Myerson 和 Jung 报道了趾长屈肌转移结合近端趾间关节切除成形术、近端趾间关节融合和（或）跖骨 Weil 截骨的疗效。虽然患者疼痛缓解满意，但仍存在很多并发症，如跖趾关节残留过伸畸形、关节内偏畸形、足趾僵硬；14% 的患者对手术效果不满意。因此，对于小趾的手术，必须在术前谈话中了解患者的预期值并且应该将其作为术前谈话中必须包含的内容。

采用背侧入路行原位跖板修复

跖板的直接修复在技术上是非常困难的，但其能稳定跖趾关节。Cooper 和 Coughlin 描述了一种入路可充分地显露跖板，Gregg 等报道了联合 Weil 截骨的跖板修复的效果。

手术技术 83-1

- 取足背纵行切口，切开关节囊，显露跖趾关节。
- 切断趾短伸肌，在趾长伸肌腱做一“Z”形切断。
- 当完全松解跖趾关节副韧带后，使用微型摆锯去除一个小的楔形骨块。
- 用 1.2 mm 克氏针将足趾临时固定于最短位置。
- 牵拉足趾，显露跖板。
- 如果跖板部分或全部从近节趾骨的基底撕脱，需要对撕脱的跖板边缘进行清理。

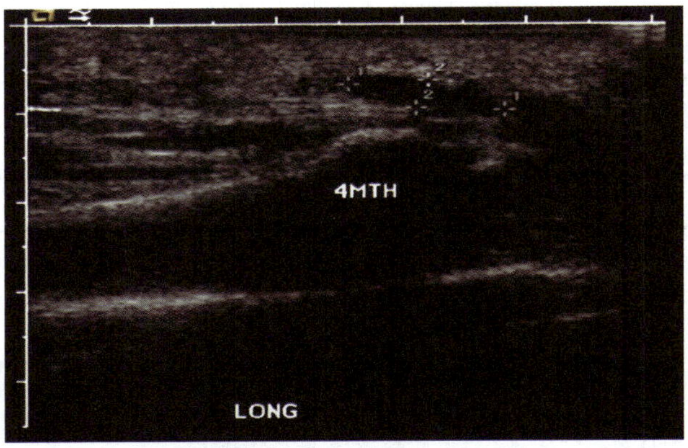

图 83-8 跖板撕裂超声图像

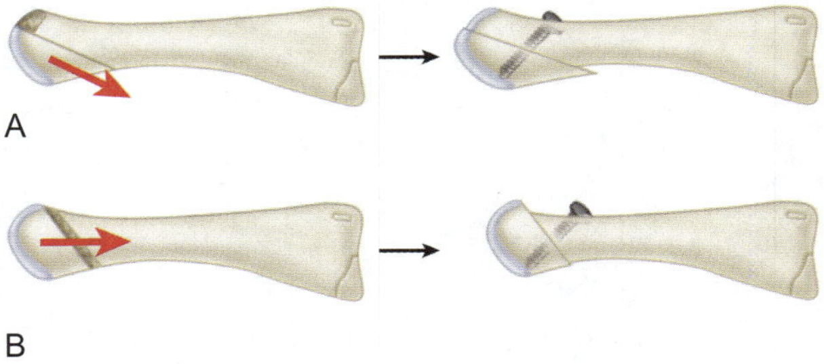

图 83-9 A 和 B. 部分截骨矫正跖趾关节不稳（见正文）

- 用 1.6 mm 克氏针，分别在近节跖骨的内侧和外侧经背侧皮层向跖侧钻 2 个孔（图 83-10A）。
- 用一根 1/10 的 Ethibond 缝线，从跖板的破损处近端缝合，再穿过趾骨上的孔进行固定（图 83-10B）。
- 在最佳的位置用 1.3mm 的“twist-off”钛螺钉固定 Weil 截骨（DePuy/Johnson & Johnson，Leeds，UK）。
- 在趾骨的背侧将缝线断端打结，将跖板牢靠地缝合于趾骨近端的基底部。
- 在足趾处于中立位时，通过足趾及跖趾关节置入一枚大小约 1.6 mm 的克氏针。

术后处理 7 ~ 10d 检查伤口，术后 6 周负重，在术后 4 周时拔出克氏针。

采用背侧入路行原位跖板修复

手术技术 83-2

(Coughlin)

- 患者取仰卧位，上止血带后充气。
- 于趾长伸肌腱和趾短伸肌腱正下方做背侧纵行切口，以显露第二跖趾关节。
- 从跖趾关节近端跖骨处部分松解副韧带，以增加显露。
- 使用摆锯行 Weil 截骨（图 83-11A）。在跖骨关节面近端的 2 ~ 3mm 开始平行于足底跖侧进行截骨。
- 将截骨远端骨块向近端推移约 10mm，克氏针临时垂直固定并维持。
- 于近节跖骨基底部放置第二枚垂直克氏针，在克氏针上方放置微型关节牵开器(Arthrex，Inc.，Naples，FL)，撑开显露跖板(图 83-11B)。
- 对跖板进行评价与分级。
- 用不可吸收线双侧间断缝合修复纵向撕裂的跖板(3 级)。
- 跖板远端用不可吸收缝线修复横向撕裂（1 级和 2 级）。用绞刀或刮匙打磨近节趾骨跖侧面，为跖板再植准备平面。
- 在有限的术区暴露范围内，用小弯针或特殊缝线（Micro Suturelasso）（Arthrex，Inc.，Naples，FL）或穿孔缝合（Mini Scorpion，Arthrex）将横向撕裂的远近端跖板横穿固定。
- 用 1.6mm 的钻于近节趾骨内侧和外侧平行钻孔，缝线通过钻孔将跖板直接固定于近节趾骨止点处（图 83-11C）。
- 短缩足趾 1 ~ 2mm，复位截骨端，用 1 枚或 2 枚加压小螺钉将其固定在最佳位置。
- 在合适张力下复位跖趾关节于 15° 跖屈位，将缝线拉紧，固定跖板于近节趾骨。
- 用 2-0 不可吸收缝线紧缩侧面软组织来修复外侧松解的副韧带。

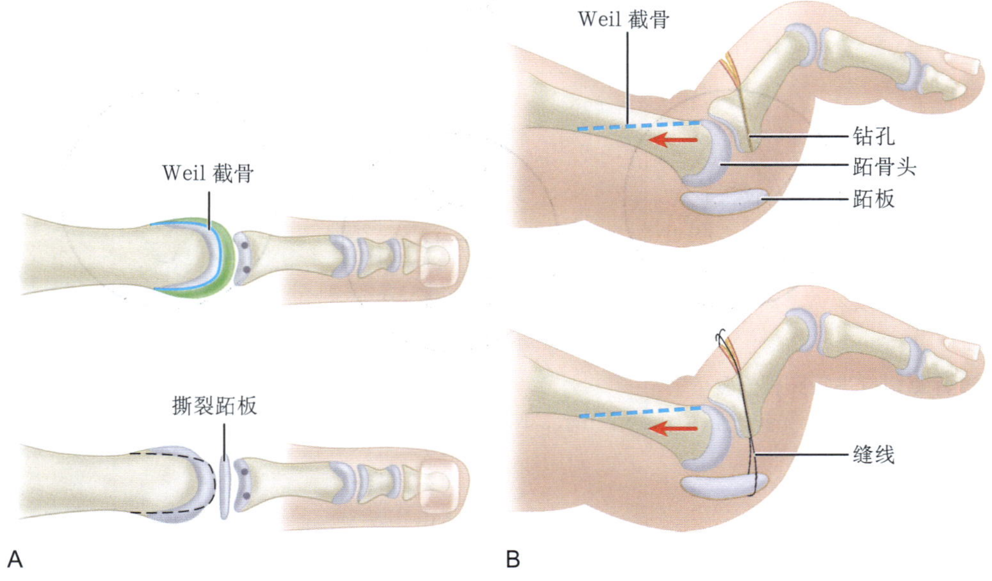

图 83-10 A 和 B. 原位跖板修复治疗跖趾关节不稳（见手术技术 83-2）

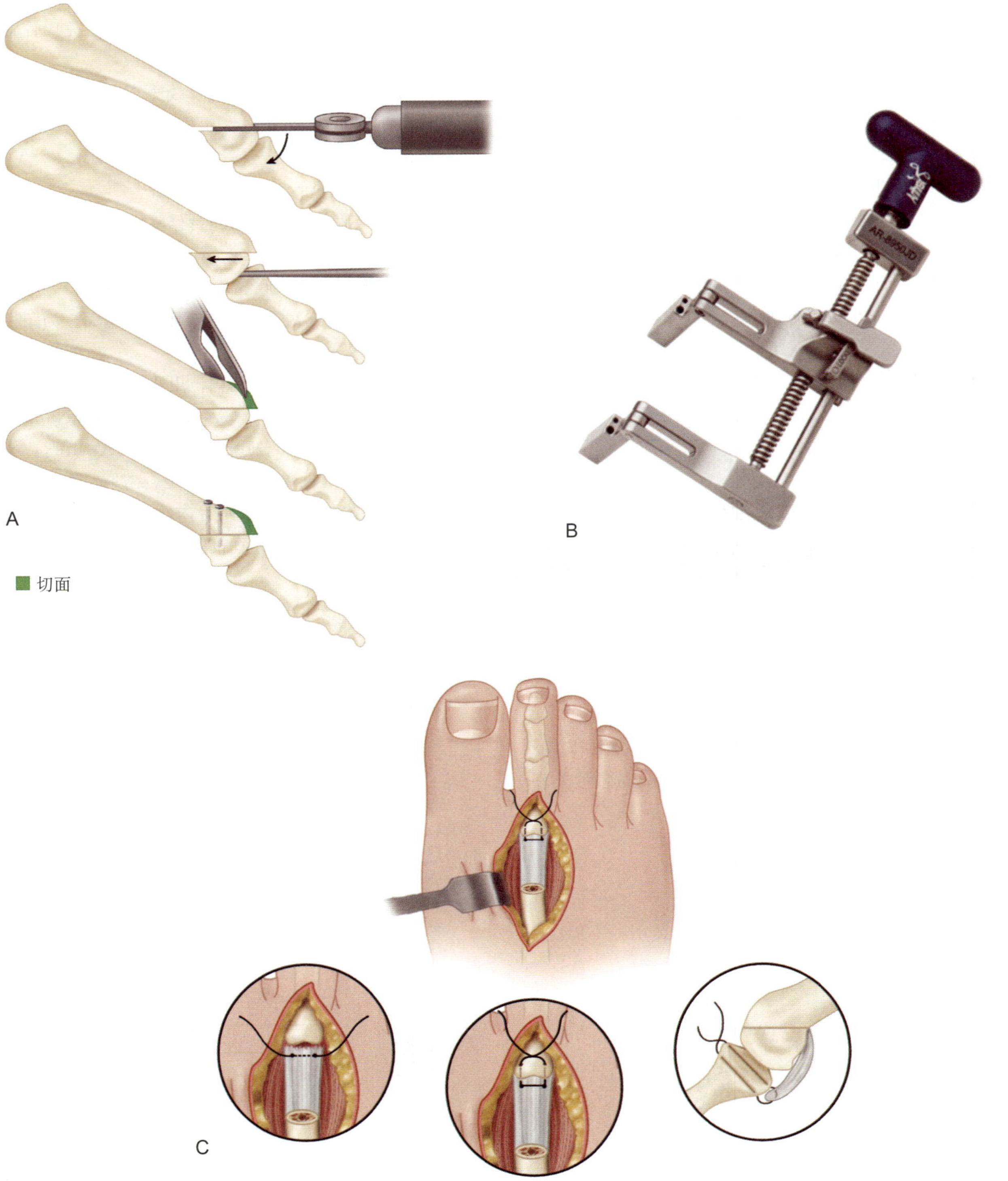

图 83-11　通过背侧切口进行跖板修复

A，Weil 截骨术；B，微型关节牵引器（Arthrex，Inc.，Naples，FL）；C，将跖板固定在趾骨的跖侧基底部止点部位（见手术技术 83-2）

- 常规关闭伤口，保持足跖屈 10 ~ 15° 并用纱布和绷带等敷料加压包扎。

术后处理 术后换药 1 ~ 2 周然后停止换药。患足用动力足趾锻炼带加压包扎。术后只允许穿足跟负重的矫形鞋行走。术后 6 周允许穿舒适鞋。术后 2 周开始主动和被动功能锻炼，以恢复趾长、短伸肌腱和屈肌功能。

第二节　跖趾关节的轴向畸形

前足最严重的畸形之一是足趾向内侧或外侧脱位，内侧脱位更常见于交叉趾畸形，伴或不伴外翻，有时可能见于多个足趾，而不仅仅是第二趾。第二趾外翻畸形常合并拇外翻，并且可能累及多个足趾。在以上两种情况中，纠正小趾的畸形非常重要，因为一旦畸形矫正失败，可能导致拇外翻畸形的复发。

对于轻度的内翻畸形或外翻畸形，可能仅需松解同侧挛缩韧带。重叠缝合对侧韧带可增加矫正强度。对于足趾的内翻畸形，趾短伸肌转位于跖横韧带可取得满意的疗效。值得注意的是，跖间韧带的完整性是一个先决条件。Ellis 描述了一种趾短伸肌重建技术联合内侧副韧带与部分跖板松解来矫正第二跖趾关节多平面畸形。如果跖骨的短缩截骨可矫正跖趾关节的畸形或不稳，则无需行趾短伸肌腱的转位。

Klinge 等描述了一种改良 Weil 截骨术来解决此问题，并且作者发现这种方法对于不能通过简单的韧带平衡手术来矫正的足趾内翻或外翻成角畸形尤其有效。下面是作者首选的三个手术过程。作者发现熟悉一些手术技巧对于处理这类充满挑战的问题有很大帮助。有一个小技巧：当处理前足复杂畸形时，大腿近端止血带和全身麻醉很有用，这样可以避免平衡足趾力线时踝关节止血带对趾长屈、伸肌腱张力的影响。

最后，这一问题的复杂性引发了一个讨论，即对于重度畸形或畸形复发患者，简单的跖趾关节融合是否足够。尽管这方面作者没有经验，但 Joseph 等报道了 31 例行跖趾关节融合的患者疼痛明显减轻、力线改善并且全部返回到不受限制的负重活动中。但并发症相对常见：跖趾关节不愈合率为 13%、内固定断裂为 6% 以及 3% 的软组织感染。

改良的 WEIL 截骨术

手术技术 83-3

(Klinge 等)

- 先通过改良 McBride 法 (见手术技术 81-1) 或关节内软组织松解恢复第一跖序力线，然后行 chevron 或 scarf 截骨术。（见手术技术 81-3 和 81-10)。如果需要矫正踇外翻趾间关节残留畸形，可加行 Akin 截骨术 (见手术技术 81-14)。
- 为了减少伸趾肌腱间汇聚和内外侧肌间的不平衡 (紧张)，在第二跖序近端切断趾长伸肌腱并于止点近端切断趾短伸肌腱。
- 分别完成内侧或外侧副韧带和关节囊松解，但不包括跖板。
- 如果仍有跖趾关节的挛缩，可进行改良 Weil 三步截骨（见手术技术 83-11）进一步关节内减压，达到关节匹配，恢复关节跖屈和背伸功能。
- 如果相邻跖骨序列仍有力线不良或者长度不适，应当应用类似术式。
- 对于长期的冠状面跖趾关节漂浮或力线不良，在固定之前于冠状面推移跖骨头，以获得更佳的解剖对位。
- 通过临床及影像学手段检查冠状面力线匹配，使用骨膜剥离器或咬骨钳来维持跖骨头位置。必要时进行调整。
- 固定方面，复位满意后用 2.0 mm 皮质骨螺钉作为拉力螺钉通过截骨线进行固定。在矢状面轻度偏移螺钉轨迹，从而保证其最大限度固定于跖骨头中心。要确保跖骨头是平移，不能出现成角畸形。在固定前要确定跖趾关节匹配良好。
- 临床评估患足并且 X 线透视确保跖骨良好对位和跖趾关节匹配恢复。
- 当骨性矫形完成后，将趾短伸肌腱转位到趾长伸肌腱，关闭所有切口。

跖趾关节松解和趾短伸肌重建矫正第二趾多平面畸形

手术技术 83-4

(Ellis 等)

- 做一跖趾关节背侧切口，要充分显露趾长、趾短伸肌腱。
- 采用“Z”字成形术延长趾长伸肌腱，同时在跖趾关节近端 0.5 cm 处松解趾短伸肌腱。

- 松解背侧关节囊和内侧副韧带。
- 此时若跖趾关节仍未复位，那么还要将挛缩的一侧跖板进行松解（图 83-12A），直至在模拟负重的足正位透视片上可见跖趾关节复位。
- 由于作者已经注意到在肌腱重建术基础上加用这种松解术往往会导致畸形矫枉过正，故而他们在随后施行的松解术中，是以在 X 线透视中见到多平面的跖趾关节半脱位近似复位为宜，而非完全复位。
- 如果通过松解 1/3 或者更少部分的跖板就能完全复位跖趾关节，那么肌腱的重建则并非是必要的。
- 如果需要重建肌腱，则保留远端趾短伸肌腱，这样就不需要重建趾短伸肌腱于近节趾骨。
- 在背侧软组织下，将趾短伸肌腱由背内侧向跖外侧穿过近节趾骨上的钻孔，再牵引朝向跗横关节方向。

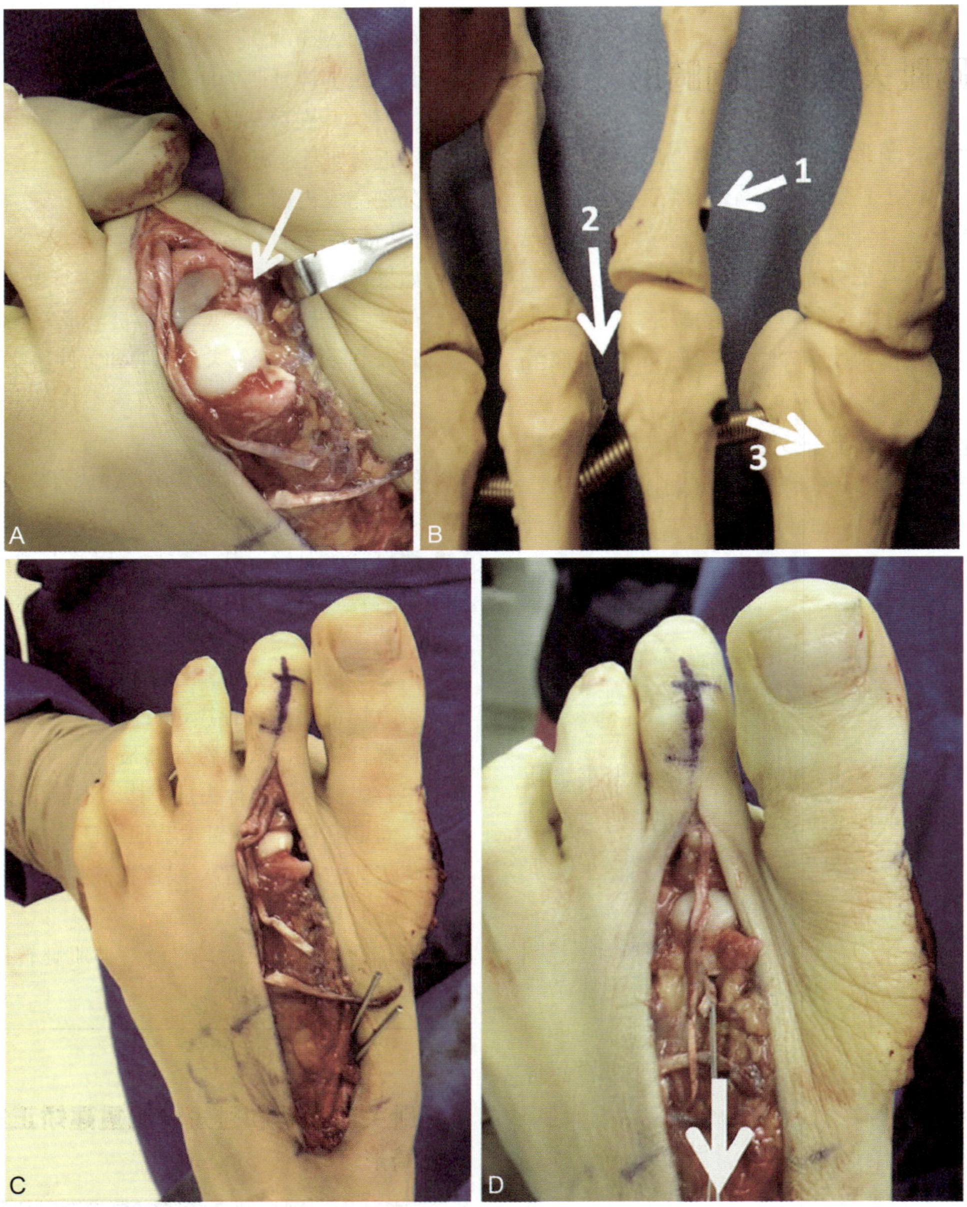

图 83-12 跖趾关节松解与趾短伸肌腱重建

A. 趾短伸肌腱重建前，跖板松解后的第二跖趾关节（箭头所示）；B. 趾短伸肌腱的穿梭路径：穿过近节趾骨（1），在跖跗关节外侧的背侧软组织下穿向跗横韧带（3），穿过第二趾骨头；C. 趾短伸肌腱已经穿过近节趾骨和跖骨，张力调整之前（A）和之后（B）的趾骨位置显示第二趾内翻畸形已经得到矫正；D. 箭头下方的不可吸收缝线显示位于跖骨干的螺柱已经承担了重建之前的肌腱张力矢量（见手术技术 83-4）

（引自：Ellis SJ, Young EM, Endo Y, et al: Correction of multiplanar deformity of the second toe with metatarsophalangeal release and extensor brevis reconstruction, Foot Ankle Int 34:792, 2013.）

- 在跖骨头处，再将趾短伸肌腱由跖外侧向背内侧穿过第 2 个钻孔，重建跖趾关节外侧副韧带跖侧分支（图 83-12B）。
- 将足趾置于正确的位置上时适当拉紧肌腱（图 83-12C），在跖骨干用小螺钉（2 mm 或者 2.4 mm）固定。（图 83-12D）。
- 如果足趾在跖趾关节处还存有轻度背伸，那么就加跖侧皮肤固定术。

屈肌到伸肌转位术

手术技术 83-5

- 在待矫正足趾的跖侧近端屈曲横纹处，做一横向的切口（图 83-13A），避免损伤足趾动脉和神经。
- 用小齿状拉钩牵开皮肤与皮下组织，显露下方的屈肌腱及其纤维鞘。
- 打开滑车近端 3 ～ 4 mm，显露紧靠其下方的趾长屈肌腱，做此步骤时，最好打开滑车的一侧，在该肌腱的上方剥离，切除滑车的一小部分。在放大镜下用小的圆头刀分离较为简便。从局部解剖来看，这种分离约位于近节趾骨的中 1/3。中央腱束应为趾长屈肌，将近端趾间关节保持伸直位，轻柔地被动屈伸远端趾间关节即可得到证实。
- 提起趾长屈肌腱，如果存在长系带，拉紧后用电刀切断。
- 在远端趾间关节跖侧做第 2 个横行切口，切断趾长屈肌腱，避免损伤关节的跖板（图 83-13A 和 B）。
- 返回近端切口，用蚊式钳钩起趾长屈肌腱（但不要钳夹），将其远端送至近端切口处。如果两个切口间的系带是腱性的，该步骤可稍用力。
- 一旦将趾长屈肌腱送至近端切口处，则应再次检查，确认趾短屈肌的两个外侧带是否完整（图 83-13C）。
- 仔细检查趾长屈肌，可见沿其跖侧面有一条纵向表浅的细沟。用一把小镊子夹住待转移肌腱的游离末端的一边，同时助手夹住另一边，沿其自然裂隙面，纵向劈开肌腱 1.5 ～ 2.5 cm（图 83-13D）。
- 跖屈踝关节，将肌腱牵向远端，以便清晰地看到肌腱的两侧，防止切断肌腱的半边。其他有效的方法是夹持肌腱的两边，轻轻牵开，使肌腱开口处恰能容纳一把小直剪，用剪尖将其剪开。
- 用生理盐水湿润肌腱，在近节趾骨背侧的中线上纵向做第 2 个皮肤切口，长 1.5 ～ 2 cm（图 83-13E）。趾背静脉通常位于切口的两边，如果它们与切口一致，应将其灼烧。
- 通过锐性分离，显露伸肌结构外侧带扩张部分的边缘，同时用双齿的皮肤拉钩向两边牵开皮肤、浅静脉与神经。
- 在伸肌结构背侧中线至外侧带扩张部分的两侧缘的中间，纵向各切 2 个 3 ～ 4 mm 切口。该切口应位于近节趾骨中段的皮质部（见图 83-13E）。
- 将一把蚊式钳穿过伸肌结构的 1 个切口，贴近骨面，从跖面切口露出。此方法可避开背侧的神经血管束。
- 用一把血管钳夹住已劈开的趾长屈肌腱一边的尖部，将其穿过伸肌结构至背侧的切口。
- 在趾骨的另一侧重复操作，始终保证这些条带必须位于足底跖间横韧带的跖侧。
- 助手将踝关节固定于 90°（背伸与跖屈中立位），拉紧肌腱，使跖趾关节处于中立位或跖屈 5° 位（图 83-13F 和 G）。
- 另外一种方法是在背侧交叉两侧的肌腱条，趾长屈肌腱需要进一步线性劈开。如果这样，则必须将肌腱条送回跖面切口，以免切断肌腱的另一半。
- 将肌腱条维持于所需要的张力，同时助手继续将踝关节维持在中立位，用 3-0 或 4-0 不可吸收缝线将趾长屈肌腱的两边在张力下缝合于伸肌结构。
- 将两条肌腱的末端反折，固定于双侧外侧带游离缘及其自身，切除所有多余的肌腱。
- 另一种方式是两条肌腱在趾骨背侧缝合在一起，但这样会在皮下留下一个小结节（图 83-14）。
- 将踝关节伸直至中立位，跖趾关节应位于中立位或轻度屈曲位，近端趾间关节应位于中立位或低于 10° 的屈曲位。
- 如果中间的 3 个足趾均行相同的手术，应先矫正第二趾，因为第二趾通常受影响最重。在张力下缝合第二趾趾长屈肌腱时，应进一步将第三趾和第四趾的趾长屈肌腱牵向远端，越过足掌中部的总肌腱。这样将使第三趾和第四趾的张力调节更为容易。
- 另一种改良的方法是切断趾长屈肌腱后，在近节趾骨上钻孔，将肌腱穿过骨孔后在合适的张力下将其与伸肌缝合。

■ 闭合皮肤切口前，松止血带，电凝或压迫止血，用4-0单纤维细尼龙丝线或自选的线缝合切口。

术后处理 在手术室用短腿石膏固定，给予良好衬垫，远端应超过足趾趾尖。术后抬高患足48～72h。可选用拐杖，在可耐受的情况下允许负重。通常1

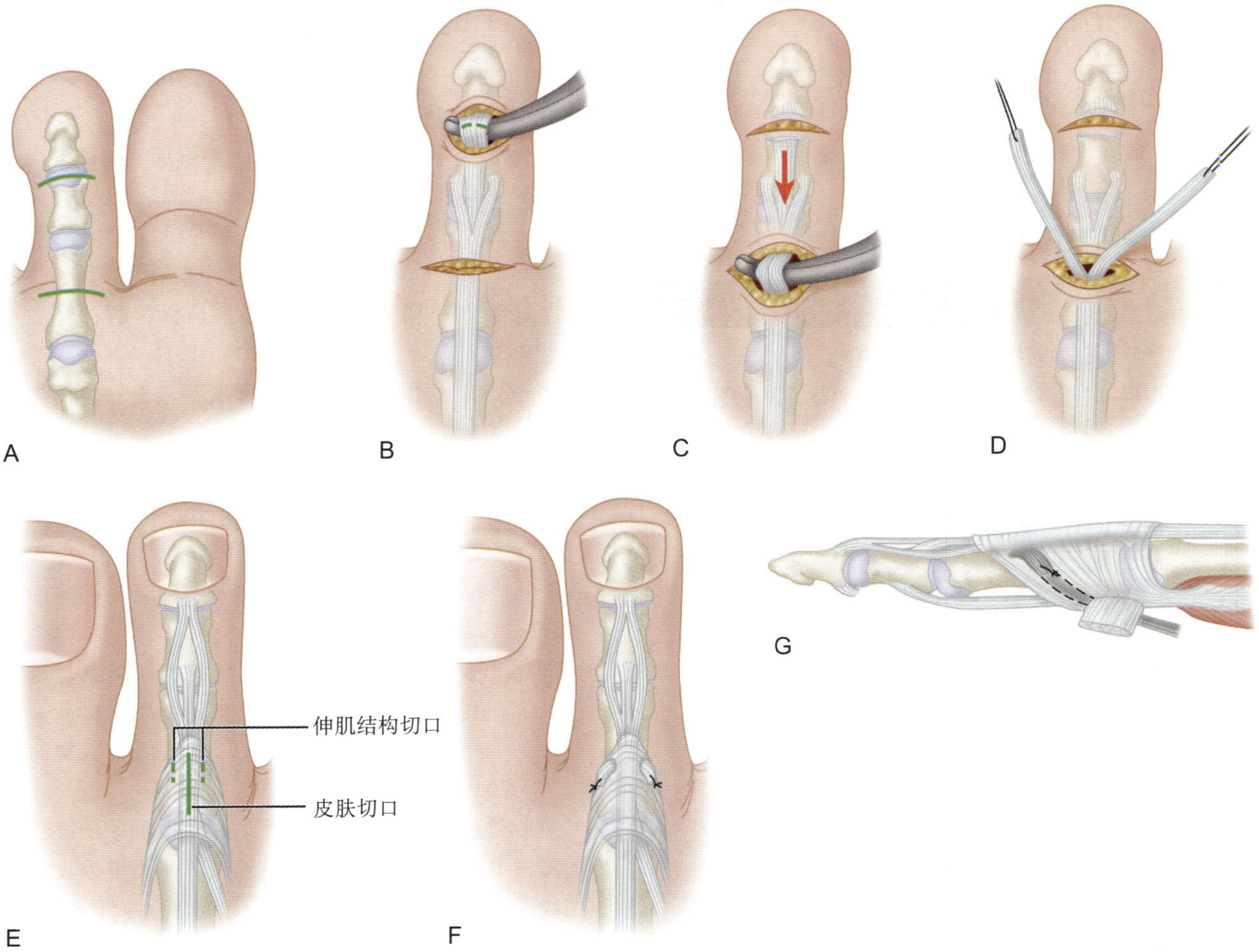

图 83-13 A-G. 屈肌腱向伸肌腱转位至第二趾背侧（见手术技术 83-5）

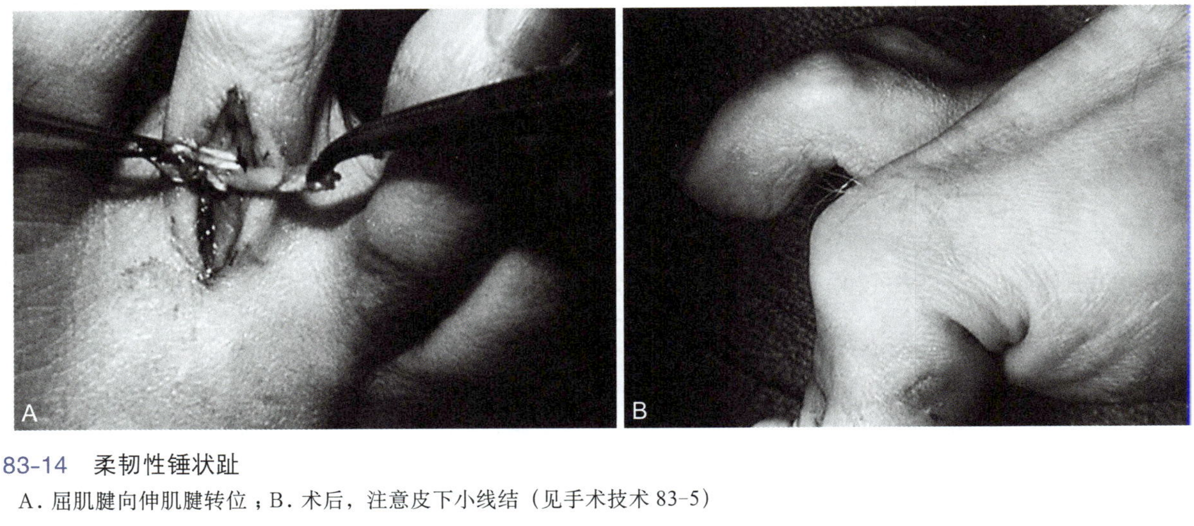

图 83-14 柔韧性锤状趾

A. 屈肌腱向伸肌腱转位；B. 术后，注意皮下小线结（见手术技术 83-5）

周后弃拐杖，2 周时去除并替换管型石膏，4 周时穿戴鞋头深而宽的软面鞋，6 周时，鼓励患者主动活动足趾。

趾短伸肌腱转位治疗交叉趾畸形

手术技术 83-6

(Haddad)

- 沿跖骨干外侧从近趾间关节远端至跖趾关节近端 5 cm 做背侧弧形切口。
- 为了恢复术后感觉，切开时仔细分离，注意保护足背的神经。
- 确认趾短伸肌腱移行处，分别在两边穿入两根 3.0 缝线来标志切断的位置（图 83-15A）。
- 切断肌腱。
- 确认趾短伸肌腱的远止点，并从伸肌腱膜处将趾短伸肌腱游离至跖横韧带平面。
- 将内侧副韧带及跖趾关节囊的背侧切断，确认内侧部分未伤及跖板。
- 使用麦氏牵拉器或剥离器将跖板向近端游离，这样可以使跖板愈合至跖骨原起始位置的近端，有助于增强其稳定性。
- 检测外侧副韧带是否断裂，如果其已断裂或退变，清除多余的组织。采用“8”字缝合法缝合外侧副韧带，但不能打结。
- 如果存在锤状趾畸形，切除趾间关节面，促进近趾间关节的融合。
- 将远端趾短伸肌腱牢靠缝合于近节趾骨的跖外侧基底部，目的是对抗移位后作用于足趾的旋转力。
- 找到第二、三跖骨头间的跖横韧带。不要把背侧的筋膜组织误认为是跖横韧带，这点非常重要。因为两者的结构完全不同，应用椎板撑开器使跖横韧带保持张力。
- 将直角钳从横韧带近端穿刺到跖横韧带的深面，然后再从远端穿出。
- 抓持趾短伸肌上编织的缝线，从远端向近端穿过跖横韧带的深面（图 83-15B）。
- 此时，可以打结修复外侧副韧带的缝线。
- 穿过跖趾关节置入 1.5 mm 克氏针以维持矫正的位置，这样可以将足趾置于外翻跖屈位，从而减小外侧副韧带的张力。
- 肌腱转移后，边对边地缝合、打结（图 83-15C）。
- 松止血带，使用 4-0 缝线关闭创口。

术后处理 术后 6 周拔出克氏针，继续固定于足趾轻度外翻位 6 周。

近节趾骨闭合楔形截骨矫正轴向畸形

近节趾骨截骨可矫正足趾的内翻或外翻等轴线上的畸形，Kilmartin 和 O’Kane 描述了这一技术。

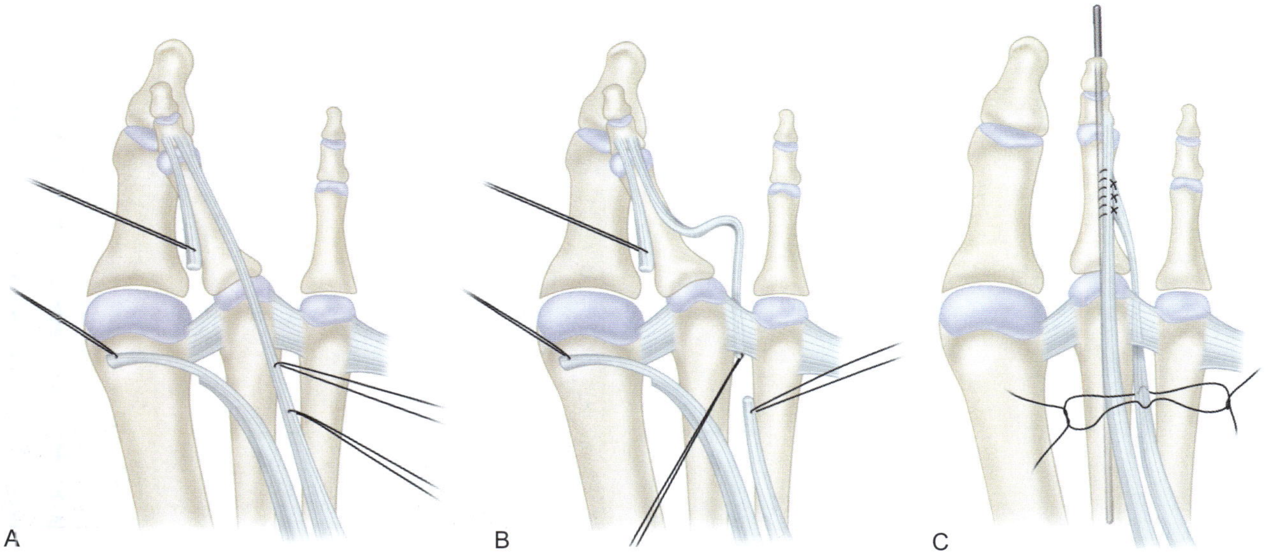

图 83-15 A～C. 趾短伸肌腱转位治疗交叉趾畸形（见手术技术 83-6）

作者推荐使用 2 ~ 3 mm 的圆锯截骨，不截断趾骨的对侧皮质、呈“青枝骨折”，然后闭合截骨端，以克氏针固定截骨基底部。

手术技术 83-7

(Kilmartin 和 O’Kane)

- 从第二趾近节趾骨中心内侧向跖趾关节做一个 3 cm 的“S”形切口。
- 分离至骨面，在伸肌腱的内侧和跖侧进行分离。
- 分离关节囊以暴露趾骨基底部，但不要将切口延长至整个跖趾关节。
- 首先，在近节趾骨干骺端转弯处用摆锯做一骨性标志，平行于近节趾骨基底部截骨，截断趾骨的背侧、跖侧及中间皮质，外侧方皮质不截断。
- 平行于趾骨远端做第 2 次截骨，保持外侧皮质的连续（图 83-16），这样两次截骨截下底边为 3 ~ 4 mm 的三角形骨块。
- 对外侧骨皮质施压，用手指闭合截骨面。
- 用 3-0 的 Vicryl 缝线关闭切口深层，缝合皮肤用 4-0Monocryl 皮内缝合线。

术后处理 术后 2 周内用 12 mm 宽的医用胶带将第二趾固定于第一趾上。术后 2 周内穿硬底鞋，逐渐下地活动并缓慢恢复正常行走。

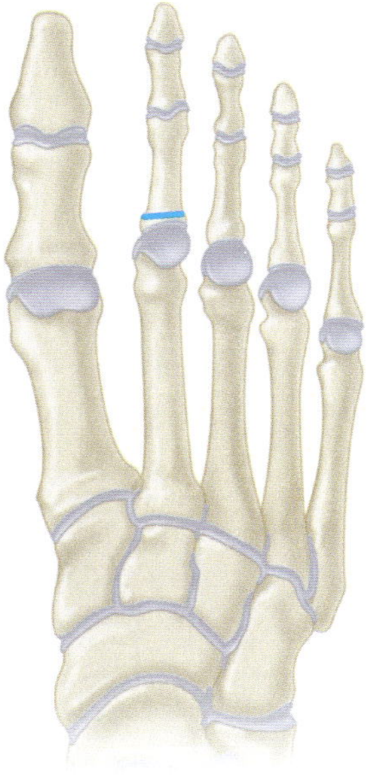

图 83-16 近节趾骨闭合楔形截骨矫正力线异常（见手术技术 83-7）

第三节 锤状趾和爪形趾

锤状趾常用于描述外侧 4 个足趾的近端趾间关节的异常屈曲状态（图 83-17），这种屈曲畸形可以是僵硬性的（不能被动地矫正至中立位）或可复性的（可被动矫正至中立位）。如果足趾的近端趾间关节长时间严重地屈曲挛缩，跖趾关节通常会在相反方向形成畸形，即背伸畸形。远端趾间关节通常保留柔软状态，但也可发展为屈曲或背伸畸形。爪形趾与锤状趾的区别如下：爪形趾通常由神经肌肉疾病引起。所有足趾常存在相似的畸形，而锤状趾畸形仅有 1 个或 2 个足趾受累；爪形趾在跖趾关节常出现背伸畸形，但在锤状趾畸形中，跖趾关节可存在或不存在背伸畸形；爪形趾常在远端趾间关节存在屈曲畸形，而锤状趾通常不会出现这种情况（图 83-18）。

一、病因学

爪形趾由神经肌肉疾病引起，足固有肌，特别是骨间肌通过跖趾关节旋转轴跖侧，引起该关节屈曲。足固有肌功能的丧失导致肌力不平衡，使趾长伸肌背伸跖趾关节，而趾长屈肌屈曲趾间关节。跖趾关节在中立位时，趾长伸肌可背伸趾间关节，但跖趾关节出现过伸时，则趾长伸肌丧失其移动能力，不再能背伸趾间关节。足趾强有力的屈肌，特别是趾长屈肌，附着于远节趾骨的基底部，加重了这种畸形，引起趾间关节屈曲。

爪形趾畸形的原因易于了解，而大多数锤状趾

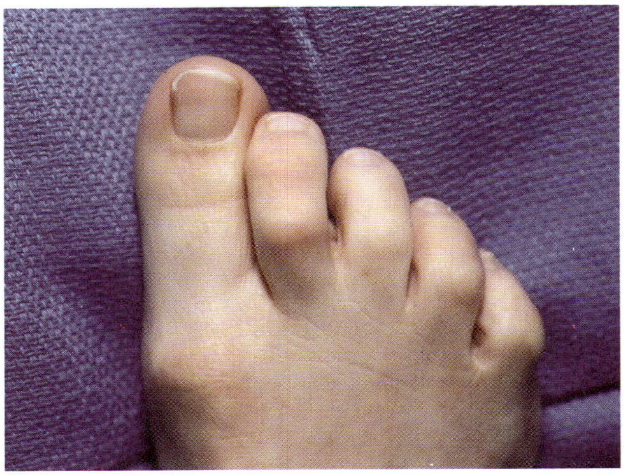

图 83-17 近端趾间关节僵硬性屈曲挛缩，跖趾关节与远端趾间关节保持柔软

没有潜在的固有肌肌力不平衡。采用电极刺激评估足固有肌的相位活动，发现在步态周期的前 35% 期间没有固有肌的电活动。静止站立时，固有肌电活动消失。站立时通常加重足趾的锤状畸形，而静止站立期间固有肌电活动的缺乏提示固有肌功能丧失不是畸形的原因。

一般认为，促成锤状趾畸形的一些因素包括长期穿着各种不合适的鞋子，足趾在过紧的鞋尖里相互挤压引起跖趾关节与趾间关节一定程度的畸形；长此以往可引起这些关节出现可复性畸形，最终形成僵硬性畸形。引起足趾畸形的解剖因素包括“双骨趾”（two-bone toe）与第二序列过长，这样可导致足趾弯曲与踇趾外翻，对第二趾产生压力。其他因素包括结缔组织疾病与创伤。

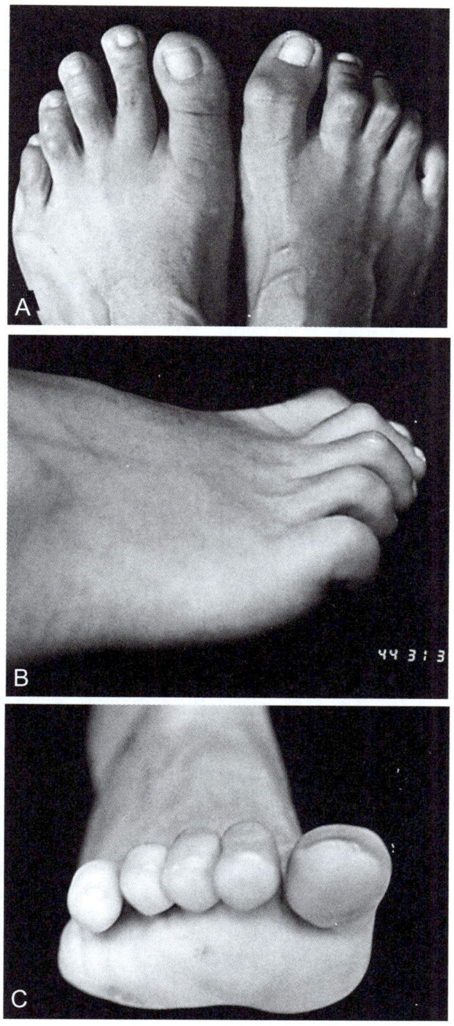

图 83-18　A. 右足爪形趾继发于内侧与外侧的足底神经损伤；B. 第二与第三跖趾关节不能被屈伸至中立位，而且都不能被屈曲超过中立位；C. 爪形趾的背伸姿势增加了跖骨头跖侧面的压力

二、临床表现

锤状趾畸形中，有 3 个部位可出现疼痛。最常见的部位是近端趾间关节背侧，该处可出现由鞋尖或鞋面压力引起的硬胼胝；远端趾间关节处于屈曲位置或趾尖负重位置时，则在足趾末端的跖侧面会出现痛性胼胝，即末梢胼胝；如果近节趾骨向背侧半脱位，则最终会在跖骨头下方出现痛性胼胝。在感觉减退的患者中，如合并有糖尿病或硬脊膜膨出，在这些受压的一个或多个部位可出现溃疡与深部感染，使治疗计划变得更复杂并可危及趾与足。有时第二跖趾关节的背外侧存在压痛（图 83-19）。

三、治疗

锤状趾的非手术治疗通常令人失望，可通过衬垫与固定带减轻畸形、缓解疼痛部位的压力；如果畸形时间不长且没有跖趾关节的过伸畸形，每日手法活动并固定足趾以阻止跖趾关节背伸，也可矫正近端趾间关节的屈曲畸形。这是因为在跖趾关节位于中立位或有一定程度的屈曲时，趾长伸肌才能有力地伸直中节趾骨。然而，一旦被动拉伸及捆扎停止，则有可能复发，大多数有症状的锤状趾患者最终都需要手术治疗。下列手术方法并非治疗锤状趾的所有方法，而是最常推荐的一些手术，并且有随访资料支持这些方法（表 83-2）。

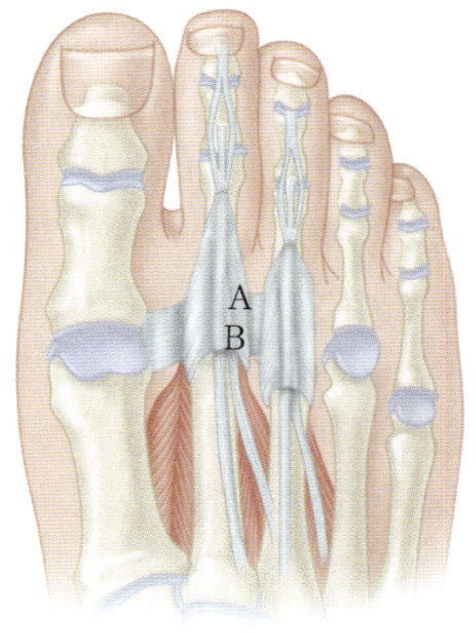

图 83-19　A. 第二趾蹼趾间神经瘤的压痛部位；B. 第二跖趾关节特发性滑膜炎的压痛部位，背外侧关节囊与外侧副韧带

表 83-2 锤状趾畸形的手术方案

畸 形	特 点	治 疗
柔韧性锤状趾	MTP 或 PIP 关节无固定畸形	通常采用非手术治疗，偶尔用 FDL 行屈肌代伸肌转位
僵硬性锤状趾伴有固定的 MTP 屈曲畸形	PIP 固定的屈曲畸形，MTP 在伸直位半脱位	切除近节趾骨的髁部，经皮固定；EDL 延长，EDB 肌腱切断，MTP 背侧关节囊切除，副韧带切除
僵硬性锤状趾伴有 MTP 半脱位	PIP 固定的屈曲畸形，MTP 在伸直位半脱位	Weil 截骨术后施行跖板修复
交叉趾	PIP 固定的屈曲畸形，MTP 向内侧或外侧半脱位	切除近节趾骨的髁部，经皮固定；修复副韧带和关节囊；EDB 转位
槌状趾	DIP 固定的屈曲畸形	切除中节趾骨髁部，经皮固定；FDL 肌腱切断

DIP，远端趾间关节；EDB，趾短伸肌；EDL，趾长伸肌；FDL，趾长屈肌；MTP，跖趾关节；PIP，近端趾间关节

（一）软组织手术（Girdlestone 法、Taylor 法、Parrish 法、Mann 与 Coughlin 法）

单纯软组织手术无骨缩短或关节固定术有可能或不能达到永久的矫正；然而，对于骨骼尚未发育成熟的有症状的可复性锤状趾，或年轻人的一趾或多趾可复性屈曲畸形（仅在负重时锤状趾明显），屈伸肌转移有助于矫正畸形。关于趾长屈肌在引起近端趾间关节固定屈曲挛缩畸形中的作用已有人质疑，但相关学者仍支持采用本术式治疗可复性锤状趾。

与高弓足的患者相反，对于马蹄内翻或足弓相对正常的患者，软组织手术更为可靠。此外，患者应＜30 岁，跖趾关节没有畸形（屈曲可超过中立位），且近端趾间关节没有固定的屈曲畸形。换句话说，对于有症状的、特发性的、轻度的、可复性锤状趾畸形的年轻患者，行屈肌代伸肌转位的手术最有可能获得成功。为了降低屈肌代伸肌转位术后漂浮趾的发生率，Boyer 和 DeOrio 改良了此技术，通过足底纵切口，而不是横切口，使用 0.54 mm 克氏针固定，用可吸收缝线缝合肌腱，将转位肌腱移至背侧伸肌腱膜的深面而不是表面，在 38 例患者（79 足趾）中没有漂浮趾畸形发生，患者满意率为 89%。

（二）骨与关节手术

矫正锤状趾的一些最常用的手术是近端趾间关节切除、近节趾骨基底部切除、近节趾骨远 1/3 或 1/4 切除、近节趾骨完全切除或近端趾间关节融合术。

手术治疗锤状趾时，下列建议并非唯一的，也不是绝对的或通用的。仅仅是有症状的锤状趾才需要手术。畸形较轻往往不需要手术矫形。锤状趾包含一系列畸形，根据初次发现与诊断时的不同畸形阶段，手术方案有所不同，具体如下：

1. **轻度畸形** 跖趾关节或趾间关节无固定挛缩畸形，负重时畸形加重。对于患有轻度畸形的年轻人，建议行趾长屈肌代伸肌转位术，方法见前述。

2. **中度畸形** 近端趾间关节呈固定的屈曲挛缩，跖趾关节无背伸挛缩。对于中度畸形，建议切除近节趾骨的头、颈并行经皮固定术，将踝关节固定于中立位。存在伸肌紧张时，经皮切断趾长伸肌腱，并可能需要用克氏针维持复位。作者发现近节趾骨头切除而未融合是更好的选择，对于翻修手术来说，永久性的固定将是好的选择，手术前应告知患者足趾可能有一定僵硬感，适应相邻足趾有一定困难。根据作者的经验，大多数患者倾向于近端趾间关节有一定的活动度，反对完全融合近端趾间关节。

近几年来，陆续出现了一些治疗锤状趾的其他术式，其目的都在于减少足趾畸形的复发。Kramer 等随访 1115 例患者后认为，克氏针固定显示了良好的固定效果，相关并发症发生率较低。他们认为使用克氏针矫正锤状趾畸形仍然是一种有效而经济的方式。

据报道，90%的患者通过可吸收髓内针行近端趾间关节融合取得了好的疗效，这一手术的优点是避免针穿透皮肤，不影响活动，并发症（如足趾漂浮感）少。值得注意的是，2mm的可吸收针无法提供足够大的强度及很长时间的固定。

3. *重度畸形* 近端趾间关节呈固定的屈曲挛缩，跖趾关节呈固定的背伸挛缩（除跖趾关节固定背伸挛缩及近端趾间关节固定屈曲挛缩外，近节趾骨在跖骨头上可出现脱位或半脱位）。在不伴有跖趾关节脱位或半脱位的重度畸形中，必须通过一个背侧的椭圆形皮肤切口切除近节趾骨的头与颈（并行经皮固定术），延长趾长伸肌，切断趾短伸肌腱，切除跖趾关节的背侧关节囊。如果伸肌腱与背侧关节囊切断后，跖趾关节的背伸没有得到矫正，则应切断双侧副韧带，将关节矫正至中立位，保持趾长伸肌延长缝合修复。跖趾关节的畸形不只在矢状面得到矫正，在水平面上也应得到复位，必须用纵向克氏针维持近端趾间关节与跖趾关节的复位（细心地使用柔软的敷料将足趾维持在矫正后的位置可代替克氏针的使用。随着肿胀的消退，必须勤换敷料）。对于严重的跖趾关节脱位和半脱位患者，可以采用跖趾关节成形术或跖骨远端截骨（Weil）的手术方案来达到减轻跖趾关节压力的目的（手术技术83-11）。

中度锤状趾与爪形趾畸形的矫正

手术技术 83-8

- 在近端趾间关节的背侧横行做一椭圆形切口，宽5～6mm，两侧各延长2～3mm。
- 仅在开始时切除皮肤并电灼止血（图83-20A～C）。
- 切除一小部分伸肌腱和近端趾间关节的背侧关节囊，保留伸肌腱附着于中节趾骨基底部的2mm残端。伸肌腱近端通常回缩至近端皮瓣的下方，但在适当的时间可将其轻易地牵向远端。
- 将近端趾间关节屈曲约20°，同时牵拉远、中节趾骨。
- 用小手术刀置于两侧皮肤和韧带之间，然后将刀锋转向关节，由外向里，在关节的两侧切断副韧带（图83-20D）。由此将近端趾间关节屈曲至90°，可清晰显露近节趾骨头颈部（图83-20E）。
- 用咬骨钳或小锯片切除近节趾骨头颈部，用骨锉或咬骨钳去除所有的锐利边缘（图83-20F），使其平滑。
- 近端趾间关节伸直至中立位，近节趾间残端和中节趾骨关节面对紧，感觉其紧张度。如果感到紧张，则再多切除2～3mm长的骨质。
- 用3-0或4-0不可吸收缝线穿过近端皮缘，然后再穿过伸肌腱近端。
- 在伸肌腱的关节面处穿入伸肌腱远端残余部，由皮肤穿出。通过倾斜针脚可在一定程度上矫正侧方畸形。
- 切口的边角予以间断缝合。如认为合适，开始时可采用褥式缝合（图83-20G）。
- 前足至趾尖的支持性包扎非常重要（图83-21）。
- 这种手术方法通常可将近端趾间关节矫正至可接受的位置，仅有几度的屈曲。
- 如果需要，可在跖骨颈上方经皮切断趾长伸肌腱，注意避开趾背静脉（见图83-20F）。
- 当踝关节维持中立位时，如果跖趾关节位于背伸位，应行肌腱切断，使跖趾关节屈曲60°～70°。对于中度锤状趾畸形，这样通常可使跖趾关节在踝关节中立位时屈曲至中立位。
- 偶尔也需要切断趾短伸肌腱。在跖骨颈部，趾短伸肌腱紧贴趾长伸肌腱外侧并偏向跖侧。
- 用柔软的敷料（5cm宽的纱布很有用）与1cm左右的胶布将足趾固定于预期的位置，将其与一个相邻的足趾缠在一起。

术后处理 患足抬高48～72h后，允许在可耐受的情况下负重，穿木底鞋4周。12～16d时拆线，小心地使用敷料包扎，继续维持足趾于矫正位置2周。4周时，通常可间断使用敷料和绷带，但如果畸形有复发倾斜，仍需再穿2～4周。近端趾间关节通常保留有一定程度的主动活动并轻度屈曲，这样似乎比近端趾间关节融合成1个直的足趾更易于让人接受。

重度畸形的矫形

重度畸形是指跖趾关节的僵硬性背伸挛缩和近端趾间关节僵硬性屈曲挛缩，因此这两个关节均需要矫正（图83-22）。

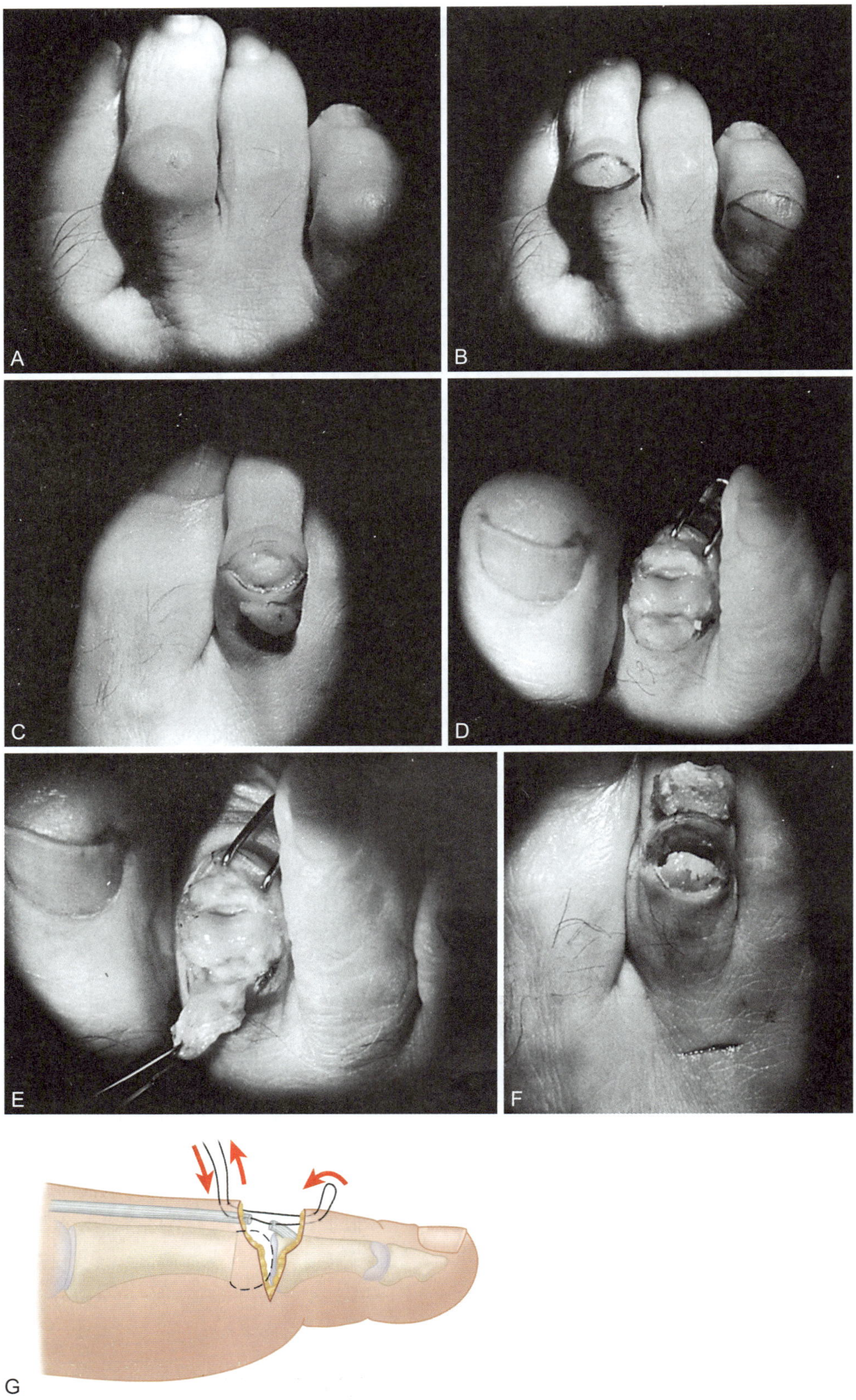

图 83-20 A. 近端趾间关节固定挛缩，但跖趾关节仅有伸肌紧张而不伴有固定伸直挛缩的中度锤状趾畸形；B. 近端趾间关节背侧的椭圆形切口；C. 在表浅部分离，显露趾背静脉，便于电灼；D. 横向切断背侧关节囊、双侧副韧带和伸肌腱，极度屈曲足趾；E. 向近端分离伸肌腱至近节趾骨的中远 1/3 交界处；F. 切除近节趾骨远端的 25%～30%，与中节趾骨接触，切断伸肌腱；G. 闭合伤口（见手术技术 83-8）

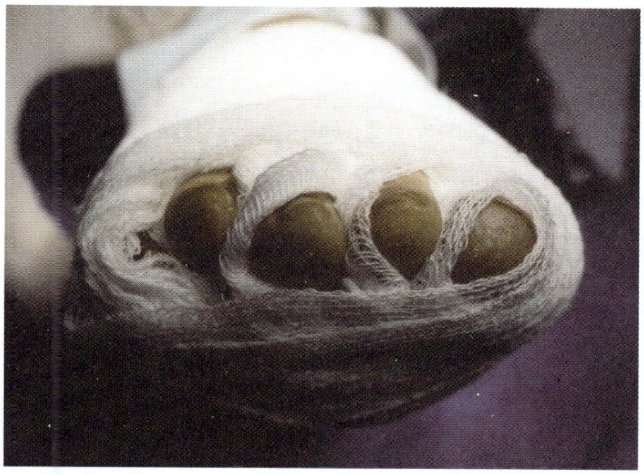

图 83-21 确保术后敷料包扎舒适，并维持足趾于正确位置，如果不能，则使用克氏针固定（见手术技术 83-8）

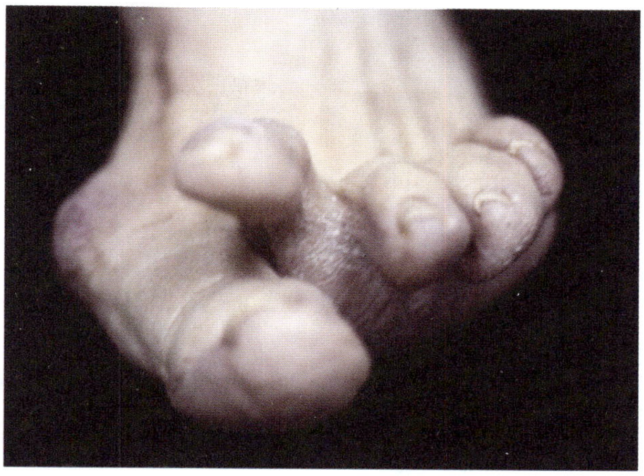

图 83-22 严重交叉锤状趾畸形（见手术技术 83-9）

手术技术 83-9

- 在跖趾关节腓侧上方，以关节为中心取直切口或带一定弧度的切口（图 83-23A）。
- 电灼或牵开从足趾返回的趾背静脉弓分支，显露伸肌腱。
- 趾短伸肌腱位于趾长伸肌腱的深面并稍偏向腓侧。在跖骨颈部，趾短伸肌腱汇入趾长伸肌腱及伸肌腱扩张部（图 83-23B）。在此汇合之前，从趾长伸肌腱上分离出趾短伸肌腱，并切除 2 ~ 3 mm 的趾短伸肌腱。
- 然后“Z”形延长趾长伸肌腱，用小刀片（67 号 Beawer 刀片或类似刀片）操作更方便。
- 从皮肤切口的近端至趾长伸肌腱与伸肌扩张部的汇合处，纵向劈开趾长伸肌腱，在趾长伸肌腱与伸肌腱扩张部的连接部横行切断。最后在近端从相反的方向垂直切断肌腱。
- 从其他软组织附着部游离出肌腱。该法可延长趾长伸肌腱 8 ~ 12 mm（图 83-23C）。
- 通常情况下，如果背伸挛缩 < 20° ~ 30°，并且近节趾骨相对于跖骨头无背侧半脱位趋势，那么足趾可屈曲 30° ~ 40°。如果踝关节位于 90° 时足趾在跖趾关节处于静息中立位，在矫正近端趾间关节后，除了用 3-0 或 4-0 可吸收缝线在趾长伸肌腱延长后的部位缝合外，此关节无须再做其他处理。
- 然而，如果在上述手术之后足趾仍有 10° ~ 20° 的背伸，则需被动屈曲足趾至 40° ~ 50° 时横行切开背侧关节囊（图 83-23C，插图）。这种足趾较大幅度的屈曲可将伸肌腱扩张部牵向远端，更好地显露背侧关节囊。根据畸形的慢性过程、复发性滑膜炎发作的次数及关节的匹配情况，关节囊可从一个薄的、薄膜状的、柔软的、滑膜状的覆盖物变为一个致密的、厚的关节纤维囊。
- 打开关节囊后，再次将足趾较大幅度地屈曲并将踝关节回屈至 90° 位，观察足趾在静息位时的外形。如果足趾外形满意（当踝关节 90° 位时，跖趾关节呈中立位至背伸 10° 的位置），那么只需要将趾长伸肌腱于延长后的部位予以缝合。
- 如果足趾仍处于不满意的背伸位，则将足趾极度屈曲后用小手术刀向下切开跖骨头两侧的副韧带，直到跖趾关节的跖板，但不要穿透。这样即便足趾有背侧半脱位，仍可使足趾在跖趾关节处恢复中立至轻度屈曲位（图 83-23D）。
- 矫正近端趾间关节挛缩后，缝合趾长伸肌腱。

（三）伴跖趾关节脱位的重度畸形的矫正

这种畸形难以矫正。上述所有术式都可应用，包括趾长伸肌腱延长、趾短伸肌腱切断、背侧关节囊切开、双侧副韧带松解，但除此之外通常还需行跖趾关节减压。这可在关节的趾骨侧或跖骨侧进行。然而，复位后即便采用克氏针固定关节数周也难以维持足趾的位置，并且可能在外侧产生跖骨头跖侧胼胝，因此，切除近节趾骨基底部的手术方法并不可取。关节跖骨侧减压可通过跖趾关节成形或跖骨远端短缩截骨（Weil 截骨术）方式实现。

跖趾关节成形术

手术技术 83-10

- 跖趾关节成形术需切除（塑形）跖骨头 3 ~ 4 mm，包括跖侧突起（图 83-24）。切除不能使关节恢复正常，但在可接受的平面上通常可以恢复 10° ~ 20° 的活动，且足趾在跖骨头部保持复位状态。
- 对于复杂畸形，充分修整跖骨头以复位足趾，并能被动活动 30° ~ 40° 而无相邻关节面摩擦或强力撞击可以提供一个满意结果。必须用髓内克氏针将此位置维持 3 ~ 4 周（图 83-25）。
- 当踝关节位于 90° 位时，用克氏针固定跖趾关节于 10° 背伸位。再次将踝关节置于 90° 位，确认跖趾关节在内外两侧的平面上已被复位。
- 应特别注意“关节成形”后的明显摩擦感，由于近节趾骨在凹凸不平的跖骨头上摩擦，如果跖骨头修整后跖趾关节仍有紧张感，则应切除更多骨质，直至摩擦感消失。
- 克氏针的使用方法有多种，其中一种建议是顺行将针穿过中、远节趾骨，由趾甲下方 2 ~ 3 mm 处的中线处穿出（图 83-26A），然后将克氏针逆行穿入近节趾骨干的残余部（通过近端趾间关节上方单独的背侧椭圆形切口，趾骨的头与颈已被

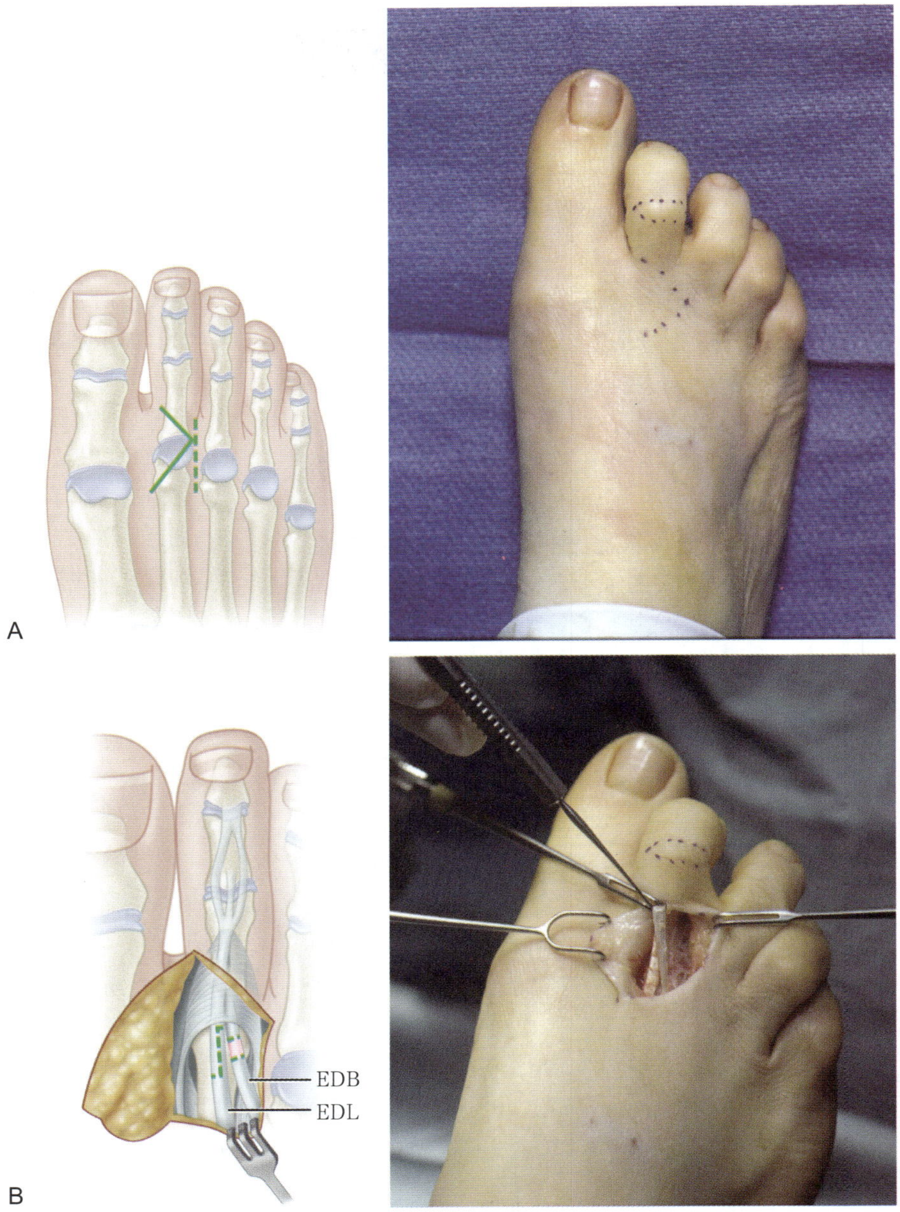

图 83-23 A ~ D. 严重锤状趾畸形矫形术。EDB，趾短伸肌腱；EDL，趾长伸肌腱（见手术技术 83-9）

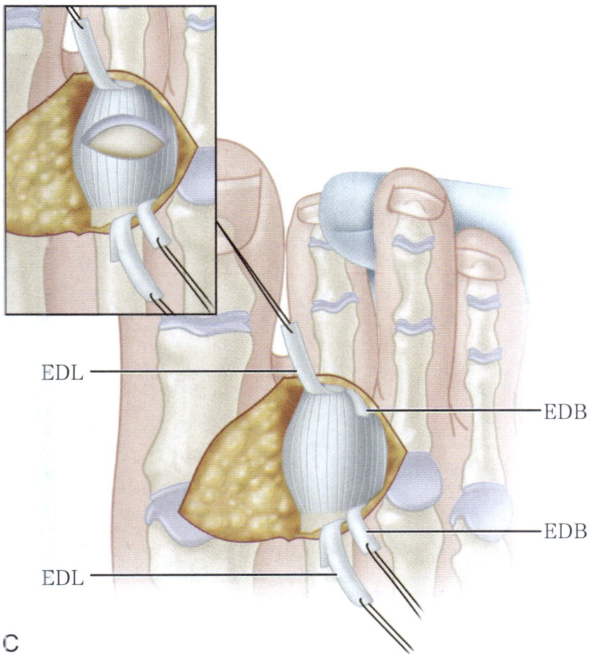

C

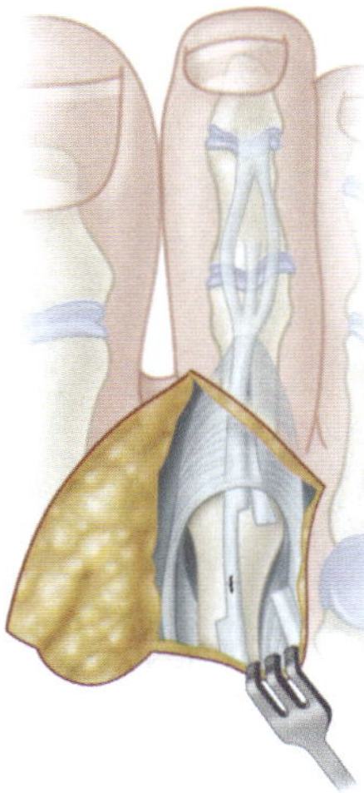

D

图 83-23（续）

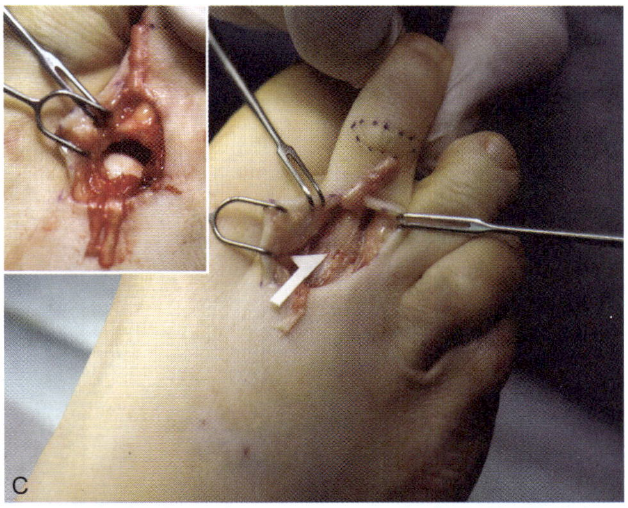

C

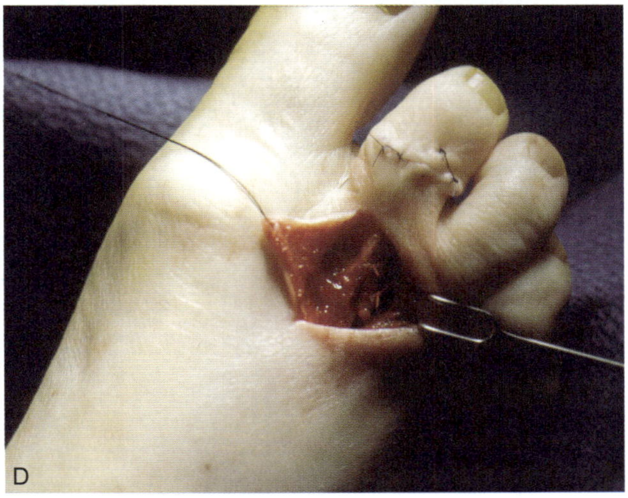

D

切除）（图 83-26B）。

- 在近节趾骨关节面的中心附近穿出克氏针，术者站在手术台头侧（患者可看到足趾），握住足趾，将跖趾关节复位，助手将克氏针钻入跖骨。
- 有时寻找近节趾骨的髓腔比较困难，可用一根 0.16 cm 或 0.11 cm 直径的克氏针或一把小直钳打开近节趾骨的髓腔。这样可使克氏针在到达近节趾骨关节面之前循其路径前进，不穿出皮质。
- 在中度或重度畸形中，在矫正近端趾间关节挛缩之前不要将针穿入跖趾关节。该技术与手术技术

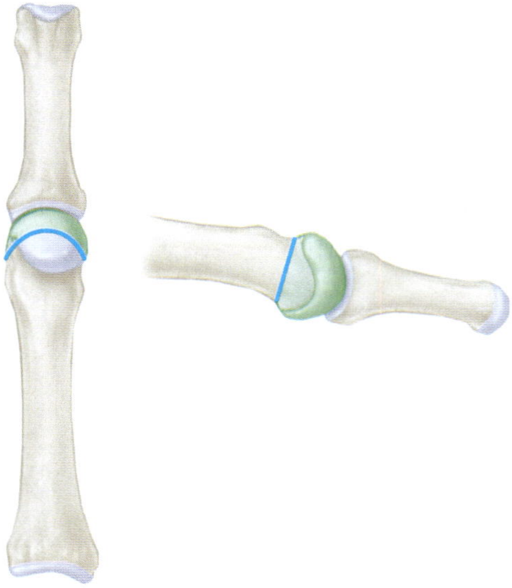

图 83-24 切除跖骨头（并重建跖骨头的形状）以纠正合并跖趾关节脱位的严重锤状趾畸形（见手术技术 83-10）

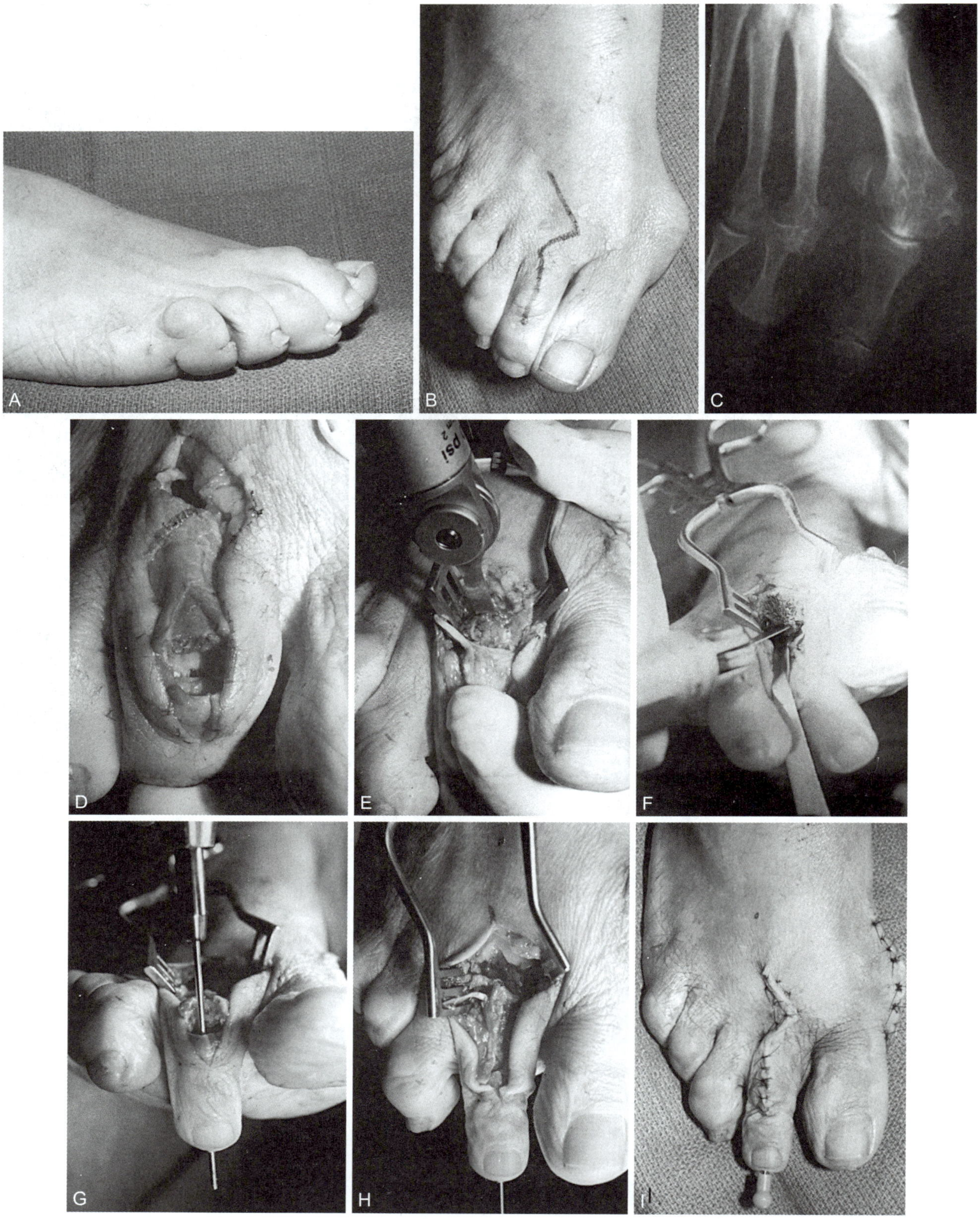

图 83-25 合并跖趾关节脱位的严重锤状趾畸形重建

A 和 B. 临床外观与手术计划切口；C. 脱位关节的 X 线评价；D. 近节趾骨骨质切除后，切除跖趾关节的背侧关节囊，延长伸肌腱；E. 切除跖骨头远端；F. 切除跖骨头的跖侧髁；G. 用 0.11 cm 的克氏针顺向穿针通过近端趾间关节；H. 逆向穿针，通过近节趾骨，穿过跖趾关节；I. 术后外观（见手术技术 83-10）

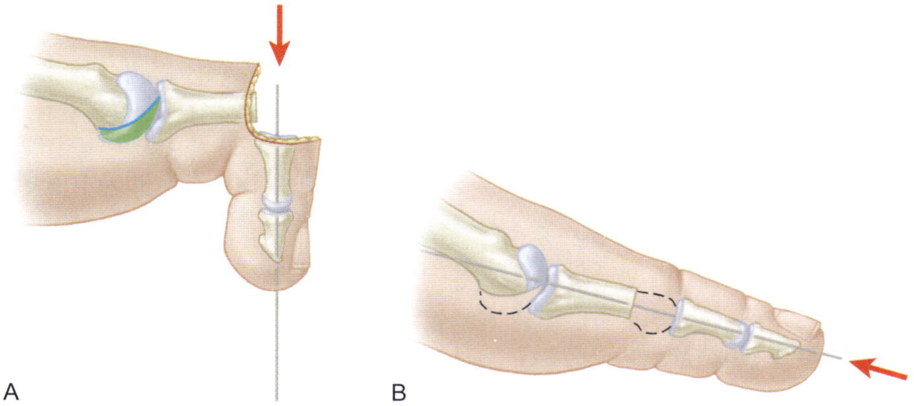

图 83-26 修整跖骨头后，跖趾关节的穿针

A．克氏针顺行穿入中、远节趾骨；B．克氏针逆行穿入切除后的趾骨干（见手术技术 83-10）

83-9 中描述的一致。

- 去除止血带，进行止血。
- 把切断的趾长伸肌腱在延长的位置上做端端缝合。将踝关节置于 90° 位，轻轻牵拉趾长伸肌腱近端，使其拉出至静止时的长度。在趾长伸肌腱断端出现重叠的地方，切除重叠的近端部分，继续用 3-0 或 4-0 可吸收缝线修复。
- 用 4-0 或 5-0 不可吸收缝线缝合皮肤，放置前足敷料，小心不要压迫影响足趾的血供。
- 在长期脱位的足趾中，减轻跖趾关节与近端趾间关节的挛缩可增加神经血管束的张力。由于形成瘢痕和背侧静脉回流障碍，翻修的足趾尤其容易受损。如果发现血供受到影响，则应除去克氏针，使足趾还原到到缩短的位置。这对敷料有更高的要求，即必须格外小心地使用敷料将足趾包裹在满意的位置。
- 对于需要广泛解剖同一足趾相邻关节的患者，术前必须向患者交代有可能因为出现血供障碍而失去足趾。

术后处理 术后处理同中度畸形，只是在重度畸形中几乎总要使用克氏针，除非影响血供而不能使用。3 ~ 4 周时，拔除克氏针，用纱布与 1.3 cm 胶布包裹跖趾关节与近端趾间关节，将足趾维持于矫正位。通常穿木底鞋 4 周，然后再穿深而宽大的软鞋 4 ~ 6 周。患足持续抬高 48 ~ 72 h 后允许在可耐受的情况下负重。可选择使用拐杖。

（四）跖骨短缩截骨术矫正第二跖趾关节脱位

作为第二跖骨头外形修整或切除成形术治疗第二跖趾关节脱位的替代方法，跖骨头、颈部的短缩截骨是合理的，其治疗效果满意。该手术的优点在于关节减压的同时保留了关节面，从而使这一术式较为流行。如果第二跖骨相对于第一、三跖骨过长，该手术特别适用。文献报道表明，转移性跖骨痛或关节不稳定复发的发生率非常低。术后可能出现跖趾关节僵直，但这通常不会引起患者不满。据报道，7% ~ 15% 的患者会出现并发症，包括漂浮趾、跖骨痛复发和转移性跖骨痛等。减少此类并发症的策略包括：去除一小片骨质以防止跖骨头过度跖屈；尽可能地修复跖板（见手术技术 83-1）；趾长屈肌腱向背侧转位；偶尔，跖趾关节穿针以临时固定。

跖骨短缩截骨

手术技术 83-11

(Weil)

- 在第二跖趾关节上方做 3 cm 长的纵行切口。
- 识别跖骨头、颈部后切开关节囊。
- 从趾骨近端基底部分离跖趾关节副韧带。
- 将脱位的跖趾关节部分复位、跖屈足趾以充分显露跖骨头。
- 用微型摆锯截骨。截骨的平面自跖骨头的背侧部分向近侧与地面平行（图 83-27）。在此次截骨完成前，平行于第一次截骨做第二次截骨，根据需要短缩的长度去除 2 ~ 3 mm 骨质。
- 按术前在足正位 X 线片上测量的短缩量，向近端移位跖侧骨块。短缩量应为 3 ~ 8 mm，这取决于受累和邻近跖骨的长度以及跖趾关节脱位的严重程度。应尽量使跖骨的长度相等。

- 采用一枚 AO/ASIF 小骨块螺钉固定截骨，精确测量螺钉长度并在术中进行 X 线检查评估，注意螺钉帽的埋头。
- 去除覆盖跖骨头上方的背侧截骨残端的突起。
- 维持近端趾间关节畸形矫正时考虑跨跖趾关节穿针，并在透视监视下进行截骨。克氏针必须是 0.016 cm 或者更粗，否认其断裂风险大。

术后处理 如果固定可靠，使用轻度加压前足敷料包扎，并允许患者在能耐受的情况下穿着硬底鞋负重。术后 2 周更换绷带，并包扎 4 周。如果 X 线片检查愈合满意，可以在术后 4 ~ 6 周穿有支持作用的硬底运动鞋。

（五）截肢在重度畸形矫正中的应用

对于重度锤状趾畸形的要求较低的老年患者，推荐第二足趾切除术。Gallentine 和 DeOrio 报道了在 12 例患者中 17 趾行跖趾关节切除，其中 10 例患者对结果满意，2 例不满意。伴发的外翻畸形未手术矫正。在平均 33 个月的随访中，畸形进展似乎不是问题。

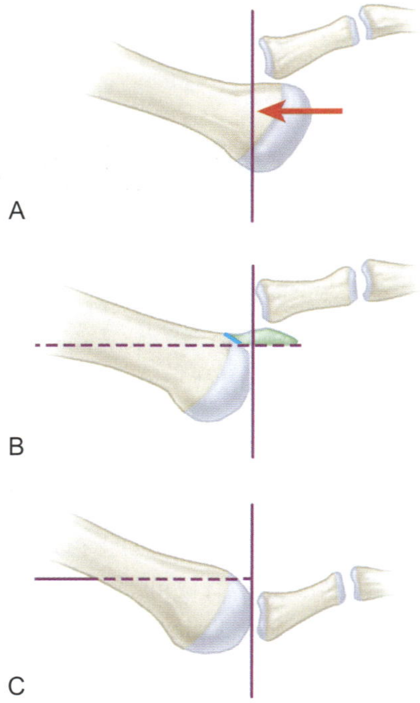

图 83-27 Weil 截骨术

A．手术前；B．跖骨头向近侧移位后；C．去处背侧骨块的远端突出部分后（见手术技术 83-11）

第四节 槌状趾

一、病因

槌状趾是指远端趾间关节表现出屈曲状态的一种足趾位置（图 83-28），可单独存在或与锤状趾畸形联合存在，后者发生在近端趾间关节（图 83-29）。槌状趾的原因尚不清楚。其最常发生于第二趾，该趾常为最长的足趾。当穿着鞋尖窄小的鞋子时，第二趾超出其他足趾的突出部分可在趾尖受压，远端趾间关节可因受压而弯曲。随着时间的迁移，这种屈曲姿势可减弱伸肌腱末端的作用，直至该肌腱不再能伸直远端趾间关节。

进而，在缺乏强有力的拮抗肌时，趾长屈肌腱将远端趾间关节固定于屈曲位，直至畸形变为固定状态。槌状趾在伴有周围神经病变的糖尿病患者中常见，准确原因尚不清楚。在足部感觉正常时，槌状趾最常见的并发症是甲下的痛性胼胝（图 83-30）。这种末端胼胝源自趾尖的长期受压，造成足趾习惯性地屈向鞋底。在糖尿病患者中，胼胝可出现溃疡，在患者发现问题之前发展为深部感染。如同先天性锤状趾，先天性槌状趾通常不需要治疗。

二、治疗

用衬垫与夹板对槌状趾进行非手术治疗较为困难，且一般无效；穿着加长的鞋会起到一定的效果，同时应用足趾垫抬高足趾，从而达到减轻足尖压力

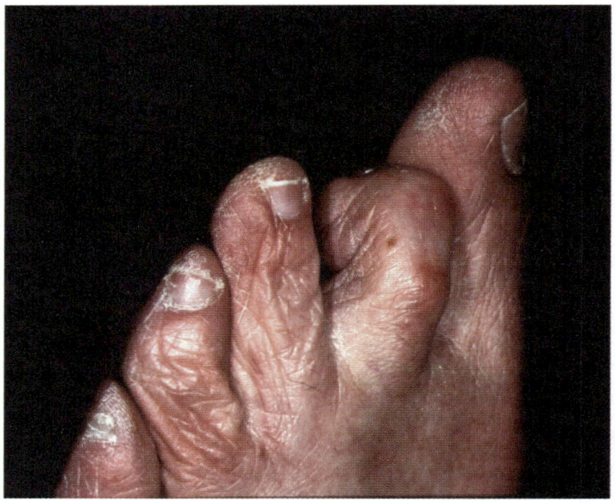

图 83-28 槌状趾

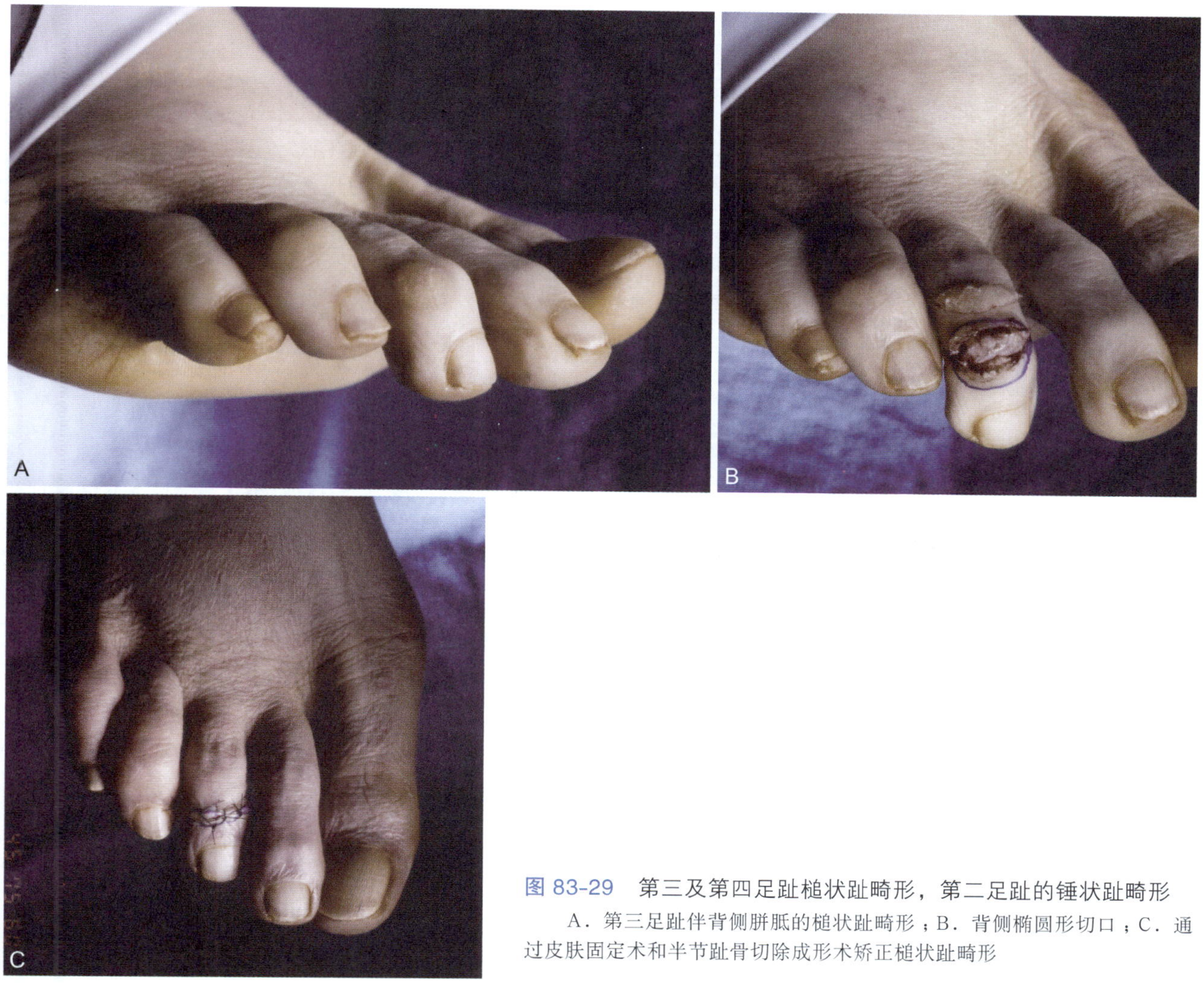

图 83-29 第三及第四足趾槌状趾畸形，第二足趾的锤状趾畸形

A．第三足趾伴背侧胼胝的槌状趾畸形；B．背侧椭圆形切口；C．通过皮肤固定术和半节趾骨切除成形术矫正槌状趾畸形

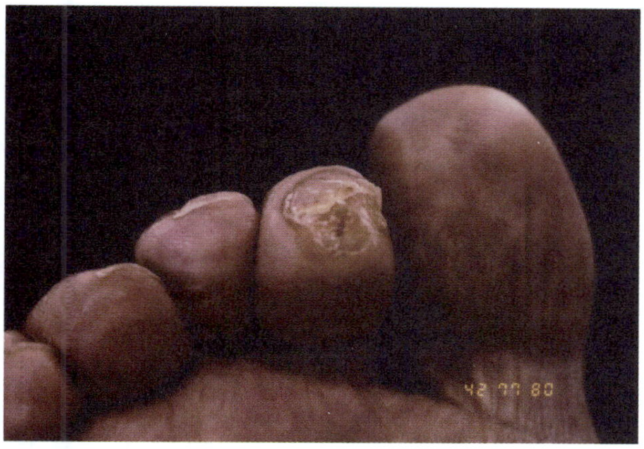

图 83-30 槌状趾畸形伴趾尖疼痛性胼胝体

的作用。如症状较重，则需要手术治疗，可选择的方法有：①远端趾间关节屈曲横纹处屈肌腱折叠术；②中节趾骨的次全或全切除及背侧经皮固定术（如果骨切除与经皮固定术不能将足趾固定于矫正位，可加行趾长屈肌腱切断术）；③远节趾骨的远侧半截趾术，包括趾甲与甲床。

将变形的趾长屈肌腱转位为伸肌以矫正足远端的屈曲畸形时，技术上较困难，不如选择其他更为简单可靠的手术。对于年龄大的患者，在远端趾间关节屈曲横纹处切断屈肌腱可缓解症状，无需加做其他手术，在此关节，屈肌腱切断通常结合使用手法矫正固定的屈曲挛缩，用 1 或 2 针缝线缝合切口，术后建议穿着木底鞋，2 周后拆线。拆线后，鼓励患者穿着足够长度的宽头鞋。由于这种手术简单易行，作者也将其用于糖尿病患者中。在门诊于远端趾间关节皱褶的中线处经皮折叠肌腱，术后前足加压包扎，患者仰卧，健侧膝关节屈曲，将足置于其上，抬高 5 min，如果需要，缝合 1 或 2 针以便止血。

如果槌状趾时间较长且已固定于重度屈曲位，则必须切除一部分或全部中节趾骨，切断趾长屈肌腱，背侧皮肤固定以维持矫正位置。末端Syme术（类似于踇趾中手术方法）也可用于远端趾间关节重度僵硬性屈曲挛缩畸形（见手术技术83-13，图83-31）。因为产生症状的足趾末端负重将趾腹部的软组织转向背侧闭合切口，所以不必切断屈肌腱。在大多数情况下，作者比较喜欢采用皮肤切除固定术治疗重度槌状趾伴末端胼胝，因为该手术保留了趾甲；Coughlin 报道在切除中节趾骨头后，成功地进行远端趾间关节融合术，使满意率略有增加。

皮肤切除固定术

手术技术 83-12

- 在远端趾间关节的屈曲皱褶处横向切开5～6mm，小心避开切口两端的血管神经束。
- 用一把小的单齿拉钩将趾长屈肌牵入切口，锐性切断。
- 然后以远端趾间关节的背侧为中心做一横行的椭圆形切口，切除椭圆形区域的皮肤（图83-32A）。在椭圆形切口的两侧延长2～3mm有利于显露副韧带，将副韧带随同伸肌腱末端和背侧关节囊一起切断（图83-32B）。
- 极度屈曲远节趾骨，去除中节趾骨的头、颈部（图83-32C和D）。
- 如果使用止血带，则应在闭合切口前确切止血（用剪刀或小止血钳纵向扩大，骨切除后，通过背侧切口可显露趾长屈肌；然而，如果如前所述先行肌腱切断，那么计量矫正畸形时所需截除的骨量更为容易）。
- 另一种方法是在切除中节趾骨的头、颈部后用小锯或咬骨钳去除远节趾骨的基底部（图83-32E）。
- 用0.11cm的克氏针固定关节于融合位置。3～4周拔除（图83-32F）。
- 闭合背侧切口，中间部采用水平褥式缝合，两端部采用间断缝合。
- 间断缝合跖面切口，用敷料将手术的足趾与邻近足趾固定在一起，以便将其维持于需要的位置。

术后处理 2周时拆线，然后，将手术的足趾与邻近足趾用柔软敷料继续固定于一起再持续1周。

末端 Syme 手术

手术技术 83-13

- 环绕受累足趾的趾甲做一个切口，在远端和两侧包括2～3mm的甲襞，在近端包括3～4mm的甲襞，以保证完全切除甲床（图83-31A）。
- 沿近端切口切到骨质，游离趾骨粗隆顶端和两侧，使远节趾骨远半部与趾腹组织分离。不要干扰趾长屈肌腱。
- 用小咬骨钳咬除显露的趾骨（通常为远侧半）。
- 仔细检查伤口近端的边缘，确认没有甲床残留（图83-31B）。
- 将软组织皮瓣翻向背侧，用4-0不可吸收缝线将其间断缝合于近端皮缘（图83-31C）。

术后处理 术后处理基本与前述方法相同，但在2周拆线时才能去除敷料。不必使用夹板，因为远端趾间关节是稳定的。

第五节 合并双胼胝体的锤状趾、槌状趾复合畸形

与传统爪形趾畸形的不同之处在于，这种复合畸形没有或几乎没有跖趾关节背伸畸形。通常在近、

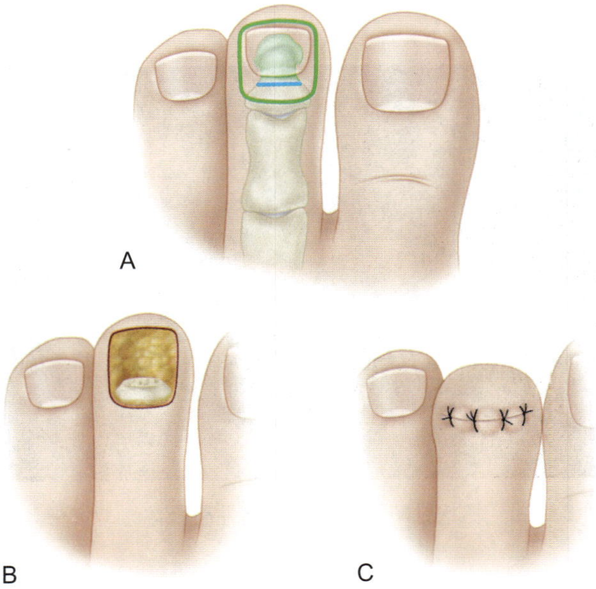

图 83-31 末端 Syme 手术

A．切口；B．切除远节趾骨的甲床与远侧半后，确认没有甲床残留；C．将皮瓣转向背侧，闭合切口（见手术技术83-13）

远端趾间关节的表面有大而明显的胼胝体。由于骨质切除不足，远端趾间和近端趾间联合切除的关节成形术有将近 10%的复发率。

第六节 槌状趾畸形的并发症及翻修手术

当然，足趾缺血是第二至五趾术后最早期的并发症。幸运的是，如果术前血供良好同，这种情况很少发生。其在翻修手术和重度吸烟患者中似乎更常见。术前需告知患者这种潜在问题。如果使用止血带，作者就不用肾上腺素做前足阻滞。如果患趾术后即刻出现缺血表现，可以松解敷料，必要时拔除克氏针。很多时候患趾会有一定程度静脉充盈而并非缺血，这种情况只能观察。Boyce 和 Dhukaram 报道了 3 例患者在足趾畸形矫正术后使用三硝酸甘油片成功逆转缺血发生。

遗憾的是，并非所有槌状趾畸形手术都可以获得一个矫正良好、无痛的足趾，从而能够随意穿鞋。对于结果并不完美的患者，手术决策始于对问题的深入分析。是患者的期望值过高？患者的特殊主诉是什么？用以解决特殊问题的时间是否足够？畸形的部位在哪里并且是否有足够满意的组织来支持翻修？

许多先前探讨过的术式可能适合于翻修，但必须注意正确处理特殊问题。或许槌状趾畸形术后最常见的问题是形成近端趾间关节的内翻或外翻畸形，常常因为近节趾骨头切除过多所致。切除术后骨质增生也会导致畸形。患者在任何锤状趾手术之前必须了解到，由于患趾处于相邻足趾的“模具”中，

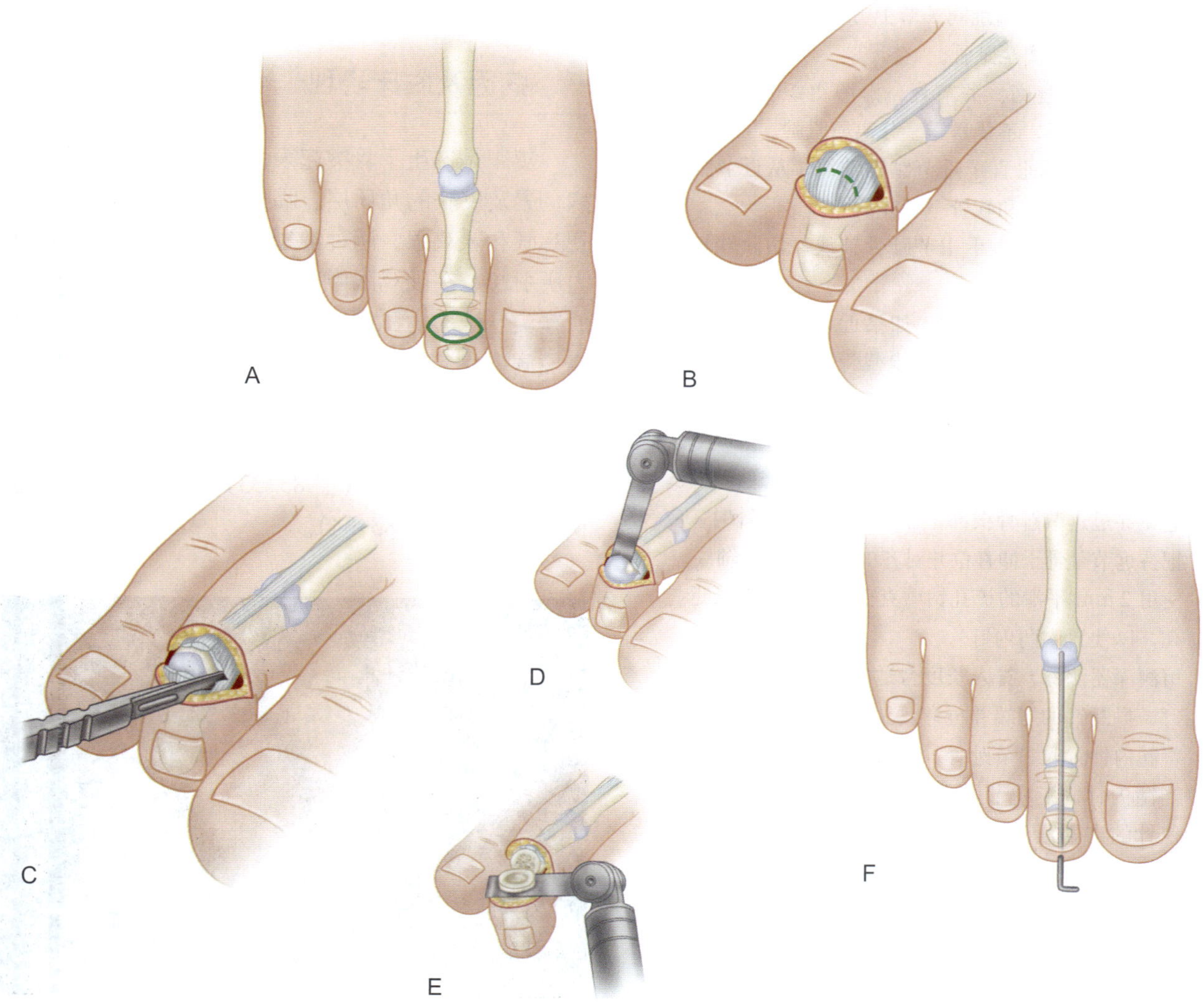

图 83-32 皮肤切除固定术

A．椭圆形皮肤切口；B．切除伸肌腱与背侧关节囊；C．切断副韧带，显露中节趾骨髁部；D．用咬骨钳咬除中节趾骨髁部；E．切除远节趾骨的关节面；F．放置克氏针（见手术技术 83-12）

经常会有一些残留畸形发生。术后患趾肿胀及水肿可能迁延难愈，并且1年以内患趾最终的大小和外形并未完全确定。

对于复发性畸形，内支持物在维持畸形长久矫正方面通常作用很大。鉴于此，作者对使用可吸收髓内装置的结果很满意。在进行足趾畸形翻修前，矫正跖趾关节不稳很重要。Konkel 等最近报道，使用聚乳酸可吸收针比聚对二氧环己酮可吸收针结果更好。

采用可吸收髓内针行近端趾间关节融合

手术技术 83-14

（Konkel 等）

- 踝关节阻滞及轻至中度镇静，使用 Esmarch 踝关节止血带，在近端趾间关节上方做 2 cm 背侧纵行切口，逐层分离至趾骨。
- 分离伸肌腱腱帽、关节囊、滑膜组织及副韧带，不要切断跖板，不要暴露、分离屈肌腱。
- 使用微型摆锯垂直于近节趾骨轴线，从近节趾骨远端切除软骨面和软骨下骨并清除。
- 使用微型摆锯垂直于中节趾骨轴线，切除软骨面和软骨下骨并清除。
- 无张力下对合截骨断端，如果近端趾间关节很容易被矫正，就不需要进一步截骨。否则，需要截除更多的近节趾骨。为了降低不稳定风险，避免去除过多的软组织。
- 使用 2 mm 克氏针从中节趾骨向远节趾骨逆行钻孔，避免穿过远节趾骨根部，在逆行钻入克氏针时，应把持远节趾骨于伸直位并对齐中节趾骨的纵轴线。
- 使用 2 mm 平滑的扩孔钻顺克氏针针道从远及近扩孔，以便置入髓内钉。
- 用测深器测深，拧入长度合适的 2 mm 可吸收髓内钉，拗断钉的尾端并折弯。
- 将髓内针置入中节趾骨。
- 当髓内针固定中节趾骨后，在中节趾骨的髓腔内使针的末端滑动，进入远节趾骨，直到跖趾关节的末端完全对齐后，髓内针就可稳定地放置在远节趾骨。
- 当髓内针的末端完全进入近节趾骨之后，使用持针器使髓内针的末端弯曲，当髓内针进入近节趾骨后，中节及近节趾骨末端的骨质应对合良好。
- 松解足趾并核对位置。将足及踝固定于中立位，如果足趾呈过伸畸形，用 11 号刀片在跖趾关节近端经皮切断伸肌腱，如果足趾是屈曲畸形，松解屈曲挛缩部分，不必切断屈趾肌腱。
- 用 3-0 可吸收线缝合皮下组织，用 4-0 丝线缝线缝合皮肤。用约 10 cm 的绷带固定足趾。

术后处理 术后 2 周内穿露趾鞋。术后 48 h 内，建议患者抬高患肢，尽可能至心脏水平。术后 2 周内保持敷料清洁、干燥及完整。2 周后，待痂体脱落、伤口愈合后，逐渐减少敷料。负重方面没有特别限制。术后 10 ~ 14 d，拆除缝线并使用胶带。拆除缝线后 10 d，在保持创口干燥下可洗浴。术后 6 周，伤口不允许打湿。在接下来的 4 ~ 6 周，穿舒适且较深的鞋。10 ~ 14 周，可穿任何鞋。

第七节 鸡眼

一、病因及临床表现

鸡眼是产生于骨突起表面的皮肤过度角化性疾病，累及皮肤的角质层。临床上，鸡眼通常被分为硬鸡眼和软鸡眼。两种类型均由坚硬结构产生的压力所引起。在硬鸡眼中，位于皮下的趾骨髁与坚硬的鞋尖产生压力和摩擦，随着时间的迁移，可产生痛性病损，这种情况常发生于第五趾近端趾间关节的背外侧。这种损伤位置固定、干燥、有压痛。如果鸡眼受到急性刺激，那么周围会出现红斑并发热，并且逐渐形成滑囊（图 83-33）。注意不要将疣误认为硬鸡眼（图 83-34）。

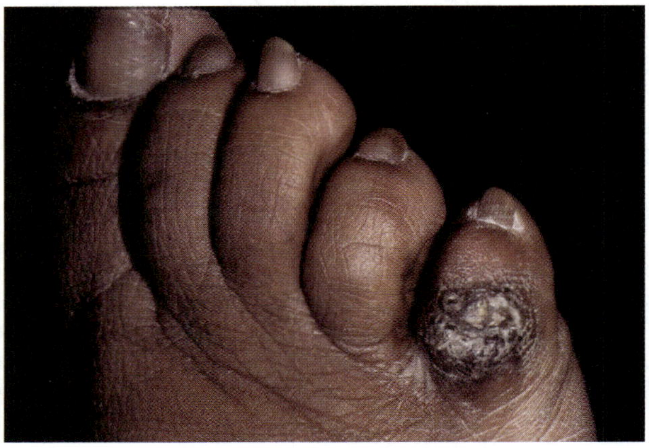

图 83-33 第五趾背外侧急性炎性硬鸡眼伴肿胀、发热与红斑

软鸡眼常见于趾间。实际上，称为趾间鸡眼可能比软鸡眼更为确切。趾间鸡眼有两种类型，其中最常见的一种位于趾蹼的远端，累及较短足趾末节趾骨的基底部和邻近较长趾的近节趾骨头。有时，营养不良的趾甲产生的压力可导致趾间鸡眼的发生。虽然少见但更为麻烦的软鸡眼出现于趾蹼的基底部，常见于第四趾蹼（图 83-35A）。这些鸡眼伴有第五跖骨过短的畸形，有时伴有蹋外翻，这样，鞋子在第五趾上产生内收压力（图 83-35B 和 C）。第四趾近节趾骨的基底部、第五趾近节趾骨头的内侧髁或两者联合产生压力，引起软鸡眼。潮湿可软化过度角化的区域，有时在胼胝中央与趾蹼间可产生一个窦道。发生这种情况时，常引起化脓（图 83-36）。在糖尿病或免疫功能不全的患者中，这种相当小的病损可产生严重的后果。

足底鸡眼是硬鸡眼的另外一种类型（硬鸡眼与硬胼胝）。患者有时从这些孤立的过度角化性病损的中央扯下一块环形角质物带给医生。它们位于跖骨头的下方，通常见于第二至五趾，恰在跖骨头髁部的外侧跖面，此处较内侧位置更低。如果胼胝出现于第一跖骨头的下方，那么它通常位于内侧籽骨的下方。Mann 和 DuVries 将非手术治疗无效的足底鸡眼归为顽固性足底胼胝或局限性凹陷性胼胝，并指出了局限性与弥散性病变间的区别（图 83-37）。过度角化性病损常见于老年人，易引起疼痛、活动障碍和功能限制。一项研究发现，301 例过度角化的患者中有 60% 年龄超过 70 岁，大多数发生于女性和蹋外翻或其他足趾畸形患者。单纯矫正蹋外翻畸形，未行其他趾的跖骨截骨术，已报道会导

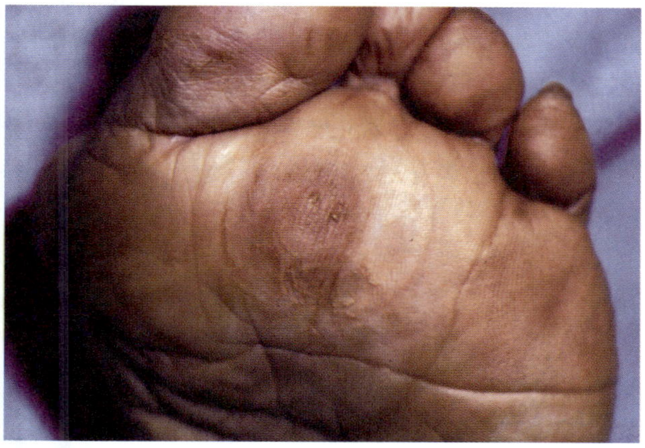

图 83-34 外观似跖侧皮肤胼胝的损伤，修剪后显示为疣

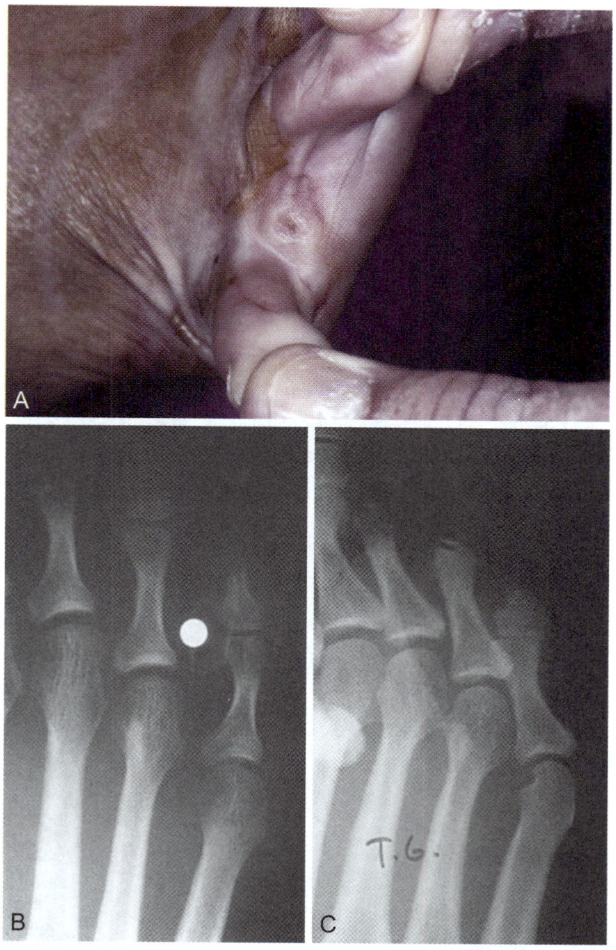

图 83-35 A. 第四趾蹼趾间鸡眼；B. 在鸡眼上方拍摄使用标记物的 X 线片，注意第五趾只有两节趾骨，第五跖骨过短；C. 斜位 X 线片显示第四趾近节趾骨的基底部与第五趾近节趾骨头部呈并列位置

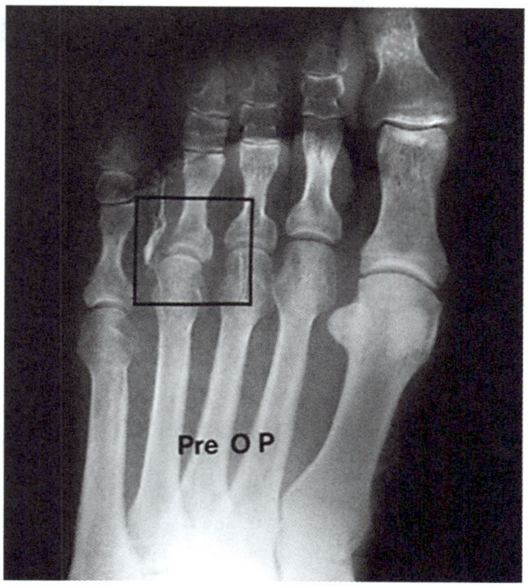

图 83-36 感染的软鸡眼，注意不透光区域为窦道造影，近节趾骨基底有溶骨性改变（框内）

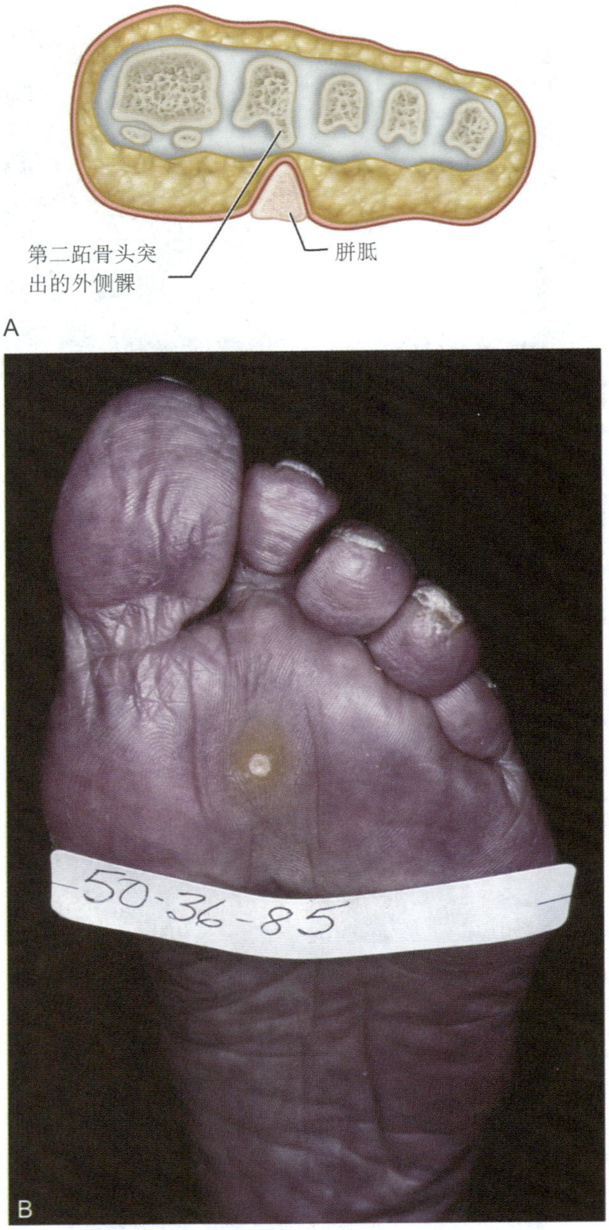

图 83-37 跖侧胼胝

A. 顽固性跖侧胼胝，注意第二跖骨头突出的外侧髁；B. 第二跖骨头下方的顽固性跖侧胼胝

致足底的疼痛性胼胝增加。

最后一种罕见的鸡眼是神经血管性鸡眼，这种鸡眼非常疼痛，常位于第一或第五跖骨头的下方，常与跖侧疣相混淆。然而，轻柔地削剪病变，可见界限不清的平行于足趾的血管，与其相反，在跖侧疣中血管呈垂直方向走行。

二、治疗

角化性病损应首先采用非手术治疗，让患者试用足部保护垫，这些物品在许多商店的足部保健部门都有销售（作者在诊室保留了一些这样的保护垫以便于指导和初步的治疗）。近来，作者在临床上应用了一种含有医用石蜡并有外壳能吸收摩擦力的鞋垫（Silapos），获得了一些成功。如果这些还不能缓解症状，或者患者每天处理病痛要花费大量的时间，则需要手术治疗鸡眼。Lee 等报道了有踇外翻伴跖骨头胼胝体的患者，约 90% 的患者矫正踇外翻畸形后，疼痛得到明显改善。尽管疼痛症状有所改善，但若要获得一个长期的缓解，跖趾关节的畸形一定要矫正。

（一）硬鸡眼

小趾近端趾间关节背外侧的硬鸡眼发生率远高于其他部位，因此，仅描述该部位的手术方法，但该法也可用于其他足趾。

硬鸡眼的治疗

手术技术 83-15

- 采用局部麻醉，如果需要，可应用止血带，取背外侧切口，沿鸡眼的内缘，在距趾甲 5 ～ 6 mm 处开始向近侧切开约 1.5 cm。
- 用小手术刀通过锐性分离切除近节趾骨髁的背外侧突起，用咬骨钳咬除与之相邻的中节趾骨基底部所有骨性突起。
- 切除骨性突起后，如果需要了解切除是否完全，用手触摸比用眼睛检查更为可靠。
- 手术医生必须确认没有残留的骨性突起，即使这意味着需要切除近节趾骨的整个头和颈部。近节趾骨头与颈部的切除能更可靠地防止术后的复发，这种方法是作者所在医院最为常用的方法。然而，在切除头与颈部后，近端趾间关节可能会出现不稳定。通过适当的敷料包扎 3 ～ 4 周，然后再使用胶布固定 3 ～ 4 周，即可减少不稳发生的概率。如果仅切除骨性突起，则应在术前审慎地告诉患者有复发的可能性，以后有可能需要行关节成形术。

术后处理 穿着硬底鞋或其他除去外侧鞋头的鞋子 3 ～ 4 周，在此期间穿着宽鞋尖的鞋子通常较为舒适。

注意事项：术后足趾的肿大经常持续数周甚至

数月。肿胀常比较明显，因为足趾缺乏软组织的保护；也会出现急性或慢性水肿。这种肿胀在大部分患者会逐渐消退，但需术前告知患者可能存在足趾长期肿大，以防误解。

（二）软鸡眼（趾间鸡眼）

软鸡眼通常发生在第四趾间隙，是第五趾远节趾骨基底内侧部分和第四趾近端趾间关节之间潜在的压力所致。这种病变可以通过手术去除潜在的骨性问题而解决。通常仅切除相对突起的一侧即可，严重的病例可能需要切除两侧突起的部分。“趾蹼鸡眼”或位于第四趾蹼深部的软鸡眼是第四趾近节趾骨基底部的外侧髁与第五趾近节趾骨头的内侧挤压相邻的皮肤引起的。触诊与视诊对于骨性突起的鉴别常常很困难。分开足趾时，鸡眼常被拉到趾蹼的中央，而穿鞋、负重时的鸡眼实际位于第四趾近节趾骨外侧基底部的浅表处。胼胝出现，可发生溃疡，而且存在于趾蹼湿润环境中的正常菌群可以引起溃疡感染。常用的治疗方法是用普通肥皂清洗趾蹼，每日 2 次，并使趾蹼保持彻底干燥，使用抗真菌药粉、抗细菌药粉、棉花或带有自黏性的橡胶制成的趾蹼分离垫（鸡眼圈），这些治疗所需要的东西在足部保健品零售店均可买到。

尽管防止了骨性的撞击，但如果鸡眼仍然疼痛、感染或溃疡，或者患者不愿意花费时间去做足部保健护理，那么手术治疗将是这类患者理想的选择。

趾蹼鸡眼可能非常麻烦，如果去除的骨质不够，则有可能复发。切除第四趾近节趾骨基底部外侧，使骨干的骨皮质面平整，或切除第五趾近节趾骨的头部和颈部或许是有效的，偶尔两者均需要切除。如果溃疡的过度角化区位于趾蹼偏向第五趾骨的一侧，则第五趾骨近节趾骨头和颈都应切除。如果溃疡的过度角化区位于趾蹼偏向第四趾骨的一侧，则应切除第四趾骨基底部的外侧，使骨干的骨皮质面平整。无论采用哪种方法，切除后都要触摸趾蹼，从而了解骨性突起是否去除平整，如果骨性突起去除不足，那么则应切除对侧的骨性突起。将足趾固定在合适的位置，敷料固定 3 周，然后再用胶布将足趾缠绕在一起，足趾中间垫棉垫，保持 3 周。

不要缝合溃疡，因为一旦解除了骨性压迫，溃疡将很快愈合，但手术切口可以缝合。此外，当溃疡湿润、有渗液时，用干燥剂、抗菌液、棉垫等间隔物处理趾蹼，直至趾蹼干燥后手术。

对于复发性或顽固性趾间鸡眼，采用部分、简单的并趾手术可能是相当有效的方法，足趾切口位于相邻足趾的跖侧面，使患者从足趾的背侧观察，保留一定程度的与原足趾相似的趾间沟。

部分并趾治疗顽固性趾间鸡眼

手术技术 83-16

- 取背侧纵行切口，将其延至趾间的跖侧面。
- 延长切口至相邻足趾间跖侧面的 1/3。
- 切除第四趾近节趾骨基底部的外侧突起（图 83-38A）与第五趾近节趾骨头的内侧部（图 83-38B）。
- 由近端向远端缝合伤口，将背侧部分缝合在一起（图 83-38C）。
- 切除少量背侧皮瓣边缘的皮肤，如果需要，可切除趾蹼鸡眼。
- 缝合跖侧面的皮肤，将部分足趾并在一起（图 83-38D）。

手术护理 用弹力绷带固定术区，使用广谱抗生素 2 d。2 周时拆线。用棉垫夹在趾间切口的表面，拆线后继续将相应的两个足趾用胶布捆扎 2 周。

（三）足底鸡眼（顽固性足底胼胝）

通过非手术治疗一般都可缓解足底鸡眼的症状，对患者的教育以及医生的努力是非手术治疗成功的基础。如果经过长时间的非手术治疗失败，那么下列手术可获得最佳效果。无论采用哪一种手术，都有 10%～15%的患者出现病变的复发或病变转移。需要强调的是，手术之前应尝试采用所有的非手术治疗措施。选择正确的手术方案时，应该首先对胼胝和跖骨头做详细的体检与 X 线检查。对小的顽固性足底胼胝，关节成形术通常值得推荐，在弥散性胼胝中，如果受累的跖骨头比较隆起或比邻近跖骨头更为跖屈，可能需要背侧截骨，对 X 线示跖骨过长的弥散性跖侧胼胝，应行缩短截骨术。

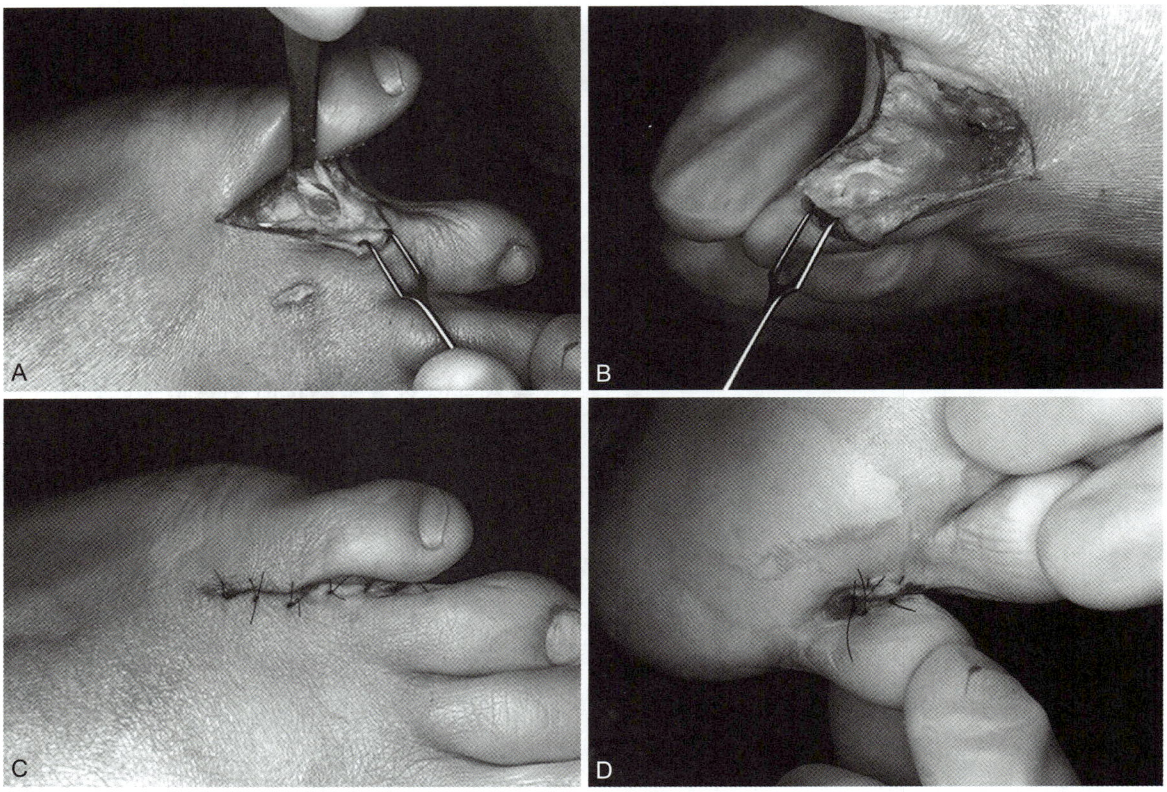

图 83-38 A. 显露趾蹼，切除第四趾骨的外侧基底部；B. 显露并切除第五趾近端的内侧部；C. 背侧缝合后的外观；D. 与跖侧缝合后的外观（见手术技术 83-16）

跖趾关节成形术

关节成形术适用于第二至第五跖骨外侧髁下方小而单发的顽固性足底胼胝。采用跖趾关节成形术后，患者对手术的满意率为 85% ~ 90%。手术并发症包括跖趾关节的背侧挛缩伴锤状趾、跖骨头骨折、跖骨头缺血性坏死、足趾向内或向外移及跖趾关节活动受限。

手术技术 83-17

(Mann 和 DuVries)

- 由趾蹼开始做一个曲棍球柄形切口，向近端延至跖骨头与跖骨干远 1/3 背侧（83-39A）。
- 找到受累跖骨头两侧的跖间横韧带并将其切断。
- 将伸肌腱牵开，通过纵向切口进入跖趾关节。
- 切断副韧带，用力跖屈受累的足趾，同时在跖骨干背侧推开骨膜（图 83-39B）。
- 用一把小而薄的骨刀或 4 mm 锯片的电锯切除跖骨头远端 2 ~ 3 mm。
- 屈曲足趾并进行牵引，在跖骨头下方将其推向背侧，此时可看到髁的跖侧。切除外侧缘，总共切除约 50% 的跖骨头。
- 用咬骨钳或骨锉修平跖骨头，然后将关节复位。

术后处理 穿硬底鞋 4 周，然后开始主动活动范围练习。手术后关节活动通常丧失 25%，但这基本没有临床意义。邻近跖骨头下方的转移性病变发生率不足 5%。

作者通过几种方法改良了这种手术。跖趾关节常处于背伸位置，必须通过背侧关节囊切开才能解决这种情况（如果需要，还要切断副韧带）。用敷料或细小的克氏针将该趾和跖骨头固定在合适的位置。术中如果用一把弯 Hohmann 拉钩将跖骨牵向背侧，同时足趾极度地屈曲 90° 以上，则没有必要切除跖骨头的关节面，因为此位置可显露跖骨头的跖侧突起，便于单独截除跖骨髁的跖侧突起，使跖骨干平整，在跖骨头跖侧髁的后方放置一把小的剥离器，以防止截骨后的骨片移位。

该手术可采用跖侧入路，距跖骨头负重区内侧

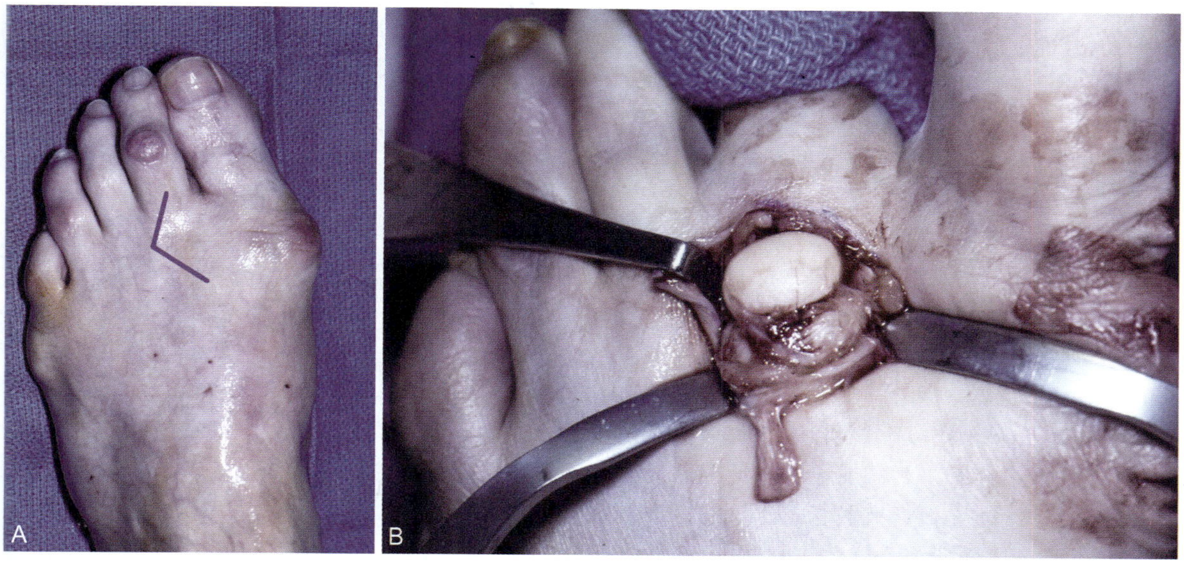

图 83-39 A. 第二跖趾关节背侧的切口，成角顶点位于关节水平；B. 切除副韧带后，极度屈曲第二趾（见手术技术 83-17）

数毫米行纵向切口，长 4～5 cm。进入皮肤与皮下组织深部后，向内侧牵开神经血管束，纵向切开屈肌腱鞘。向外侧牵开屈肌腱，纵向切开跖板。这样可以很好地显露突起的髁部，将其切除而不干扰背侧关节囊、副韧带、深部的跖间横韧带或跖骨头的关节面。

将弧形的缝合针进一步弯曲，以利于在狭窄的空间中进行缝合，然后用 3-0 可吸收缝线缝合跖板。将屈肌腱恢复至原来的位置，不需修补滑车。用 2-0 或 3-0 不可吸收尼龙线缝合皮肤。14～21 d 时拆线。术后即刻在可耐受的限度内，穿着硬底鞋负重。

作者发现跖侧切口在许多足部手术中都非常有用，通过背侧切口显露不佳时，采用该切口可提供良好的显露，且该切口的并发症并不多于背侧入路。

（四）跖骨过长、弥散性足底胼胝和跖骨痛

治疗合并跖骨痛和跖骨过长的弥散性胼胝有多种手术方法。因为文献报道结果满意，所以在此收录了数种治疗方法。由于并发症的存在，作者采用跖骨截骨治疗足底胼胝的结果并不令人满意，因此，建议在手术治疗前应先尝试各种非手术治疗。截除跖骨头的跖侧面后，尽管产生不良后果的可能性较小，但有可能将症状转移至邻近的跖骨头。对于某些患者，特别是必须穿着时髦高跟鞋的妇女，第二跖骨过长的顽固性疼痛需要手术干预，作者建议对这些患者行 Weil 截骨术（见手术技术 83-11），因为与其他短缩截骨术相比，该手术的并发症较少，疗效更好。与缩短跖骨干的截骨术相比，该手术将症状转移至邻近跖骨头的可能性更小。此外，Weil 截骨部位位于骨的干骺端，所以骨质延迟愈合和骨不连的可能性较小。在跖骨基底部经干骺端行背伸截骨术，背伸的程度和跖骨头的相对位置可能难以控制，而且在短缩跖骨方面，其效果不如其他截骨术。

尽管作者推崇 Weil 截骨术治疗第二跖骨过长合并跖骨痛，以及弥散性足底胼胝伴或不伴跖趾关节不稳，但鉴于文献报道结果令人满意，仍然介绍以下两种手术方法。

跖骨背侧闭合楔形截骨术治疗顽固性足底胼胝

手术技术 83-18

- 踝部神经阻滞麻醉后，踝关节水平上气压止血带，可获得良好的止血和麻醉效果。
- 如果胼胝位于第二跖骨下方（最常见），那么切口始于第二跖骨与中间楔骨关节面的近端 1 cm 处，向远端沿第二跖骨延伸 3 cm。术者用一手指触及

跖骨的基底部，另一手上下活动第二跖骨头，通过跖楔关节的活动来确定此关节的部位。这个关节和第三跖骨基底部距离约0.5cm，和第一跖骨基底部距离约1cm。

- 由于通过该切口可遇到腓浅神经的分支、 短伸肌及腓深神经和与其伴行的足背动脉，开始时仅切开皮肤。如将同样切口选在更外侧，在第三或第四跖骨处切开时则受解剖结构限制较小。
- 确定关节部位。
- 通过活动，或一根直针自关节向远端量取6～7mm，并在该点做好标记。
- 截除背侧2mm宽的楔形骨块，恰好切透跖面皮质，将第二跖骨头推向背侧时将其闭合。
- 第二跖骨基底部的跖面形状像船的龙骨，龙骨的顶点位于跖骨基底部背侧中线的稍外侧。因此，当从背侧向跖侧切割时，骨刀或电锯（4mm 锯片）的方向应稍靠外侧（10°～20°）。第二跖骨基底部的高度约为1.5cm。
- 用克氏针交叉固定或一枚 2.7mm 直径的螺钉固定截骨部位。如果使用螺钉，最好在截骨前先在近侧皮质钻孔，螺钉由背内侧至跖外侧以获得最大程度的固定强度。
- 去除止血带，进行止血，缠绕弹力敷料，短腿石膏固定。

术后处理 石膏固定，3周内不可负重，4～6周可部分负重。如果6周时，骨愈合明显，则可穿着硬底鞋。否则，应再穿着短腿管型行走石膏4周。骨愈合可能需要3～5个月。

对于位于内侧籽骨下方的局限性顽固性胼胝，Mann 与 DuVries 建议切除籽骨或削去籽骨的跖侧半。另一种治疗方法是第一跖骨近端背侧闭合楔形截骨（2～3mm），用克氏针固定。无论采用哪一种方法，都建议使用短腿管型石膏固定6周，3 周后允许部分负重。

第八节 小趾滑囊炎（裁缝趾）

第五跖骨头外侧的骨性突起常称为裁缝趾，这与裁缝长期双腿盘坐姿势有关，此坐姿时，足外侧缘压迫地板（图83-40）。本病常见于扇形足合并 外翻者，或第五跖骨头先天性或创伤性增大者，还可见于跖骨干外翻成角，使第五跖骨头更为突出时（图83-41）。标准足的站立位片包括正位、侧位及斜位，主要目的是评估第四、五跖骨间角（4～5IMA），这个角度由第四、五跖骨干中心线构成（图83-42），正常的第四、五跖骨间角为6.5°～8°，在正常足，第四、五跖骨间角平均为6.5°，如

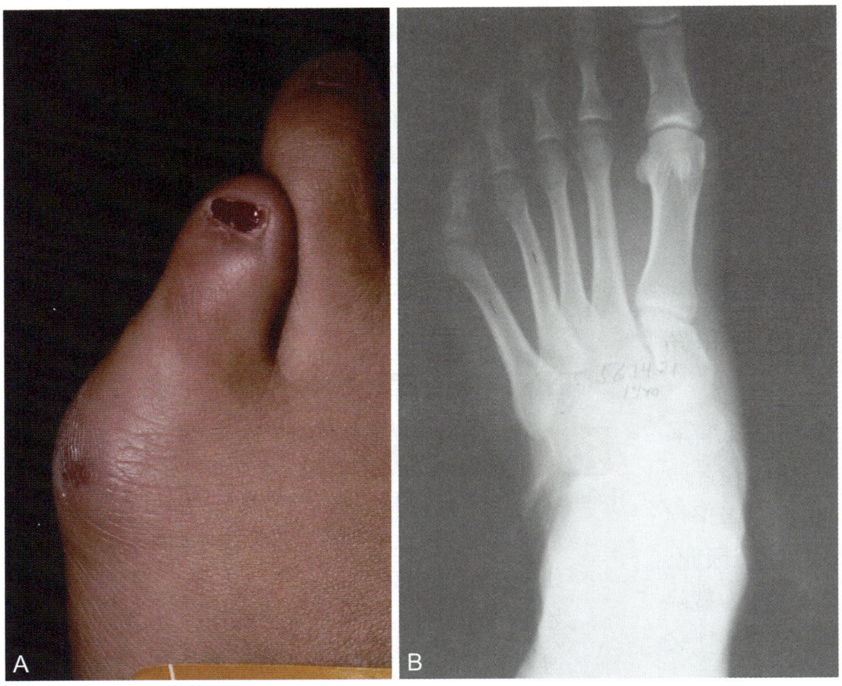

图83-40 A和B.小趾滑囊炎伴第五跖骨外翻及趾骨内翻

果运到 9.5°，就引起症状性的小趾滑囊炎。小趾滑囊炎分类也基于负重位的照片（图 83-43）：Ⅰ型，第五跖骨头增大或侧面的骨赘形成；Ⅱ型，第五跖骨头侧位的弯曲，但第四、五跖骨间角是正常的；Ⅲ型，在Ⅱ型基础上，第四、五跖骨间角＞8°，合并前足增宽，Ⅲ型是最常见的畸形；其他有用的角度测量是外侧偏斜角（图 83-44），即跖骨头的中心到颈和基底部的连线与第五跖骨干的内侧皮质连线之间的夹角（正常 2.6°，有小趾滑囊炎时，为 8°），第五跖趾关节角（图 83-42）在有症状的

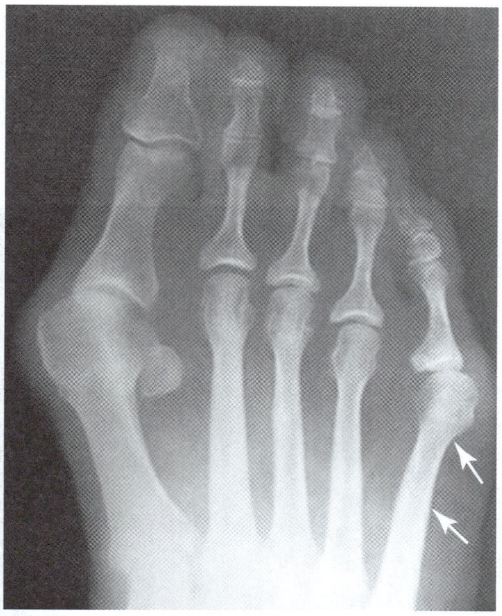

图 83-41 小趾滑囊炎 - 踇外翻 - 扇形足畸形，注意第五趾骨干远端 1/3 向外成角（箭头）

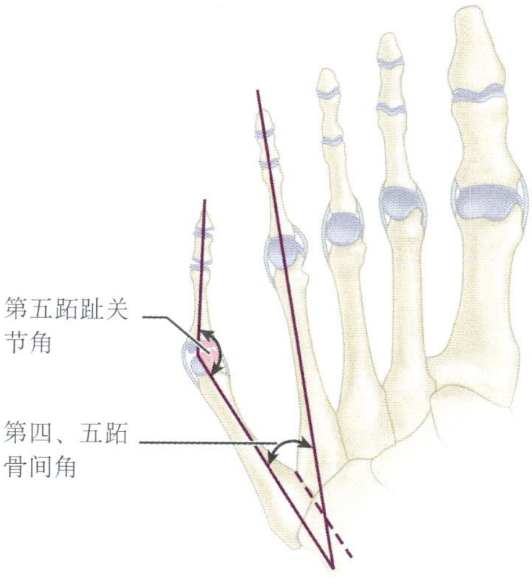

图 83-42 第五跖趾关节角及第四、五趾骨间角测量评估小趾滑囊炎畸形

（引自：Cohen BE, Nicholson CW: Bunionette, *J Am Acad Orthop Surg* 15:300,2007.）

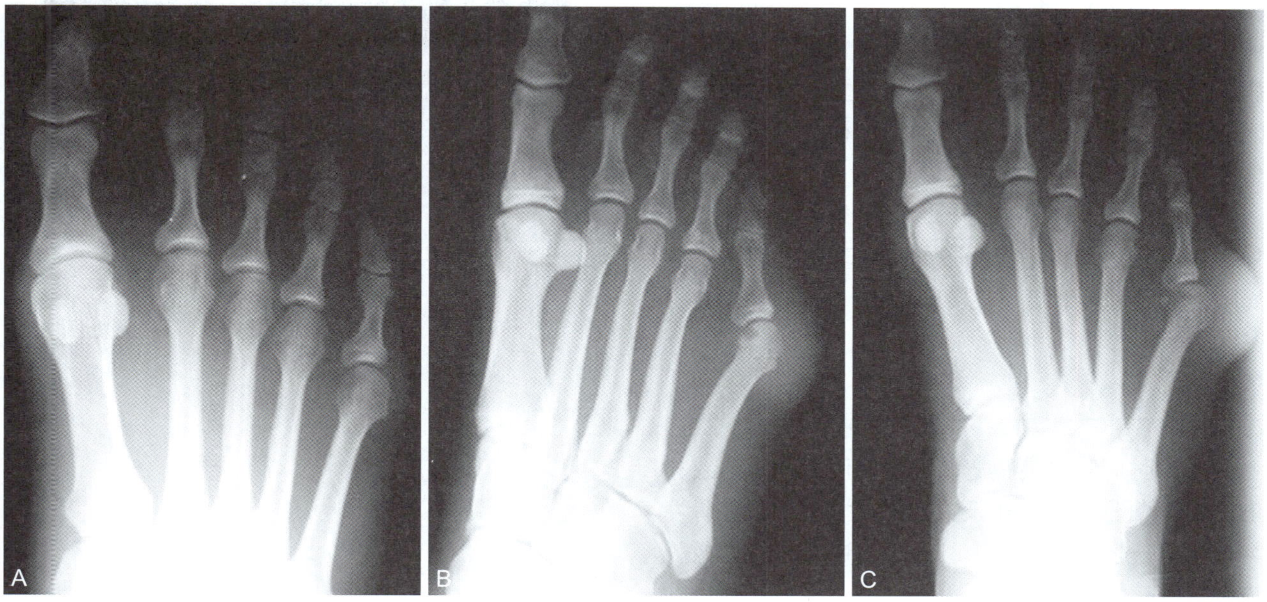

图 83-43 小趾滑囊炎畸形的分类

A. Ⅰ型，跖骨头外侧突起；B. Ⅱ型，第五跖骨侧位弯曲；C. Ⅲ型，第四、五跖骨间角增大

（引自：Cohen BE, Nicholson CW: Bunionette, *J Am Acad Orthop Surg* 15:300,2007.）

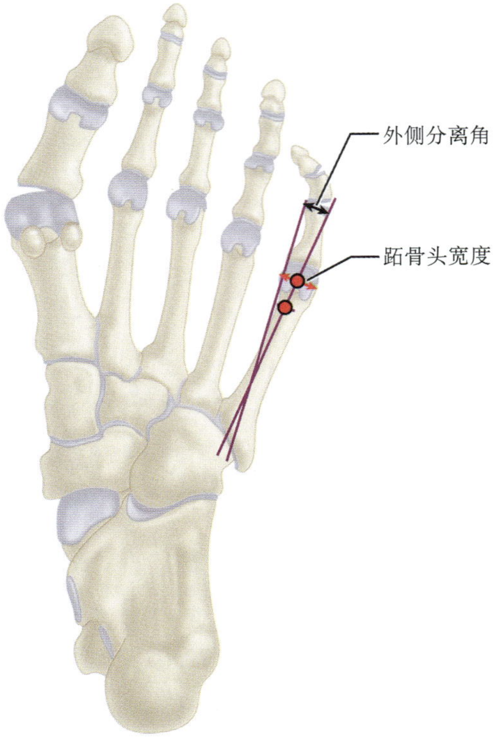

图 83-44 外侧分离角的测量评估小趾滑囊炎畸形

（引自：Cohen BE, Nicholson CW: Bunionette, *J Am Acad Orthop Surg* 15:300,2007.）

患者常超过 14°。

狭窄的鞋子是感到不适的主要原因。随着对骨性突起的持续压迫，由于长期的刺激，出现滑囊并增大（图 83-45），随之产生溃疡。由于鞋子的压迫，可在突出的小趾滑囊表面产生顽固性胼胝。在糖尿病、进展性腓骨肌萎缩症或某些类型的脊柱神经管闭合不全伴感觉迟钝的患者中，这种并发症可导致整个第五趾甚至足的丧失。

除了第五跖骨头突出外侧面的症状性滑囊以外，在第五跖骨头跖面的下方可出现弥散性胼胝或局限性的顽固性胼胝（图 83-46）。

治疗

治疗时应穿鞋尖较宽的鞋子，使用跖骨垫或衬垫，或穿着跖骨头下方凹陷的半硬性鞋垫，或在骨性突起与鞋子之间垫一块 0.31 ~ 0.63cm 的泡沫橡胶垫来缓解症状。如果需要手术治疗，那么可选择的是：①第五跖骨头外 1/3 切除；②第五跖骨截骨（图 83-47）；③第五跖骨头切除。

（一）切除

第五跖骨头外侧髁部分切除术

该手术可能是最常使用的手术方法，它解除压迫所导致的症状并允许穿着较多种类的鞋子。然而外观矫正并不总是令人满意。失败的原因包括骨赘切除不足、跖趾关节半脱位及扇形足。术前必须向患者交代，手术只切除痛性骨突，预计不会改变前足的宽度。此外，如果在跖骨头下方有痛性胼胝，那么还应切除髁的跖侧面（图 83-48）。足底胼胝的存在

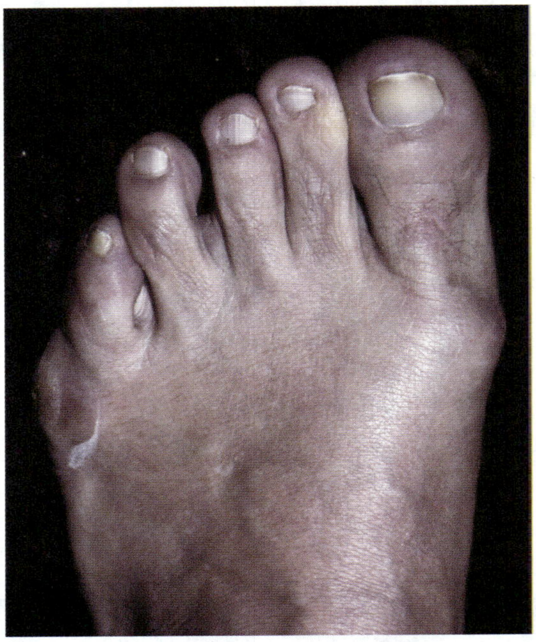

图 83-45 小趾滑囊炎畸形伴滑囊形成

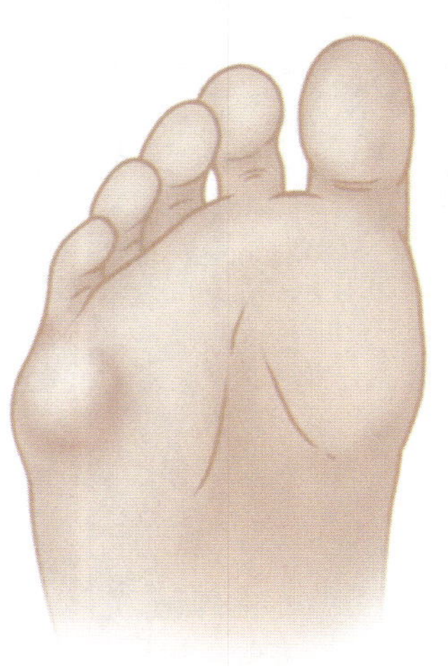

图 83-46 五跖骨头下方的胼胝。如果第五跖趾关节存在背伸畸形，那么痛性胼胝可出现在第五跖骨头的下方

表明跖骨截骨术可能对畸形矫正是必要的。

手术技术 83-19

- 从第五跖骨干的中远 1/3 交界处至近节趾骨的中点，做背外侧或直的外侧（更倾向使用）切口。
- 仅切开皮肤。
- 如果采用背外侧切口，则应找到并保护腓肠神经的背外侧皮支（图 83-49A 和 B）。
- 直的外侧切口应位于腓肠神经的背外侧皮支与支配第五趾的足底外侧神经的跖侧固有支之间。
- 小趾展肌腱的附着部恰位于第五跖骨头外侧面中线的跖侧。如果骨膜及关节囊的直切口位于趾骨中线的背侧 2 ~ 3 mm，那么将保留该肌腱。此点很重要，因为如果丧失该肌腱的附着部，第五趾将会向内脱位或半脱位（图 83-50）。
- 通过锐性分离，分别向背侧与跖侧掀起关节囊，将足趾推向内侧，跖骨头推向外侧，直至看到第五跖骨头。如果不能显露关节软骨的内侧缘，可能会导致跖骨头切除过多。为消除骨性突起，通常要切除 35%～ 40%的跖骨头。截骨时必须使用薄骨刀或小锯片。
- 在预期截骨的近端做上记号，自背远侧朝向跖近侧进行截骨（图 83-49C 和 D）。
- 将足趾复位至残余的第五跖骨头，触摸趾骨基底的外侧是否突出。如果有骨性突起，可能会引起症状，应使用咬骨钳咬除该突起，与治疗内侧趾蹼胼胝时的方式一样。
- 该手术切除了小趾跖趾关节的外侧副韧带的起点，也许还包括止点。因此，再重叠缝合关节囊并保留小趾展肌的附着部是必不可少的步骤（图 83-49E）。
- 缝合关节囊前，用锉锉平锐利的骨缘，如果在跖骨头下方还存在足底胼胝，则应锉平跖骨髁的跖侧突起，使之与跖骨干平齐。
- 用不可吸收缝线间断缝合皮肤（图 83-49F 和 G）。
- 用敷料将第五趾固定于轻度外展位，以减少对关节囊修补处的张力。

术后处理 术后第 1 天穿着鞋尖部敞开的硬底鞋，允许上厕所并在可耐受的情况下负重。第五趾持续用敷料包扎，将其维持于合适的位置 2 周。2 周后伤口拆线，将一个间隔垫置于第四趾蹼，以减轻外侧关节囊修补处的拉力，继使用间隔物 4 周，6 周时允许穿着正常的鞋子。

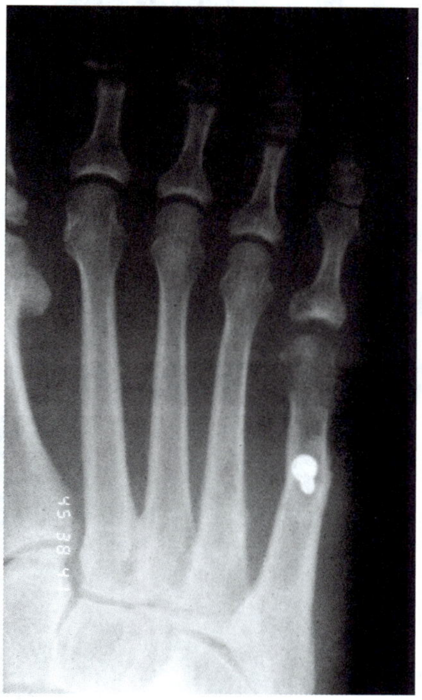

图 83-47 第五跖骨干截骨矫正跖骨内翻

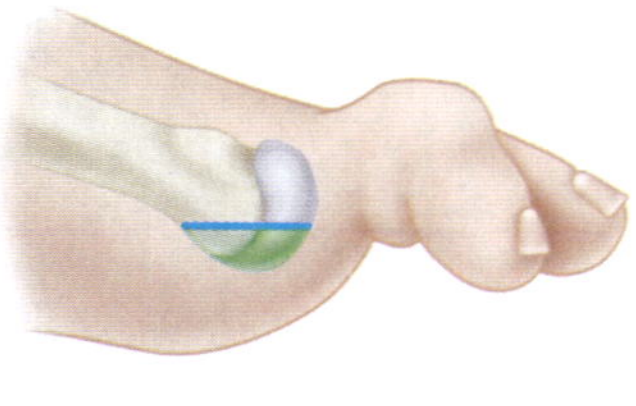

图 83-48 除了第五跖骨头的外侧面之外，还应切除跖侧面

切除第五跖骨头治疗小趾滑囊炎

作者不推荐这种手术用于小趾滑囊炎的初次治疗，只将这种手术用于第五跖骨头下方存在小趾滑囊炎合并胼胝和溃疡，同时足部有感觉障碍的患者。

手术技术 83-20

- 跖骨远 1/3 表面外侧中线部切开，显露跖骨头，在跖骨头颈交界处的关节囊附着部近端 5 mm 处斜行截除跖骨头（图 83-51）。
- 用可吸收缝线缝合关节囊，用不可吸收缝线缝合皮肤。

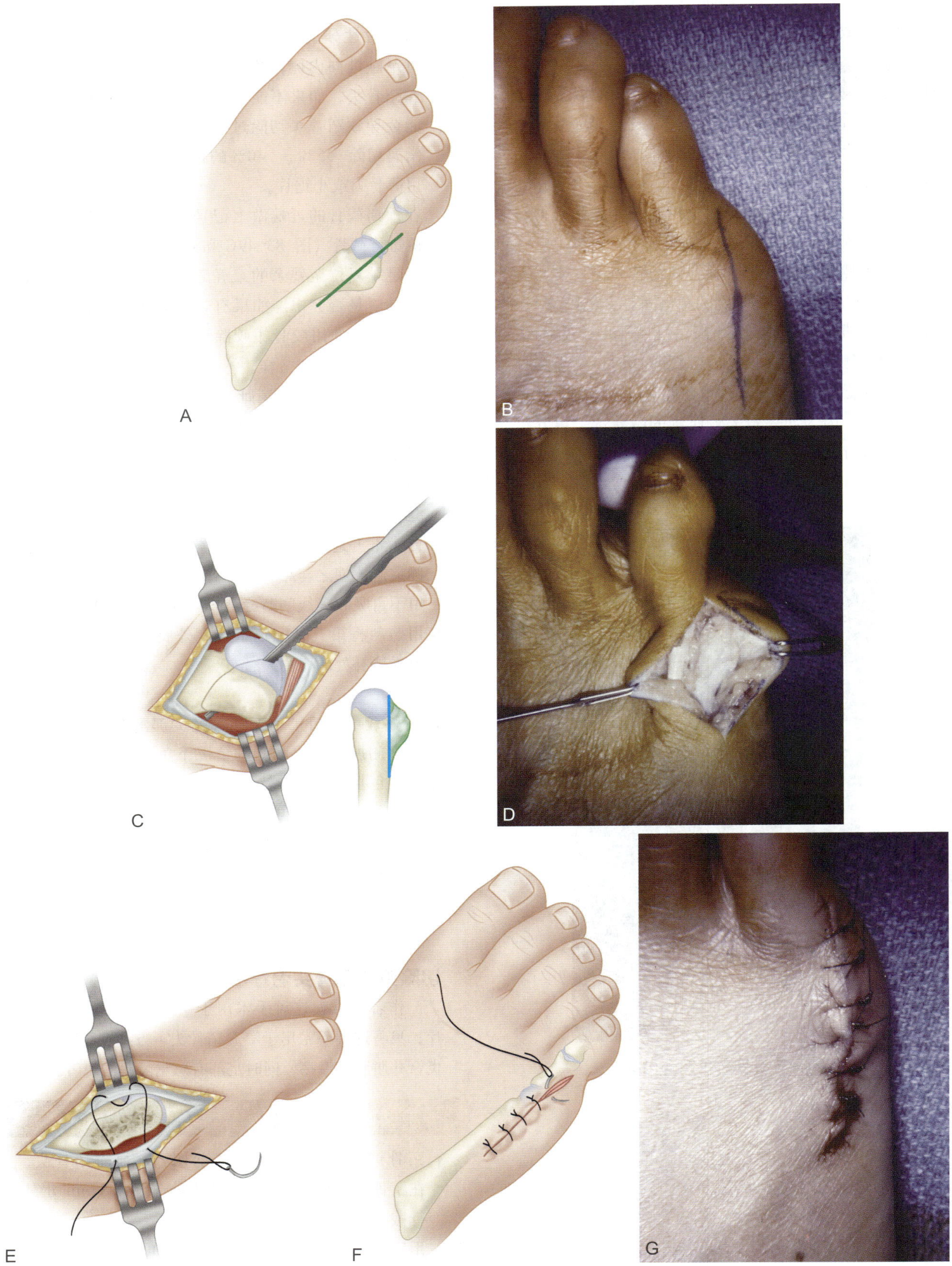

图 83-49 切除小趾滑囊炎

A 及 B．皮肤切口；C 及 D．第五跖骨头外侧突起的切除，包括约 40% 的关节面；E．缝合关节囊，小心地保留小趾展肌的附着部；F 及 G．缝合皮肤（见手术技术 83-19）

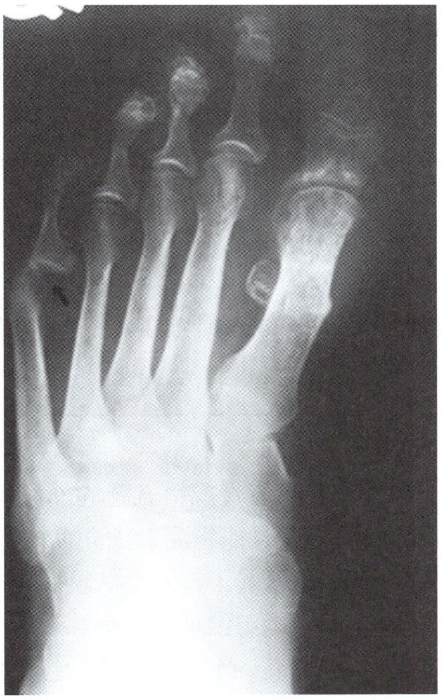

图 83-50 小趾滑囊炎切除后，第五趾向内侧脱位

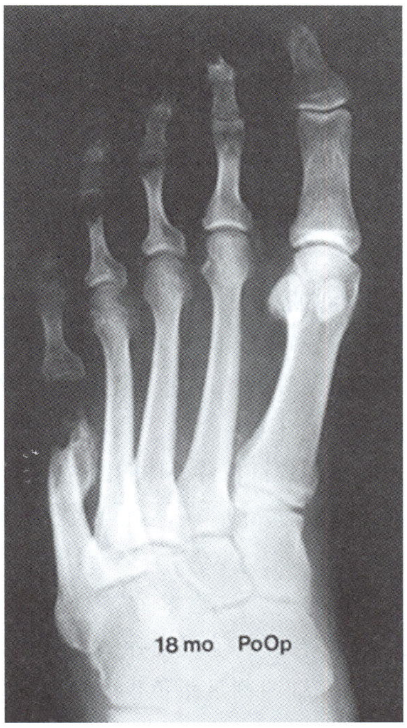

图 83-51 第五跖骨头切除，在跖骨头、颈交界处近端斜行截除跖骨头（见手术技术 83-20）

术后处理 术后允许患者穿着木底鞋在可耐受的情况下立即负重，但在 48 ~ 72 h 内鼓励患者尽量抬高下肢。术后 4 周患者通常可穿着系带鞋，垫跖骨垫。

（二）跖骨截骨术

如果远端跖骨干或跖骨颈明显向外侧偏斜，则有截骨的指征。术中切除的范围包括外侧突起及 1 ~ 2 mm 的跖骨头关节软骨，总共切除 2 ~ 3 mm；否则由于骨接触面的减少，截骨部位的骨性接触较差。截骨可在远端或近端进行。Cooper 和 Coughlin 描述了一种类似 Weil 截骨的头下斜行截骨治疗小趾滑囊炎。他们认为这种手术方式适用于Ⅰ型畸形，在Ⅰ型畸形中有第五跖骨头外侧突起，不合并第四、五跖骨间角增大或者跖骨侧弯。

在第五跖骨外翻，或存在扇形足伴随有症状的小趾滑囊炎和在整个第五趾向外侧张开时，Chevron 截骨非常有用。由于骨接触面较少，截骨时必须准确计算，技术上要求较高。这是一种非常有用的手术，它不仅可用于轻度缩窄前足，缓解外侧压力，而且对于有症状的第五跖骨头胼胝，还可减少跖侧面的压力。在这类患者中，将跖骨头远端内移的同时向背侧旋转 2 ~ 3 mm。最近，许多学者报道了跖骨远端横行截骨、纵向钢钉固定治疗小趾滑囊炎，对于这种手术，目前还没有足够的经验证实比 Chevron 截骨术疗效好，但此种手术的操作简单、临床疗效好（优良率为 80% ~ 86%）。长期的随访中（3 ~ 8 年），最常见的并发症是皮肤过敏或螺钉周围感染。

对小趾滑囊炎畸形的矫正，经皮微创行跖骨远端截骨术也有报道，此种术式因暴露小，可以减少并发症的发生。Magnan 等报道，采用纵向皮质截骨、外侧髁切除和跖趾关节软组织重新对线的方法治疗了 30 例足，其中 93%结果为优或良，无延迟愈合或骨不连。跖骨头下的线性截骨通过单一的克氏针固定，不需要行软组织手术，此种手术的畸形矫正效果不差于跖骨远端的开放截骨。

跖骨头下斜行截骨治疗小趾滑囊炎

手术技术 83-21

（Cooper 和 Coughlin）

- 给予适当剂量的围术期抗生素后，实施局部麻醉阻滞，患足驱血，踝关节水平处上止血带。

- 以跖骨头外侧突起为中心，从近端到远端做一纵行皮肤切口，延伸至近节趾骨中部。注意保护腓肠神经终末支。
- 沿其背面近侧“L”形切开第五跖趾关节囊，沿骨膜分离到背侧，向跖侧牵开小趾展肌，暴露关节和外侧突起。
- 跖侧和背侧距离跖骨头关节面软骨 2 ~ 3 mm 处从外向内做一斜行截骨，方向与跖面平行 (图 83-52)。
- 向内侧推移 2 ~ 4 mm，注意不要过度推移跖骨头，以避免导致截骨不稳。
- 两枚 2 mm 微型螺钉从背外侧向跖内侧固定截骨。
- 用摆锯切除外侧多余骨质，用可吸收缝线缝合外侧关节囊。

术后处理 除非合并其他并发症禁止负重，否则可以在术后穿硬底鞋即刻足跟负重。穿硬底鞋 6 周后逐步恢复正常穿鞋。

内侧横行截骨治疗小趾滑囊炎畸形

手术技术 83-22

- 常规麻醉（可采用局部麻醉或局部神经阻滞），驱血带驱血后，做第五跖骨颈外侧切口。
- 摆锯用标准气动锯片，大小为 9.5 mm × 25 mm × 0.4 mm。为保持第五跖骨的长度，截骨线应从外向内并垂直于第四序列。如果需要短缩第五跖骨或降低跖趾关节的压力，截骨线应从远侧向近侧方向倾斜 25°（正如在轻度跖趾关节炎的病例）。如果需要延长第五跖骨（较少见），截骨线应从远侧向近侧方向倾斜 15°。
- 从外侧经髓腔向第五跖骨基底部拧入 1.6 mm 克氏针作为支撑，以防止远侧骨块的移位。
- 剪断克氏针，关闭伤口。

术后处理 6 周拔出克氏针前穿硬底鞋，克氏针于门诊手术室拔出。

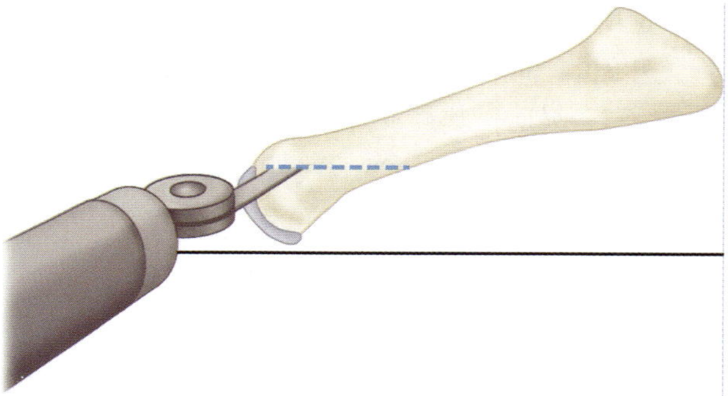

图 83-52 跖骨头下斜行截骨治疗小趾滑囊炎畸形。截骨方向从背侧远端斜向跖侧近端。截骨线平行于足底(见手术技术 83-21)

（引自：Cooper MT, Coughlin MJ Subcapital oblique osteotomy for correction of bunionette deformity: medium-term results, *Foot Ankle Int* 34:1376, 2013）

对于严重小趾滑囊炎或第五趾的外翻畸形，第五跖骨干的长斜行截骨能得到较大角度的矫正。虽然跖骨干的延迟愈合及骨不连发生率较跖骨头截骨更高，但较趾骨截骨、软组织重建的发生率低。如果趾骨斜行截骨，采用 2.7 mm 加压螺钉固定，术后 6 ~ 8 周石膏固定（4 周避免负重），术后 3 ~ 4 个月减少活动。Vienne 等报道了 33 例患者采用斜行截骨及空心螺钉加压固定，优良率为 97%。

第五跖骨干斜行截骨治疗严重的足外展或第五跖骨外翻

手术技术 83-23

(Coughlin)

- 以第五跖骨的背外侧为中心，从第五跖骨的基底部向近节趾骨的中点做一个纵行切口。分离时，注意保护背外侧皮神经。
- 向跖侧牵开小趾展肌，显露第五跖骨的干部。保留跖骨内侧软组织附着的完整性。
- 显露跖趾关节囊，沿其背面近侧“L”形切开关节囊，显露外侧突起。
- 剥离关节囊后，用摆锯截除跖骨头的外侧髁。
- 向远端牵引第五趾，分开跖趾关节，松解跖趾关节的内侧关节囊，以便截骨后能够将足趾重新对线。
- 用摆锯在第五跖骨干部截骨。如单纯为了治疗外侧胼胝，则由外侧向内侧进行斜行截骨，斜面从背近侧朝向跖远侧（图 83-53A）。如果存在足底与外侧胼胝，应将锯片的角度轻度斜向上方，以便抬高第五跖骨头（图 83-53B），对于单纯的足底胼胝，要求截骨部远端升高更多时，应增加截骨时向上方的倾斜度。
- 完成截骨前，应在截骨部的近端与远端钻好固定孔。因为骨干较细，截骨后钻孔可能比较困难。

- 完成截骨后，以固定孔作为旋转轴，向内旋转截骨部的远端，使其平行于第四跖骨（图 83-53C）。重点是旋转截骨部位，而不是将其移位，以保证最大的骨接触，旋转还可维持跖骨的长度。
- 可用一枚小螺钉、螺钉合并克氏针或多枚克氏针固定截骨部位，也可使用一枚或两枚 2.4 mm 或 2.7 mm 钛加压螺钉。
- 通过将外侧关节囊紧缩缝合至第五跖骨干骺端骨膜与小趾展肌，使第五趾对位。如果残留软组织不足以使跖趾关节囊附着，则可于干骺端钻孔穿线后将其间断缝合。这种关节囊重叠缝合可明显矫正轴位对线不良或旋转畸形。
- 常规闭合切口，纱布结合胶布做敷料包扎。

术后处理 每周更换敷料 1 次，共 6 周。允许穿着硬底鞋行走，对于不太可靠或行走不稳的患者，建议使用管型石膏固定。

第五跖骨 chevron 截骨术治疗小趾滑囊炎畸形

手术技术 83-24

- 切口始于第五跖趾关节远端 1 cm 的外侧中线，沿跖骨干向近端延伸 3 ~ 4 cm（图 83-54A）。做外侧中线直切口或"L"形切口切开关节囊进入跖趾关节，显露整个第五跖骨头（图 83-54B）。
- 将足趾向内侧半脱位，使显露更为充分。
- 在背侧及外侧显露跖骨干远端 2 cm，在跖侧充分显露计划截骨的部位，保留内侧软组织的完整性，采用锐性分离进行显露，因而没有必要行骨膜剥离。
- 切除外侧突起外侧 1 ~ 2 mm（图 83-54C）。
- 用 0.11 cm 的克氏针在距跖骨头关节面 5 mm 处钻一个骨孔，并使其与背侧和跖侧皮质等距，以该孔作为截骨的顶点。
- 用一个 4 mm 的锯片，与第五跖骨外侧面的纵轴线成 30° ~ 40°，由背侧开始截骨。轻柔地推动摆锯，小心地截骨。允许两次截骨的区域非常有限，所以必须要准确。
- 再做跖侧截骨，也与中线约成 30°。显露跖骨干的背侧、跖侧和外侧以更好地控制截骨和提高准确性（图 83-54D）。与第一跖骨 chevron 截骨相同，截骨方向应与跖骨干成直角。
- 根据跖骨的大小，将第五跖骨头内移 2 ~ 4 mm。如跖侧有胼胝，则将跖骨头向背侧倾斜 2 ~ 3 mm（图 83-54E）。

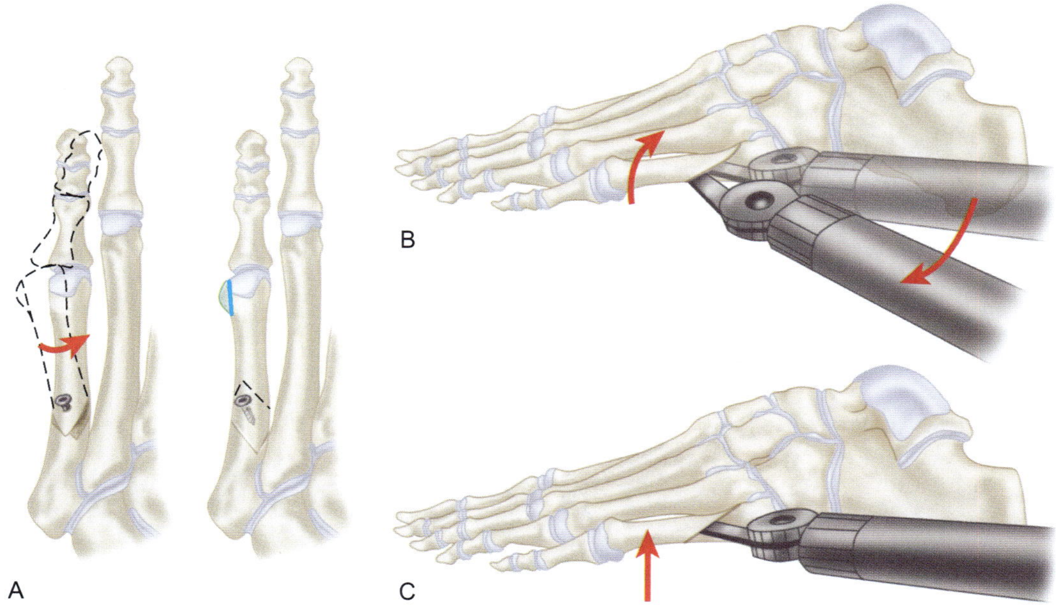

图 83-53 骨干部截骨术

A. 由外侧向内侧切割，从背近侧向跖远侧倾斜；B. 存在足底胼胝时，锯片朝向头侧，以便截骨部旋转时抬高第五跖骨；C. 旋转骨干的截骨部，直至截骨部远端平行于第四跖骨（见手术技术 83-23）

- 这种截骨不像在第一跖骨上那么稳定，因此可以任意地向内侧、跖侧或背侧倾斜。应尽可能对合好截骨面，将跖骨头与骨干保持在一条直线，用一枚或两枚 0.11 cm 克氏针固定。两枚克氏针自近端跖骨干中线稍偏背侧向远端跖侧斜行打入跖骨头（图 83-54F）。
- 用小的咬骨钳咬平跖骨干外侧突出的部分，小心不要咬除克氏针周围的骨皮质。
- 缝合关节囊对于防止第五趾向内侧半脱位有很重要的作用。保持足趾与跖骨头关节面对位良好后，用 3-0 可吸收缝线缝合外侧关节囊，将小趾展肌向背侧牵拉至中线处。完成关节囊的缝合后，足趾应在没有任何外在支持物的情况下维持于正常的位置（图 83-54G）。
- 用敷料将足趾固定在正常的位置上，以缓解关节囊缝合处的张力。

术后处理 72 h 内减少活动，抬高患足。穿着术后专用鞋，4 周内，允许在可耐受的情况下负重。1 周时更换敷料，仍要小心地用敷料将足趾维持于合适

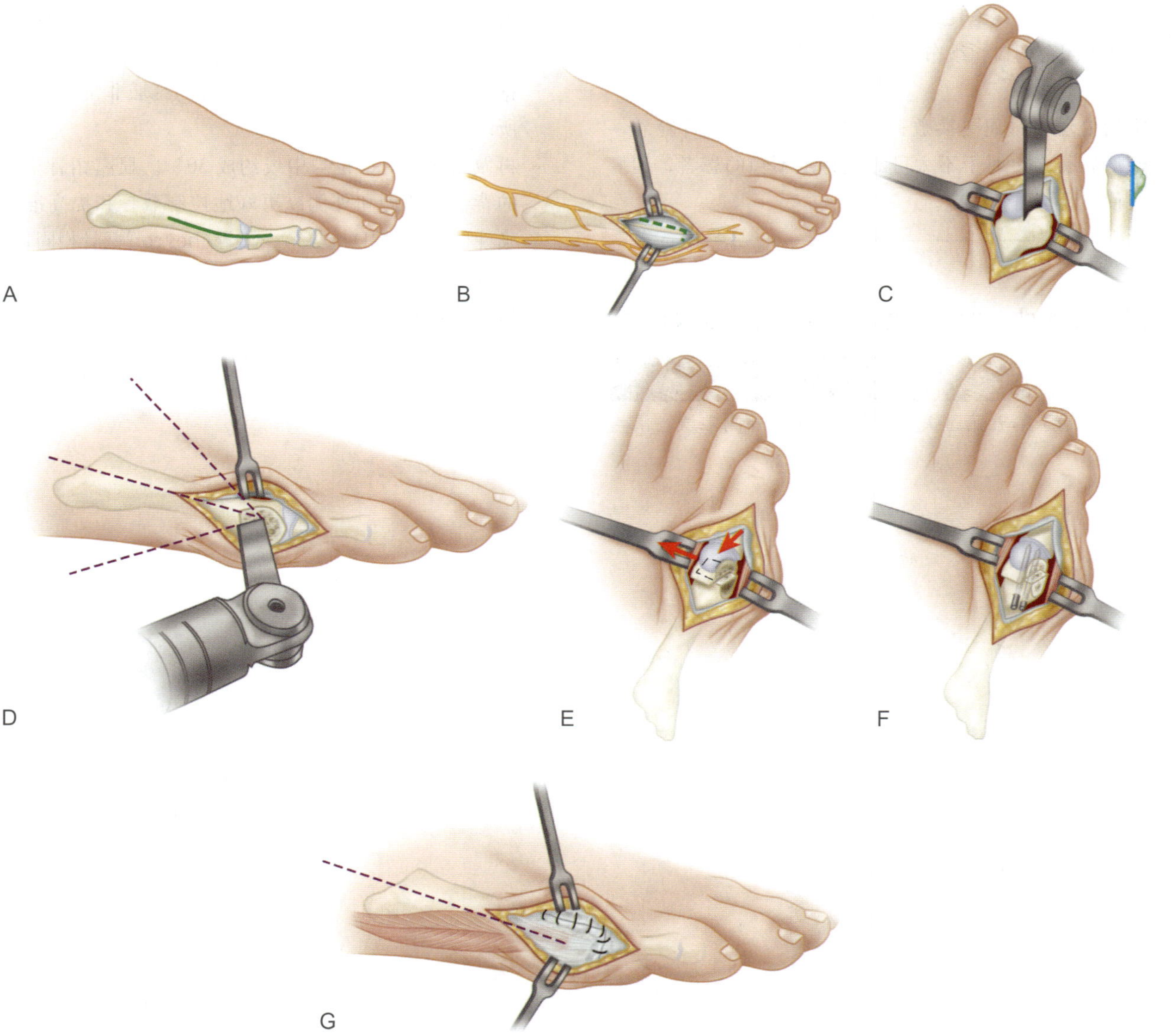

图 83-54 第五跖趾关节的 chevron 截骨术

A．推荐的切口；B．横断小趾展肌的反“L”形关节囊切口；C．切除外侧突起的量，不一定与跖骨干完全平齐；D．背侧截骨始于中央骨孔，小心避免锯片在“行进中”向远端滑入截骨的远端部分；E．将截骨的远端部分向内侧移位 2 ~ 4mm，如果第五跖骨头下方有胼胝存在，则应向背侧倾斜；F．两枚细克氏针可加强稳定性，切除外侧突出的部分，注意不要切除克氏针周围的骨皮质；G．将小趾展肌重新缝在外侧，防止足趾向内侧半脱位（见手术技术 83-24）

的位置，以减少关节囊修补处的张力。2 周时拆线，用纱布、泡沫橡胶垫置于趾间，用窄胶布将足趾维持于合适的位置。4 周时，可以穿着宽头硬底的鞋。通常在术后 6 ~ 8 周，截骨部位愈合后，于局部麻醉下拔除克氏针。如果患者的活动量必须超过术后专用鞋允许的范围，有时使用短腿管型行走石膏固定 1 个月，石膏需延长至足趾远端。

第九节 Freiberg 病

1914 年，A. H Freiberg 报道了 6 例第二跖骨头没有移位的碎裂骨折。其中 3 例在出现症状前，足趾曾遭受过一次明显的创伤。基于这个原因，Freiberg 认为此病继发于急性创伤。1917 年，Campbell 报道了第三跖骨头出现的类似病变。此后，许多学者报道了大量的病例，但确切的原因尚不清楚。

由于该病最常见于 20 岁左右的患者，X 线表现类似于其他类型的骨软骨病，其被粗略归类为软骨下骨的缺血性坏死及坏死后的修复。畸形的跖骨头常在 X 线检查时偶然发现，仔细询问病史常能发现患者在青春期曾经出现过前足疼痛。

由于第二趾常最长且第二跖骨活动度最少，负重时跖骨头的过度压力可造成反复微小骨折、软骨下骨血供丧失、骨松质塌陷及软骨畸形。在此过程中伴有滑膜炎，如果滑膜炎长期存在且较严重，则可导致活动受限，特别是背伸受限。随着跖趾关节伸直受限，负重时可对跖骨干产生异常的压力，跖骨干双侧皮质可增厚，从而使跖骨干变宽。除了跖骨头初级骨化中心的不规则骨化与跖骨干的变宽外，在跖骨头附近可出现骨软骨碎片（图 83-55）。

临床症状包括受累的跖趾关节附近负重时出现疼痛、跖趾关节附近的局限性压痛及活动受限。如果存在滑膜炎，则可出现肿胀。

大多数 Freiberg 病患者可通过改变活动、采用半僵硬的支具与跖骨条固定等非手术方法治疗。如果其他非手术治疗失败，可用足趾部位延长的短腿管型行走石膏固定，有时可使用拐杖使患足完全休息。如果非手术方法失败，那么手术治疗方法包括：①跖骨头切除（Giannestras 方法）；②抬高跖骨头背侧塌陷部分，并对骨缺损部位植骨（Smillie 方法）；③切除近节趾骨基底部并行第二与第三趾并趾手术（Trott 方法）；④跖骨头背侧闭合楔形截骨（Gauthier 和 Elbay 方法）；⑤关节清创及跖骨头重塑（Freiberg 与 Mann 方法）。Helix-Giordanino 等使用 Gauthier 背侧楔形截骨术治疗 30 例患者，有 28 例有良好的结果，Pereira 等也描述了在背侧楔形截骨术后 23 年内评估的 20 例患者结果优良。一项系统回顾确定了接受联合保护手术治疗的患者有 90% 以上能够消除疼痛和全面恢复活动。

Kilic 等比较了骨赘切除术与骨赘切除结合微骨折处理和背侧新月形截骨术，发现结果无明显差异。两种技术都能显著改善疼痛和运动范围。最近作者采用 MRI 检查跖骨头，对于位于跖骨头的背侧，没有累及跖骨头其余部分的病损，行跖骨颈背伸闭合楔形截骨术已经获得一些成功。有时作者同时行近节趾骨基底部的切除，但这样会明显缩短足趾的长度，由于 90% 的患者处于青春期晚期或成年早期，作者尽量避免这种切除。关节清创与跖骨头重塑足以满足患者的需要。术前必须

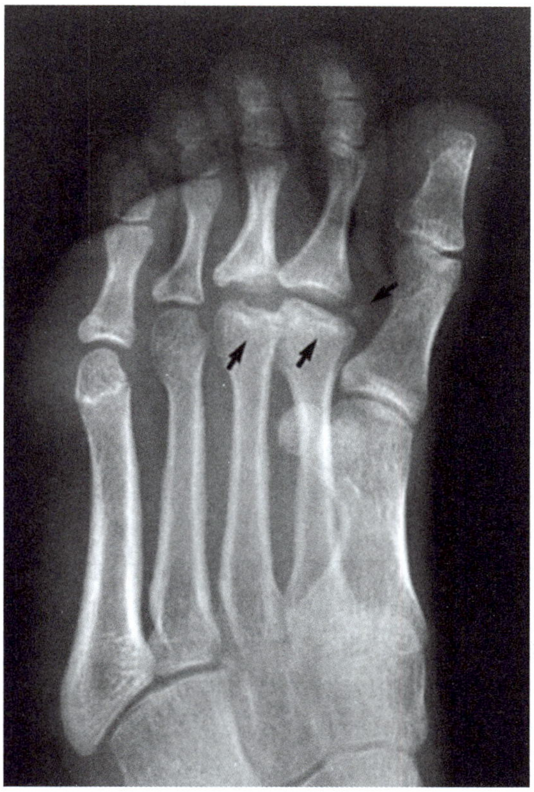

图 83-55 Freiberg 病。注意第二与第三跖骨头变平，跖骨头不规则并有分离的骨碎片（箭头）（由 Steve Ikard, MD 提供）

告诉患者术后通常出现一些永久的活动受限。因为术前受累关节多少已经存在活动受限，所以这往往不是限制手术的因素。术后应使用跖骨条或垫 3 ~ 6 个月。

背侧闭合楔形截骨治疗 Freiberg 病

▪ 手术技术 83-25

（Chao 等）

- 采用背侧切口显露跖骨头。纵行切开关节囊，清理关节，去除松动骨块，切除部分滑膜。
- 在远端正常跖骨的背侧行闭合楔形截骨，去除足够的骨质，将跖骨头正常的跖侧部分翻向背侧，与趾骨关节面相对应（图 83-56）。
- 除了向近侧和背侧旋转外，不要去除病变。
- 楔形截骨的角度应该尽可能地维持受累跖骨的长度。
- 经皮交叉克氏针临时固定截骨。可采用可吸收克氏针固定，避免拆除克氏针。

术后处理 敷料轻度加压包扎，短腿行走石膏固定患足 4 周。4 周去除固定针，在能耐受的情况下负重。术后 8 周内严禁奔跑或从事任何剧烈的体育活动。

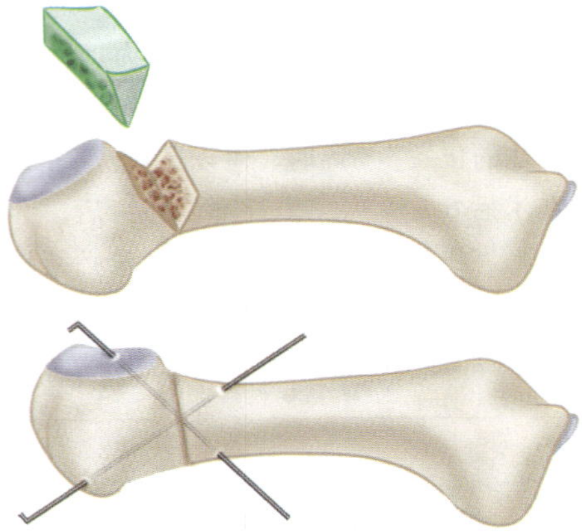

图 83-56 背侧闭合楔形截骨和交叉克氏针固定（见手术技术 83-25）

关节清创及跖骨头重塑手术治疗 Freiberg 病

手术技术 83-26

- 做一成角切口，切口的顶点位于跖趾关节的外侧缘，显露伸肌的扩张部。
- 结扎所有回流至足背静脉弓的网状静脉。
- 显露覆盖跖趾关节的整个伸肌扩张部。
- 找到趾短伸肌汇入趾长伸肌处，在结合点处切断趾短伸肌。
- 在趾长伸肌的外侧切开伸肌腱腱膜，将肌腱牵向内侧。
- 纵向切开关节囊，进入跖趾关节，向内、外侧牵开关节囊，通过锐性分离显露跖骨头，与 X 线表现相比，跖骨头的退变程度常常令人吃惊。
- 切除所有的骨软骨碎片，用 1.2 mm 克氏针在骨缺损处行微骨折术。
- 然后用手牵拉足趾，并将其极度屈曲，显露整个跖骨头，可能需要切开双侧副韧带才能达到目的。
- 此时，必须判断需要行何种程度的关节成形术，有时关节面已塑形，外形已相当好。在这种情况下，只需清除所有松动的碎片，必要时切除炎性滑膜，并“Z”形延长趾长伸肌腱（8 ~ 12 mm），解除伸肌腱对关节的压力。切断趾短伸肌腱。
- 如果跖骨已凹陷不平，需要切除关节软骨，修整其轮廓。用咬骨钳重塑跖骨头时，要确认跖侧没有骨赘残留。
- 跖骨头表面通常在其背侧与中央呈凹陷状，以此为基准修圆跖骨头的其他部分，这通常需要环行切除 3 ~ 4 mm 的骨组织。
- 冲洗关节，同时屈伸关节，去除所有剩余的软骨或骨碎片。
- 直接压迫，确保止血，这是一个重要的步骤。
- 用细的可吸收缝线缝合关节囊，用敷料固定复位的关节。

术后处理 建议持续抬高患足 48 h，接着穿硬底鞋行走。2 周时拆除皮肤缝线，重新用敷料包扎前足，将足趾维持于需要的位置。4 周时，允许穿着宽头鞋，鼓励主动活动和轻柔地被动活动第二跖趾关节（图 83-57）。

第十节 短跖畸形

短跖畸形是指跖骨过于短缩的一种畸形，这种畸形常为先天性，或是肿瘤、外科手术、感染或病理性因素引起骨骺早闭。先天性短跖畸形常合并于一些疾病中，如 Down 综合征、Apert 综合征、进行性营养不良、镰状细胞贫血、侏儒症及脊髓灰质炎。短跖畸形会使跖骨抛物线异常（图 83-58），但很少引起疼痛或功能障碍，多数患者就诊的原因是外观的异常。非手术治疗包括穿宽松鞋，虽然能减轻疼痛，但不能矫正畸形或改善外观。邻近跖骨短缩 10 mm 及以上需给予手术治疗。手术方案包括一期行植骨延长、缓慢牵拉成骨延长（伴或不伴短缩邻近足趾）和短缩邻近足趾。不需要延长 15 mm 以上的患者可选择一期延长，而更大的延长距离则需采用缓慢牵拉成骨的方法。短缩邻近跖骨合并患趾延长有助于恢复跖骨头的生理抛物线。

一期延长（伴或不伴骨移植）的优势是愈合时间短，术后瘢痕小，避免了神经血管损伤及软组织的广泛牵拉。在系统回顾中，Jones 等发现使用骨移植物的一期延长与骨痂延长术相比，并发症较少，愈合更快，但长度增加较小。

如果使用自体骨，手术时间将变长并需第二个切口获得骨移植物，而且增加了取骨区的并发症，如疼痛、局部感染等。短缩邻近跖骨减少了其他跖骨的相对长度，避免了一期延长的并发症。

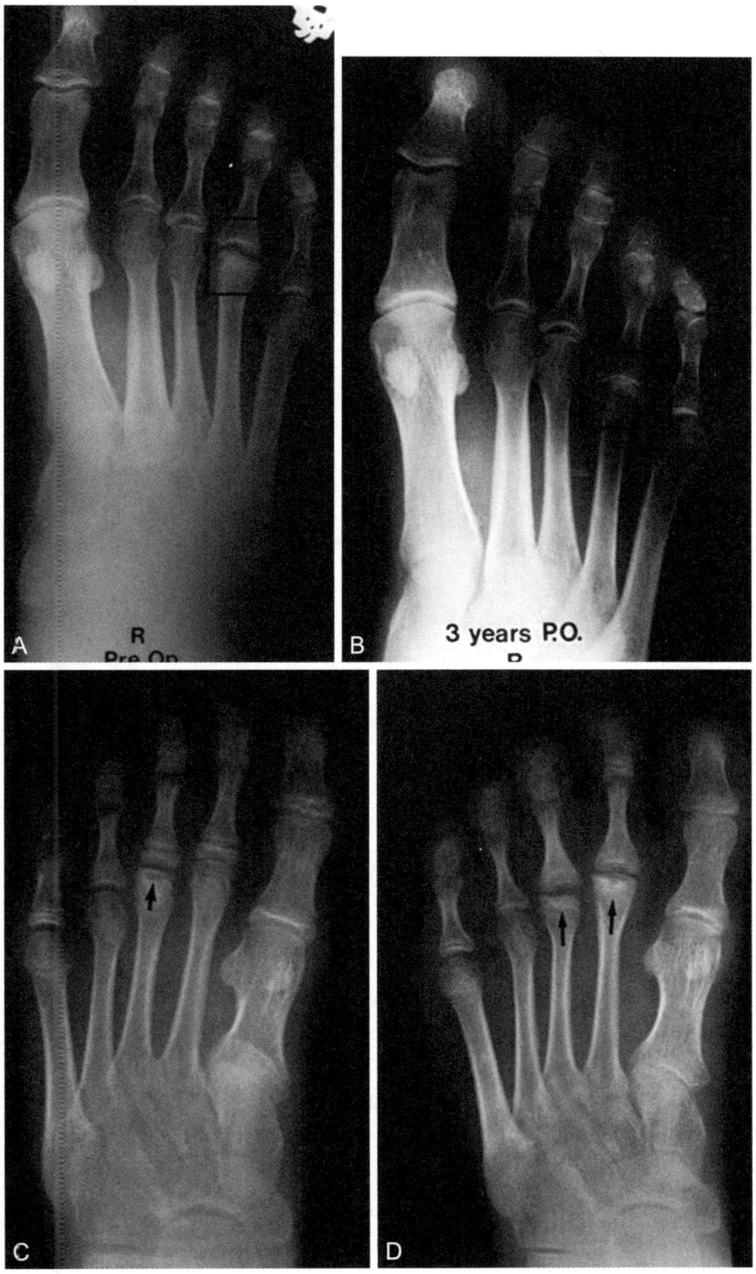

图 83-57　Freiberg 病

A．不常见的部位；B．关节清创与跖骨头重塑后 3 年，关节活动受限，但患者能主动活动且无症状；C．少年女性第三跖骨头的 Freiberg 病（箭头）；D．1 年后，第二跖骨头也受累，箭头所指显示第二、第三跖骨头均有 Freiberg 病，患者有血红蛋白病（C 及 D 由 Steve Ikard, MD 提供）

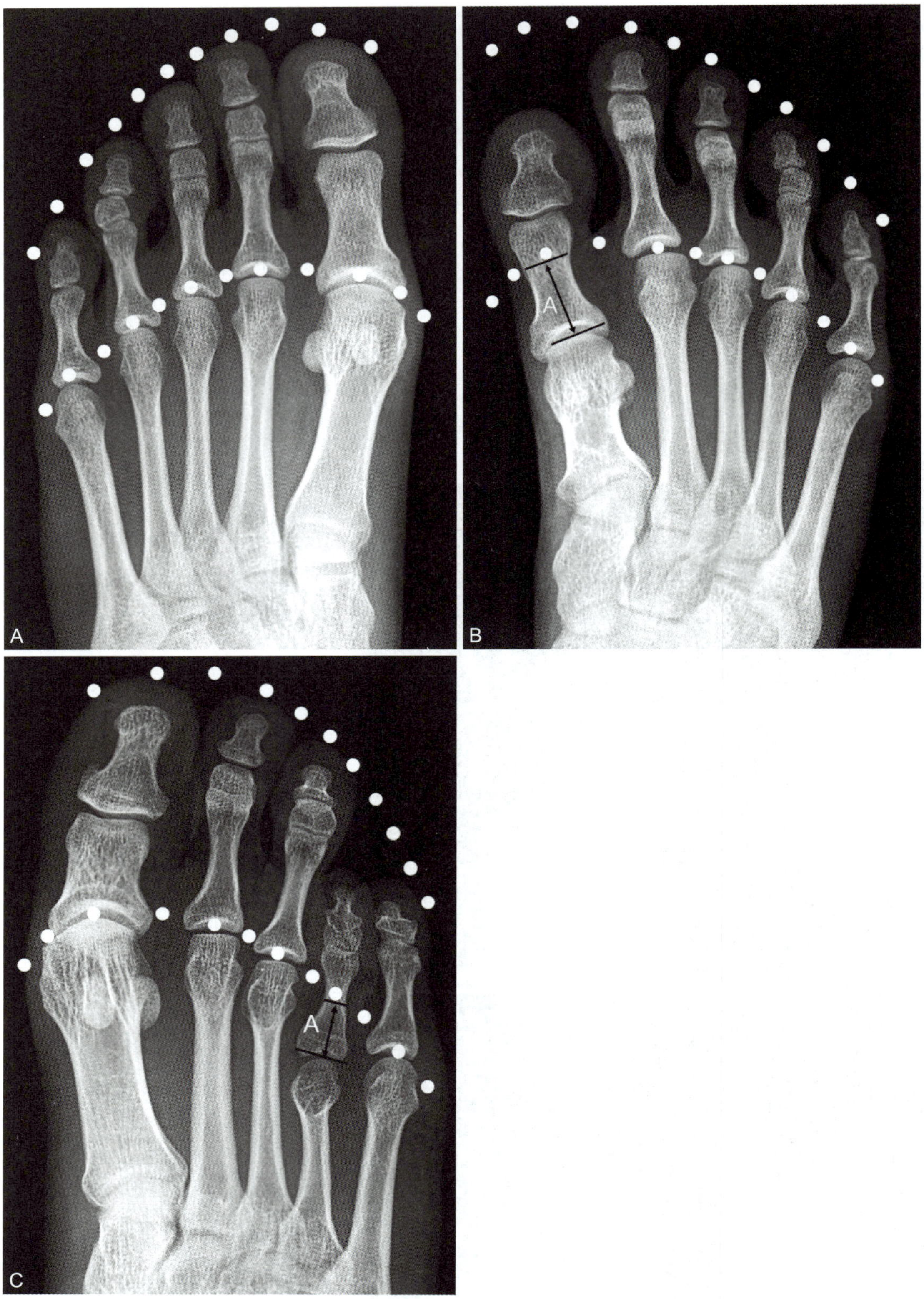

图 83-58 短跖畸形：正常跖骨头的抛物线关系紊乱

A．正常的足尖及跖骨头的抛物线（点线）；B．短跖畸形的第一跖骨缩短；C．短跖畸形的第四跖骨缩短（缩短的长度为 A）

（引自：Lee KB, Park HW, Chung JW, et al:Comparison of the outcomes of distraction osteogenesis for first and fourth brachymetatarsia, *J Bone Joint Surg* 92A:2709, 2010.）

Giannini 等描述了在 50 例短跖畸形中，同种异体植骨一期延长获得了较好的疗效，平均延长了 13 mm，此手术包括跖骨近端截骨植骨及髓内克氏针固定（图 83-59）。若多个跖骨受累，短缩较长的跖骨，将截下骨块植入需要延长的跖骨内可获得较好结果。

牵拉成骨延长治疗短跖畸形的患者中，80% ~ 100% 可取得良好的疗效。牵拉成骨延长有很多优点，如无需植骨、缓慢拉伸肌腱、神经血管损伤小、早期负重、延长程度更大等。Lee 等报道了 74 例第一趾或第四趾短跖畸形的患者，采用牵拉成骨延长均取得了满意的疗效。第一、四跖骨分别平均延长 17.2 mm 和 16.3 mm。但并发症较为常见，而且功能的改善不佳。最常见的并发症是跖趾关节僵直、跖骨对线异常、骨痂内再骨折、骨针的断裂及针道感染。Barbier 等报道了 30 例通过圆形外固定器逐渐延长跖骨治疗的患者，并发症发生率为 48%（26 例并发症），但 20 例并发症被认为是“良性”。相比较而言并发症发生率超过 40%。

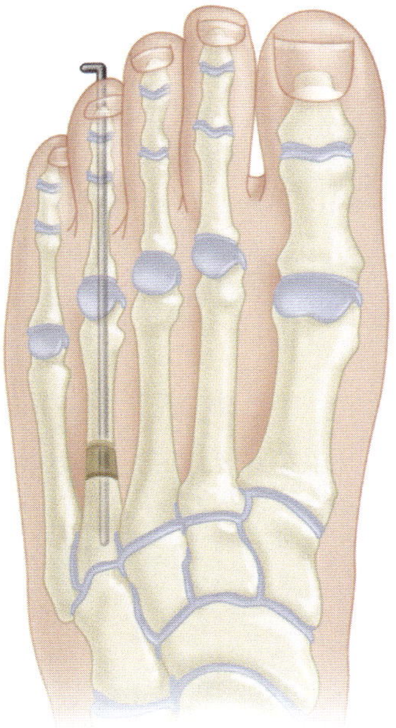

图 83-59 一期同种异体骨移植延长跖骨干

（引自：Giannini S, Faldini C, Pagkrati S, et al: Onestage metatarsal lengthening by allograft interposition: a novel approach for congenital brachymetatarsia, *Clin Orthop Relat Res* 468:1933,2010.）

跖骨牵拉成骨延长治疗短跖畸形

手术技术 83-27

（Lee 等）

- X 线引导下，在跖骨的干骺端分别拧入两枚小的斯氏针（直径为 3 mm）。
- 对于第一跖骨的短跖畸形，斯氏针从跖骨的内侧向外侧置入。
- 将一个单边外固定架置于跖骨干的内侧面，为了对线准确，延长时尽可能与足的跖面平行。（图 83-60A）。
- 沿跖骨干做内侧纵行切口，长约 1.5 cm，纵向切开骨膜并小心分离。
- 用持续冷却的微型摆锯做一横行截骨，截骨方向与足的跖面垂直。
- 对于第四趾的短跖畸形，跖骨干骺端的外侧分别拧入两枚小的斯氏针（直径 2 mm）。注意避免伤及第五趾长伸肌腱。在第五趾长伸肌的外侧放置近端斯氏针，内侧放置远端斯氏针。
- 在矢状面上，使单边外固定架与足的跖面平行（图 83-60B），而在横断面上，外固定架与第三及第五跖骨的置入钉的轴线平行。
- 反复牵开截骨两端确认延长的方向，X 线下进一步确认。
- 复原截骨面到接触的位置。

术后处理 术后 7 d 稳定期后，每次延长 0.25 mm，每天 3 次，根据影像学表现及患者的临床表现控制延长率或延长节奏。每周行影像学检查评价骨痂生成情况和邻近关节情况。第一至五足趾长度呈抛物线时停止延长，待骨痂变得坚固后拆除外固定架。术后第 2 天即可穿矫形鞋负重。

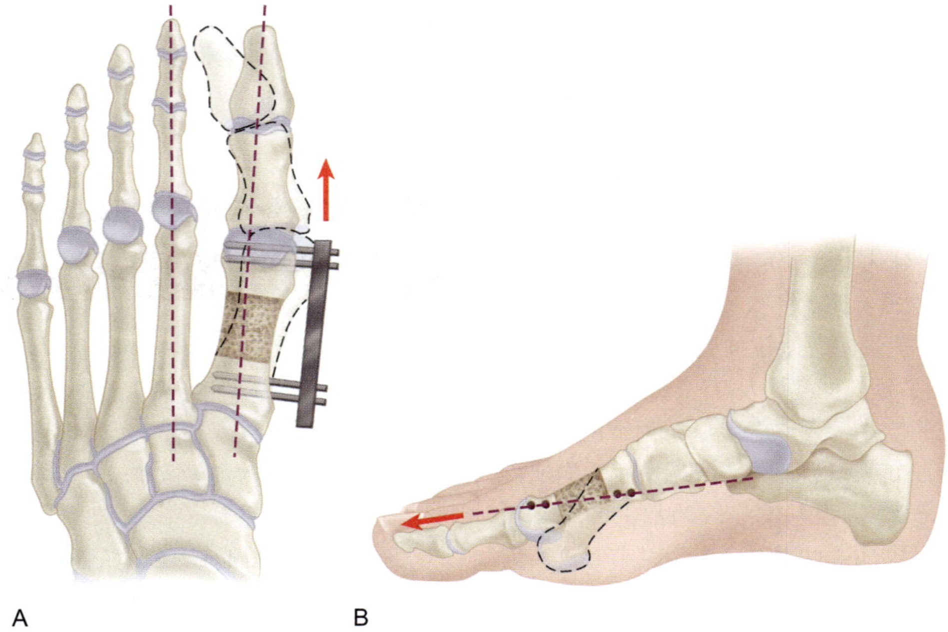

图 83-60 跖骨牵拉成骨延长术。在横断面外固定架尽可能与第二跖骨轴相平行（A），在矢状面与足的跖面平行（见手术技术 83-27）

（引自：Lee KB, Park HW, Chung JW, et al: Comparison of the outcomes of distraction osteogenesis for first and fourth brachymetatarsia, *J Bone Joint Surg* 92A:2709,2010.）

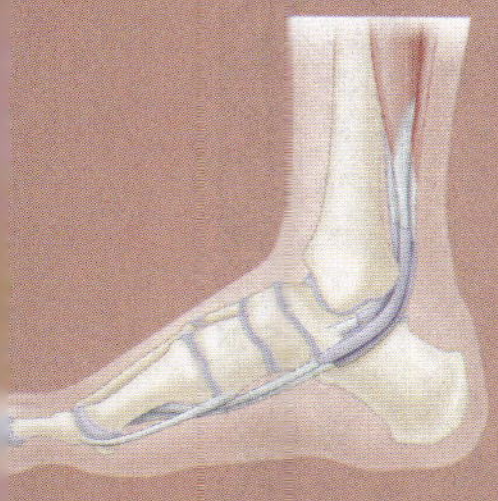

第 84 章 足部关节炎

著者：David R. Richardson
译者：张　卓　张　伟　梁向党
审校：武　勇

第一节　炎症性和退行性关节炎

关节炎这一术语泛指关节疼痛和与之伴随的关节破坏，它通常用于描述一些不同的状况，这些状况有关节疼痛和破坏的共同特征，但病理学和基本机制不同。因为这些差异，药物治疗截然不同，而外科治疗比较一致，主要取决于潜在稳定性、关节累及数量和患者症状。

炎症性的关节炎包括痛风、狼疮、银屑病关节炎和类风湿关节炎。对于足踝外科医生，类风湿关节炎是导致患者就诊最常见的慢性炎症性疾病之一。它以滑膜炎、类风湿结节和脉管炎为特征。在肌肉骨骼系统中，类风湿关节炎表现为手、足或存在滑膜的关节持续性、对称性多关节炎。已知一种相关遗传因素，但类风湿关节炎没有显示出单基因显性遗传的规律。绝大多数研究都支持 *HLA-DRB1* 基因编码的 67 ～ 74 位氨基酸序列为疾病相关序列。T 细胞和 B 细胞刺激一种级联反应，使软骨细胞及滑膜成纤维细胞释放蛋白酶及胶原酶导致关节破坏。诊断类风湿关节炎必须满足以下 7 条诊断标准中的 4 条：①晨僵；② 3 个或 3 个以上关节区域关节炎；③手部关节关节炎（肿胀）；④对称性关节炎；⑤类风湿结节；⑥血清类风湿因子阳性；⑦类风湿关节炎相关的手及腕部影像学改变（必须包括受累关节的侵蚀及脱钙表现）。炎症性过程中也常出现间断性疼痛，这一情况将使临床医生重新审视骨关节炎的诊断是否确定。没有任何一种检查能准确诊断类风湿关节炎，诊断必须基于临床表现、实验室检查和影像学特征。一些血清学研究可能有帮助，一旦怀疑有炎症性过程，应该考虑采用（框 84-1）。

大约 90% 的成年类风湿关节炎患者存在不同程度的足部关节炎症状。近 17% 的类风湿关节炎患者首先出现足部关节症状。即使只是轻至中度类风湿关节炎，也会对患者的活动和功能产生明显影响，因此要保持高度警惕。

与类风湿关节炎相比，血清阴性关节病常累及腱骨连接处（肌腱末端病）。最常见的血清阴性关节病是 Reiter 综合征、银屑病关节炎、强直性脊柱炎。与类风湿关节炎女性多发不同，血清阴性关节病除了银屑病关节炎男女发病率为 1 ： 1 外，均表现为男性多发的特点。这些疾病都与 HLA 基因有关，特别是 HLA-27。

一、症状及体征

炎症性和退行性关节炎早期临床表现类似。典型的疼痛为活动时加重而休息后减轻。患者常常认为踝关节症状比前足更为明显，这一现象在炎性关节病患者中尤为突出。随着疾病向晚期进展，活动引起的疼痛很少，多数患者描述是休息时或夜间疼痛。典型的足踝部关节炎患者在爬楼梯、过度运动（例如蹲或足趾抬高）和旋转运动（例如挥动高尔夫

框 84-1 有助于类风湿关节炎诊断的血清学研究

- 红细胞沉降率（ESR）——炎症
- C 反应蛋白（CRP）——炎症
- 全血细胞计数（CBC）——慢性病贫血
- 类风湿因子（RF）检测——阳性率在 60% ~ 80%，假阳性率为 25%，类风湿关节炎早期阳性率低于 40%，特异性不高
- 抗核抗体（ANA）检测——类风湿关节炎患者阳性率为 25% ~ 30%，系统性红斑狼疮的阳性率达 95%
- 抗环瓜氨酸肽（anti-CCP）抗体检测——类风湿关节炎的特异性达 98%
- 抗 RA33 抗体检测——类风湿关节炎的特异性达 85%

球杆）时出现疼痛。有报道天气因素对此类患者的疼痛有影响，虽然相关文献结论不一致，但似乎大气压的变化可能会对关节炎患者产生影响。软组织疾病和炎症常伴随有关节的病变，然而，两者又相互独立。这是很重要的特征，因为影像学上的骨关节炎和类风湿关节炎事实上可能与引起症状的真正原因无关，特别是炎症性关节炎患者。处理导致疼痛的关节外因素，例如滑膜炎、滑囊炎，可能会明显缓解症状，同时保留关节间隙。

二、非手术治疗

大多数关节炎通过非手术治疗可以控制。调整活动方式，鼓励患者做低强度运动。锻炼对患者的健康很重要，如果可以的话不要减少活动量。如果患者超重，则需进行饮食咨询。调整所穿的鞋可能对患者有明显益处。前足和中足关节炎患者使用宽鞋膛、摇椅样鞋垫的鞋非常成功。配合使用插入碳素钢板或鞋底有钢板的鞋，通过刚性鞋来限制关节活动，避免前足和中足出现疼痛性的活动。定制的足部支具似乎可以缓解疼痛并释放前足的压力，然而，关于支具是否能够改善足部功能、行走速度、步态或踇外翻角度进展方面，文献中仍然缺乏确切的结论。应用支具和矫形器也能明显减轻疼痛，改善功能（图 84-1）。

没有禁忌证的患者可以尝试使用抗炎类药物治疗。注射糖皮质激素可用于诊断和治疗。研究显示，X 线透视或 CT 引导下关节腔内注射局部麻醉药，

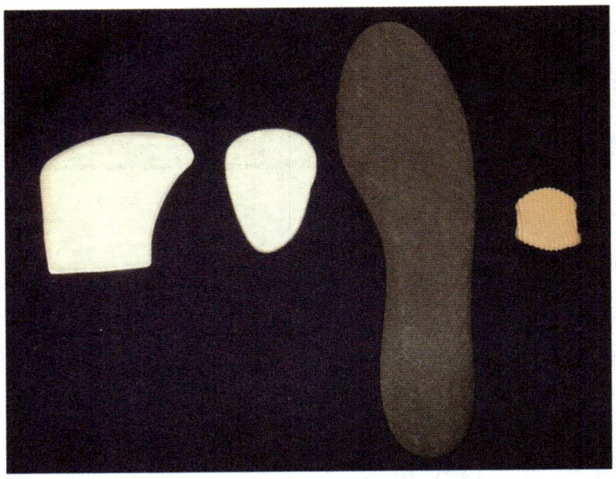

图 84-1 图中显示的矫形器能明显减轻部分类风湿关节炎患者足部畸形的疼痛，并改善其功能

合并使用或不用糖皮质激素，有助于确定哪些关节有病变。当前足小关节受累时，这种方法尤其有效。疼痛未减轻的患者要多加注意，尤其是关节腔内注射局部麻醉药后短期内未缓解者。对这类患者进行外科治疗不太可能明显地改善患者的症状。

第二节 前 足

第一跖趾关节关节炎常导致踇趾僵硬。根据 Davies-Colley 的描述，近节跖骨相对跖骨头跖屈，他将其称为“踇屈曲畸形”。1888 年，Cotterill 提出踇趾僵硬会导致第一跖趾关节活动受限。对这类疾病的认识不断发展，但确切的病因至今未知。其被认为始于青年期的创伤，或者使第一跖趾关节过度伸展产生反复压迫的活动，包括跑步、踇外翻或第一跖骨过长。双侧踇趾僵硬的患者通常有明显的家族史。踇趾周围软组织损伤（如草地趾）也可导致进行性关节炎。关节间压力增加，不管是否会引起软骨损伤或关节力学改变，都会导致滑膜炎、关节损伤和疼痛。第 81 章介绍了踇趾僵硬的治疗，第 83 章讨论了第二至五趾关节炎的治疗。

一、关节破坏的病因

类风湿关节炎关节破坏的病因不同于退变和创伤，退变和创伤的过程中无炎症性改变。骨关节炎产生的影响广泛，在一般人群中的发病率逐渐增高。虽然骨关节炎的发病原因复杂，受到多因素影响，但强有力的证据表明一些因素是其发病的重要

原因。年龄增加、女性、较低的社会经济地位、肥胖、家族史、关节创伤和力线以及职业性关节负荷均与骨关节炎的发病直接相关。目前进行的研究针对了许多其他因素，包括代谢通路（如血清瘦素）、关节形态、肢体不等长、骨密度等。专门针对足踝的危险因素评估仍然需要高质量的对照研究。

类风湿关节炎接受骨科手术的比例逐年降低。其长期预后也有逐渐改善的趋势。内科治疗的进展能够部分解释这种趋势形成的原因。然而，药物治疗不能完全压制疾病活动，因此许多患者仍然寻求更为激进的治疗干预。由于药物治疗的进展，轻症患者进一步寻求能够满足日常生活中活动功能需求的治疗方式。在类风湿关节炎中，滑膜内免疫复合物引起炎症细胞免疫应答，这将导致滑膜增生及关节破坏。类风湿关节炎最常见的临床表现为踇外翻，一般不会引起明显关节破坏。早期 X 线片上可以观察到关节端侵蚀，随后出现进行性的关节畸形。滑膜炎释放炎症性酶会使关节囊韧带强度减弱，这不仅会导致第一跖趾关节外翻，还会使第二至五趾固有的肌肉强度减弱，导致跖趾关节过度背伸。习惯性的跖趾关节背侧半脱位将导致足固有肌（骨间肌和蚓状肌）和足外部肌（趾长屈肌和踇长屈肌）之间肌力不平衡。骨间肌被牵拉至旋转轴的背侧，转变为较弱的伸直肌。趾长伸肌和趾短伸肌偏移的失去加重了畸形，使中节和远节趾间关节不能再伸展，并导致爪形趾畸形。久而久之，第二至五趾近节跖骨完全脱位至跖骨颈的背侧，而第一跖趾关节变形呈外翻位（图 84-2）。

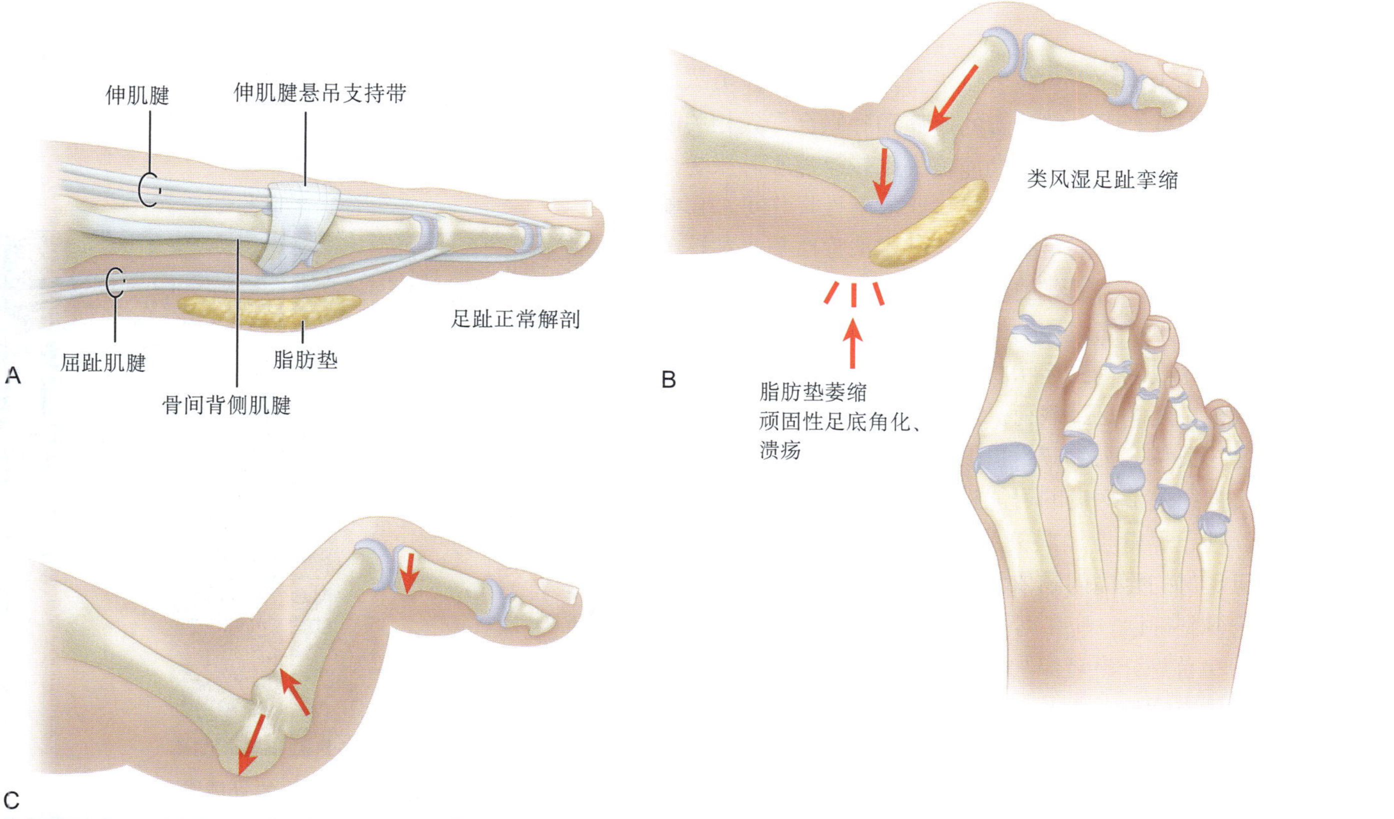

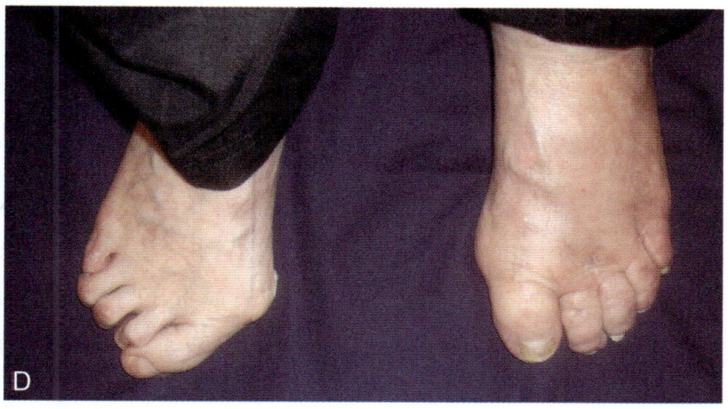

图 84-2　A. 跖趾关节和足趾正常排列及平衡；B. 随着类风湿关节炎的畸形过程，不平衡伴随着跖趾关节背侧半脱位和外侧各趾畸形而发生；C. 终末期畸形伴有跖趾关节脱位，近端趾骨长到跖骨头背侧；D. 该类风湿关节炎患者的右足存在多个爪形趾骨畸形，左足为外科矫形后

许多临床上重要的畸形都源于跖趾关节的过度背伸，包括前足垫向远端移位，突出的趾骨头下形成痛性胼胝（图 84-3），骨突出处皮肤溃疡，外侧各趾中及远趾间关节和踇趾趾间关节的屈曲挛缩，中趾间关节背侧痛性鸡眼，以及远趾间关节鸡眼（图 84-4）。虽然锤状趾畸形可独立发生，不与跖趾关节滑膜炎及畸形相关，但在类风湿关节炎中，这种独立性并不常见。在血清阴性脊柱关节病，如银屑病关节炎中，近趾间关节的关节炎性畸形及由此造成的锤状趾畸形比较常见，但是跖趾关节可以不受累。大多数炎性关节炎患者会出现踇外翻畸形，这可能与爪形趾缺少第二个趾骨的支持有关。第五趾经常处于内翻位。

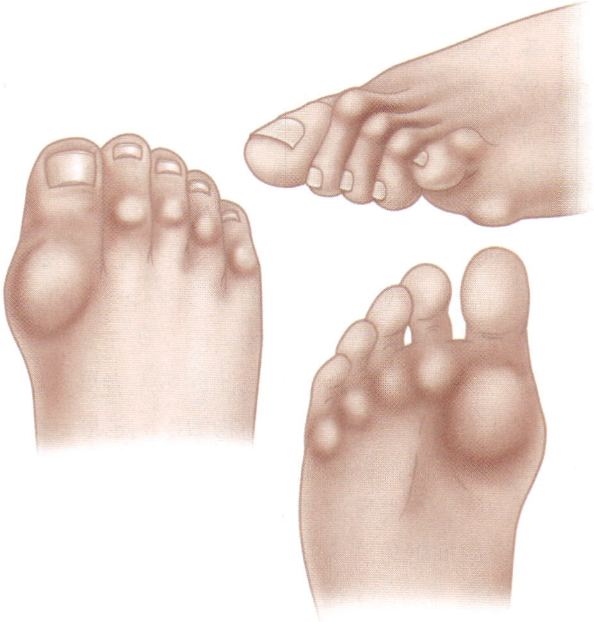

图 84-3 类风湿足，注意类风湿关节炎的前足多发畸形：踇外翻、跖趾关节半脱位和脱位、爪形趾、锤状趾和滑囊形成

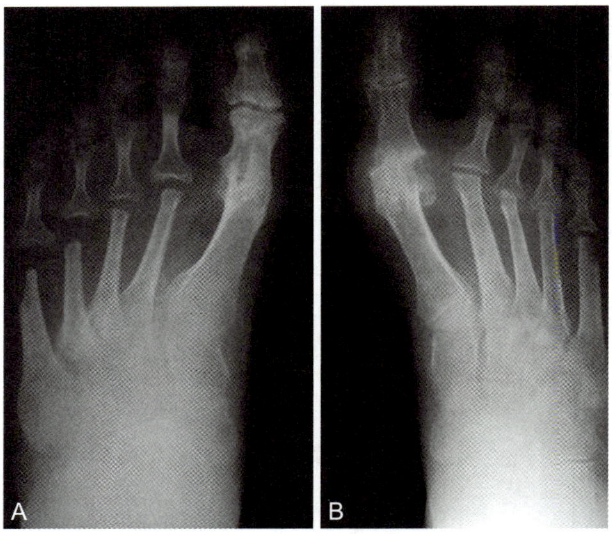

图 84-4 A. 第五趾骨末端小的骨质增生（右足），由于术中截骨足够，术后 1 年关节间隙仍存在；B. 骨质切除不足，关节间隙消失

二、治疗

手术治疗之前应尝试进行非手术治疗。类风湿关节炎患者中，踝关节的疼痛和肿胀会导致相关的活动受限，而前足的功能丧失则较疼痛和肿胀更为严重。持续性的疼痛和疾病比放射性损伤更加影响功能的丧失。前足病变的非手术治疗比后足和踝关节更有效。类风湿关节炎患者存在“趾骨压痛阈值”改变：足趾部区域的敏感性相比对照组减弱。因为敏感性减弱，在症状明显之前就应及早使用足压计调整过度的足趾载荷。由于类风湿关节炎和神经病变的关系，医生应当警惕这一患者人群中发生夏柯氏神经关节病变的可能性。应优化所有患者的医学管理。尽管类风湿关节炎的治疗取得了明显进展，但足部的疼痛问题依然未解决。一旦足部炎症性疾病得到确诊，应参考风湿病学专家的方案。

首先让患者穿加深的鞋子，鞋膛增宽加高，鞋内垫上适应骨性突起的塑形鞋垫。一些研究发现，支持性鞋及足部矫形器可以显著改善类风湿关节炎患者的症状。半硬性矫形器较软性矫形器更有效，推荐早期使用。摇椅样鞋垫及钢柄可以帮助减轻中足疼痛并对抗僵硬。趾套、顺趾垫、鸡眼垫以及跖底胼胝的清除也有所帮助。这些治疗可以一直使用，但如果出现持续性疼痛、进行性畸形以及因陈旧性畸形的加重或新畸形的出现而经常对鞋进行调整时，通常需要手术治疗。另外，如果胫距关节受累，应用带有活动限制或锁定踝关节及内置“T”形带（矫正外翻）的双侧直立支具可能对非手术治疗有一定的帮助。在建议行前足关节成形手术前，患者必须明白疾病是进行性的，应该清楚畸形矫正手术仅能治标，而不能治本。如果患者和医生能在这一前提的情况下进行前足类风湿关节炎的手术治疗，假如不发生少见的和意料之外的并发症，那么双方都将对结果感到满意。

（一）避免类风湿足手术并发症

如果仔细按照以下建议进行，可将并发症减少至最少。

1．在手术前仔细清洁皮肤 10 ～ 15 min，特别是趾间和趾甲周围，然后用无菌单包扎。在手术室再重复这个过程，但可以减少刷洗的时间。

2．通常在切开前 30 min 及术中和术后 48 ～ 72 h 常规给予预防性广谱抗生素。

3．注意观察足部脉搏是否存在及其强度，如果双足的脉搏不对称，应请血管外科医生会诊，或者如有测量外周血压的设备，应测算踝 - 肱血压比值。如果没有糖尿病的类风湿关节炎患者的踝部血压为 90 mmHg 或以上，或者踝 - 肱比值为 0.7 以上，90% 的患者的前足伤口应该可以愈合。

4．仔细检查足部和小腿远侧的皮肤，注意是否有类风湿血管炎的证据。皮肤病损为斑疹和丘疹，通常出现在小腿远端前外侧和足背外侧，可轻微突出于皮肤，压迫时不褪色，有时其中心可出现一个小的溃疡前的坏死灶。类风湿结节由皮下结缔组织的血管炎引起，出现于足部时应当注意。多发性单神经炎由下肢周围神经的免疫复合物介导性血管炎引起，患者若有足部皮肤痛觉过敏（不单是关节滑膜炎或胼胝引起的疼痛），应仔细检查受损部位的感觉，可出现感觉、运动异常或混合异常。如果仔细检查后怀疑足部有血管炎，应请风湿科会诊或术前做皮肤活检。

5．如果患者正在服用免疫抑制性药物，拆线时间应延长至 3 周以上，而非通常的 2 周。

6．术后 48 ～ 72 h 应尽量抬高患足。

在 30 例类风湿关节炎患者中发现，术前使用甲氨蝶呤、金制剂、非甾体抗炎药、类固醇、羟氯喹并不影响术后伤口愈合或增加感染风险。同时，年龄、性别、类风湿结节及上述药物治疗不论是单独出现还是同时存在，均对术后伤口愈合及感染等并发症无明显影响。但是术后总体约 32% 的并发症发生率使作者强调需要对类风湿关节炎患者进行宣教并在术前做出周密的计划。

（二）前足关节成形术

在前足关节成形时，假如切除的骨质足够，不管采取什么具体方法，都能取得良好的疗效，尤其是对于炎症性关节炎患者。80% ～ 90% 的患者可以减轻疼痛、改善活动功能、增加穿鞋种类并改善外观。但是，3 ～ 5 年后这一比率开始下降，特别是在考虑客观的检查结果时，如外翻和胼胝的复发、足趾向跖骨残端背侧突出和跖骨远侧末端骨质增生（图 84-4）。虽然患者对关节成形术的主观评价依然良好，但是在经过足够时间之后，这些复发的畸形最终将会出现症状。

许多患者因为疾病本身特性的影响而逐渐减少活动，这可能可以解释为何虽然客观评价不理想但主观评价很满意：有报道，虽然 97% 的患者对结果满意，但 50% 以上的患者出现畸形复发。

对于炎症性关节炎患者，前足关节成形术主要针对跖趾关节畸形，虽然具体的手术方式根据畸形程度和医生所受的训练而异，但足够的截骨使趾骨松弛地与跖骨对线是必需的。对 5 个跖骨头截骨（图 84-5）、第一趾骨融合和第二至五趾的截骨都达到了足够的效果（图 84-6）。此外，不论每一跖列受

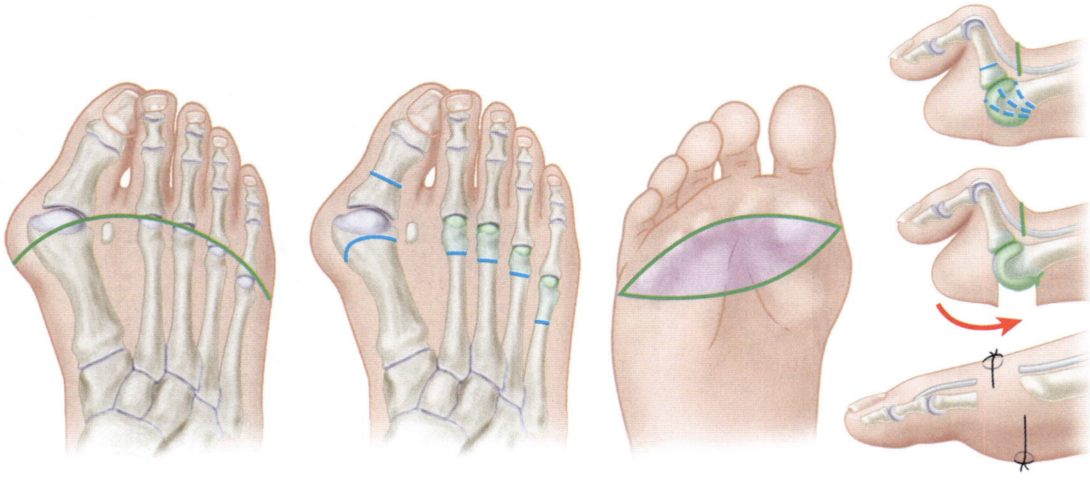

图 84-5　前足关节成形术，第一至五趾骨头切除

累严重程度如何，外侧四趾的截骨方式应当相同，这个原则偶尔也有例外，如只需要去除 1 个或 2 个足趾的跖骨头，但必须告知患者今后可能还需切除其他跖骨头。对于小趾骨关节炎的患者，保留关节正逐渐成为当前的治疗趋势。这些技术在本书的其他部分已进行了描述（第 81 章）。

前足关节成形术的目的是缓解疼痛、矫正畸形的同时改善外形、改善行走功能，在更理想的情况下，使患者在合理范围内选择穿不同类型的鞋。一些研究证明，如果仔细选择患者，认真进行手术和术后处理，并告知患者疾病进行性发展的特性，这些目标是切实的，也是可以达到的。对 5 个趾骨头进行切除后满意率达 54% ~ 96%，而效果不佳归因于骨质切除不足或切除线不规范。一项关于不同关节成形术的对比研究发现，有 97% 的患者疼痛明显减轻，穿鞋更趋向正常，与关节成形术的类型无关，只要去除足够的骨质并且跖骨残端未突入跖侧承重垫即可。

第 81 章就截骨、间置成形及关节置换和半关节置换进行了论述。早期应用硅胶、单柄的假体进行关节置换的结果令人满意，但对硅胶滑膜炎的担忧使得这种手术不再采用。有报道半关节成形术、趾骨近端或跖骨关节面的表面修整很有效，但目前为止仍没有长期的相关研究报道，所以应谨慎运用。目前，新的第一跖趾关节假体的长期疗效及存活情况仍不明确。

（三）第一跖趾关节融合术

将第一跖趾关节融合并将其他四趾不同程度地短缩后，80% ~ 90% 的患者获得了满意的结果。关于踇趾僵硬的治疗，见第 81 章。

在关节成形术中，许多推荐的方法认为要达到踇趾对线轻度外翻（15° ~ 30°）且适当背伸（10° ~ 30°）。作者推荐踇趾相对第一跖骨轴线应有约 15° ~ 20° 的外翻角及 30° 的背伸角（相对足底约有 15° 的背伸角）。踇趾应置于旋转中立位。第一跖趾关节融合术后可获得良好的步态，还能改善第一、二跖骨间角。融合术很少需要辅以跖骨截骨。关节融合术和成形术的对比发现，关节融合术后足的疼痛减轻、平衡、美观和穿鞋适应性均优于关节切除成形术。

回顾前足成形术的文献资料，可以得出以下结论：

1. 80% ~ 90%的患者都可望获得满意的结果。
2. 骨质切除不足造成的跖趾关节周围软组织松解不充分可能影响疗效（图 84-7）。
3. 跖骨残端或跖骨的长度不相等使第二至五趾不能依次呈光滑的弧形曲线排列可影响疗效。
4. 跖趾关节切除后，残留于前足承重垫处的骨碎片可能会影响疗效。
5. 选择切口的部位（跖面或背面）并不重要，但在解剖时精细保护软组织和彻底止血是非常必要的。
6. 手术应保证在相当程度上缓解疼痛、增加活动耐量、提高鞋的可选择性。
7. 满意的结果可能会随时间的延长而变差。
8. 第一跖趾关节融合术联合其余跖趾关节切除术可减少下述并发症：畸形复发、第二至五

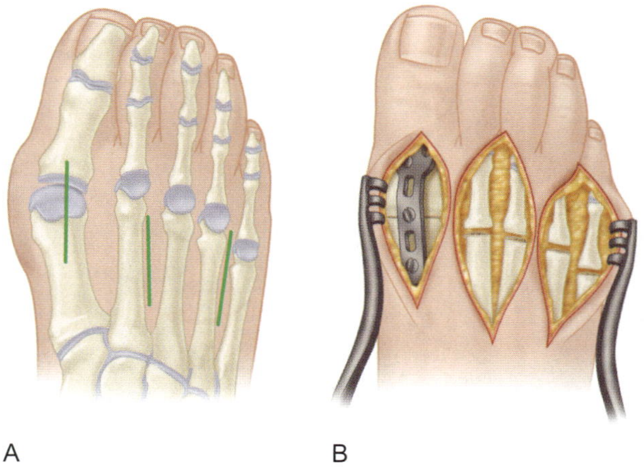
A B

图 84-6 关节融合术，运用接骨板和一根斜穿的螺丝固定

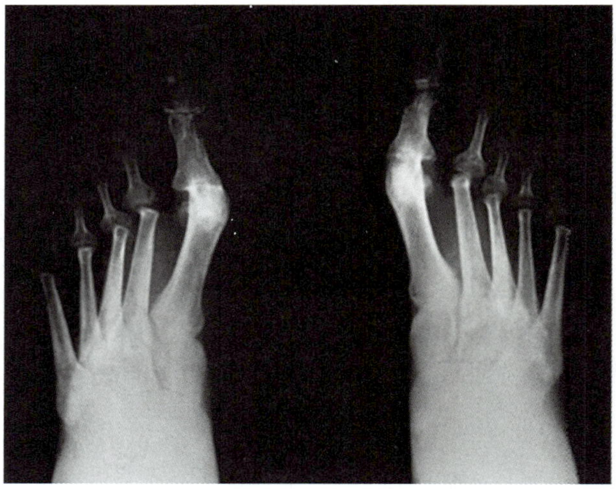

图 84-7 第二至五跖骨截骨不足

趾跖骨残端下痛性胼胝出现以及满意疗效随时间延长而变差。保留关节仅限于轻度到中度畸形的患者。

9. 类风湿足的手术干预应在多学科协作下进行，包括对疾病本身和其他相关问题的内科控制以及与知识丰富的支具制作师进行密切沟通。

第一跖趾关节融合术合并第二至五跖趾关节切除术

在 25 例类风湿患者中观察到，第一跖趾关节融合同时切除其他跖骨头重建脂肪垫的方法能够增加患者术后鞋类选择的范围。即使在患者站立时足尖仍然无法着地，但手术并不会使患者的平衡能力受损。以前也曾经采用手法矫正术对患者近节趾间关节的畸形进行矫正。然而大多数医生现在推荐对于固定畸形的病例施行头颈切除和趾间关节成形术治疗。

手术技术 84-1

(Thompson 和 Mann)

- 以第一跖趾关节为中心做一背侧纵行切口，紧邻䠀长伸肌腱内侧。对于有伤口愈合风险的患者，做内侧切口更为适合。
- 注意保护腓浅神经背内侧分支。
- 沿皮肤切口方向切开关节囊，去除所有增生的滑膜（图 84-8A）。
- 充分松解关节囊的内、外侧，暴露关节面。
- 用一矢状锯切除第一趾骨头的远侧部分（5 mm）（图 84-8B），截骨时使䠀趾外翻 20°，相对足底背伸 15°（图 84-8B）。
- 完全游离附着于近节趾骨基底的软组织，然后切除近节趾骨的近侧部分（3 ~ 5 mm）。
- 使䠀趾外翻 20°，相对足底背伸 15°，使趾骨截骨面与跖骨头截骨面平行（图 84-8C）。
- 将两截骨面对合并观察其对线。
- 或者使用锥形磨钻进行锥形融合（手术技术 84-2）。这种方法虽然稳固性可能不如平面截骨，但更易于使跖趾关节置于正确位置，并且使骨接触更为紧密。
- 通常类风湿关节炎患者进行融合时，要比其他关节病变融合时截除更多的骨质，以便适应其他跖骨头切除后所造成的短缩，使得䠀趾不会太长。
- 通过第二、四趾蹼处的两个背侧纵行切口暴露第二至五趾的跖趾关节（图 84-8D）。每个切口均起自趾蹼，向近侧延伸 3 ~ 4 cm。辨明趾伸肌腱（图 84-8E）。追踪肌腱向远侧到达近节趾骨的基底部（趾短伸肌位于趾长伸肌稍偏外侧并在其深面）。如有必要，可横断或延长趾长伸肌腱。自伸肌腱内侧进入第二、三跖趾关节，自伸肌腱外侧进入第四、五跖趾关节。
- 在辨明伸肌腱下方的近节趾骨基底部之后，环形锐性分离附着于近节趾骨基底部的所有软组织。
- 如需要，可行滑膜切除术，但这步操作可能因脱位而很困难。有时近节趾骨基底可同跖骨颈部强直在一起，在分离软组织前必须将它们分开。
- 分离近节趾骨基底部附着的软组织后，将足趾向远端牵引，沿跖骨远端背侧做纵行切口。剥离跖骨远端内侧和外侧的软组织，锐性切除残留的关节囊。环形剥离跖骨头和跖骨颈远侧部的软组织。
- 防止在跖骨干做过多的分离，以便保护跖骨间的趾总神经和动脉。尽量保留趾背侧神经，如果有困难，可将背侧神经小心电凝。
- 一旦第二至五跖趾关节周围的软组织完全松解，可在跖骨颈水平切除跖骨头，截骨面向外侧呈平滑斜坡状（图 84-8F）。使用 McGlamry 或 Hohmann 牵开器有助于暴露术野。如果不将跖骨头完全切除，可能会发生强直和跖面胼胝。
- 如果在足的跖面出现明显的滑膜囊肿，则切除囊肿背侧半，并用咬骨钳清理其下的软组织。不要切除跖面过多的组织和脂肪，以保证有足够的足垫。
- 将第二至五趾重新对线并压闭关节间隙后，观察第一跖趾关节需要短缩多少才能与切除跖骨头后的各趾长度相适应。通常需要短缩 1 cm 以上，一般从跖骨去除而不从趾骨基底去除。截短的同时可对第一跖趾关节的对线进行必要的调整。完成这一步操作后，第一、二趾长度应相同，其余足趾趾端形成一个光滑的向外侧的斜面。
- 使用两枚 3.5 ~ 4.5 mm 骨松质螺钉的导针固定第一跖趾关节（图 84-8G）。如果骨质不太松软，用骨块间螺钉由内侧向外侧穿过跖趾关节，以达到骨块间的加压。
- 另外，如果患者骨量减少，使用预弯的非锁定低切迹跖趾关节融合接骨板放置于跖趾关节背侧，同时使用 3.2 mm 或 4.0 mm 骨松质螺钉进行固定（图 84-8H）。应在骨块之间使用螺钉增加旋

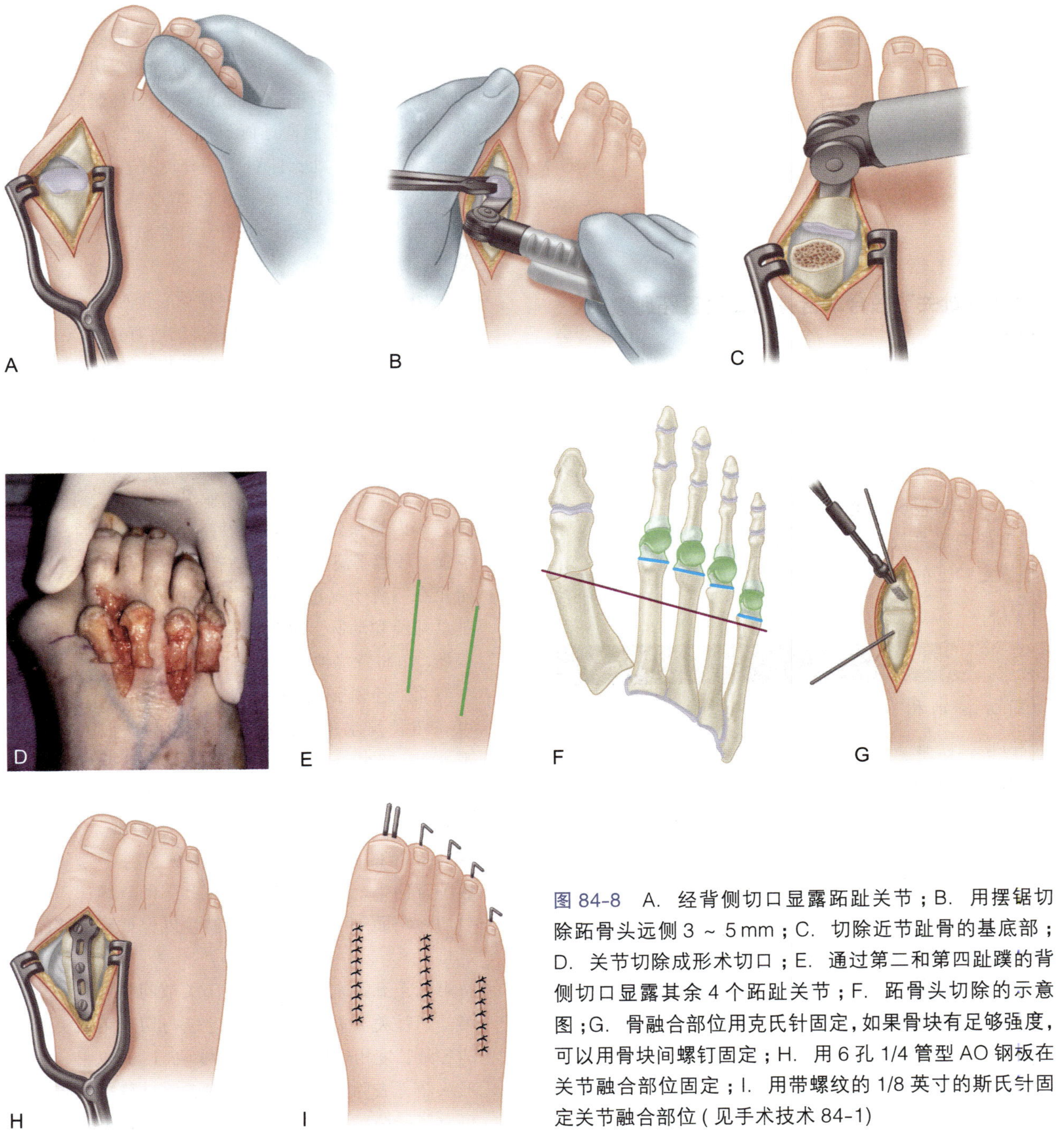

图 84-8 A. 经背侧切口显露跖趾关节；B. 用摆锯切除跖骨头远侧 3 ~ 5 mm；C. 切除近节趾骨的基底部；D. 关节切除成形术切口；E. 通过第二和第四趾蹼的背侧切口显露其余 4 个跖趾关节；F. 跖骨头切除的示意图；G. 骨融合部位用克氏针固定，如果骨块有足够强度，可以用骨块间螺钉固定；H. 用 6 孔 1/4 管型 AO 钢板在关节融合部位固定；I. 用带螺纹的 1/8 英寸的斯氏针固定关节融合部位（见手术技术 84-1）

转稳定性。

- 如果骨质太软不能用螺钉固定，可用两枚约 3 mm 直径（1/8 英寸）双螺纹的斯氏针固定。钢钉由近节趾骨的基底部逆行打入，由足趾的尖端穿出。然后固定足趾位置，将斯氏钉回穿，经跖趾关节固定到跖骨上。虽然这种方法用于过软骨质的固定很牢靠，但对骨质情况良好的患者应尽量不采用这种方法，因为这样会损伤趾间关节（图 84-8I）。
- 用直径 1.4 mm 的克氏针采用逆行方式经趾尖穿入固定其余四趾的跖趾关节。握持经手法矫正术（该技术用于矫正较轻的近趾间关节固定性屈曲畸形）或经近趾间关节成形术矫形变直的趾间关节，将其恰当对线，将钢针穿过足趾。钢针穿向近侧，进入跖骨干。钢针应足够长，以便其尖端能埋入跖骨基底部。

- 在皮下使用 2-0 缝合线（Monocryl；Ethicon，Piscataway，NJ）关闭关节囊和切口，以尼龙缝线间断缝合皮肤。无菌敷料加压包扎。

术后处理 术后应该注意观察足趾的血液循环，特别是在严重畸形矫正之后。如果足趾颜色苍白，可能是克氏针将足趾纵向牵拉过度，动脉血供未恢复。如果足趾发绀，可能是足趾短缩太多，静脉多处折屈所致。如果 30 min 内颜色不能恢复正常，应松开加压包扎的敷料。如果术后 2 h 足趾颜色仍然不令人满意，必须去除钢针。患者术后应加压包扎 18 ~ 24 h，然后可更换压力较轻的包扎。患者可穿术后鞋行走，于术后 4 ~ 6 周去除克氏针。应穿具有固定作用的术后鞋直至关节完全融合（10 ~ 12 周）。

第一跖趾关节锥形融合术

手术技术 84-2

- 以第一跖趾关节为中心做一背侧纵行切口，紧邻拇长伸肌腱内侧（图 84-9A）。切口开始于趾间关节的近侧，并延伸至跖趾关节近段 3 cm。对于有伤口愈合风险的患者，做内侧切口更为适合。
- 注意保护腓浅神经背内侧分支。
- 沿皮肤切口方向切开关节囊，去除所有增生的滑膜。
- 充分松解关节跖骨侧及趾骨侧关节囊的内、外侧，显露关节面。使其能足够切除 3 ~ 5 mm 骨质。
- 将近节趾骨移开，显露跖骨头。用矢状锯以环绕方式磨去跖骨头关节软骨，使其达到圆锥样外形。
- 用矢状锯磨去近节趾骨基底关节软骨。切面应与趾骨基底相切，其厚度仅需满足在凹面中心达到软骨下骨。
- 使用 Freer 剥离器，在骨松质中仔细磨出一个凹面。跖骨头应与近节趾骨基底面相适合。
- 或者使用成品跖趾关节锥形融合系统。首先，用电钻将导针经跖骨头中心置入跖骨干。使用最大号雌磨钻（凹面），经导针引导仔细打磨跖骨头（图 84-9B）。再逐渐换用小号磨钻直到能完全磨除关节软骨面的合适型号。注意此时的雌钻型号。
- 移除跖骨内的导针，并将另一导针置入近节趾骨的中心。作者建议置入跖骨内的导针不要重复使用，因为其可能已受磨损而容易折断。用最小号的雄钻（凸面）仔细打磨近节趾骨基底。逐渐增大磨钻型号，直至趾骨端与跖骨端磨钻型号匹配（图 84-9C）。此时两关节面大小应互相适合并且可以自由活动，使踇趾置于合适的位置。
- 关节面处理满意后，以克氏针暂时固定踇趾跖趾关节。内固定的方式依手术医师的经验及习惯而定。作者最常使用一枚斜向的无帽加压螺钉辅以背侧预弯钢板固定。
- 如果使用预弯钢板系统，可以使用图中钢板作为模板定位跖趾关节（图 84-9D）。将加压螺钉由远向近、自内向外穿入跖骨外侧皮质（图 84-9E），置入无帽螺钉前应预先打孔。将钉尾完全埋入近节趾骨内。
- 将预弯的低切迹融合接骨板放置于跖趾关节背侧，使用 2.7 ~ 4.0mm 骨松质螺钉固定（图 84-9F）。对于骨质很差的患者，应使用更大尺寸的螺钉获得更好的把持力。此时可能需要使用锁定螺钉。
- 在皮下使用 2-0 缝合线（Monocryl；Ethicon，Piscataway，NJ）关闭关节囊和切口，以尼龙缝线间断缝合皮肤。无菌敷料加压包扎。

术后处理 48 h 内口服抗生素，并抬高患足。术后 48 ~ 72 h 拆开敷料，查看伤口，更换新敷料，以带足趾夹板的短腿石膏固定。4 周内禁止负重，但患者坐位时可用足后跟触地。在术后 4 周和 8 周时拆除石膏并摄 X 线片。通常在 4 周时骨融合已足够牢固，可允许穿硬的术后鞋走路。8 周时去除包扎，可穿松软的轻便鞋或高帮鞋活动。类风湿足的水肿可能需几个月才能消退，由于手术重建明显改变了前足的解剖结构，患者开始可能会难以平衡身体。第一跖趾关节融合限制了鞋跟的高度和穿鞋种类的选择，患者术后经常需要穿戴新支具或鞋子。

经跖侧入路跖骨头切除并第一跖趾关节融合术和第二至五趾近节趾骨头、颈切除术

作者发现可以根据畸形的严重程度决定选择背侧还是跖侧切口。对可以被动复位的跖趾关节半脱位，背侧纵切口可以容易地显露跖骨头和近侧趾骨而不用担心伤及跖面的神经血管束。但是如果跖趾关节完全脱位，不能被动复位，则跖骨头在跖面明显突出，行足跖侧切口容易显露。另外，在大部分严重的爪形趾畸形中，因跖趾关节畸形，屈肌腱和神经血管束已经深，陷入跖骨间的间隙中，偏离了

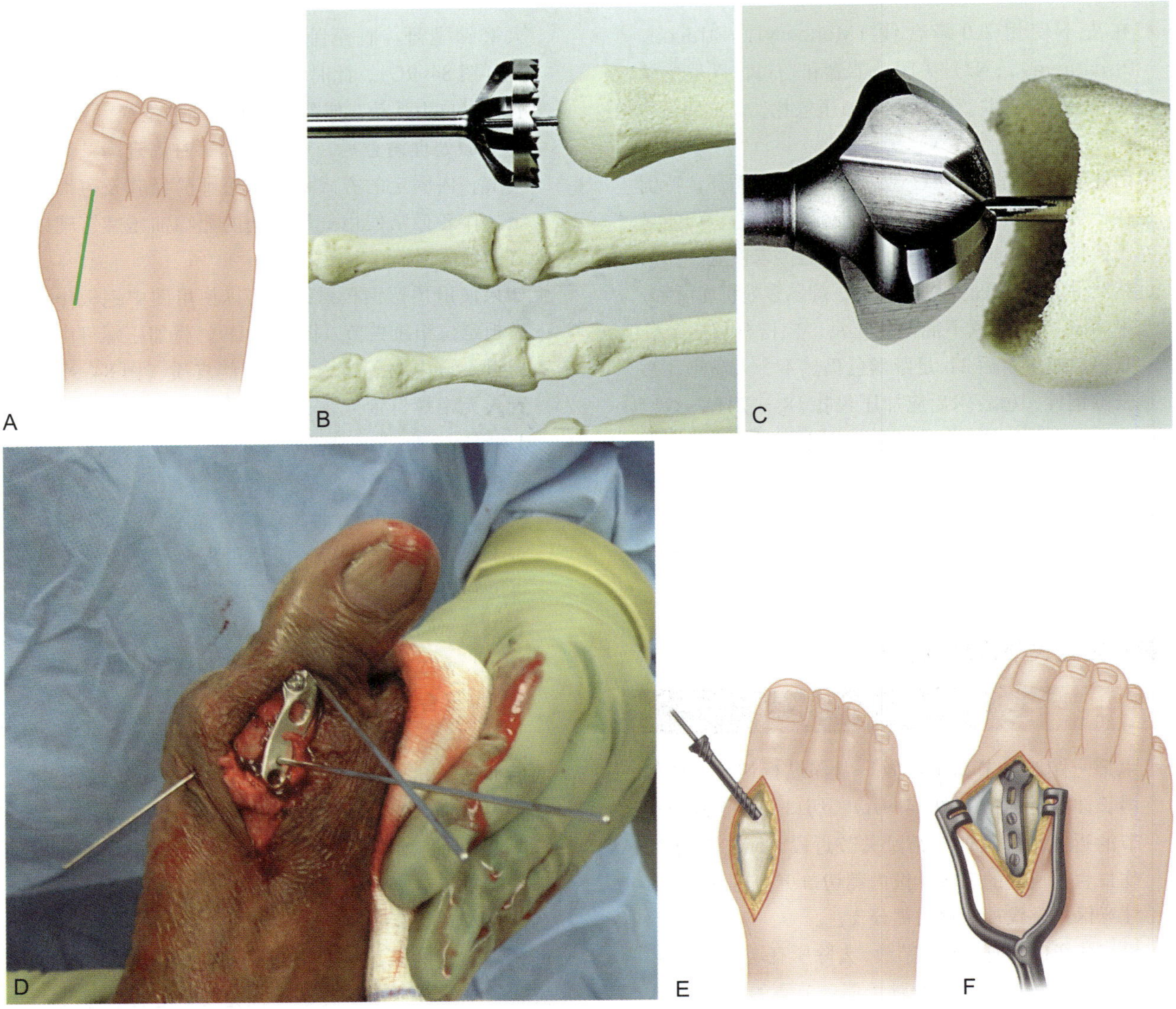

图 84-9 第一跖趾关节锥形融合术

A．紧邻踇长伸肌腱背内侧做纵行切口，显露第一跖趾关节；B．第一跖骨的处理：向跖骨干内插入导针，使用合适大小的雌磨钻（凹面）磨除软骨面显露软骨下骨。必须注意如果切除外侧跖骨头，不要使踇趾过长；C．近节趾骨的准备：使用另一导针插入趾骨干内，并使用相应型号的雄磨钻（凸面）；D．背侧放置接骨板，并以此作为跖趾关节对线的参考，使用克氏针穿过关节临时固定；E 和 F．确定合适对线关系后，使用 MUC 螺钉将预弯接骨板固定（见手术技术 84-2）

易受损伤的位置。

作者最常采用的技术是：切除第二至第四跖骨达到 20%，同时广泛切除第五跖骨（30%）；融合第一跖趾关节；同时切除两枚籽骨；将发生固定锤状畸形足趾的近节趾骨远端 30% ~ 40% 进行切除矫正畸形（图 84-10）。不切除趾骨基底部。

手术技术 84-3

- 按图（图 84-11A）所示标出跖骨头及将要切除的椭圆形皮肤轮廓。
- 皮肤切除后，通过滑囊和屈肌腱鞘纵向显露跖骨头。如果趾屈肌腱没有向跖骨间半脱位，切开腱鞘，将趾屈肌腱牵向能使跖骨头达到最佳显露的一侧。注意保护趾屈肌腱，在近端切割时容易将其损伤。
- 紧贴骨面锐性解剖，显露跖骨头的两侧与背侧（图 84-11B）。
- 使用咬骨钳或动力锯和小骨刀去除跖骨头颈部和远端骨干。使用骨刀时应轻度倾斜，方向自近端跖侧向远端背侧，减少步态蹬地期时的边缘负载。
- 同样方法切除第二至五趾的跖骨头，注意第五趾切除跖骨头远端的 30%，因为在第五跖骨头部常见滑囊，如果第五趾的跖骨头切除不够，术后滑

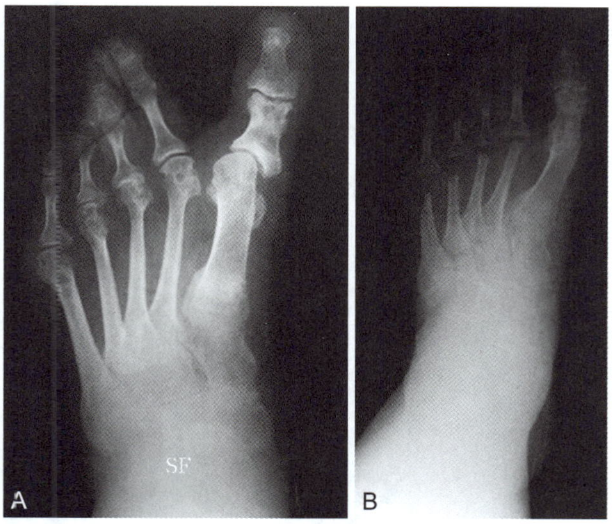

图 84-10 A. 类风湿前足多发畸形，既往曾行跖骨基底截骨及远端软组织手术。出现踇内翻；B. 行第一跖趾关节融合术后 1 年，切除其余各跖骨头及第二至第五趾近节趾骨基底部

囊可在远侧残端复发。用手触摸检查每个跖骨，防止留有骨嵴或软组织中留有骨块。注意不要通过这个切口切除籽骨。

- 通过内侧切口显露第一跖趾关节。切口深达骨质，位于近节趾骨、跖骨头和第一跖骨远侧半的中线上，从骨面而不是从关节囊外掀开背侧和跖侧皮瓣。
- 切除内侧的骨赘。
- 用骨凿或锯切除跖骨头和近端趾骨，截骨角度应使第一跖骨可以在外翻 10° ~ 15°、背伸 15° ~ 20° 位置融合（图 84-11C）。
- 背伸的程度常常很难判断，为了避免位置异常，可沿关节打入一枚克氏针，用手保持趾间关节中立位，用大无菌量角器测量跟骨垫、第一跖骨头下的前足垫所在的平面同远侧趾骨下趾腹垫之间的角度。这一角度一般不要超过 10°，相当于第一跖趾关节背伸 18° ~ 25°。
- 切除第一跖趾关节的关节面使籽骨较容易暴露。

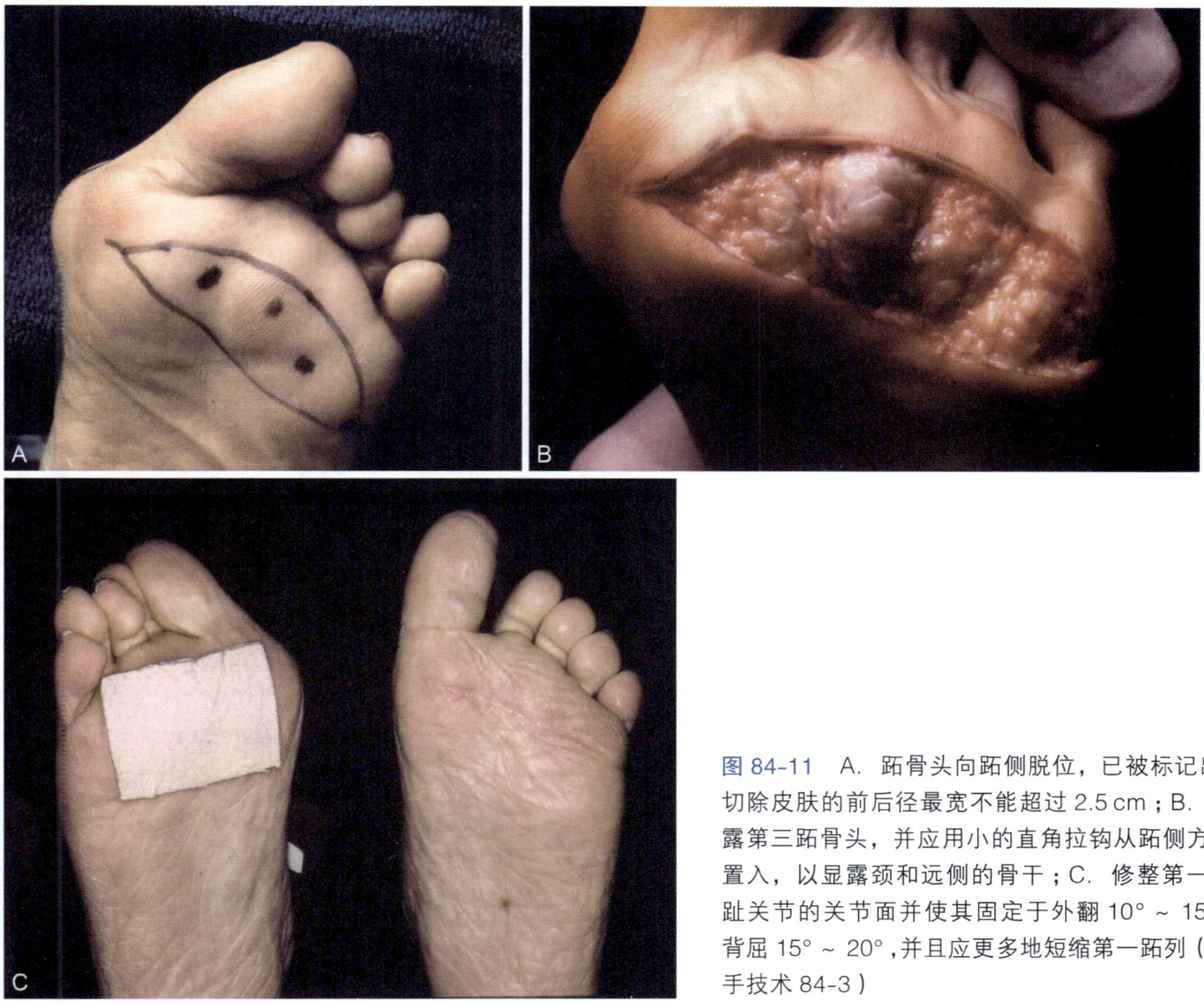

图 84-11 A. 跖骨头向跖侧脱位，已被标记出，切除皮肤的前后径最宽不能超过 2.5 cm；B. 显露第三跖骨头，并应用小的直角拉钩从跖侧方向置入，以显露颈和远侧的骨干；C. 修整第一跖趾关节的关节面并使其固定于外翻 10° ~ 15°，背屈 15° ~ 20°，并且应更多地短缩第一跖列（见手技术 84-3）

- 为了有助于完成这一有难度的分离和切除，可在跖骨头下方放置一个两齿拉钩拉起第一跖骨。
- 用一个小弯剥离器分离籽骨同跖骨头的粘连。通常腓侧籽骨粘连最严重。
- 切断籽骨间韧带，去除胫侧籽骨，注意勿伤及踇长屈肌腱，在这步操作中该肌腱尤其容易受损。
- 用 Kocher 钳将腓侧籽骨钳住并拉向内侧，钝性分离腓侧籽骨周围软组织后将籽骨锐性切除。注意不要损伤至第一趾蹼的神经血管束，在切除腓侧籽骨的近端外侧时容易将其损伤。
- 切除籽骨后检查踇长屈肌腱，必要时烧灼相应的血管。
- 内固定的方式依手术医师的经验及习惯而定。作者最常使用一枚斜向的无帽加压螺钉辅以背侧预弯钢板固定，注意踇趾长度不应超过第二趾 6 ~ 8 mm（图 84-11C）。
- 松开止血带或 Esmarch 绷带，仔细检查伤口，注意有无搏动性出血，必要时可烧灼止血。由于这类患者抗炎药物使用的时间较长，弥漫性渗血比较常见。活动性出血得到控制后闭合伤口，将患者置于头低足高位即足以止血。
- 用 2-0 或 3-0 的可吸收缝线关闭关节囊，用 3-0 或 4-0 的单股尼龙线关闭皮肤切口，用 3-0 的单股尼龙线关闭跖面切口，伤口边缘外翻。如果有脂肪突出，可用 4-0 的尼龙线补充缝合，尽量多地保留脂肪组织。
- 前足给予均匀的非受迫性加压包扎。

术后处理 足部抬高 72 h，只有去卫生间时才允许下床。72 h 后，可允许能忍受的下床活动。穿硬底鞋 6 周，通常不需要助行器或腋杖。然后再穿宽大、高帮的慢跑鞋 6 ~ 8 周，建议长期穿深帮鹿皮面鞋。

近端趾间关节屈曲畸形矫正术

手术技术 84-4

- 通过背侧椭圆形切口切除近节趾骨的头颈部（图 84-12）。
- 在关闭第二至五趾近端趾间关节背侧切口前，用约 1.4 mm 直径的克氏针固定，自近端趾间关节逆行穿入，然后经近节趾骨髓腔穿至跖骨残端。作者发现，如果采取椭圆形切口保持近端趾间关节稳定，并且术后 3 周内前足精心包扎，则近端趾间关节可不必再用克氏针固定。
- 松开止血带止血，用 3-0 不可吸收缝线关闭伤口，前足用大量敷料加压包扎，如果应用克氏针固定，将末端折弯避免移位或用成品尾帽保护钢针尾端。用 3-0 不可吸收缝线关闭跖侧伤口，这可使跖趾关节达到自然或稍屈曲的位置。
- 如果第一跖趾关节行 Keller 关节成形术或关节融合术，推荐采用另一独立的内侧正中切口。

术后处理 术后当天应用助行器或在搀扶下，可允许患者去卫生间或使用床旁便桶，72h 后患者可站立并在能耐受的情况下负重。

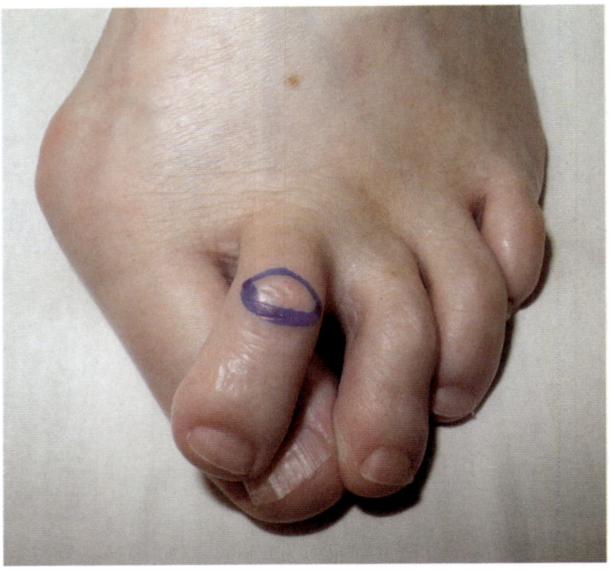

图 84-12 背侧椭圆形切口切除近节趾骨的头颈部，矫正趾骨畸形（见手术技术 84-4）

第三节 中 足

中足关节炎并不少见，但相关文献报道却很少。很多文献报道了 Lisfranc 损伤的治疗。中足关节炎不仅可由创伤引起，还可能与骨关节炎或炎症性疾病有关。跖趾关节的不稳定与中足的渐进性塌陷和关节退行性改变有关。这在第一跖趾关节很常见，可伴或不伴有踇外翻。无论内在原因是什么，负重状态下足纵弓的塌陷会导致明显的功能缺陷。关节不正常的力学关系可引起疼痛。足背和足底处的骨突起使穿鞋困难。

中足由三柱组成：第一跖趾关节形成内侧柱，第二、三跖趾关节形成中间柱，第四、五跖趾关节形成外侧柱（图 84-13）。中足的对齐：第一跖关节的内侧缘与内侧楔骨的内侧缘对齐，第二跖关节的内侧缘与中间楔骨的内侧缘对齐，第四跖关节的内侧缘与骰骨的内侧缘对齐（图 84-13）。Lisfranc 关节包括跖趾关节（第一至第三跖楔关节和第四、第五跖骰关节）。在冠状面上，每个楔骨都是楔形的，即背侧宽于底部。这就形成了“Roman 弓”，由骨构架提供固有的稳定性（图 84-14）。第二跖骨基底部在内侧楔骨和外侧楔骨之间是凹陷的，在第二跖关节形成稳定性。紧密的韧带与腓骨长肌、踇收肌、踇短屈肌、足底筋膜、胫骨前后肌有助于稳定。第一跖骨底与第二跖关节之间没有韧带。Lisfranc 韧带（3 个成分）从中间楔骨连接第二跖关节底部，在此部位提供强大的稳定性。坚硬的中足连接着活动的前、后足。

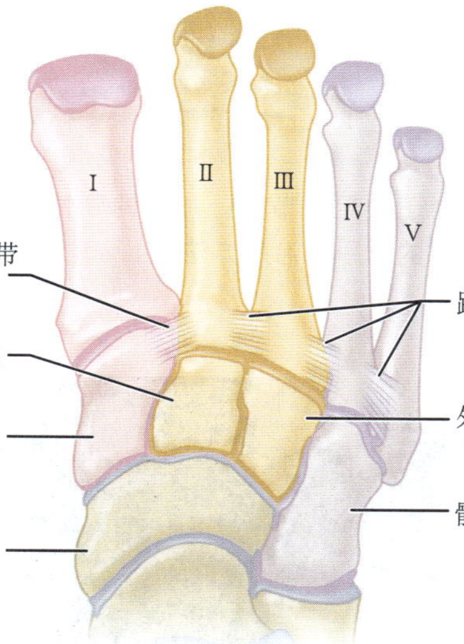

图 84-13 中足的 3 个柱。第一跖关节的内侧缘与内侧楔骨的内侧缘对齐，第二跖关节的内侧缘与中间楔骨的内侧缘对齐，第四跖关节的内侧缘与骰骨的内侧缘对齐

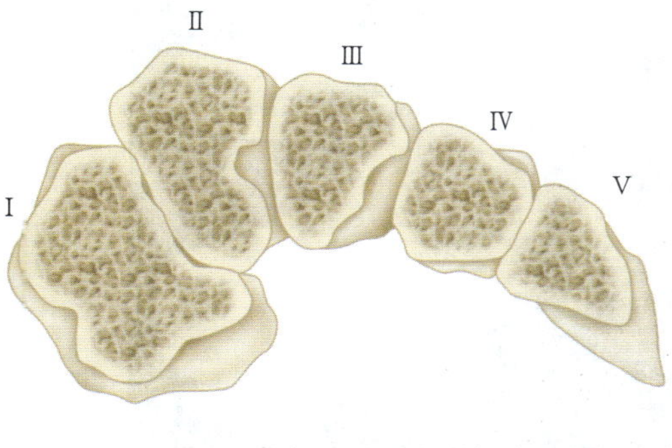

图 84-14 通过跖骨底冠状位截面说明 Roman 弓的构成

尽管中足相对缺乏活动性，但外侧柱的活动弓近 20°，对本身的生物力学很重要。首先要考虑保留第四和第五跗跖关节。将这些关节进行融合将会导致中足僵硬，而如果保留了这些关节，即使发生严重的关节炎也常常没有症状。为避免对外侧柱疼痛性关节炎进行关节融合，已开展了针对这些关节的关节成形术，包括肌腱成形术和陶瓷球间置关节成形术。尽管不愿离断中足外侧关节，但有报道显示第四、五跗跖关节融合术后效果很好。即使大多数患者存在神经病变，感觉正常的患者仍然能够获得疼痛、功能以及 AOFAS 评分的改善。跗跖关节融合术中有很多固定方法，包括趾骨接骨板、交叉螺钉和外固定。除非存在溃疡，一般不推荐使用外固定。另外一个争论的焦点是做融合之前是否纠正中足畸形。中足关节炎经常出现足外展、旋前、背曲畸形。多数研究建议，改善骨性结构的对线和对位能取得较好效果。

中足关节炎的检查较为困难。中足的关节小、活动范围小使得区分疼痛具有挑战。对中足给予很强的刺激会产生弥漫性的疼痛。Keiserman 等描述了“钢琴键”检查法，即朝足底方向按压跖骨头，会在对应的跗跖关节处产生悬臂应力（图 84-15）。应在负重位进行前后位、侧位及斜位 X 线检查，以评估关节破坏、不稳定及畸形情况。CT 检查也很有用，但多数机构没有能力获得负重位的影像。X 线透视或 CT 引导下鉴别性的麻药注射也有用（图 84-16）。配合糖皮质激素注射有治疗作用，同样也

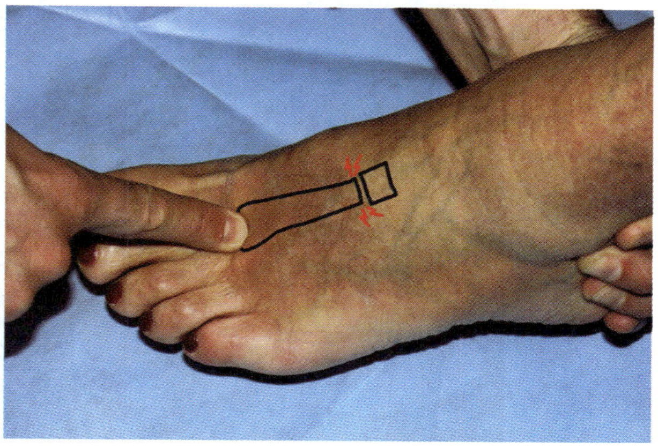

图 84-15 “钢琴键”检查法用于评价中足（详见正文）

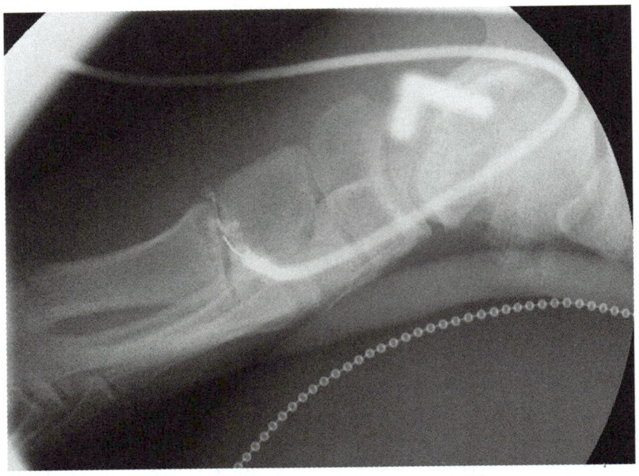

图 84-16 CT 引导下鉴别性注射有助于前足关节炎的诊断

有助于诊断。后足畸形常伴有中足的病理改变，因此必须对其认真评估，如果有必要，则进行外科治疗。

治 疗

中足关节炎的保守治疗包括糖皮质激素注射、物理疗法、穿矫形鞋、使用矫形器和安装矫形支架。加深的硬性鞋配合摇椅样鞋垫（图 84-17）能显著缓解疼痛并改善步行情况。对于进一步进展的关节炎，使用足踝矫形器可以维持纵弓（图 84-18）。中足关节炎是进行性的，外科治疗对于缓解疼痛很有必要。

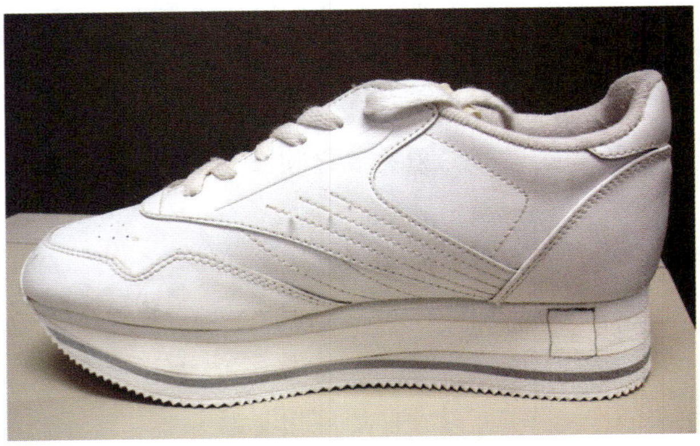

图 84-17 对于中足关节炎，加深的硬性鞋配合摇椅样鞋垫是很有效的非手术治疗方法

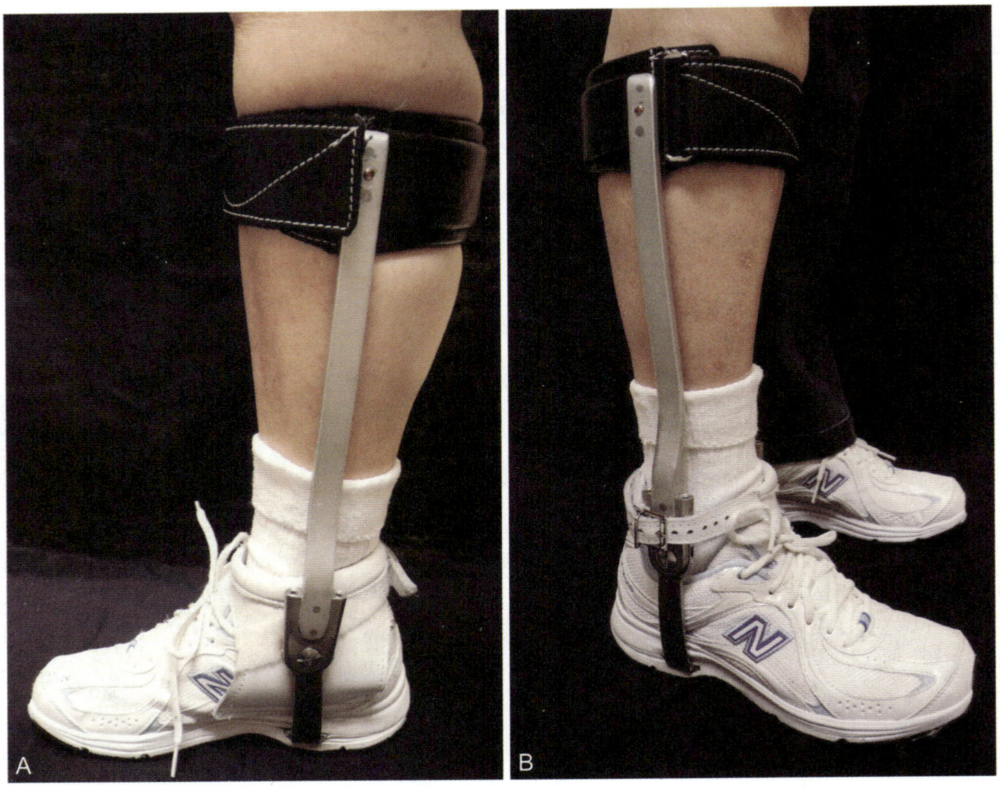

图 84-18 A 和 B. 对于进一步进展的关节炎，类似图中这种双直立支撑的足踝矫形器可以维持纵弓

（一）第一跖骨 - 内侧楔骨关节融合术

第一跖骨 - 内侧楔骨关节融合术的方法参见第 81 章。

（二）中足关节融合术

非手术治疗失败的患者可以进行手术治疗。术前计划基于对有症状的关节的检查和鉴别性关节内注射。X 线检查和 CT 扫描在术前计划中有非常重要的作用，特别是对于创伤畸形的患者，应仔细阅片。关节炎可能没有症状，特别是活动范围较大的外侧柱。或者，关节有轻微关节炎的改变时可能症状很明显，甚至需要进行融合。创伤性关节炎患者一般比非创伤的退行性患者年轻。

对多个关节进行融合，涉及最多的是内侧柱和中间柱。如果舟状骨 - 内侧楔骨关节进行融合，则舟状骨 - 中间楔骨关节通常也要融合。如果两个跗跖关节进行融合，则楔骨间关节也将融合（如第一、二跗跖关节进行融合，则内侧 - 中间楔骨关节也要融合）。保留外侧柱关节手术较为理想，但为了稳定需要也可进行融合，特别是对于神经病足。应首先矫正畸形，但创伤性塌陷后很困难。

中足关节融合术

手术技术 84-5

- 患者仰卧于手术台上，通常不需要屈髋，因为融合只涉及内侧柱和中间柱。
- 行椎管内或全身麻醉，为了术后疼痛控制，在腘区实施阻滞，并在大腿处扎止血带。
- 在足背第二趾关节内侧行纵行切口（图 84-19A），在第一、二跖跗关节与楔骨间关节之间形成一入口。如果要对舟楔关节进行融合，则切口可以延长。
- 如果第三跗跖关节要进行融合，可在旁边顶部做一“S”形切口。如果有必要，可通过第四趾关节内侧做独立切口（图 84-19A）。
- 如果必须显露第四、五跖跗关节，可能需要在背外侧做第三个切口，以第五跖跗关节为中心（图 84-19A）。注意避免损伤腓浅神经的腓肠支或肌间支。
- 保护腓浅神经背内侧分支。

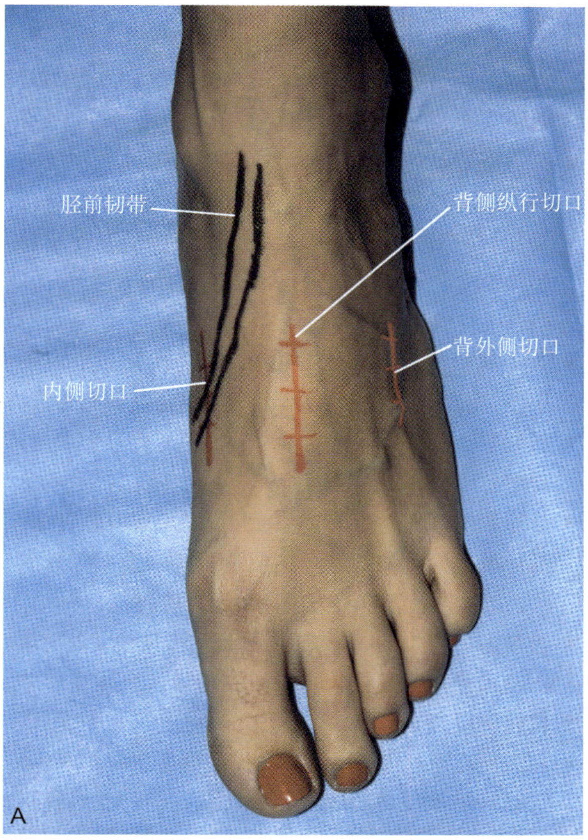

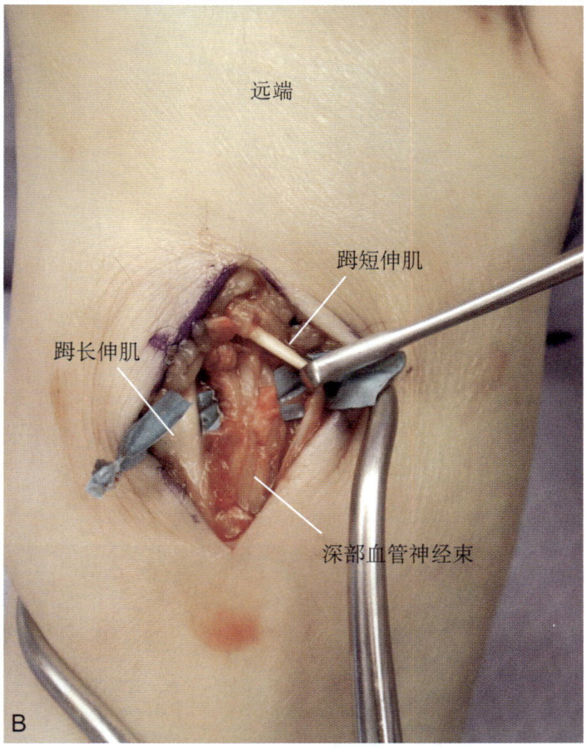

图 84-19 中足关节融合术（见正文）

A．在足背第二趾关节内侧行纵行切口，如果使用了内侧接骨板，则从第一跖骨中部做一独立内侧切口，延伸至舟骨粗隆。如果需要显露第四、五跗跖关节，则可通过第五跗跖关节做一背侧切口；B．将踇长伸肌在内侧截短；根据显露的需要将踇短伸肌从内侧或外侧对其截短（见手术技术 84-5）

- 将跗长伸肌在内侧截短；游离跗短伸肌，当第一、二跗跖关节需要显露时，即可从内侧或外侧将其截短（图 84-19B）。
- 第一跖背动脉和腓深神经走行于跗短伸肌和跖骨间，必须游离。放置一管套保护这些结构。
- 沿与切口对应的直线松解关节囊，全层掀开皮肤和骨膜瓣，显露关节。
- 通过透视确认要进行融合的关节。
- 充分剥离以显露软骨下骨质。准备跗跖关节时要小心，避免过度背侧牵拉骨，否则会过度伸跖关节。
- 当关节准备完毕且充分游离后，将足置于中立位，并用克氏针临时固定住。
- 开始截短第一跗跖关节，通常使之稍有外展背曲。然后截短其他关节直至内侧柱稳定。密切注意矢状面的截短情况，避免术后出现跖骨痛。
- 通过多个体位的 X 线透视确定所有的畸形得以矫正，且骨排列良好。可能需要植骨（自体或骨替代材料）。
- 有多种固定方式可以选择。作者更喜欢将 4.0 mm 空心钉用于拉力的固定。特别设计的背侧接骨板和足托盘模具也是有用的。偶尔为了稳定性可增加中间接骨板。需要另外一独立切口，仔细解剖并将接骨板放置在胫骨前肌腱的深面（图 84-20）。
- 作者更喜欢使用两根交叉螺钉或一个接骨板固定跗跖关节，其他关节只需用一根螺钉固定，第三跗跖关节需要一根小的螺钉固定。
- 从跖骨打一根圆头螺钉到楔骨，螺钉的头要求钻进骨质内以避免背侧骨皮质骨折。使用小钻头很容易实现。
- 使用一根螺钉横向固定楔骨间关节。
- 松开止血带进行止血，用可吸收线缝合皮下组织。用尼龙线无张力缝合皮肤，伤口边缘外翻。

术后处理 加压包扎伤口，使用加垫的夹板固定。嘱咐患者抬高患肢末端，高于心脏水平并维持数天。使用辅助装置逐渐实现无负重离床活动。术后 12 ~ 14 d 拆除缝线，短腿石膏固定。如果术后 8 周 X 线显示部分骨未愈合，则患者可以穿助行靴逐渐增加负重。12 周后患者可以换成碳底的宽趾鞋（图 84-21）。使用定制的矫形器也有用。

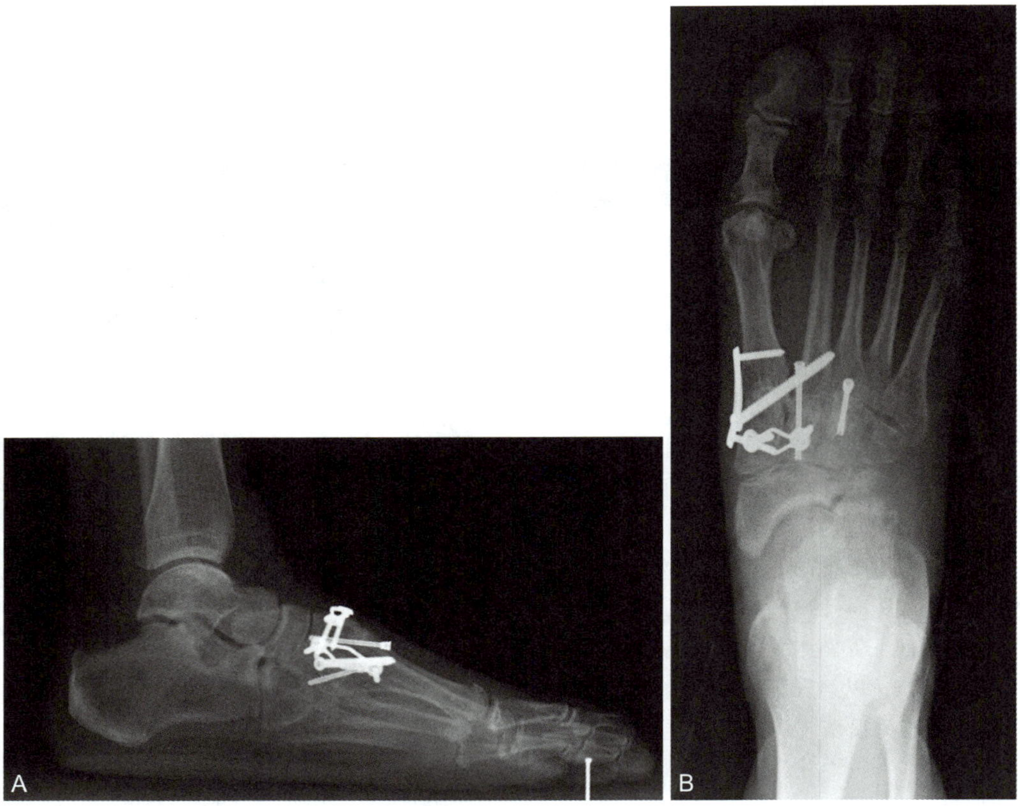

图 84-20 A 和 B. 中足关节炎中使用内侧接骨板固定

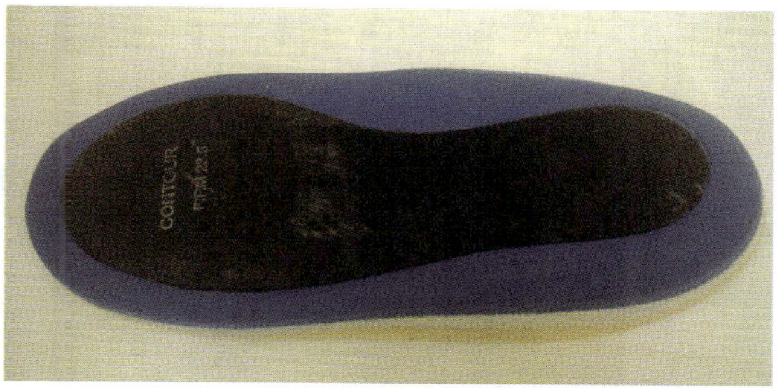

图 84-21　术后使用碳底鞋 12 个月，使用定制的矫形器也有用

跖附关节成形术

如果可能，不要将骰骨和第四、五跖骨关节进行融合。将这些活动关节融合会产生并发症，包括应力性骨折及粉碎。尽管有报道将这些关节进行融合疗效很好，但作者还是尽可能保留关节活动。如果为需要保持稳定性，如在神经性关节病中，可以进行关节融合。跗跖关节成形术通常与内侧柱关节融合术一起做，也可以单独进行。关节成形术既可以使用"凤尾鱼"形状的软组织，也可以使用球形陶瓷置入物，但使用陶瓷置入物效果更好。术后患者关节活动保留情况仍未量化。

手术技术 84-6

(Anderson, Davis, and Cohen)

- 患者呈仰卧屈髋或侧卧体位。
- 行椎管内或全身麻醉，为了术后疼痛控制，在腘区实施阻滞，在大腿处扎止血带。
- 在足背沿第五跖骨内侧做一纵行切口（图 84-22A），要注意避免损伤腓浅神经和腓肠神经的分支。
- 离断伸肌腱，制作骨膜瓣，显露关节。
- 去除骨赘，清除骨膜（图 84-22B）。
- 显露完成后，在外侧跖楔关节的对侧关节面，用一小的圆头钻钻一个小孔（图 84-22C），注意保护骨皮质边缘和足底韧带，以维持稳定。
- 在两关节面上磨出半球形凹面（图 84-22D）。可以使用半球形钻头的动力钻完成。
- 将肌腱（第三腓骨肌腱或趾长伸肌第四趾肌腱）塑形成"凤尾鱼"状或将球形陶瓷置入物（Orthosphere, Wright Manufacturing, Memphis, TN）置入关节的球形凹面内。
- 用试模测量关节大小（图 84-22E）。
- 关节大小确定后，制作一个大小相同的肌腱或选择一个对应尺寸的陶瓷置入物，将跖骨跖曲以开放关节背侧时放入（图 84-22F）。
- 通过关节活动范围和 X 线影像检查关节稳定性。
- 松开止血带并止血，认真冲洗伤口，正常缝合伤口。用松软的敷料包扎。

术后处理　如果同时进行了其他操作，如内侧柱融合，则通常嘱患者制动和控制负重状态。如果单独行外侧关节成形术，则要求患者 2 周内免负重。如果伤口得到愈合，则拆除缝线并使用步行靴开始负重。而如果仅行跖跗关节成形术，则术后 6 周可更换成碳垫的宽趾鞋。如果该手术与中足融合术同时进行，则依据融合部位的影像学愈合情况决定负重，通常为 8 ~ 10 周（图 84-22G 和 H）。

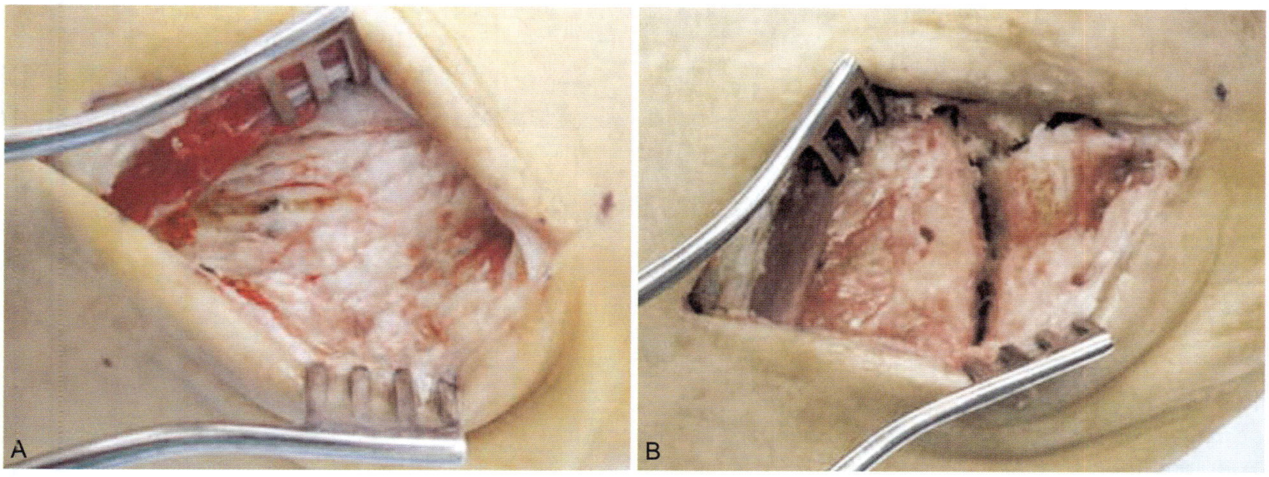

图 84-22　跗跖关节成形术（见正文）

A. 在足背沿第五跖骨内侧做一纵行切口；B. 去除骨赘，切除滑膜

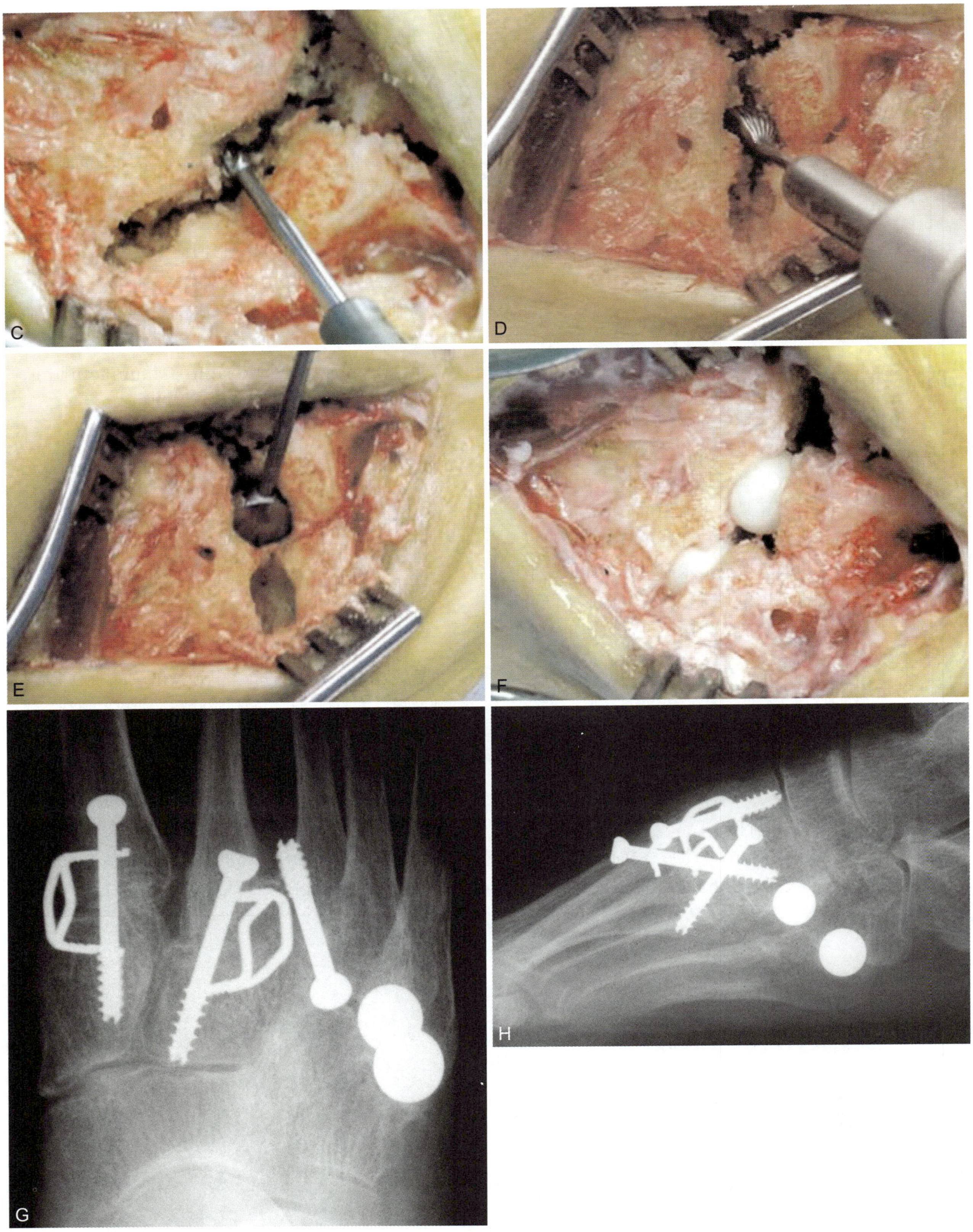

图 84-22（续）

C．用一小的圆头钻在对侧关节面钻一小孔；D．在两关节面上磨出半球形凹面；E．用试模测量关节大小；F．将置入物放入球形凹面内；G 和 H．跗跖关节成形术后 10 个月的影像（见手术技术 84-6）

（图 A ～ F 提供者为 Wright Manufacturing, Arlington, TN）

第四节 后 足

后足原发性退行性关节炎有着良好的力线，但常常伴有不稳和畸形，这是由于后足动态稳定结构（例如胫骨和腓骨的后侧肌群）出现不平衡。然而踝部、中足和前足的病变可能导致后足对线异常，最终导致静态稳定结构缺失，跗横关节和距下关节退变。最常见的影响是距下关节活动，大多数患者因为腓肠肌比目鱼肌复合体挛缩而考虑行距下关节或三关节融合术。需要对患者进行负重检查，以明确结构的影响情况。

类风湿关节炎患者中有 30% ～ 60% 累及踝和后足。患者离床活动最重要的影响因素是后足的畸形。后足类风湿最重要的临床问题是足跟外翻及由此引起的中足足弓塌陷和前足在轴面上的旋转。这些变化可由滑膜炎、滑膜增生或胫距（踝）、距下和距舟关节的关节破坏而引起。

患者的跗骨窦和腓骨下段区域经常出现酸痛，活动后常常伴有肿胀。必须认真研究炎症性关节病的症状，例如两个或多个关节不适，无创伤史的年轻患者的关节退变。关节内注射糖皮质激素和安装矫形支架有非常好的效果，尤其是早期。进行性关节炎经常出现畸形和疼痛，穿鞋甚至佩戴支具都很困难。

一、治 疗

非手术治疗失败或药物治疗 6 个月仍未减轻的持续性滑膜炎和滑膜增生的患者，可以进行手术治疗。对于屈曲畸形的患者来说，骨和软组织联合手术对后足对线很有效。然而，在炎症性关节炎患者中要谨慎运用肌腱转位、移植和延长术，因为类风湿关节炎具有破坏性病程。骨性稳定可以维持矫正和缓解症状（疼痛和压痛通常位于跗骨窦和腓骨与跟骨之间腓骨肌腱的走行区域）。但以下情况例外：足跟翻仅伴有胫后肌腱分布区的症状，而此肌腱有明显的腱鞘炎和腱鞘肥厚增生。此时，如果没有后足外侧疼痛，距下关节和跗骨间关节畸形可完全复位，则胫后肌腱的腱鞘切除术可缓解症状。

如果使用足弓托、穿适当的矫形鞋、戴踝和后足支具以及口服抗炎药物不能减轻后足外翻的症状，假如踝关节稳定，则可行关节融合术。如果附骨间关节没有受到类风湿的损害，则可以采用距下关节融合术来矫正足跟外翻，否则行三关节融合。类风湿足三关节融合的标准手术方法本章后面有描述，其他章节还描述了许多其他三关节融合的方法（参见第 29 章、第 34 章、第 82 章及第 86 章）。随着关节融合对邻近关节产生影响的理解进一步加深，当前治疗的兴趣点逐渐转向更为有限的关节融合技术。对于跟骰关节未受累及的患者，Sammarco 等描述了一种“双”关节融合，即仅对距舟关节和距下关节进行融合，Wachter 等则通过单一内侧切口对距舟关节和跟距关节进行了融合。由于踝关节和后足融合后邻近关节会发生关节炎，保留活动度的手术方式有助于延缓特定患者的疾病进程（图 84-23）。

负重条件下的踝关节正位 X 线片有助于踝关节不稳定的诊断。外科治疗的目的是在合适的位置上恢复后足的稳定性，后足应该保留 5° ～ 10° 的外翻角。这需要手法将距骨头和跖骨颈向背侧、外侧抬起，将前足向内侧、跖侧移动，直至后足得到矫正。最终固定距舟关节时必须避免前足旋后。另外，如果复位后踝关节处于马蹄位，还需经皮延长跟腱。可采用两个切口，一个在前外侧，一个位于内侧，用骑缝钉、螺钉或接骨板联合固定距舟和跟骰关节。

距下关节融合术

手术技术 84-7

- 为了术后疼痛控制，采用腘窝阻滞。
- 自外踝尖下方 1 cm 处开始行外侧直切口，越过跟骨和骰骨的前外侧缘向远侧延长（图 84-24A），保护切口后方的腓肠神经和腓骨肌腱。
- 外展和内收中足以确定跟骰关节的位置，内翻和

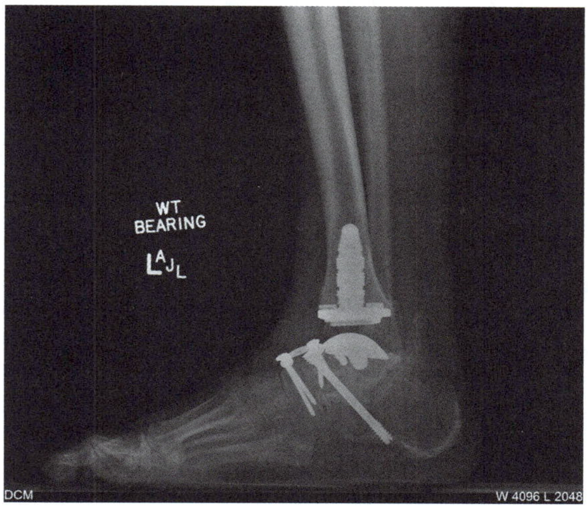

图 84-23 全距关节炎患者的全踝关节成形术和双后足融合

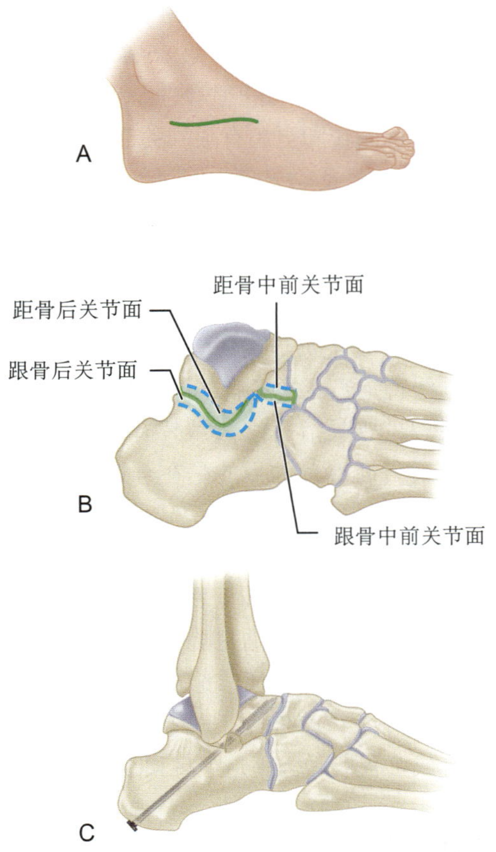

图 84-24 距下关节融合术

A. 皮肤切口；B. 后关节面部分切除；C. 由距骨颈体交界处直至跟骨结节的空心螺钉固定（见手术技术 84-7）

外翻距下关节确定其位置。

- 确定趾短伸肌和踇短伸肌腱的近端起点，自肌腹外侧缘下面从跗骨窦处将其锐性分离，牵离附骨窦。
- 扩大剥离范围，自近端向远端掀起趾短伸肌，直到显露出跟骰关节。不要打开跟骰关节，只用一个小刀片确定关节，这样对跟骰背外侧韧带及外侧韧带不会造成损伤。
- 紧贴跟骰外侧韧带上方进入关节间隙。上述两条重要韧带及分裂韧带和部分跖短韧带是跟骰关节的稳定韧带。
- 辨认距下关节，自跗骨窦底切除下伸肌支持带深部成分。同时松解位于距骨颈韧带后内侧的距跟骨间韧带。
- 当此处的所有软组织清除后，用一个直角拉钩或弯 Hohmann 拉钩平行于后关节面将腓骨肌腱牵向后外侧，以便更好地暴露距下关节。
- 将一个椎板撑开器放在跗骨窦深部，顶住距骨颈的跖面，正好位于跟距中、前关节面的外侧。
- 根据关节面情况，用刮匙或骨凿清理距骨的前外侧关节面。
- 如果后关节面看不清楚，可将椎板撑开器进一步撑大，在直视下处理关节。如果关节面纤维瘢痕化严重而使操作困难，可在两侧关节面多处钻孔，形成空隙后进一步清理关节。在后内侧即跟骨后关节面向下或向跖侧的弯曲处，踇长屈肌容易受损伤。
- 清除所有的致密骨或软骨下骨，直至出血的骨松质表面(图 84-24B)。弧形或直的小薄骨凿和刮匙非常有用。
- 要融合的后关节面准备好之后，检查足的位置及新关节面的对合情况。如果半脱位严重（跟骨外侧关节面显露超过 1/3 且顶住腓骨），单纯的距下融合不能矫正这种畸形。如果半脱位不严重（跟骨外侧面显露少于 1/3 未顶住腓骨），通过充分的分离、牵引和手法推移可以矫正畸形。
- 将跟骨置于合适位置，即将胫距关节相对小腿置于 90°、跟骨外翻 8° ~ 10°。
- 用一至两枚 1.6 mm 直径克氏针或打入一根空心钉导针暂时固定。
- 此时决定是否需要植骨，要根据关节的位置和关节对合情做出决定，如将去除表面的关节对合后足跟外翻太多，此时即需要植骨来填充将足跟位置放正（一般为 5° ~ 10° 外翻）后产生的空隙。
- 虽然可接受的固定方法很多，但是这里只介绍两种方法。通常类风湿关节炎患者骨质疏松严重，牢固固定即使有可能也十分困难。较粗、光滑的斯氏针使用方便并可快速打入，特别是在有影像监视的情况下。
- 如果骨质疏松不明显，在距下关节维持复位的情况下，将一枚 6.5 mm 或 7 mm 空心或实心部分螺纹的螺钉自跟骨结节后方斜向打入距骨体。螺钉或斯氏钉的进针点位于跟骨结节中线外侧 1 cm，即跟垫与后足皮肤的交界处附近。最理想的固定是螺钉或固定针自距骨体颈交界处的稍远处穿出，这样螺纹可以抓住距骨颈的上方骨皮质而固定。
- 如果应用大的空心螺钉，螺钉应与导针平行。螺纹应位于融合面处（图 84-24C）。这除了提供一定加压作用外，还可稍微跖屈距骨头，恢复距骨下倾角。这将降低前踝发生撞击的风险。
- 骨质疏松患者为使固定更牢固，可在螺钉头下加垫片。
- 从跖面和内、外侧再次观察融合后的位置。
- 松开止血带止血，用大量敷料加压包扎，短腿石膏固定。如果关闭伤口时出血较多，则放置 3 mm 直径的引流管持续负压吸引 24h。

- 术后立即用 0.5%的布比卡因行踝部阻滞麻醉以缓解疼痛。

术后处理 虽然存在并发症的患者需要观察 1 ~ 2d，但大多数患者可以在门诊进行这种手术。如果患者虚弱或步态不稳，在前 4 ~ 6 周可以允许足底触地，轻微负重，或鼓励使用轮椅。在 14 ~ 17d 时拆线，更换短腿石膏。6 ~ 8 周不前允许在无辅助器或无搀扶情况下完全负重。关节一般于 12 周达到初步融合，根据融合部位的 X 线表现，决定穿支持性袜外加可拆卸的步行靴或较舒适的支撑鞋。

关节镜下距下关节融合术

足踝关节镜技术和器械的发展使得这一技术可以应用于距下关节融合术。自 20 世纪 90 年代中期第一例关节镜下距下关节融合术（ASTA）报道以来，这种治疗距下关节炎的手术方法得到了公认，据报道融合率达 91% ~ 100%。对有适应证的患者行关节镜下距下关节融合术，患者伤口愈合快、疼痛减轻，且术后并发症少。这种手术不适合进行明显畸形的矫正。

起初，关节镜下距下关节融合的手术入路多为前外侧、后外侧和外侧，患者仰卧或侧卧位。近来，后方关节镜下距下关节融合术使用 2 ~ 3 个通道，患者取俯卧位。优点是容易定位，包括更好、更安全地到达后内侧部位，更好地了解距下关节情况，更容易从跟骨后方向距骨颈打入螺钉，比常规外侧入路容易得到 X 线影像。Amendola 和其他人都已经证明了经后方的关节面融合效果很好。一些临床和尸体研究显示，只要熟悉解剖、清理踇长屈肌外侧，就可以避免损伤后方神经。后内侧入口到胫神经的距离（6.4mm）、到胫后动脉的距离（9.6mm）和到跟骨内侧神经的距离（17.1mm）使得有足够的空间进行关节镜下的操作。作者建议在手术前要熟练掌握关节镜技术，熟悉足踝的解剖。

手术技术 84-8

- 常规麻醉合并区域阻滞。
- 由手术入路来决定患者取侧卧位还是俯卧位，患肢末端下垂。
- 标准术前准备（包括应用抗生素）和铺单后，在皮肤上标记跟腱和内外踝的体表位置。
- 标记腓肠肌腱、腓肠神经及后内侧神经血管束的大概体表位置（图 84-25）。

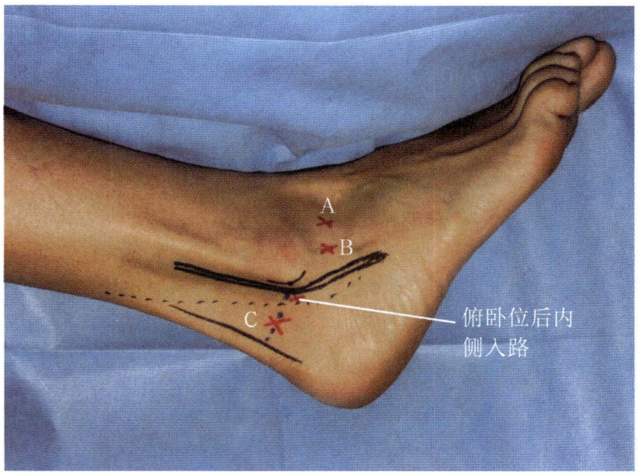

图 84-25 关节镜下距下关节融合术。标记腓肠神经、腓骨肌腱和后内侧神经血管。手术入路显示在外侧位置

A．辅助的经跗骨窦入路。B．前外侧入路。C．后外侧入路（见手术技术 84-8）

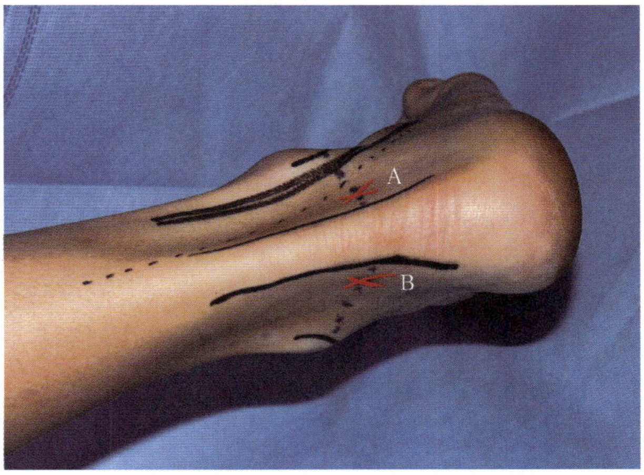

图 84-26 患者俯卧位行关节镜下距下关节融合术

A．后内侧入路；B．辅助的后方入路（见手术技术 84-8）

- 大腿处放置止血带。
- 可以牵拉软组织，但不建议牵拉骨。
- 患者取侧卧位，通常选择前外侧和后外侧入路：
  ①前外侧入路位于腓骨尖前方 1cm（图 84-25B）。
  ②后外侧入路位于跟腱外侧、距腓骨尖 2cm 处（图 84-25C），这个入路容易损伤腓肠神经。
- 如果需要，可以在外踝末端前方做一跗骨窦入路加以辅助（图 84-26）。
- 患者取俯卧位，通常选择后外侧和后内侧入路：
  ①后外侧入路同（图 84-24C）描述。
  ②后内侧入路位于内踝尖水平、跟腱内侧 1cm 处（图 84-26A）。此入路容易损伤胫神经和胫后动脉。

- 还可于外踝尖的近端 1 cm、后方 1 cm 处做一辅助入路（图 84-26B）。
- 患者俯卧位，必须去除部分后方的脂肪组织，以创造手术空间。可用 3.5 mm 关节镜手术器械完成。使用关节镜的器械定位踇长伸肌腱，所有操作只能在这一解剖标志的外侧进行。清理部分后方的韧带和关节囊，显露手术入路直到距跟关节。
- 后方的入路可以更好接近关节面后半部分，保留了骨间韧带，促进血供。
- 使用 2.7 ～ 3 mm 小型器械，30° 关节镜，开始关节内清理，手术空间形成后开始使用大号（3.5 ～ 4 mm）的器械。
- 使用 18 号穿刺针明确入路的准确位置。
- 注入 10 ～ 20 ml 加有肾上腺素的利多卡因注射液膨胀关节，足内翻则表明注入成功。
- 在皮肤上做一小切口，用直止血钳轻轻拨开皮下组织，形成一入口。
- 从外侧通道伸入抓持钳到达关节。
- 对于后方入路，将后足处于中立位，使关节镜与第二跖骨处于一直线，首先制作一后外侧入路。
- 直视下建立后内侧通道，小心将所有器械伸到踇长屈肌外侧。
- 两个通道可以交互进行观察和探查。
- 如果需要撑开关节，则在外踝尖近端 1 cm、后方 1 cm 处建立第 3 个通道，并插入大号圆钝套管针，撑开关节。
- 用 4.0 mm 的刨刀进行滑膜清除及清理。
- 用圆磨、电动刹刀和弯刮勺去除后关节面的全部软骨。
- 去除骨间韧带后方 1 ～ 2 mm 的软骨下骨，直至显露骨松质。注意不要改变关节的几何形状。
- 如果有必要，植入异体骨。
- 在跟骨的后外侧敲入一根导向针，使尖部朝向距骨颈前上方。最好的固定方法是螺钉从距骨末端出，进入颈体交界处，以便螺钉的螺纹抓持距骨颈表面的骨皮质。将导针置于足跟负重表面的近端和跟腱附着点的远端之间。透视确认导针的位置。
- 在第一根导向针的内上方再打入一根导向针。
- 通过这两根导向针各打入一根 6.5 ～ 8.0 mm 的空心骨松质螺钉（图 84-27）。
- 通过对踝关节活动和后足位置的检查及 X 线透视，查看螺钉位置是否合适。
- 用尼龙缝线缝合伤口，加压包扎，后方放置夹板固定。

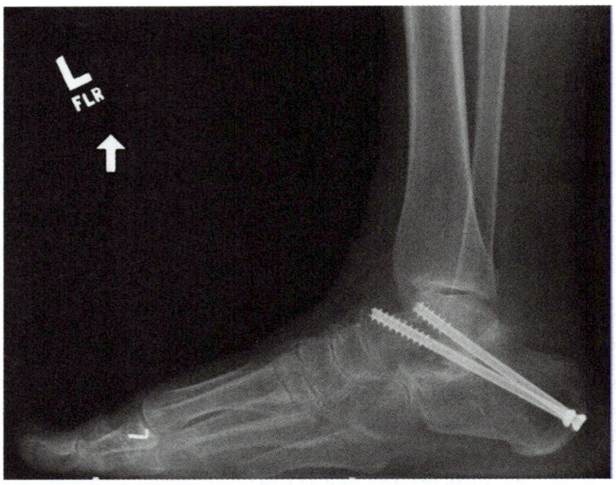

图 84-27 关节镜下距下关节融合术。螺钉从跟骨向距骨颈打入（见手术技术 84-8）

术后处理 嘱咐患者在腋拐辅助下无承重离床活动 5 ～ 7 d。然后拆除夹板，使用短腿石膏固定。患者保持无负重 6 周，然后逐渐负重，直到 X 线显示骨全部愈合，患者离床活动无疼痛。

距舟关节融合术

手术技术 84-9

- 在内踝尖以远沿距舟关节的内侧或背内侧做手术切口，止于舟楔关节处（图 84-28A）。切开皮下组织和脂肪，显露关节囊，保护背侧皮瓣下的胫前肌腱。
- 在内侧、背侧和跖侧松解关节囊。
- 用小弧形骨凿或刮匙去除距舟关节的关节软骨。用巾钳夹住舟骨背内侧牵引，以增加距舟关节的显露。
- 通过此切口尽可能多地去除关节面（图 84-28B）。在牵引时通过外展、内收、跖屈和背屈踝关节，可以去除 90% 的距舟关节软骨。
- 维持足部满意对线，即将跟骨置于 5° ～ 10° 外翻，前足于内收、外展中立位。注意不要使前足旋后，足跟位置满意后将前足反转，将距舟关节对合。
- 在内侧楔骨背内侧骨皮质上开一小槽，这样螺钉的头部就不会突出于骨皮质形成杠杆。
- 使导针自跖内侧向背外侧进入距骨头和颈部。
- 如果使用空心螺钉，可与导针平行或套入导针钻入。
- 测量所需螺钉长度，并进行攻丝（类风湿关节炎患者一般不必攻丝，而骨关节炎患者需要）。

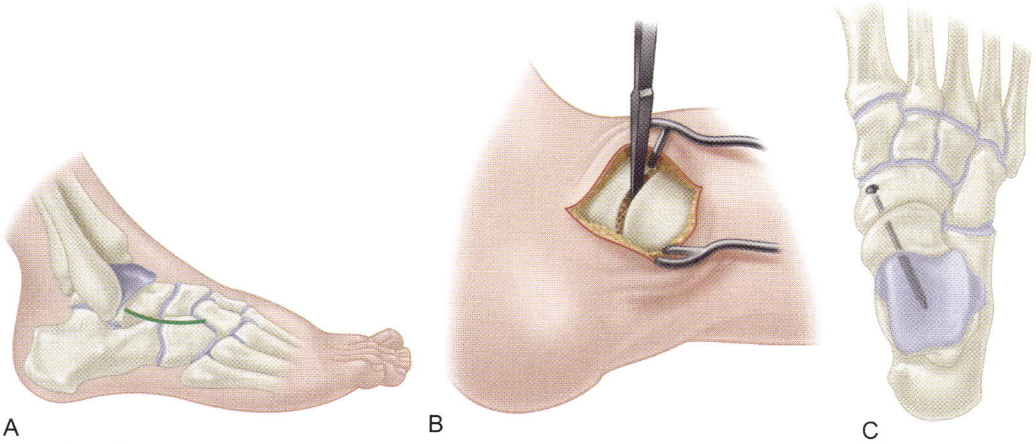

图 84-28 距舟关节融合术

A．切口；B．用骨凿去除关节的关节面至软骨下骨；C．加压螺钉固定后的位置（见手术技术 84-9）

- 用一枚部分螺纹、6.5 mm 或 7 mm 直径的螺钉将距舟关节加压固定（图 84-28C），偶尔骨质过于疏松，需加用垫片。或者用两枚 4 mm 全螺纹骨松质螺钉使用加压技术（于近侧骨皮质做滑动孔）替代单根大螺钉固定。
- 松开止血带，放置引流，逐层关闭伤口，厚敷料加压包扎，夹板固定。

术后处理 术后第 2 天拔除引流，10 ~ 14 d 更换敷料，使用短腿不负重石膏固定 5 周，然后去除石膏，行 X 线检查。如果在 X 线片上可以见到初期融合的征象，之后的 6 周可以换用短腿行走石膏固定并开始行走。术后 12 周如关节融合确切，不必再进行制动，如果关节融合不牢固，更换短腿行走石膏，再固定 1 个月后重新检查。

跟骰关节融合术

手术技术 84-10

- 在跟骰关节的背外侧（固定后足后内收、外展前足来确定关节位置）做一直切口，以跟骰关节为中心向近端和远端各延伸 2 ~ 3 cm，保护腓肠神经的所有分支，贴骨面锐性分离跖侧和背侧皮瓣，此操作将趾短伸肌剥向背侧。
- 掀起跖侧全厚皮瓣可显露跟骰关节的跖侧面，关节面呈马鞍形或窦状，向跖侧和内侧延伸的范围常超出预料。
- 打开背侧和外侧关节囊，切除分裂韧带、背外侧韧带及跟骰外侧韧带。
- 用刮匙或小的薄骨凿去除所要融合关节的关节面。作者常规用 2 mm 或 2.5 mm 钻头在跟骨及骰骨内打孔，然后用 6 mm 宽骨凿将孔相连，去除关节面。
- 按手术技术 84-9 行距舟关节融合术。
- 距舟关节内固定完成后，再用 6.5 mm 或 7.0 mm 部分螺纹的骨松质螺钉融合跟骰关节，自骰骨背面远侧向跖面后侧进入跟骨。钻出螺钉埋头孔，从而避免螺钉头使骰骨背面的骨皮质骨折。或者用两枚 4.0 mm 全螺纹骨松质螺钉替代单根大螺钉固定。
- 必要时放置引流条，松开止血带，逐层关闭切口，使用厚敷料加压包扎，后外侧短腿夹板固定。

术后处理 术后 2 ~ 3 周始改用短腿非行走管型石膏固定，至术后 6 周末。然后根据关节融合的 X 线表现换用短腿行走石膏固定，并不再使用拐杖。术后 3 个月通过 X 线和临床检查判断关节融合情况，通常可以改穿支持性长筒袜及有良好衬垫的软底鞋。短期应用可拆卸的预制短腿行走石膏可使从石膏固定向穿鞋的转变更为容易。

三关节融合术

手术技术 84-11

- 于外踝尖下方 1 cm 处开始做外侧直切口，向远侧延长，越过跟骨前外侧缘和骰骨（图 84-29A）。
- 在切口后部或近侧端注意保护腓骨肌腱和腓肠神经主干，还要注意腓肠神经的背侧支，包括至腓浅神经最外侧支的交通支和支配第四趾蹼的趾总神经的交通支。为了显露，必要时可切断交通支（图84-29B）。

- 通过内收和外展中足定位跟骰关节，并通过内翻和外翻距下关节定位距下关节。
- 定位趾短伸肌腱和跗短伸肌腱起点的近端肌腱，锐性分离并将其自跗骨窦上掀起，继续沿其肌腹的下外缘剥离。支配这些短伸肌的运动神经来自于腓深神经，自肌肉的内侧部分进入，因此不易受到损伤。
- 进一步分离将趾短伸肌由近及远掀起，直至跟骰关节充分显露。
- 使用刮匙或小骨刀对跟骰关节进行清理，并在关节的两侧多处钻小孔。确保将跟骰关节的所有关节面完全清除，特别是关节内侧及下部。用椎板撑开器或粗齿耙状拉钩协助关节深部的显露。
- 辨别距下关节，自跗骨窦底部将伸肌下支持带的深部成分切除，同时松解跟距骨间韧带。
- 一旦清除了此处所有的软组织，与距骨后关节面平行放置一直角拉钩或弯 Hohmann 拉钩，将腓骨肌腱向后外侧拉开，以便更好地显露距下关节。
- 将一椎板撑开器置于跗骨窦的深部，支撑于距骨颈的跖面或下面并恰在跟距前中关节面的外侧（见图 84-25B）。
- 根据关节面的情况，应用刮匙或骨凿自前外侧开始修整距骨侧关节面。
- 如果后关节面无法观察到，可用椎板拉钩将关节牵开，这样即可在直视下处理关节。如果关节纤维、瘢痕化严重而使操作出现困难，可先用 2.7mm 或 3mm 直径钻头在双侧关节表面多处打孔，形成一定空间，然后进一步清理关节。在后内侧，因后关节面向下或向跖侧弯曲，跗长屈肌腱易受损伤。
- 去除所有的硬化骨或软骨下骨，直至表面渗血的骨松质面。直形或弧形小号薄骨道有助于完成这一操作。如果采用冷关注避免热坏死，则针刺同样有效。
- 当后关节面处理完毕后，观察后关节面对合情况及后足的位置。如果半脱位严重（跟骨外侧 1/3

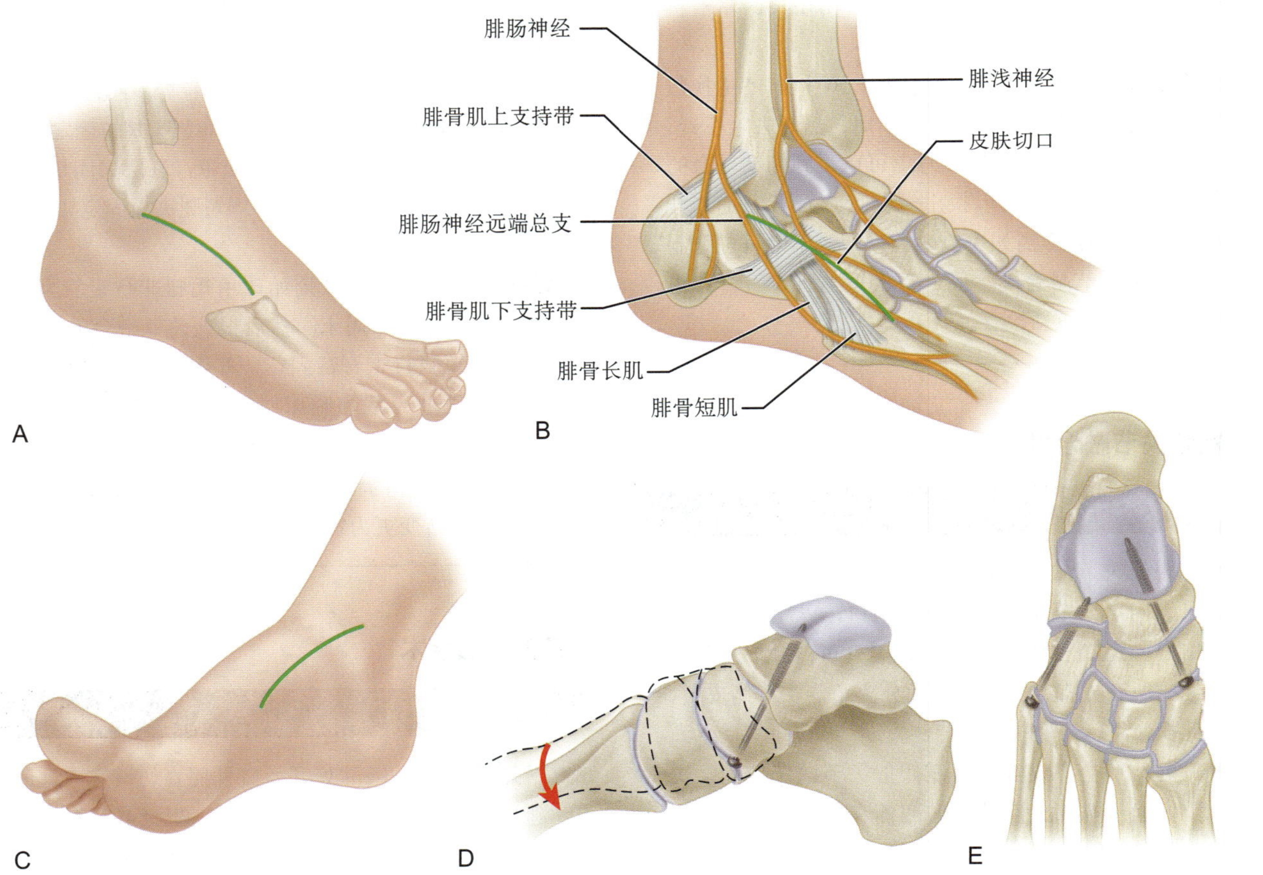

图 84-29　三关节融合术

A．皮肤切口；B．腓肠神经的远侧交通支；C．背内侧皮肤切口；D．距舟关节固定；E．跟骰和距舟关节空心螺钉固定（见手术技术 84-11）

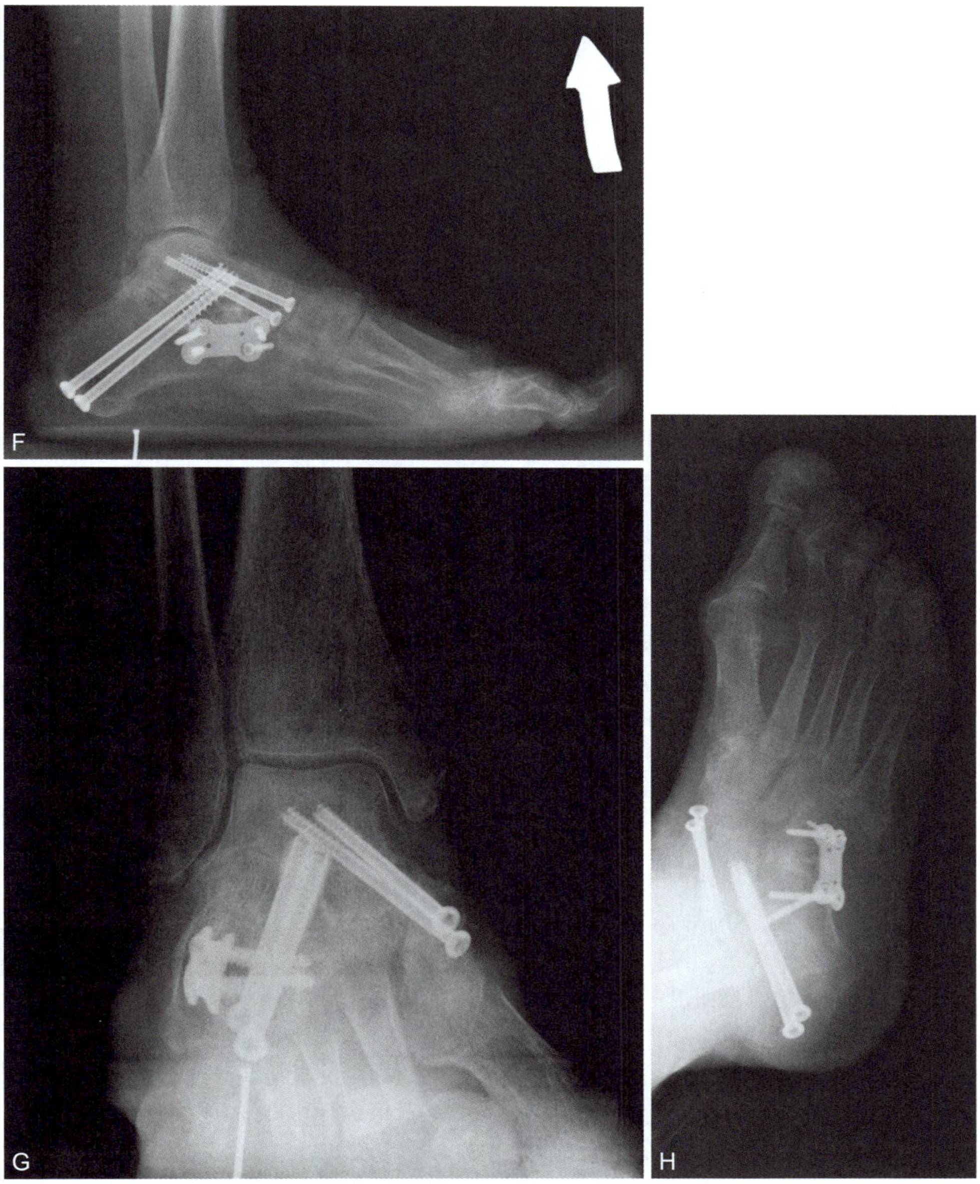

图 84-29（续）

全关节融合的侧位（F）、正位（G）和斜位（H）（见手术技术 84-11）

从上关节面显露并且顶住腓骨），则单行三关节融合的距下部分手术不足以纠正畸形；如果半脱位不严重（跟骨外侧关节面显露少于 1/3），经充分的解剖、牵引及手法推移可以纠正畸形。将跟骨置于合适的位置，即外翻 8° ~ 10°、踝关节位于 90°。

- 自内踝内下方向远端至胫前肌腱做一直的或微弯的前内侧切口，以显露距舟关节（图 84-29C）。
- 如果隐神经的一支妨碍显露，确认神经后可将其切断。结扎或电灼至内侧跗骨的大隐静脉分支及以不同角度横穿切口的交通静脉。
- 内收、外展活动足部直到清楚确定距舟关节的位置。确定距舟关节内侧面后，向背侧和跖侧掀起全厚组织瓣，腓深神经和足背动脉位于足背皮瓣中。
- 显露距舟关节的背内侧面和跖侧面，清除所有的关节囊组织。
- 观察关节面，并根据其状况用刮匙或骨刀予以清除（图 84-28B）。用一把弯骨刀进行操作可能会有帮助。
- 显露足舟骨的整个关节面，并清除其硬化骨和软骨下骨。

- 用咬骨钳修整距骨关节面，使其能够安放入舟骨凹陷的深部。
- 通过外侧切口，在全厚组织瓣的深面放入一把直角拉钩，以显露距舟关节最外侧部分，尽可能多地清理距舟关节的外侧部。
- 复位所有关节，使足达到解剖的跖行位置，或尽可能地接近这一位置。注意保持后足外翻 8°～10°，并使距舟和跟骰关节不仅在矢状面和轴面上保持正常，而且要保持合适的旋转角度。一定不能将前足固定于旋后或内翻位。
- 首先固定距舟关节，导针在透视下穿过舟骨进入距骨后应用部分螺纹大号骨松质螺钉（6.5 mm 或 7 mm）套在导针上打入。注意在打入一根 1.6 mm 直径克氏针或空心螺钉导针后，应检查距舟关节融合处的位置，此时进行位置调整较为容易，否则待最终固定完成后会十分困难。如果骨质疏松严重，要改用粗的斯氏针，此种针容易取出。可能需要两枚斯氏针或螺钉。从内侧楔骨的上内侧去除一小部分关节面，可以使斯氏针或螺钉获得更好的安放角度。钻孔进行埋头处理，内固定物由内下方穿至外上方（图 84-29D）。
- 跟骰关节按如下方法固定：于第四、五跖骨基底部之间另做长约 2 cm 的切口，清除趾短伸肌最外侧部分的纤维，定位骰骨的关节，保护腓肠神经的所有分支。于骰骨远端边缘上面用一把小直咬骨钳做出进针点，通过此进针点将导针插入，通过跟骰关节到达跟骨结节的后部。按如下方法固定跟骰关节。在第四和第五跖骨基底部之间做独立切口（约 2 cm），清除趾短伸肌腱最外侧部分肌纤维，以骰骨定位关节位置。注意保护腓肠神经的所有分支。在骰骨远端边缘的上表面使用小的直形咬骨钳做出进针点。经进针点置入导针，穿过跟骰关节，指向跟骨结节的后面。钻孔并敲打导针。埋头扩大钻孔。在最终固定前，应确保关节面对位（图 84-29E）。
- 用骨松质片充填所有残留的间隙。
- 不要为了使关节面完全对合而放弃任何一个方向上的对线关系。
- 将后足和中足摆放于合适位置，用移植骨填塞所有的残留间隙。植骨一般取自髂嵴，但如果需要量很少，跟骨结节、胫骨远侧干骺端的前内侧面也可作为取骨来源，骨库骨也可使用。
- 放松止血带，在外侧切口放置负压引流，将趾短伸肌固定回跗骨窦上，逐层缝合伤口，使用厚敷料加压包扎，并应用短腿石膏或夹板固定。

术后处理 术后第 2 天拔除引流，患者可以离床活动。除患者由于衰弱不能完成外，应鼓励患者在患肢不负重下进行活动。如患者不用患足触地负重就不能站立，可允许足触地，但大部分患者在 4 ～ 6 周应该使用轮椅。术后 3 周拆线，并用短腿管型石膏固定。术后 6 周内避免完全负重。行走石膏再固定 6 周或至关节融合坚固（图 84-29F ～ H），术后 12 周去除管型石膏，改穿支持性长统袜，外加宽大、软底加垫的鞋子。此时也可用短腿可拆卸的行走靴 4 ～ 6 周。必须告知患者肿胀可能会持续 1 年，有时甚至终身存在。

经内侧单切口的三关节融合术

Myerson 描述了一种经内侧切口进行的三关节融合术，主要适用于存在外侧切口并发症风险的患者人。该技术对于先前有过感染或手术造成足外侧皮肤菲薄的患者有用。并且，对于因系统性疾病（如类风湿关节炎）导致伤口愈合困难的患者，施行绕足部单切口手术可以使其获益。

手术技术 84-12

（Myerson）

- 在踝关节水平近端约 10 cm 处腓骨肌腱正上方做 2 cm 纵行切口。为避免伤口愈合问题，不要在足外侧做切口。
- 用蚊式钳将腓骨长、短肌腱牵拉出伤口外（图 84-29A）。锐性劈开两肌腱。除非对第一跖骨存在一些潜在益处，一般作者不建议完整保留腓骨长肌腱，因为其仍可以限制内翻。
- 做一个 8 cm 内侧纵切口，范围从内踝表面以下一直延伸到距舟关节中心点之上（图 84-30B）。
- 纵行切开皮下组织及距舟关节囊。如果确认隐神经分支影响显露，可以将其切断。
- 结扎或电凝大隐静脉至内侧跗骨的分支及以不同角度跨越切口的交通支。
- 内收、外展活动足部，直到清楚确定距舟关节的位置。
- 于足舟骨胫后肌腱止点处将胫后肌腱完全去除。
- 行距舟关节骨膜下显露，以获得所需要的视野。用牵开器保护䠀长屈肌腱、趾长屈肌腱及神经血管束。

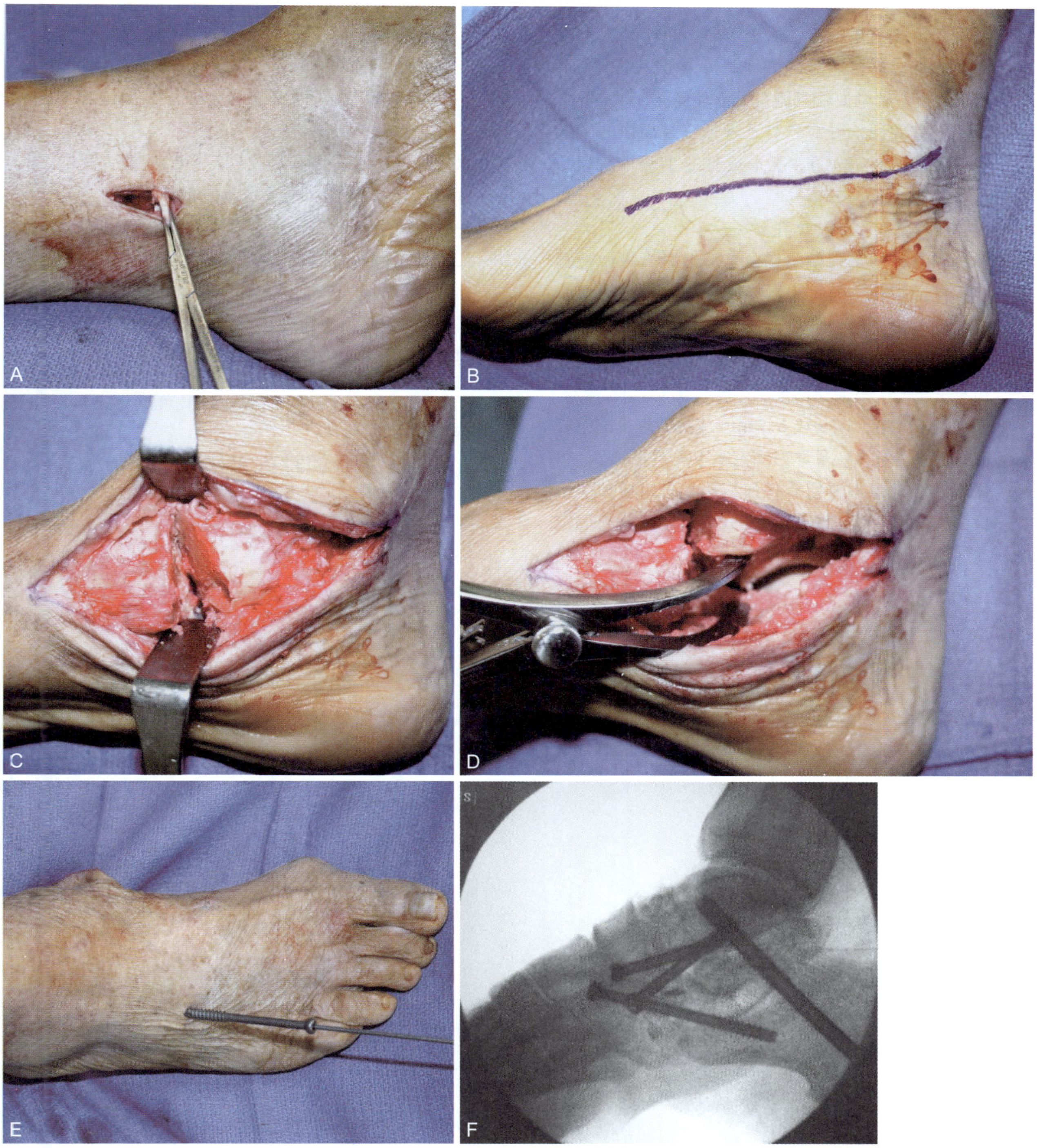

图 84-30 经内侧单切口的三关节融合术

A．在踝关节近端约 10 cm 处，做一个 2 cm 长的纵行切口。用蚊式钳将腓骨长、短肌腱牵拉出；B．以距舟关节为中心做一个 8 cm 长的内侧纵切口；C．清除距舟关节内所有硬化骨和软骨下骨，直至显露出血的骨松质面；D．将椎板牵开器置于距舟关节内，以便显露跟骰关节；E．经皮向后穿入一枚 4.5 mm 或 5.0 mm 螺钉，固定跟骰关节面；F．两枚空心螺钉固定距舟关节，以及一枚更大直径（6.5 mm）螺钉经跟骨后方穿入距骨体，以完成全部固定（见手术技术 84-12）

（图片经 Mark S. Myerson 允许使用）

- 显露距下关节前、中、后关节面。用一把弧形骨凿及椎板牵开器显露并清理距舟关节、距下关节及跗骨窦。特别要注意距舟关节外侧面。
- 清除所有的硬化骨或软骨下骨，直至出血的骨松质表面（图 84-30C）。弧形或直的小薄骨凿和刮匙非常有用。
- 在关节的两侧多处钻小孔。
- 处理跟骰关节是内侧单切口三关节融合术中最具挑战性的工作。通过术者手感用手术刀锐性松解跟骰关节囊及分裂韧带。于距舟关节内置入一个椎板牵开器以显露视野（图 84-30D）。跟骰关节相对平整的关节面使清理剥除变得比较容易。
- 复位距下关节，以一枚 6.5 mm 或更大直径的空心钉自跟骨后穿入距骨体来固定距下关节。
- 仔细注意前足不要留有任何后旋。将跗横关节重新排列，用两枚 4.5 mm 或 5.0 mm 空心螺钉固定距舟关节。
- 于骰骨前背侧直接经皮向后穿入一枚 4.5 mm 或 5.0 mm 螺钉，固定跟骰关节面（图 84-30E、F）。

术后处理 术后以石膏托固定 14 d，随后拆线。术后可以足底触地，轻微负重。但通常鼓励不负重。一般 6 周后可以完全负重。术后以石膏保护 12 周，12 周后拆除石膏，患者改穿支持性长筒袜，外加宽大、软底加垫的鞋子。此时也可用短腿可拆卸的行走靴 4 ~ 6 周。必须告知患者肿胀可能会持续 1 年，有时甚至终身存在。

二、胫跟关节和踝关节融合术

手术技术参见第 11 章。

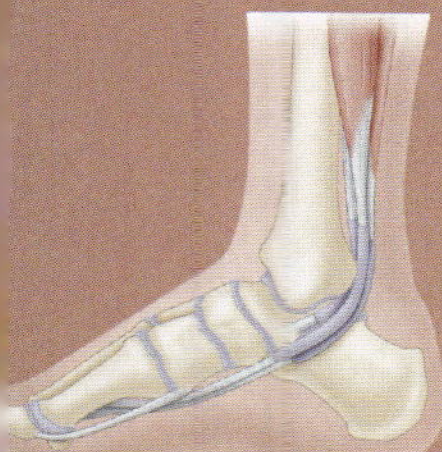

第85章 糖尿病足

著者：Clayton C. Bettin
译者：王　智　张建中　姜保国
审校：徐向阳　朱　渊

第一节　糖尿病足

一、流行病学

美国糖尿病协会（American Diabetes Association）估计，2012年，美国有2910万名糖尿病患者（占人口的9.3%），其中有810万没有被诊断。糖尿病发病人数较之前增加，从2007年的2400万增长到2010年的2580万。据估计，26%的65岁及以上的美国人患有糖尿病，而另外8600万20岁以上的美国人处于糖尿病前期。糖尿病并发的问题多种多样，包括低糖血症、高血压、血脂异常、脑卒中、心脏病、视网膜病变和肾病等。2010年，有73 000例20岁以上的成年人进行了非创伤性下肢截肢手术，患者都被诊断为糖尿病。

常见的糖尿病直接开销包括药品、敷料和手术费用。而间接开销却难以定义，包括了因病造成工作时间丧失、失去劳动能力、患者出现焦虑以及对家庭成员的打击等。2012年，已诊断的糖尿病患者在美国造成的医疗开销达到了2450亿美元，其中1760亿美元用于医疗直接开销，690亿美元源自患者丧失的生产能力。这与1997年的开销相比较，增加了250%。经过人口差异校正后，每名患者平均医疗开销比没有糖尿病的个体的开销高2.3倍还多。糖尿病护理年开销的总额中25%用于足部溃疡以及其并发症的护理，包括感染和截肢。糖尿病患者终生都有15%的可能出现糖尿病足部溃疡，年发病率是2%。Medicare患者如果出现足部溃疡，每年平均需要14次寻求医疗护理机构的治疗，每年平均住院次数为1.5次，每年的报销开支达到33 000美元。那些进行了下肢截肢的患者，每年通过Medicare系统报销的开支超过52 000美元。

糖尿病对身体多个系统造成打击，骨科医生必须要警惕这些疾病的表现以及对患者全身状态造成的影响，不能仅仅治疗足与踝的问题。2008年，29%的40岁及以上的患者患视网膜病变，每年造成20 000例患者失明。由于合并周围神经的精细触觉丧失，视力丧失引发的坠落摔倒风险增加，可使其难以每天进行足部病情的随诊观察。

二、基础科学

从基础科学的水平来看，血糖水平的升高可造成多种有害的影响。对糖尿病足底皮肤的组织学检查发现，与没有糖尿病的人相比，其弹性隔膜和真皮层明显增厚，这一情况可能改变足部生物力学，引发足部溃疡。75%的糖尿病患者超声检查跟腱可发现纤维组织紊乱和钙化，而这些患者并没有足部疾病。一项研究比较了有糖尿病和无糖尿病的尸体标本中足关节的最大峰值压力，发现在模拟行走时，糖尿病尸体足的第一跖楔关节、内侧舟楔与中间舟楔关节以及第一楔骨间的动态压力增加 46%。

研究估计，65% 的 1 型或 2 型糖尿病患者存在周围神经病变的证据，这一病变是最可预测糖尿病足溃疡发病的因素之一。神经病变还是一个独立因素，增加了足踝部手术并发症发生的概率。神经病变的发生、发展和程度有两个主要影响因素，即患病时长和代谢控制的水平。对于糖尿病周围神经病变发生的机制还缺少统一的看法，目前认为可能是多因素造成血管与代谢过程都发生改变。伴有高血糖水平后，血红蛋白和蛋白被糖化，形成的终末产物影响了小的周围血管壁和神经组织的组成。调查证实糖尿病患者动脉壁糖化，基底膜增厚，内皮一氧化氮水平降低。神经检查可发现近端神经多灶状缺血损伤和神经外膜动脉粥样硬化。代谢性原因包括山梨醇聚集、酶功能缺陷和氧自由基增加。慢性升高的血糖水平的长期影响可使以上情况恶化，并最终造成运动、感觉和自主神经功能不良。自主神经信号释放皮肤油脂的缺乏增加了皮肤受到轻微创伤即皲裂的可能。运动神经病变导致肌肉不平衡，引发足趾周围关节挛缩。内在肌的减弱无法对抗外在肌的力量，引发锤状趾、爪形趾畸形和远端脂肪垫移位（图 85-1）。小腿腓肠肌复合体的肌肉挛缩增加了前足承受的力量。失去保护性感觉是疾病的转折，因为这会让患者对损伤的反应更为迟钝，

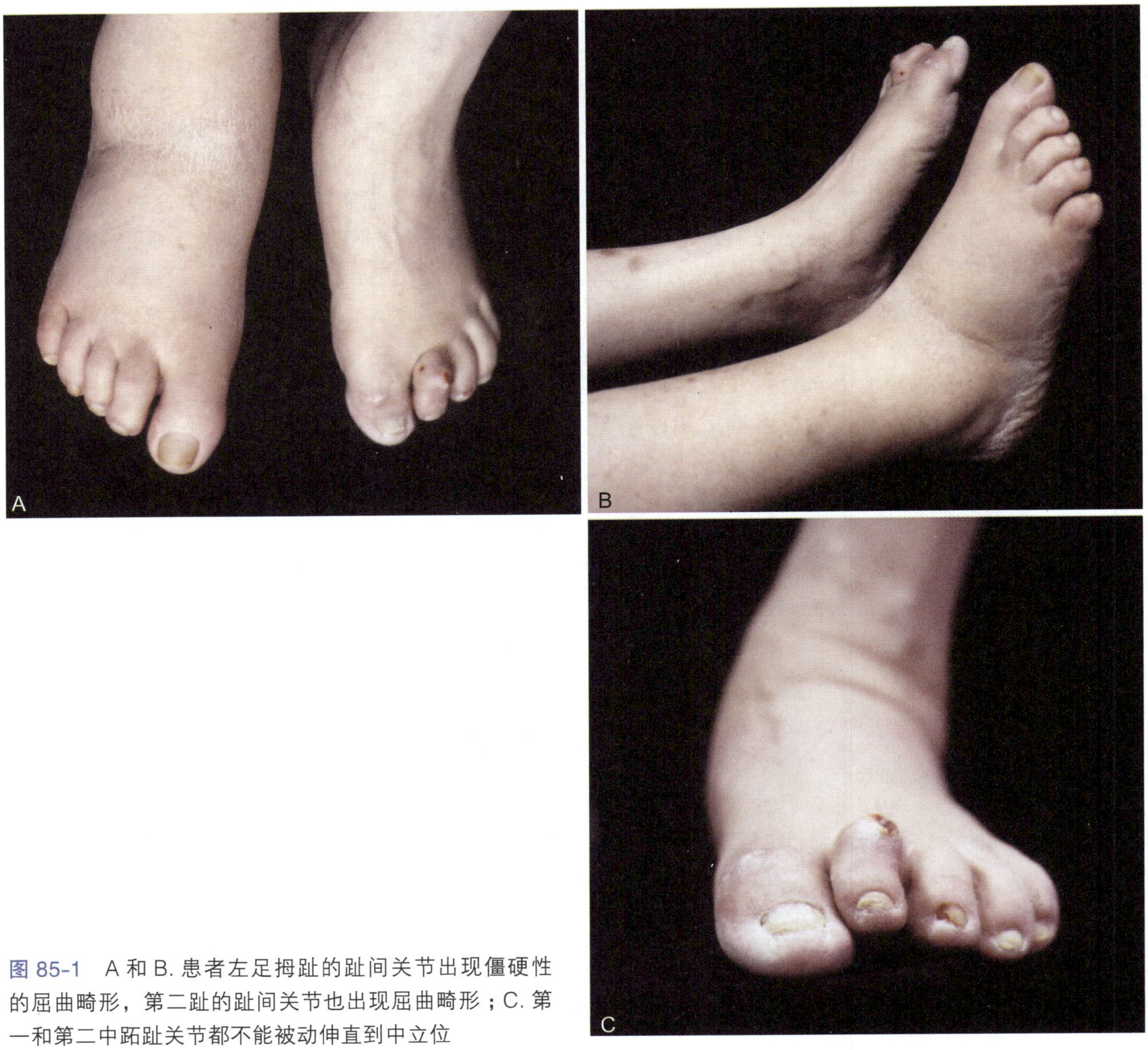

图 85-1 A 和 B. 患者左足拇趾的趾间关节出现僵硬性的屈曲畸形，第二趾的趾间关节也出现屈曲畸形；C. 第一和第二中跖趾关节都不能被动伸直到中立位

局部失去疼痛感，患者就诊通常较正常人延迟。

糖化沉积造成的终产物引发动脉硬化，同样还会引发心脏疾病和高血压。糖尿病患者出现卒中的可能性是正常人的 4 倍，出现周围动脉病变的可能是正常人的 2 倍。周围动脉疾病增加了溃疡缺血的可能，加重了糖尿病的其他病变。糖尿病患者的动脉疾病造成足溃疡的可能性是正常人的 9 倍。肾内小血管同样也会受损，糖尿病现在仍然是终末期肾病的主要原因。糖尿病还可以损害免疫系统，改变分叶细胞的趋化作用，造成细胞壁功能异常，这会使患者更易于出现感染。

三、病史和体格检查

所有患者因糖尿病足的问题来就诊时必须完善病史。医生应当询问溃疡变化的每一阶段，在截肢前，要知道有无神经性关节病、视力是否正常、肾病史、有无感觉异常或麻木以及有无跛行。因为有感觉受损，患者会否认足溃疡出现前有创伤史或疼痛感。

体格检查的第一部分要从检查患者的鞋开始。鞋子应当适合足部，并且保养良好。偏小的鞋挤压骨性突起引发溃疡和感染。前膛的空间对于伴有前足畸形的患者很重要。穿鞋形态异常表明存在结构性异常或动态足部畸形。检查鞋内衬有无突出的线头或异物，存在神经病变的患者感受不到这些异常。然后需要仔细检查患者的足部。趾短伸肌腱萎缩、爪形趾或是锤状趾和（或）垂足都是运动神经病变的表现。任何茧子和胼胝存在都需要重视，这意味着局部压力增高，压力可能来自内在因素或外在因素，这些都是之后溃疡形成的潜在因素。任何溃疡出现都要测量其横径大小和深度。最简单的办法就是测量最宽处，乘以最长处，得到溃疡横截面面积。然后用无菌棉拭子探查伤口的深处，检查暴露出的组织结构的范围。伤口床的描述需要包括肉芽组织、纤维增生、坏死组织和探查中有无骨性结构暴露。在一项针对 1666 名患者的研究中，Lavery 等发现，探查到骨性组织的患者，骨髓炎的阳性预测率为 57%，阴性预测率为 96%。毛发消失和皮肤光泽消失是周围动脉病变的表现。自主神经功能不良可造成皮肤干燥、脱屑，应当注意。皮肤红斑和肿胀应当注意，这可能是感染或 Charcot 神经关节病的表现。Charcot 神经关节病累及足部时表现比较隐匿，和感染难以分辨：两者都有液化、水肿和红斑。小腿抬高可有助于诊断，Charcot 关节病的水肿典型情况下可以随着抬高消失，而感染时抬高小腿不能改善足部肿胀。患者站立时，足部视诊应注意有无足弓异常和后足的力线情况，这些会改变足底应力。踝关节的活动度应当记录伸膝和屈膝状态的对比，以检查有无腓肠肌挛缩（Silfverskiöld 试验）。腓肠肌挛缩时，踝关节背伸角度在伸膝时小于屈膝，这是因为腓肠肌止点位于膝关节近端。如果膝关节伸直和屈曲时踝关节背伸都受限，说明是跟腱挛缩。还应当检查患者的步态，评估平衡和活动的安全。

足部皮肤温度不同表明存在血管病变。如果能触到动脉搏动，需要检查搏动的质量，并进行记录。动脉搏动消失或减弱的患者需要进一步查多普勒超声。踝 - 肱指数（ABI）是很有效的筛查指标，用于预测伤口愈合的可能。正常 ABI 是 0.9 ～ 1.2，如果大于 1.3，提示存在动脉钙化，失去压缩弹性。如果 ABI 小于 0.5，踝部收缩压大于 60 mmHg，提示溃疡不愈合，需要进行血管干预。据报道，糖尿病患者伤口愈合至少需要 90 mmHg 的收缩压。如果 ABI 在双侧下肢相差大于 0.15，应当进一步检查有无其他疾病。患者如果血管失去弹性可以测试足趾压力，这会更加可靠，因为远端，血管常常不会病变（图 85-2）。绝对足

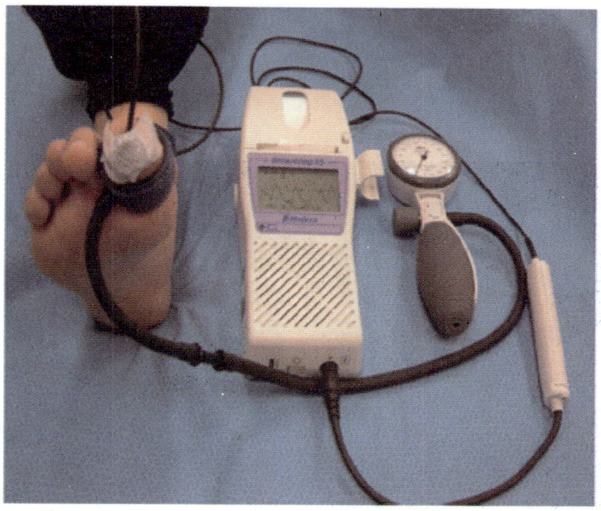

图 85-2　使用手动 PPG 单元（Smartdop 45，Hadeco Inc., Kawasaki, Japan）测量足趾的收缩压

（引自：Romanos MT, Raspovic A, Perrin BM: The reliability of toe systolic pressure and the toe brachial index in patients with diabetes, Foot Ankle Res 3:31, 2010）

趾压力应当大于 70 mmHg，正常的趾/肱指数大于 0.7 为正常。足趾压力大于 40 mmHg 才能保证伤口愈合。

神经检查包括有无周围神经病变。经过详细的查体，诊断和治疗很少需要电生理检查手段。神经病变的严重程度也需要考虑，但是对于临床医生来讲，临界值是患者能否感觉到 Semmes-Weinstein 5.07 单股尼龙的刺激(图 85-3)。不能感受到此单股尼龙产生的 10g 的压力是最有预测意义的足部病损风险因素之一。典型的筛查包括 10 g 单股尼龙检查足部 10 个部位，还可以采用 4.5 g 单股尼龙在双侧第一跖骨头下方测试，该方法可获得相同的结果，并且更便捷。可以在拇趾尖端使用 128Hz 音叉检查振动觉，检查有无本体感觉减弱。踝关节反射丧失是早期神经病变的体征，且和足部溃疡的发生率增加有关。

四、溃疡分类

每次随诊患者都需要记录溃疡面的大小，这对于评价愈合过程和预测愈合结果都很有用。一项针对 203 名糖尿病足溃疡患者的研究中，Sheehan 等发现，治疗 4 周后溃疡面积减少 50% 或以上的患者比治疗 12 周后减少不到 50% 的患者愈合率明显高。Ince 等发现 410 名糖尿病足溃疡患者中，溃疡面积小于 1 cm^2 者有最 96% 终愈合而不需要截肢，而溃疡面积大于 3 cm^2 的患者此比例只有 72%。

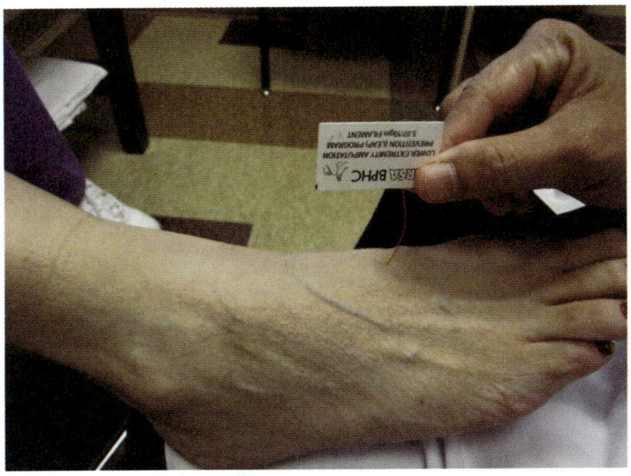

图 85-3 使用 5.07 Semmes-Weinstein 单股尼龙评估保护性感觉

表 85-1 Wagner 足部溃疡分类

分级	描述
0	皮肤有溃疡风险
I	浅表溃疡（图 85-4）
II	溃疡中露出肌腱和深层组织（图 85-5）
III	深部溃疡伴有脓肿或骨髓炎（图 85-6）
IV	部分坏疽
V	更为广泛的坏疽

溃疡的分类有利于制订治疗策略。最常用的分类系统最早由 Meggitt 提出，并由后来的 Wagner 扩展（表 85-1）。Brodsky 注意到 Wagner 分类中的Ⅳ级和Ⅴ级溃疡属于缺血型改变，因此改良后区分了缺血型溃疡和神经病变型溃型疡，形成了深度-缺血分型（表 85-2）。溃疡如果出现感染和缺血，那么与溃疡不伴有感染和缺血的患者比，患者截肢风险增加 90 倍。感染性溃疡出现意味着 40%～55% 的某种形式的截肢可能。

五、实验室检查

临床上如果怀疑感染，全血细胞计数（CBC）、红细胞沉降率（ESR）和 C 反应蛋白（CRP）检查可以用于建立基础数据，以利于之后治疗过程中参考。经治护理人员和骨科医生应当每 3 个月检查一次血红蛋白 A1c 水平。对 1285 例糖尿病军人患者进行前瞻性研究发现，高水平的糖化血红蛋白 A1c 是糖尿病足溃疡出现一个独立风险因素，其他因素还包括视力下降、单股尼龙丝试验不敏感、既往有溃疡病史等。几项纵向观察性调查发现，维持糖化血红蛋白 A1c 处于一个较低水平可减少周围神经病变的发展，主观疼痛的评分更低。患者进行踝关节或是后足融合前，糖化血红蛋白 A1c 水平高于 7% 或是外周血糖高于 200 mg/dl 有更高的并发症出现可能，包括不愈合、感染、伤口愈合问题等。

六、影像学

诊断性影像学检查，可以提供信息用于鉴别软

表 35-2 Brodsky 足溃疡深度与缺血分型

分型	描述
深度	
0	足有溃疡风险，但没有溃疡
1	浅表的溃疡，没有感染
2	深溃疡，肌腱或关节外露
3	大面积溃疡或脓肿
缺血	
A	没有缺血
B	缺血不伴有坏疽
C	前足部分坏疽
D	整体坏疽

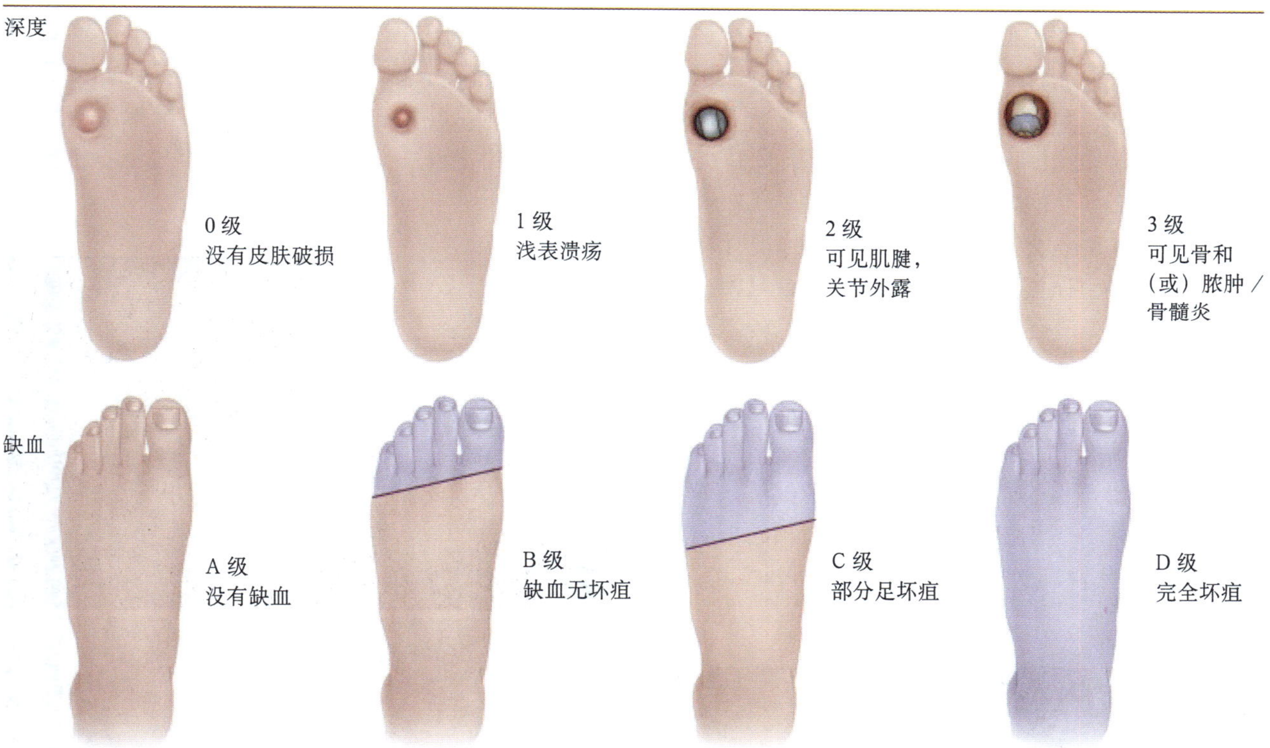

修改自：Brodsky JW:the diabetic foot. In: Coughlin MJ, Mann RA, Saltzman CL, editors: Surgery of the Foot and Ankle, Philadelphia, Mosby, 2007, p. 1297.

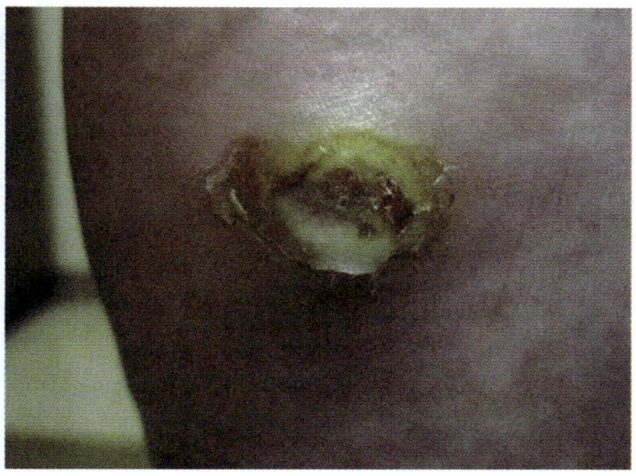

图 85-4 浅表溃疡（Wagner Ⅰ级）

组织感染和骨髓炎、Charcot 关节病和感染等。多种影像学工具各有优点和缺点，需要了解每种检查的特点，避免重复检查增加开销或是进行没有必要的检查。

普通 X 线检查是最基本的检查，因为在很多地方都可以实现。虽然这样的检查不是特异性针对骨关节病和骨髓炎，但是可以检查骨质密度降低、正常骨小梁结构丢失、骨膜反应和关节破坏（图 85-7）。这些表现还可以见于创伤、系统性疾病和肿瘤。软组织内出现气体是局部溃疡或产气细菌出现的一个征象。早期骨髓炎无法通过平片显示，通常需要很多周或几个月才表现出来。因此缺少足够的证据把 X 线平片拍摄推荐为骨髓炎诊断和鉴别骨髓炎与神经性骨关节病的单一影像工具。Charcot 关节病进展具有影像学分期特征，因此 X 线平片是决定分期和手术方案的最佳影像手段。

CT 扫描可用于提供骨结构的多平面细节，可以发现隐匿性改变、死骨和皮质骨破坏。CT 无法鉴别炎症、纤维、肉芽组织和脓腔。CT 可以用于指导骨性手术，但是不会单纯用于糖尿病足的常规检查。

有多项显影使用锝 -99、柠檬酸镓、铟标记白细胞、硫胶体和人免疫球蛋白等方法。锝和镓扫描是直接注射入血，标记扫描需要预扫描用放射示踪标记的白细胞，然后再检查患者血液再次循环的情况。几种方法可以联合使用，用于鉴别骨髓炎和 Charcot 关节病。即使没有感染，早期的 Charcot 关节病炎性病变也会存在白细胞聚集，因此标记后的白细胞扫描可以显示感染的假阳性。骨三相扫描技术包括最初的充盈期（在注射药物后几秒内进行一次成像）、随后的血池相（在 5 min 后成像）以及最后的骨静态像（在用药 3 h 后显像剂从尿中排出，体内水平降低后成像）。这一检查受局部血供和毛细血管渗透性的影响很大。典型情况下，蜂窝织炎造成前两个时相摄入增加，但第三相的摄入正常；当患者有骨髓炎或 Charcot 关节病时，常常有三个时相同时异常增高。血池相显示充血量类似创伤后和退行性骨关节病，但是炎症、骨折和慢性 Charcot 足部感染也会增加局部充血。感染造成的改变可以比 X 线平片更快成像，合并数据显示显像扫描技术有 81% 的敏感性，但是只有 28% 的特异性。所有的显像扫描技术由于空间解析度和骨与骨之间的重叠，分辨具体病变骨骼都会有一定困难，而分辨一个较大的区域比较容易（如后足、中足、前足）。

正电子发射断层显像（PET）是一种注射放射性显影剂（氟 -18 氟代脱氧葡萄糖），显影剂被高代谢区域吸收成像扫描的技术。有活动性炎症的部位因为骨髓中细胞聚集，可以呈现高摄入状态；而出现骨髓抑制，如骨髓炎时，会显示显影剂摄入量低。有几项小规模研究对比了 PET 结合 CT 扫描（PET / CT）和 MRI 检查或排除骨髓炎的效果，结果并不统一。目前还缺少足够的证据推荐使

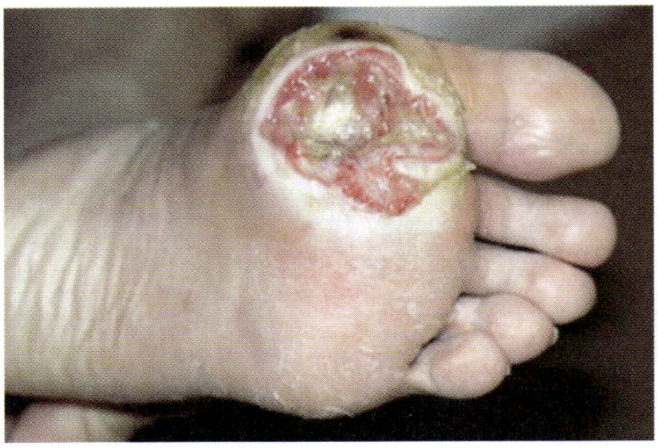

图 85-5 深部溃疡（Wagner Ⅱ级），溃疡中暴露了肌腱和关节囊

（引自：Brodsky JW: The diabetic foot. In Coughlin MJ, Mann RA, Saltzman CL, editors: Surgery of the foot and ankle, ed 8 Philadelphia, 2007, Elsevier）

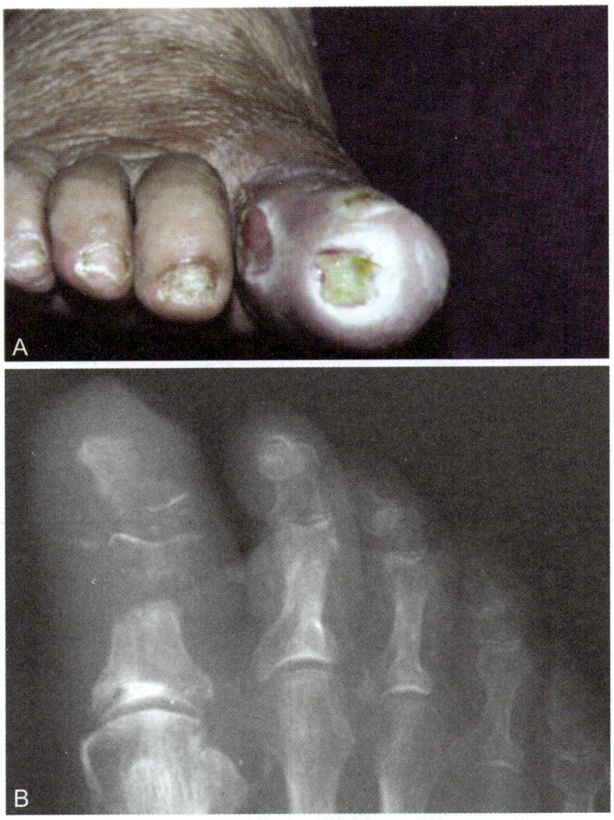

图 85-6 Wagner Ⅲ 级溃疡（A），伴有潜在的骨髓炎（B）

（引自：Brodsky JW: The diabetic foot. In Coughlin MJ, Mann RA, Saltzman CL, editors: Surgery of the foot and ankle, ed 8 Philadelphia, 2007, Elsevier）

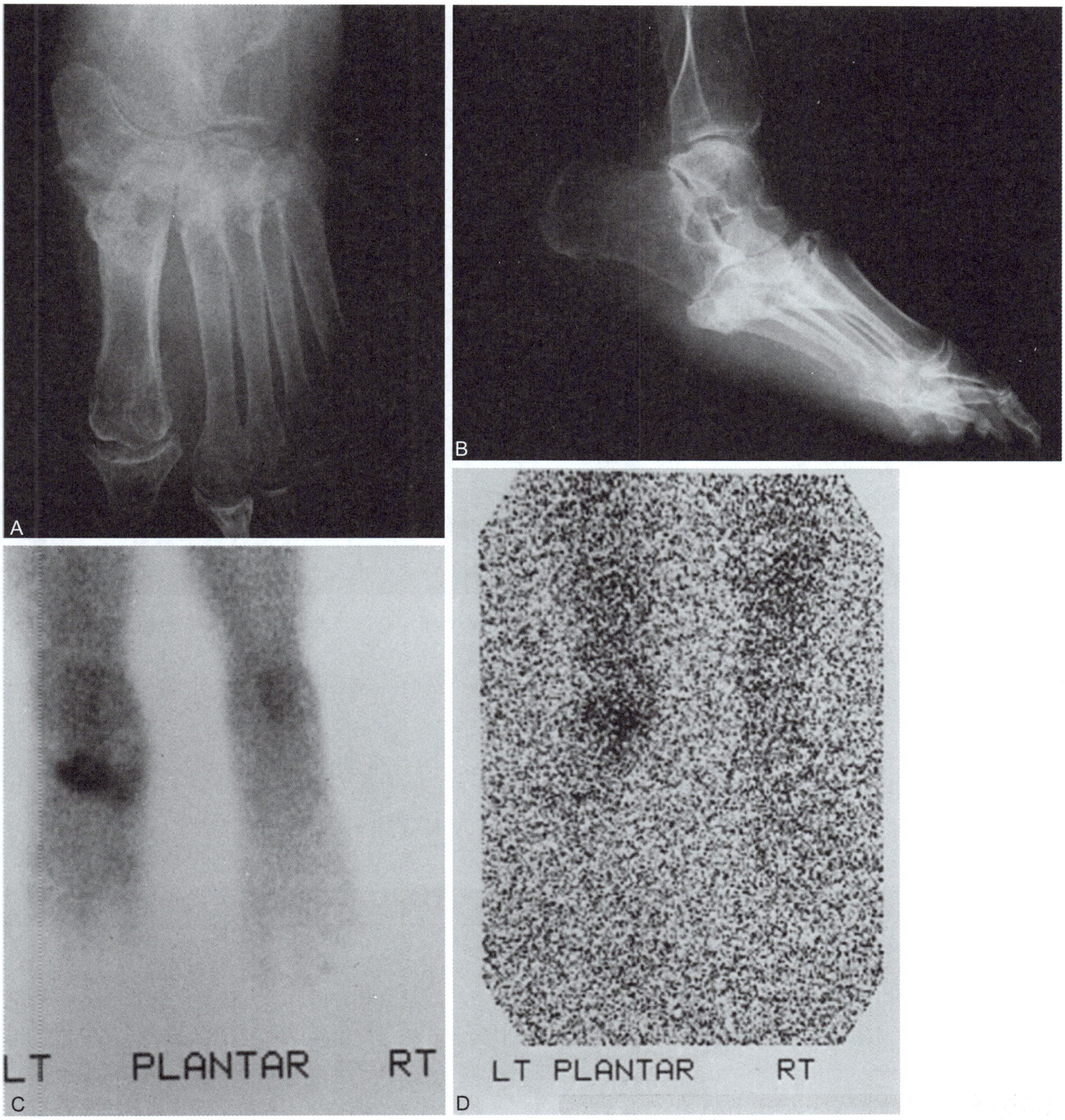

图 85-7 A 和 B. X 线正位和侧位可见跖楔关节的破坏。注意侧位片可见踝关节马蹄样畸形。C 和 D. 锝（R3）和铟扫描明显提示骨髓炎，此外患者伴有神经病变

用 PET/CT 常规进行糖尿病足的检查。最近的一些研究报道了联合使用成像技术的结果，CT 结合锝 -99m 白细胞（WBC）标记单质子放射断层扫描技术（SPECT / CT）对于诊断糖尿病足骨髓炎非常有效，并且可以确定检查的有效性（图 85-8）。这是一种相对较新的技术，相关的研究有限，进一步的研究需要明确 Tc-99m WBC SPECT/CT 在糖尿病足诊疗中的作用。

MRI 检查有很多优势，比如避免放射性，可以在相对较短的时间内完成检查，可以在多个平面显示软组织情况，并且目前使用广泛。足部骨髓炎的 MRI 显像包括 T_1 加权像低信号和 T_2 加权像或抑脂像高信号。局部水肿出现在溃疡和骨面之间时，有可能误判为骨髓炎，此外，区分 Charcot 病

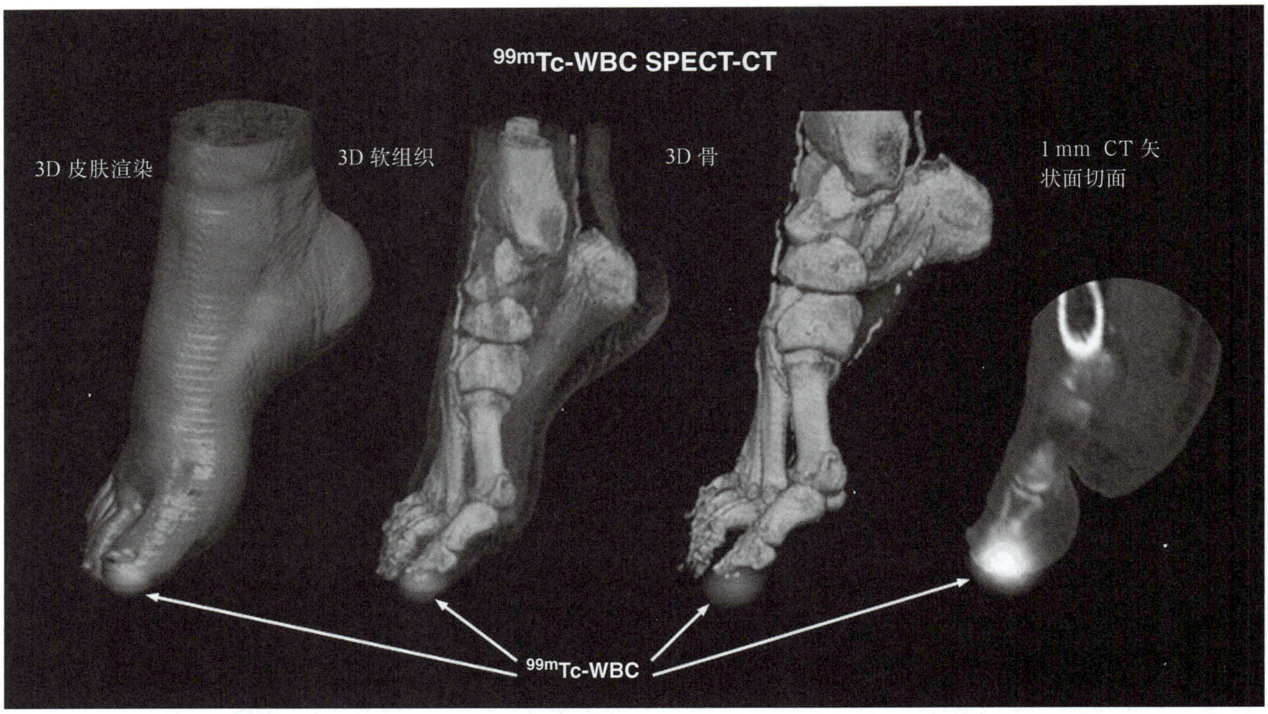

图 85-8 99m Tc WBC SPECT/CT 混合重建图显示了糖尿病足患者第一趾远节末端的浓聚。其感染的范围、深度、严重程度以及骨性受累情况并没有明显临床表现

（引自：Erdman WA, Buethe J, Bhore R, et al：Indexing severity of diabetic foot infection with 99m Tc WBC SPECT/CTHybrid imaging, Diabetes Care 35:1826, 2012.）

改变和骨髓炎非常困难，但不是不可能。如果活检证实糖尿病足伴有骨髓炎，据报道，MRI 检查用于准确诊断可以达到 90% 的敏感性和 79% 的特异性，但伴有溃疡时敏感性降低。在一项荟萃分析中，Dinh 等发现 MRI 对于糖尿病足骨髓炎中是最为准确的成像方式（表 85-3）。MRI 用于确定骨髓炎范围很有效，已经证实 MRI 有助于确定手术方案。虽然核素显像和 MRI 很敏感，但活动性关节病区域可出现假阳性。阴性结果并不意味没有骨髓炎存在。所有结果都要根据临床来决定。

表 85-3 与糖尿病足溃疡相关的骨髓炎的影像学检查手段

诊断工具	敏感性	特异性
拭子探查骨面或是有骨暴露	60%	91%
X 线平片	54%	68%
MRI	90%	79%
骨扫描	81%	28%
白细胞扫描	74%	68%

修改自：Dinh MT, Abad CL, Safdar N: Diagnostic accuracy of the physical examination and imaging tests for osteomyelitis underlying diabetic foot ulcers: meta-analysis, Clin Infect Dis 47: 519, 2008.

七、治疗

糖尿病足溃疡治疗的主要目标是使溃疡愈合，避免二次感染和复发，避免截肢。让患者发现和认识到足溃疡的严重性很重要，据报道，新发糖尿病足溃疡的患者 5 年生存率为 44%，患者平均生存时间为 50 个月。Assal 证实用于保肢和避免截肢的开销巨大：1995 年，9 名膝下截肢患者的开销相当于 3 名医生、5 名护士、1 名营养师、1 名秘书和 3 名辅助医疗人员工资的收入总和。退伍军人健康管理局（Veterans Health Administration）在最近的一项研究中发现，一例下肢截肢手术相关的费用为 60 647 美元。

治疗技术有很多，新的理念包括生物工程皮肤、血小板诱导因子和藻酸盐胶原钙敷料等。最标准的治疗包括清创和患区减压。由于糖尿病足（包括血供破坏、骨质疏松和神经病变）的治疗复杂，多学科合作的治疗最为有益。研究显示多学科护理最具性价比，可以减少未来的截肢率，于年龄大于 70 岁的患者特别有效。专家成员通常需要包括骨科、血管外科、感染科、内分泌科专科医师、支具师和伤口护理护士。当患者存在静息痛、跛行和缺血性溃疡时，应当就诊于血管科医生。主管医生不能控制患者血糖，或是患者对于常规血糖控制方法的反应异常时，应当由内分泌医生会诊支持。经验性抗生素用药无效或是针对培养结果采用的抗生素药物有肾功能和肝功能毒性，感染科医生的支持就很有帮助。

外科医生对于患者有主要责任，但是其他训练有素的医务人员也应当加强对患者的护理和患者教育。经过伤口护理、造口技术和控尿技术专门培训的护士对医生和患者都很有价值。

评估足部溃疡要从认识患者潜在的病情开始

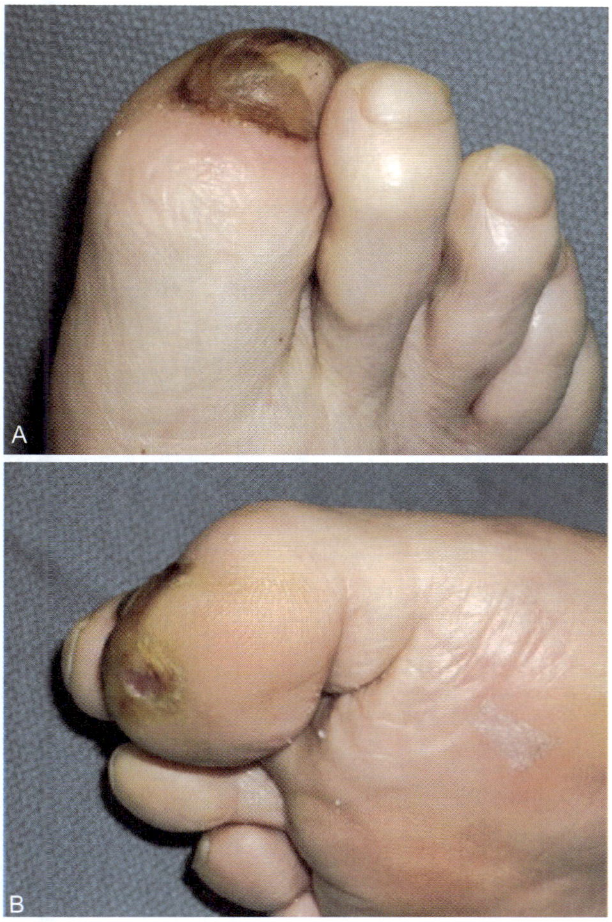

图 85-9 趾间关节屈曲僵硬引发的跖侧溃疡

A. 背侧观；B. 跖侧观

（引自：Brodsky JW: The diabetic foot. In Coughlin MJ, Mann RA, Saltzman CL, editors: Surgery of the foot and ankle, ed 8 Philadelphia, 2007, Elsevier）

（图 85-9）。任何缺血、静脉淤滞或是鞋子的挤压都应当及时发现并治疗。系统性因素，包括血糖控制、吸烟和饮食都应当控制在利于伤口愈合的条件下。伤口周围的所有区域都要进行检查，以明确伤口周的胼胝或是坏死组织情况。如果胼胝有增厚，患者足部负重时会增加深层组织的压力，这有可能影响溃疡周围上皮层的向内生长。增厚的胼胝还可能是溃疡出现的前驱表现。

采用 Wagner 足部溃疡分类（见表 85-1）进行针对性的治疗。0 级溃疡可通过系统检查、患者教育和改善鞋子治疗；Ⅰ级溃疡可以通过临床清创以及使用全接触石膏、行走支具或其他定制的支具局部减压；Ⅱ级溃疡需要手术清创、根据培养结果选择特异性的抗生素，使用全接触石膏进行减压；Ⅲ级溃疡（图 85-10）需要手术清创或部分截肢，还需要全接触石膏以及特异性的抗生素；Ⅳ级和Ⅴ级溃疡需要局部截肢，或是根据感染的范围进行更大范围的截肢。根据 Brodsky 等提出的缺血性分型（表 85-2），B 型缺血需要考虑非侵入性的血管检查和旁路或血管成形术重建。C 型受累可能需要血管手术进行重建，并结合部分截肢手术，而 D 型需要彻底的血管评估，并需要进行较大的截肢手术。

清创术可在门诊或手术室进行，包括锐性切除所有的增生胼胝和无活性组织。目标是把一个慢性不愈合的伤口转化为一个急性伤口，使其具有伤口

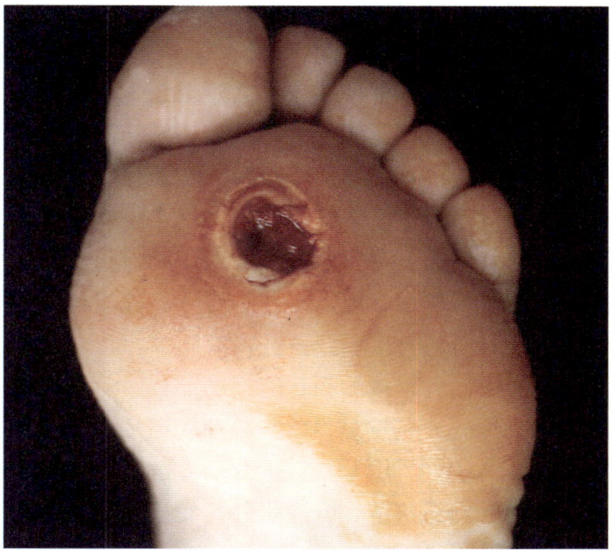

图 85-10 位于第二跖骨头下的Ⅲ级溃疡，侵入到跖骨头，可推测存在接触性骨髓炎

自然愈合的过程。所有感染组织，包括软组织和骨组织必须切除。这可以减少细菌负荷，并减少有害的细胞崩解产物，如伤口床内的基质金属蛋白酶。Wagner Ⅰ级溃疡可以在门诊进行清创，有些患者有较深的解剖结构显露，则考虑到手术室清创。治疗Ⅰ级溃疡最为重要的是局部溃疡区减压，而不是使用何种类型的敷料。所有的坏死组织都会成为细菌生长的媒介，应当全部切除。溃疡应当使用无菌棉签头拭子探查，如果可见到骨性结构，就要怀疑存在骨髓炎。溃疡如果直接和骨相通，那么大多都需要进行手术清创。

在门诊可以使用手术刀片把溃疡边上的胼胝削薄，如果胼胝较薄，使用一块浮石即可。把持手术刀片的刀刃处与胼胝平行，一层层削薄，至整个胼胝切除干净。如果患者有完好的跖侧感觉存在，这一过程可能引发疼痛，不采取局部麻醉会很难忍受。失去感觉的糖尿病患者在门诊进行胼胝削薄的操作时并不需要额外进行麻醉。

有很多产品用于处理慢性溃疡的渗出问题。这些渗出物已经证实含有多种细胞崩解的产物，包括金属蛋白酶，它阻碍细胞增殖过程。去除这些液体可以促进伤口愈合过程。溃疡如果伴有很多纤维样残余物，最好使用潮湿至干燥的纱布进行换药处理。潮湿的纱布放置于伤口处，在变干燥后，揭除纱布时有机械性的清创作用。这是一种非选择性的清创，因此，健康的有活力的组织也可能被清理。潮湿至干燥的敷料换药（如生理盐水浸泡的纱布）12周的平均愈合率为24%，20周的平均愈合率为31%。胶原酶基的酶清除剂也是处理足部溃疡的选择之一。它们可以选择性地清理无活性的组织，但是对于胼胝的清理效率比较低。每天采用泡沫、水性纤维、藻酸钙盐、水胶体、负压海绵和氯化钠晶体纱布换药治疗渗出较多的伤口以及使用水胶体治疗干性伤口已有报道。尽管研究报道每一种材料都对伤口愈合有改善作用，但没有研究显示其他材料能够比全接触石膏愈合率更好，且没有研究直接对比换药的标准流程与全接触石膏的标准流程。负压伤口治疗（NPWT）装置是另外一种辅助溃疡愈合的方法。对于NPWT的具体机制还不清楚，研究发现它可以增加局部血运，减少水肿，使生长因子在局部伤口渗液中聚集。

红斑、硬化、渗出增加和疼痛是感染性溃疡的表现。感染可以严重影响愈合进程，必须进行系统性抗生素治疗，此外还要进行清创处理。溃疡创面通常不建议进行细菌培养，因为分离出致病菌的敏感性很低。多数溃疡定植的细菌并没有深入到深层组织中，并不需要进行抗生素治疗。取得培养结果应当是在彻底清创后。目的是找出侵入到有活力的组织中的致病菌，而不是找到坏死区的细菌。有活力组织应当进行拭子取样，而不是从切除的组织中取样。

伤口应当使用生理盐水冲洗干净，使用注射器和针头以增加冲洗的压力。这样做可以减少局部细菌数量，并去除局部可能存在的残留物。刺激性的化学制剂，如过氧化氢和聚维酮碘不应当用于伤口内，因为它们会损毁溃疡内有活力的组织，进一步影响伤口愈合。每天使用敷料在溃疡区制造一个潮湿的环境，以使干裂最小化，从而辅助愈合。使用的敷料应当根据溃疡的特点来选择。溃疡如果有大量的渗出，需要使用吸附能力好的敷料，而渗出少的溃疡应当使用增加湿度的敷料（潮湿至干燥敷料）。

常规进行趾甲护理，如果患者无法操作，可以由医生或护士进行。要使用直的指甲剪横向剪去趾甲，以避免皮肤在内侧和外侧增生过多，增加嵌甲的概率。

高压氧（HBO）已经成为糖尿病足溃疡的一种治疗方法，随机试验发现HBO治疗的患者有54%的愈合率，而标准治疗只有25%的愈合率。但是还有几个重要的争议没有得到定论，包括经济因素、得到治疗的途径、接受治疗的患者的选择标准、哪些人会受益最多等。目前来看，HBO对于难愈性溃疡是可以考虑的选择。

（一）患者教育

糖尿病的患者教育具有很好的性价比，可提高患者生活质量，下肢截肢风险可减少50%～85%。规律宣教很重要，研究表明，20%的糖尿病患者缺少基本的糖尿病足风险知识，随着时间增加，宣教的作用越来越小。美国足踝外科协会推荐的基本原则是对每一名就诊的患者进行宣教，并在每次就诊时加强复习。要提醒患者时时刻刻穿鞋，并要避免使用茧子或是胼胝的削除工具。足部应当每天检查，观察有无红斑、溃疡或趾甲问题，这些问题都要引起医务工作人员的注意。足部每天都要进行清洗，并使用轻刺激性肥皂和软刷清理趾甲处。擦干足部时，要注意趾蹼间是否过湿。如果趾蹼还过湿，要用羔羊毛夹在趾间，避免出现浸渍。局部使用兰脂润肤露，使用棉或其他纤维性的袜子以吸收汗液。白色的袜子有助于快速发现有渗出的部位或出血的部位。理想的鞋子是使用柔软的皮面制作的，有可调式足背处鞋带或捆带，并有宽大的趾膛部。

糖尿病患者有正常感觉和轻度畸形或没有畸形时，可以进行基本教育并每年复检。正常的鞋具应当小心选用，避免穿趾膛很窄的鞋或是号过小的鞋。足部感觉丧失但是没有畸形的患者需要每天自行检查足部，并使用局部减压定制鞋垫，每 6 个月更换一次，此外还要每年检查 2 次。带有系带的牛津皮鞋有充足的空间并可以放置减压的内垫，推荐患者使用此类鞋。如果患者足部没有感觉并且伴有畸形，那么认为这样的足部有风险，需要穿定制的内垫以及牛津鞋，每 4 个月进行一次随诊。有风险的患者有任何溃疡病史都应当每 2 个月随诊一次，要考虑推荐到骨科足踝专科医生处进行随诊。

（二）全接触石膏

减少跖侧溃疡区的压力对于辅助伤口愈合非常关键。可以采用预制的免负重鞋减轻前足压力，这比中足与后足溃疡的处理要简单得多。对于中足和后足的溃疡治疗，全接触石膏的效果比预制的鞋具更为有效（图 85-11）。全接触石膏可以把足部跖侧面的力量重新分布至小腿，这样可以减少足部的力量，甚至在行走活动中也有这样的效果。全接触石膏还有一个作用，就是可以减轻肢体的水肿，因此石膏需要定期更换，避免松动引起新的溃疡出现。患者自己无法去除石膏，因此就可以强制患者依从医生，这比预制的鞋具或靴子有效。全接触石膏治疗跖侧溃疡（图 85-12）比预制的可穿脱行走靴（65%）或鞋（58%）具有明显更好的效果（89.5%）。这一结果接近另一篇报道中 88% 的愈合率，该报道中将 41 d 的单纯全接触石膏治疗与石膏固定联

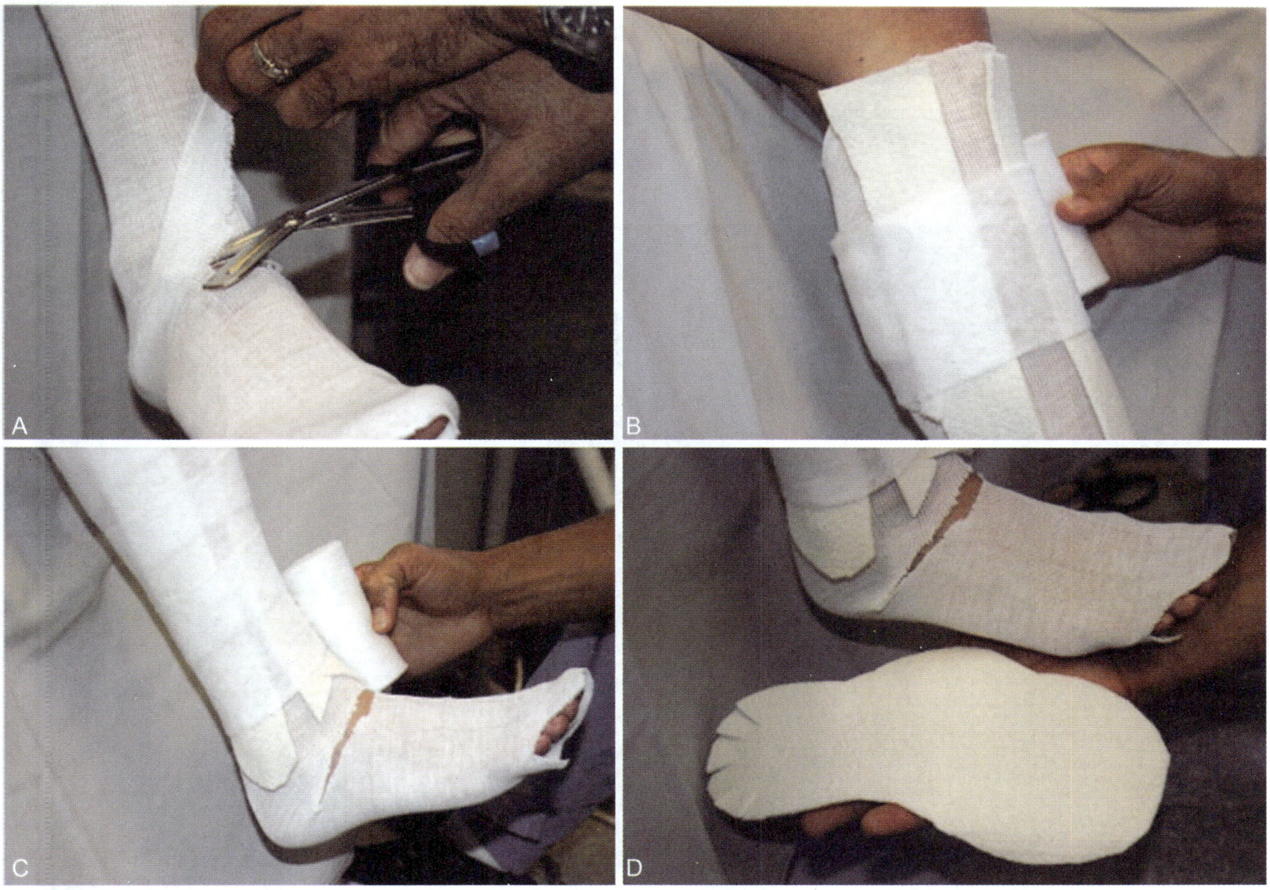

图 85-11 应用全接触石膏的技术图示

A. 先使用弹力袜套并剪去打皱的部分；B 和 C. 在小腿和踝的内外侧从上到下垂直放置毡条，石膏内衬垫包裹在其外层；D. 制作用于足底的毡垫，注意圆形的放射线剪裁用于适应足跟的形态

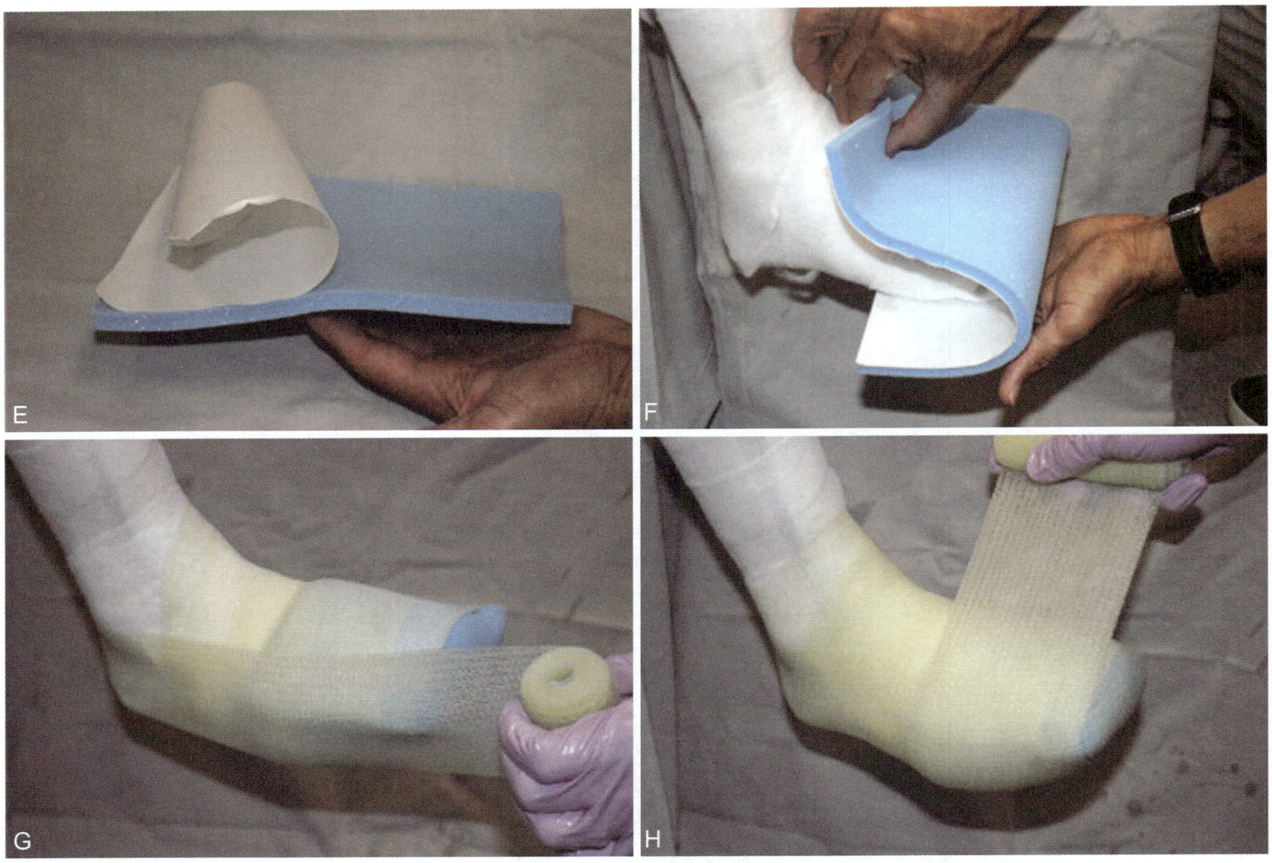

图 85-11（续） E 和 F. 在足趾处使用自粘泡沫并剪齐；G 和 H. 石膏绷带固定以上所有层次的材料

（引自：Brodsky JW: The diabetic foot. In Coughlin MJ, Mann RA, Saltzman CL, editors: Surgery of the foot and ankle, ed 8 Philadelphia, 2007, Elsevier）

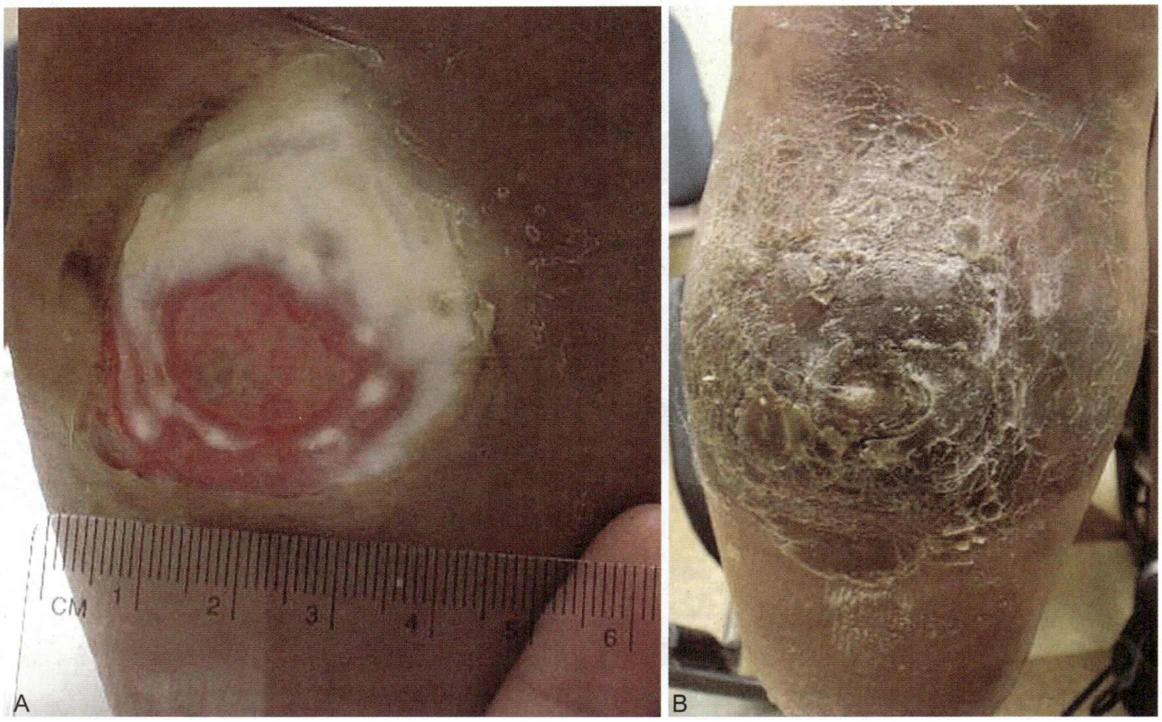

图 85-12 A. 足底溃疡经过全接触石膏治疗 2 个月愈合（B）

合经皮跟腱延长手术的治疗效果进行了对比。患者可以在全接触石膏中负重，从事中等量的行走，这并不会导致足部溃疡愈合时间延长。患者进行固定后会减少每天的活动量，从而可以减少作用于足部的应力。

全接触石膏是一种温和的治疗措施，但是也有 6% ～ 17% 的新生溃疡发病率，有 0.25% 的可能出现永久性后遗症。有很多研究报道了全接触石膏成功的治疗，但是很多治疗中心并不常规使用这项技术，而是选用了可穿脱的预制靴子固定。这类可穿脱的靴子的确可以为轻度畸形的患者局部减压，但是多项研究发现与全接触石膏相比，它的效果要差一些。一项针对轻度畸形患者的研究发现，全接触石膏和可穿脱的靴子达到了同样的治疗效果，但是采用的可穿脱靴是由玻璃纤维制作的，并要求患者一定要配合，强调了临床效果与患者配合的重要性。对于伴有中度和重度畸形的患者，预制的靴子不能达到定制全接触石膏的治疗效果，因为靴子不适合，也不能随着体液变化随时调整。

八、周围神经病变的治疗

治疗周围神经病变的药物很多，包括抗痉挛药（加巴喷丁和普瑞巴林）、三环类抗抑郁药，5-羟色胺再摄取抑制剂轻度镇痛药（曲马多）和外用制剂（辣椒碱）。这些药物具有比安慰剂更好的治疗效果，但是一对一的随机试验发现这些药物的治疗开销区别很大，而效果并无明显差别。非药物治疗方法，包括神经刺激和超声治疗，效果并不统一。在这一人群中已经发现周围神经存在神经传导缺陷，手术松解卡压的神经有一定获益，但是至今还没有针对治疗效果的前瞻性随机试验报道。

手术治疗

手术治疗的指征是伤口有严重污染、畸形严重无法安装支具、腓肠肌挛缩、深部的骨突起妨碍伤口愈合及保守治疗失败。手术的目标是足部达到稳定、可以佩戴支具的条件，并有一个健康可愈合的软组织条件。对于因关节不稳定或骨性突起而有伤口开裂风险的患者，可以考虑预防性手术。锤状趾和爪形趾如果对穿鞋有影响，或是矫形后有助于伤口愈合，则手术矫形。

屈肌腱切断可以单独用于治疗足趾溃疡，术后平均 40 d 的溃疡愈合率达到 90%，第 2 年随访有 12% 的复发率。溃疡位于踇趾的趾间关节内侧时，可以考虑切除内侧髁和远节趾骨。位于踇趾尖部的溃疡，通常是趾间关节屈曲畸形引发。跖趾关节跖侧的溃疡很常见，并且难愈合，截肢率很高。

足底的压力有时还与关节深部的籽骨有关，治疗通常可采用内侧入路的内侧籽骨部分或全切除、第一跖骨的背伸截骨以及关节切除术。如果切除内侧籽骨，那么籽骨间韧带要保留并缝合于踇展肌之上，避免术后出现踇外翻。切除两个籽骨是禁忌，因为这会造成踇趾向背侧脱位，增加跖趾关节处的足底压力。趾间关节融合可以用于减轻踇趾尖部的压力。

跟腱延长术和（或）腓肠肌松解术可以用于前足溃疡的患者，当患者保守治疗无效并且出现肌肉的挛缩后进行此手术。采用跟腱延长治疗是糖尿病足溃疡治疗的方法之一，在美国，这样的手术应用从 2000 年到 2010 年增加了 143%。跟腱挛缩造成了前足压力，继而出现溃疡。在一项研究中，行跟腱延长术后 2 年，足底的峰值压力和溃疡复发率减少 25% ～ 50%。另一项对比全接触石膏与经皮跟腱延长联合全接触石膏治疗的研究报道了相同的伤口愈合率。但是接受手术治疗的患者在第 2 年的随访中，溃疡复发率明显减少（38% *vs*. 81%）。文献报道腓肠肌松解可增加中足部溃疡的愈合率。延长跟腱并非没有缺点，前足的压力减少到正常水平，跖屈的力量却变弱。

骨突切除术适用于有骨性畸形和溃疡的患者。在手术之前要有一段时间使用全接触石膏充分减轻压力。骨突直接通过足底的切口切除，或是通过平行于足底的内侧或外侧切口切除，要注意全厚皮瓣切开。切除骨突后，周围的骨组织要修平整，避免出现新的骨突起，造成新溃疡。如果术前影像学检查证实有感染存在，则需要更广泛的切除。主要肌腱（胫前肌腱、胫后肌腱、腓骨长肌腱）的止点应当进行松解，以便于完整切除骨突，然后断裂的肌腱要使用锚钉固定回止点区。如果切除骨突后造成足部骨性结构不稳定，则此时有关节融合术的指征。伴有神经性关节病的患者，关节融合需要联合截骨术，以恢复的跖行、可支具固定的足。

如患者其他的手术治疗均失败，或是有不可重建的血管疾病，或是感染无法控制，最后的手术选择就是截肢。美国糖尿病咨询委员会(National Diabetes Advisory Board) 估计，约 5% ～ 15% 的糖尿病患者在其生存期内需要进行下肢截肢术。Medicare 质疑其数据的来源，发现在美国过去的 10 年中，保肢手术更多，总截肢率减少了 28%，更多的截肢是保肢区以远端的截肢。

截肢平面取决于感染部位以及手术伤口的愈合的可能性。无论何时都要考虑尽量保留足部，因为经胫骨截肢会改变下肢的生物力学，增加氧耗量和能量消耗，并且因为术后使用假肢不便或是有心理压力，会降低患者行走的动机，经胫骨截肢 1 年后的死亡率为 20%，5 年死亡率为 65%。保留足部的一部分可以让患者有一个肢体末端，有助于不带假体行走，可改善功能预后。在前足，如果可以摸到动脉搏动，跖列切除或是经跖骨截肢即足够，但是同样的伤口对于有血管病变的患者，需要经胫骨截肢。在中足，距舟 – 跟骰关节离断（Chopart）或是 Syme 截肢术后，患者可以不带假肢行走。Syme 截肢后，需要保留有活力的跟骨软组织垫。在后足，除了单纯跟骨后结节的感染可以行部分跟骨切除术，通常都推荐进行膝下截肢。部分跟骨切除术的术后效果难以预测，生存耐受性不确定，长期的死亡率比经胫骨截肢要高。部分足截肢与经胫骨截肢术的对比研究中，经跖骨截肢术在术后 1 年和 3 年时有一个较为满意的低死亡率，经跖骨截肢和 Chopart 截肢的患者有比较高的行走水平和较长的生存期。部分足截肢术手术成功的预测因素中，一个最为关键的因素就是手术时血红蛋白 A1c 的水平，有的学者建议不要选择 A1c 水平高于 8% 的患者进行选择性或有创伤的手术操作，除非有挽救生命或肢体的必要。

神经松解减压作为糖尿病周围神经病变的治疗存在争议。支持者认为糖尿病患者因为神经中水分增加，神经组织对于压迫更为敏感，减压可以增加营养流动，减少症状复发。一项针对 42 名进行神经减压手术后还进行了标准溃疡治疗的患者的研究中，3 年随访后发现，进行神经减压手术侧的溃疡复发率为 4.8%，而对侧为 21.4%（未行减压手术）。手术的指征是患者存在特定皮节区的症状（不是整体上神经病变），并伴有此皮节区 Tinel 征阳性。手术技术并没有广泛接受的统一方法，应当对特定的患者谨慎进行。一项 2008 年的 Cochrane 综述证实，支持为糖尿病患者进行神经减压手术的证据有限。手术治疗糖尿病周围神经病变仍是一个有争议的话题，在新的研究结果出现之前不能推荐。

九、糖尿病患者的创伤

据报道，糖尿病患者创伤后并发症总体上达到 14% ～ 43%，他们比非糖尿病患者出现并发症的概率要高 3 倍。糖尿病患者常伴有血运不佳、软组织脆弱及手术后恢复能力差。糖尿病患者骨折愈合较慢，因为此类人群的血管增殖、细胞增殖和骨痂矿化过程受到损害。基础研究中使用糖尿病小鼠模型发现，和正常小鼠相比，糖尿病小鼠骨痂较小、僵硬并且强度差，严重程度与血糖控制水平相关。把这些糖尿病小鼠模型的血糖控制到正常水平后，骨痂的机械特点则和正常小鼠一致，这突显了围术期血糖控制的重要性。治疗后常出现并发症，包括骨不愈合、畸形愈合、固定松动、感染、伤口愈合不佳以及并发 Charcot 关节病。检查患者时要注意有无动脉搏动，另外皮肤是否完整。如果没有动脉搏动，应当由血管科会诊考虑立即进行血运重建，这要在创伤后手术固定之前完成。如果在一个没有愈合能力的肢体上进行创伤后的手术固定，最可能的结果就是截肢，但非手术治疗也不是一个合理选择，因为石膏长期固定后会出现并发症。

大多数稳定的骨折可以非手术治疗，并延长制动时期。一般的原则是对于糖尿病患者骨折后制动时间要加倍。

不稳定的骨折如果没有周围血管病变，可进行手术治疗重建稳定性和力线，这样可以提供软组织愈合的稳定环境。由于骨质不好，可能难以达到稳定的固定。较大的内固定物可以增加稳定性，但是也会增加对局部软组织的刺激，造成伤口愈合问题。固定还可以采用跨关节的螺钉、额外的下胫腓螺钉和（或）外固定架来增加稳定性（图 85–13 和图 85–14）。无论何种固定方式，术后制动必须比非糖尿病患者更长。伴有神经病变的患者应当石膏禁负重 3 个月，然后再使用可负重石膏固定 2 ～ 3 个月，然后使用支具保护 1 年。

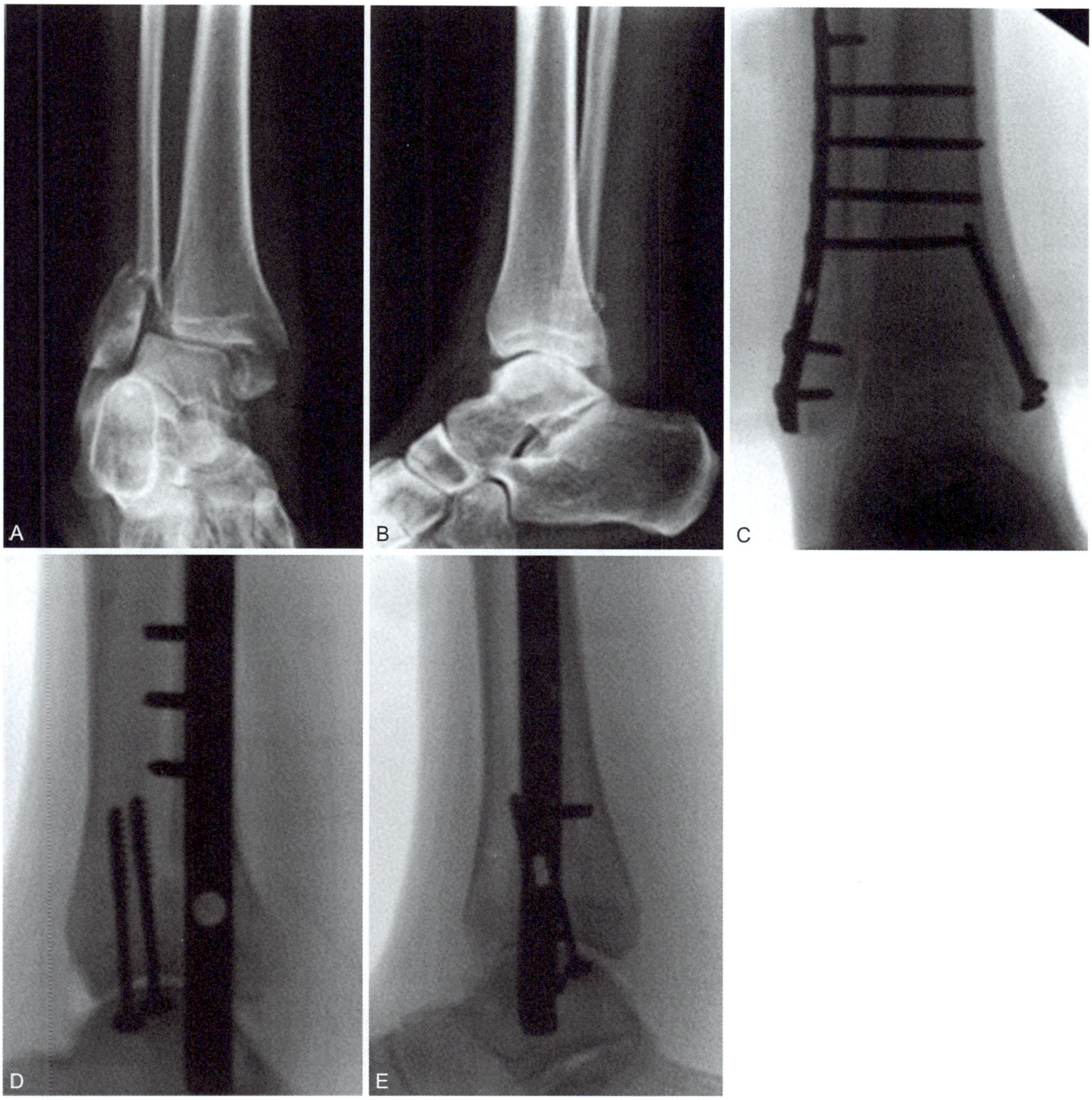

图 85-13 A 和 B. 有 12 年的胰岛素依赖性糖尿病的 19 岁男性患者术前双踝关节骨折伴半脱位的 X 线片；C ～ E. 采用腓骨钢板、内踝螺钉及附加的下胫腓螺钉联合固定

（引自：Gandhi A, Liporace F, Azad V, et al: Diabetic fracture healing, *Foot Ankle Clin North Am* 11:805, 2006.）

第二节 Charcot 关节病

一、背景

Charcot 关节病是一种神经退行性过程，有不同的病程阶段，包括骨性破坏、骨性吸收，并造成骨性畸形，威胁到肢体的功能以及活力。Jean-Martin Charcot 于 1868 年首次描述了此类疾病出现于梅毒性脊髓病变（tabes dorsalis）患者。如今，糖尿病是最常造成 Charcot 关节病的疾病，其他病因包括梅毒、重金属中毒、酒精性或先天性神经病变、麻风、类风湿关节炎和特发性病因。有 Charcot 关节病的糖尿病患者比没有关节病变的糖尿病患者生活质量更低。

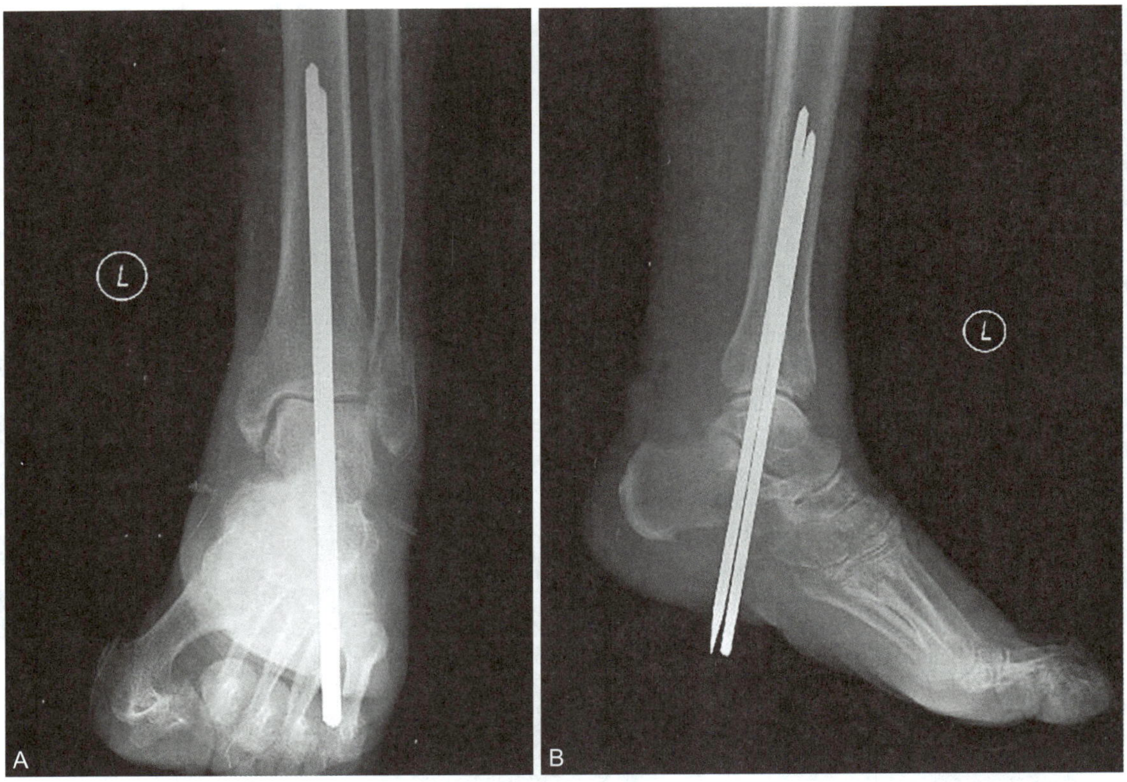

图 85-14 A 和 B. 糖尿病患者骨折后经皮固定

二、自然病史

Charcot 关节病的自然病史始于急性炎症改变和肿胀，然后进展到骨吸收的过程。随着肿胀减轻，骨质开始沉积，足部的稳定性也增加。糖尿病 Charcot 关节病的发展与体重似乎并不相关，尽管机械应力在此病理过程中有重要的影响。Charcot 关节病复发与过高的体重指数有相关性。X 线平片中的参数，如 Meary 角、骰骨高度、跟骨倾斜角和后足 – 前足角都会随着病情进展越来越糟，一般情况下，足内侧柱先于外侧柱失去功能，这是胫后肌腱的牵拉造成的结果。矢状位的畸形与溃疡形成的相关性更明显，而水平面的畸形则相关性不大。推荐在疾病早期通过制动进行干预，避免病情发展到严重阶段，那样更容易出现并发症，并且需要手术治疗。

三、发病机制

我们体内的关节由滑膜、肌腱、韧带、软骨和骨组织组成，所有这些结构都有神经分布，除了软骨。这些解剖结构都有神经感受器、疼痛感受器和敏感并感受张力变化的游离神经末梢。这些结构与周围的肌肉存在一个反射弧，从而可以维持关节的稳定性。关节组织感受器和肌肉间的复杂交互过程会被神经病变干扰，这是慢性神经病变造成关节破坏的基础。关节中的游离神经末梢很多都包含炎性因子，如 P 物质，可引发血管舒张和诱导肥大细胞脱颗粒。组织学检查伴有或不伴有 Charcot 关节病的糖尿病患者骨样本，发现有 Charcot 病变的骨组织伴有不规则的骨小梁结构，伴有炎性黏液样浸润，而在对照组中不存在此改变。一项研究检查了糖尿病患者和非糖尿病患者骨小梁的质量，伴有 Charcot 关节病的患者存在炎性黏液样浸润，骨小梁结构显著减少并且结构紊乱。Charcot 关节病患者骨小梁质量比其他组的质量更差。这一发现支持了临床上观察到的糖尿病 Charcot 关节病患者骨质更为脆弱、更易于出现骨折的情况。

尽管具体病因不明，但 Charcot 关节病更像是多因素引发的问题，和细胞、生化、内环境都有关。机械应力增加源自关节形态学改变，形态改变又是因为关节周围骨质疏松且缺少本体感觉回馈。这些因素引发了进一步的关节退变，形成一个恶性循环。Charcot 关节病的发病机制有两种理论。一种是神经血管学说，或称为法国学说，这一理论最早由 Charcot 提出，神经性损伤引发疾病进展，并造成了破坏性改变。神经系统的损害导致自主神经功能不良，出现动静脉瘘，使局部血流加快，从而引发骨质吸收。另一学说是神经创伤学说，或称为德国学说，这一理论的支持者包括 Virchow 和 Volkman，由于缺少保护性机制，反复的微创伤造成骨性改变。这一学说认为因为神经病变关节失去了感觉，不能感受到应力，身体没有对这些微创伤应力做出反应。真正的机制可能是两者的联合作用。早期的一项动物研究发现，71% 的样本切断后神经根出现的骨性改变过程与 Charcot 关节病的变化相似。后来一项类似的研究中，去除动物肢体的神经然后使用石膏固定，去神经组与非去神经组对石膏制动的反应不同。这说明创伤虽然重要，但不是 Charcot 关节病的主要因素。

四、分型

Charcot 关节病可以按受累的解剖部位进行分型(图 85-15)。1 型包括跖跗关节和舟楔关节受累，该型最为多见（60%）。中足受累，特别是跖跗关节受累是最常见的病变，其典型特点是由于前足外展合并腓肠肌挛缩造成后足外翻（图 85-16）。这一联合病理解剖改变一般会导致足部出现稳定的摇椅底畸形，并可能继发此区域的足底溃疡。2 型是第二常见的类型（25%），主要累及后足，包括距下关节、距舟关节和跟骰关节，也有可能因距骨头的跖屈出现摇椅底畸形，但是典型情况下发展为明显的后足内翻或外翻畸形。3A 型（10%）包括踝关节，常引发踝关节突出处的溃疡。踝关节受累一般需要手术干预，因为会造成严重的不稳定。3B 型（5%）表现为跟骨结节的病理性撕脱骨折。足和踝为主要受累区的情况下，患者很难耐受，保守治疗常常会失败。

Eichenholtz 提出一个常用的分型系统，根据愈合的阶段通过 X 线平片检查和临床炎性指标进行分型（表 85-4）。有作者质疑了 Eichenholtz 分型系统的有效性，而喜欢采用 MRI 或 PET/CT 为基础的分型来检查早期改变，这些在最初的 X 线平片上可能会被漏诊。

五、治疗

结合解剖分型和 Eichenholtz 分型可以指导针对 Charcot 关节病患者的治疗决策。制动仍是主要的治疗手段，其目标是维持足部跖行、软组织完整闭合并可以耐受体重。1 期通常采用全接触石膏治疗，病区局部要进行减压，石膏在愈合过程中维持稳定和力线。随着影像学和临床表现提示愈合开始（2 期），患者可以换成预制的靴子或是定制的踝 – 足支具。当骨质硬化完成，肿胀完

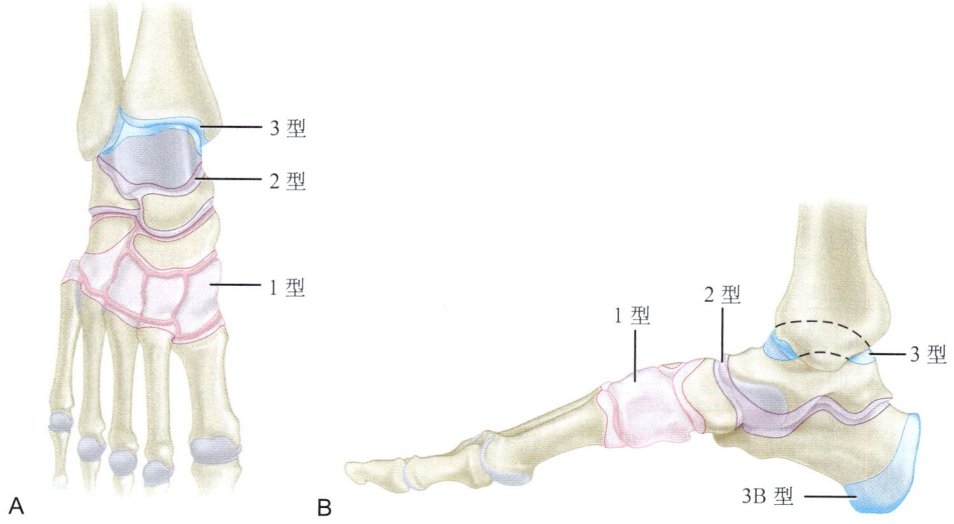

图 85-15 背侧（A）和侧位（B）图示 Charcot 关节病的解剖分型（见正文）

（重绘于：Brodsky JW: The diabetic foot. In Coughlin MJ, Mann RA, Saltzman CL, editors: Surgery of the foot and ankle, ed 8 Philadelphia, 2007, Elsevier）

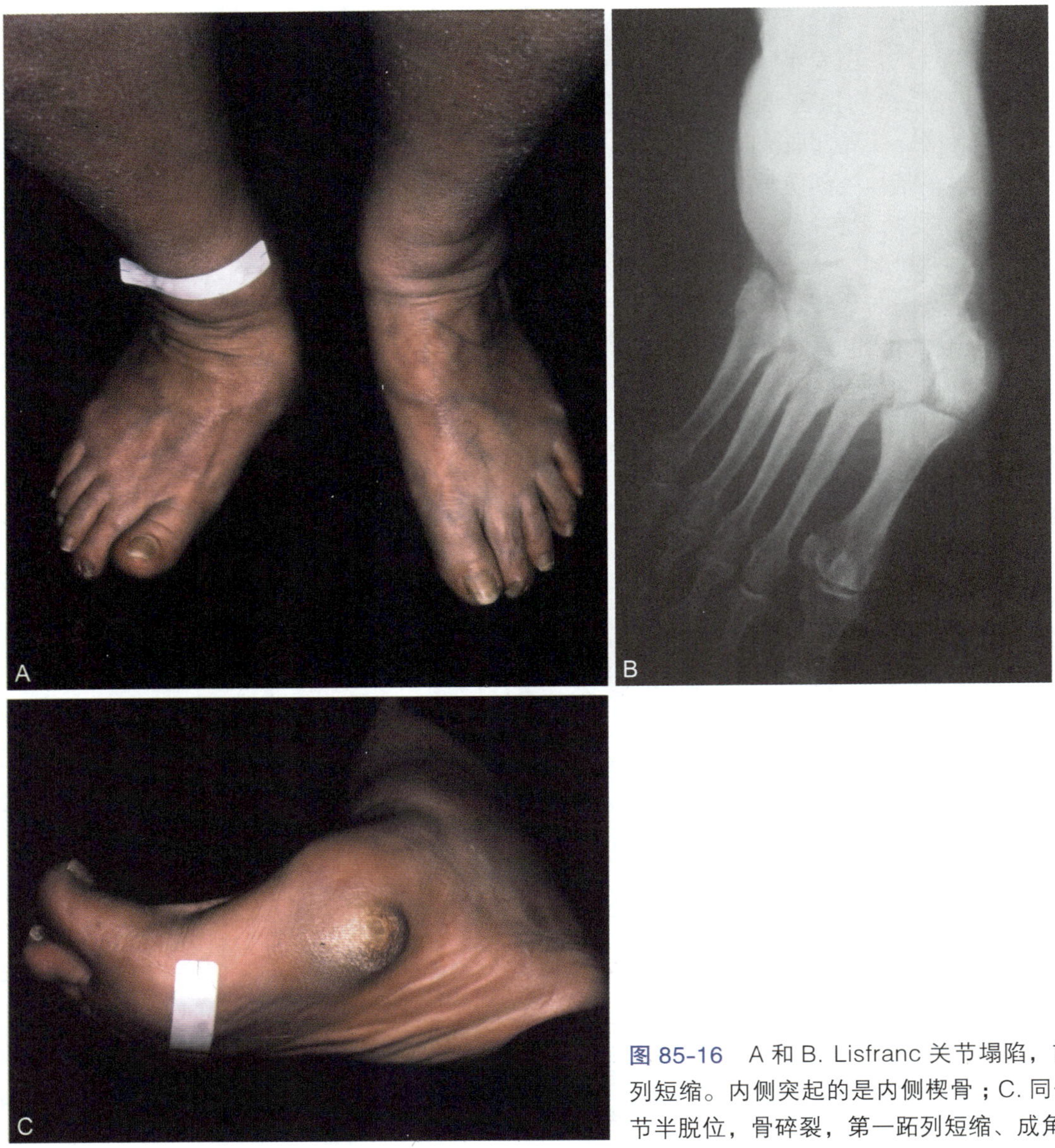

图 85-16 A 和 B. Lisfranc 关节塌陷，前足外翻，第一跖列短缩。内侧突起的是内侧楔骨；C. 同一足部伴有距跗关节半脱位，骨碎裂，第一跖列短缩、成角，并有新骨形成

表 85-4 糖尿病 Charcot 关节病 Eichenholtz 分型

分期	X 线表现	临床表现
0	没有骨质疏松表现	单侧水肿、红斑；皮温高，皮肤完整
1 期碎裂	骨质破坏，关节半脱位 / 脱位	与 0 期一致
2 期聚合	骨碎片吸收伴有小骨片聚合	红斑、皮温、水肿减少
3 期硬化	骨质硬化，骨折碎片重塑	没有红斑、皮温不高、无水肿

全消失（3 期），患者使用改良后鞋具并使用塑形支具就可以了。从一开始就应当对患者进行宣教，即使在密切的护理中也应当宣教，超过 50% 的患者需要手术干预。所有患者都应当补充维生素 D，研究表明，糖尿病患者大多有维生素 D 缺乏，而维生素 D 在病理过程中以及 Charcot 关节病的治疗中都有重要作用。近期的研究表明，降钙素和双膦酸盐的作用有限，这些药物目前还不考虑用于标准治疗中。

传统上，对此类高风险患者避免采取择期手术治疗，因为感染、不愈合和伤口愈合延迟的发生率高。过去的 10 年中，血糖控制改善、手术固定技术进步、血管手术进步使得手术治疗更加常用。

Charcot 关节病的手术治疗应当仔细分析其不稳定性，因为软组织也受累。一些研究认为早期手术干预可以获益更多，但是大多数医生偏向于延期手术，直到炎症反应期消失，因为在此时期内骨的愈合能力差，骨的钙质吸收，内固定不能把持。

手术决策要对患者进行具体分析后做出，包括合并疾病、畸形的位置和严重程度、患者依从性、骨质的稳定性以及软组织的条件。一篇系统性综述发现报道大多为低证据等级，没有研究对比不同的技术、固定方法以及治疗结果在手术与非手术的患者间有什么样的差异。这一综述的结论是，急性期的手术治疗证据不明确，并且目前没有足够的证据证明某一种固定方式优于另一种。

手术干预的主要目标是避免溃疡、感染和截肢，减小发病范围，纠正力线，稳定足部。如果某部位的压力是深层骨挤压形成，不能适应或是不能通过假体或支具减压，那么最好的治疗方法就是骨赘切除（图 85-17）。骨赘切除术最适合用于 Brodsky 1 型畸形，这些患者有跖跗关节区的破坏，形成摇椅底样畸形，中足跖侧的压力增大。为了切除足够多的骨质减少深层压迫，要小心操作，避免干扰和损伤足的稳定性。

如患者伴有不稳定和继发的疼痛或溃疡，最好采取关节融合术治疗（图 85-18）。尽管出现愈合不全的概率很高（24%），文献仍推荐应用融合术治疗非手术治疗失败的患者。很多糖尿病 Charcot 关节病患者术后不能遵守保护性负重的要求，这可以解释为何会有较高的不愈合率以及较高的无症状

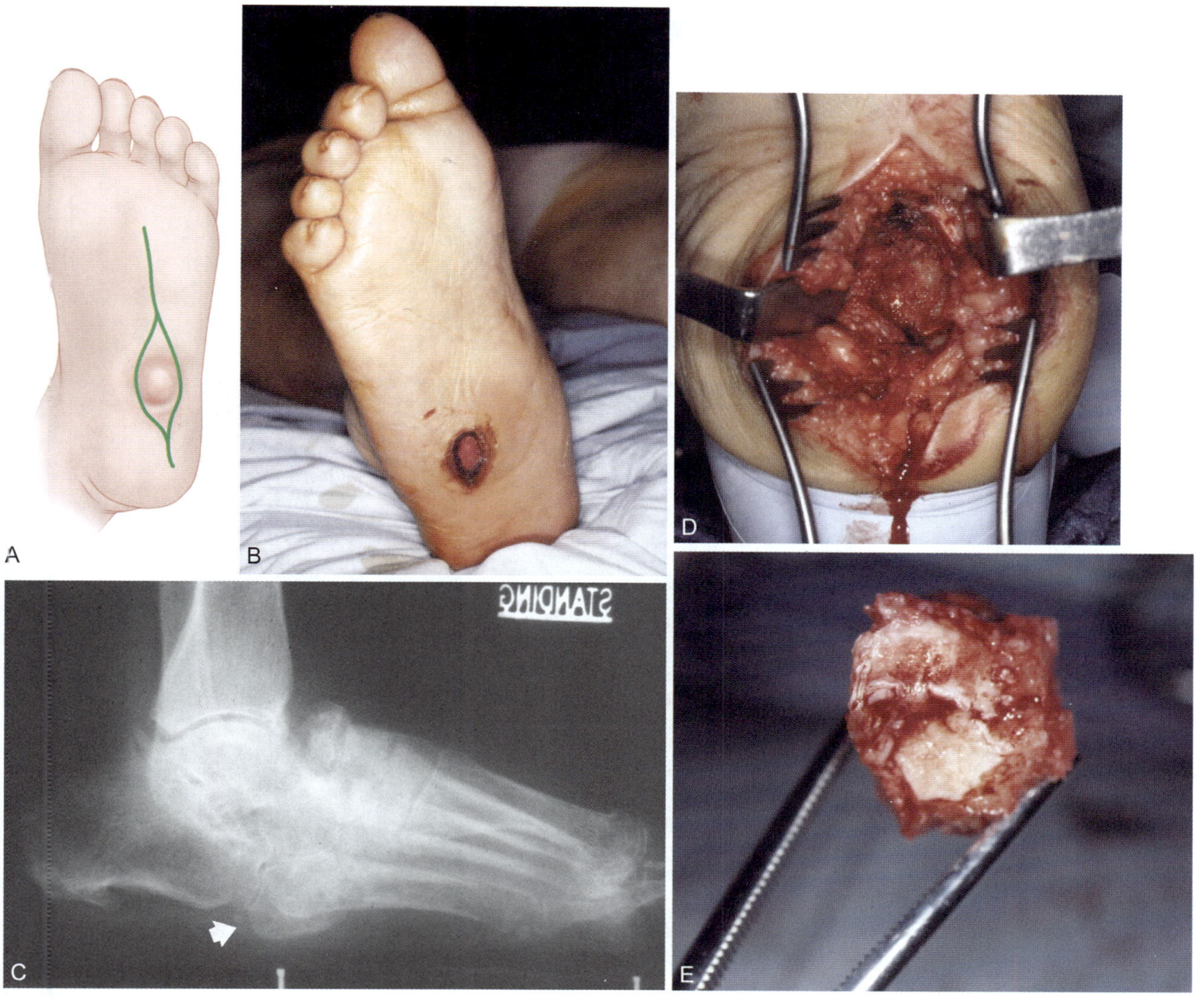

图 85-17　A. 切除跖侧骨性突起的手术入路；B. 神经病变足部跖侧的慢性溃疡，保守治疗失败；C.X 线平片示跖侧突起（箭头）；D 和 E. 骨突通过周边切口显露

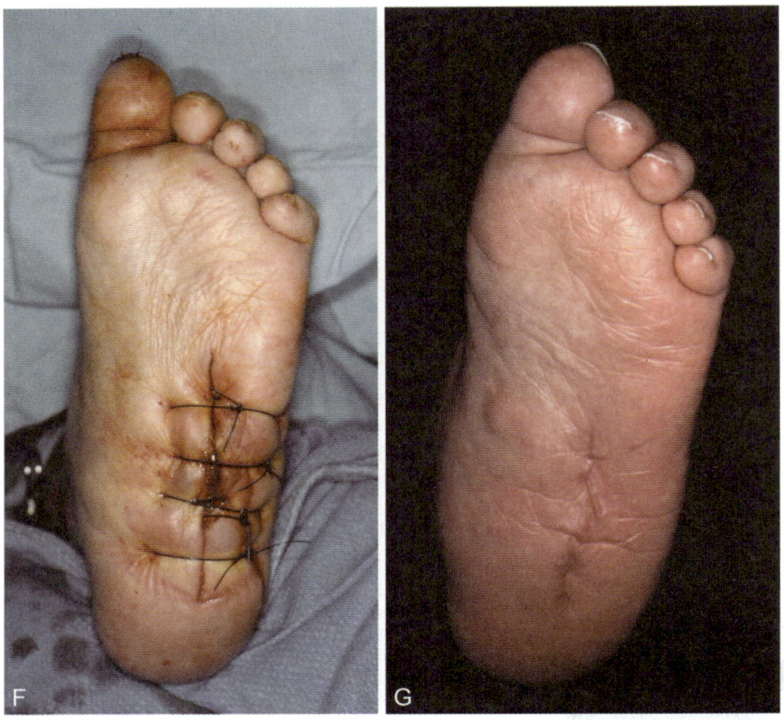

图 85-17（续） F. 伤口通过大的单层针脚缝合，关闭死腔。经常需要经皮延长跟腱；G. 骨突切除 21 个月后，使用保护性内垫和鞋

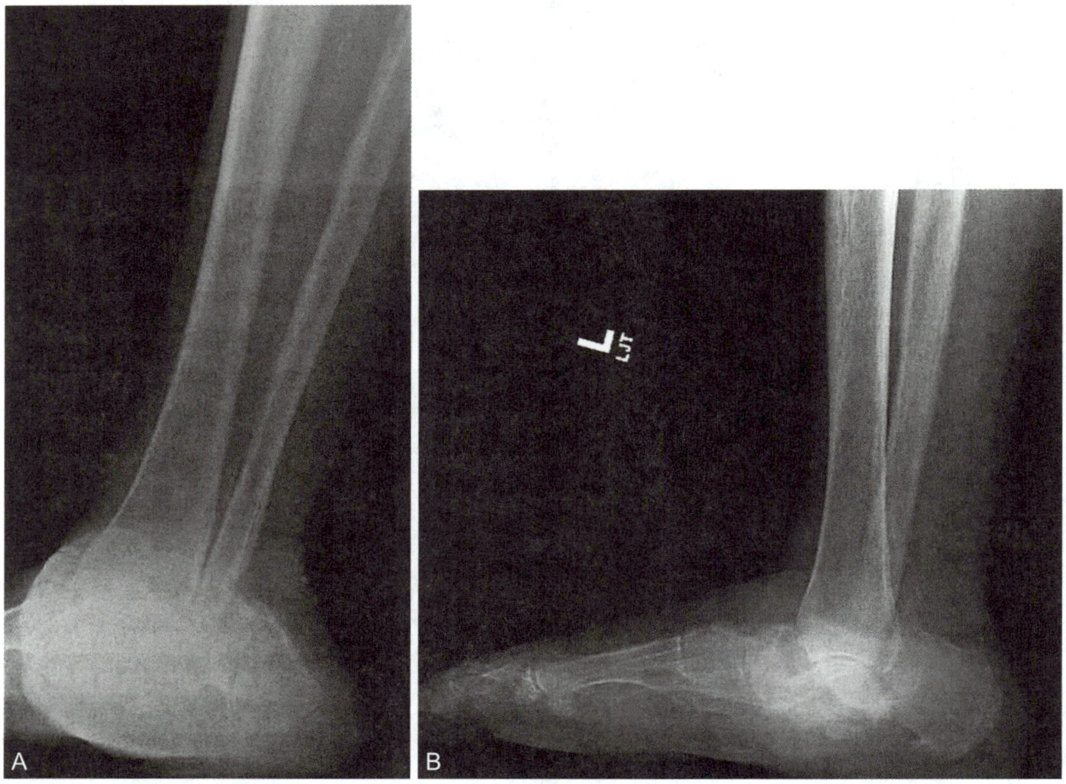

图 85-18 A 和 B. Charcot 关节病

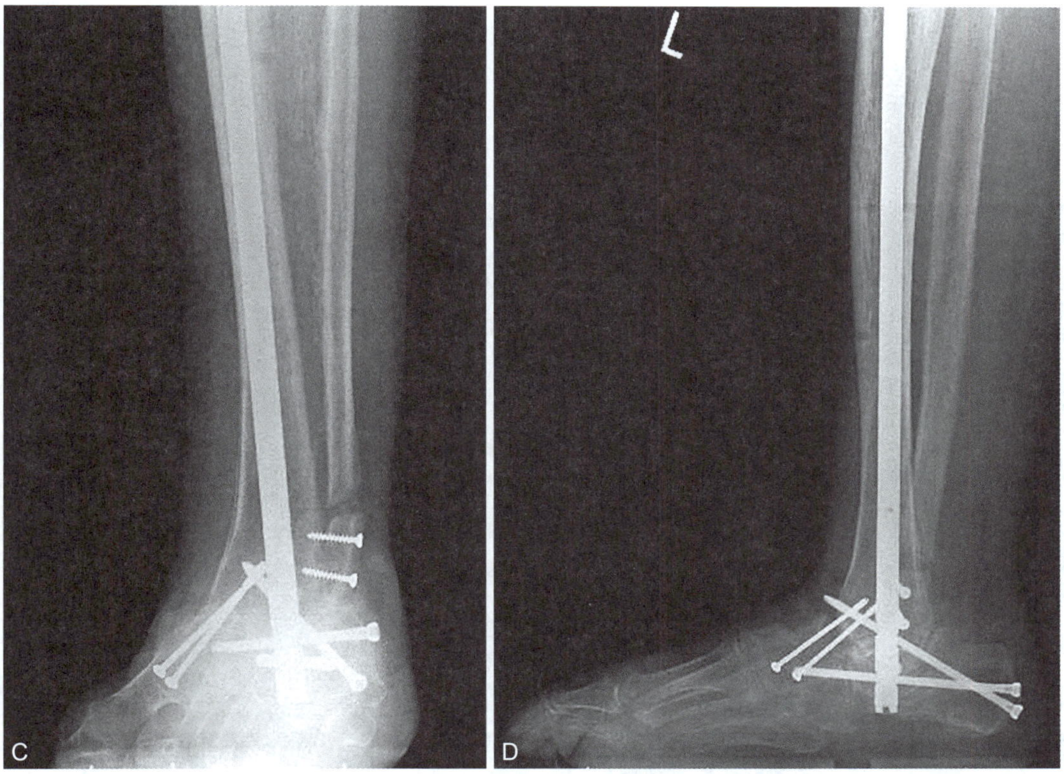

图 85-18（续） C 和 D. 使用髓内钉进行胫距跟融合术后

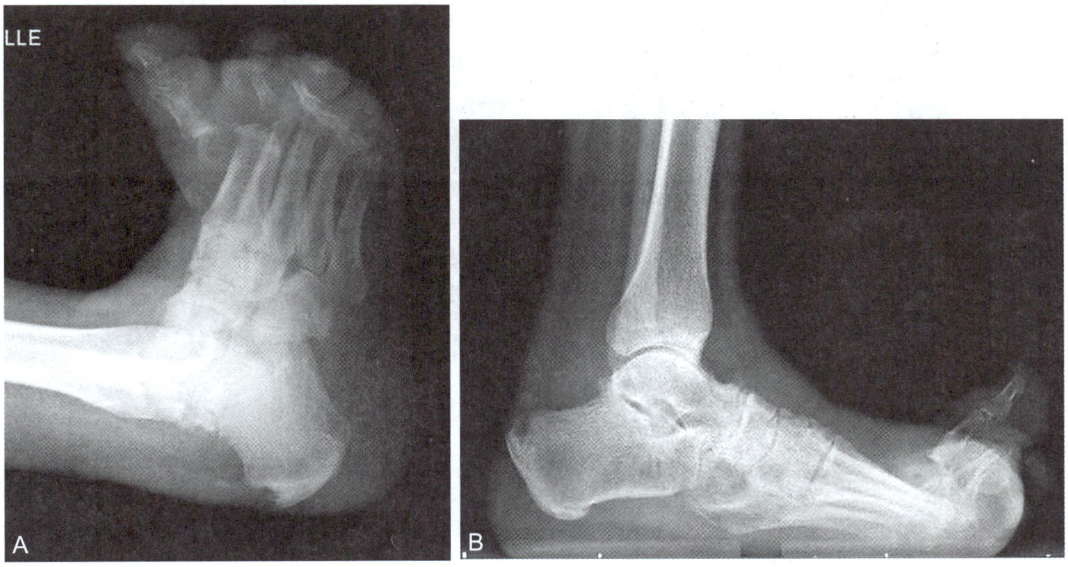

图 85-19 A 和 B. 前足 Charcot 关节病

纤维化愈合发病率（图 85-19）。手术方式根据疾病的位置以及严重程度来选择，另外就是术者的偏好。1 型畸形一般需要中足融合，2 型畸形需要进行三关节融合。截骨以及楔形切除术可在融合前进行，以改善力线，可在一次手术中完成，也可以分次完成。通常内固定用在没有感染的患者，多平面的外固定架可以用于有感染或软组织条件不良的患者（图 85-20）。Charcot 关节病患者因骨质疏松，需要使用加厚的接骨板联合大直径的螺钉固定。在中足部，跖侧的接骨板更符合张力带原则，可以增加关节融合区的加压力量（图 85-21）。

如患者感染不可控制或手术失败，剩下最优的

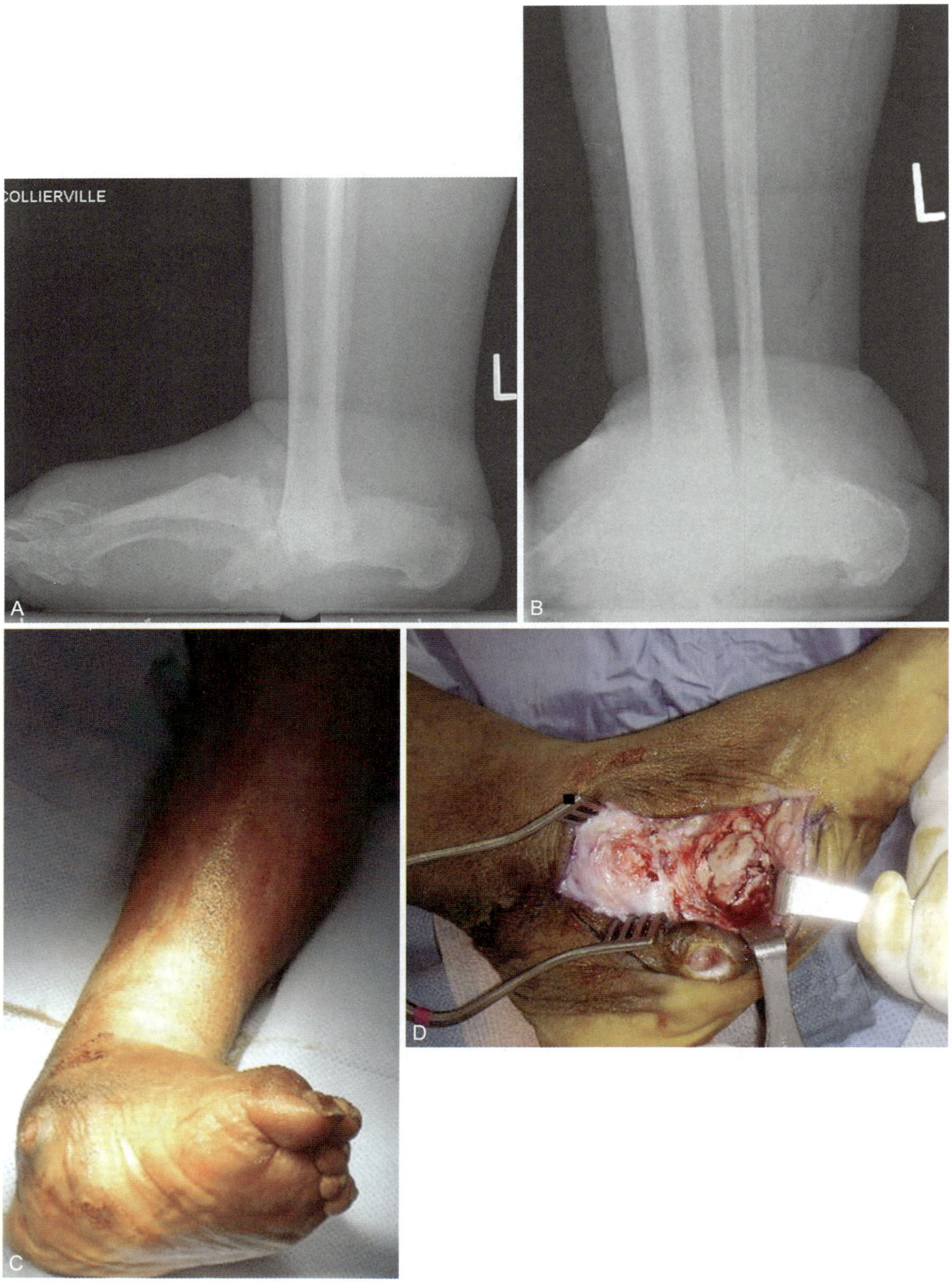

图 85-20 A 和 B. 踝关节 Charcot 关节病合并骨髓炎；C. 足外观以及内侧溃疡的临床表现；D 和 E. 切除感染的距骨

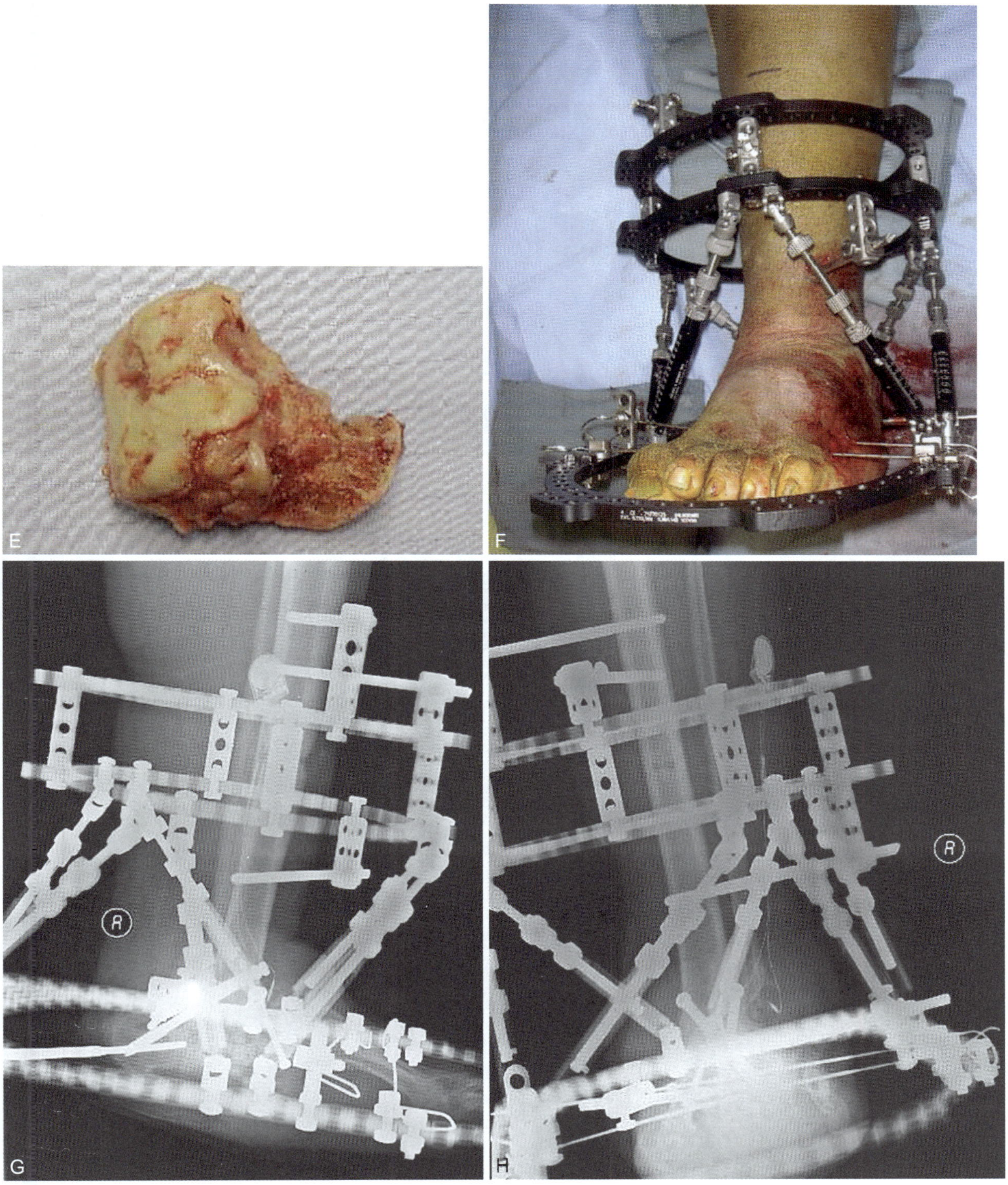

图 85-20（续） F. 使用组合式外架固定；G 和 H. X 线示多重混合外架固定后的位置合适

选择就是尽量多保留肢体的截肢手术（图 85-22）。估计每年 2% ～ 3% 的 Charcot 关节病患者需要截肢，有 1/3 的关节病伴有溃疡的患者需要进行较大的截肢手术。截肢通常被错误地看作是治疗失败，但研究表明截肢术可以提高生活质量，改善这一难治疗人群的满意度。

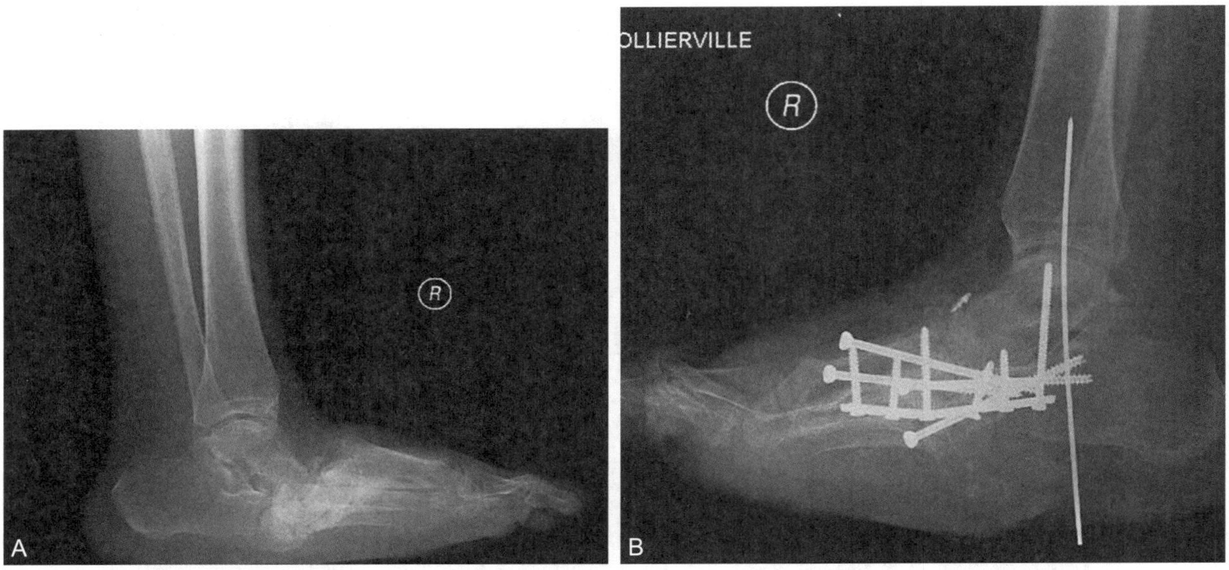

图 85-21　A. 中足 Charcot 关节病；B. 使用跖侧接骨板，利用张力带原则达到更为稳定的固定

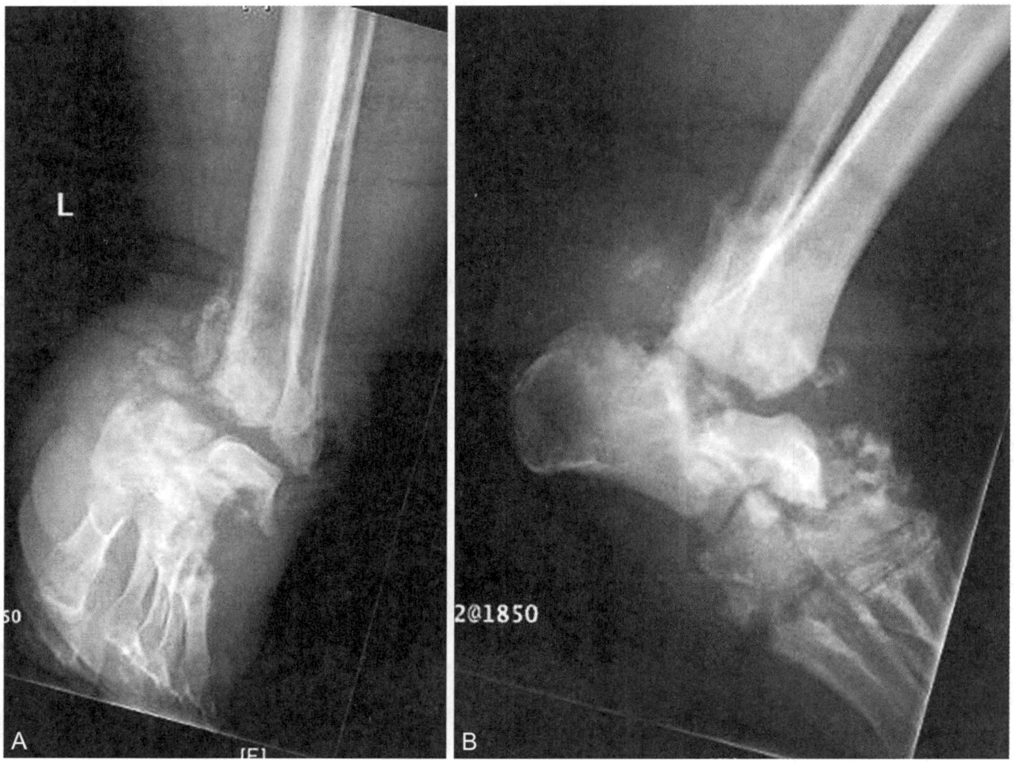

图 85-22　A 和 B. Charcot 关节病伴有严重感染和不稳定

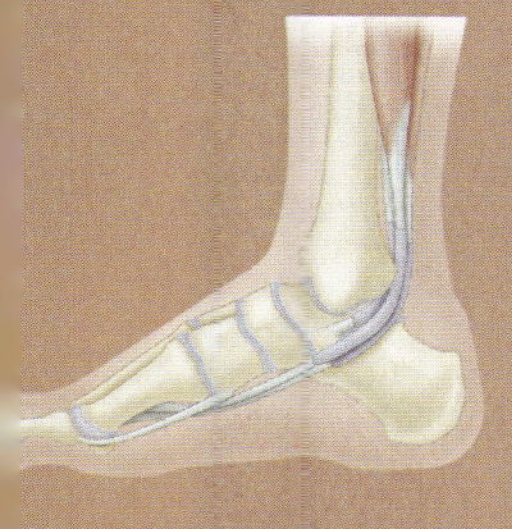

第 86 章 神经源性疾病

著者：Benjamin J.Grear
译者：胡　勇　张　宁　张建中
审校：马　昕　张弓浩

第一节　跗管综合征

一、解剖学和病因学

跗管是位于踝和后足后内侧的纤维性管道，胫神经、胫后动脉、伴行静脉、胫后肌腱、趾长屈肌腱和踇长屈肌腱从中穿过到达足部。屈肌支持带充当整个跗管的顶部，从内踝延伸至跟骨结节的内侧。胫骨远端的内侧、距骨和跟骨组成跗管的底部。屈肌支持带向跟骨延伸形成纤维隔，将胫后肌腱、趾长屈肌腱和踇长屈肌腱彼此分开。胫神经、胫后动脉和伴行静脉在趾长屈肌腱和踇长屈肌腱之间穿过跗管。

在到达足部前，胫神经分为三个终末分支：跟骨内侧神经（MCN）、足底外侧神经（LPN）和足底内侧神经（MPN）。胫神经分支形态各不相同，但典型的胫神经跗管内的分支位于踇展肌上缘近端的深面。MCN 首先发出分支，向后方走行到达皮下组织。LPN 的第一个分支经过踇展肌深面和跖方肌内侧筋膜浅面，自跖腱膜深面到达趾短屈肌，在此处发出感觉分支延伸至足跟中央皮肤，终支支配小趾展肌。LPN 的第一个分支也可从胫神经主干发出，但是依旧在踇展肌的深面与 LPN 主干一同走行。在其第一个分支前方，LPN 延伸到展肌筋膜和跖腱膜深面及跖方肌浅面，然后在趾短屈肌深面继续延伸，在第四趾蹼处终止，并向第三趾蹼发出一分支。LPN 还向足内在肌发出肌支。MPN 支配展肌，并且在展肌和跖腱膜下延伸形成趾神经，在第一、二、三趾蹼终止，并发出肌支支配骨间肌和蚓状肌。

历史上，跗管综合征是指胫神经卡压在屈肌支持带下面。1960 年，Kopell 和 Thompson 首先描述了这种综合征，几年后，Keck 和 Lam 将其命名为跗管综合征。1987 年，Heimkes 和同事首先描述了远端跗管综合征，在这种综合征中，胫神经远端分支进入足部时受到卡压。总而言之，近端和远端跗管综合征是指一系列跗骨管内的神经卡压症状。

跗管内、外压迫因素包括胫骨远端、距骨或跟骨骨折移位的骨块，距下和胫距关节或相邻肌腱腱鞘炎或腱鞘囊肿，类风湿关节炎、强直性脊柱炎、静脉曲张、神经系统肿瘤（神经鞘瘤，图 86-1）、周围神经纤维化、跗骨联合和跟骨截骨累及的骨及软组织。固定的后足外翻畸形容易导致胫神经及其分支的慢性牵拉性神经病变。

二、临床表现和诊断

跗管综合征临床表现多种多样，无论何时在足底、足趾或在小腿远端内侧出现无法解释的感觉异常时（Valleix 现象），医生都应该想到此病。此症状与跖腱膜炎相似，但是又有不同，神经卡压症状不能很快得到缓解。典型的神经症状不是一直出现，

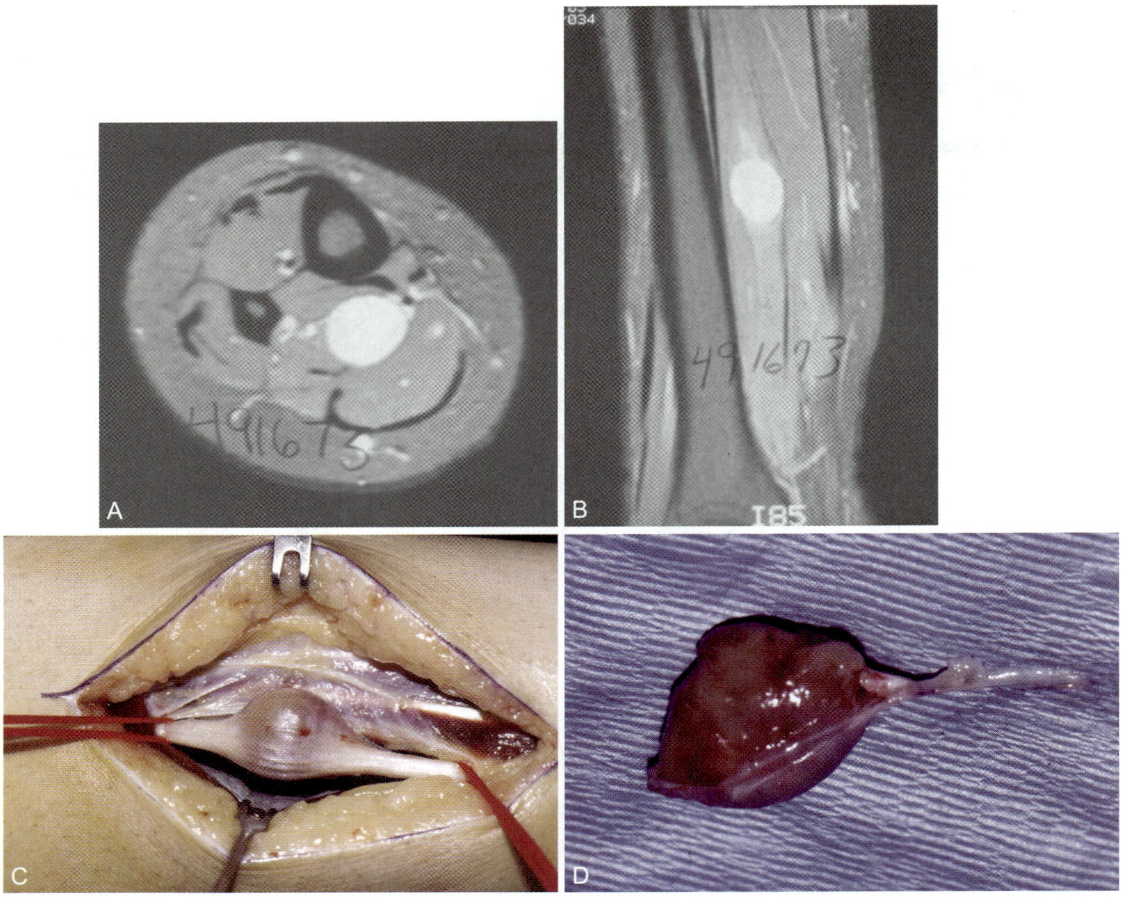

图 86-1 CT 扫描（A）和 MRI（B）可见明显神经鞘瘤，患者为 40 岁男性，Tinel 征阳性。注意内踝后方软组织隆起。大体标本：C. 未剖开；D. 已剖开。病理证实为神经鞘瘤，虽然肿瘤位于神经鞘上，但是，如果不切断该神经分支，无法切除全部肿瘤

这增加了诊断难度。此症状会在夜间、运动时或休息时加重。症状可局限于足底外侧神经、足底内侧神经或跟内侧神经。

完整、全面的检查辅以详细的病史询问可以提高诊断准确性。仔细检查发现患肢精细感觉有异常，或在皮温、出汗以及皮肤感觉等方面存在差别，一般可以做出跗管综合征的诊断。虽然这是一个常见的主诉，但是监测感觉异常通常很困难。皮肤干燥或鳞状皮肤可能仅在足底内侧神经或足底外侧神经的分布区出现，肌肉萎缩可发生在䠀展肌或小趾展肌，或两者兼有，但不容易发现，如果让患者仰卧，将患肢与健侧进行比较，可能更为明显。䠀展肌下方足底内侧点压痛可能表示胫神经分支远端卡压。足屈肌支持带 Tinel 征阳性可能表示近端卡压。

Abouelela 和 Zohiery 描述了一种“三重压缩试验”用于检测跗管综合征：踝跖屈，足内翻（增加跗管室内压力），然后用指压法对胫神经施加压力，同时使用电生理测试进行确认。结果显示，检测灵敏度为 86%，特异度为 100%。

Kinoshita 等介绍了一种引出跗管综合征特异症状的方法——背伸外翻试验。此试验最大程度被动背伸、外翻踝关节，同时所有跖趾关节最大程度背伸。在此位置保持 5 ~ 10s，健康志愿者 100 只足和患者 44 只足进行比较，作者发现患者 44 只足中 36 只症状加重；对照组中无一例出现症状。进行跗管松解后，背伸外翻试验时引出跗管综合征症状者仅 3 只足，且全部是跟骨骨折者。

影像学检查可以帮助评估跗管综合征。X 线平片显示骨骼异常（骨折或者距跟联合），可能有助于跗管综合征诊断。已经有报道使用超声诊断跗管综合征，但作者更倾向于使用 MRI，因为 MRI 显示跗管内细节更加清晰。多达 88% 的跗管综合征患者通过 MRI 检查发现了病因。通过 MRI 可清晰地显示占位病变的特点和位置，为制订手术计划提供依据。

任何可能存在屈肌支持带下胫神经压迫的患者都可进行电诊断测试。在一项循证医学评价中，为

了证明电诊断测试在疑似跗管综合征诊断中的可用性，Patel 等建议使用神经传导研究方法，但是发现得到的数据不足以推荐使用肌电图。电诊断学研究可用于鉴定未知的全身性周围神经病变，而不是局部神经损伤。尽管有证据证明其在诊断中的价值性，但是电诊断测试结果在跗管综合征患者中可能表现为正常，而阴性结果亦不能成为手术的禁忌证。

三、治疗

在发病初期，建议应用夜间夹板制动踝关节 6 ~ 12 周，使用抗炎药物及穿宽松舒适的鞋。如果怀疑远端跗管综合征，使用具有缓解足内侧压力功能的支具可能有效。而带有足弓的标准支具可能会使症状恶化。对老年患者（60 ~ 80 岁）、跗管内瘢痕形成者、没有明确病因者（特发性）及有长期精神疾病者行手术治疗跗管综合征时应小心。占位性病变引起的症状应手术治疗。保守治疗失败的病例也应考虑手术治疗。

如果有手术指征，则应仔细地显露胫神经及其分支。在做松解时，将屈肌支持带近侧缘上方的深筋膜切开 1 ~ 2cm，同样在踇展肌深层沿足底内、外侧神经进行松解，因为足底内、外侧神经一支或两支经由踇展肌筋膜束进入足底。借助放大镜、止血带、小剪刀及平镊有助于精细操作，应切除占位性病变，同时恢复结构的正常排列。

具有明确病因的患者比那些特发性或创伤原因引起的患者对外科松解术的整体反应更好。对于没有明确病因的病例，症状缓解较难预测，大约 25% 的患者只有轻微缓解或没有缓解。外科松解术后症状恶化的病例较为罕见。症状持续时间少于 1 年者术后可获得较好的疗效。现在很少有关于跗管松解术术后研究的报道，而且证据级别一般为Ⅳ级或Ⅴ级。

是否再次进行跗管松解术需要更加仔细的评估，并确定是否符合手术指征，因为即使了解上一次手术的情况，也难做作出“松解不充分”的判断。失败可能是由于诊断不正确、松解不充分、技术不足或者这些因素的共同作用。为了减少松解不充分的可能性，推荐完全松解胫神经及其分支，而对于占位性病变的病例，应当进行较小的、特定病变部位的松解。对于首次术后症状缓解，而后经历一个缓慢的复发过程的患者，可能存在神经瘢痕。在这种情况下，建议神经松解联合大隐静脉或胶原蛋白包裹，防止术后神经粘连。手术后症状立即恶化预示医源性神经损伤，可能发展为痛性神经瘤。即使仔细了解患者的病史和体格检查结果，同时结合精细的手术技术，是否再次需要进行跗管松解术仍不可预测。因此，在治疗前应适当告知患者并且一定要小心谨慎。

跗管松解术

手术技术 86-1

- 切口起自舟骨结节跖侧 1cm 处，向近侧延伸，把内踝和跟骨内侧结节之间的区域切开，最后止于跟腱前方 1cm 处。在足自然下垂时，此切口几乎呈一直线（图 86-2A 和图 86-3A）。不要做切口下分离。
- 把连接足底静脉和隐静脉系统的表浅血管电凝或结扎，在近侧的小腿筋膜和远端的足内侧部位向深层显露，以便识别屈肌支持带的近侧缘和远侧缘（后、前），并在进入屈肌支持带之前辨认神经血管束。
- 偶尔，神经会在支持带的近侧缘处增粗。由近向远松解屈肌支持带，直到出现踇展肌的肌纤维。
- 有时，跟骨内侧分支会穿过支持带，所以需小心操作，避免切断其分支而导致痛性神经瘤（图 86-2B）。
- 在屈肌支持带的深面，胫神经分为足底内、外侧神经。跟骨内侧支起自胫神经主干或足底外侧神经（图 86-3B 和 C）。在大多数个体中，胫神经在分裂韧带深面分成内侧支和外侧支。当足底内侧神经和外侧神经行至踇展肌的内侧缘时，转向踇展肌深层，向足底及外侧走行。
- 继续向远侧追踪神经到屈肌支持带的下缘以远，直到确认踇展肌的筋膜起始部没有狭窄为止。松解部分踇展肌起点可使这一操作更容易一些。
- 如果神经外膜增厚，则将其切除。
- 建议将神经血管束之上的屈肌支持带切除一段（图 86-2C）。
- 去除止血带，彻底止血后缝合切口（只缝合皮肤及皮下组织），无菌敷料加压包扎。
- 术后伤口愈合的最初阶段（10 ~ 14d）应用短腿的后夹板固定，使术区“恢复”。

术后处理 厚敷料加压包扎，短腿石膏托固定踝关节于轻度内翻下垂位，持续 7 ~ 10d。拆除缝线后用胶带固定患足。当切口完全愈合后，再用预制的高分子短腿石膏固定足于中立位 10 ~ 14d。若手术时解剖范围大，术后踝部水肿常可持续几周，完全恢复需要 6 ~ 12 个月。

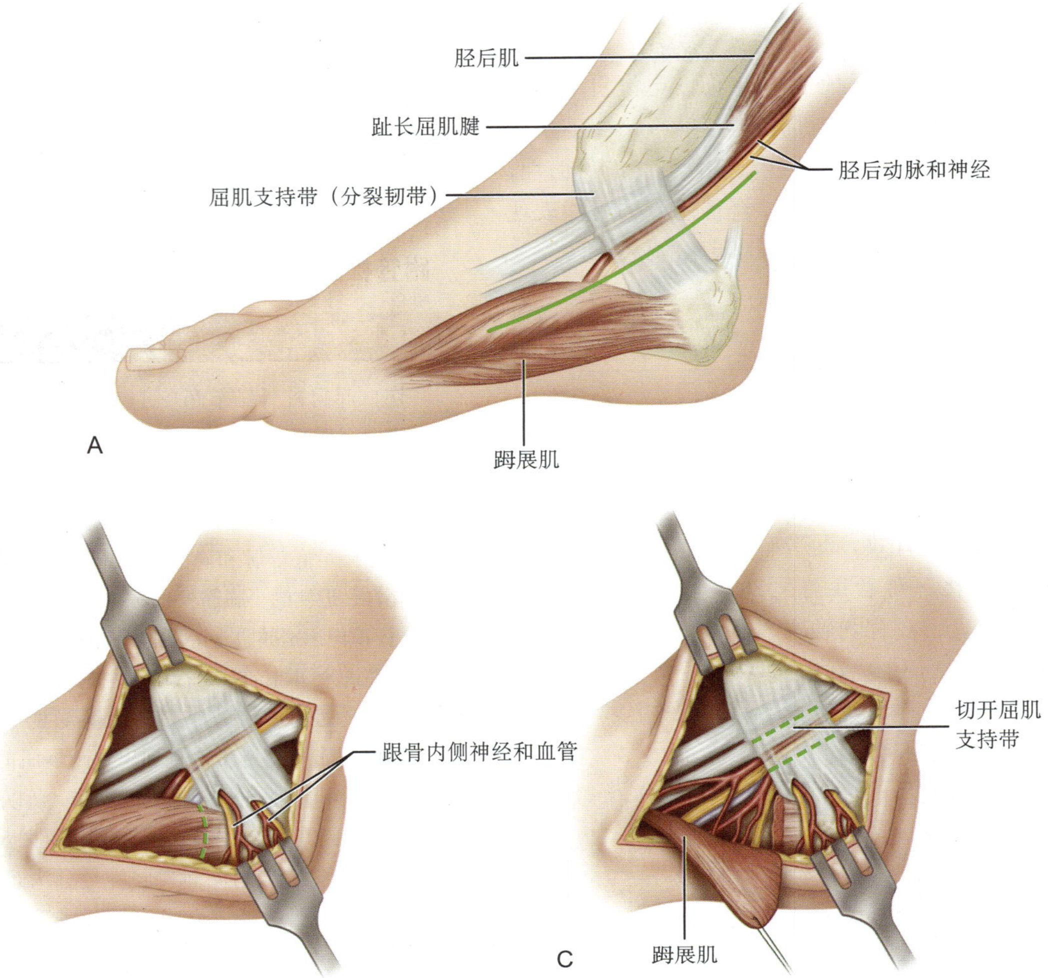

图 86-2 踝管松解术

A．皮肤切口；B．注意跟骨内侧神经和穿过支持带的动脉，虚线是为了翻转跗展肌所做的切口；C．跗展肌翻向足底，虚线代表将要切除的一段屈肌支持带（见手术技术 86-1）

第二节　前跗管综合征（腓深神经卡压）

前跗管综合征也有报道，它是指腓深神经在伸肌下支持带的深面受到卡压所致的一组症状（图 86-4）。其症状为第一趾蹼及邻趾对侧皮肤感觉迟钝。体征有第一趾蹼触觉和针刺觉减退、伸肌下支持带下面的腓深神经可出现 Tinel 征，如果腓深神经的运动分支在比平常更远侧发出（即接近伸肌韧带的下方），则还有罕见的趾短伸肌萎缩。此种感觉异常还可能向近侧放射至小腿前间室。检查应包括趾短伸肌和跗短伸肌评估，并与对侧做比较（即无临床症状的健侧）。如果出现双侧前跗管综合征，应怀疑弥漫性周围神经病变。

Mann 和 Baxter 指出，此综合征最常发生于长跑运动员，或发生于踝关节、中足关节和跖楔关节背侧有骨赘的患者。图 86-5 中标出了容易发生神经嵌压的部位。穿鞋或穿滑雪靴过紧、跑鞋鞋带上的卡子、用足钩住栏杆或长凳做仰卧起坐以及伴有或不伴有创伤性骨赘的腱鞘囊肿，均被认为是引起该综合征的原因。

如果腓骨颈和踝之间腓深神经的传导速度正常，而趾短伸肌出现纤颤电位、正相高电位、动作电位降低以及远端的运动和感觉潜伏期延长，可以进一步明确诊断。卡压也可发生在支配趾短伸肌的神经分支的远端。

手术与非手术治疗都可奏效。类似于跗管综合征，非手术治疗是首选治疗方法，但是在非手术治

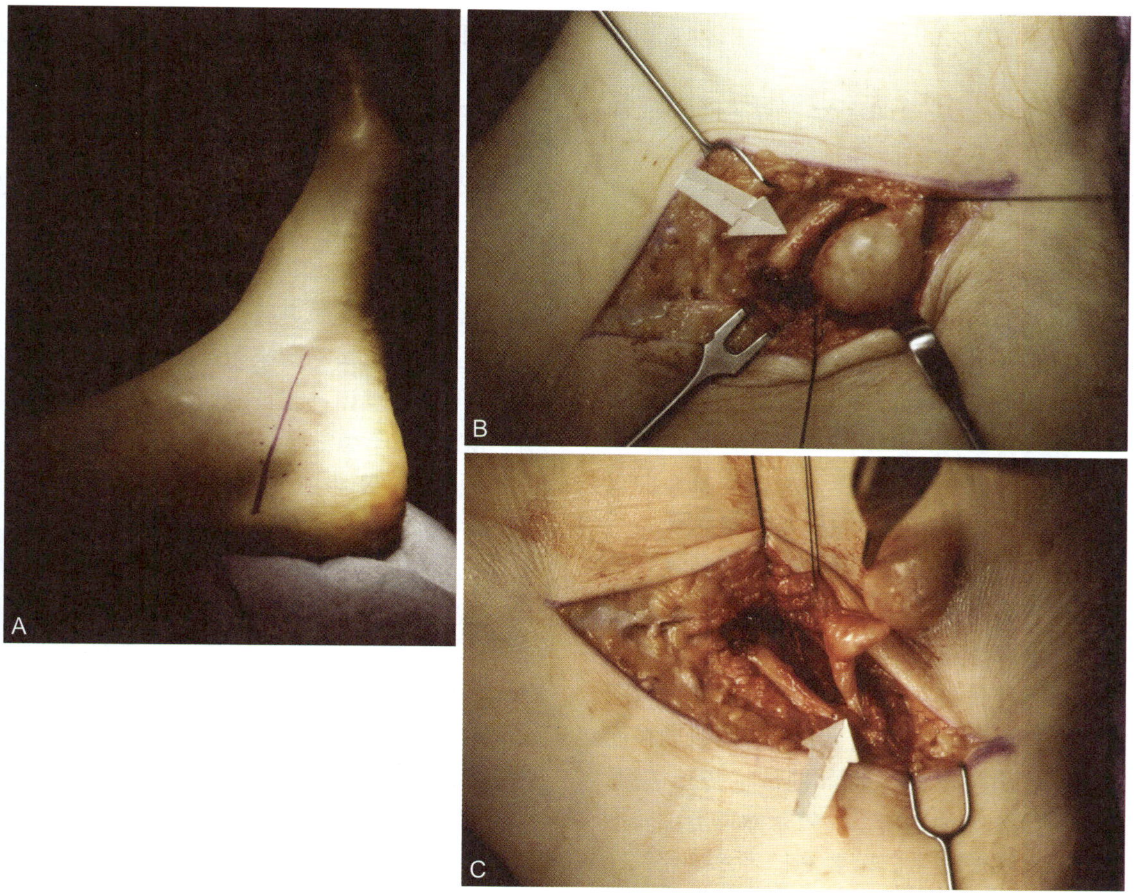

图 86-3　A. 跗管松解术切口，点围绕的区域显示隆起；B 和 C. 箭头指向足底外侧神经。肿瘤累及胫神经的跟内侧支，可保留大部分该分支而将肿瘤切除（见手术技术 86-1）

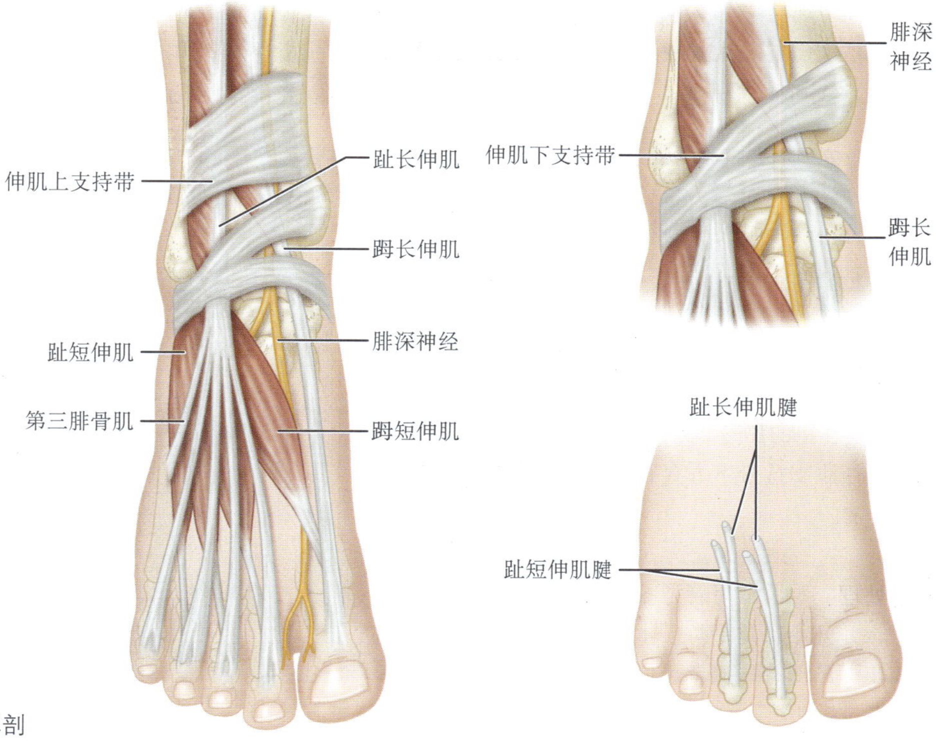

图 86-4　前跗管综合征的解剖

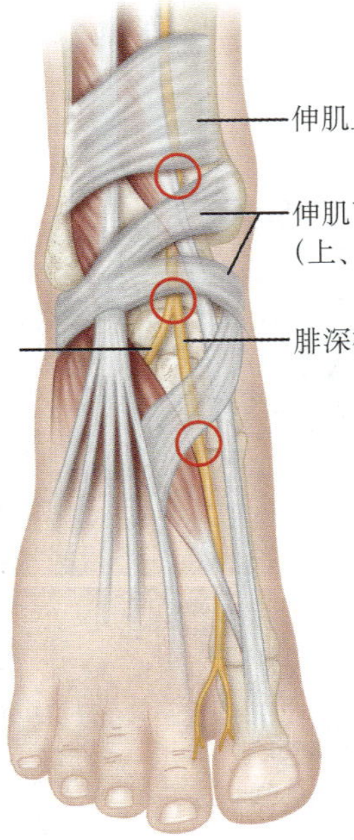

图 86-5 腓深神经卡压（圆圈表示病变区域）

疗之前，需要排除占位性病变。保守治疗包括制动、识别和去除外部压力因素（例如鞋带过紧），以及神经病学治疗（例如加巴喷丁，偶尔需要类固醇注射。如果非手术治疗失败，就要施行手术治疗。几项小型研究报道，前跗管综合征患者手术松解后，80% ～ 100% 可获得良好的疗效。

前跗管松解术

手术技术 86-2

（Mann）

- 术前首先确定病变是位于踝关节前侧还是位于距舟关节背侧。
- 在足背，从距舟关节到第一和第二跖骨间做 5 ～ 7 cm 的纵行手术切口。
- 显露腓深神经和足背动脉。在踇短伸肌下面找到并保护腓深神经，松解下伸肌支持带的缩窄部分。
- Mann 和 Baxter 主张只松解伸肌支持带对神经产生压迫作用的那一部分。
- 切除伸肌支持带下方存在的卡压物，如腱鞘囊肿或骨赘。

术后处理 踝关节用管型石膏固定或穿可拆卸的行走靴，并开始负重锻炼。术后 2 周拆线，同时去除外固定，局部有压痛者可以酌情延长制动时间。如果患者是运动员，术后 4 ～ 6 周可以恢复训练。

第三节 跖间神经瘤

一、历史回顾

1845 年 Durlacher 最先报道了此病，1876 年 Morton 进一步描述了其临床表现，并用其名字把此病命名为“Morton 趾”。Morton 推断，由足底外侧神经分出的支配第四趾蹼的趾总神经受到活动的第四、五跖骨头的挤压而产生的神经瘤是该病的病因。但这个理论并未被广泛认可，其他学说包括第四跖趾关节不稳学说、“挤压性神经痛”学说、肿瘤侵及足底内侧神经的最外侧分支学说和邻近神经的趾总动脉管腔阻塞学说。

足底内侧神经第四趾分支独特的解剖学特征也是可能的原因之一。该分支自趾短屈肌的内侧缘深层发出，当斜行穿过此肌肉的跖面时，接受从足底外侧神经分出的趾总神经发出的交通支（图 86-6）。此交通支发自趾短屈肌的外侧缘，斜行越过该肌表面到深部，在发出支配第三、四趾相邻侧皮肤的趾底固有神经之前的 2 ～ 3 cm 处，在跖腱膜深层加入足底内侧神经的最外侧分支。因为有此附加分支，而其他趾总神经没有，推测支配第三趾蹼的趾底总神经比较粗，所以容易被其背侧无伸缩性的跖骨间深横韧带所压迫。不过，Levitsky 等在尸体足解剖中发现在 73% 的情况下无此交通支，并且证明了神经瘤在第二、三趾蹼间的发生率几乎一样。上述各学说都未得到公认，而且对取自跖间神经瘤患者的神经瘤标本的病理过程也存在不同的

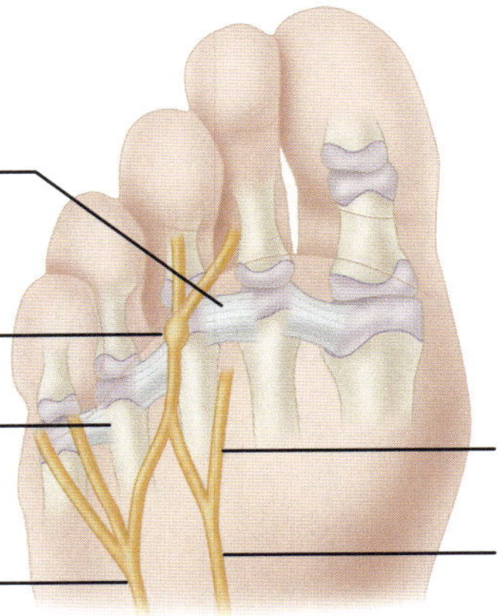

图 86-6 跖间神经瘤最常见的发生部位

看法。

二、病理学表现

跖间神经瘤的病理学表现归纳如下：

- 神经周围纤维化（图 86-7A）。
- 神经束内小动脉数量增加，伴有基底膜呈多层改变引起的管壁增厚和玻璃样变性（图 86-7B）；神经纤维变性、脱髓鞘，轴突数量减少（图 86-7C）。
- 神经内膜水肿。
- 非炎性改变。
- 标本常伴有囊性组织（图 86-7D）。

Lassmann 在电子显微镜下观察到了由管状结构纤丝构成的嗜酸性无定形物质沉积。虽然此沉淀物可见于正常神经，但却达不到在跖间神经瘤中的程度。

Su 等对 674 例连续性跖间神经瘤患者行神经切断术后的病理标本做了检查，发现在 39% 的标本中存在一条伴随神经的足趾动脉。这些患者没有明确的临床并发症，可能与足部存在丰富的侧支循环有关。

因为跖间神经瘤中未出现创伤性神经瘤中见到的杂乱的轴突增生，所以严格地说，将其称作“神经瘤”是不正确的。其膨大成瘤状是缘于透明样和胶原物质的沉积。跖间神经瘤的主要病理变化也许是蜕变而非增生，并且跖骨间深横韧带对神经的反复损伤是最可能的发病原因，但目前即使是这一点也未确定。反复的微小创伤、神经周围纤维化、神经滋养管闭塞导致的缺血和神经

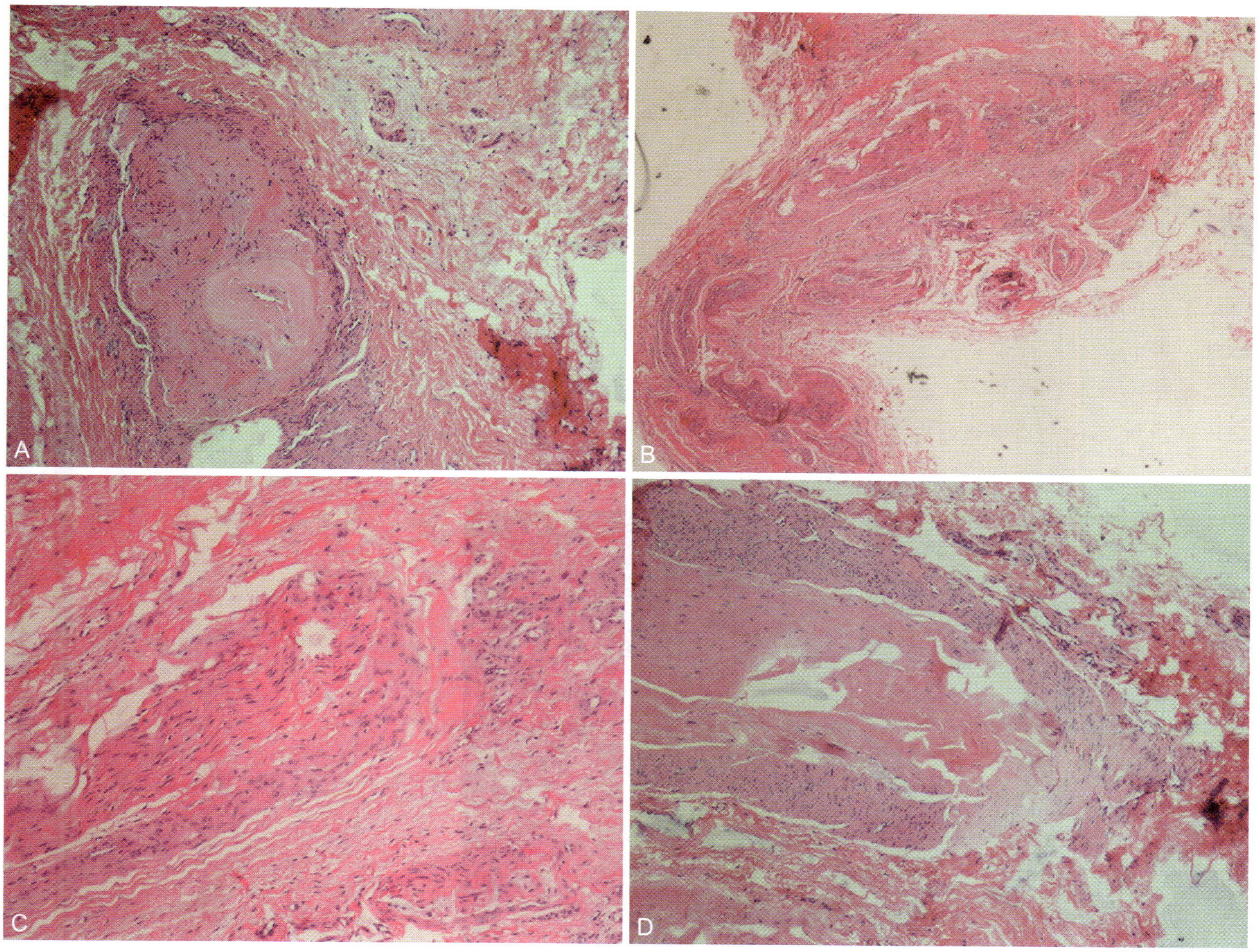

图 86-7　跖间神经瘤病理所见

A. 神经周围纤维组织使跖间神经明显增粗（HE 染色）；B. 局部血管常可见到内弹力层破损及重叠（Verhoeff-van Gieson 染色）；C. 轴突变性或消失（Bielschowsky 染色）；D. 局部可见小囊肿（HE 染色）（Bruce Webber，MD. 惠允）

内膜水肿可能是造成跖间神经瘤的主要原因。因此,有建议认为应该将“跖间神经瘤”改称为“跖间神经炎”。

三、症状和体征

跖间神经瘤的主要症状是疼痛，一般位于第三和第四跖骨头部位，常表现为烧灼样、针刺样或痉挛样疼痛。创伤可能引发跖间神经瘤的症状。疼痛可持续几周或数年。症状于行走后加重，休息、脱鞋或按摩前足后减轻。最常见的压痛部位在第三趾蹼的跖骨间横韧带稍远处。感觉到 Mulder 描述的咔嗒声对诊断是有帮助的，不过，检查对侧无症状的足时此体征也常呈阳性。使患者处于俯卧位，检查者把拇指放在足背侧，示指置于相应趾蹼（通常是第三趾蹼）的跖侧，前后摇动手指，此检查法更容易发现阳性体征。虽然在无症状的趾蹼也有类似的征象，但一般不如患侧明显，且没有那么疼痛。如果滑囊很大或者神经瘤异常粗厚，可能出现受累趾蹼两侧的足趾分开。

趾蹼压痛是跖间神经瘤最常见的体征。患者站立时压迫趾蹼对于鉴别第二趾蹼神经瘤和第二跖趾关节跖侧损伤有帮助。如果压痛出现于趾蹼而不是近侧趾骨的跖面或第二跖趾关节的背外侧，则可能是神经瘤。站立时第三趾蹼压痛可能加重，可提示第三趾蹼间神经瘤的诊断，而不支持第二跖趾关节创伤性炎性损伤的诊断。坐位或仰卧位检查同样有临床意义（图 86-8）。受累间隙的足趾主观上感觉麻木很常见，但感觉减退的客观体征不常有。女性患者多于男性（8 ∶ 1），常为单侧。使用感觉神经动作电位客观地进行诊断，所得结果各不相同，而病理性改变有时在无症状的趾间神经也有发生，所以趾间神经瘤仍是一个临床诊断。虽然 MRI 和超声已被用于诊断趾间神经瘤，但是这两种检查方法的价值有限。

四、治疗

大量的报道证实第三趾蹼神经瘤切除术是行之有效的。跖骨垫、病变趾蹼注射类固醇制剂以及穿前足宽松的鞋等非手术治疗结果无法预知，这些方法有时效果明显，证明可以试用。

在一项 1 级前瞻性随机研究中，Thomson 等发现，在 3 个月的随访中，与对照组相比，注射皮质类固醇可以显著改善疼痛的视觉模拟量表（VAS）的评分。但是，对反复使用类固醇药物应持谨慎态度，因为类固醇药物可能引起足跟脂肪垫萎缩或者破坏相邻关节囊，导致足趾向一侧偏移。在短期随访中，有报道称，注射乙醇可以改善症状，但是 Gurdezi 等发现，在长期随访（平均 61 个月）的 45 例患者中，只有 29% 的症状有改善，36% 仍需手术切除。此外，45 例患者中有 12 例有轻微的并发症。Epinosa 等发现了类似的现象：33 例患者中只有 22% 在注射无水乙醇治疗后有好转。鉴于上

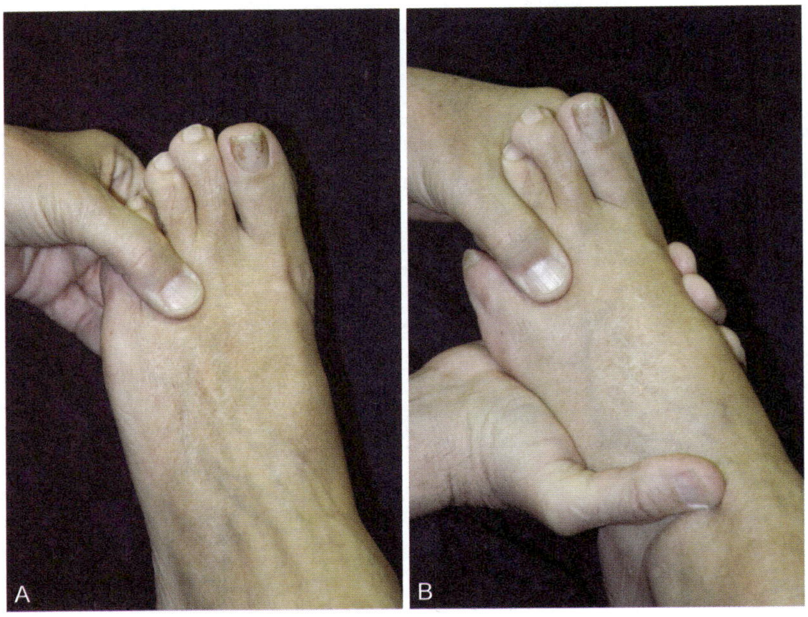

图 86-8 A. 用拇指和示指挤压跖骨头近侧的操作方法；B. 一只手挤压前足，同时用另一只手的拇指和示指挤压趾蹼间隙

述不利的结果，作者不建议使用硬化剂治疗跖间神经瘤。

大部分患者手术切除趾间神经瘤后取得了良好的疗效，然而精确的诊断和病情咨询对于取得最佳的预后来说是非常重要的。在大部分报道中，80% ~ 95% 的患者没有症状，并对手术满意。然而在 Mann 和 Reynolds 的报道中，我们可以清楚地知道，术后 65% 的患者存在足底局部的压痛，20% 的患者主观认为症状改善＜ 50%。另一项研究报道，70% 的患者存在穿鞋受限。Womack 等发现，神经瘤切除术的长期疗效并没有以前报道的那么成功。最近 Kasparek 和 Schneider 报道称，98 例患者中，76% 的患者在切除神经瘤 15 年后仍有优良或良好的疗效。因此，建议进行详细的术前检查并仔细筛选手术患者。此外，术前应告知患者，术后可能遗留某些症状。医生应该仔细寻找可能引起跖部疼痛的其他共存疾病，如果这些症状并非由趾间神经瘤引起，自然不会因为切除神经瘤而减轻，这些情况应向患者解释清楚。

神经瘤切除术是否是趾间神经瘤首选的手术，观点尚不一致。Gauthier 采用背侧纵行切口实施神经外膜松解术，通过切断跖骨间深横韧带来促进神经松解。最后有 28%的病例症状无改善或者持续存在，需要进一步治疗。作者对这种治疗方法没有经验，而且对于术中是否切断跖骨间深横韧带目前尚有争议，因为韧带切断是否会引起跖骨下垂或前足张开尚不清楚。做背侧切口时，如果切断韧带，在近端显露神经就比较容易；经足底切口时，此韧带不妨碍其近侧神经瘤的显露，因此通常将其保留。

采用背侧切口还是足底切口一般依术者习惯而定，两者均可，但行足底切口的患者术后几周内常诉切口疼痛，能逐渐缓解。两种切口各有优缺点。对于复发性趾间神经瘤，足底切口因显露充分而被采用。如做背侧切口，在瘢痕组织中显露神经瘤的残余部分则很困难。经足底切口时，术者可以在正常组织内解剖和显露神经。有研究对足背和足底两种纵向切口进行了比较，评估指标包括感觉缺失、恢复时间和远期治疗。在患者的总体满意度方面，两种切口方式没有明显的区别。足背切口组出现了感染、神经缺失，以及神经瘤的神经残余等并发症，足底切口组出现了 3 例切口内角化（大小为 2 mm × 3 mm）。最近，Nery 等报道，对 168 例患者进行了 7 年的随访，结果显示，89% 的患者疗效良好，7% 的患者疗效一般，4% 的患者疗效较差，所有患者都是经足底切口切除的神经瘤。

无论做什么切口，在切口允许的情况下，尽量靠近侧切断神经，注意切勿损伤支配第二或第四趾蹼的趾总神经支。从趾总神经上发出一些朝向跖面的神经分支，直至前足跖底。这些分支集中在趾总神经远侧，紧靠分出趾固有神经的分叉处的近侧。如果不是在跖骨间深横韧带近侧切断神经，这些神经分支将限制或阻止趾总神经的回缩，引起神经断端在跖骨头部位粘连，导致症状复发。术前仔细确定压痛最明显的部位（大概是神经瘤的残端）有助于术者在术中找到神经。无论是第一次手术还是复发性神经瘤，Mann 都主张用背侧切口。

复发的跖间神经瘤再次手术或神经残端切除的效果不如首次切除满意。在一项研究中，43% 的患者不满意手术结果或对此种治疗方法有保留意见。对神经瘤切除术后再次手术者应该谨慎，应该告知患者疗效可能不满意。

跖间神经瘤切除术（背侧入路）

手术技术 86-3

（Amis）

- 做背侧纵行切口，由趾蹼近侧 3 ~ 4 cm 开始向远侧延伸至趾蹼近侧。注意勿沿伸肌腱做切口，以免切口太偏外。切口如果做得合适，应位于伸肌腱内侧略斜。
- 向深层显露，轻轻将背侧感觉神经支拉向阻力最小的一边。
- 在近侧确认背侧骨间筋膜，并沿背侧骨间筋膜和骨间肌向远侧显露跖骨间韧带浅层的滑囊。切开滑囊，其深层即为跖骨间韧带。
- 在第三、四跖骨间近端钝性分离，向内侧牵开相应骨间背侧肌。打开趾蹼，更好地显露近端。
- 在跖骨颈之间放入板状牵开器，使跖骨张开（图 86-9A）。
- 用 Senn 牵开器的深头把趾蹼脂肪垫拉向远侧。
- 有时在此处可以看到较大的跖间神经瘤（图 86-10）。不要从足底把神经瘤从跖骨间韧带的远侧挤出，因为这会造成一种显露好的假象，这往往是切除不彻底或术后复发的原因之一。
- 在跖骨间韧带远侧部分解剖并沿其全长纵向分离。

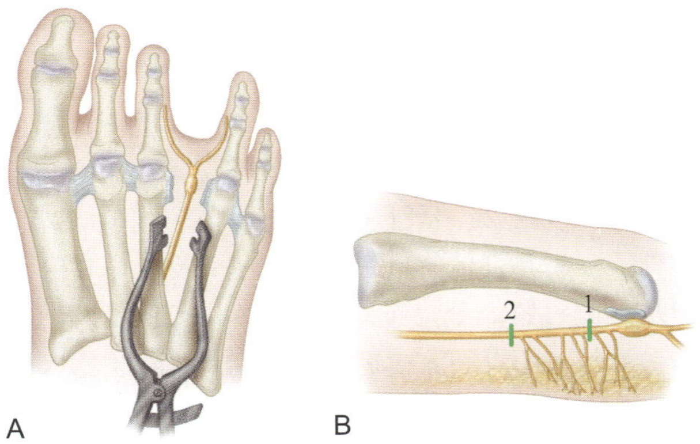

图 86-9 A. 用板状撑开器显露神经瘤；B. 趾神经足底分支的外侧面观：1. 以前主张的神经切断平面；2. 现在建议的神经切断平面（韧带近侧 3 cm），以避开其足底分支（见手术技术 86-3）

- 保护好深层结构，用剪刀或 15 号刀片切断跖骨间韧带，注意勿损伤下面的蚓状肌腱。
- 之后，在跖骨间韧带深层由远向近用剪刀游离神经血管束。
- 切断跖骨间韧带后用手指探查，确认已全部松解，这对于手术成功非常重要。
- 即使跖骨间神经没有增大到一定程度，也应按计划予以解剖、切除。在趾蹼处，蚓状肌腱及跖底动脉易被误认为神经，前者行至近节趾骨的内侧，后者则位于神经背部，由近内侧走向远外侧。动脉血管通常由跖骨颈的内下方穿出。确认无误后，把动脉与神经分离，予以保护。
- 向远方游离神经，但不要游离至两条固有神经的分叉处（图 86-11）。
- 神经瘤通常位于跖骨间韧带或稍远部位，向神经瘤远侧解剖并将其切断。
- 沿神经周围分离，直至神经瘤近端 3 ~ 3．5 cm 处（图 86-9B）。
- 如果需要通过蹈收肌内分离，可将其部分切断或用小的直角（Ragnell）拉钩向背侧牵开。
- 切断跖骨间神经到前足跖侧的足底分支，以便于向近侧追踪神经。在准备切断神经的部位放置一个钝性器械并从足底触压定位，在前足负重垫近侧 1 ~ 2 cm 处切断神经，以确定神经横断面位于非负重区。如果未显露至非负重区，需向近侧进一步分离。
- 位于近端的神经固有位置分开神经，剥离周边组织后，切除神经和神经瘤。
- 残端烧灼后用一把小止血钳将残端放入骨间肌的近端背侧，以防进入负重区。标本送病理检查。

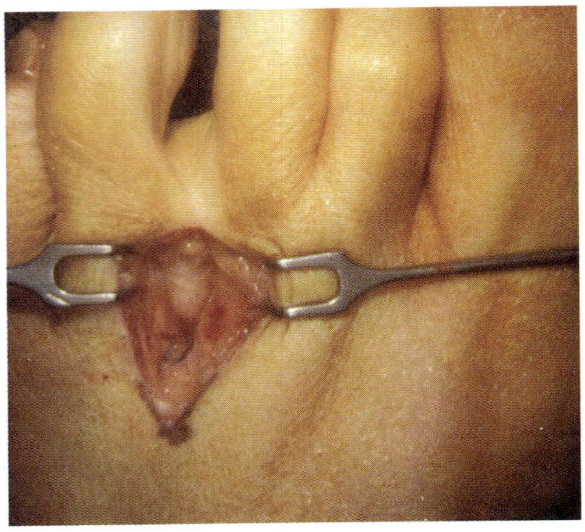

图 86-10 跖间神经瘤（背侧入路）（见手术技术 86-3）

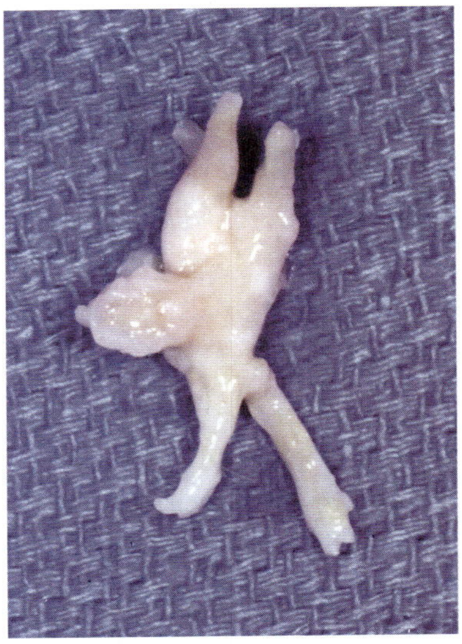

图 86-11 趾总神经及其两个趾固有神经分支，神经瘤位于其交界部位（见手术技术 86-3）

- 保留板状撑开器，放松止血带，观察动脉及大的静脉血管是否在术中被意外切断。
- 去除板状撑开器，轻轻按压前足 5 ~ 10 min，待反应性充血过程过后再缝合。或者，也可以先缝合切口，覆盖敷料后再去除止血带。
- 用 4.0 尼龙线水平褥式缝合皮肤。如果缝合皮下组织，注意勿将背侧感觉神经缝合。
- 凡士林纱布覆盖后再覆以大块夹层敷料，用弹力绷带轻轻加压包扎。

术后处理 术后 48 h 之内尽量抬高患肢，只允许去卫生间。之后，如果患者能够忍受，可以下床行走。2 ~ 3 周拆线后，用胶带保护伤口 1 周。术后一般穿木底鞋 2 ~ 3 周，再穿鞋面柔软、前方宽松的鞋 3 ~ 4 周。

趾间神经瘤切除（足底纵切口）

手术技术 86-4

- 患者取仰卧位，上止血带，助手保持患者踝关节于背伸中立位，从紧邻趾蹼的近侧向近端做长约 3 ~ 4 cm 的足底纵切口（图 86-12A）。由于此部位脂肪组织位于跖腱膜浅层，使用小的自动拉钩有助于显露。
- 在腱膜上做与皮肤切口一致的切口。
- 纵向钝性分离，于切口近端找到趾总神经，向远侧分离，在显露支配相邻足趾的趾固有神经之前显露膨大的神经瘤。
- 切除神经瘤，注意在跖骨间深横韧带的近侧切除 2 ~ 3 cm 的神经。术中不必切除位于神经瘤背侧的跖骨间深横韧带。
- 取下止血带，彻底止血，用不可吸收缝线间断缝合皮肤（图 86-12B）。

术后处理 用厚敷料将前足加压包扎，在穿木底鞋行走之前先抬高患肢 24 h。只要术后穿木底鞋，并在医生指导下用患足足跟行走，作者还未发现有因早期负重而出现伤口问题的情况。如果患者不能配合，则需扶拐行走，直至术后 2 周拆除缝线，此后再用胶带保护切口 1 周。以后的处理同背侧切口。

因为缺少内镜手术在此部位的有效性和安全性的证据，目前笔者不用此技术行减压（松解跖间横韧带）或切除跖间神经瘤。但其令人鼓舞的前景已经报道过了。

第四节 高弓足

简单地说，高弓足就是足弓异常增高。足弓增高通常伴有一系列畸形，包括跖趾关节过伸及趾间关节过屈、前足旋前并内收（前足外翻）、中足背侧“骨性”增高且足底内侧皮肤出现皱褶、足外侧缘延长而内侧缘短缩、跖骨头下胼胝、不同程度的距下关节僵直或强直、固定或柔性足跟内翻和伴或不伴有马蹄足挛缩畸形的跟腱挛缩。虽然高弓足合并有多种畸形，很难有一个确切的定义，但认识此症并不难（图 86-13）。然而，一般来说无论非手术治疗还是手术治疗，治疗起来都非易事。

一、病因学

这种复合畸形的原因是什么？ 足内侧纵弓轻度升高又是如何发展为僵硬的马蹄内翻足及爪形趾的？ 幸运的是，大多数患者并非如此发展，畸形的进展程度与病因有关。

不久之前，80% 的高弓足患者的病因还不清楚。现在，通过详细的体检，并依靠电诊断学研究、MRI、脊髓造影术、动脉造影术，甚至基因学研究，80% ~ 90% 的患者病因可以确定。骨骼发育成熟的患者，病因常常为神经肌肉疾病或创伤。足部骨骼发育成熟的高弓足患者常见的神经肌肉疾病有进行性遗传性运动神经病（Charcot-Marie-Tooth

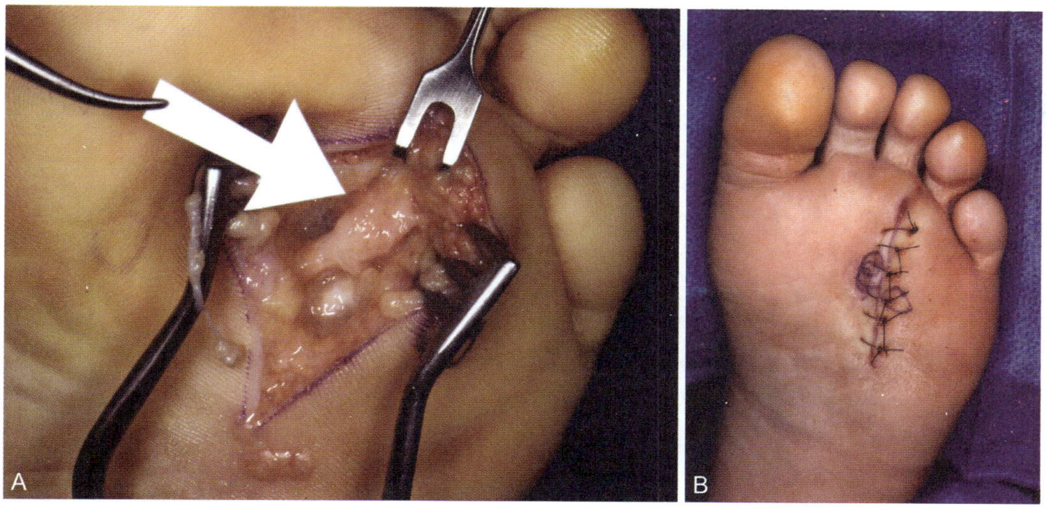

图 86-12 跖间神经瘤

A. 跖侧切口治疗具有进入神经瘤（箭头）的交通支的“复发”跖间神经瘤；B. 神经瘤切除后关闭切口（见手术技术 86-4）

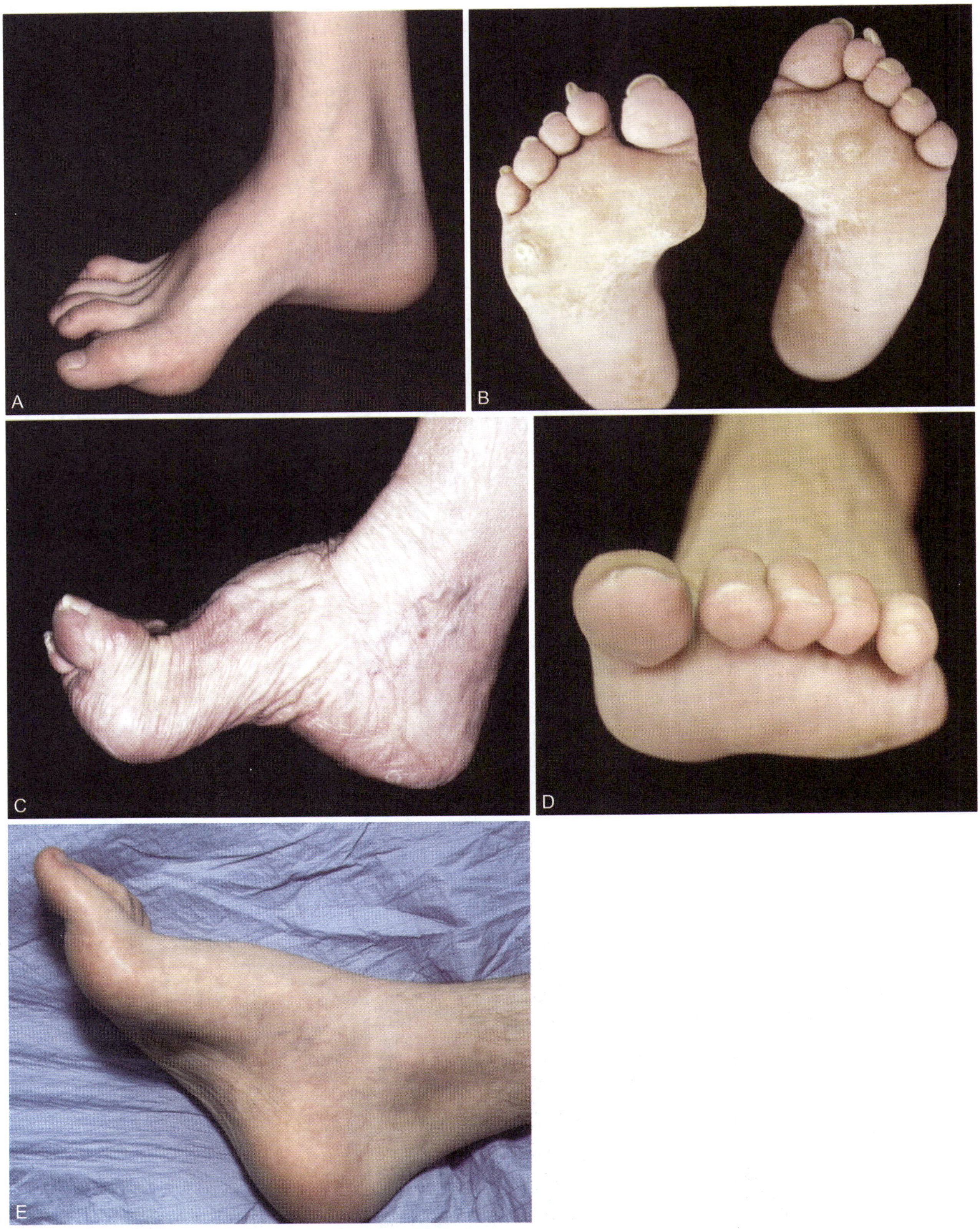

图 86-13 A. 轻度高弓足和爪形趾，病因不明；B. 跖骨头下胼胝是促使患者到骨科就诊的最常见症状；C. 脊髓灰质炎后遗症患者明显的前足马蹄足及其所致的跗骨背侧隆突；D. 负重时前足相对于后足旋前，可见爪形趾；E. 足内侧柱短缩

病）（又名进行性神经性腓骨肌萎缩）和脊髓灰质炎。脊柱裂、脑瘫、原发性小脑疾病、关节弯曲或马蹄足(clubfeet)的患者也可能发展为高弓足畸形，但一般情况下，这些疾病在骨骼成熟前都能被发现并接受治疗。

创伤性高弓足的原因可以是胫、腓骨骨折后小腿后侧深筋膜室综合征，也可以是中足骨折畸形愈合或骨折脱位。小腿后侧深筋膜室综合征发生局部缺血和肌肉纤维化后几个月内可以不出现畸形，或仅表现为轻度、可觉察到的畸形，但以后将发展成僵硬的高弓内翻足和爪形趾畸形。不论引起胫后肌、趾长屈肌、踇长屈肌纤维化和挛缩的原因是动脉血供中断、筋膜室压力升高伴肌肉坏死，还是肌腱撕裂，其结果都是出现从轻度爪形趾（也可能是骨折愈合部位肌腱粘连所形成的马缰绳畸形）到僵硬的高弓内翻足并爪形趾的一系列畸形。

足内在肌在高弓足（尤其是创伤性高弓足）畸形形成过程中的确切作用尚不清楚。如果触摸和针刺一个或多个趾端时其感觉缺失，或者在屈肌支持带下方胫神经通路和支配第二、三趾蹼的趾间神经通路上有压痛时，行肌电图或神经传导速度测定有助于诊断足内在肌神经性异常。创伤后高弓足畸形通常是后足 - 中足畸形，由骨折畸形愈合，如距骨颈骨折所引起。

在一些有症状的高弓足患者中找不到明确的病因（图 86-14）。对于神经肌肉疾病或特发性畸形患者，一般认为足内、外在肌的肌力不平衡是高弓足畸形的基本病理机制。足底内在肌的功能是跖屈跖趾关节和背伸趾间关节。只要这些肌肉的肌力较其拮抗肌的肌力相对或绝对减弱，内、外在肌的肌力平衡就会被打破，这与手部很相似。进行性神经肌肉疾病，如进行性神经性腓骨肌萎缩，常表现为前足马蹄形内翻，伴有第一跖骨向足底屈曲并旋前，跖趾关节持续背伸，趾间关节持续屈曲。进行性神经性腓骨肌萎缩的患者腓骨长肌痉挛或者肌力相对强于胫骨前肌和腓骨短肌可能是造成第一跖骨跖屈的原因（图 86-15），并最终导致前足固定于旋前位置。腓骨短肌无力时，胫后肌收缩不仅加重了前足的马蹄畸形，还使跗间关节内翻，在强大的胫后肌的影响下，病变进一步发展，引起足跟内翻畸形，同时，跖腱膜也发生挛缩（图 86-16）。

Paulos 等观察到第一跖列僵硬的跖屈促使足跟内翻，最终畸形成为固定性（图 86-17），所以他们认为后足畸形是继发于前足马蹄足。Coleman 和 Chesnut 的木块试验（图 86-18）是确定高弓足患者前 - 后足关系及后足是否柔韧的一个好方法。决定高弓足症状和治疗方法选择的关键因素不是病因或患者的年龄，而是解剖结构的柔韧程度。

二、临床表现

有许多原因可使高弓足畸形患者寻求矫形外科治疗。特发性、非进行性高弓足畸形患者的爪形趾可以通过负重或被动抬高跖骨头（柔软畸形）得以矫正，这些患者要重点解决的是工作中需长时间站立的问题。一般行非手术治疗即可获得满意疗效。

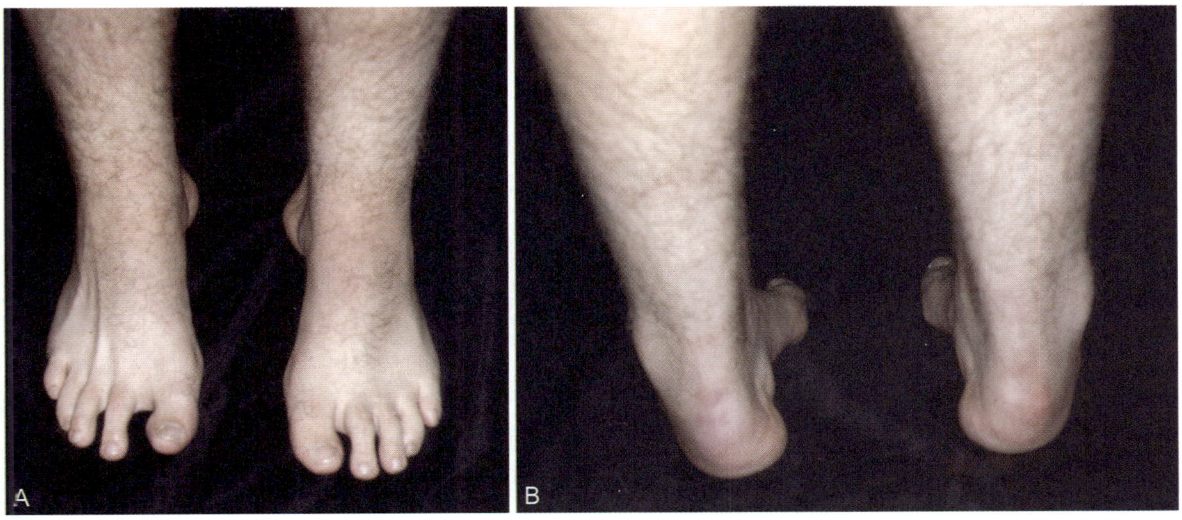

图 86-14 A 和 B. 15 岁男性患者，经过详尽的神经病学检查后诊断为特发性高弓足

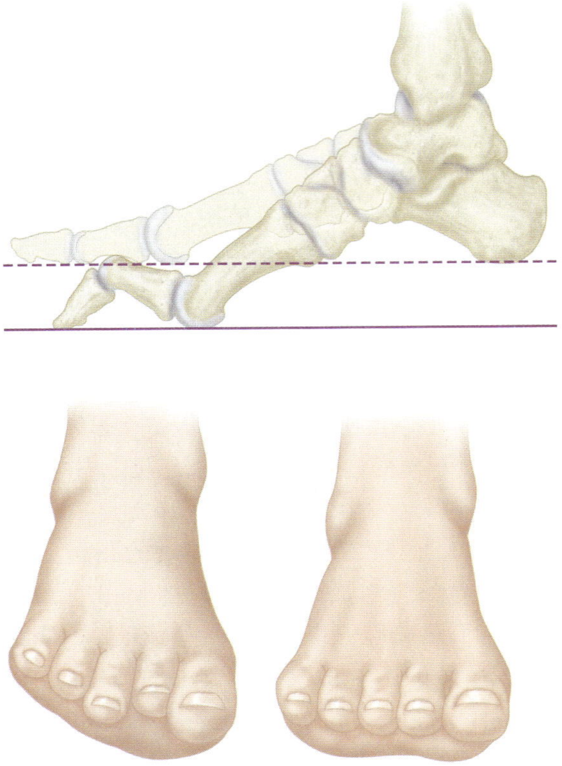

图 86-15　和正常足比较，进行性神经性腓骨肌萎缩（Charcot-Marie-Tooth）患者第一跖骨跖屈畸形的侧面及前面观

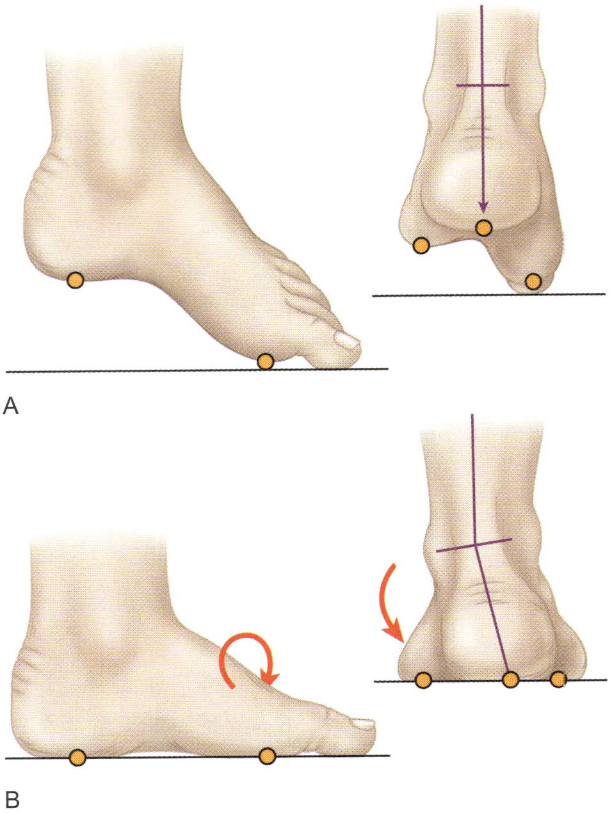

图 86-17　当跖屈的第一跖骨触地时（A），足跟被动内翻（B）

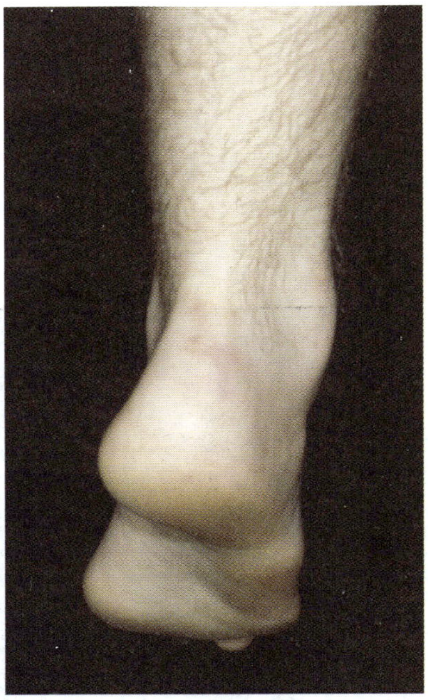

图 86-16　18 岁男性，进行性神经性腓骨肌萎缩（Charcot-Marie-Tooth）患者。其畸形包括僵硬性后足内翻、前足严重马蹄畸形、第一跖骨跖屈、负重时前足旋前、跖腱膜紧张以及跟腱挛缩，但无可触及的腓骨长肌挛缩

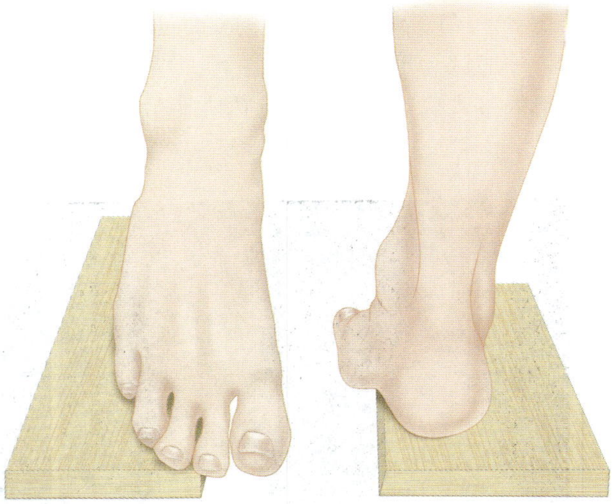

图 86-18　外侧木块试验。跖屈的第一跖骨从木块一侧自由垂下，柔韧的后足内翻就可以矫正

轻度的跖骨痛可以用下列方法处理：正确处理胼胝、正确穿鞋以及加垫跖骨垫。伴有仅靠负重或被动抬高跖骨头不能纠正的爪形趾畸形、前足固定的旋前和痛性胼胝的特发性高弓足常导致症状加重和部分或全部高弓畸形成分进行性加重。

经仔细检查后，必须将特发性高弓足作为一个需要鉴别的诊断。少数患者无明确的神经肌肉或其他疾病，也无创伤史来解释其畸形的出现。幸运的是，如果选择正确的手术方法来矫正这些特殊的畸形，即使是慢性畸形，这些有正常感觉和本体感觉的患者反应也都常常较好。

对于有进行性运动和感觉缺失的患者，无论畸形是否僵硬，其临床表现与诊治均完全不同。进行性神经性腓骨肌萎缩多见于男性（男女比例为 2 ： 1），但女性患者病情更严重。其可引起严重的感觉缺失，而最终需要截肢。对于所有进行性神经性腓骨肌萎缩（Charcot-Marie-Tooth 病，CMT）患者都应询问家族史，以及畸形发展过程的时间顺序，包括第一次出现症状的时间和部位、步态变化以及活动障碍情况等。所有的类型都具有遗传性，但几乎一半的病例都是因为新的基因突变。最为普遍的是 CMT-1，其由神经脱髓鞘导致，50% 以上的病例属于此型。CMT-1 可进一步分为三个亚型：CMT-1A、CMT-1B 和 CMT-1C。其次是 CMT-2 型。此型具有几乎正常的神经传导速度。即使在直系亲属和大家庭成员中，也存在常染色体的显性突变以及临床表现的多样性。10% ~ 20% 的 CMT 病例属于 CMT-X 型，此型属于 X 连锁遗传。CMT-4 型非常罕见，属于常染色体隐性遗传。

在任何治疗计划之前都必须做详细的运动 - 感觉神经检查。如果患者存在痉挛（即使是最轻微的程度），或者足底表面存在溃疡或溃疡前损伤，都应给予鞋或足踝支具等非手术治疗。如伴有足底感觉减弱，手术可能会出现很多严重的并发症。

脊髓灰质炎后遗高弓足畸形在体征方面常常不同于进行性神经性腓骨肌萎缩。脊髓灰质炎后遗高弓足可以有前侧和后侧（或前足和后足）畸形，这与进行性神经性腓骨肌萎缩不同，后者通常没有后足跟骨畸形（图 86-19A）。由于损伤程度和恢复情况不同，脊髓灰质炎可导致不同模式的肌力失衡和随之而来的畸形。与 CMT 不同，脊髓灰质炎病例小腿三头肌肌力薄弱，而胫前肌又很强壮，这导致了后足的跟骨畸形，伴或不伴后足内翻或外翻（取决于踝周围哪一群肌肉更强一些）。因为脊髓灰质炎后遗高弓足无感觉损害及进行性加重的特点，无论治疗与否，它的预后都较进行性神经性腓骨肌萎缩好，或者至少可以预见。

创伤后高弓内翻足是由于足外在肌损伤，导致其与足内在肌肌力不平衡。小腿后侧深筋膜室受到影响、筋膜室综合征以及由此引起的 Volkmann 痉挛都会引起弓形足伴爪形趾畸形。挤压伤或严重的烧伤导致的软组织损伤也可引起肌力失衡，最终出现弓形足畸形。

三、放射学表现

通过站立位的足侧位片，我们可以了解踝关节位置、跟骨角情况（图 86-19B）和中、前足位置，尤其是第一跖骨的跖屈程度（图 86-19C）。这对术前计划有重要意义。前足马蹄畸形可能只需松解跖腱膜和足内在肌，行或不行第一跖骨截骨术，或者在跗跖关节或跗间关节行多个闭合楔形截骨术。站立位侧位 X 线片还可以评价后足（距、跟骨）、中足（舟骨和骰楔关节）和前足（Lisfranc）在高弓足畸形形成过程中的作用。负重时可以依据跖趾关节的过伸情况来确定畸形是否固定及其严重程度（图 86-20）。

尽量使后足保持中立位，拍摄前后位 X 线片能帮助确定临床上有无跖内收（图 86-21）。同时还可以测量距跟角（Kite 角），距跟角越接近 0°，距骨与跟骨越相对平行，从而提示后足内翻。正常 Kite 角度为 25° ~ 40°。负重时从前方拍摄籽骨位片有助于评定第一、二跖骨的跖屈。

其他有意义的 X 线表现包括：①胫距关节、距下关节或跗跖关节的退行性变，即便很轻微；②踝穴处距骨旋转，这可能是距下关节的距骨背伸及内翻所致（见图 86-19C）；③斜位片在软组织内出现营养障碍性骨化常提示肌腱或韧带损伤（图 86-22）。

四、治疗

高弓足畸形的手术治疗需要对足和踝的各部分畸形都进行矫正，下面分别介绍。

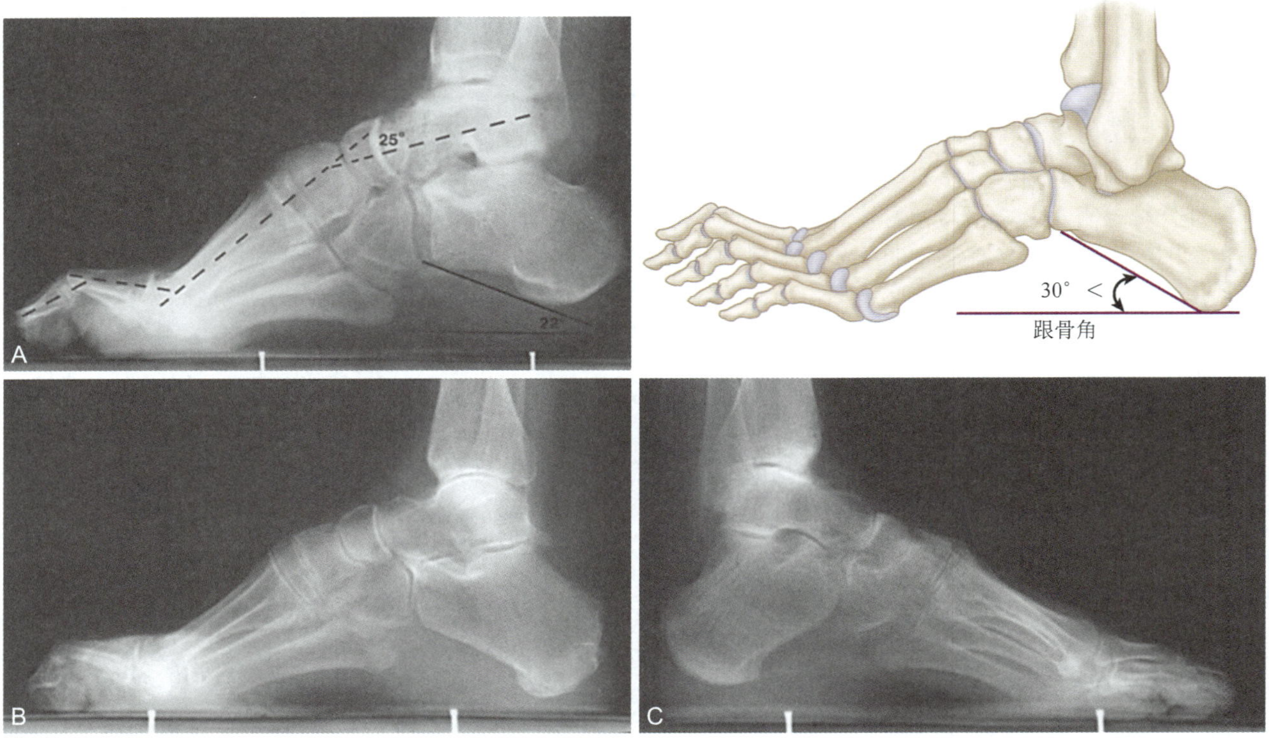

图 86-19 A. 跟骨角正常，但因进行性神经性腓骨肌萎缩而表现为前足马蹄足（左）；用于测量跟骨畸形程度的跟骨角（右）。B. 特发性高弓足的跟骨角。C. 脊髓灰质炎后遗畸形的跟骨角

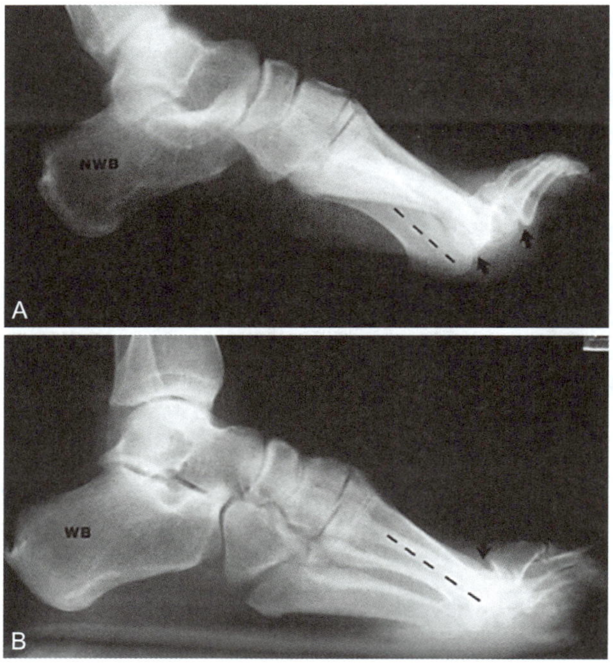

图 86-20 A. 非负重时进行性神经性腓骨肌萎缩患者高弓足和爪形趾畸形的 X 线表现；B. 负重时第一跖骨的跖屈程度减轻，但仍然有踇趾爪形趾，提示第一跖趾关节具有固定性的伸肌挛缩

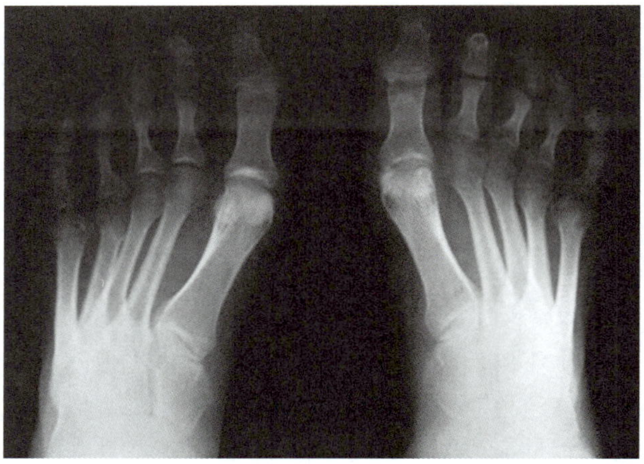

图 86-21 进行性神经性腓骨肌萎缩所致高弓足负重时的前后位 X 线片，显示前足内收及旋后。X 线片上的跖骨内收部分是由于投影位置的关系所致的假象，但也有部分是真正的内收

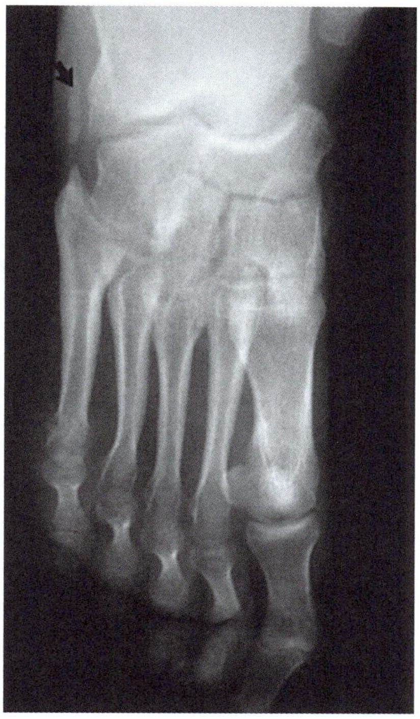

图 86-22 进行性神经性腓骨肌萎缩患者的营养不良性骨化。无法触及腓骨长肌收缩。骨化是由腓骨肌腱轻微的重复撕裂伤所致

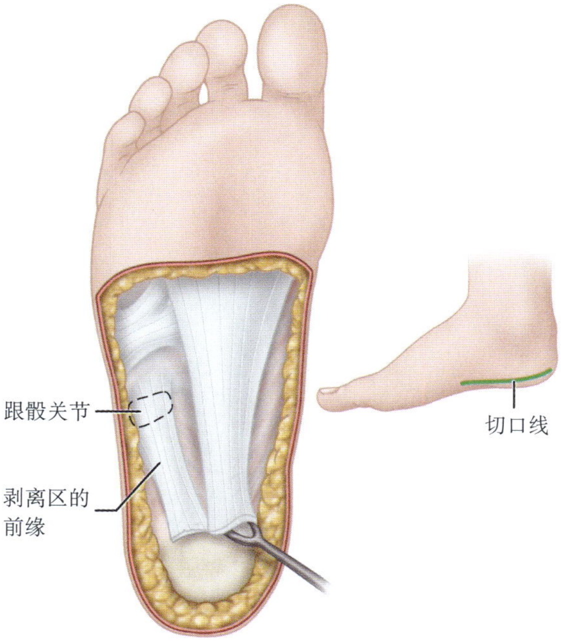

图 86-23 跖腱膜松解术（见手术技术 86-5）

（一）爪形趾

对于创伤性高弓足患者，只有爪形趾和跖腱膜紧张需手术处理，中足骨性畸形通过穿合适的鞋和支具治疗。对于跖趾关节及趾间关节挛缩，建议采用下列方法处理：

1. 拇长伸肌及趾长伸肌腱延长术。
2. 拇短伸肌及趾短伸肌腱切断术。
3. 跖趾关节背侧关节囊切开术。
4. 近节趾骨头、颈切除术。
5. 如有适应证，可施行跖腱膜松解术。
6. 拇趾趾间关节融合术或跖板松解术，以及拇趾趾间关节副韧带切断术，术后暂时用克氏针固定。

跖腱膜松解术

手术技术 86-5

- 沿跟骨内侧缘做纵行切口，向远侧延伸至内侧结节前方 4 cm 处（图 86-23）。
- 将跖腱膜的浅、深层与肌肉及脂肪组织分离，并沿其全宽做游离。
- 紧贴跖腱膜进入跟骨跖侧处将跖腱膜横向切断。
- 松解时在跖腱膜深面放入骨膜剥离子或拉钩。
- 如果跖腱膜仍然很紧张，则于第一跖骨头近侧 2 cm 处另做切口，切开跖腱膜内侧束。松解内侧束到拇短屈肌，但不要贯穿拇短屈肌，以保护拇长屈肌，上推跖骨头，使第一跖骨背伸。
- 彻底止血，成人用不可吸收缝线缝合切口。

术后处理 跖腱膜松解术很少单独施行。如果单独行跖腱膜松解术，应该用短腿管型石膏固定，塑型出足弓，3 周内不负重，然后再用负重管型石膏固定 3 周。

拇趾及第二趾爪形趾矫正术

手术技术 86-6

- 在第一趾蹼间做纵行切口（图 86-24A），自第一趾蹼近端开始向近侧延伸至相应跖骨体中部，显露至拇趾及第二趾的伸肌腱。腓深神经的终末分支及伴行的第一趾背动脉位于肌腱深层。

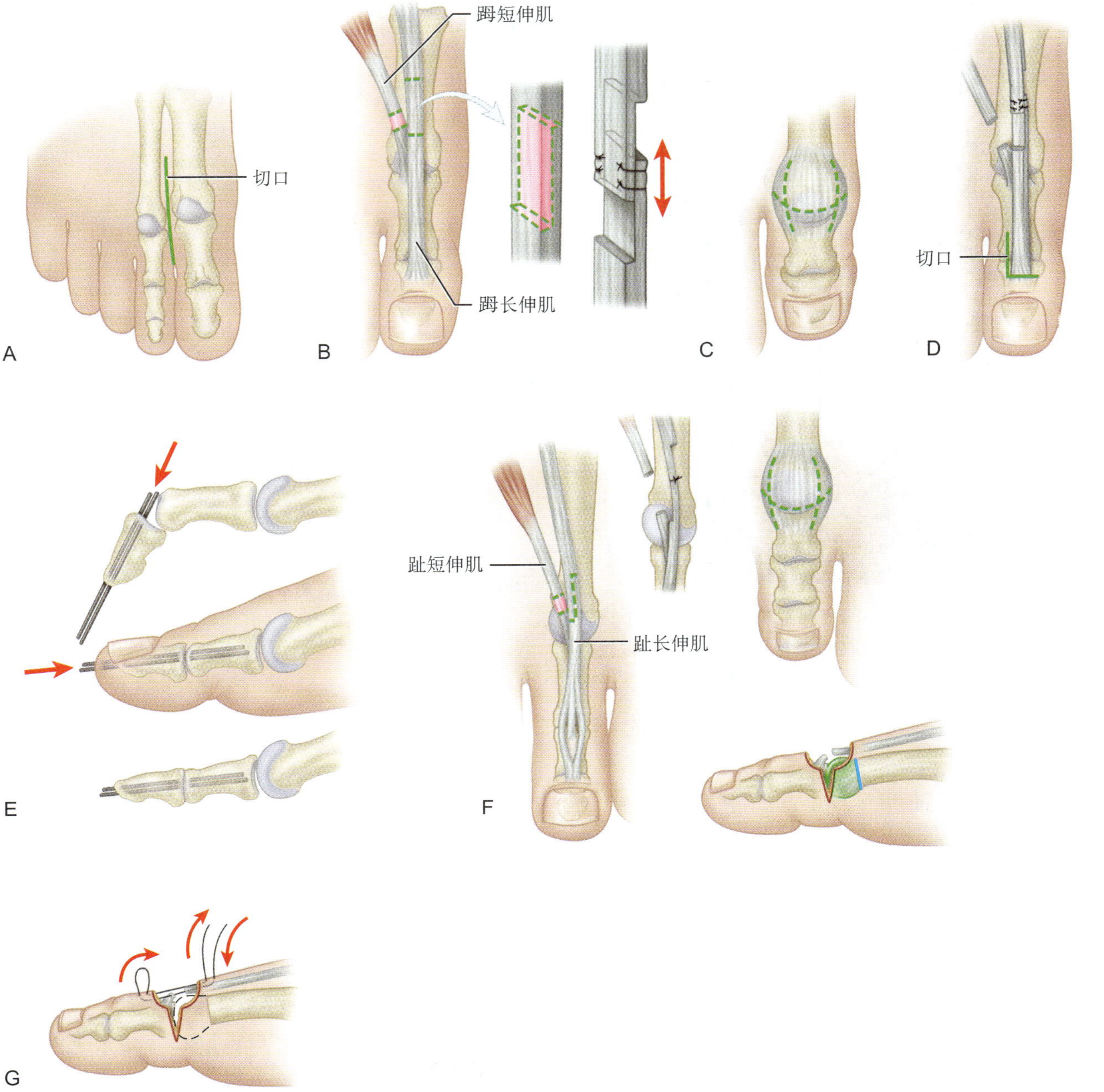

图 86-24 踇趾及第二趾爪形趾的手术方法

A. 切口；B. 冠状或矢状位踇长伸肌腱延长术，同时切断踇短伸肌腱；C. 松解背侧关节囊及副韧带；D. 通过另一切口显露趾间关节；E. 矫正后的侧面观，纵行克氏针一直到达近节趾骨基底部，以固定踇趾的趾间关节；F. 通过近节趾骨头、颈切除，跖趾关节背侧关节囊切开，趾长伸肌腱延长以及趾短伸肌腱切断，矫正第二趾畸形；G. 跖趾关节及近侧趾间关节部位的矫正（见手术技术 85-6）

- 保护两侧切口缘，显露踇长、短伸肌及趾长、短伸肌。
- 通过冠状（首选）或矢状面，“Z”字延长踇长伸肌腱约 3 cm（图 86-24B）。手术时应谨记，先测试肌腱重叠程度再缝合比跖趾关节回到中立位后才发现肌腱延长不够容易处理得多。
- 切除 5 ~ 8 mm 趾短伸肌和踇短伸肌腱，在跖趾关节部位，这些肌腱刚好位于趾长伸肌腱和踇长伸肌腱的外侧深层。
- 单独行肌腱延长术一般可以达到良好的矫形，如果畸形矫正不满意，跖趾关节未到中立位，应行背侧关节囊切开术。

- 踇长、趾长伸肌腱位于皮缘下，在跖趾关节处切开背侧关节囊及两侧的副韧带（图 86-24C）。
- 被动屈曲跖趾关节超过中立位，背伸踝关节至中立位，这时观察足趾的休息位置。近侧趾间关节挛缩稍后再行矫正。
- 如果跖趾关节可以屈至超过中立位，就应该将重点转移至踇趾趾间关节和第二趾的近侧趾间关节了。
- 通过一个倒“L”形切口（图 86-24D）显露踇趾的趾间关节，“L”形切口的横臂经过关节线。常见的错误是切口的横臂太靠近端，但如果太靠远端也可能损伤甲床。切开背侧关节囊（包括踇长伸肌的终末腱）和两侧副韧带，略用力屈曲远节趾骨。
- 用 Freer 剥离子松解跖板的近侧附着处并背伸趾间关节。
- 如果关节能保持中立位，则用一枚斜行克氏针或两根纵行克氏针穿过关节，使趾间关节伸直。
- 如果关节达不到中立位，则需切除足够的骨质，使关节融合于中立位。
- 克氏针要逆行穿入远节趾骨，从趾甲跖侧 2 ~ 3 mm 处穿入，然后穿向近侧，通过关节直达近节趾骨的软骨下骨。有时，克氏针须穿越第一跖趾关节，但通常情况下，前足大量的敷料包扎可维持关节于合适的位置（图 86-24E）。
- 回到第一趾蹼部位的切口，延长趾长伸肌腱，切断趾短伸肌腱，切开跖趾关节的背侧关节囊及副韧带。
- 经背侧椭圆形切口（图 86-24F）显露第二趾近侧趾间关节。
- 切开背侧关节囊和副韧带。
- 拉开伸肌腱，把近节趾骨的远端 1／3 去除。截骨长度要足够，这样在趾间关节位于中立位时不会引起骨性撞击。缝针从切口一侧的皮肤、肌腱穿过，通过另一侧的肌腱和皮肤，然后再返回通过两侧皮肤，采用这种褥式缝合技术可以使该趾间关节处于屈曲 0° ~ 15° 的适当位置（图 86-24G）。
- 通过类似的方法来矫正第三、四趾畸形，在第三趾蹼处可用类似的纵行切口。
- 在第五趾则采用外侧直切口。第五趾没有趾短伸肌腱。如果第五跖骨头下方的胼胝较其他部位显著，可将第五跖骨头的跖侧突起切除，使其与跖骨体平齐。在跖趾关节部位缝合小趾展肌腱，以免出现第五趾内侧半脱位。
- 通过与第二趾相同的背侧椭圆形切口显露第三至五趾的近侧趾间关节，也可选用直切口。但椭圆形切口的优点是，切除背侧皮肤后的皮肤固定术能使近侧趾间关节排列良好。
- 保持跖趾关节背伸 0° ~ 10°，用小弯针和 4-0 不可吸收缝线修复踇长伸肌腱及趾长伸肌腱。
- 以 4-0 或 5-0 不可吸收线缝合皮肤，用厚敷料加压包扎（不要太紧）前足，直至趾尖，使跖趾及趾间关节处于理想位置。
- 也可用克氏针维持关节位置，但如果敷料包扎较好并保持 3 周，通常不必使用克氏针。

术后处理 如有可能，敷料宜保留 3 周。更换敷料时应特别注意保持足趾位置。术后 3 周换用较薄敷料维持位置 7 ~ 10d，敷料大小应能保持正确的足趾位置。术后 1 个月穿前方宽松的鞋并开始功能锻炼。术后即可负重去卫生间，根据是否两足同时手术以及患者的平衡能力来决定是否应用助行器或腋杖。如果患者愿意，可以穿木底鞋拖着足去卫生间，而不用助行器或拐杖。如果需松解跖腱膜，只用 3-0 不可吸收缝线缝合皮肤，用敷料覆盖前足之后再单独包扎后足。

第一跖骨肌腱悬吊术及趾间关节融合术

Jones 方法基本上是第一跖骨的肌腱悬吊以及趾间关节融合术，数十年的实践证明，该手术方法行之有效。此术式不做踇长伸肌腱“Z”字延长，而是将肌腱近端穿入第一跖骨颈的小孔中，予以固定（图 86-25）。趾长伸肌腱悬吊术的 Hibbs 法及其改良术式适用于第二至第五跖骨。但应该权衡肌腱悬吊术带来的优点，特别是第二至第五跖骨的悬吊术的优点与手术所增加的难度。

手术技术 86-7

(Jones)

- 做“L”形切口显露踇趾趾间关节（图 86-25A 和 B）。
- 将皮肤及皮下组织瓣向内、向近侧拉开，找到踇长伸肌腱。
- 关节近侧 1 cm 处横断肌腱，显露关节。
- 去除关节面软骨，用一根斯氏针或两根直径为 0.16 cm 的逆行克氏针固定，在皮下剪断内固定针。

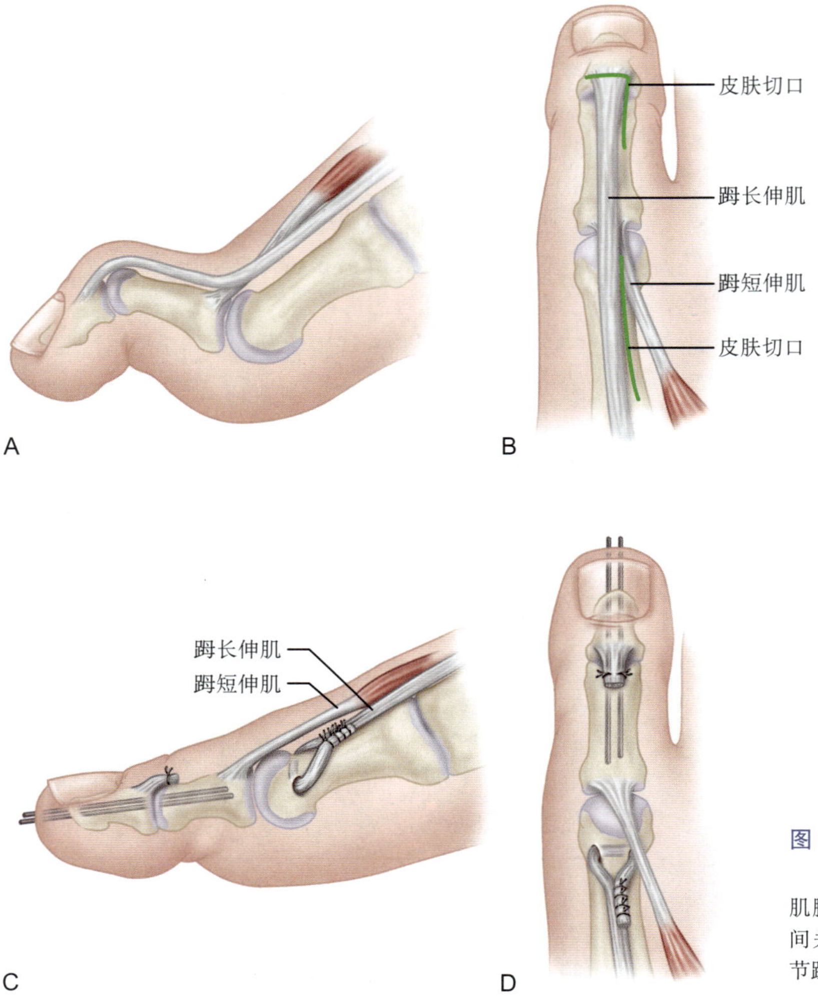

图 86-25 改良 Jones 方法治疗爪形趾

A. 踇趾爪形趾；B. 皮肤切口；C. 踇长伸肌腱被固定于第一跖骨颈，同时穿入髓内针使趾间关节固定于伸直位，将踇长伸肌腱远侧头与近节趾骨背侧的软组织缝合（见手术技术 86-7）

- 通过 2.5 cm 长的背内侧切口显露第一跖骨颈，切口远端止于近侧皮肤横纹（图 86-25B）。
- 保护踇短伸肌腱，游离踇长伸肌腱。
- 通过近端切口全长，彻底并仔细地切除踇长伸肌腱的腱鞘。
- 在第一跖骨颈部的内下方，于第一跖骨轴线的横向钻一孔，钻头从颈部的背外侧穿出。
- 将肌腱由此孔穿过，与自身做间断缝合（图 86-25C）。邻近的爪形趾的手术方法与此相同。
- 缝合切口，用短腿行走石膏管型固定踝关节于中立位。

术后处理 术后几天即可扶拐行走，术后 3 周拆除石膏、拆线，应用短腿行走管型石膏固定。术后 6 周去掉短腿管型石膏及克氏针，开始主动功能锻炼。

（二）第一跖骨跖屈畸形所致的 Charcot-Marie-Tooth 高弓畸形

1. *前足马蹄内翻畸形* 在少数情况下，对于青少年的马蹄内翻足，甚至是轻度的 Charcot-Marie-Tooth 损害，行单独的软组织手术纠正前足畸形即可达到满意疗效，如腓骨长肌替代腓骨短肌，结合跖腱膜松解术。从而避免了截骨术或关节融合术。通常采用下面所介绍方法中的一种。

2. *第一跖骨近端截骨术和跖腱膜切开术* 虽然现在它更多地用于 Charcot-Marie-Tooth 病，以纠正前足（第一跖骨）引起的高弓足畸形，但这种联合方法也可应用于治疗创伤、周围神经损伤和遗传性运动感觉神经病引起的高弓足畸形。常需根据情况进行肌腱切断术或肌腱移位术。在 Charcot-Marie-Tooth 病的手术中，前足的跖屈畸形应当按顺序进行纠正，从跖腱膜松解开始，然后是在骰骨沟处切断腓骨长肌，将腓骨长肌转位至腓骨短肌腱，缝合固定时要把足和踝维持在跖屈外翻位。如果通过这两个步骤，将踝关节置于中立位时，高弓足畸形仍然没有得到纠正，则需行第一跖骨基底部楔形闭合截骨术。如果踇趾仍然处于爪形位，可将踇长伸肌移植于第一跖骨颈。对于骨骼发育成熟的患者，可行踇趾趾间关节融合术。

第一跖骨近端截骨术、跖腱膜切开术以及胫骨前肌移位的联合

Ward 等认为如果腓骨长、短肌肌力达到 4 ~ 5 级，可将胫前肌腱外置于外侧楔骨，治疗继发于 Charcot-Marie-Tooot 病的高弓足畸形。后期的研究表明，这种肌腱移位术可以抵消胫前肌腱的内翻肌力。

手术技术 86-8

（Ward 等）

跖腱膜切开术

- 扪及跖腱膜，沿中足足弓内侧缘做一个 1 cm 长的切口。
- 用止血钳钝性分离筋膜的上下方，同时用小 / 中号的直角拉钩保护皮肤和邻近结构，用 11 号刀将跖腱膜切断。

腓骨长肌腱移位至腓骨短肌腱

- 在腓骨肌腱外上方，从腓骨外踝尖近端 2 cm 至远端 2 cm 做一弧形切口。
- 辨别并轻柔地牵开腓肠神经。
- 锐性切开腓骨长、短肌腱的腱鞘。
- 保持马蹄足的外展，在腓骨长肌腱进入骰骨沟处，尽可能远地横断腓骨长肌腱。
- 使用 Pulvertaft 法，把腓骨长肌编织缝合在腓骨短肌内，然后使用 0 号 Vicryl 缝线在中等张力下缝合。

第一跖骨近端截骨术

- 在第一跖列的背侧行纵切口，从第一跖趾关节近端 2 cm 处切开至跖楔关节近端 1 cm 处。
- 在第一跖骨近端的 1/3 处做一个 3 ~ 5 mm 的背侧闭合楔形截骨。如果需要，在背侧多取出一些骨质，在背伸远端骨块闭合截骨间隙时，可以和旁边的第二和第三跖骨头部“找平”。如果踇趾存在爪形趾，需要按下面的介绍进行 Jones 手术。

Jones 步骤

- 向远端延长切口至近节趾骨颈处。
- 靠近止点处将踇长伸肌腱切断。
- 为避免跖骨骨折，逐一用钻头在第一跖骨颈处钻孔、扩孔。
- 将踇长伸肌腱由内向外从此孔中穿出。
- 用可吸收缝线将踇长伸肌腱与原止点处断端缝合，维持截骨部张力的同时，保持跖骨在一个合适的位置。
- 用斯氏针暂时固定截骨断端。

胫骨前肌移位

- 在足舟骨上胫前肌腱止点处做一背内侧切口。
- 向远端分离肌腱，取得尽量长的肌腱残端。
- 在胫骨前肌腱止点处将其切断。
- 使用 Bunnell 抽出缝合法将 2 号不可吸收线穿过腱膜残余部分。
- 在透视下，在外侧楔骨的上方做一个 2 cm 的纵切口。
- 用 8 mm 或 9 mm 的钻头由背侧向跖侧钻穿外侧楔骨。
- 用 Keith 针（或带线锚钉）将缝线末端穿过这个孔。保持后足中立位时（内翻 / 外翻、跖屈 / 背伸无张力）缝合打结，并将缝线固定在足底的纽扣上。带线锚钉可替代足底垫扣。此两种技术中，肌腱移位都必须保证踝关节呈 65° 的中立背伸位。

术后处理 应用短腿石膏固定。术后 6 周患者保持无负重状态。移去纽扣（如果需要），再应用短腿行走石膏固定 1 个月。

跖腱膜切断术和闭合楔形截骨术

手术技术 86-9

（Gould 法）

跖腱膜双重切断术（多用于成人高弓足或创伤后高弓足）

- 做足跟外侧切口，与跟骨结节在同一平面寻找跖腱膜（图 86-26）。用弯剪刀的尖端紧靠跟骨结节剪开跖腱膜，避免损伤内侧的神经血管束。

- 沿足纵弓内侧缘做切口，出找到并确认跖腱膜。
- 把足底内侧神经向上牵开，切口长度以触及跖腱膜为宜，用直剪刀横断跖腱膜。

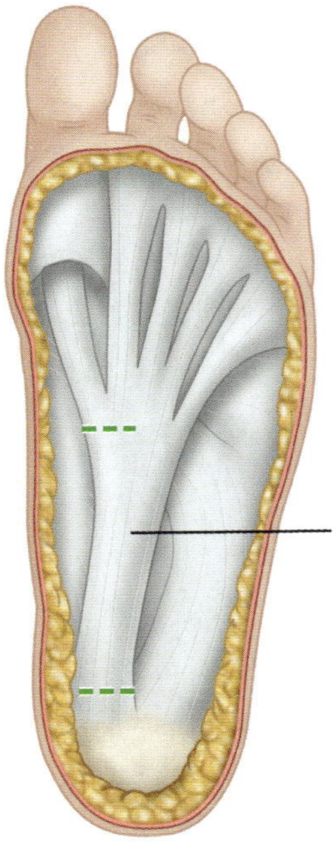

图 86-26 Gould 跖腱膜双重切断术（见手术技术 86-9）

（重绘自：Gould N: Surgery in advanced Charcot-Marie-Tooth disease, *Foot Ankle* 4:267,1984.）

跖骨近端背侧闭合楔形青枝截骨术

- 在足背侧做 3 个切口，分别位于第四与第五、第二与第三跖骨基底部之间和第一跖骨基底部。
- 解剖软组织至跖跗关节远侧 1 cm 处。
- 将肌腱拉向内侧或外侧，纵向切开骨膜，向内外剥离，用弯拉钩牵开，不剥离跖侧骨膜。
- 用薄刃动力锯在近侧垂直截骨，锯到跖骨直径约 2/3 ~ 3/4 为止（图 86-27A）。远侧截骨线距近侧截骨线 4 mm，斜向第一截骨线，锯至跖骨直径的 2/3，与第一截骨线相交。用薄骨刀将楔形骨块取出。
- 截骨时还须注意，在第一跖骨做远侧截骨线时，应该有一定的倾斜角度，以纠正通常存在的跖骨内翻，所以形成了双平面截骨术。第五跖骨的截骨线应靠近基底部，以避免在负重部位形成骨嵴。截骨完毕后，将每一个跖骨依次扳向背侧（图 86-27B），闭合间隙。
- 如果是跖行步态，不必再调整截骨，常规缝合切口，用短腿行走管型石膏固定踝关节于中立位。
- 与 Jones 法（见手术技术 86-7）相比，Gould 增加了对第一跖列的矫正并予以维持，此点与已描述的方法变化不大。

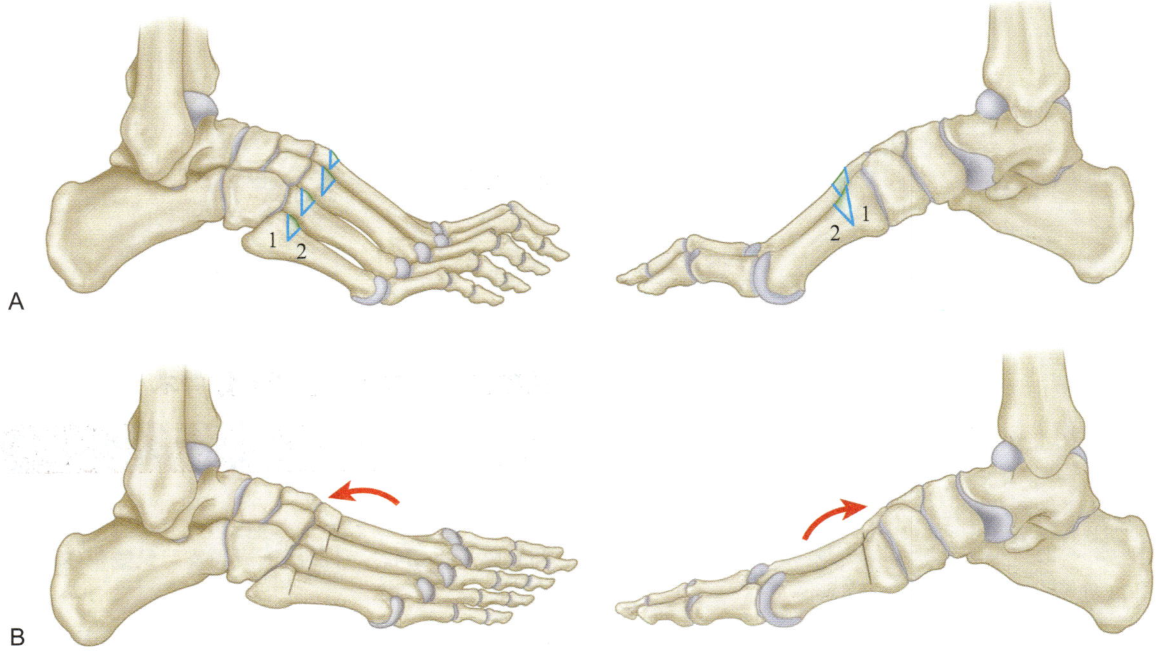

图 86-27 跖骨近端背侧闭合楔形青枝截骨术

A. 截骨；B. 闭合截骨间隙（见手术技术 86-9）

（重绘自：Gould N: Surgery in advanced Charcot-Marie-Tooth disease, *Foot Ankle* 4:267,1984.）

- 前足马蹄畸形需要用 Hibbs 手术方法矫正（见手术技术 86-10），把趾长伸肌腱转移至中间楔状骨。在足部骨骼发育成熟的病例，通过跖腱膜松解、截骨、关节融合术联合或不联合 Jones 方法来矫正前足马蹄畸形，爪形趾也必须矫形。

趾伸肌腱移位术

手术技术 86-10

(Hibbs)

- 在足背做 7.5 ~ 10cm 长的弧形正中外侧切口，显露趾总伸肌腱（图 86-28A）。
- 尽量向远端分离肌腱，并将其切断，将其近端通过第三楔状骨上的孔道穿出，用不可吸收缝线按图中所示的方法固定（图 86-28B）。
- 也可以采用 Bunnell 抽出缝合法将其固定在足底的纽扣上。
- 缝合切口，靴状石膏托固定患足于矫正位置。

术后处理 术后 6 周去除足底纽扣，再用行走石膏管型固定 3 周。

距跗关节楔形截短融合术

Jahss 提出了另外一种治疗前足马蹄畸形的手术方法，即融合全部的跖跗关节。Jahss 不赞成把跖腱膜松解作为一种独立的手术方法。他选择缩短跖腱膜而不是用内固定来增加前足背伸时截骨处的稳定性。Jahss 列出了该手术的适应证：

1. 前足马蹄畸形伴有持续性跖骨痛和胼胝，非手术治疗无效。这些患者马蹄足畸形角度常常超过 10°。

2. 肌力平衡且无晚期跖底脂肪垫萎缩的高弓足患者。

3. 足跟中立位或近中立位的前足马蹄内翻或马蹄内收内翻畸形，这组畸形包括残余的畸形足和筋膜室综合征。如果神经肌肉疾病（如脊髓灰质炎）是其病因，则患足应该是稳定的。

4. 有正常的皮肤覆盖和正常的血供。

5. 手术应该在早期施行。如果锤状趾比较柔软，则背侧楔形截骨后足趾可以伸直，不需要再做别的外科处理。

Jahss 提出的手术禁忌证有：

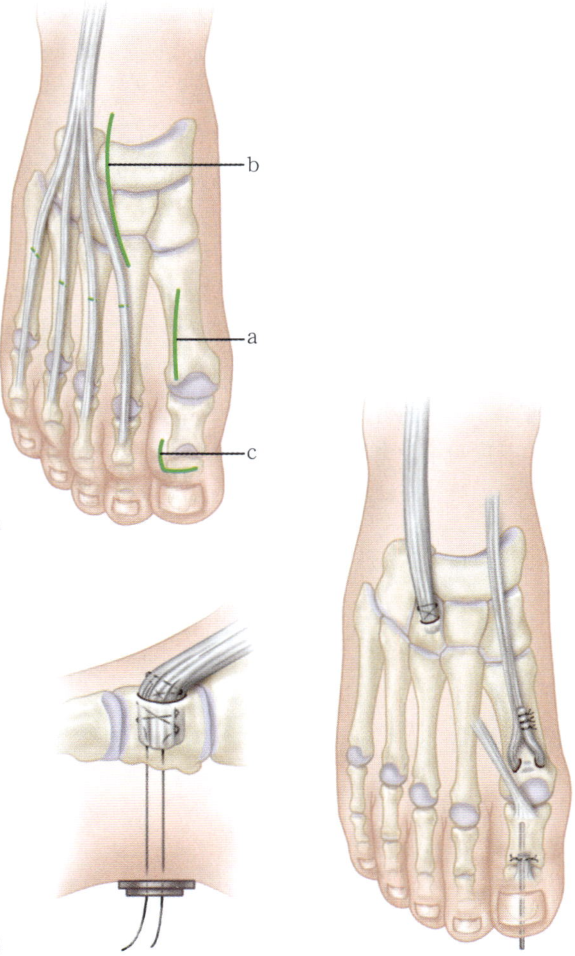

A B

图 86-28 趾伸肌腱移位至中间楔状骨矫正爪形趾畸形（Hibbs 法）

A. 切口：(a 和 c 为 Jones 术式的切口，b 为 Hibbs 术式的切口)；B. 已经完成的 Hibbs 术式联合 Jones 术式（见手术技术 86-10）

1. 如果因为曾经手术或皮肤血供障碍导致前足皮肤条件不好，则不适合手术治疗。

2. 骨骼发育成熟前不宜手术。

手术技术 86-11

(Jahss)

- 常规消毒、铺单，不用止血带。
- 用指尖触摸第一跖楔关节凹陷处，在足背拇长伸肌腱内侧 0.6cm 处做 3.8cm 长的直切口（图 86-29A）。切口以关节为中心，根据需要可轻度向近侧或内侧延长。
- 用 4.8mm 薄的弯凿于骨膜下剥离将要去除的部位，不要用拉钩，操作始终保持在足背动脉深面。

- 用 2.5 cm 宽的薄平骨刀在第一跖骨基底部做远侧截骨，骨刀的宽度应和截骨面一致，以免多次截骨，截骨对位平齐有利于愈合及增加稳定性。
- 在内侧楔状骨做近侧截骨，以去除背侧楔形骨块（图 86-29B 和 C）。避免做加重内收的内侧楔形截骨。保守一些，楔形截骨背侧宽度在 6 ~ 7 mm 时会更安全，但可超过此值。要进行截短截骨而不是切除三角形骨块，否则截骨处闭合时会导致跖筋膜紧张，甚至不能关闭切口（截短截骨不影响足的长度，只是降低了足的高度，使穿鞋更舒适）。
- 在第二、三跖骨基底部之间做第二个垂直切口，切口长度与第一个切口等长，更靠近第三跖骨及其楔状骨。第二跖骨基底部比其他跖骨更突向近侧。
- 通过骨膜下剥离显露第二楔跖关节，并剥离至第一个切口，形成一个内侧纵行的皮瓣。小心处理此皮瓣和随后制成的外侧皮瓣。以一指探入截骨部位，不要牵拉或挤压皮瓣。
- 去除第二楔跖关节背侧的截短的截骨块。
- 从同一切口向外侧显露并截除第三跖楔关节。
- 在第五跖骨底部的稍内侧做第三个垂直切口，以类似方法在第四、五跖骰关节处做截骨，这样在第二、三个切口之间形成了第二个外侧皮瓣。如果必须延长第三个切口，可向近、外侧延长，以保证第二个皮瓣有良好的血供。但是，皮肤切口越长，皮瓣血供越差。
- 将前足背伸，使背侧楔形截骨闭合（图 86-29D 和 E）。

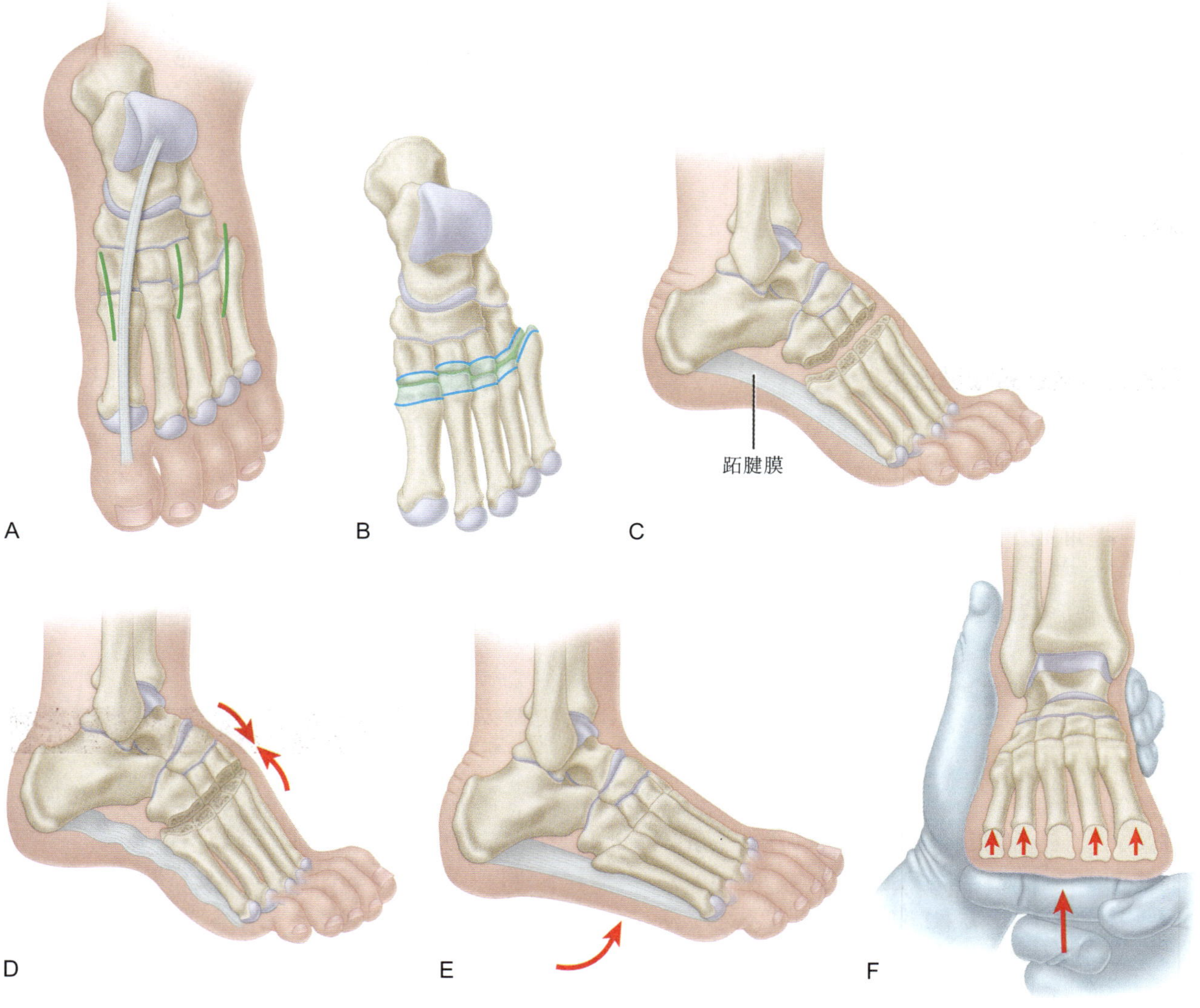

图 86-29 Jahss 跖跗关节楔形截骨融合

A. 皮肤切口；B. 截骨范围；C ~ E. 楔形截骨截短应以能容易闭合切口为原则。对合截骨面后跖腱膜紧张，增加了稳定性，不需要内固定；F. 检查跖骨头平面（见手术技术 86-11）

- 用手指触摸所有切口及皮瓣下面，检查有无骨块阻挡复位，并需直视下证实。
- 使踝关节最大程度地背伸，再次闭合截骨面，触摸每一个跖骨头的跖面以检查跖骨头有无降低。有时需在近侧去除更多的骨组织，以保持前足与胫骨之间成直角，同时使所有跖骨头在同一平面上（图 86-29F）。
- 矫正存在的旋转和内收畸形。
- 截骨多少不仅仅取决于高弓足的畸形程度（习惯上通过测量跟骨与第一跖骨体之间的角度来确定），同样还取决于前足马蹄畸形的畸形角度和后足代偿性松弛程度以及每一跖骨头相对固定的降低程度。通常在第二、三跖跗关节截骨长度为 19 mm，第一跖楔关节截骨长度稍少，而第四、五跖跗关节的截骨量递减。
- 伸直膝关节，并尽量背伸踝关节，通过足底与胫骨之间的角度测量来进行功能性矫正，并判断是否为跖行足。足底与胫骨之间的理想角度是 90°，但是我们必须知道，手术后由于全身麻醉结束，踝关节周围肌肉紧张，这一角度将会有 5° 的丢失。
- 对于严重的高弓足畸形，注意不要为将前足完全矫正而去除太多的骨质，否则，当闭合截骨面后外侧足底将会形成摇椅底样畸形（足心向下突出）。为避免出现这种情况，可以逐渐地增加截骨长度，反复对合截骨面，直到满意为止。
- 如果楔形截骨闭合时在第五跖骨基底部形成隆起，则通过第三个切口用咬骨钳去除之。去除第五跖骨基底部的跖外侧部分不会影响腓骨短肌的功能。因为是在纵弓顶点的远侧做背侧截骨，所以形成摇椅底样畸形的可能性增加。此并发症还可见于三关节融合术后。
- 不要企图完全矫正前足内收畸形，更不要过度矫正，因为这样将在第一楔状骨内侧、截骨线近侧产生骨性隆起，而这种情况在术中不易被发现。
- 冲洗切口，不做皮下缝合，直接缝合皮肤。
- 保持患足于矫正位置，用短腿管型石膏固定踝关节于合适的角度。保持所有跖骨处于跖行位，勿过度外展及旋转。切勿使第五跖骨基底部滑向跖侧，以免发生外侧摇椅底样畸形。

术后处理 抬高患肢 4 ~ 6 d，以减轻术后患肢不适及肿胀。术后 2 ~ 3 周拆线并更换石膏。这时可对前足做轻微调整，特别是对残余的内收畸形。术后 10 d 可扶拐不负重行走，术后 2 个月可完全负重行走。术后 10 ~ 12 个月取下石膏，去掉石膏 2 ~ 3 周后逐渐负重，逐渐开始踝关节和距下关节的功能锻炼。

Jahss 对不同诊断的 25 例患者的 34 只足施行了此种手术，其中没有大脑性瘫痪患者。其并发症包括：前足旋转外翻畸形，需要第一跖骨背侧楔形截骨矫正（1 只足）；矫正不完全（1 只足）；摇椅底样畸形（2 只足）；骨不愈合（2 只足）以及第五跖骰关节融合（1 只足）。Jahss 不主张在严重高弓足患者的中足关节施行此种手术，因为大量截骨可能导致摇椅底样畸形，特别是在足外侧。

对于该手术作者没有经验，但依据关节解剖的知识，作者认为它对技术要求较高。Jahss 还建议第二、三跖楔关节处的平均截骨长度为 19 mm，第一跖楔关节截骨长度要稍短一些，而在第四、五跖跗关节，截骨依次减少。由于截除的骨块很大，Jahss 建议对于重度高弓足患者不要应用此术式。对于第一、第五跖骨，应该考虑用斯氏针内固定。无论是跖骨近端楔形截骨还是跖跗关节截除融合术，都可能产生刺刀样或摇椅底样畸形，这需要特别留意。

（三）中足高弓畸形

高弓足畸形可发生于中足关节（距舟和跟骰关节）或舟楔关节，最常见于前者。根据畸形的僵硬程度，施行跖腱膜松解结合跟骨或跖骨截骨术可以足够矫正畸形，形成跖行足。但对于中足的轻、中度高弓足畸形，可采取下面介绍的方法治疗。任何足中部截骨术后，视截骨的多少，都将形成一个短、宽、外观不美的足。

有时，伸肌腱应该行转位，在这些病例中，肌腱可以被锚定在中足截骨处。除非爪形趾是固定的，否则在弓形足被纠正后，爪形趾畸形即可消失。

跗骨背侧楔形截骨术

手术技术 86-12

（Cole）

- 在足背中线做一个纵切口，自中足关节稍近侧开始，向远侧延伸至跖骨体中部。

- 于第三、四趾伸肌腱之间分离伸肌腱，纵行切开骨膜，向两侧剥离。
- 显露并确认跗骨。
- 从近舟骨和骰骨中点处向跗骨的下面垂直横向截骨，然后在第一截骨线的远侧做第二个截骨线，并在跗骨下面与第一条截骨线相连。根据畸形的严重程度决定两条截骨线之间的距离（楔形骨块的宽度）（图 86-30）。
- 去掉楔形骨块，抬高前足，闭合截骨面。
- 间断缝合骨膜。
- 自膝到足趾用管型石膏固定。

术后处理 抬高患肢 4 ~ 6d，以减轻术后患肢不适及肿胀。术后 2 周拆线及更换石膏。这时可对前足做轻微调整，特别是对残余的内收畸形。术后 10d 可扶拐不负重行走，术后 2 个月可完全负重行走。术后 2.5 个月去除石膏，去石膏后即可负重，逐渐开始踝关节和距下关节的功能锻炼。

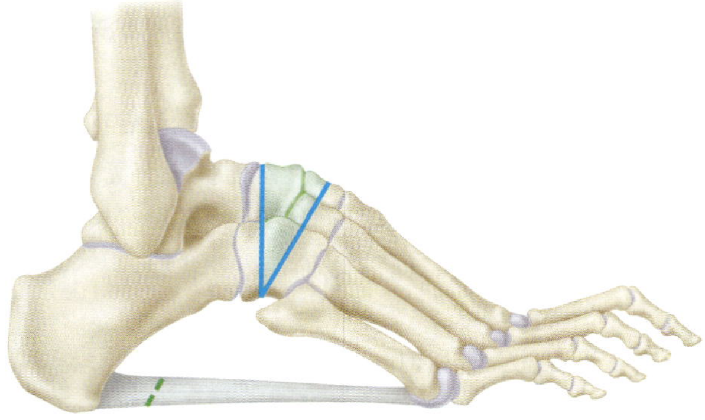

图 86-30 治疗高弓足畸形的 Cole 跗骨前楔形截骨术。阴影部分为将要去除的楔形骨块。该手术保留了中足关节，可能需行跖腱膜松解术（见手术技术 86-12）

跗骨“V”形截骨术

跗骨前侧截骨术的缺点是通过缩短凸侧足背而非延长凹侧足底长度来矫正畸形，其后果是使足变短、变宽和变厚。Japas 介绍了一种手术方法可以使术后足的外形更接近正常。该方法包括一个“V”形截骨术，“V”形的顶点在高弓足最高点近侧，通常位于舟骨上。“V”形的一边向外侧延伸，另一边向内侧，经过第一楔骨到达其内侧缘。术中不去除骨质，而是把远侧截骨块的近侧缘向跖侧压低，把跖骨头抬起，这样既矫正了畸形，又增加了足底的长度。此方法适用于 6 岁或 6 岁以上儿童的中度畸形。该截骨术不能矫正后足或中足关节的畸形，其可能需要后期三关节融合或 Dwyer 截骨术矫正。

手术技术 86-13

(Japas)

- 首先在足跟内侧做切口，行 Steindler 跖腱膜切断术。
- 然后在足背做 6 ~ 8cm 纵切口（图 86-31A）。
- 在第二、三趾长伸肌腱之间解剖。
- 将趾短伸肌腱拉向外侧，在骨膜外显露距舟及跖跗关节之间的足背部分。
- 用电锯或骨凿与骨刀按下面的方法做“V”形截骨（图 86-31B）。“V”形截骨线的内侧边起始于第一楔状骨，紧靠第一跖楔关节近侧；外侧边则位于骰骨，在第五跖骰关节的稍近侧。将这两条截骨线向近侧延长，相交于足中线、高弓足畸形的顶点，一般在舟骨上。注意截骨线不要进入中足关节（图 86-31B 和 C）。
- 完成截骨后，牵引远侧端并用骨膜剥离子把其近侧缘压向跖侧，同时抬高跖骨头。如果第一跖骨呈现明显的马蹄畸形，将“V”形截骨线的内侧边通过第一跖骨基底部，以消除畸形。用手法矫正前足的内收或外展畸形。
- 在良好的对合之后，用一枚或两枚斯氏针固定截骨处。
- 去除止血带，止血、缝合切口。
- 如有必要，在截骨之后做跟腱延长术。用石膏从趾根到胫骨粗隆进行固定。

术后处理 术后抬高患肢，术后 2 个月去除石膏及斯氏针，检查患足并拍 X 线片。用行走石膏靴固定 1 个月，然后去掉石膏，开始物理治疗。

（四）复合高弓畸形（跟行高弓畸形）

虽然后足跟骨新月形截骨术（可同时行中跗截骨）被用于治疗此种畸形，但适应证很少。适合的常见畸形是全足高弓畸形和合并足跟内翻的高弓畸形。如果切除恰当的楔形骨块，Dwyer 手术方法既可以矫正内翻，又可以矫正后足足跟的姿态，至

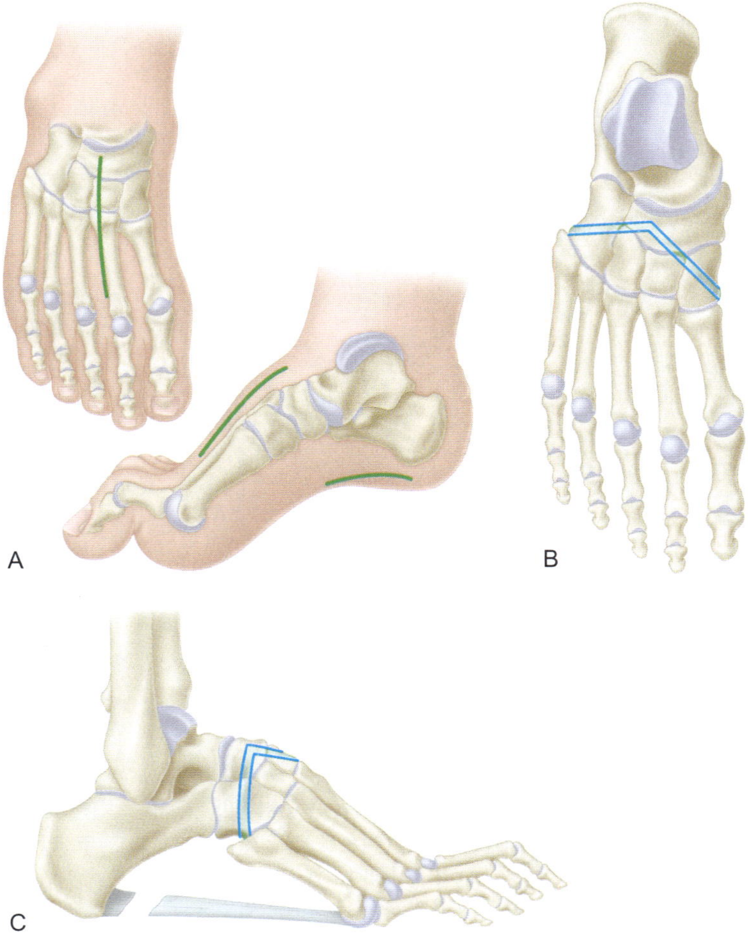

图 86-31 治疗高弓足畸形的 Japas 跗骨 “V” 形截骨术

A．皮肤切口；B．截骨术前面观；C．截骨术外侧面观（见手术技术 86-13）

少可部分矫正。跟骨截骨术只对一小部分中足、前足高弓畸形起到矫正作用，而三关节融合术对严重、僵硬的马蹄高弓内翻足是更好的选择，而且还可以同时矫正爪形趾畸形。

跟骨截骨术

手术技术 86-14

（Dwyer）

- 在皮下切断跖腱膜，使下垂的前足复位。
- 在腓骨长肌腱后下方 1cm 与其平行做弧形切口，显露跟骨外侧。
- 将全部皮瓣翻向前方，以能显露出腓骨长肌为宜。
- 从跟骨上、外及下方剥离骨膜，准备截骨。
- 在腓骨长肌腱后下方，紧贴肌腱并与其腱平行去除楔形骨块（图 86-32A），楔形骨块底边宽 8～12mm，楔形的尖端直达内侧骨皮质，但不要穿过。
- 折断内侧骨皮质，并背伸前足对抗跟腱牵拉，使截骨面对合良好（图 86-32B）。在楔形顶点部位遗留有小骨块是引起对合不良的主要原因。
- 确认内翻畸形已经得到矫正，并且足跟位于中立位或轻微的外翻位。如果不完全矫正内翻，将导致更加严重的畸形。
- 缝合切口，自胫骨粗隆到足趾之间用管型石膏固定，直到截骨部位坚强愈合。

跟骨弧形截骨术

Samilson 建议对可以行走的有症状的跟行高弓畸形患者采用跟骨新月形截骨术进行治疗。该手术要求侧位 X 线片上跟骨须相对垂直，而且高弓畸形的最高点必须位于中足关节之后。此术式矫正的是后足高弓畸形（跟行高弓畸形），但不能矫正中跗或前足高弓畸形。

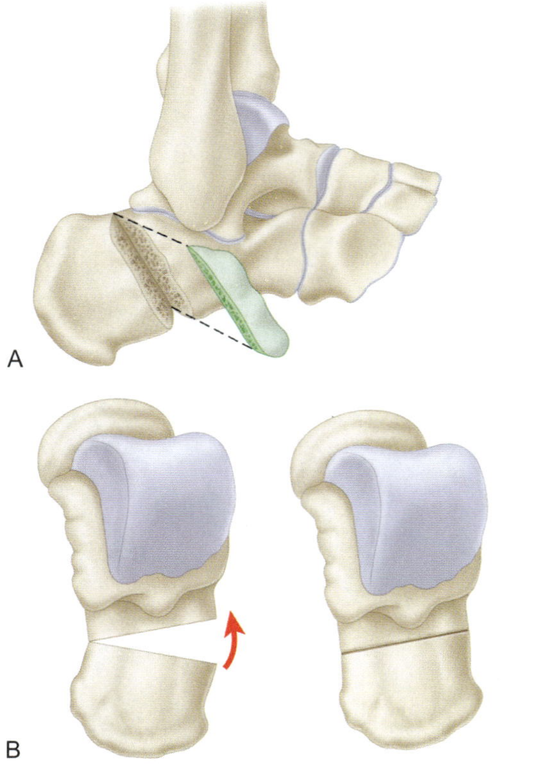

图 86-32 治疗高弓畸形的 Dwyer 跟骨截骨术

A. 基底在跟骨外侧的楔形截骨（彩色区域），截骨线在腓骨长肌腱的后下方并与其平行；B. 不截断跟骨内侧皮质，而是用手折断后闭合截骨面（见手术技术 86-14）

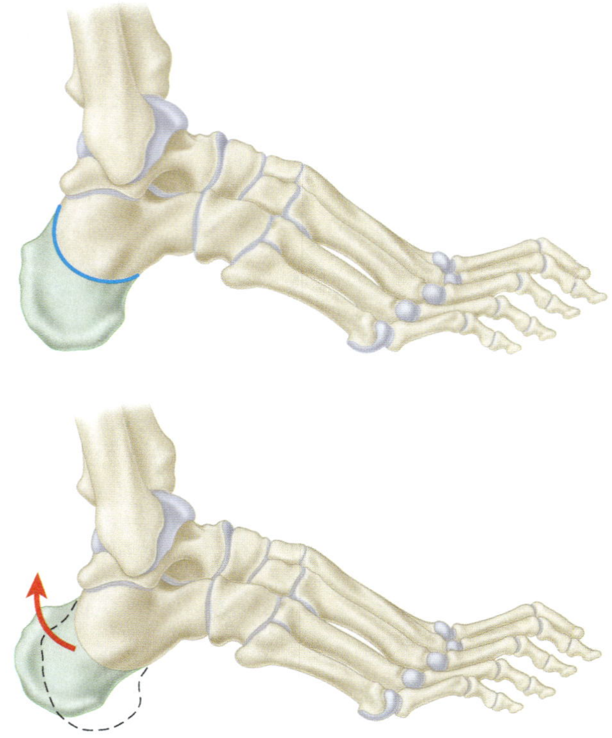

图 86-33 Samilson 跟骨弧形截骨术，后侧骨块移位（见手术技术 86-15）

手术技术 86-15

(Samilson)

- 绑扎止血带，常规消毒铺单，在跟骨外侧做斜切口，切口位于跟骨后结节之上，距下关节之后，腓骨肌腱应位于切口后侧部分的前面。
- 向深层显露。
- 找到并保护腓骨肌腱。
- 松解跖腱膜。
- 跟骨的截骨部位在距下关节后方，用 Stryker 锯连接弧形锯片做新月形截骨，或者先在跟骨上钻多个小孔，再用大号弧形骨刀把各孔凿通（图 86-33）。
- 将已经游离的跟骨后结节沿截骨线向后上方滑动，以矫正跟行高弓畸形（图 86-33）。
- 用骑缝钉或克氏针内固定。
- 常规缝合切口，非负重短腿管型石膏固定。

术后处理 6 周之内不负重，然后用短腿行走管型石膏固定 4 周，直到截骨部位愈合。

（五）跟行高弓内翻和高弓内翻畸形

这种畸形在青少年或成年进行性神经性腓骨肌萎缩患者中很常见，偶尔也可见于脊髓灰质炎或距骨骨折畸形愈合的患者。在创伤性高弓内翻足［前足内收及旋后，但 X 线片上距舟及跟骰关节完好无损（图 86-34）］，行距下关节融合术（外侧骨质去得更多）结合跟骨前部闭合楔形截骨（7 ~ 10mm）可以矫正畸形，并且中足关节可保留有一定的活动度，其中跟骨前部截骨线位于跟骰关节近侧 1cm 处（反 Evans 截骨术）。如果距舟或跟骰关节出现关节炎改变，则应行三关节融合术。为了矫正多个方向的畸形，楔形截骨的设计应特别仔细（图 86-35）。对于神经肌肉疾病所致的高弓内翻或跟行高弓内翻畸形的治疗，可选择以下方法之一。

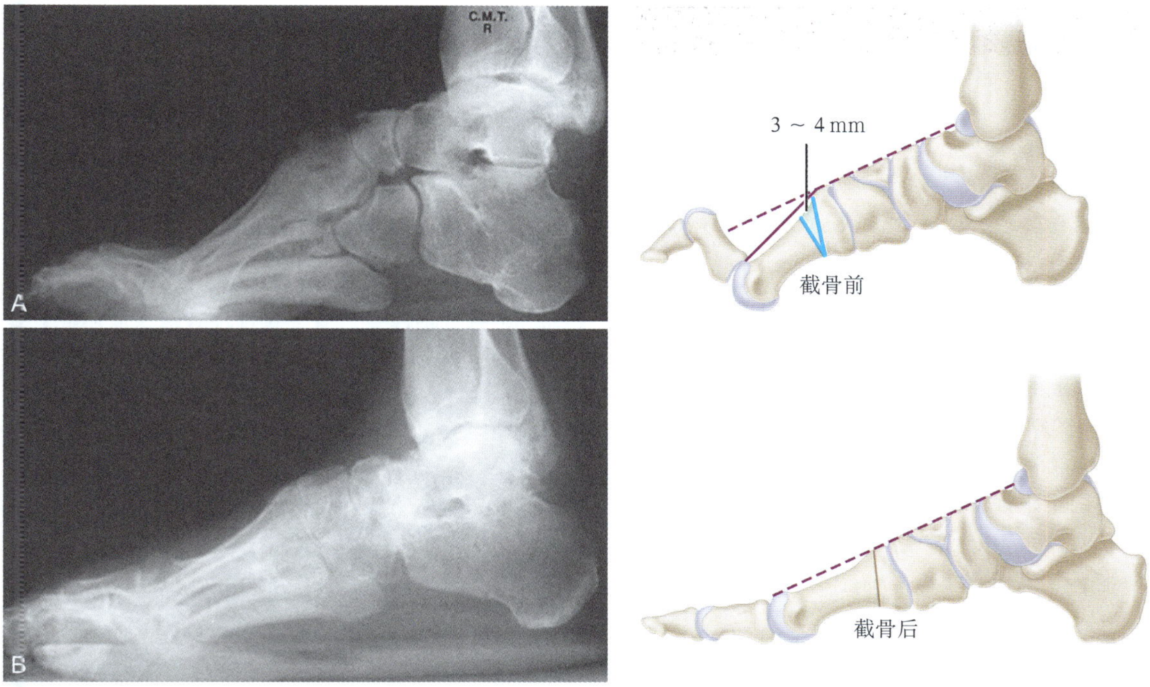

图 86-34　A. 进行性神经性腓骨肌萎缩的 40 岁女性患者，注意足跟内翻的位置；B. 虽然大多数高弓畸形发生在前足，但也需行三关节融合术，除此之外，在第一跖骨基底部背侧做闭合性楔形截骨。右图：开始的楔形截骨底边为 3 ~ 4 mm，根据需要可以增加，以使第一跖骨处于跖行位置

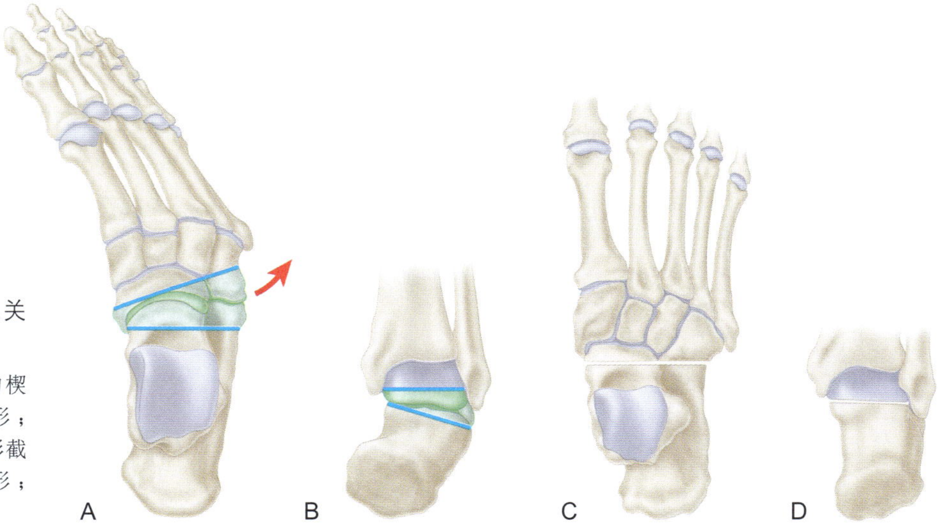

图 86-35　治疗内翻畸形的三关节融合术

A. 底边在外侧的中跗区的楔形截骨（彩色区域）矫正前足畸形；B. 底边在外侧的距骨下区的楔形截骨（彩色区域）治疗后足内翻畸形；C 和 D. 术后相应骨的位置

三平面截骨及外侧韧带重建术

对于伴发无明显退行性变的踝关节不稳的跟行高弓内翻畸形患者，Saxby 和 Myerson 建议施行跟骨三平面截骨及外侧韧带重建术。如果中跗或距下关节存在明显的退变，他们推荐行三关节融合术结合外侧韧带重建术。Saxby 和 Myerson 强调，遗传性感觉、运动神经疾病（进行性神经性腓骨肌萎）患者的腓骨短肌已丧失功能，可以用其肌腱稳定内翻的踝关节。三平面截骨通过跟骨结节骨块外移可以对高弓内翻畸形的 3 个平面都进行矫正，外侧闭合楔形截骨可纠正内翻，跟骨结节骨块向近侧滑动可矫正后足跟骨的位置。

手术技术 86-16

(Saxby 和 Myerson)

- 患者侧卧位，足应保持在内旋位或是最好完全外展，以使足的位置没有较大的扭转。
- 在跟腱止点前方 3 ~ 4 cm、腓骨尖下方 1 cm 处（图 86-36A）做手术切口，使腓肠神经和腓骨肌腱位于切口的前方或上方。
- 自跟骨上缘向足跖侧延伸斜形切口，止于正常皮肤与足底皮肤交界处。切口远端应与腓骨方向一致。
- 切开皮下组织，找到腓肠神经，牵向上方，此处腓肠神经位置常有变异。
- 向深层解剖至跟骨骨膜，锐性剥离骨膜，此时跟骨上、下缘之间应已全部显露。
- 在切口的背下缘插入小号长而尖的 Hohmann 牵开器，把软组织牵开。
- 用骨膜剥离子把骨膜向两侧各剥离 1 cm，进一步显露跟骨。将跟骨从其上缘到下缘全部显露，这一点非常重要。
- 跟骨的截骨方向与皮肤切口方向一致，用摆锯由上至下截骨，注意不要将锯切入内侧的软组织。如果用摆锯，要特别小心，注意其在内侧的出口，也可用大的钝骨刀穿透内侧骨皮质。但最好在完成内侧截骨前先用摆锯截除外侧楔形骨块（图 86-36B 和 C）。楔形骨块大小可有差别，但底边宽度大约为 6 mm，尖端在内侧面。
- 去除楔形骨块后，用刮匙或咬骨钳把残留的骨松质碎骨片清除再用骨刀按前述方法截断内侧骨皮质。将跟骨内，侧骨膜切断对于截骨后的移动十分重要。
- 对于严重畸形者，内侧软组织特别紧张，只有充分松解后截骨面才可靠拢。欲经外侧切口松解内侧软组织，需从截骨外侧处插入一个大的板状牵开器，逐渐牵开并分离骨膜，应用此方法可以将截骨内侧分离约 1 cm。
- 分离内侧骨膜后，截骨面应该能够顺利地移位闭合，否则可能是楔形骨块角度太大，需要在内侧去除更多的骨质。
- 任何小的碎骨片都会影响截骨面的对合，应予以清除。

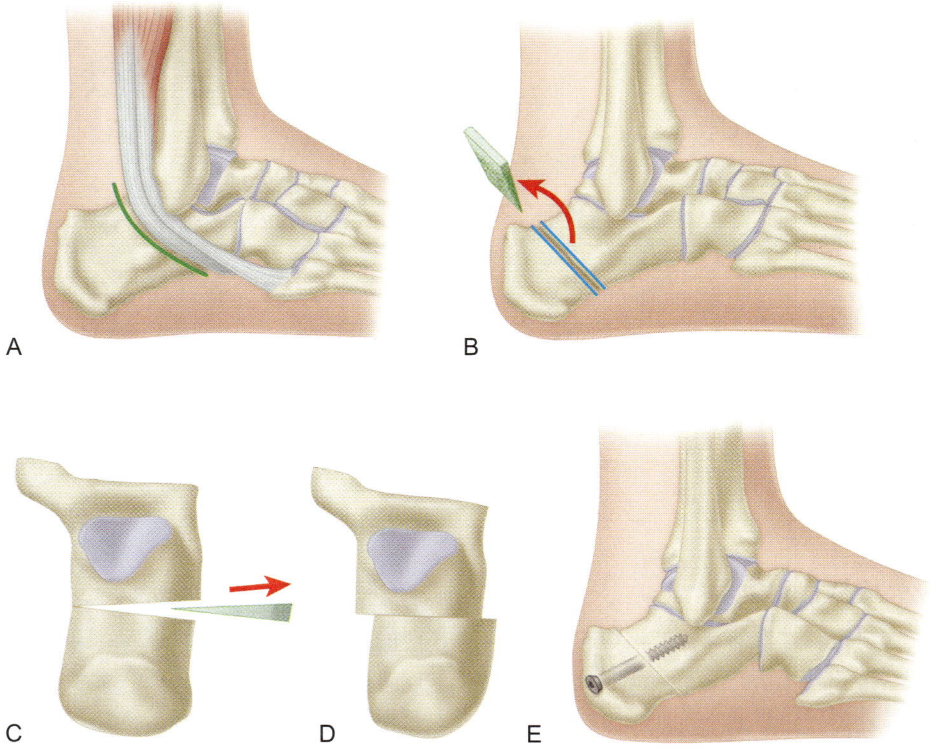

图 86-36 A. Saxby 和 Myerson 三平面截骨和外侧韧带重建，皮肤切口位于腓骨肌腱和腓肠神经下方并与腓骨肌腱平行；B. 去除楔形骨块，其顶点在外侧；C 和 D. 跟骨结节向外侧移位，同时闭合楔形截骨面；E. 用 7 mm 空心螺钉固定跟骨结节，注意跟骨结节向背侧移位（见手术技术 86-16）

- 抓住跟骨结节的后侧部分，向外移动几个毫米，然后再向上移动几个毫米（图 86-36D）。跟骨上移非常重要，因为它可改变跟骨倾斜角度并降低跟腱的张力。跟骨上移后在足跟背侧形成的突起很容易摸到，而跟骨外移则是在直视下进行的。
- 在维持截骨在需要的位置的情况下，由助手插入一根或两根导针，确定一枚或两枚空心骨松质螺钉的正确插入位置。用 X 线透视检查插入导针后的对合情况及导针位置。骨松质螺钉应在跟骨结节骨块稍后外侧进入，向前并稍向内倾斜，与截骨面垂直。
- 当位置确定好后，用直径为 6.5 mm 或 7 mm 的空心螺钉固定截骨面。这些螺钉全长 60 mm，其中螺纹部分长度为 16 mm，这样通过截骨处的应该是螺杆而不是螺纹部分（图 86-36E）。通常用一枚螺钉可以获得良好的加压作用，但如果加压不满意，可以很容易地再旋入另一枚平行螺钉。
- 用 2-0 可吸收缝线间断缝合皮下组织，4-0 尼龙线缝合皮肤。
- 用石膏托固定足于中立位。

术后处理　术后 10 d 内禁止负重。术后 10 d 拆线，之后用短腿行走石膏管型固定 4 周。

“Z”形跟骨截骨术

Knupp 等描述了 Scarf 截骨术，用于在冠状面和水平面纠正跟骨。这种方法的主要适应证是僵硬性后足内翻合并前足外翻和第一跖骨的过度屈曲。如果跟骨内翻是由第一跖骨过度跖屈引起，并且不存在后足的僵硬性畸形时，跟骨截骨术是必要的。如果存在前足过度旋前，可同时行肌腱移位术。禁忌证包括退行性疾病和存在骨桥。需要做神经学的评估，尤其是怀疑合并 Charcot-Marie-Tooth 病时。

手术技术 86-17

（Knupp 等）

- 将患者仰卧位置于手术台上，患侧臀部下放一沙袋，使后足的外侧面旋前。驱血。
- 暴露跟骨外侧面，在腓骨长肌腱后约 1 cm 处，与肌腱平行做一略呈弧形的切口（图 86-37A）。注意避免损伤足背外侧腓肠神经皮支。
- 剥去外侧壁骨膜。
- 平行于跖腱膜做一个长 2cm 的水平截骨（图 86-37B），于跟骨结节稍前方做一垂直截骨（图 86-37C）。用 Hohmann 牵开器来保护足底结构。于跟骨结节后方做另一垂直截骨（图 86-37D）。注意截骨线不宜过于靠后，避免损伤跟腱，用 Hohmann 牵开器来保护。
- 钻入四枚克氏针，标记被移走骨块的四角。
- 用摆锯或骨凿来完成截骨（图 86-37E），移去骨楔（图 86-37F）。
- 移除外侧骨块，关闭截骨面（图 86-38）。必要时，可向后牵拉跟骨结节，延长跟骨。
- 移去 Hohmann 牵开器，用一枚或两枚克氏针稳固截骨处。
- 如 X 线透视检查示固定好，沿克氏针方向拧入一枚或两枚空心螺钉固定。
- 间断缝合皮下组织和皮肤。

术后处理　术后 2 ~ 4 d 加压包扎、夹板固定，可减轻肿胀。术后 6 周内短腿行走石膏固定。去石膏后，逐渐恢复至可承受的最大活动量。

腓骨短肌腱固定术

对于腓骨肌腱慢性无力所致的踝关节内翻位不稳，Myerson 建议采用无主动功能的腓骨短肌腱做肌腱固定术。对于后足内翻、踝关节不稳的患者，在术前应拍摄负重位和应力位 X 线片。如果胫距关节倾斜成内翻位，一般都存在关节退变。但 Myerson 认为关节轻度退变并不是跟骨截骨术或三关节融合术合并腓骨短肌腱固定术的禁忌证。虽然很少需要踝关节融合术，但常常需要行清理术、滑膜切除术以及骨赘和游离体摘除术。通过将小腿的负重力线向外移，后足截骨术或关节融合术可以矫正胫距关节倾斜。对于遗传性感觉、运动神经疾病患者，腓骨短肌腱由于无任何功能，可以全部用于行肌腱固定术。对于不合并神经 - 肌肉失衡的后足内翻和踝关节不稳患者，腓骨短肌腱被劈成两半，用于行重建术（Chrisman 和 Snook）。如果距骨倾斜僵硬、固定且有关节疼痛，应该行距骨关节融合术。

手术技术 86-18

（Myerson）

- 在腓骨后外侧做切口，紧靠腓骨肌腱后缘，由腓

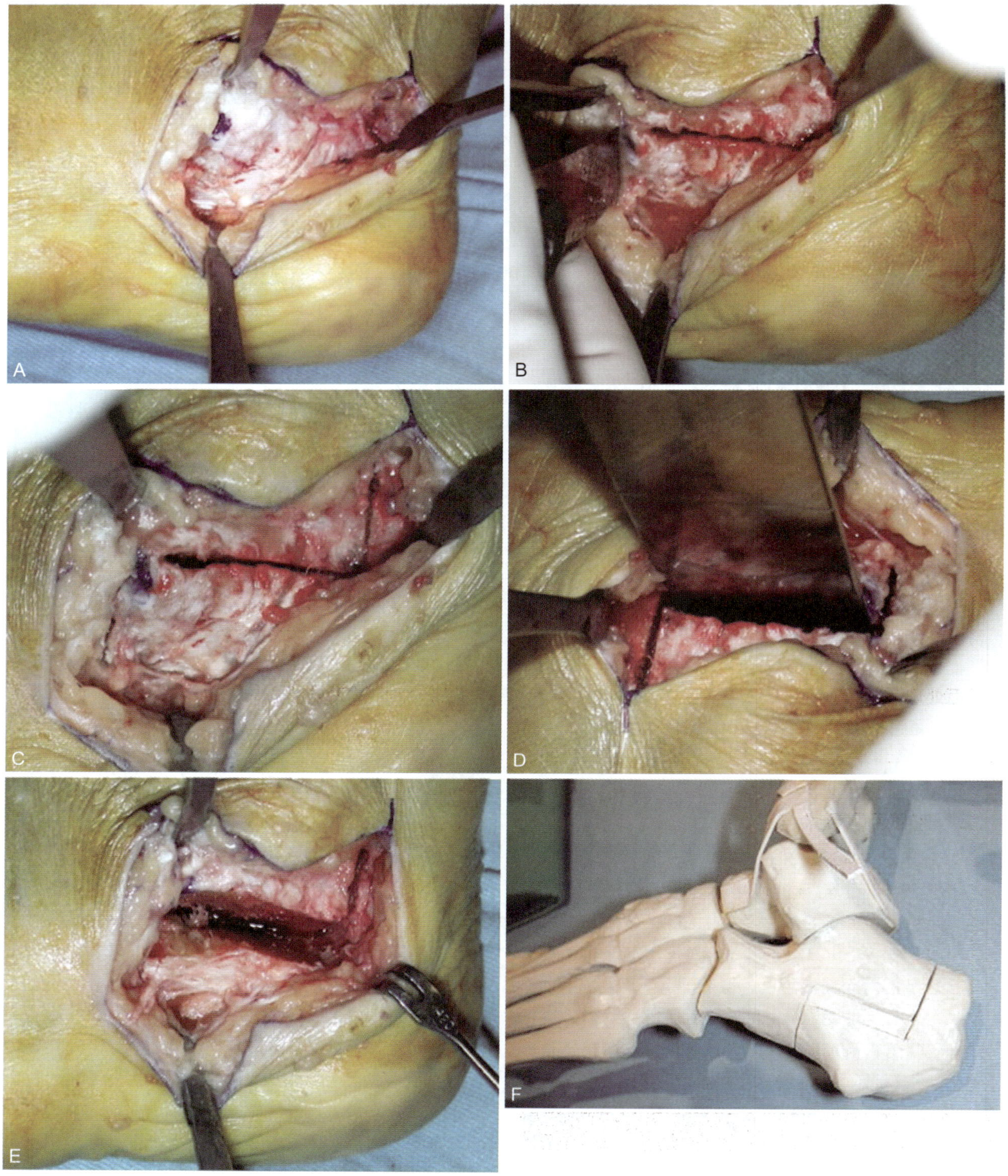

图 86-37 Knupp 等跟骨“Z”形截骨术

A. 显露跟骨外侧柱；B 和 C. 首先是一横行切口；D. 两处垂直切口；E. 用骨凿完成截骨；F. 楔形切除后，闭合截骨处前，结节偏侧（见手术技术 86-17）

（引自：Knupp M, Horisberger M, Hintermann B：A new Z-shaped calcaneal osteotomy for 3-plane correction of severe varus deformity of the hindfoot. Tech Foot Ankle Surg 7:90, 2008.）

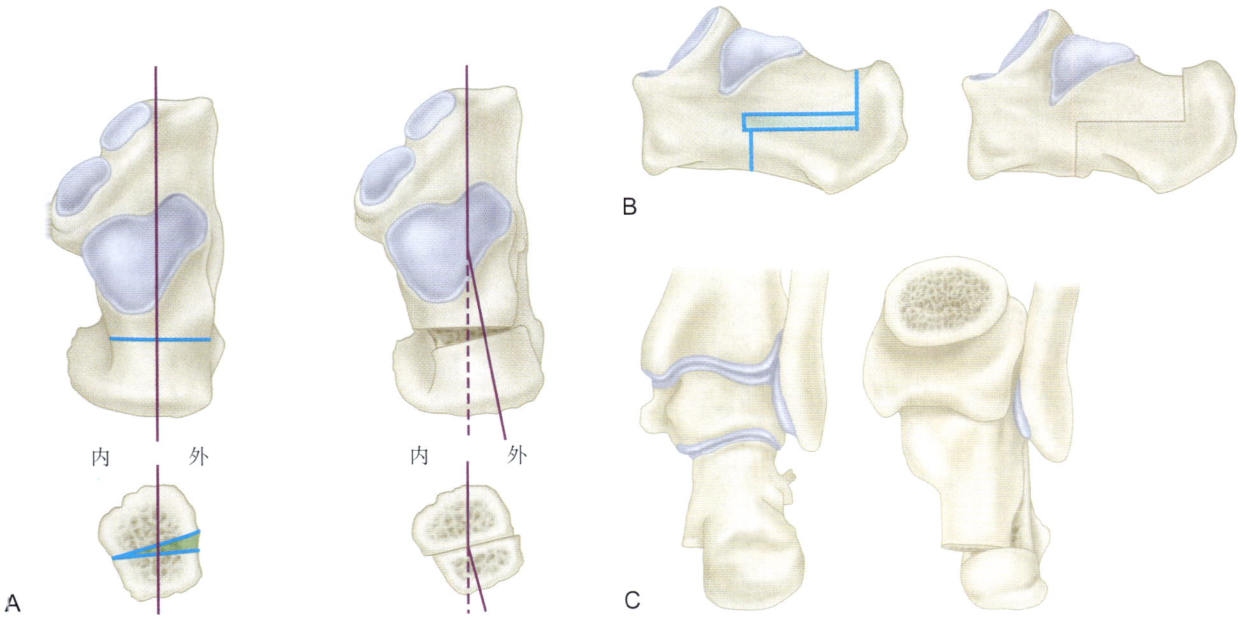

图 86-38 Knupp 等跟骨"Z"形截骨术

A. 跟骨"Z"形截骨移植后，跟骨结节的偏侧和外侧位置；B. 截骨部位和骨楔移除；C. 从近端和后面外移跟骨结节

（选自 Knupp M, Horisberger M, Hintermann B:A new Z-Shaped calcaneal osteotomy for 3-plane correction of severe varus deformity of the hindfoot.Tech Foot Ankle Surg 7:90,2008）

骨尖端向近侧延伸 8 ~ 10 cm（图 86-39A），沿后足外缘向远侧止于骰骨。

- 在近侧确认腓骨短肌腱，并在肌肉与肌腱交界处将其横断，把肌腱的起始部分从肌肉上切除。
- 在近侧切开腓骨肌腱鞘，但不分离腓骨肌上支持带，因为在腓骨肌上支持带处，腓骨长、短肌腱在同一个骨筋膜室内，而在腓骨肌下支持带部位，它们有各自独立的腱鞘和滑车。紧邻腓骨后侧，腓骨长肌腱位于腓骨短肌腱的上方或表面。但在腓骨远端由于肌腱扭转，这种毗邻关系有所变化，即腓骨短肌腱位于表浅处。腓骨短肌腱易于辨认，因为其肌纤维向肌腱远侧延伸，而在此平面，腓骨长肌腱上无肌肉附着。
- 对于遗传性感觉．运动神经疾病患者，应在腓骨远端的近侧 8 ~ 10 cm 处全部横断肌腱，并从肌腱上锐性剥离肌肉。
- 对于无运动神经疾病的患者，如果只使用一半肌腱，则将前侧一半劈开而保留后侧半，因为后侧半与肌肉附着更紧密。
- 在近跟骰关节处识别腓骨短肌腱并将其拉到切口远侧端。向远端切开腓骨短肌腱鞘。纵行劈开腓骨短肌腱，注意在第五跖骨基底部止点处保留 2.54 ~ 5.08 cm 的完整肌腱。
- 于腓骨远端的近侧 1 cm 处，在腓骨上由前向后钻孔，直径为 4.5 mm（图 86-39B）。
- 并把肌腱从前至后经由此孔穿入。
- 保持踝关节中立位，把肌腱与腓骨前部的骨膜缝合。
- 将肌腱游离端从腓骨长肌腱深部穿出，用 4.0 mm 骨松质螺钉和一个尖齿韧带垫圈把肌腱固定在跟骨上。在跟骨外侧坚硬的软骨下骨处钻孔，选择长度合适的骨松质螺钉，其长度以能抓住内侧骨皮质为宜。通常 30 mm 长的螺钉即足够，但在测定时要长出 3 ~ 4 mm，这是垫圈的厚度。注意螺钉不要太长，以免穿过内侧皮质，伤及踇长屈肌腱。
- 把肌腱拉向腓骨下方。
- 用 11 号或 15 号刀片刺透肌腱。
- 经此缝隙插入螺钉及垫圈，在维持肌腱牵引的情况下旋入螺钉，直至牢固地固着在内侧骨皮质上。一般情况下不需要攻丝，但如果螺钉不易旋入，可用攻丝把外侧骨皮质攻出螺纹。
- 如果螺钉固定不牢固，应改变进钉方向，重新在跟骨上钻孔。
- 将肌腱的游离端（长度一般为 2 cm）跨过腓骨长肌腱表面，在腓骨末端处与自身固定（图 86-39C）。
- 止血后缝合切口。

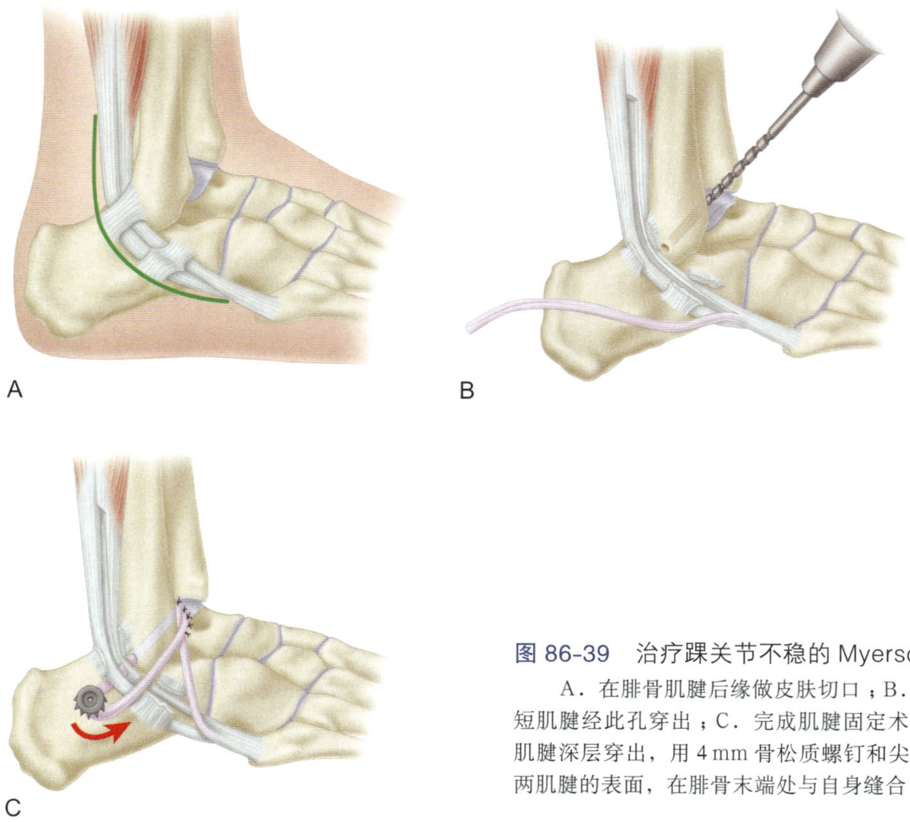

图 86-39 治疗踝关节不稳的 Myerson 腓骨短肌腱固定术

A. 在腓骨肌腱后缘做皮肤切口；B. 在腓骨上用 4.5 mm 钻头钻孔，腓骨短肌腱经此孔穿出；C. 完成肌腱固定术。劈开的腓骨短肌腱经由腓骨长、短肌腱深层穿出，用 4 mm 骨松质螺钉和尖齿韧带垫圈固定在跟骨上，然后越过两肌腱的表面，在腓骨末端处与自身缝合（见手术技术 86-18）

术后处理 用非行走短腿管型石膏固定 4 周，然后换用行走石膏固定 4 周，并开始踝关节功能锻炼。

（六）跟行高弓内翻和高弓内翻畸形合并距下关节和中足关节炎性改变

三关节融合术

手术技术 86-19

(Siffert、Forster 和 Nachamie)

- 通过常规三关节融合术切口显露跟骰、距舟及距下关节。
- 去除跟骰和距下关节的软骨面。
- 切除舟骨背侧骨皮质。
- 设计跟骨前侧、舟骨后侧和距骨头、颈下侧的楔形截骨线（图 86-40A），由下向上开始截骨，直至距骨下面。
- 截去距骨头、颈下面的骨质，形成一个鸟嘴样结构，保留踝关节前方距骨上面的软组织结构（图 86-40B）。
- 将前足向跖侧移位，把舟骨嵌在已经截骨的距骨头、颈下面（图 86-40C）。
- 如果截骨面对合良好，用手在前足下轻轻施压维持位置，石膏固定。如果截骨面对合欠佳，可用门形钉把距、舟骨固定在合适的位置。有时也可以把距、跟骨固定在一起。

术后处理 石膏托固定患肢于适度马蹄位、轻度屈膝位置。打石膏时在足底施加压力以使足底结构尽量伸展开。

也可以选择图 86-41 中的手术方法。有时畸形特别严重（图 86-42），需要摘除整个舟骨（Dunn 手术方法）（图 86-43）。

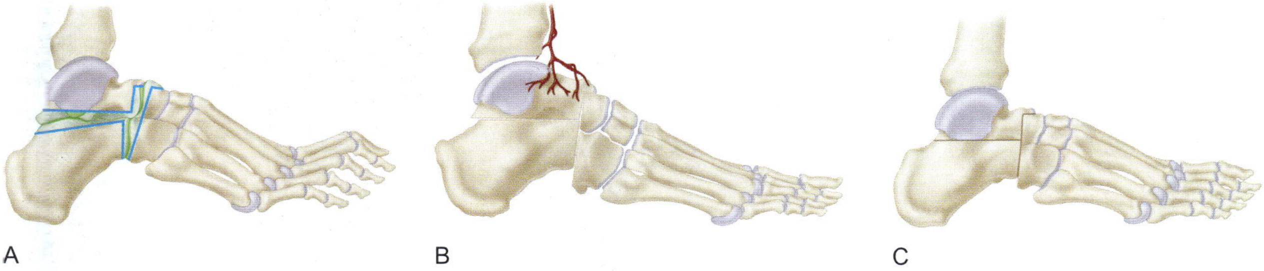

图 86-40　Siffert、Forster 和 Nachamie 三关节融合术治疗重度高弓畸形

A．楔形截骨，注意保留距骨头上部，以形成“鸟嘴”。彩色部分为中跗及距下关节要截除的骨质，注意足舟骨背侧骨皮质也要截除；B．勿损伤踝关节前方的软组织结构；C．截骨之后足的位置：前足向跖侧移位，舟骨嵌在残留的距骨头下面（见手术技术 86-19）

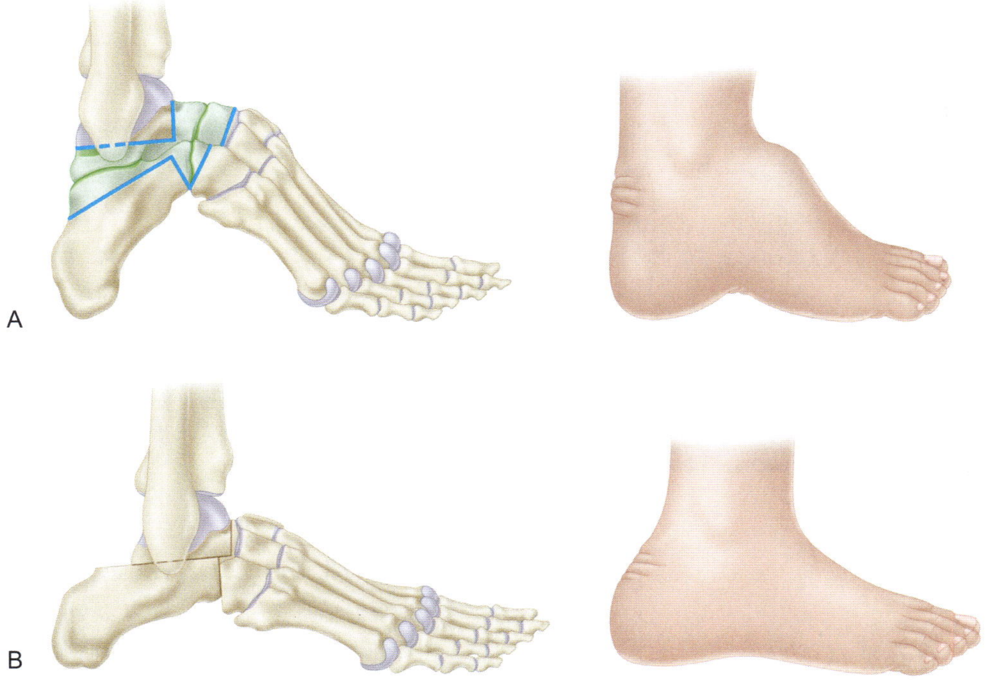

图 86-41　治疗跟行高弓畸形的三关节融合术

A．截骨范围（彩色区域）；B．术后骨的位置，足于距下关节处向后移位（见手术技术 86-19）

三关节融合术

手术技术 86-20

（Lambrinudi）

- 踝关节及足极度跖屈摄侧位 X 线片，并描摹出各部分的外形。沿着距下及中足关节的轮廓线将摹图剪为 3 个部分，这样在术前就可以比较精确地判断出需要去除的距骨的大小。在摹图中，要保留代表胫距关节面的线条，以之为参考画出其跖侧及远侧部分相关联的截骨线，将各线之间的部分去除后，要达到当舟骨及跟骰关节向近侧靠拢后，足有轻度马蹄位（图 86-44A）。5° ~ 10° 跖屈角度最合适，对肢体短缩者也可以使角度更大些。
- 通过外侧长弧形手术切口显露跗骨。
- “Z” 形切断腓骨肌腱，打开距舟及跟骰关节，切断踝的骨间韧带及腓侧副韧带，使跗骨在距下关节处完全向内脱位。
- 用小电锯（比骨凿或骨刀更精确）从距骨颈、体部的跖面和远侧按预先的设计去除楔形骨块。

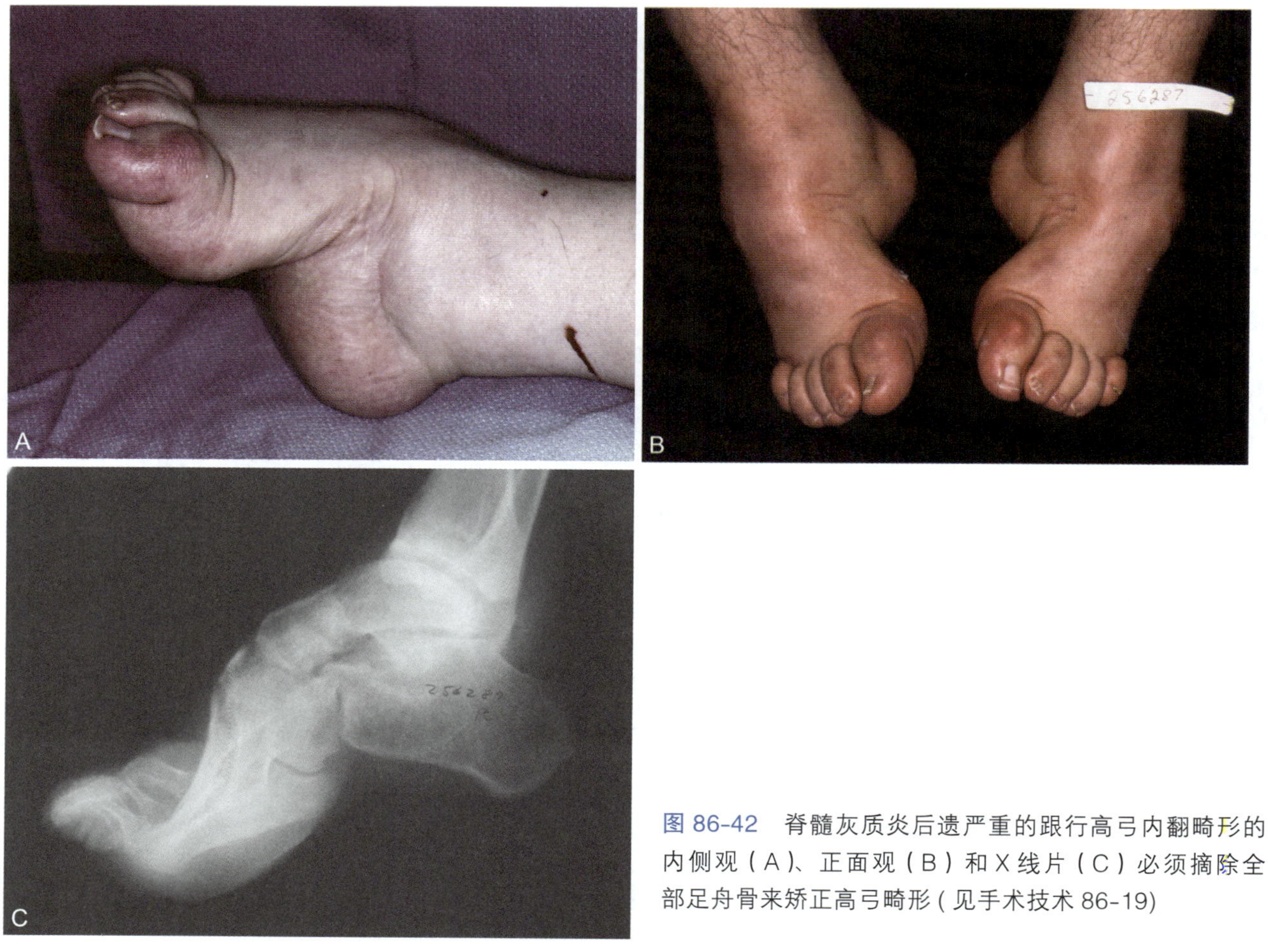

图 86-42 脊髓灰质炎后遗严重的跟行高弓内翻畸形的内侧观(A)、正面观(B)和X线片(C)必须摘除全部足舟骨来矫正高弓畸形(见手术技术 86-19)

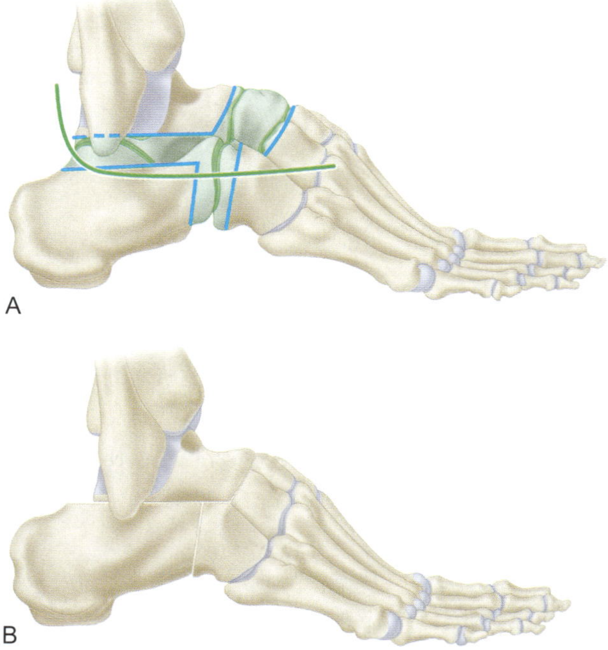

图 86-43 Dunn 关节融合术

A. 虚线为皮肤切口的位置，彩色区域为截骨范围；B. 截骨术后骨的位置。在距下关节处足后移（距骨除外），这样距骨头与楔状骨直接对应(见手术技术 86-19)

- 去除跟骨上面的软骨及骨组织，形成一个与足长轴平行的平面。
- 在舟骨近侧的下方做横向“V”形沟槽，并在跟骰关节处去除足够的骨质，以矫正任何侧方畸形。
- 把距骨残留的尖端紧紧地楔入舟骨沟槽中并与跟骨及距骨对合（图 86-44B）。注意将距骨远端完好地置于沟槽的内侧，否则足的位置将不满意（不要尝试用足部矫形来代偿胫骨扭转）。这时，距骨在踝关节中完全呈马蹄位被锁定，足不能进一步跖屈。
- 吻合腓骨肌腱，按常规闭合切口。

术后处理 在术后 48 ~ 72h，患肢石膏固定，并悬吊于高于头部的牵引架上。10 ~ 14d 拆线，然后更换石膏，可扶拐不负重行走。此次石膏固定时间不应少于 4 周，然后去除石膏，拍 X 线片检查。重新以负重短腿行走石膏固定，在可忍受的情况下负重，直到 X 线及临床表现均提示骨质已坚强愈合，通常要到术后 12 周。

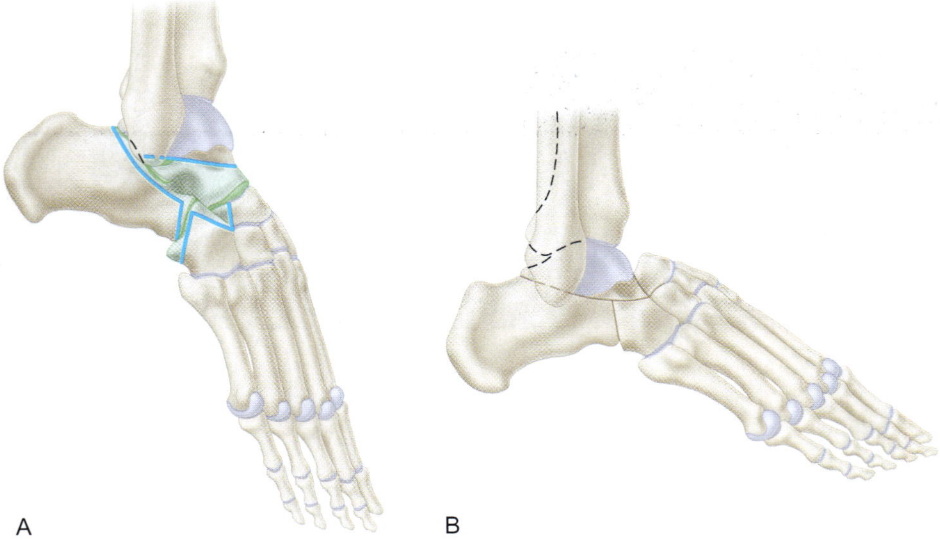

图 86-44 Lambrinudi 关节融合术

A. 彩色区域是需要切除的距骨部分；B. 残留的距骨远侧的尖端部分嵌入足舟骨的沟槽内，粗糙的距骨、跟骨及骰骨面已对合（见手术技术 86-20）

第五节 高弓足评估和治疗小结

决定高弓足治疗及预后的重要因素有：

1. 足部畸形是单平面的还是多平面的？

2. 畸形主要位于前足、中足、后足还是复合畸形？

3. 有一处还是多处畸形是固定的？

4. 引起足部畸形的疾病是否为某些进行性或严重的疾病？是否得到了治疗？

5. 是否需要行肌腱转位来维持关节融合术或截骨术后所获得的矫形？

6. 有无感觉缺失？

神经肌肉疾病患者行三关节融合术最终将导致邻近关节的退行性关节炎。对于进行性神经性腓骨肌萎缩，青少年患者行三关节融合术的远期效果劣于 40 岁以上成年患者的效果。对于无感觉缺失者，三关节融合术是治疗重度高弓畸形或高弓内翻畸形的合理选择，而且可能是可获得跖行足的唯一选择。总之，对高弓畸形足的治疗只要有效，越简单越好，尤其是对合并感觉缺失的足。

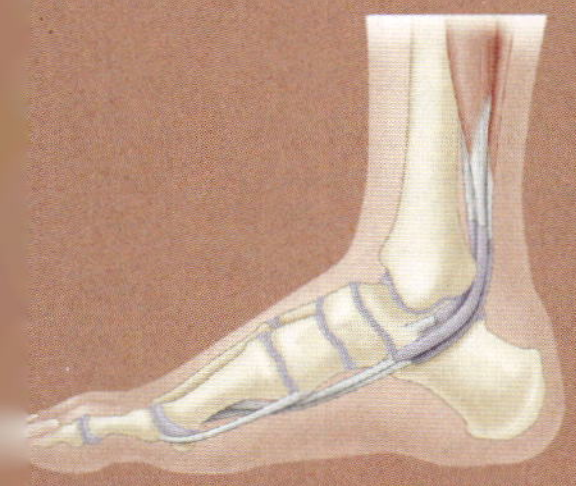

第 87 章 趾甲与皮肤病变

著者：Susan N. Ishikawa
译者：宋秀锋　李宏志　张建中
审校：徐海林　姜保国

无论老幼，趾甲畸形或趾甲病都是最常见和最易致残的足部问题之一。趾甲问题的临床表现多种多样，轻者引起不适，重者影响整个肢体，甚至威胁生命。有时，趾甲问题被认为是全身系统性疾病的一个征象。趾甲疾病相关的疼痛严重影响患者的日常生活。一项对 55 例趾甲疾病患者的研究表明，趾甲疾病与下肢的功能障碍有关，而且老年患者跌倒的风险有可能增加。

第一节　解　剖

正常趾甲复合体由甲板、甲床和周围皮肤组成。甲板是趾甲固有的结构，由两部分组成：甲根（位于皮下的甲板部分）和甲体（暴露于外部的甲板部分）。甲床分为成熟区和生发区两部分。足骨骼发育成熟时，生发区自甲弧影的远侧缘，向近侧延伸 5 ~ 8 mm 至甲上皮或近侧甲襞的深面。除非近期趾甲曾被撕脱，与成熟区相比，生发区更显光滑和苍白。生发区伸出许多突起至邻近软组织中，致使全甲脱落非常困难。生发区使甲板纵向生长（图 87-1A）。甲周围皮肤包括：甲襞——覆盖甲体两边的皮肤缘，甲上皮（近侧甲襞）——覆盖甲根的皮肤角质层的远侧延伸部分，护膜——甲上皮的远侧边缘。甲上皮、侧面的甲襞或甲床（非生发区）使甲板纵向生长的观点尚有疑问，对此说法还无定论。最后还需说明，甲下皮（甲床）是指甲远侧缘处角化增厚的皮肤。

第二节　嵌　甲

一、病因

嵌甲这一命名容易引起误导，如果用于描述对趾甲的护理不当引起钩状生长，长入侧方的甲襞，使两侧甲沟消失，这一命名则可接受（图 87-1B）。然而，引起这一症候群最可能的原因是多方面的；不正确的趾甲修剪仅是其中原因之一。嵌甲在不穿鞋的人群中极为罕见，最可能的解释是因为趾甲不受外来的压力。在穿鞋时受到前鞋膛的限制，踇趾被压向第二趾方向，在趾甲的外侧形成压力，而鞋本身则压迫趾甲的内侧。这一外在压力将甲襞压向不恰当修剪形成的趾甲锐利缘，造成局部皮肤的破溃，皮肤表面的细菌和真菌进入开放性伤口，尽管伤口很小，但也会引起炎症，形成瓶颈状、引流不畅的脓斑，引起红斑、肿胀、多汗及压痛，再加上肉芽组织增生，形成了整个嵌甲感染的临床外观（图 87-1C）。增生的肉芽组织缓慢被上皮覆盖，进一步阻碍了引流，导致肿胀加剧，这使趾甲更易受到外界压力的损伤，从而形成恶性循环。

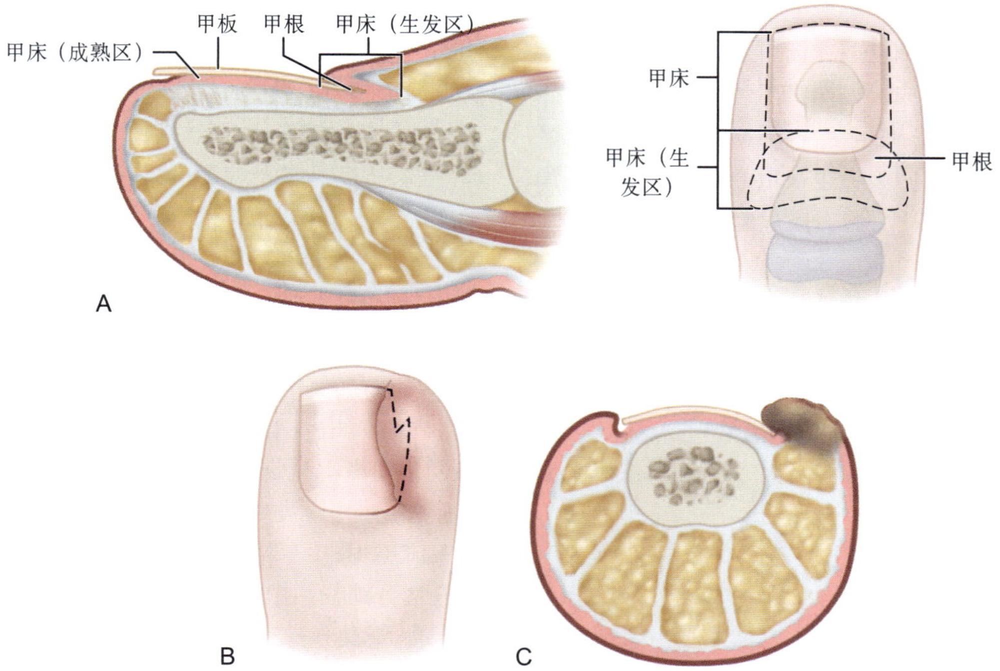

图 87-1 A. 正常趾甲解剖（见正文）；B. 嵌甲（见正文）；C. 嵌甲的横断面（见正文）

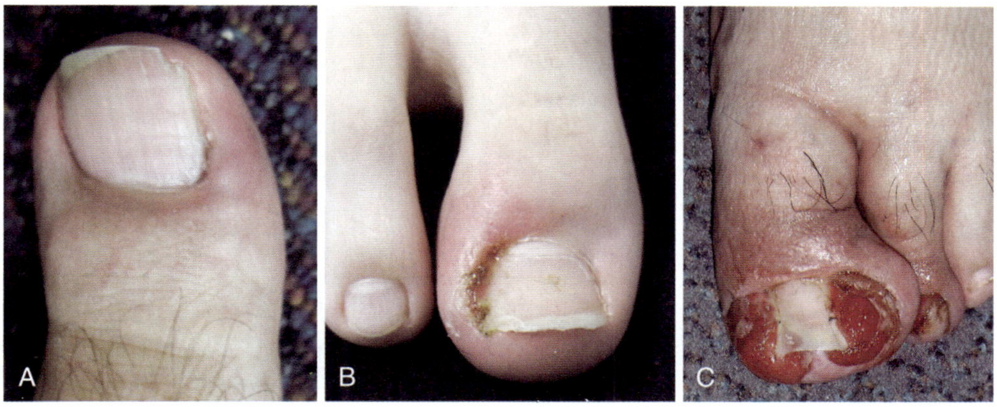

图 87-2 嵌甲不同分期的临床表现

A. Ⅰ期：疼痛、肿胀、皮肤红斑；B. Ⅱ期：活动性或急性感染的炎症表现；C. Ⅲ期：慢性感染诱发甲襞周围形成肉芽组织（引自：Partk DH, Singh D:The management of ingrowing toenails,BMJ 344:E2089,2012）

二、非手术治疗

（一）Ⅰ期（炎症期）

在病变Ⅰ期，患者的侧方甲襞出现轻度红斑、肿胀与压痛（图 87-2A）。治疗方法包括将甲板侧缘自侧面甲襞皮肤内部分掀起，并用不吸水的棉垫、绒棉或丙烯酸纤维垫塞入甲角处，将趾甲轻轻垫起。泡足会使趾甲软化，从而使操作更加容易（图 87-3）。操作时应轻柔，因为这个操作常常引起疼痛。在局部炎症减轻至可以进行治疗之前，患者可能需在数日内用温水间断性地泡足、穿剪开的鞋并改变活动方式。一旦治疗开始，通常患者自己能比医生在甲下塞入更多的填塞物。每日重复此治疗，直到趾甲长出到可以修剪到的位置。正确修剪趾甲的方法是图 87-4 所示的方法，将甲板的远侧边缘剪成直角，以确保趾甲呈方形，两角突出于甲襞的远端。如能在患者感觉舒适的前提下每天增加甲缘下填塞物，一般 2 ～ 3 周即可取得满意疗效。

另一种非手术治疗的方法是趾甲夹板固定。这种方法可使甲板与软组织分离，从而提供了趾甲长出的通道。可将一个“沟形夹”用黏性胶带或可塑型丙烯酸树脂黏合剂粘贴在嵌甲边。其可由一个无菌的静脉输液管制成，一端修剪为斜面，以方便插入（图 87-5）。沟形夹可以配合水晶甲使用，也可单独使用。使用树脂夹板也被报道是成功的，尽管应用的时间冗长（9 个月）。报道的复发率根据不同的夹板技术为 8% ～ 48%。

一种动态矫正技术——甲沟矫形器（ortho-nyxia）——直接把趾甲的甲角抬起，解除了炎性软组织的压力。甲沟矫形器是由在张力下连接趾甲两侧的钩形臂组成（图 87-6），其材质可以是金属材料、“超级弹性”材料或形状记忆材料。报道指出，大部分患者经过 3 周以内的治疗即可纠正趾甲畸形。沟形夹和动态矫正技术相对于手术治疗的优势在于减少了术后发病率，恢复时间更短，美容效果更好。

“创可贴”方法（图 87-7）可将甲襞从甲板牵开，缓解炎性组织的压力。

（二）Ⅱ期（脓肿期）

Ⅱ期由Ⅰ期进展而来，此时局部红肿、多汗、压痛加剧，甲襞肿胀，高出甲板侧缘，并且开始有渗液流出（图 87-2B）。开始时流出液为稀薄、黏性浆液性分泌物。由于局部皮肤正常情况下存在大量微生物，感染迅速形成，分泌物即变为脓性并有臭味。

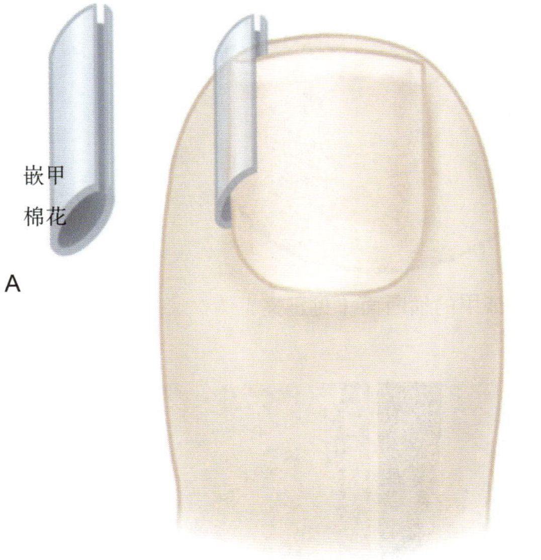

图 87-3 Ⅰ期嵌甲的治疗。用棉花将甲板从嵌入的位置垫起

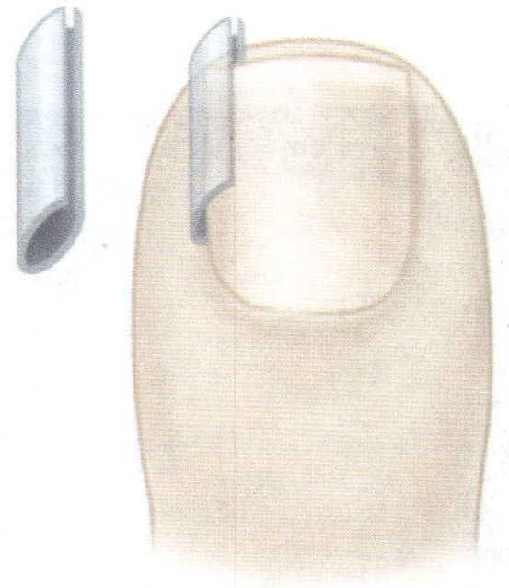

图 87-5 使用“沟形夹”治疗嵌甲

（引自：Eekhof JA，Van Wijk B，Knuistingh Neven A，van der Wouden JC：Interventions for ingrowing toenails.Cochrane Database Syst Rev4：CD001541，2012.）

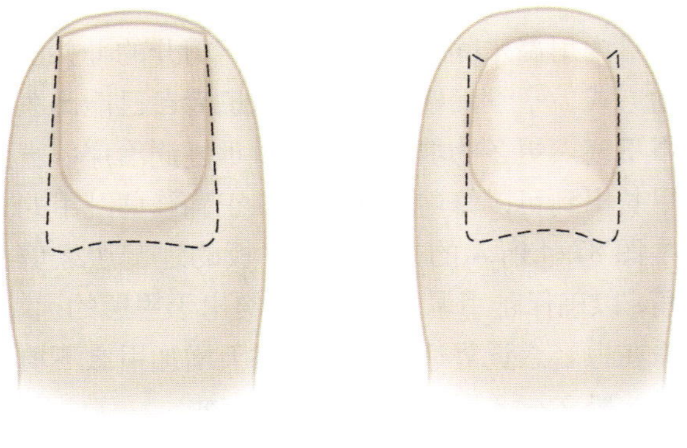

图 87-4 嵌甲正确的修剪与不正确的修剪

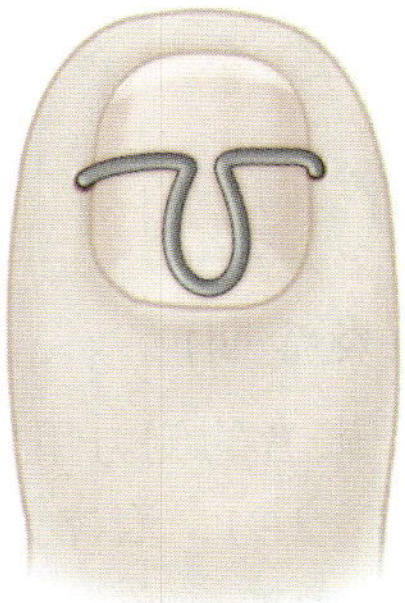

图 87-6 甲沟矫形器使用钩子置于趾甲两边，张力下连接两侧钩形臂

（引自：Eekhof JA，Van Wijk B，Knuistingh Neven A，van der Wouden JC：Interventions for ingrowing toenails.Cochrane Database Syst Rev4：CD001541，2012.）

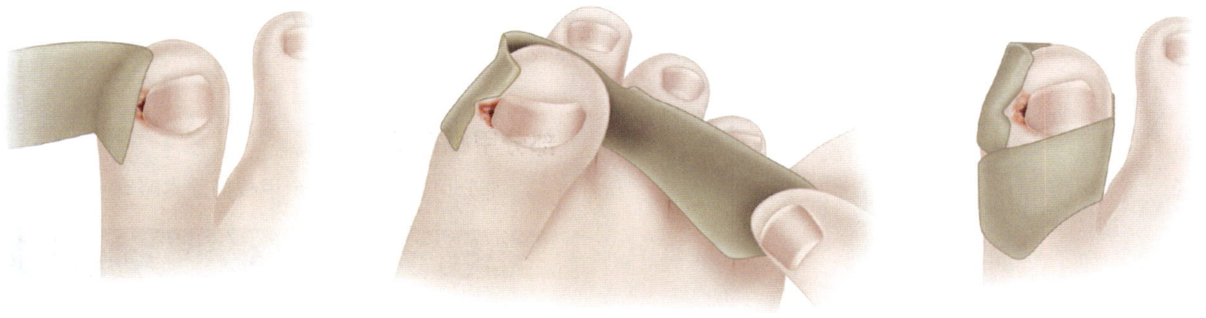

图 87-7 “创可贴”方法将甲襞从甲板牵开，缓解压力

（引自：Eekhof JA，Van Wijk B，Knuistingh Neven A，van der Wouden JC：Interventions for ingrowing toenails. Cochrane Database Syst Rev4：CD001541，2012.）

患者此时行走困难，几乎不能穿鞋。在此阶段采用非手术治疗方法仍有可能治愈，方法是消除对足趾的所有压迫，包括袜子的压迫，此外应每天温水泡足 4 ~ 5 次，每次 10 ~ 15 min。对分泌物进行培养及药敏试验，并开始使用广谱抗生素。一旦肿胀减退，压痛也应减轻，即可开始采用治疗 I 期病变的趾甲远侧角下填塞方法进行治疗。但如果渗出没有停止，炎症没有显著消退，则不能使用上述方法。

（三）Ⅲ期（肉芽形成期）

在Ⅲ期病变，肉芽组织覆盖侧方甲襞，妨碍引流物的流出（图 87-2C）。对于此期病变，如不及时治疗，上皮将覆盖肉芽边缘，进一步阻塞引流通道，也将丧失自侧方甲襞皮肤中抬高甲缘进行治疗的可能性。感染可能会进入慢性阶段，在几周内无明显症状，随后反复出现急性发作，这时采用非手术治疗是否能获得满意的最终疗效值得怀疑。对Ⅲ期和许多Ⅱ期患者一般选用手术治疗。若对Ⅱ期晚期和Ⅲ期患者仍采用非手术治疗，患者和医生都将花费太多时间，也不能保证患者会始终如一地良好配合。如此晚期的病变非手术治疗后也容易复发（有时手术治疗后亦然）。手术治疗的方法有多种，现仅介绍几种最常用的治疗方法。建议采用局部麻醉（利多卡因或甲哌卡因），不加肾上腺素，用小号针头在第一趾蹼远侧 1 cm 处进针，注意充分麻醉足底的趾神经和趾背腓浅神经的感觉支。

三、手术治疗

嵌甲的手术治疗是基于病因学的两个方面：趾甲是主要的侵犯性结构，而软组织是被侵犯组织，需要切除全部或部分趾甲和甲床生发区，反之。若认为甲襞是疾病的罪魁祸首，手术的目的就是切除或修整甲襞。

全甲板摘除术

拔除整个甲板而保留甲床生发区的手术方法很少采用，除非病变累及双侧甲襞及甲上皮下方的趾甲，形成环绕趾甲的脓肿，此时仅摘除部分甲板不能获得充分通畅的引流。

手术技术 87-1

- 局部麻醉拇趾后，用一把细直止血钳或小而扁的鼻剥离器，自邻近弧影的甲襞近侧数毫米处的甲下皮开始，沿中线插入甲下（图 87-8）。
- 不要前后挫动止血钳或鼻剥离器。将器械撤出，然后以同样方法沿纵轴方向将其插入两侧邻近甲襞的甲缘外侧。
- 剥离应使趾甲松动，如果甲根与甲上皮没有粘连，向远端牵引趾甲即可将其拔出。如有粘连，不要用暴力猛拉甲根，应使用小刀片在甲板与甲上皮之间进行锐性分离，使甲板能被轻松地从甲床上取下，以避免对生发层造成损害，并减少甲床出血。
- 另一个方法是用宽扁的鼻剥离器剥除趾甲的最后连接部分。

术后处理 用非黏性单层纱布覆盖甲床，然后轻柔加压包扎。足部抬高 24 h，然后去掉敷料，开始用温水浸泡，穿宽松鞋袜 1 周。根据患者的年龄，趾甲的完全恢复需要 4 ~ 6 个月。术前必须向患者交待此点，而且应预先告知患者，术后远侧甲床及趾腹有发生上翘畸形的可能。患者曾多次拔甲时更易发生（图 87-9）。

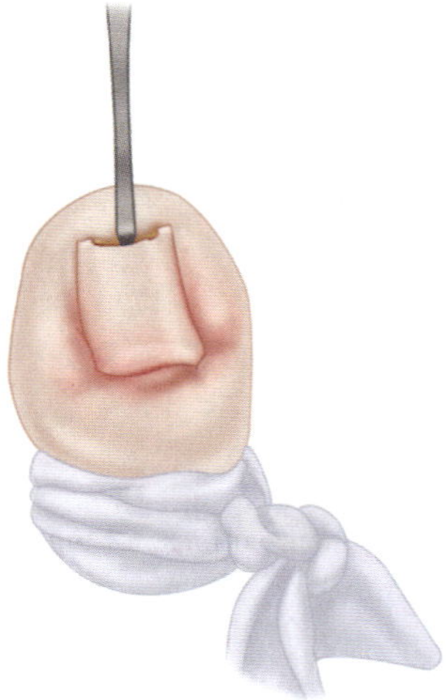

图 87-8 全甲板摘除术（见手术技术 87-1）

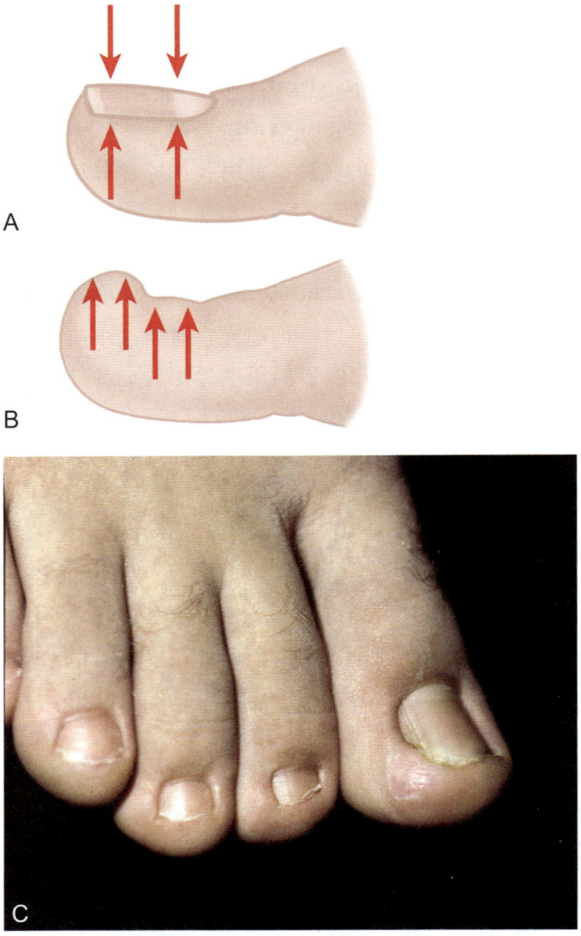

图 87-9 A 和 B. 反复拔甲治疗嵌甲后出现趾腹上翘畸形；C. 数次拔甲后发生上翘畸形（见手术技术 87-1）

文献报道，全甲板摘除后嵌甲的复发率为 32%～78%，二次全甲板摘除术后的复发率为 70%～80%。全甲板摘除术后患者均可迅速缓解症状，消除感染。

部分甲板摘除术

部分甲板摘除术与全甲板摘除术略有不同。

手术技术 87-2

- 在嵌甲甲板侧方的 1/4 处，用一根小的角状探针或一把窄臂、平滑的直止血钳将趾甲的外侧 1/4 自其甲床处掀起，并将其摘除。掀起趾甲时注意不要过于用力，以免使甲与甲床侧向分离。
- 自甲床掀起外侧 1/4 趾甲后，用直剪将趾甲纵向剪掉。弧形的剪刀尖不易伤及甲床。
- 趾甲必须切到近端的甲上皮下方。
- 用刀片轻轻刮除肉芽组织或按椭圆弧线将其连同部分甲襞彻底切除。

术后处理 术后处理与全甲板摘除相同，但第 3 ～ 4 天即可开始穿前口封闭、前膛宽松的鞋。

部分甲板摘除的复发率比全甲板摘除要高。在青少年，因为这一手术操作简单，即使需要反复进行，他们也愿意接受而不愿意使趾甲永久变形。但同样必须告知患者，尤其是青少年患者的家长，可能会反复形成甲刺，成甲的组织床可能受到损伤，趾甲可能发生轻微的永久变形（图 87-10 和图 87-11）。

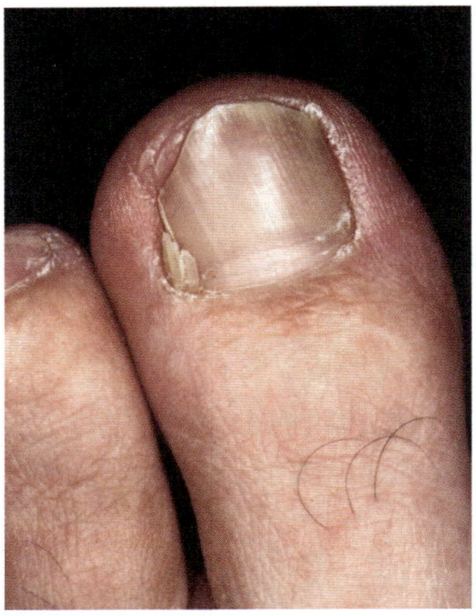

图 87-10 部分甲板摘除不足。甲上皮下的外 1/4 甲板应当摘除（见手术技术 87-2）

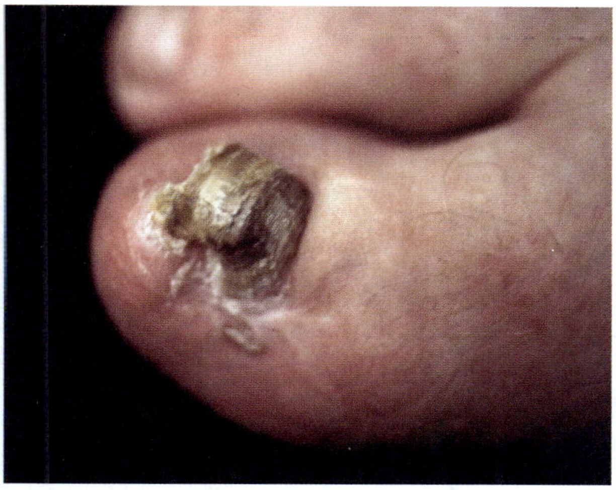

图 87-11 甲床撕裂后畸形

趾甲边缘切除和甲床消融术

使用苯酚烧蚀甲床可能是治疗嵌甲最常用的手术，此手术可在门诊完成。

手术技术 87-3

- 因为苯酚有腐蚀性，术者都应戴手套，避免直接接触苯酚。
- 局部麻醉起效后，在踇趾根部上止血带（Tourni-cot，Mar-Med Company，Grand Rapids，Michigan），也可用烟卷引流条或手套的指头代替，以获得干净的术野。由外向内、由远及近纵向撬起趾甲边缘的 1/5 ~ 1/4，包括部分甲上皮下甲（图 87-12A）。
- 切除甲板后，在甲襞周围涂抹抗生素凝胶来防止周围皮肤受苯酚腐蚀。把一小块浸有 80% ~ 89% 苯酚的脱脂棉塞进甲沟，保证生发层甲床都涂抹上苯酚（图 87-12B）。这些区域应该不出血，苯酚会凝结血液而不影响指甲组织。苯酚用于组织坏死、消毒和麻醉。
- 旋转棉球 30 ~ 40s，重复 3 次，共 2 ~ 3min，这是最佳作用时间。然后用 70% 异丙醇来中和苯酚（图 87-12C）。

术后处理 用非粘连纱布和足趾敷料包扎患趾（图 87-12D），然后放松止血带。穿术后保护鞋并抬高患足。告知患者术后 2 ~ 3d 拆除敷料时术区皮肤的烧伤会很明显。拆除敷料后立即开始使用温热的高渗盐水浸泡，直到组织愈合。压痛和渗出消失前，穿无压迫的鞋子（图 87-12E），有些渗出会持续 3 ~ 6 周。

系统性文献回顾发现，单纯拔甲后使用苯酚治疗比切开手术更能减少嵌甲的复发，该治疗的成功率为 98%。但一项对 72 例患者分别使用苯酚和切开手术治疗嵌甲的对照研究发现，使用苯酚治疗的复发率（32%）要明显高于切开手术治疗的复发率（7%）。三氯乙酸、氢氧化钠被用作苯酚的代替品进行甲床消融。其他消融甲床的方法还包括电凝消融、冷冻疗法、二氧化碳激光消融等。据报道，激光消融大大减少手术时间和术后疼痛持续时间，且能使患者更快恢复正常生活。

以下要介绍的手术则更适合在手术室操作，而不适合在门诊开展。

部分甲板和甲床切除术

治疗嵌甲最常用的手术是 Winograd 所描述的技术。虽然他的报道只包括 5 例患者，但大量的后续报道确认了该手术技术的有效性。Winograd 方法对于Ⅱ期晚期及Ⅲ期病变是一种有效的方法，特别是对于之前部分甲摘除或全甲摘除失败的患者。作者认为不必为了减轻局部感染而在术前数日处理伤口，但也不反对这样做。

手术技术 87-4

（Winograd）

- 从弧影近侧 5 ~ 8mm 处开始，纵行向远端切开甲上皮（图 87-13A），在甲板部分以刀划痕，直至其远端，但不切透甲板（图 87-13B）。
- 锐性解剖分离，掀起甲上皮瓣，充分暴露覆盖生发区外侧缘的甲根。不干扰甲上皮的其余部分。
- 用一把小的鼻剥离器或小直血管钳插入显露的趾甲外侧 1/4 的下面，将甲的侧缘撬起，使其从甲襞中脱出。
- 用趾甲分离器沿着预先的划痕切开趾甲的边缘部分（图 87-13C），须确保切至甲板的最近端。
- 由于甲上皮的覆盖已被翻开，并且甲板的深面已脱离甲床（图 87-13D），轻轻移去这部分趾甲，显露下面的甲床（图 87-13E）。
- 用小刀切除显露的甲床。
- 牵拉侧方的甲襞，可看到甲床的外侧缘，完整地切除甲床，包括成熟区和生发区，特别注意要切除生发区的近侧部分，以减少再次形成趾甲的可能性（图 87-13F）。
- 即使处理得非常仔细，也偶有患者长出一个有症

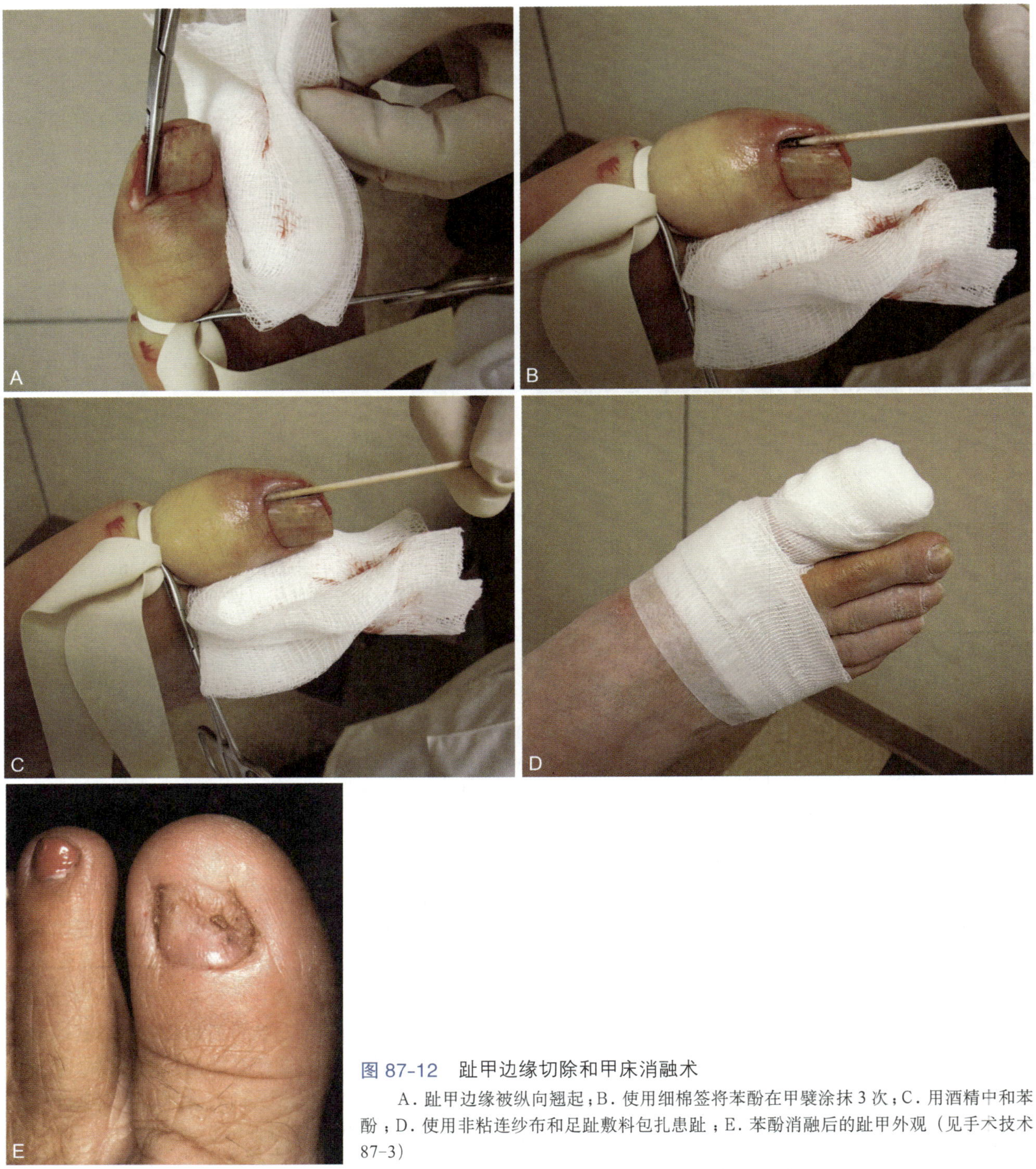

图 87-12 趾甲边缘切除和甲床消融术

A. 趾甲边缘被纵向翘起；B. 使用细棉签将苯酚在甲襞涂抹 3 次；C. 用酒精中和苯酚；D. 使用非粘连纱布和足趾敷料包扎患趾；E. 苯酚消融后的趾甲外观（见手术技术 87-3）

状或无症状的残余小趾甲。可以将甲襞的侧面缝到剩余的趾甲上，也可不缝，Heifetz 推荐切除部分甲襞。术者应确保将趾骨的骨膜与甲床一起切除（图 87-13G），这是甲床切除最可靠的方法。

- 将近侧的甲上皮皮瓣翻回原位，是否缝合可视情况而定（图 87-13H）。
- 用非黏性敷料覆盖暴露的趾骨，用普通纱布绷带包扎（图 87-13I）。

术后处理 肢体抬高 48 h。然后去掉敷料，开始浸泡，每日数次，每次 10 min。伤口仅用黏性绷带遮盖，除术后专用的木底无前膛拖鞋外不穿鞋袜 5 ~ 7 d。此后，通常可穿前膛宽松的鞋子而无不适。

复发率的报道差别很大，从 0 到 86%。广泛显露和彻底清除甲床生发层可降低复发率。已行趾甲消融术的患者复发率更高，因为瘢痕的形成导致不能完全显露甲床生发层。此手术也会导致趾甲畸形（图 87-14）。

甲板和生发区切除

甲板和生发区切除术最早由 Quenu 在 1887 年介绍，Wilson 在 1944 年将其推广。该手术的要点

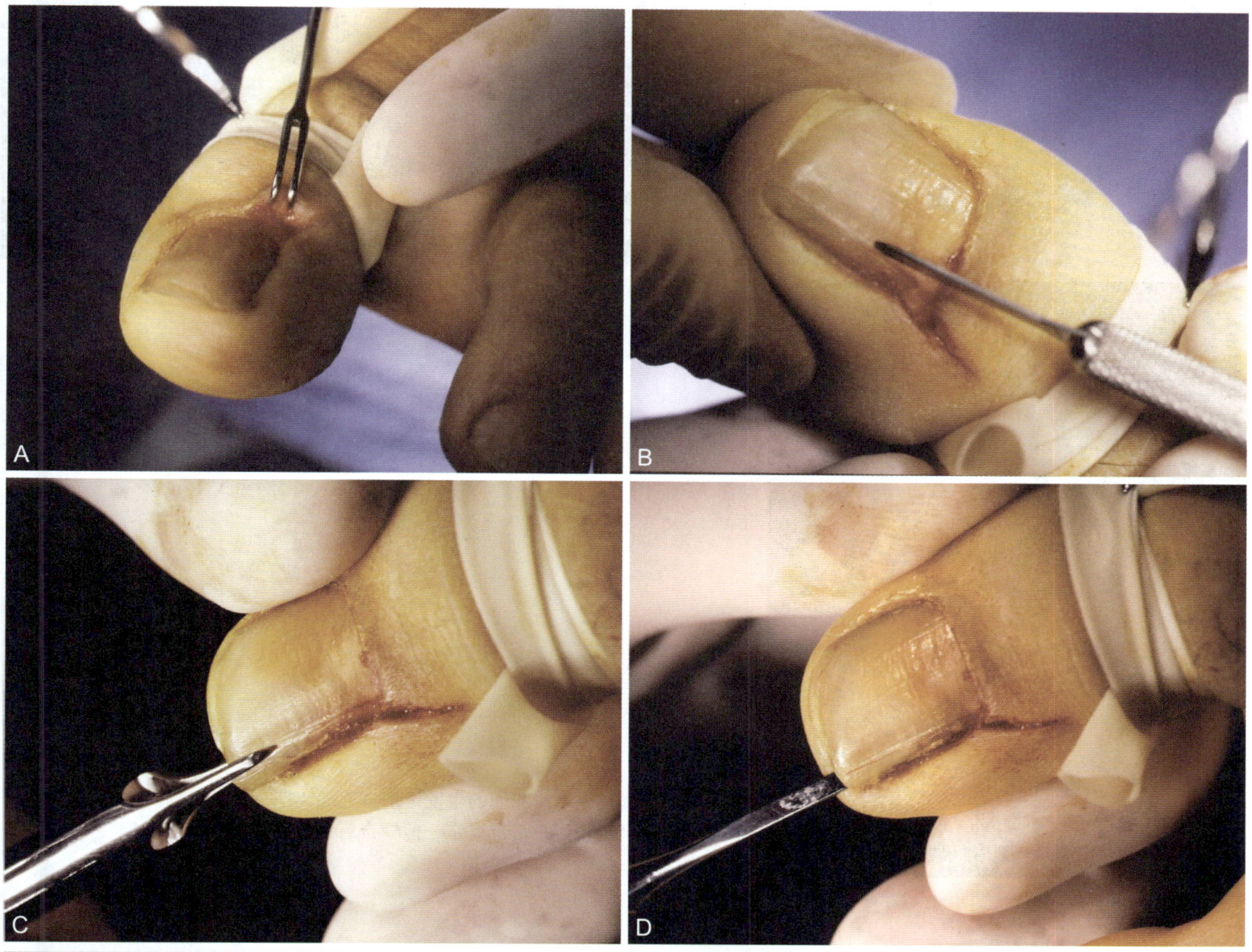

图 87-13 Winograd 术式

A．切开甲上皮；B．甲板画线标记；C．用趾甲切开器切开趾甲；D．小剥离器无创操作，自甲床撬起甲板；E．以直止血钳移除分离的部分趾甲；F．显露的基质呈珍珠白色，曲线分布于甲上皮和甲周皮肤深部，须完整切除

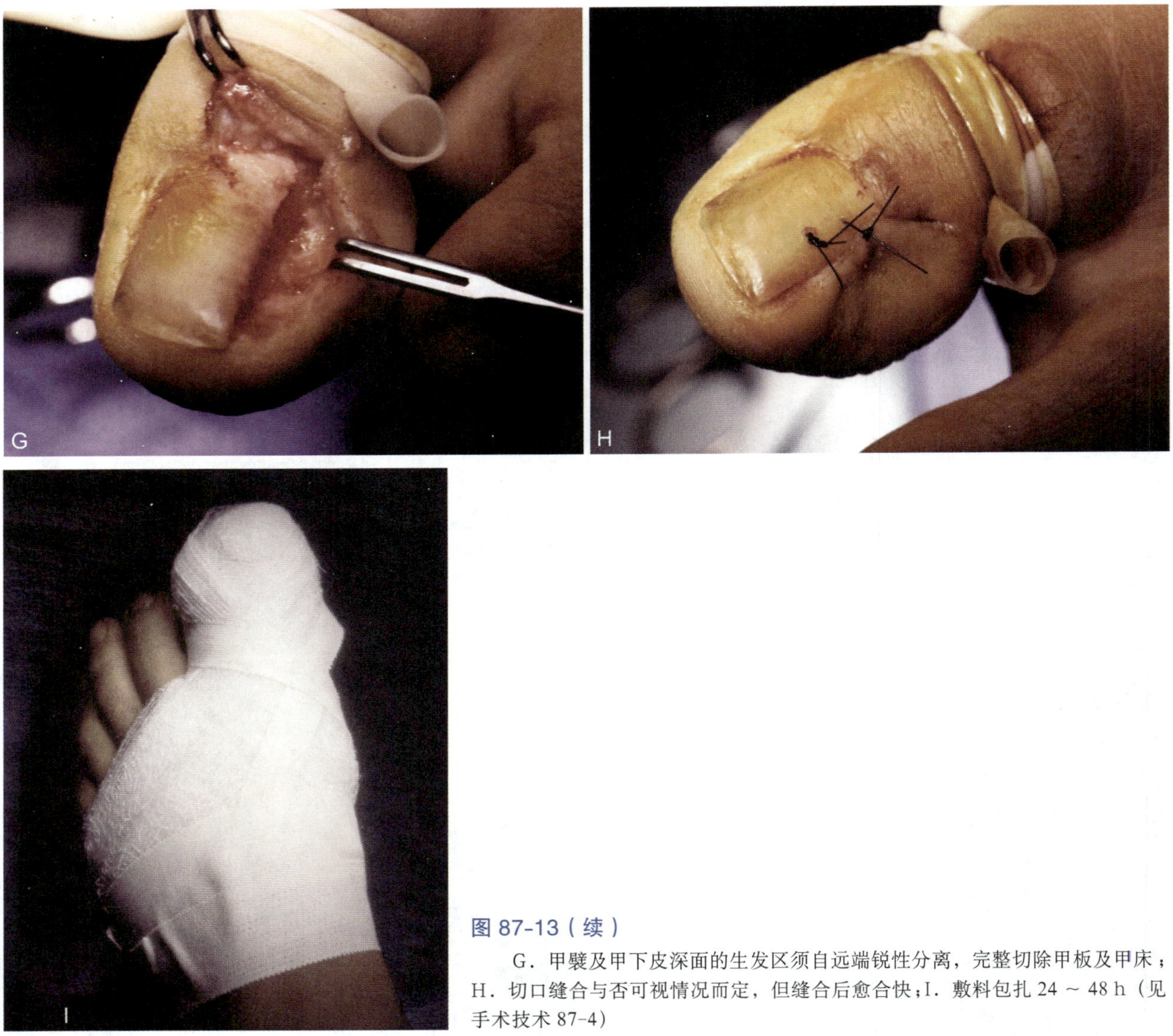

图 87-13（续）

G. 甲襞及甲下皮深面的生发区须自远端锐性分离，完整切除甲板及甲床；H. 切口缝合与否可视情况而定，但缝合后愈合快；I. 敷料包扎 24 ~ 48 h（见手术技术 87-4）

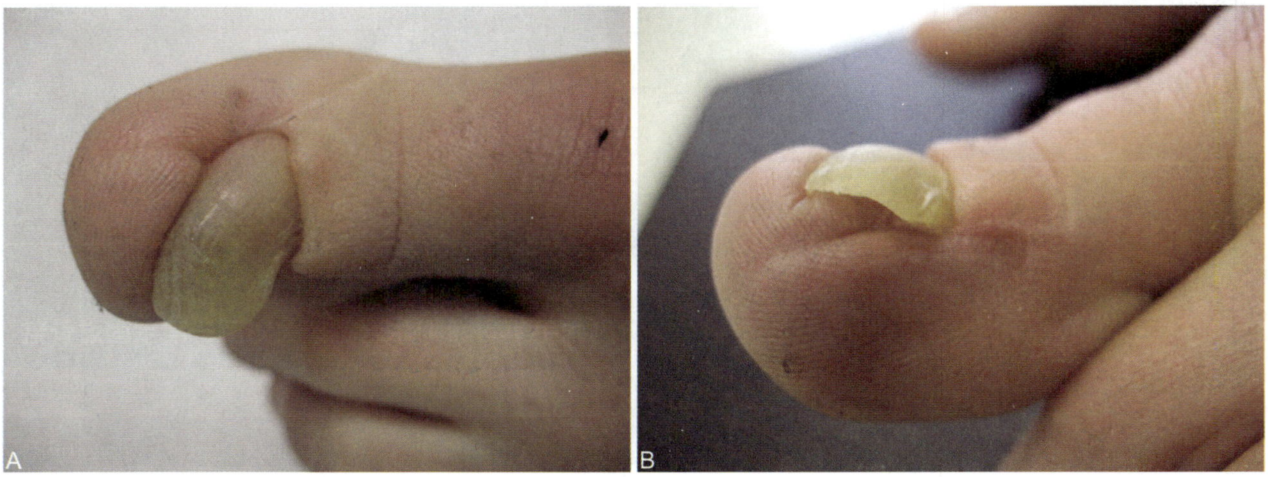

图 87-14 16 岁女孩楔形切除和拔甲术后外观

（引自：Haneke E：Nail surgery，Clin Dermatol31：516，2013.）

是切除全部的甲板和生发区，不干扰弧影远侧的非生发区（图 87-15）。非生发区不形成真正的趾甲，但继续形成片状的角质，可能影响外观（图 87-16）。这种方法很少使用，但是可以用于因多种原因反复发生趾甲病变（甲内曲、甲弯曲、甲癣）的中老年患者。较少注重外观并经历多次嵌甲手术的年轻患者（通常为男性）也是这种手术方法良好的候选对象。这种方法常常是趾端 Syme 手术的良好替代方法。

手术技术 87-5

（Quenu，Fowler，Zadik）

- 按前述方法去除甲板（图 87-8）。

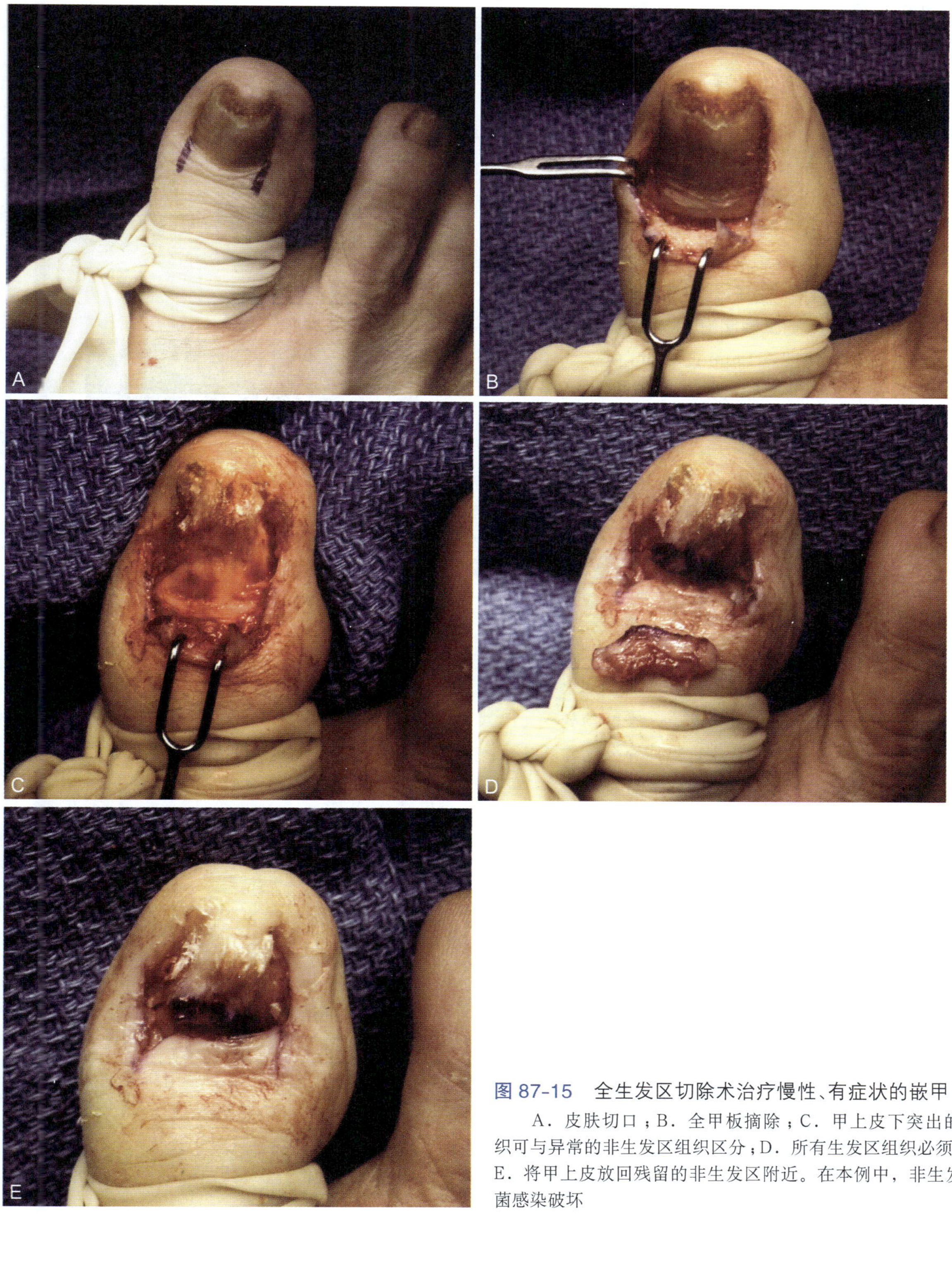

图 87-15　全生发区切除术治疗慢性、有症状的嵌甲（Quenu）

A．皮肤切口；B．全甲板摘除；C．甲上皮下突出的生发区组织可与异常的非生发区组织区分；D．所有生发区组织必须全部切除；E．将甲上皮放回残留的非生发区附近。在本例中，非生发区已被霉菌感染破坏

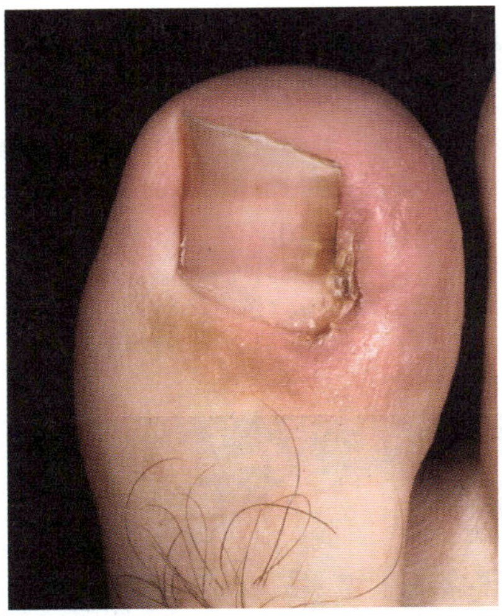

图 87-16 生发区全切术后，可持续形成薄片状的角化组织

- 从两侧甲襞的近侧角向近端斜行延长切口 1 cm，将甲上皮做成全厚皮瓣向上翻起（图 87-17A）。
- 将趾甲两侧的甲襞内缘切除 1 mm 或 2 mm。
- 切除生发区（图 87-17B）。从弧影远侧 1 ～ 2 m 处做切口，如弧影不明显，从表皮至远侧甲缘连线的 1/3 处开始横向切开非生发区。
- 牵开侧方甲襞，从远节趾骨上沿生发区边缘将其锐性切除，注意不要将任何生发区遗留于切口内。甲床沿趾骨外侧的曲度几乎达到其外侧中线，在切除甲床外侧边缘时必须记住这一点。
- 将生发区的远侧缘和两侧缘从趾骨上分离后，其近侧缘和近侧两角可以看得更为清楚。向近侧牵拉近侧甲襞并锐性完整切除生发区（图 87-17C）。
- 在中央应充分显露踇长伸肌腱附着点，在两角处需显露脂肪和皮下组织，然后才有可能充分切除生发区。另外，切除生发区时，应将远节趾骨背侧和两侧的骨膜一起锐性切除。
- 将甲上皮皮瓣翻回原来的位置（图 87-17D 和 E），通常它不能到达剩余的甲床，但空隙很小并很快因伤口收缩而闭合。同样，是否缝合可灵活掌握。

术后处理 用非黏性敷料和纱布绷带轻柔地包扎伤口，并将足抬高 48 h，之后更换敷料。开始用温水浸泡，用薄敷料包扎趾骨，穿足趾显露的鞋。如手术时存在严重感染，愈合可能延迟，但应在 6 ～ 8 周完全愈合。术前应告诉患者。非生发区上的新“趾甲”外观可能不像正常趾甲，也不会像以前的正常趾甲一样（图 87-17E）。

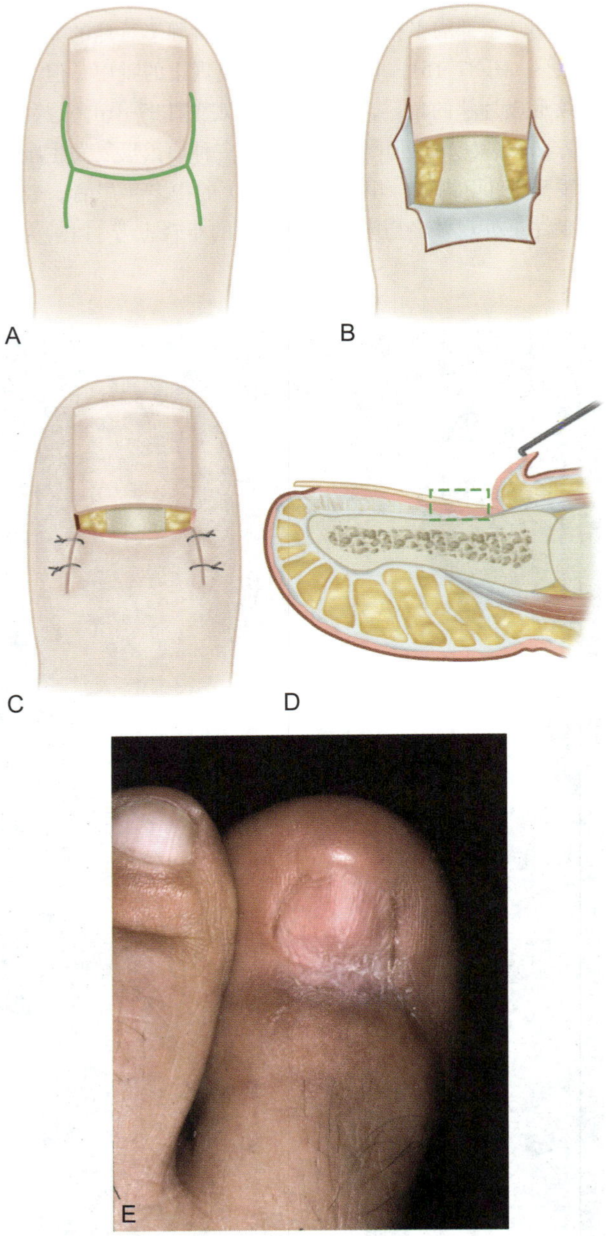

图 87-17 采用 Quenu 术式（Fowler，Zadik）切除甲板和生发区

A．皮肤切口；B．掀起甲上皮，显露生发区；C．切除生发区；D．生发区的矢状面；E．Quenu 术式后 5 年（见手术技术 87-5）

部分甲襞和甲床切除

Winograd 术式的原理是切除导致症状的部分甲襞和甲床，并保留正常甲和软组织的完整性。手术包括趾甲、甲床和甲襞的楔形切除（图 87-18）。楔形切除的主要并发症是反复出现甲刺（图 87-19），预防甲刺的关键因素是生发层的切除。如图 87-20

所示，楔形的顶点，即切除的最狭窄部位恰好位于最需要切除的关键组织——甲床。术中对甲板和侧方甲襞所做的楔形切除是足够的。作者对这一手术没有更多经验，但相信它建立在可信的理由之上。如果患者能理解趾甲的一部分或全部仍可能再生并会出现轻微的畸形，那么这种手术是一种可接受的治疗方法。

手术技术 87-6

（Watson-Cheyne 和 Burghard，O'donoghue，Mogensen）

- 用能达到甲根最近端的小且扁的剥离器将甲板侧方1/4从甲床上掀起，然后用直剪剪除这部分趾甲。
- 用刀从弧影近侧 1 cm 处开始，至甲上皮做平行于侧方甲襞的线形切口，切至趾骨。
- 自侧方甲襞内侧缘外侧 2 ~ 3 mm 处做第 2 切口，并成 45° 角斜行弯向第 1 切口，到达生发区的最外侧区，暴露并切除生发区的角很重要。生发区的白色通常与非生发区的红色形成对比，这有助于分辨整个甲床的外侧缘。
- 然后切除骨膜与甲床，显露出近侧角的脂肪和皮下组织，以确保切除生发区。
- 楔形切除甲板、甲床和甲襞之后，用非黏性敷料覆盖伤口，再用无菌绷带加压包扎。

术后处理 术后患足抬高 48 h，然后去除包扎敷料，每日用温水浸泡数次，每次 10 ~ 15 min。10 ~ 14 d 患者不应穿包裹足趾的鞋，即使鞋很宽松。术前应向患者交待，可能需 3 ~ 4 周的时间才能达到每天穿鞋 8 h 而无不适感。

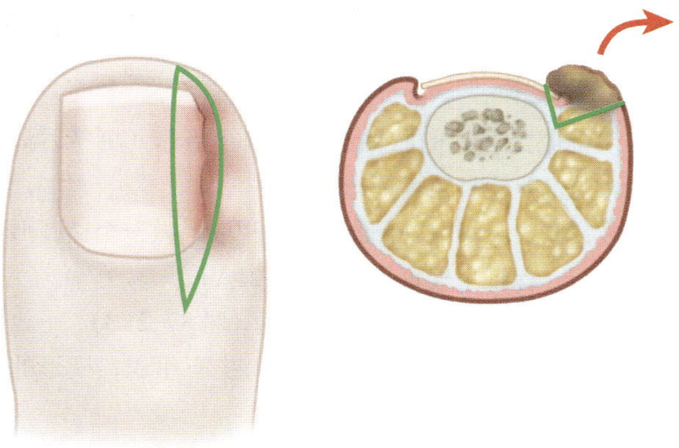

图 87-18 楔形切除甲、甲床和甲襞，包括生发区

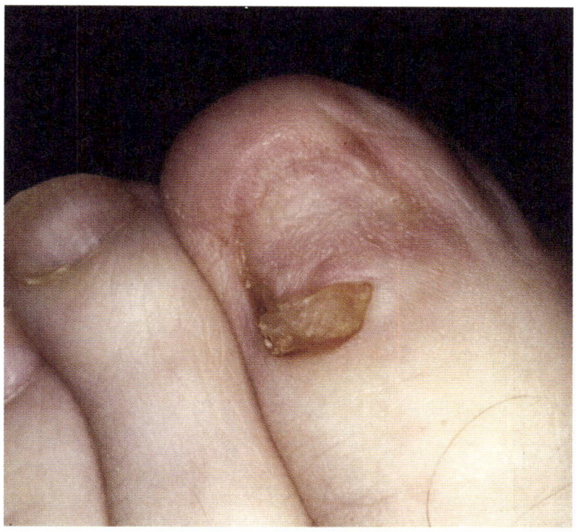

图 87-19 楔形切除术后甲刺复发

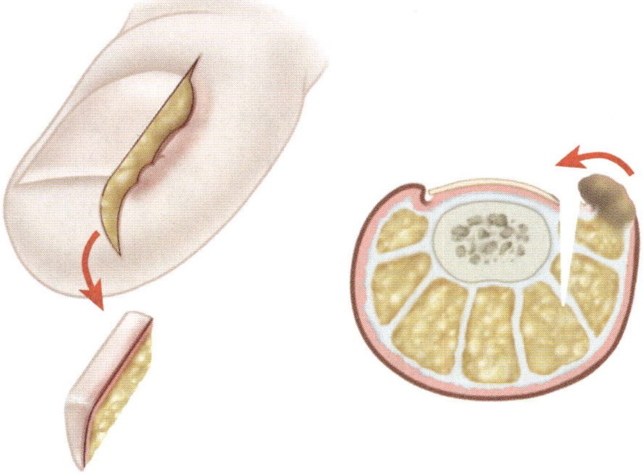

图 87-20 Watson-Cheyne 楔形切除方法（见手术技术 87-6）

甲襞切除或缩小手术

这类手术可分为两种，或切除甲襞本身及相邻的少部分正常组织边缘，或将远离病变甲襞侧的正常组织做楔形切除。通过闭合楔形，甲襞被拉离甲侧缘，这样如果此部位有感染，可得到充分引流，如果仅有炎症，则可减少刺激的来源。另外，手术设计还希望通过减小甲襞使趾甲的生长不受阻碍。通过减小甲襞的凸面并移位至外侧，甲板仅在其板面上生长而不穿入甲襞中（图 87-21）。

手术技术 87-7

(Persichetti 等)

- 术前收集患者的脓性渗出物进行培养（培养后最常见的是金黄色葡萄球菌）。
- 在皮肤上从甲襞外侧 4 mm 到甲襞，做一个椭圆形标记，保证甲襞可见（图 87-21A）。
- 完全切除甲板与所有肉芽组织（图 87-21B）。
- 楔形切除标记的椭圆形皮肤与皮下组织，楔形的尖端应达到皮下。
- 估计边缘的缺损程度，外翻甲襞以减少它的凸起（图 87-21C 和 D）。椭圆的宽度与外翻的程度由甲襞本身的大小决定。
- 术后 10 ~ 15d 拆线。

远期随访

这两种手术的远期随访资料很难找到。有一篇报道显示部分甲切除和侧方甲襞椭圆形切除的复发率为 16.6%。另一项研究显示 23 例只行甲襞切除而不进行甲板切除的患者均没有复发。作者没有进行甲襞手术而不同时进行甲板或甲床切除的经验。但这种手术似乎更适合趾甲向内弯曲的患者（图 87-22），患者甲板通常很窄，通过甲板手术使其进一步减小会破坏其美观。

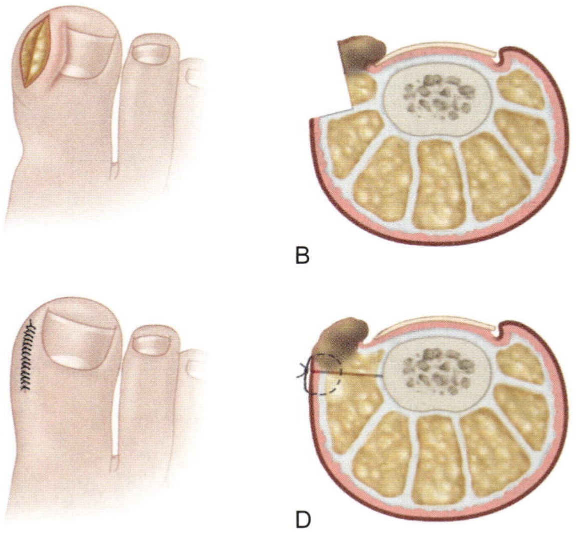

图 87-21 软组织楔形切除治疗嵌甲

A. 从甲沟侧面切除截面为三角形的组织；B. 切除后的截面；C. 趾甲边缘缝合后甲唇和甲沟被拉下来；D. 缝合后的截面（见手术技术 87-7）

（引 自：DeOrio JK, Coughlin MJ: Toenail abnormalities. In Coughlkin MJ, Mann RA, Saltzman CL, editors: *Surgery of the foot and ankle*, ed 8, Philadelphia, 2007, Elsevier.）

Vandenbos 和 Bowers 提出，扩大切除甲襞，开放创面使其自然愈合，以此治疗严重的伴有大量肉芽组织增生的Ⅲ期病变（图 87-23 和图 87-24）。他们报道 124 例患者的 212 处嵌甲术后均无复发。

趾端 Syme 手术

趾端 Syme（Thompson–Terwilliger）手术包括截去远节趾骨的远侧半部，包括甲板、甲床、甲襞和位于上述结构深面的骨组织。此术式推荐用于嵌甲反复发生感染，而且采用较保守的手术方法无效的成人患者。其也可用于远节趾骨和趾甲的各种骨或软组织肿瘤。

趾端 Syme 手术并发症有远节趾骨的骨髓炎、沿着缝线出现的表皮样囊肿及令人烦恼的甲刺。但从作者的经验来看，它是一种可靠的术式，术后功能恢复很好，且多数患者可以接受其外观（图 87-25）。尽管最初趾尖呈球状且不美观，但最终的外观并不影响患者。术者必须认真操作并注意细节的处理，以避免甲刺形成。如果有脓肿，应先做引流，在术前改善局部伤口条件。术前过程不应超过 2 周，通常应更短。

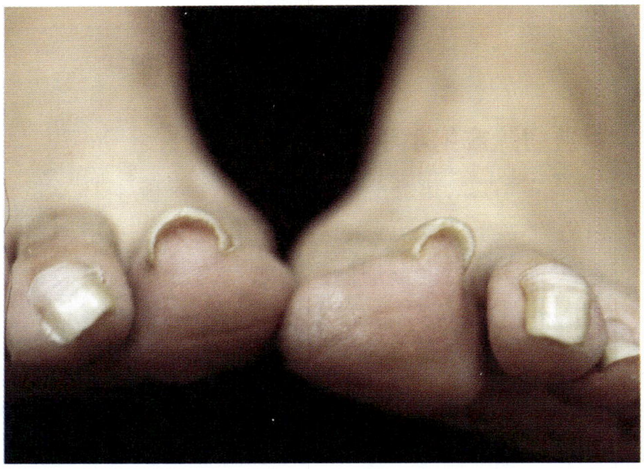

图 87-22 甲内曲

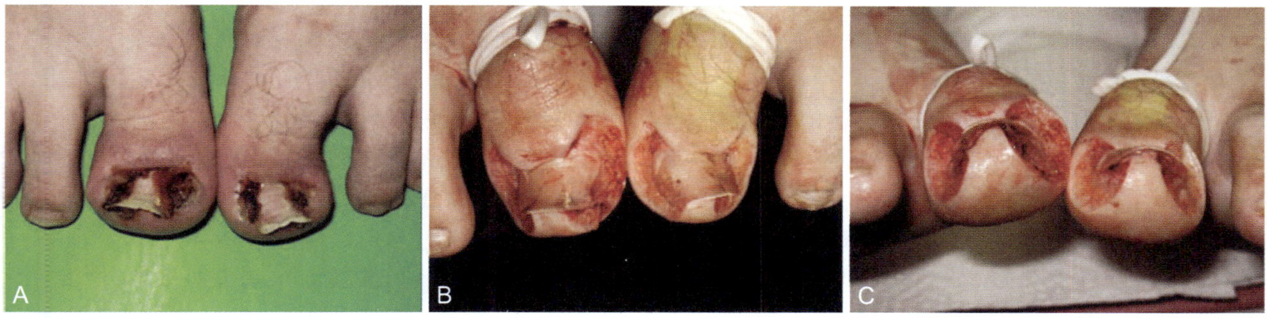

图 87-23 切除甲襞治疗嵌甲

A. 切除前广泛的内侧和外侧甲襞肉芽组织；B 和 C. 甲襞切除后

(引自：Chapeskie H, Kovac JR: Soft-tissue nail-fold excision: a definitive treatment for ingrown toenails, J Can Chir 53:282, 2010.)

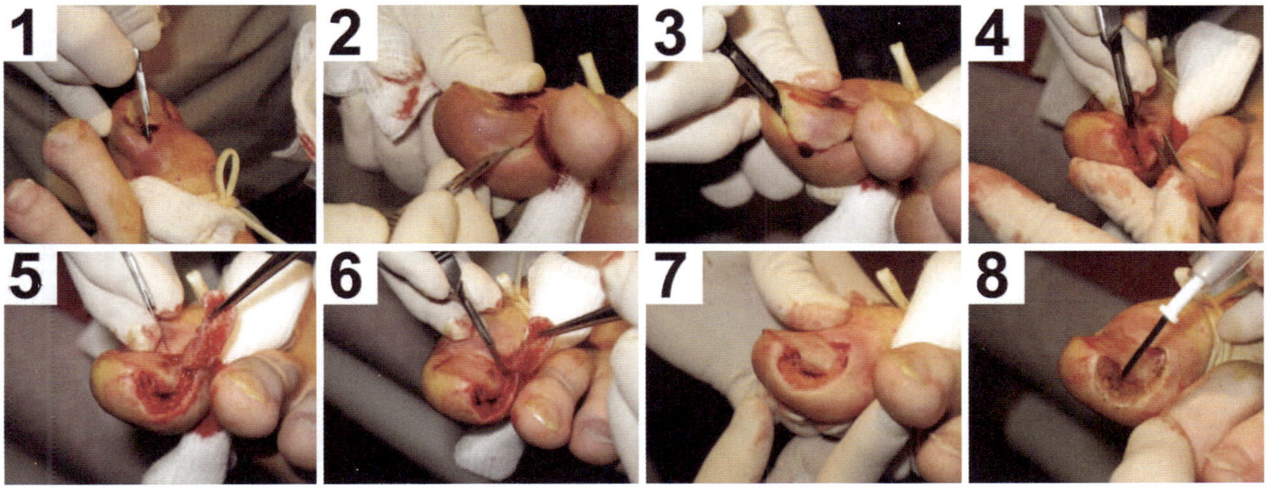

图 87-24 甲襞切除

1. 麻醉后扎止血带；2. 切口长 5 ~ 10mm，起自甲根，离甲侧缘 3 ~ 5mm，包括整个甲襞，避免损伤甲床；3 和 4. 切除的椭圆形侧方甲襞包括肉芽组织及周围软组织；5 和 6. 切除趾甲周围所有的皮肤及皮下组织；7. 切除甲襞后显露趾甲、保护甲床；8. 电凝止血、创面开放性换药直至自然愈合

(引自：Chapeskie H，Kovac JR：Case Series：Soft-tissue nail-fold excision：a definitive treatment for ingrown toenails，Can J Surg53：282，2010.)

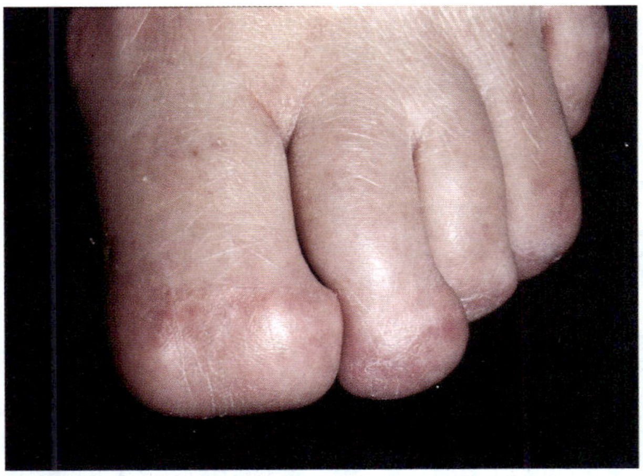

图 87-25 趾端 Syme 术后

手术技术 87-8

- 整个手术过程均采用锐性分离，但是用骨刀或锯在踇长屈肌和踇长伸肌腱止点远侧 1 ~ 2mm 处横断远节趾骨时除外。皮肤切口见图 87-26A 和 B。
- Thompson 和 Terwilliger 建议切除不少于 4mm 的皮肤边缘及整个甲床，并横断切除部分趾骨。覆盖生发区的皮肤近端可能超出甲上皮近侧 4mm 的范围，因此建议切除近端皮缘 6 ~ 7mm，因为跖侧皮瓣有足够的长度与背侧皮肤连接，而且足外肌腱的附着点都位于此点的近侧。另外，在甲下皮远侧保留 2 ~ 3mm 的皮缘即足够。本手术的目的是将整个甲床、趾甲和骨组织一起切除，以减少甲再生的机会。

- 切口在近端直达趾骨，但在两侧达到趾骨侧面突起的跖侧之前不要向中心斜切。
- 用钳子夹紧趾骨，并用皮肤拉钩牵开跖侧皮瓣，继续沿趾骨跖面由远端向近侧锐性分离。
- 截断趾骨，松解残留的软组织至完全离断（图 87-26C 和 D）。这种分离方法与 Syme 截肢术中的将跟垫从跟骨上去除的方法相似，因此命名为“趾端 Syme 手术”。
- 用咬骨钳将残余趾骨修平。
- 严格止血，用不可吸收缝线缝合伤口，不修剪“狗耳区”。Thompson 和 Terwilliger 不主张用止血带。但止血带可使解剖更精确，减少在解剖近侧部分时损伤跖侧趾固有神经的机会，有助于电凝止血时辨认小血管，可减少术后血肿的机会。

术后处理 患足抬高 48 h。之后更换敷料，并允许穿木底、硬底、露足趾的鞋行走，14 ~ 16 d 拆线，此后 1 周内通常可以开始穿宽头鞋。

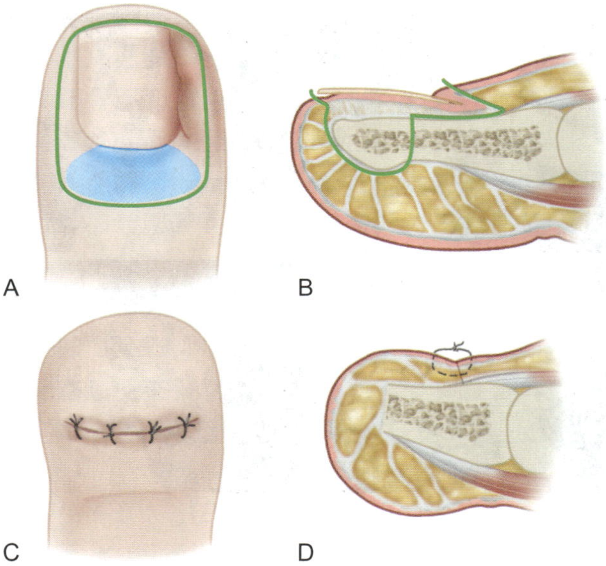

图 87-26 趾端 Syme 术式

A 与 B．皮肤切口；C 和 D．远侧半趾骨切除，缝合切口（见手术技术 87-8）

第三节 趾甲营养不良（甲弯曲、甲癣）

老年和糖尿病患者的趾甲变形在理想情况下也难以处理，最糟时则引起灾难性的后果，特别是合并足部感觉迟钝时。建议在诊室准备趾甲剪和双动咬骨钳，用这些器械能快速安全地将趾甲修小（图 87-27）。

只要不降低趾甲的质量，甲真菌病（或称为甲真菌感染）通常不予处理，因为甲真菌病仅仅影响外观。如果需要根除真菌感染，应转诊到皮肤科，以便获得更专业的治疗，如真菌培养、局部外用药或口服药等。由于外用药物难以穿透趾甲，所以甲真菌病的疗程较长。抗真菌药物有严重的不良反应，在治疗过程中应对患者给予适当的监测。

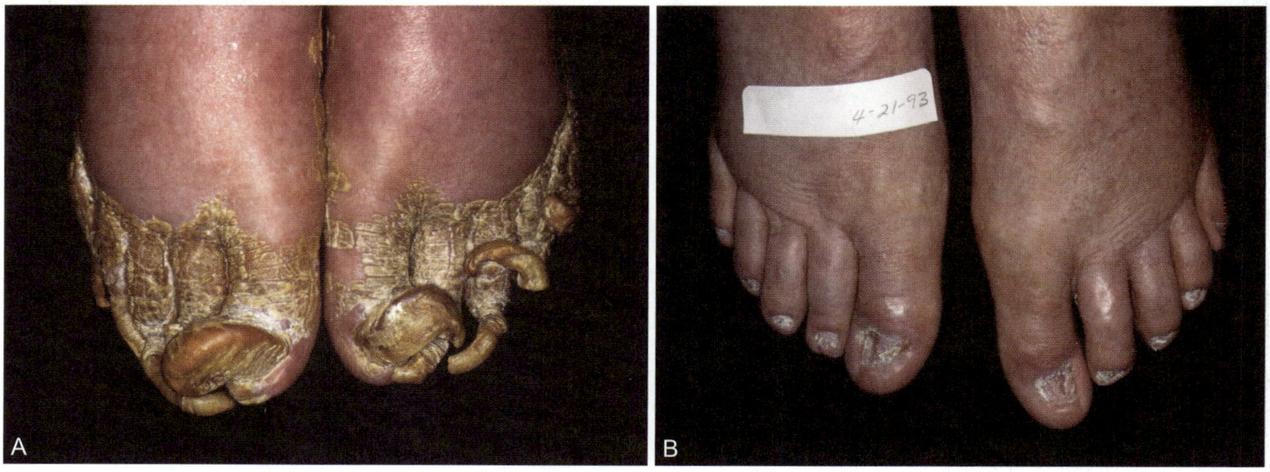

图 87-27 A．甲癣。一名 90 岁男性的羊角状趾甲；B．修剪术后

第四节 趾甲的其他病变

一、甲下外生骨疣

本病不是原发的趾甲病变，但它通常表现为趾甲的疼痛及变形，使医生为寻找疼痛和变形的原因而困惑（图 87-28）。远节趾骨骨疣由纤维组织组成，并且有纤维软骨帽，这一点与骨软骨瘤不同，骨软骨瘤由软骨骨化形成，有透明软骨帽。染色体易位 t(X：6)（q22；q13 ~ 14）与骨疣有关，提示肿瘤的起源。足部常规 X 线片可能显示不出外生骨疣，因为普通投照并不强调显示远节趾骨。拍摄斜位片和局部放大片可提供帮助。由于这种病变是进行性病变，非手术治疗通常无效，手术切除是首选的治疗方法。如果骨疣没有破坏甲床，切口应于甲床外侧或内侧切开，提起甲床并切除骨疣，从而保护甲床（图 87-28）。但是，如果甲床被破坏，应使用背侧切口切除骨疣（图 87-29）。手术切除最常见的并发症是趾甲畸形。据报道，复发率为 4%。

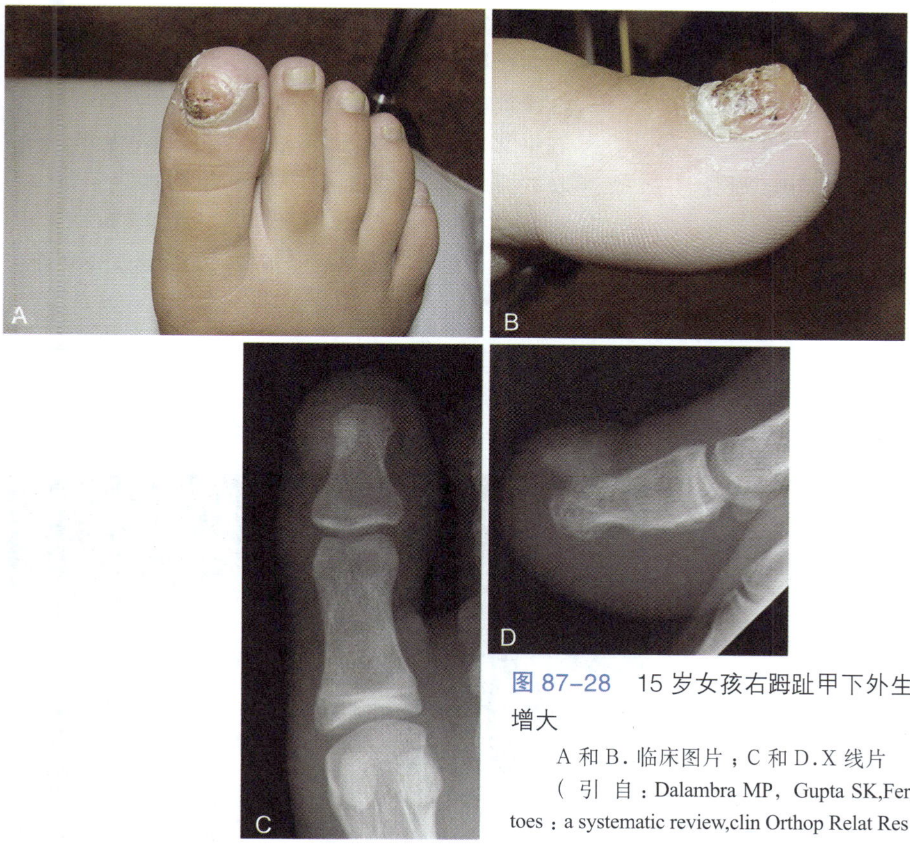

图 87-28 15 岁女孩右跗趾甲下外生骨疣，有 3 个月的疼痛史和肿块增大

A 和 B. 临床图片；C 和 D. X 线片

（引自：Dalambra MP，Gupta SK,Ferri-de-Barros F:Subungual exostosis of the toes：a systematic review,clin Orthop Relat Res 472：1251，2014.）

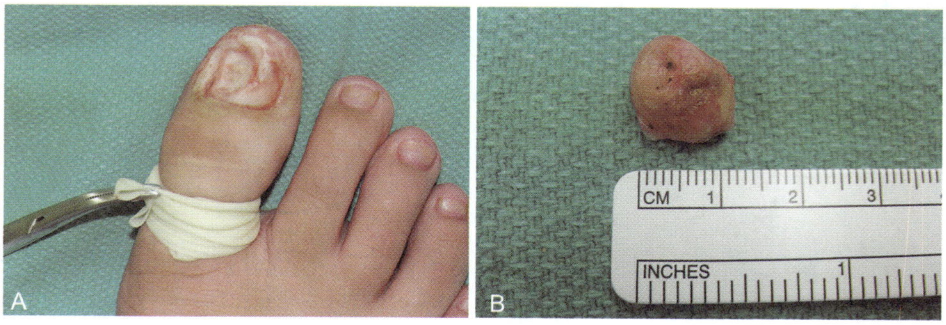

图 87-29 甲下外生骨疣边缘切除术

A. 由于病变侵及甲床，导致甲床无法修复，直接行背侧外生骨疣切除术。B. 切除骨软骨病变边缘，用咬骨钳和磨钻刮除根基部，形成碟状缺损

（引自：Dalambra MP，Gupta SK,Ferri-de-Barros F:Subungual exostosis of the toes：a systematic review,clin Orthop Relat Res 472：1251，2014.）

甲下外生骨疣的手术技术

手术技术 87-9

(Lokiec 等)

- 完成全身麻醉（小儿）或是踝阻滞（青少年）后，在踇趾或踝处应用止血带。
- 在足趾内侧缘切除一小条趾甲（少于甲 1/4 的宽度），显露外生骨疣（图 87-30A）。
- 要小心地剥离、掀开外生骨疣较大侧的趾甲近端，保留趾甲于原位，显露邻近处穿透甲床的外生骨疣。
- 平行于近节趾骨行一个小的截骨，整块切除外生骨疣（图 87-30B）。
- 用咬骨钳或磨钻磨光截骨区表面骨质，并去除残余的骨软骨瘤。
- 生理盐水冲洗伤口，把掀开的甲板复位，遮盖趾骨，用两针可吸收缝线缝合甲襞（图 87-30C）。

术后处理 非黏性敷料包扎，每 3 d 换药一次，直至 3 周拆线，逐渐改穿正常宽度的鞋。

甲下外生骨疣的手术技术

手术技术 87-10

(Multhopp Stephens 和 Walling)

- 根据需要采取部分或全甲切除，显露病灶（图 87-31A 和 B）。
- 梭形显露外生骨疣，向下解剖至其根部或基底部附着处的趾骨，不要试图保留覆盖在表面的甲床（图 87-31C）。
- 自远节趾骨，连同软骨帽和覆盖其上的甲床组织，沿外生骨疣基底部将其切除。
- 在病灶基底部用磨钻去掉 1 ~ 2 mm 正常骨并修整远端趾骨的轮廓（图 87-31D）。
- 在甲襞下放置 Adaptic 不黏敷料。
- 使缺损处长出肉芽和伤口二期愈合。

术后处理 患者可穿术后专用鞋，如能忍受，允许负重。

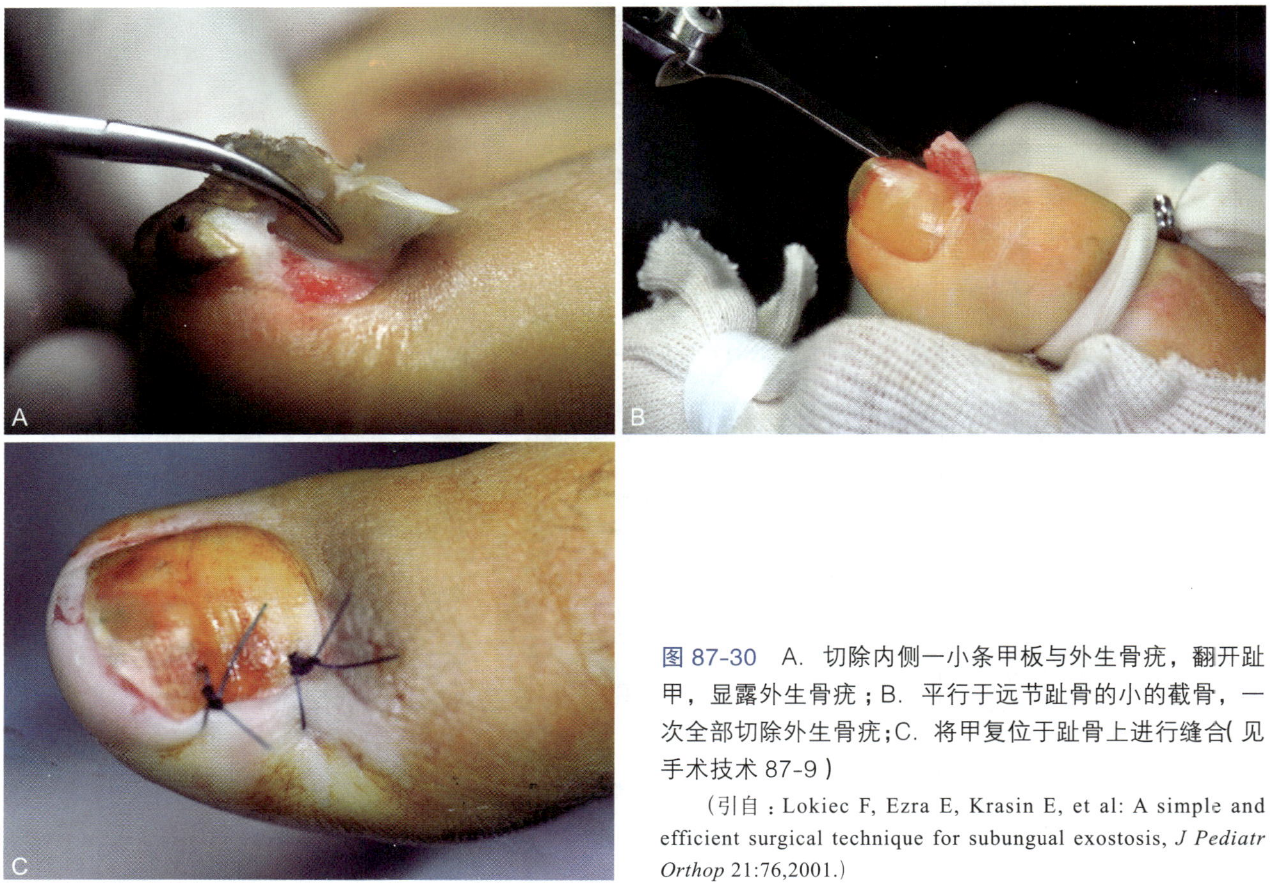

图 87-30 A. 切除内侧一小条甲板与外生骨疣，翻开趾甲，显露外生骨疣；B. 平行于远节趾骨的小的截骨，一次全部切除外生骨疣；C. 将甲复位于趾骨上进行缝合（见手术技术 87-9）

（引自：Lokiec F, Ezra E, Krasin E, et al: A simple and efficient surgical technique for subungual exostosis, *J Pediatr Orthop* 21:76,2001.）

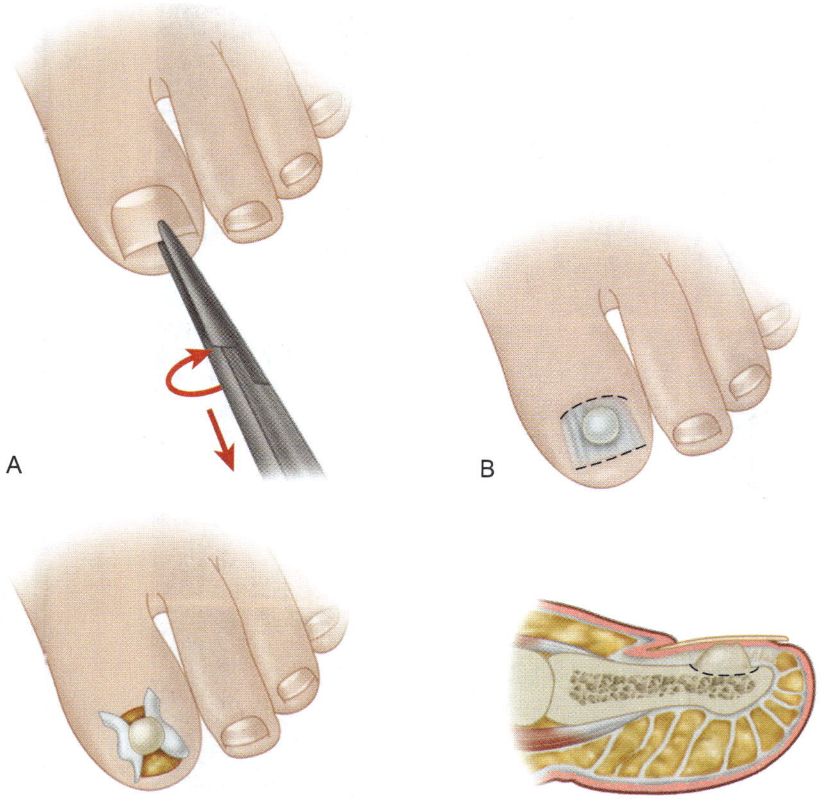

图 87-31 手术切除甲下外生骨疣

A．完全撕脱趾甲，暴露外生骨疣；B．在甲床上做纵向切口，避免损伤甲床；C．掀起甲床；D．广泛切除外生骨疣后，修复甲床（见手术技术 87-10）

（引自：Walling AK: Soft tissue and bone tumors. In Coughlin MJ, Mann RA, Saltzman CL, editors: *Surgery of the foot and ankle*, ed 8, Philadelphia, 2007, Elsevier.）

二、甲下和甲周纤维瘤

甲下和甲周纤维瘤术前极难诊断。如果患者病史长、经多名医生诊治、趾甲特定区域出现局限性压痛、患者情绪低落均可考虑此诊断。偶尔，如果确实发现肿块，那么即可直接作出诊断。对结节硬化症患者应高度怀疑这种罕见肿瘤，因为多达 80% 的结节性硬化症患者可能有甲纤维瘤(图 87-32)。

甲下和甲周纤维瘤的手术技术

手术技术 87-11

- 如果肿块位于甲下，切除覆盖在压痛区的部分甲板。
- 放大镜和高亮度照明有助于小肿瘤的定位，其珍珠白色的改变与周围甲床的颜色形成对比。将局部病灶包括周围一小块外观正常的甲床组织切除，深至趾骨。切开此组织时有一种砂砾感。
- 应送标本做病理诊断。

术后处理 术后处理与部分甲床切除术相同，可能出现永久性趾甲畸形，但发生畸形的可能性小于甲下较大外生骨疣切除术。

三、血管球瘤

这种奇特的疼痛性肿瘤非常罕见，外观为正常囊 - 神经球器的增生。患者常表现为疼痛和压痛明显的甲下包块，呈淡蓝色。除了覆盖肿瘤的趾甲在颜色上有一点轻微变化外，其他部分的趾甲外观正常。趾甲正常，但是通过甲板看到的肿块部分是异常的。X 线片可显示一个半球形皮质病变，此病变是血管球瘤的特征性病变（图 87-33)。

治疗方法是去掉压痛区上方的部分甲板，切除病灶及其周围部分外观正常的甲床。重新长出的趾甲应具备正常的外观，但也必须事先告知患者这并不能肯定。放大镜和高亮度照明便于这些甲下和甲周肿块的切除。

Horst 和 Nunley 描述了切除血管瘤的方法，显露血管瘤时，掀开一个全厚的带有血管的皮瓣以保留甲与甲床。他们报道的方法使疼痛完全缓解，没有伤口愈合问题出现，行该术式的 7 名患者均没有复发。

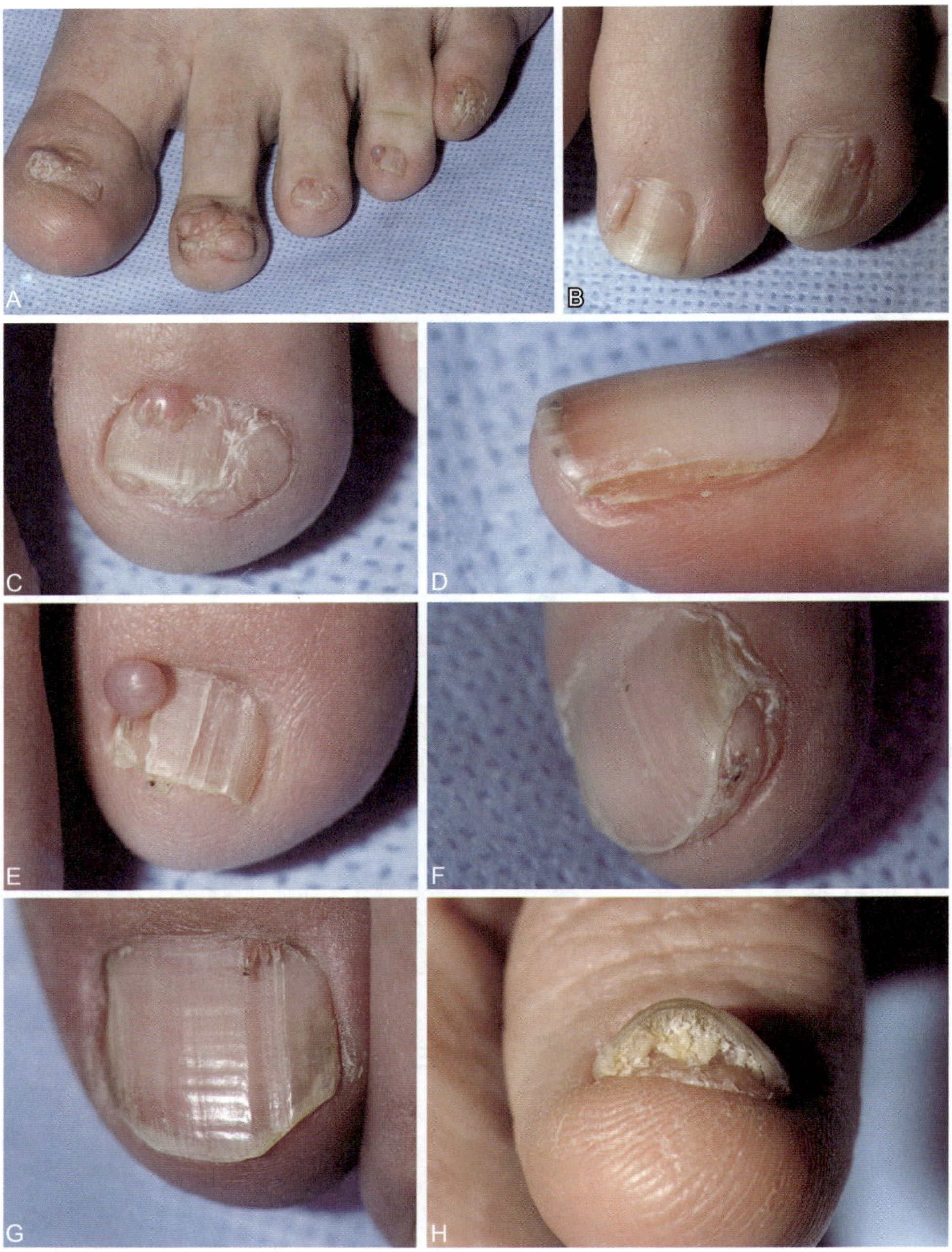

图 87-32　结节硬化症患者的甲周纤维瘤和甲下纤维瘤

A. 趾甲纤维瘤侵及全部趾甲；B. 第三趾丁香样甲周纤维瘤、甲样甲周纤维瘤和甲下纤维瘤；C. 第四趾球状甲周纤维瘤和未见纤维瘤的趾甲纵沟；D. 三个梭形纤维瘤挤在趾甲纵沟的根部；E. 蠕虫状甲周纤维瘤；F. 未见纤维瘤的趾甲纵沟；G. 甲下纤维瘤自甲板下突出来；H. 因甲下纤维瘤翘起的甲板

（引自：Aldrich CS, Hong CH, Groves L, et al: Acral lesions in tuberous sclerosis complex: insights into pathogenesis, J Am Acad Dermatol 63:244, 2010.）

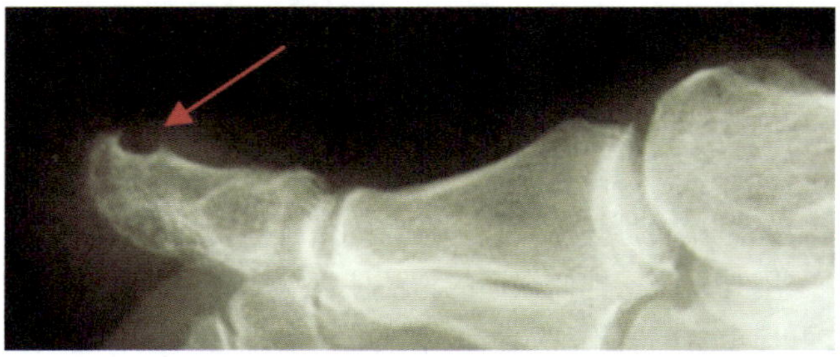

图 87-33　侧位 X 线片显示血管球瘤侵蚀踇趾末节趾骨

（引自：Polo C, Borda D, Poggio D,et al: Glomus tumor of the hallux. Review of the literature and report of two cases, Foot Ankle Surg 18:89, 2012.）

血管球瘤的手术技术

手术技术 87-12

(Horst 和 Nunley)

- 做一个倒“L”形切口，切口的短边平行于甲远侧末端，距甲末端 5 mm。长边位于甲外侧或内侧 5 mm 处，向近端延长到甲床，通常延长到关节（图 87-34A）。
- 切口达骨面，锐性分离组织，形成一个全厚皮瓣，不损伤甲床（图 87-34B）。
- 翻转皮肤与甲床皮瓣，向下探查。通常明显可见组织中或甲床中的血管瘤，呈球形或蛋形，不透明，质地半软(图 87-34C)。通常瘤体会侵及远节趾骨。
- 用小手术刀或刮匙去除瘤体（通常有完整包膜)。
- 松止血带，用双极电凝止血，用尼龙线间断缝合切口。

术后处理 患者术后穿硬底鞋直至伤口愈合，4 ~ 6 周可以穿普通鞋。

四、恶性黑色素瘤

骨科医生很少作出恶性黑色素瘤的最初诊断（图 87-35)。但是，忽略或在鉴别诊断时未想到此病变将延误诊疗，导致预后不良。标准的 ABCDE 原则（框 87-1）有助于诊断黑色素瘤，但对足部黑色素瘤的诊断可能是不全面的。因为足部黑色素瘤的表现可能不典型，有学者建议应用 CUBED 原则辅助诊断（框 87-2)。

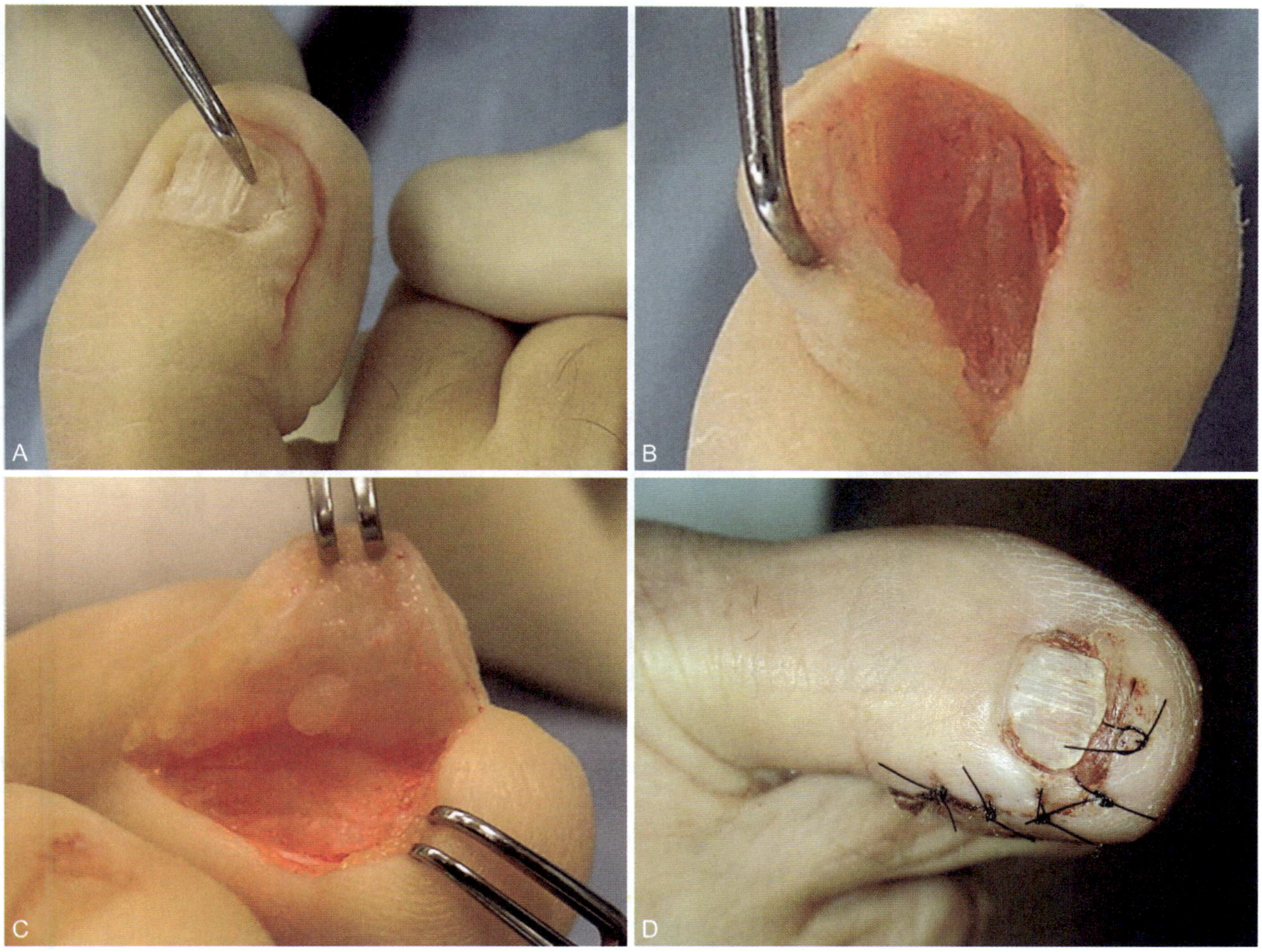

图 87-34 A. “L”形全厚皮瓣；B. 掀起包括甲床和血管瘤的趾甲；C. 血管瘤位于皮瓣内甲床下方；D. 术后外观（见手术技术 87-12）

（A ~ C 引自：Horst F, Nunley JA: Technique tip: glomus tumors in the foot: a new surgical technique for removal, *Foot Ankle Int* 24:949,2003.）

仅有 2%～3%的黑色素瘤发生在趾甲部，多见于亚洲和非洲血统人群，其他地区的人种恶性黑色素瘤的发病率较低。甲下黑色素瘤通常表现为甲下无痛性的黑斑，也可能是无黑色素的，可以伴或不伴趾甲的破坏（图 87-36）。Hutchinson 征（图 87-36）可以将甲下恶性黑色素瘤与甲下血肿或甲真菌病区分开来，甲下恶性黑色素瘤甲床的色斑累及邻近的甲襞，与甲下血肿不同（图 87-37）。甲下恶性黑色素瘤的征象是色斑不随着趾甲的生长向远端移动。一旦诊断和分期确定，外科治疗的方案为在跖趾关节或跖骨近端截肢。具体操作见第 15 章。

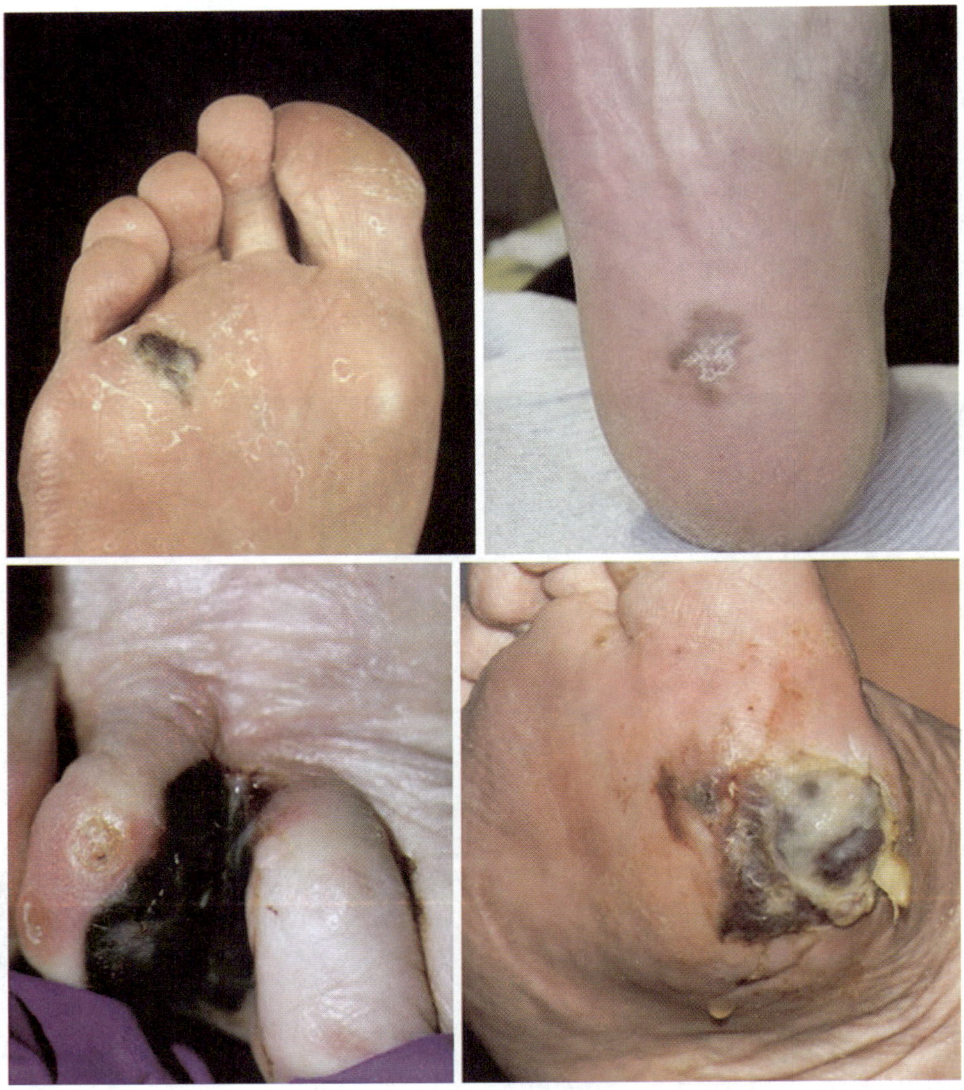

图 87-35 黑色素瘤在足部皮肤的不同表现

（引自：Bristow JR, de Berker DA, Acland KM, et al: Clinicalguidelines for the recognition of melanoma of the foot and nail unit, J Foot Ankle Res 3:25, 2010.）

框 87-1 黑色素瘤诊断的 ABCDE 原则

A	不对称（Asymmetry）：黑色素瘤损害范围内不对称
B	边界（Border）：不规则，不整齐，不清晰
C	颜色（Color）：黑色素瘤损害范围内不止一种颜色
D	直径（Diameter）：直径超过 6 mm
E	发展（Evolution）：损害的大小、形状或颜色发生变化

框 87-2 足部黑色素瘤诊断的 CUBED 原则

C 颜色（Color）：损害的任何部位都不是皮肤的颜色

U（Uncertain diagnosis）：损害没有确定的诊断

B（Bleeding lesion）：足或甲下的出血，不论是直接出血还是渗液；包括慢性肉芽组织

E（Elargement）：经过治疗后损害或溃疡增大、恶化

D（Delay）：创面不愈合超过 2 个月

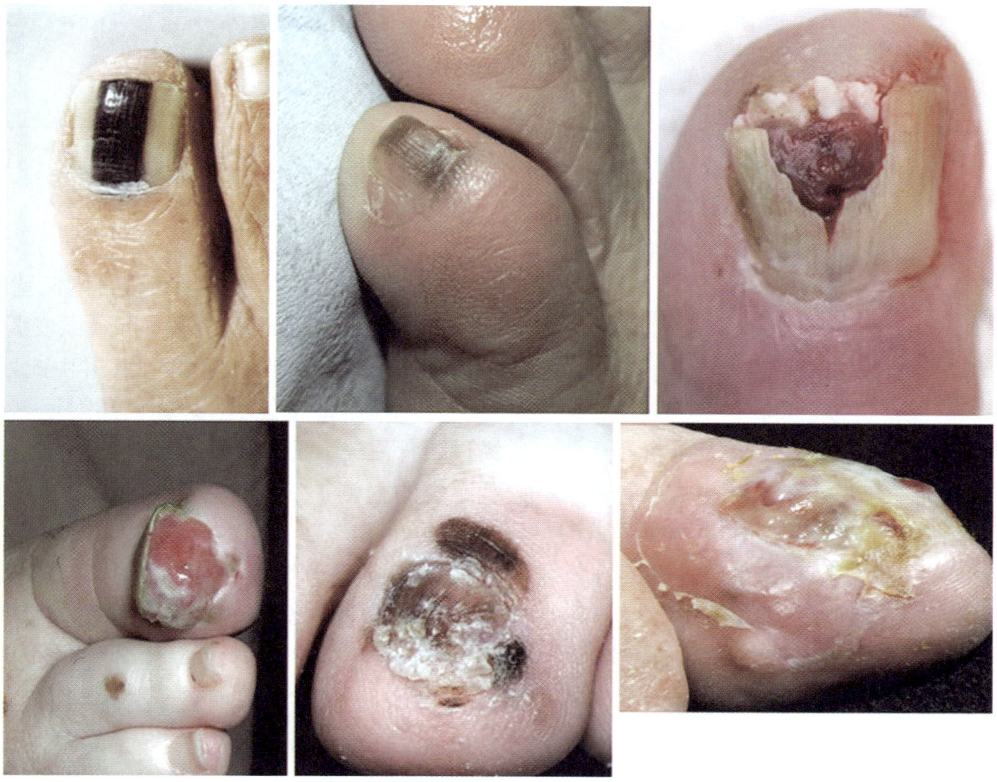

图 87-36 甲单元黑色素瘤的不同表现

（引自：From Bristow IR, de Berker DAR, Acland KM, et al: Clinical guidelines for the recognition of melanoma of the foot and nail unit, J Foot Ankle Res 3:25, 2010.）

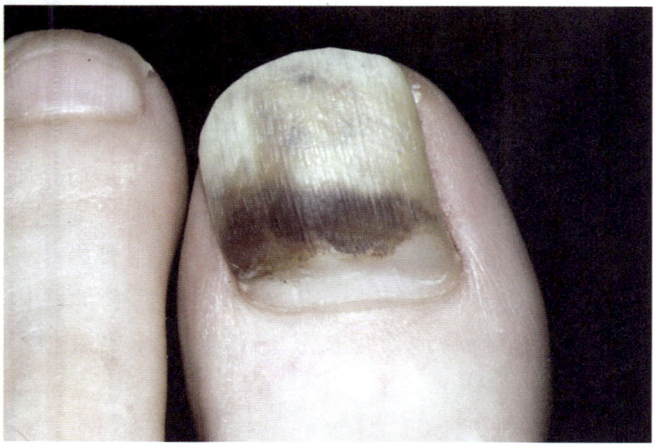

图 87-37 甲下血肿

（引自：Bristow IR, de Berker DAR, Acland KM, et al: Clinical guidelines for the recognition of melanoma of the foot and nail unit, J Foot Ankle Res 3:25, 2010.）

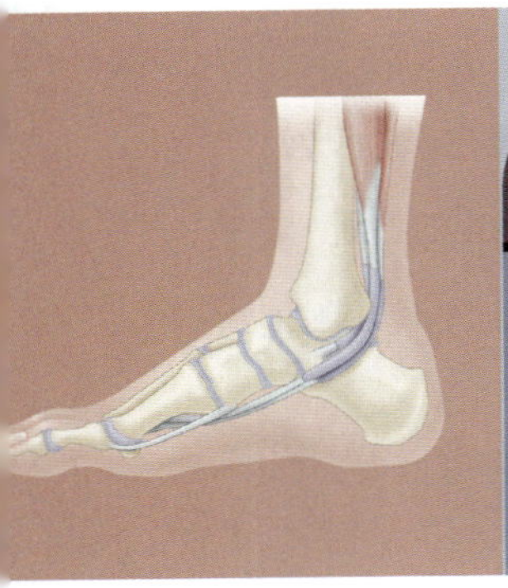

第 88 章

足部骨折与脱位

著者：Susan N. Ishikawa
译者：张　卓　张　伟　梁向党
审校：俞光荣　赵友光

第一节　跟骨骨折

一、关节内骨折

通过对跟骨骨折类型、软组织处理及骨折预后的研究，我们对哪些损伤早期手术治疗更有利，哪些损伤的并发症和预后差的发生率高有了清楚的认识。无论采取何种治疗方式，跟骨骨折都会遗留大量并发症，其治疗效果有限，对长期生活质量有明显的影响。与其他骨折相比，跟骨骨折的预后较差，比其他有重大疾病（包括器官移植和心肌梗死）的患者的预后也差。应当告知跟骨骨折的患者，这一损伤可能影响他们今后的生活，尤其是在他们的工作需要大量步行的情况下，另外，跟骨骨折需要长时间的恢复。

（一）损伤机制

跟骨骨折中，关节内骨折约占 75%，通常认为其功能恢复较差。所有关节内骨折都由轴向应力致伤，如坠落伤或交通事故等，可能同时合并轴向应力所致的其他损伤，如腰椎、骨盆和胫骨平台骨折等。尸体研究、解剖研究和 CT 扫描的应用使我们能够更进一步地详细描述损伤的机制和不同机制导致的骨折类型（图 88-1）。跟骨的负重点位于下肢力线的外侧。当轴向应力通过距骨作用于跟骨的后关节面时，形成由后关节面指向跟骨内侧壁的剪切应力（图 88-2）。由此造成的骨折（原发骨折线）几乎都存在于跟骨结节的近端内侧，并由此处延伸，穿过前外侧壁，通常位于 Gissane 角附近。该骨折线经过跟骨后关节面的位置最为变化不定，可以靠近载距突的内侧 1/3，或位于中间 1/3，或者靠近外侧壁的外侧 1/3。

如果轴向应力继续作用，则出现以下两和情况：①内侧突连同载距突一起被推向足跟内侧的皮肤；②后关节面区形成各种各样的继发骨折线。前方的骨折线常延伸至前突并进入跟骰关节。Essex-Lopresti 将后关节面的继发骨折线分为两类（图 88-3）。如果形成后关节面骨块的骨折线位于后关节面的后方和跟腱止点的前方，这种损伤称为关节压缩型（图 88-3C）；如果骨折线位于跟腱止点的远侧，则称为舌型（图 88-3D）。

随着距骨将跟骨的后方及其下方的丘状骨块推入跟骨体内部，外侧壁同时被推出，闭合腓骨肌腱的空间，有时会贴向腓骨。应力解除后，距骨弹回，留下一个丘状压缩骨折块，同时内侧突被回牵入软组织中。由于上述原因，跟骨内侧开放骨折需要深层切开，以便彻底显露和冲洗内侧突，仅简单地处理皮肤伤口通常导致清创不彻底。

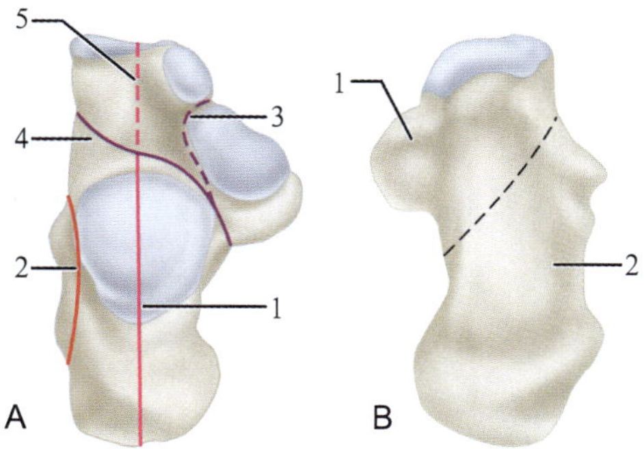

图 88-1 跟骨关节内骨折常见骨折线的背侧观和跖侧观

A. 背侧观：1. 通过后关节面的矢状骨折；2. 外侧壁骨折；3. 将跟骨载距突和跟骨分开的骨折线；4. 通过跗骨窦的横行骨折；5. 延伸至跟骰关节的骨折。B. 跖侧观：1. 内侧壁骨折，结节的骨折块连同内侧重叠部分向远侧和外侧移位；2. 结节部分可有各种各样的骨折线

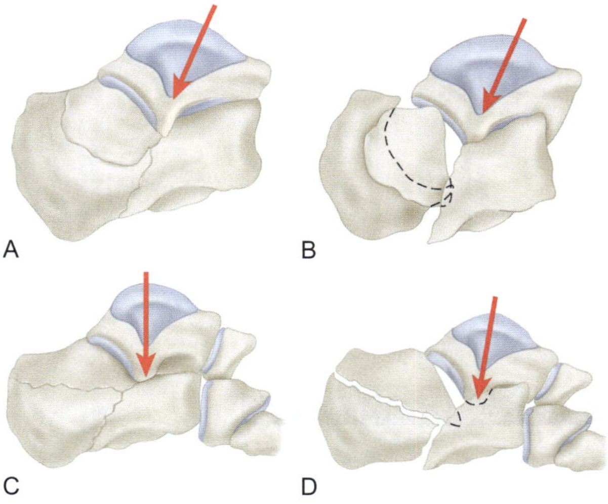

图 88-3 A ~ D. 跟骨骨折的 Essex-Lopresti 分类法(见正文)

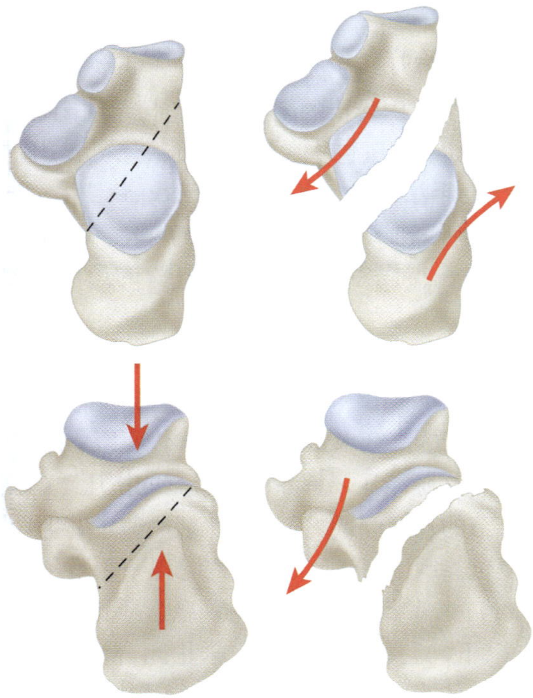

图 88-2 剪切应力所致的原发骨折线

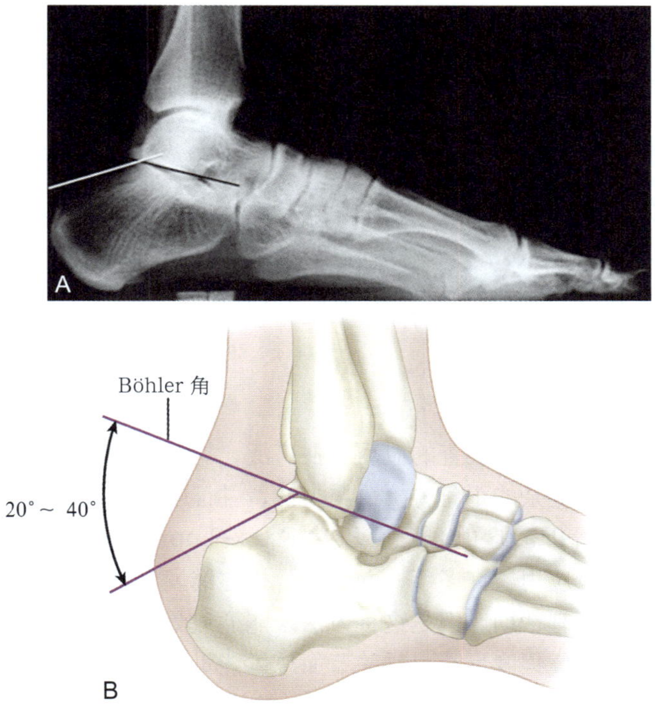

图 88-4 Böhler 角 (见正文)

（二）X 线检查

跟骨骨折的 X 线检查应包括 5 种投照位置。侧位像用于确定跟骨高度的丢失（Böhler 角的角度丢失）（图 88-4）和后关节面的旋转。轴位像（或 Harris 像）用于确定跟骨结节的内翻位置和足跟的宽度。足的前后位和斜位像用于判断前突和跟骰关节是否受累。另外，摄一个 Brodén 位像用于判断后关节面的情况，投照时，踝关节保持中立位，将小腿内旋 40°，X 射线管球向头侧倾斜 10° ~ 15°（图 88-5）。如果医生治疗此类骨折的经验比较丰富，上述 X 线影像可能已足够，但是，为了对损伤进行全面的评估，通常需要 CT 扫描检查。应该进行两个平面上的扫描：半冠状面，扫描方向垂直于跟骨后关节面的正常位置（图 88-6）；水平面，扫描方向平行于足底。

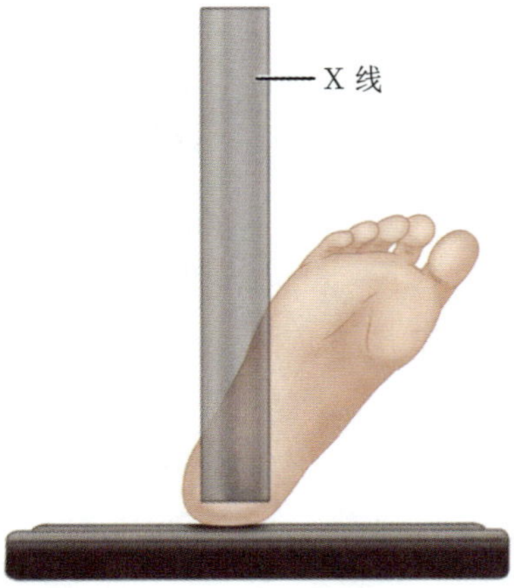

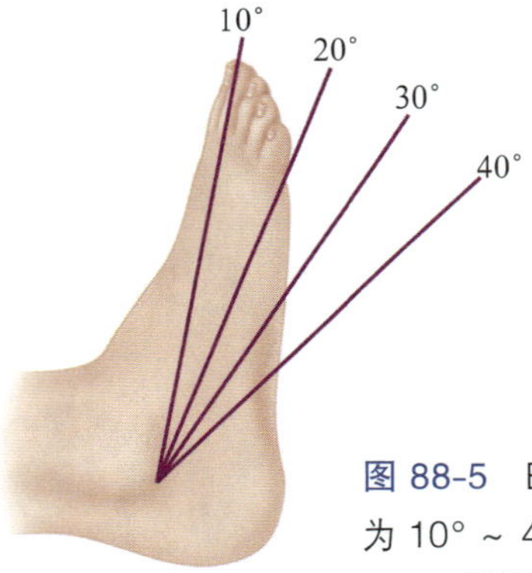

图 88-5 Brodén 位。小腿内旋 45°、球管投照角度为 10° ~ 40° 的 3 种内旋位。外旋位像投照时要求外旋 45°，球管投照角度为 30°

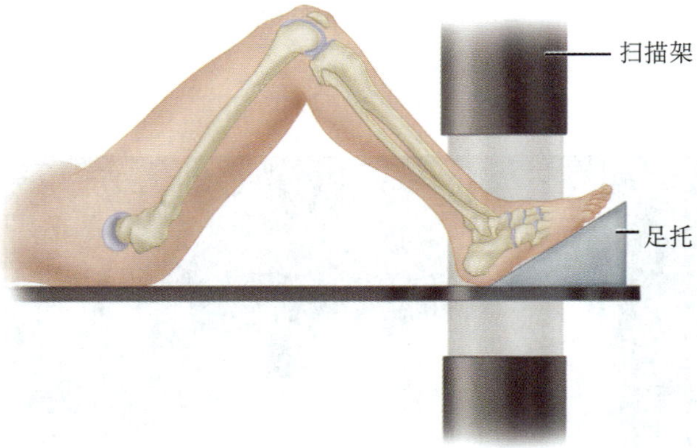

图 88-6 后足冠状位 CT 扫描时患者的体位

（三）分类

由于 CT 检查的应用日益广泛，据此人们制定了更加复杂的跟骨骨折分类方法，并证明这有助于判断骨折治疗的预后。虽然 Essex-Lopresti 分类方法已应用了许多年，而且对于描述继发骨折线的位置很有帮助，但是这种方法未能通过骨折块的粉碎或移位程度反映出后关节面总体能量吸收的情况（见图 88-3）。最近，在评估这类骨折时，更多地采用 Crosby 和 Fitzgibbons 及 Sanders 的两种分类方法（图 88-7）。这两种分类方法都以 CT 扫描结果作为分类基础，对后关节面的粉碎和移位进行了描述。Sanders 分类方法的优点在于可以准确地反映出穿过后关节面的骨折线的位置和数量。然而，这两种方法对骨折的其他重要方面都缺乏描述，包括足跟的高度和宽度、内外翻对线以及跟骰关节受累情况。

虽然 CT 扫描对这些骨折的评估和分类具有重要价值，但应该强调必须结合 X 线平片进行判断，因为 CT 扫描可能会低估压缩骨折块矢状面的旋转。为此，还需要侧位 X 线平片来仔细检查在 CT 扫描上移位的骨块。

（四）治疗

跟骨关节内骨折的闭合治疗包括手法闭合复位和石膏固定、加压包扎和早期活动锻炼、牵引固定、Böhler 法手法复位，以及 Essex-lopresti 法穿针固定。有些研究报道了手法复位的疗效，其中有 90% 的患者可获得满意的复位，而 10% 的患者需要手术治疗。

1. *治疗方案的选择* 各种类型跟骨骨折治疗的共同目标如下：①恢复距下关节后关节面的完整性；②恢复跟骨的高度（Böhler 角）；③恢复跟骨的宽度；④腓骨下间隙减压，解除腓骨肌腱的挤压；⑤恢复跟骨结节的外翻位置；⑥如果跟骰关节也发生骨折，将其复位。制订治疗计划时应考虑以下因素：

（1）患者年龄：绝大多数患者年龄 :50 岁 ~ 55 岁以下，老年患者一般应采用闭合治疗。经过恰当筛选的跟骨骨折的老年患者行手术疗法能取得良好的效果，但建议存在骨质疏松、行走严重受限和合并有其他严重疾病的患者采用非手术治疗。

（2）健康状况：如果肢体的感觉丧失，无论是由创伤（坐骨神经或胫神经断裂）还是疾病（糖尿病或是其他神经病变）所致，均属手术治疗的相对禁忌证。患者如有其他异常情况（内科疾病）导致的活动受限，应采取闭合复位的方法治疗。吸烟也是手术的相对禁忌证。

（3）骨折类型：Sanders Ⅰ型骨折或无移位的骨折应采用闭合方法治疗；Ⅱ型和Ⅲ型骨折可采用切开复位；Ⅳ型骨折可采用闭合方法治疗，也可由

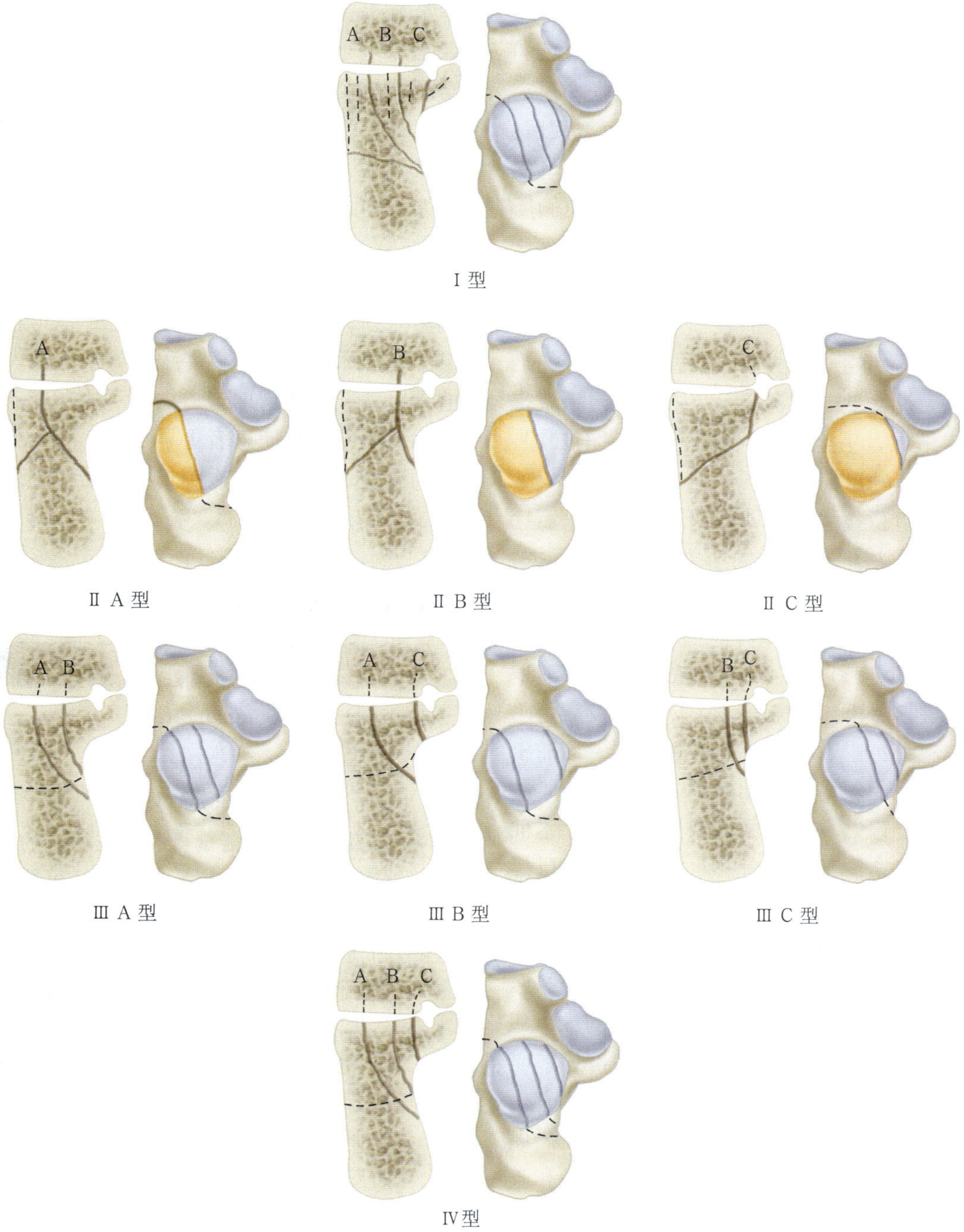

图 88-7 跟骨关节内骨折的 CT 扫描分类

有经验的医生行切开复位，然后即行关节融合。

2. **软组织损伤情况（开放性跟骨骨折）** 开放性骨折的基本处理原则适用于跟骨骨折。多数情况下，开放性创伤源于载距突穿透跟骨跖内侧，必须积极处理骨折，给予彻底的清理和冲洗。开放性跟骨骨折的患者有高达 39% 的深部感染发病率，有时甚至需要截肢。扩大化的软组织清创可以降低这一并发症的概率。

由于跟骨开放性骨折的并发症发生率不断升高，有人提出规范化治疗方案以减少伤口的问题和后续的感染。所有的跟骨外伤都应遵循包括使用抗生素、紧急冲洗和清创在内的规范化治疗，以及进一步的冲洗和清创，直到伤口清理干净。根据这一治疗方案，所有外侧伤口的跟骨骨折患者都应经创口复位后经皮固定。对于伤口在内侧的跟骨开放性骨折患者，如果伤口 > 4 cm、伤口无法闭合或伤口在 7 ~ 10 d 后还不稳定,都应该按上述方式治疗。而 < 4 cm、可闭合的稳定伤口可在软组织肿胀消除后按照闭合骨折一样的标准进行切开复位内固定(ORIF)治疗。这种疗法可以减少感染并改善预后。Metha 等报道对Ⅱ型和ⅢA 型内侧创口的患者使用类似的疗法可以把深部感染率降到 7%。他们所使用的疗法包括经皮临时固定和平均 18 d（10 ~ 28 d）的扩大外侧入路的延期固定。

Sanders 等证实，医生在学习手术治疗跟骨骨折时，具有较陡峭的学习曲线，掌握这种骨折的治疗比较慢。大量文献支持闭合治疗方法，要想获得成功的治疗结果，医生必须具备全面的解剖知识，并具有清楚明确的目标。

（1）切开复位技术：有 4 种跟骨骨折手术治疗的方法。这些方法均有大量的结果研究作为根据，有令人满意的手术结果优良率和较低的并发症发生率。切开复位手术时机，可在患者伤后 12 ~ 24 h 施行，或通常推迟 10 ~ 14 d，待软组织肿胀消退到皮肤出现皱褶时再行手术。用厚 Jones 敷料包扎。抬高患足，患处冰敷，并行 CT 检查。在一项随机对照研究中，使用气动间歇加压足泵显著加快了肿胀消退，而在伤口并发症方面没有显著差异。术前应检查患足，确认局部没有骨折水疱并且肿胀已经开始消退。3 周以后，切开复位会变得较为困难，但是至伤后 4 ~ 5 周也仍有可能复位。

采用外侧扩大切口越来越普遍，在足踝外科医生及创伤科医生当中更是如此。这种切口的优点包括距下关节显露充分，关节面骨折复位更准确，能够进行外侧壁减压，可以显露跟骰关节，外侧有足够的范围行钢板固定。缺点包括不能直接判断内侧壁复位情况，因此，无法准确恢复跟骨的高度和长度。更严重的问题是，这种切口需要切开较多的软组织，因此伤口问题和皮肤坏死的发生率比较高。后一问题的发生可以设法减少，具体方法将在并发症部分讨论。采用这种手术入路成功的要点包括仔细地剥离皮瓣，松解恢复后关节面的解剖关系，对经原发骨折线形成的跟骨结节骨折块进行充分游离和复位，并用钢板和螺钉固定。

目前，很多骨科内置物生产厂商均生产针对外侧面显露技术的接骨板。其中，锁定接骨板更多用于跟骨骨折。锁定板理论上的优点是，可使用螺钉将跟骨骨折块锁定于接骨板。虽然有研究支持使用锁定钢板，但最近的研究指出在尸体模型上钢板并没有显示出生物力学优势。钢板的缺点是厚度增加，可能和组织摩擦而引起疼痛，甚至因此需要将其拆除。

如果手术处理之后遗留大的骨缺损（这种情况经常发生），大多数医生推荐使用自体髂骨移植；但如果内固定牢固和骨折稳定，这个缺损或许可以接受。

有无植骨的固定对维持骨折复位或骨块放置无明显差别，没有植骨只进行 ORIF 也可获得较好结果。在尸体研究中，将磷酸钙骨水泥注入骨缺损比植骨显著减少了周期应力加载下的形变。使用骨移植物替代品能够使患者更早负重，而不会导致骨折端的错位，并且能够达到与植骨治疗的患者相同的疗效。

跟骨骨折切开复位

手术技术 88-1

（Benirschke 和 Sangeorzan）

- 术前应用抗生素，上止血带。
- 患者取侧卧位，采用外侧入路。
- 切口直至跟骨外侧壁骨膜，在切口的中部不需做软组织的钝性分离。腓肠神经可能在切口的近端和远端跨过，故在此处操作应注意避免神经损伤（图 88-8A）。
- 在沿外侧壁做骨膜下剥离时，将皮瓣轻柔地牵开。要注意沿着外侧壁的轮廓操作而不要偏离进入软组织，以防损伤腓骨肌腱。这些肌腱应包含在皮瓣里。将整个皮瓣全层掀起。一枚克氏针径向穿入腓骨，一枚由外向内穿入距骨，一枚穿入骰骨。弯曲克氏针以使皮瓣缩回，在后面的手术过程中，不必再触及皮瓣（图 88-8B）。
- 显露整个跟骨外侧壁，到达跟骰关节远侧。
- 如有必要，于跟骰关节水平，在腓骨肌腱上方和下方进行解剖分离。延长外侧切口可以显露跟骰关节外侧壁和跟骨后关节面。跟骨结节 - 载距突骨折块间接复位。
- 显露完成后，外侧壁阻挡了对后关节面的直接观察，将其切除并保护好，以备稍后回植。不要立即修复后关节面，而要首先为其复位创造空间。
- 如有骨折线将前突从载距突骨折块上分开，应首先将这部分复位，这样可以更好地显露包括载距突骨折块在内的跟骨内侧部分及包括后关节面和跟骨结节在内的外侧部分之间的关系（图 88-8C）。

- 在跟骨结节处由外向内或后方直接钻入带螺纹的斯氏针，将跟骨结节复位至载距突骨折块上，以纠正足内翻，恢复跟骨长度和高度。沿跟骨纵轴从足跟打入克氏针，临时性固定载距突骨折块（图 88-8D）。
- 经以上两步复位后骨的长度已恢复，转而处理后关节面的压缩。将骨折块复位在完整的内侧突上，并临时固定（图 88-8E）。
- 术中拍 X 线片检查，全面了解复位情况。
- 在复位的后关节面后下方，跟骨体部常残留较大的跟骨缺损。如果骨折稳定且内固定牢固，这个缺损可以不处理，或应用骨移植或骨水泥填充。
- 沿后关节面外缘将外侧壁复位并进行固定，此时应充分利用已知的解剖知识。支持后关节面的跟骨丘部增厚的骨质在绝大多数情况下可以提供很可靠的固定。

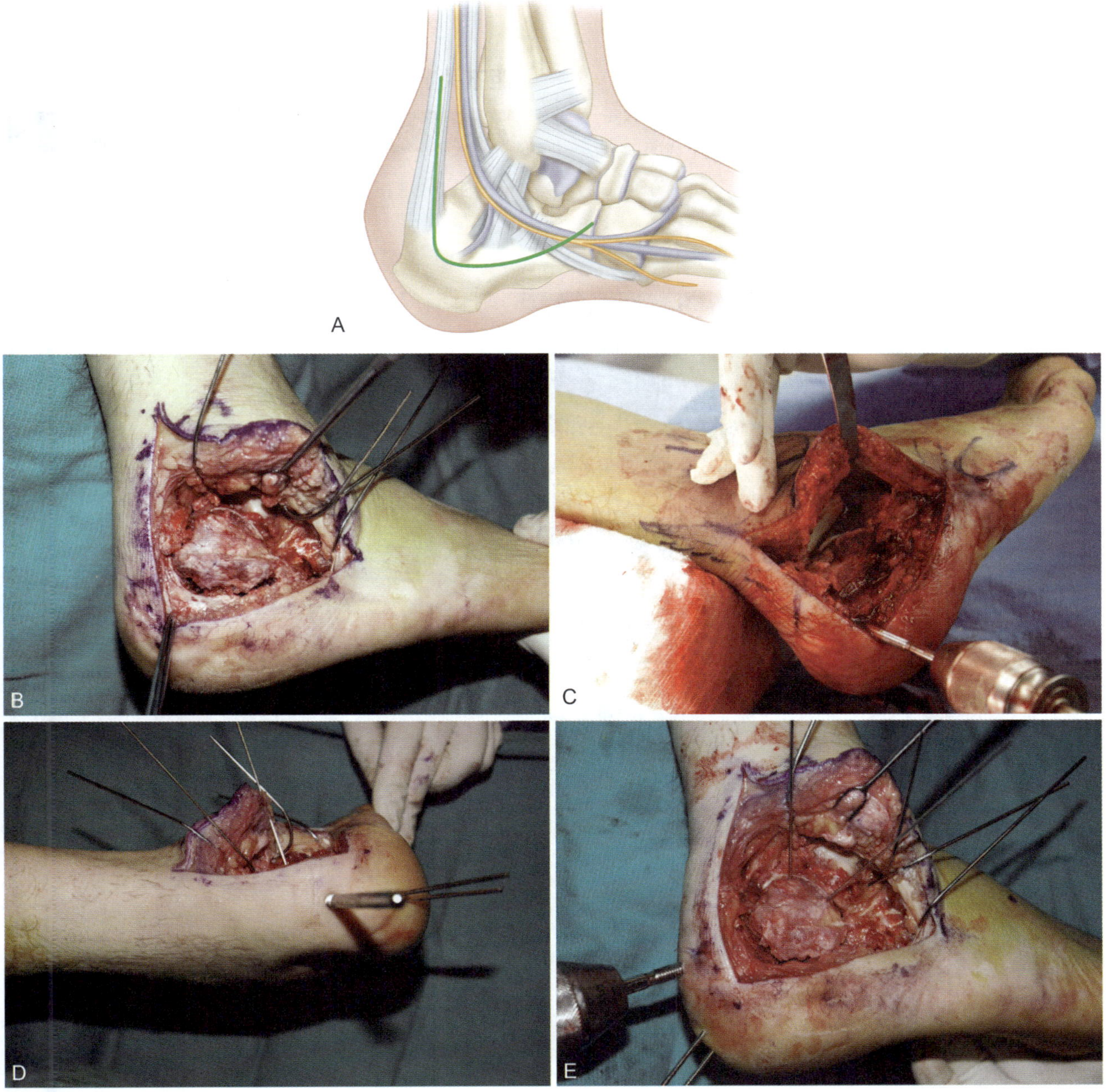

图 88-8 跟骨骨折切开复位术（见正文）

A．切口；B．用克氏针全层牵拉皮瓣；C．粗的克氏针控制跟骨结节骨块；D．从足跟打入临时固定；E．复位并临时固定后关节面（见手术技术 88-1）

- 将小皮质骨拉力螺钉（3.5 mm）拧入载距突骨折块，保持后关节面的复位。尸体研究表明，拉力螺钉进钉点最宽大的安全区位于后侧面关节线下方 15mm，进钉方向与下肢轴线的垂线成 20° 角，最前方的进钉点向前角度为 6°，最后方进钉点角度为 36°，在固定载距突的同时不干扰关节。放置外侧接骨板，接骨板从跟骨前突延伸到结节最后缘（图 88-9A 和 B）。接骨板有助于保持跟骨中立位的对线。在预弯接骨板时，注意避免将足跟固定在内翻位。固定接骨板前术中摄轴向 X 线片，以确定中立位的对线。如有可能，将接骨板上的螺钉向载距突骨折块内打入，以便获得最大程度的固定（图 88-9C）。最前方的螺钉拧入跟骰关节面的软骨下骨内。最后方的螺钉拧入跟骨后关节面增厚的骨质中。将接骨板弯成眉弓样（凹面朝向足底），拧入其余螺钉。
- 放置深部引流，缝合软组织瓣。短腿石膏夹板固定。

术后处理 闭合性负压引流放置 24 ~ 48 h。严格保持冰敷和抬高患肢能够减少疼痛。术后第 2 周，如果皮瓣开始正常愈合且伤口对合良好，开始踝和距下关节的主动活动范围锻炼。患者可以学着用伤肢足趾画字母练习或用足画圈，周径逐渐增大。12 周内禁止负重。应用可拆卸夹板提供保护。10 ~ 12 周再开始负重，同时开始进行理疗，如果有症状，可于术后 1 年去除接骨板和螺钉。

距下关节融合术

手术技术 88-2

- 行跟骨 ORIF，见手术技术 88-1。

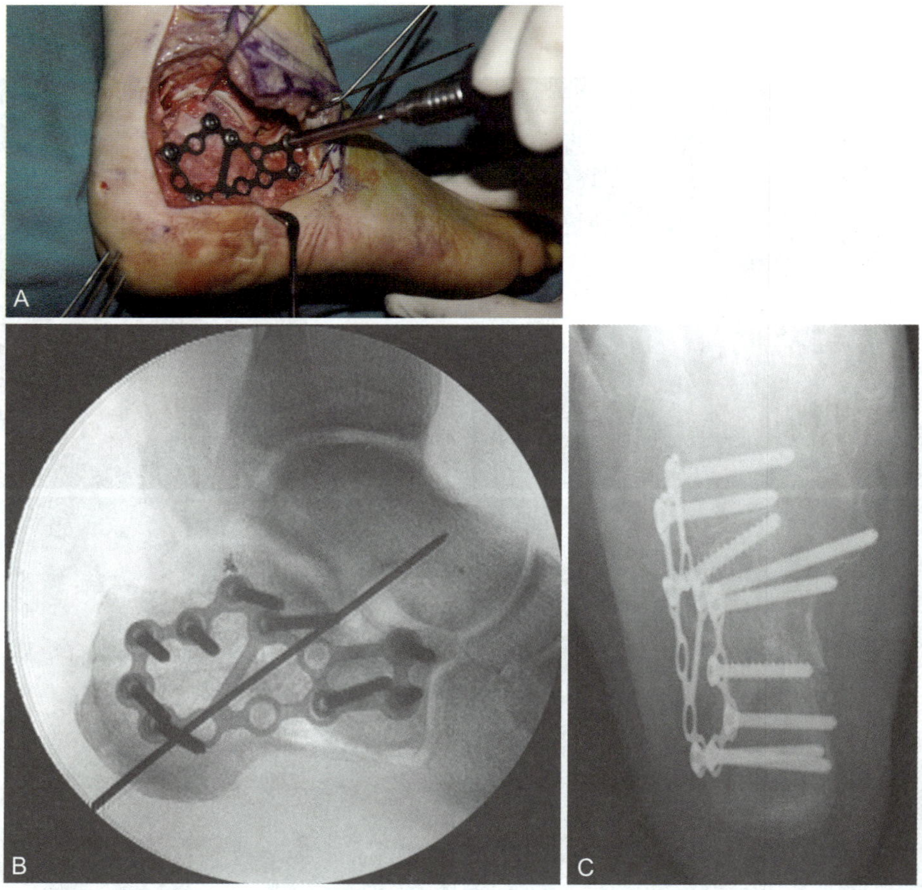

图 88-9 外侧钢板固定跟骨骨折（见正文）

A 和 B．钢板临时固定；C．螺钉打入载距突骨块，取得最佳固定（见手术技术 88-1）

（引自：DeOrio M, Easley ME: Intra-articular calcaneus fractures.In Pfeffer G, Easley M, Frey C, et al, editors: *Operative techniques: foot and ankle surgery*, Philadelphia, 2009, Saunders.）

- 跟骨后侧大的骨缺损需要三面皮质髂骨块骨移植，恢复跟骨的正常排列和高度。
- 内固定完成后，应用小的磨钻去除跟骨和距骨后关节面的软骨和软骨下骨。
- 用大量自体髂骨填充骨缺损。
- 仔细打磨距骨外侧面，以获得关节内外的同时融合。
- 用两颗 6.5 mm 直径的全螺纹骨松质螺钉固定融合关节（图 88-10）。

术后处理 术后第 1 天去除引流，2 ~ 3 周拆线。短腿石膏固定，直到有融合征象，一般需 10 ~ 12 周。应用预制的行走支具，逐步使患者恢复完全活动。

有限外侧入路，也被称为跗骨窦入路，已经越来越广泛地得到应用，能够避免一部分广泛外侧入路相关的切口并发症。大多数医生对外侧入路很熟悉，对于较少处理跟骨骨折的骨科医生来说，这一切开复位的方法在技术上更为简单。该入路的最大缺点是对外侧壁的减压更为困难，使得跟骨结节骨块与载距突骨块的可用固定空间更小。虽然在大部分病例中，外侧入路能够提供足够的显露进行骨折固定，但联合内侧入路也可以同时应用，这一方法在 Campbell 诊所已经得到多年应用，获得了满意的效果。其优点包括能够对载距突进行直接复位，一项研究表明，42% 的患者存在载距突移位。内侧入路需要谨慎地显露游离血管神经束。

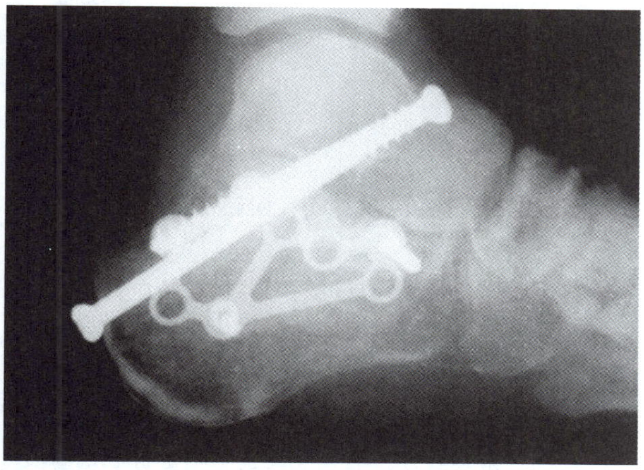

图 88-10 关节融合术主要适用于开放性跟骨骨折（见手术技术 88-2）

（引自：Lawrence SJ: Open calcaneal fractures:assessment and management, *Foot Ankle Clin North Am* 10:491, 2005.）

跟骨骨折的切开复位：有限外侧入路合并或不合并内侧入路

手术技术 88-3

- 可以使用内侧和外侧两个切口，通常外侧切口足够显露和复位主要骨折块（图 88-11A ~ C）。
- 在同侧臀下放置沙袋，上止血带。患者取稍微倾斜的 Trendelenburg 位，将患足放在治疗巾或治疗单上，以便在手术过程中一旦将手术巾移到踝关节近侧，随时都可以使足部悬空而不需支撑。
- 自腓骨尖端至第四跖骨基底部做外侧切口。
- 在切口后侧部分内寻找到腓肠神经，该神经通常位于紧靠小隐静脉前方的一小团脂肪中，并位于腓骨肌联合腱鞘表面，向远侧分离该神经。尽量将两个主要分支都保留，但是如果跗骨窦外侧面和跟骰关节显露不充分，可以将内侧支切断。因内侧支常加入腓神经浅支的最外侧支，切断后不会导致第四趾蹼出现明显的麻木。
- 牵开腓肠神经和小隐静脉后，切开腓骨肌下支持带前缘与伸肌下支持带干交会处，显露跟骨前 1/3 的前外侧嵴，此处为跗骨窦的最外侧部分。
- 将趾短伸肌起点翻向远侧，显露跟骰关节。掀起部分趾短伸肌，足够显露跟骰关节即可。将一枚粗大的螺纹斯氏针打入跟骨后结节，对大块跟骨结节骨块进行牵引和手法复位。
- 通过锐性分离或用一薄骨刀或骨膜剥离器显露跟骨外侧壁。可以把一个 Hohmann 牵开器放在腓骨肌腱下，从而把肌腱牵向后方。这是到达跟骨外侧面前 2/3 的“门”。将足保持在马蹄外翻位，保持在此平面解剖。外侧壁非常薄，常常粉碎。骨折可能向远侧进入跟骰关节。
- 取下外侧壁，保存在器械台上，以备后续使用。
- 进一步吸除或用手去除所有血肿，探查后关节面。如果探查困难，可将一把椎板撑开器插入跗骨窦深处，在距骨颈处向上推压，在跟骨跗骨窦处向下压迫，使后关节面获得更好的观察视野。这是手术过程中关键的一步，此时术者应能通过观察经过后关节面（通常是矢状位）和横行越过后关节面与跗骨窦近侧缘结合部的

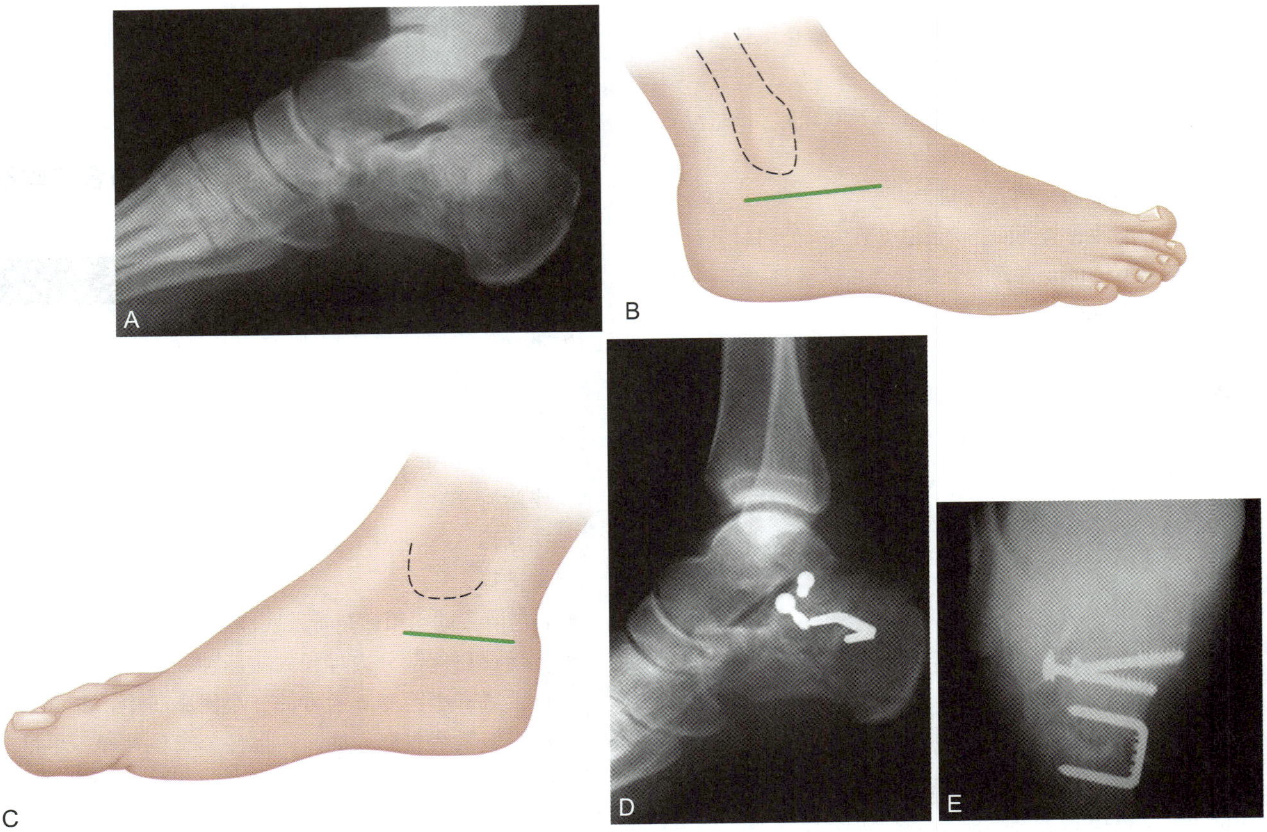

图 88-11 A. 术前 X 线片，由于患者有大量吸烟史，选择内侧和外侧切口；B. 外侧切口；C. 内侧切口；D 和 E. 术后 X 线片（见手术技术 88-3）

骨折形状获得清楚的影像。后者骨折常在内侧与将巨大的前内侧载距突骨折块分离的斜行骨折线交汇。

- 保持足于内翻位，以利显露，将一把 5 ~ 6 mm 骨刀轻轻打入压缩骨块，将后关节面抬高至其正常位置，用斯氏针牵拉跟骨结节部分，以创造复位空间。必须确保没有漏掉于第一条骨折线内侧越过后关节面的第二条矢状骨折线，因为如果该骨折线存在，两个骨折块都需要抬起和固定。复位后关节面后，其下方的骨松质内会出现一个间隙，可进行植骨填充缺损。此时可以进行临时固定，自跟骨后结节向跟骨前方以及自外侧向内侧进针，将后方骨块固定于载距突。
- 如果通过斯式针无法控制跟骨结节从而获得内侧壁的满意复位，则应当考虑选用内侧入路。
- 将手术台向外侧倾斜，屈曲膝关节，外展髋关节，做内侧切口。踝关节背屈 90°。
- 触及跗舟骨皮下缘最突起处，切口开始于此处前方 1 cm 处，直行向后，越过载距突。如果因肿胀无法触及载距突，切口可以在内踝尖下方 2 cm 处经过。切口继续向后延伸，至跟腱前方1.5 ~ 2.0 cm 处为止。
- 辨认屈肌支持带（分裂韧带）的前（远侧）、后（近侧）缘，该韧带起自内踝，斜向跖面和后方，止于跟骨后上缘。小腿和足的浅筋膜与屈肌支持带是连续的，应在切口全长范围内将其切开。
- 将支持带向前切开 1 cm，向跖面分离至𧿹展肌上缘。
- 在屈肌支持带后缘或近侧缘寻找神经血管束。在神经血管束的后面做钝性分离，确保足底外侧动脉、静脉和神经一起包裹在被分离的结构内。
- 用引流管绕过神经血管束并轻轻向前牵拉，以进一步显露其后方。继续分离直至其走行于足𧿹展肌下方。
- 向前方牵拉胫后神经血管束（通常有一根或多根足跟内侧神经需牵向后方），用骨膜剥离器提起足𧿹展肌及副屈肌离开跟骨，从而显露跟骨的内侧面。

- 触及跟骨的载距突，然后剥除跟骨内侧面从载距突到跟骨结节内侧嵴范围的全部软组织。
- 这时应该可以看到前内侧的骨折块和结节骨折块的骨折线。
- 用手指或器械跨过结节骨折块，与外侧切口交通。然后，用器械或手指按下结节骨块，将踝关节把持于马蹄位，解除骨折块的嵌插并使之背屈。
- 检查跟骨内侧壁的骨折线，因为骨块向外侧、远端移位，必须向后、向内牵拉跟骨结节，借助斯氏针纠正足跟骨内翻。
- 此时再对骨折类型做最后评估，准备固定。
- 在用手扶持内侧壁复位的同时，从跟腱外侧、后结节的后外侧打入一枚或两枚克氏针，向上向内插入载距突骨块。
- 通过外侧切口，将后关节面复位，并用 1.6 mm 直径的克氏针将其固定到载距突骨块上。为固定牢固，克氏针应穿至关节面下的软骨下骨中。将克氏针穿向内侧，并向远端倾斜 10° ~ 20°，用手触摸定位。
- 跟骨前内侧骨块、跟骨结节骨块及后关节面骨折块均已复位，Böhler 角应该恢复正常范围。
- 可以用一块双孔钢板来固定内侧壁，但如临时固定所用的克氏针相邻太近或挡住小的接骨板或骑缝钉的位置，则固定相当困难，因此，打入克氏针时要考虑到这一问题（图 88-12）。
- 再回到外侧切口，复位其他未复位的骨折，完成手术操作。有 2 或 3 个骨折可能需要固定，包括外侧壁骨折，跟骨前中 1/3 交界部的腰部（横向）骨折（在该处，后关节面的前缘与跟骨的跗骨窦部分相接），可能还有矢状骨折线进入跟骰关节。
- 使用拉力螺钉穿过后方的骨块，将其固定在支撑骨块（载距突）上。外侧壁很薄，通常发生粉碎性骨折，所以不能使用拉力螺钉。用 1/3 管状接骨板或波形板（Tornier, Inc., Edina, MN），从皮下打入螺钉（图 88-13）。跟骰关节通常不需要过多处理，清除血肿后，拉力螺钉将起到复位作用。
- 另一种固定方式可以为：把持住复位的骨折块，经第四跖骨间隙深部打入一根 1.6 mm 或 3.0 mm 直径的斯氏针，斯氏针向后内穿过跟骰关节，然后经过骨折线进入跟骨结节骨块。
- 皮下剪断斯氏针。
- 拍轴位及侧位 X 线片（图 88-11D 和 E），冲洗伤口，去除止血带，关闭伤口。在皮瓣下留置引流。
- 从足趾到胫骨结节用大块厚纱布垫包扎，并用短腿石膏固定。

术后处理 患侧下肢抬高 72h，3 周时拆除缝线，开始小范围活动。8 ~ 12 周内禁止负重，具体视骨质和内固定强度。

（2）跟骨舌形骨折：上述方法适用于关节塌陷及舌形骨折，但有时舌形骨折无其他骨折线，不伴外侧壁增宽或不伴有明显移位。在这种情况下，舌形骨折可采用 Gissane 所介绍的轴向针固定，该方法由 Essex-Lopresti 推广，效果令人满意。Tornetta 运用该方法成功地对 41 例患者进行了治疗。

部分跟骨骨折患者易在后侧骨折块部位发生皮肤坏死，如非坠落伤所致者、吸烟者、骨折块移位较大者（移位很小也可能发生皮肤坏死）及被延误诊断者。如果早期发现软组织问题并及时处理，就可以避免皮缘问题，否则可能需要植皮治疗，甚至截肢。如果不及时复位，跟骨结节撕脱骨折也会发生类似的软组织问题（见图 88-21 和图 88-22）。

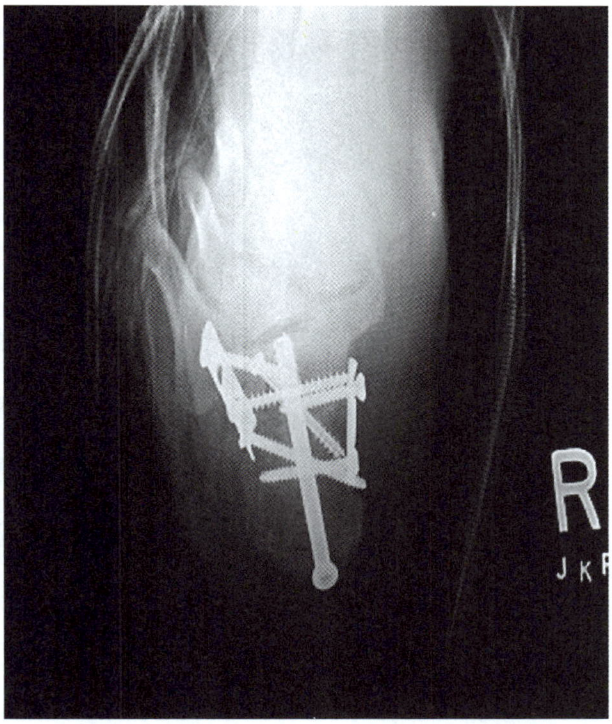

图 88-12 内外侧钢板固定跟骨骨折（见手术技术 88-3）

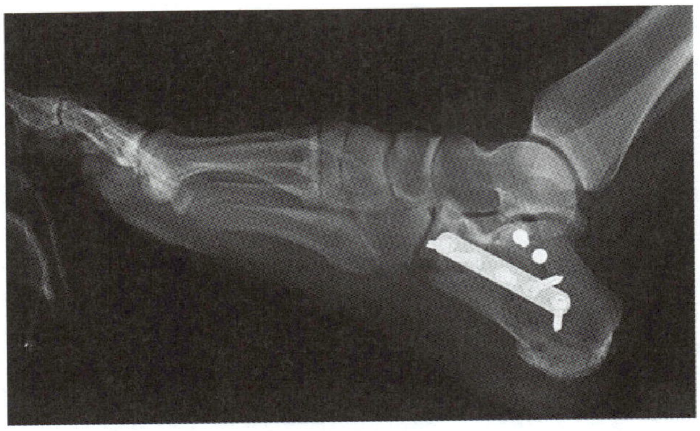

图 88-13 1/3 管状板和经皮螺钉固定跟骨骨折（见手术技术 88-3）

跟骨骨折的轴向固定

手术技术 88-4

(Essex-Lopresti)

- 患者俯卧位，于跟腱止点外侧跟骨结节上方做一小切口。
- 纵向将一枚斯氏针或 Gissane 钉打入舌形骨折块中，向外轻轻撬拨。穿针及复位时用 X 线摄片或影像增强装置监测（图 88-14A）。
- 屈曲膝关节，通过上提固定钉复位骨折，直至膝关节离开手术床。另一只手在跗中关节水平抓住前足，以免过屈前足产生弓形足畸形。这样处理后，舌形骨折块从跟骨体塌陷部分被提起。
- 紧握双手挤压跟骨两侧，使增宽的跟骨复位。应该确保外踝下方不与任何突出骨块相接触，否则将摩擦腓骨肌腱而产生慢性腱鞘炎。
- 此时可轻摇跟骨，使小骨折块复位。
- 最后摄 X 线片证实位置（图 88-14B）。
- 继续打入针或钉，穿过骨折线到达跟骨前部。

术后处理 足应该仔细包扎，并用夹板固定，针或钉的突出部分应包在其内。在第 4 ~ 6 周时去除石膏和固定针，更换为从胫骨结节到足趾的石膏。如 X 线证实骨折已愈合、关节面下塌陷的骨松质已重建完成，复位后一般 8 ~ 10 周可以开始负重（图 84-14C 和 D）。

(3) 经皮技术：为了减少切口并发症，闭合复位和经皮固定技术治疗跟骨骨折已被广泛采用。这种方法的缺点是不能准确复位距下关节面。因此，具备丰富的经验、对跟骨解剖有透彻认识的术者才能做到恰当复位及固定。这种技术不适用于较严重的跟骨骨折，例如 Sanders Ⅲ型或Ⅳ型骨折，也不

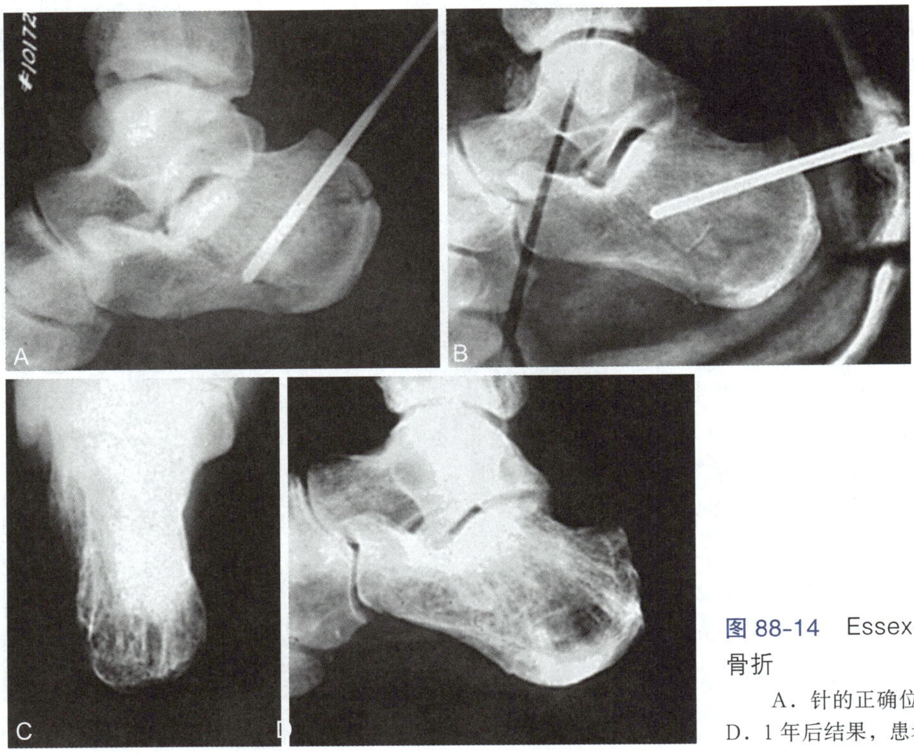

图 88-14 Essex-Lopresti 法复位并穿针固定跟骨骨折

A. 针的正确位置；B. 带石膏的术后 X 线片；C 和 D. 1 年后结果，患者恢复水手工作（见手术技术 88-4）

适用于距下关节后关节面严重塌陷的Ⅱ型骨折。关节镜有助于评估骨折的复位情况。如伤后条件具备，尽快行手术治疗。一旦骨痂形成，骨折复位将会困难。应当告知患者，在即刻手术或在因足肿胀明显而延期手术时，如果通过间接方法不能复位骨折，可能需要改为开放手术。

经皮复位固定跟骨骨折

手术技术 88-5

- 患者取侧卧位，患肢大腿根部上止血带。
- 将一枚带螺纹的斯氏针钻入跟骨结节骨折块，牵拉复位。
- 如有必要，使用外固定架牵拉。
- 透视引导下，做一小切口撬拨复位后关节面。关节镜有助于评价复位情况，特别是对于 Sanders ⅡA 型及ⅡB 型 骨折（图 88-15A 和 B）。
- 骨折复位后，钻入克氏针做临时固定（图 88-15C ~ F）。
- 根据骨折类型采用合适的经皮螺钉固定。由外向内拧入 3.5mm 的骨皮质螺钉，将关节面骨块固定于跟骨体部。平行于斯氏针拧入一枚全螺纹骨皮质螺钉，维持跟骨结节的位置（图 8-15G 和 H）。

（五）并发症及预防

1．*切口坏死、裂开和感染* 跟骨骨折常伴有软组织水肿和挫伤。在这样的软组织条件下，特别是此区域血供差、皮肤及骨之间缺乏肌肉组织时进行手术，切口边缘坏死的危险性很高。扩大的标准“L”形入路用双层皮瓣缝合后，25%的患者出现并发症，其中 21%的患者需要手术处理这些并发症。另外有报道称切口边缘坏死的发生率为 2% ~ 11%，而软组织感染的发生率可高达 7%。伤口并发症的危险因素包括糖尿病、吸烟、开放骨折、单层缝合、受伤与手术间期过长、高 BMI。虽然轻度伤口问题的发生率很高，但下面这些方法可以减少严重并发症的发生。

（1）伤口问题，特别是跟骨骨折，常发生于吸烟较多者。应警告患者在切口愈合前不可吸烟，且应在术前告知吸烟可能造成的后果。

（2）小心牵拉软组织并保持为全厚皮瓣至关重要。

（3）外侧皮缘下应放置引流，以防止形成术后血肿。

（4）应使用双层皮瓣缝合，从切口两边向中间缝合关闭切口。

（5）缝线应保留 2 ~ 3 周，患肢在此期间避免活动，以减轻皮瓣下的剪切力。

2．*主要骨折块再移位* 负重过早会导致主要骨折块的移位，患者至少应在 8 周内禁止负重，以避免该并发症。

3．*复位不良* 准确将跟骨结节恢复到合适外翻对线是基本要求，患者很难耐受内翻旋转畸形，术中应拍摄 Harris 位 X 线片以避免此并发症。

4．*腓肠神经和腓骨肌腱损伤* 延长切口容易造成腓肠神经和腓骨肌腱的损伤，在切口的近端和远端都应保护腓肠神经。因为皮瓣突起的外侧壁掀开，所以腓骨肌腱很容易损伤，特别是外侧壁造成肌腱移位时更是如此，有限的骨膜下剥离及仔细牵拉可避免此并发症。由于损伤的暴力，腓骨肌腱也可能从腓骨沟中滑出，形成半脱位或脱位。一项研究发现，28% 的跟骨骨折患者发生这种情况，而仅有 10% 的患者进行了处理。如果遗漏，腓骨肌腱半脱位或脱位可能引起后期症状。

（六）治疗效果

对手术治疗和非手术治疗的效果仍存在很大的分歧。由于缺乏统一的功能评价标准，所以很难对不同的治疗方法作出比较。许多研究支持如下原则：如果选择非手术治疗，早期活动有利于提高远期疗效。虽然长期研究结果表明移位的关节内骨折早期活动可获得高达 76%的优良率，但一些近来的研究结果却对非手术治疗持悲观态度。

手术治疗的效果也有很大差异，但多数学者认为效果取决于后关节面复位的质量。Essex-Lopresti 报道“成功复位”的 50 岁以下患者 80% 可取得满意结果。目前采用现代技术进行治疗的随访研究。

大多数研究直接将手术治疗和非手术治疗进行对比，得到相似的功能预后，但手术组患者的并发症发生率明显更高。然而一项研究表明，手术治疗患者的远期预后（8 ~ 10 年）似乎更好，另一项研究则显示早期并发症并不影响远期预后。这些针对手术治疗的研究表明，功能预后较差的患者包括损伤程度更重、具有赔偿需求、需要重体力劳动以及双侧损伤的病例。

虽然关于跟骨骨折是切开复位还是非手术治疗的争论可能仍会持续一段时间，但大多数作者同意这样的观点，即如果手术不能获得并维持后关节面的解剖复位，可能会出现比非手术治疗更差的效果。总体来说，虽然有适度证据显示，手术治疗和非手术治疗的患者疼痛及功能状况无显著差异，但手术治疗可以提高患者重返工作及穿普通鞋子的能力。总体上手术患者经受经济损失较小，尤其是包括因伤脱离工作导致的经济损失时。

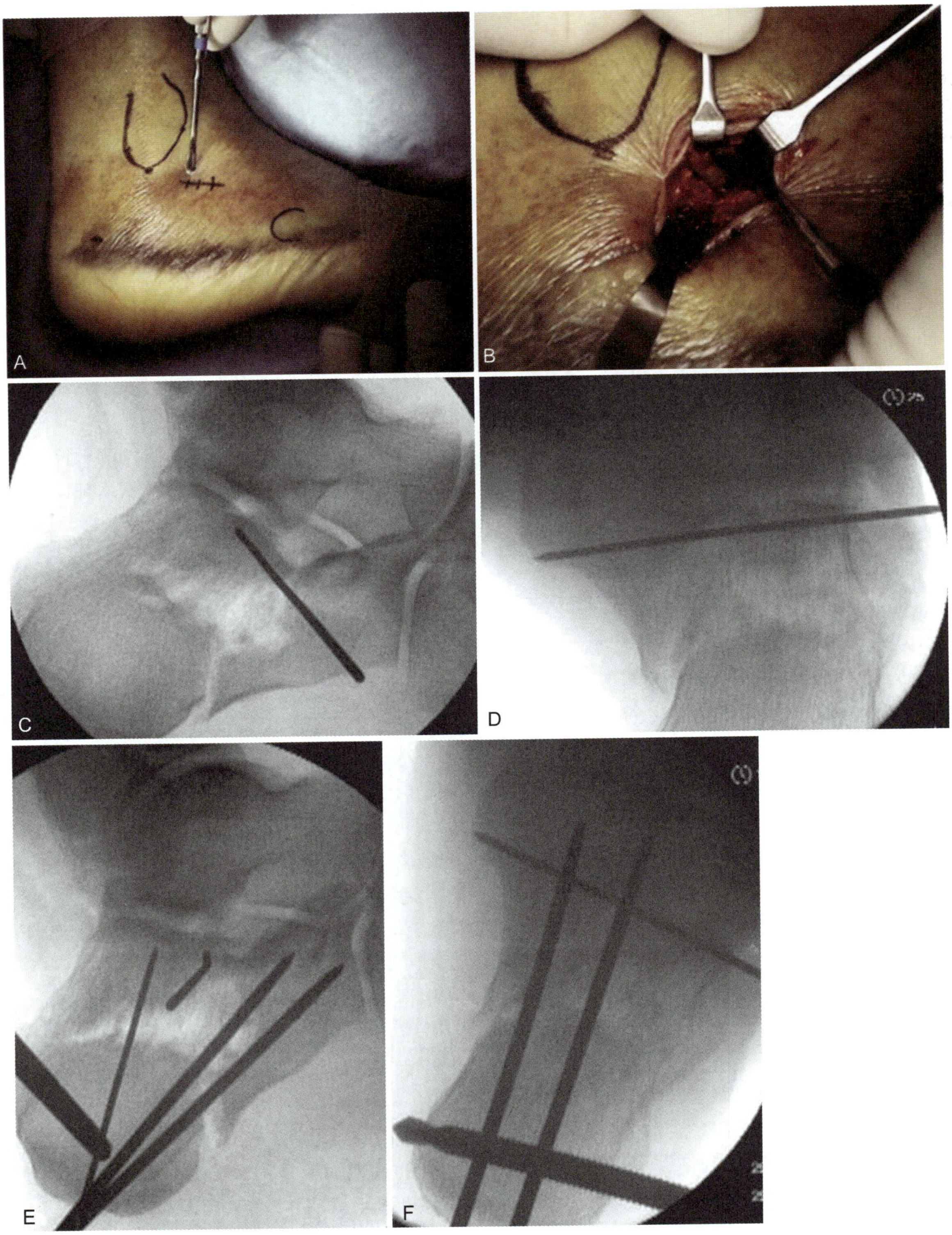

图 88-15　跟骨骨折经皮复位内固定（见正文）

A 和 B．通过小切口固定后部骨块；C ~ F．克氏针临时固定

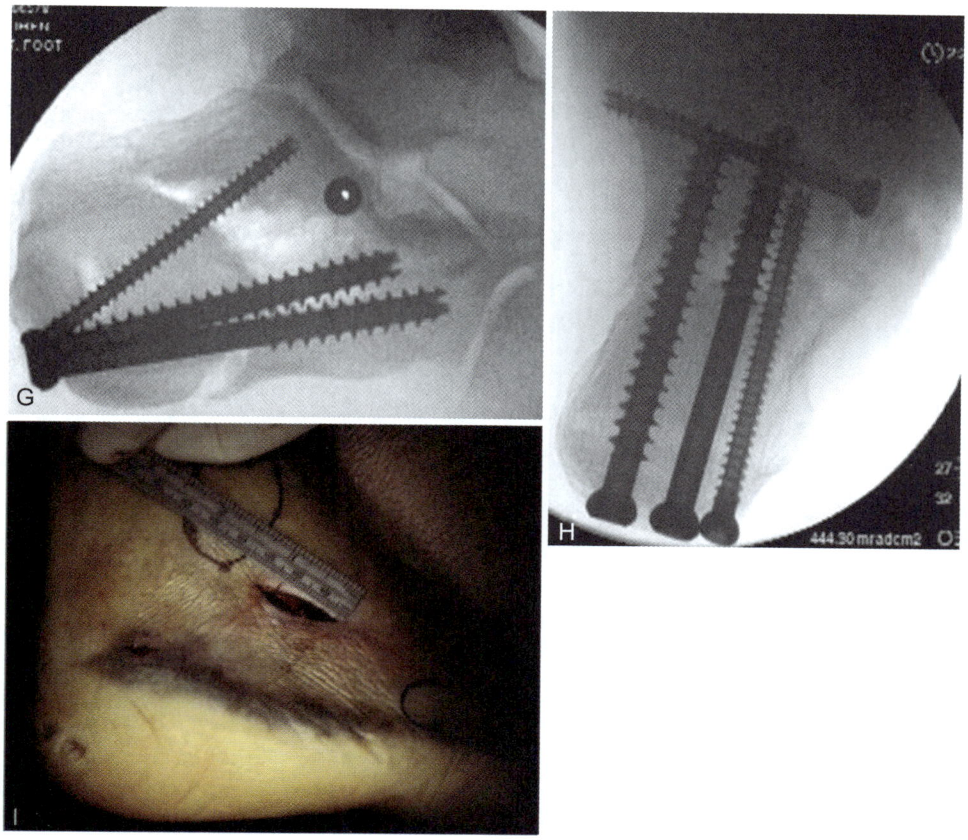

图 88-15（续）

G 和 H．空心螺钉固定；I．复位固定后的皮肤切口（见手术技术 88-15）

（引自：From Banerjee R, Nickisch F, Easley ME, DiGiovanni CW: Foot injuries. In Browner BD, et al. *Skeletal trauma*, Philadelphia, Saunders，2009.）

关于经扩大外侧入路进行 ORIF 的其他研究表明，优良结果可达到 73% ~ 75%，术后 10 年的主观结果明显优于 3 年随访。在一项 10 ~ 20 年的随访研究中，29% 的患者需要接受融合手术，其中 Sanders Ⅲ型骨折患者的百分比高于Ⅱ型骨折。如果患者没有出现创伤后关节炎，手术的效果良好，其中 77% 的患者的健康调查（SF-36）评分在正常范围。跟骨骨折的治疗存在陡峭的学习曲线，经验的积累能够明显提高优良结果的百分比；而即使具备更丰富的经验，治疗 Sanders Ⅳ型骨折也很难获得良好结果。在一项关于 Sanders Ⅳ型骨折的小规模前瞻性随机研究中，采用 ORIF 或 ORIF 和关节融合术进行治疗，两组患者的治疗结果相似，但采用 ORIF 和一期关节融合术的患者骨折愈合时间更短。

通过有限外侧入路的手术固定可获得同扩大外侧入路相似的结果，患者的优良率为 59% ~ 84%，骨折复位精确度高，切口并发症的发生率为 0 ~ 15%。一项回顾性研究对扩大外侧入路和有限外侧入路治疗跟骨骨折进行了对比，其功能和影像学结果相似；然而采用有限外侧入路治疗的病例，其伤口并发症和二次手术的发生率更低。采用内外联合入路可获得 77% 的优良率。

经皮固定，无论是否采用关节镜、外固定和（或）C 臂机，都能获得良好的功能结果，74% ~ 100% 的患者重返工作岗位，感染率为 0 ~ 15%。在与采用标准 ORIF 的患者进行历史对照时发现，其结果相似，但经皮复位的患者更早地回归工作，并具有更好的距下关节活动度。同达到相同复位效果的切开复位手术相比，经皮固定附加硫酸钙骨水泥治疗后的患者可更早承重、关节有更好活动范围、更高的术后评分。

多数作者报道，不论采用何种治疗方法，症状改善至少需要 2 年，可能长达 6 年。虽然良好的功能与后关节面的解剖复位有关，但最终有些患者还是会因疼痛而行距下关节融合术。

（七）晚期并发症

不论采用何种治疗方法，总会有些患者出现慢性疼痛，从而影响他们的工作能力和生活质量。晚期导致疼痛的原因包括距下关节的创伤性关节炎、伴有或不伴有腓骨肌腱疾患的外侧腓骨下撞击、距骨正常的跖屈位置丧失而导致的前踝撞击、胫神经及腓肠神经的并发症、脂肪垫萎缩，以及局部慢性疼痛综合征。跟骨畸形愈合分型包括：Ⅰ型，跟骨外侧壁骨赘，无距下关节炎（图 88-16A）；Ⅱ型，跟骨外侧壁骨赘，有距下关节炎（图 88-16B）；Ⅲ型，跟骨外侧壁骨赘，有距下关节炎及跟骨内翻畸形（图 88-16C）。

1．*跟骨骨折畸形愈合* 外侧距下关节处的慢性疼痛应该考虑两个原因：创伤后关节纤维化或关节病以及外侧跟腓撞击征，后者很少单独发生。CT 扫描与选择性距下关节腔注射局部麻醉药相结合有助于判断疼痛的原因。有些患者虽有良好的距下关节外形，却因跟骨外侧壁突出导致腓骨肌腱撞击或移位（见于Ⅰ型跟骨骨折畸形愈合）。突出的骨块可经外侧弧形切口切除。切除突出的骨块可使腓骨肌腱复位于接近正常的腓骨下方，并能矫正足跟宽度，从而使穿鞋舒适并减少鞋外帮的刺激。有报道称此方法的有效率为 79%。另有报道称，如果合并距下关节炎，单独使用这种方法效果欠佳。此方法多与距下关节融合术联合施行，因为许多患者既存在距下关节炎，又有外侧跟腓关节撞击。

跟骨骨折畸形愈合的外侧减压术

手术技术 88-6

(Braly，Bishop 和 Tullos)

- 同侧髋下垫圆枕，以便更好地显露足、踝的外侧。在大腿缠气囊止血带。
- 在腓骨肌腱走行稍下方做弧形切口，从外踝后方延伸至跟骰关节区（图 88-17A）。如先前已行距下关节融合或切开复位，应尽量用以前的切口。
- 从周围瘢痕组织中分离和游离腓肠神经，到达远、近端正常解剖部位（图 88-17B）。
- 切除所有的神经瘤，同时对神经进行游离至穿最小码鞋子时骨性突起可能造成外部刺激的部位。
- 切开腓骨肌腱鞘，如果完整，注意不要完全分离近端的上支持带。
- 行肌腱松解术（图 88-17C）。
- 牵开腓骨肌腱和腓肠神经，切开跟腓韧带（图 88-17D）。
- 纵行切开腓骨肌腱鞘的底层及跟骨外侧的骨膜。
- 骨膜下剥离，显露突出的跟骨外侧骨块并将其切除（图 88-17E）。不必试图重建跟腓韧带。
- 从跟骨切除的骨突大小取决于腓骨肌腱外侧碰撞程度、术中腓肠神经情况以及术前的 X 线片。尽量缩窄足跟，至少应在外侧达到正常的宽度，注意跟骨切除过程中不要损伤距下及跟骰关节。用骨锉和骨凿将粗糙边缘锉成光滑面。
- 修复在骨切除床上牵开的骨膜及腱鞘。
- 如有粗糙的骨松质暴露，用骨蜡止血。
- 常规关闭切口，软敷料加压包扎。
- 如果腓骨肌腱脱位，Braly 等推荐在将它们复位于外踝后方之前，“Z”形延长两肌腱（图 88-17F）。作者并不常规延长这些肌腱。
- 在截骨后，可选择 Zoellner 和 Clancy 的方法用从外踝剥离的骨膜条修复或重建支持带（图 88-17G）。
- 完成腓骨肌腱延长或复位，支持带修复或重建后，用短腿石膏固定，然后在恢复室从前方劈开石膏。

术后处理 术后 2 ~ 3 d 鼓励早期活动，可逐渐开始可耐受的负重。如在肌腱延长或复位术后应用石膏，在出院前更换短腿非行走石膏，佩戴 3 周，然后更换短腿行走石膏 3 周。随后开始踝关节的活动范围练习和力量训练，术后 8 ~ 12 周可允许充分活动。

2．*距下关节融合术* 考虑到症状改善至少需要 2 年，并且只要患者的运动及工作能力仍在继续恢复，虽然长期功能障碍的心理并发症明显，仍应避免关节融合术。如果患者非手术治疗（支具、抗炎药物治疗等）后症状不再改善，可以行关节融合术。损伤和挽救措施的间期越长，患者恢复充分活动或工作的时间也越长。

拟行距下关节融合术的患者应拍摄站立侧位 X 线片。测定距骨倾斜角，因为它可以反映胫距关节伸展位的移动程度（图 88-18），对于距骨倾斜角被压缩者，Carr 等改良了 Gallie 以前介绍的方法——距下关节撑开骨块移植关节融合术（图 88-

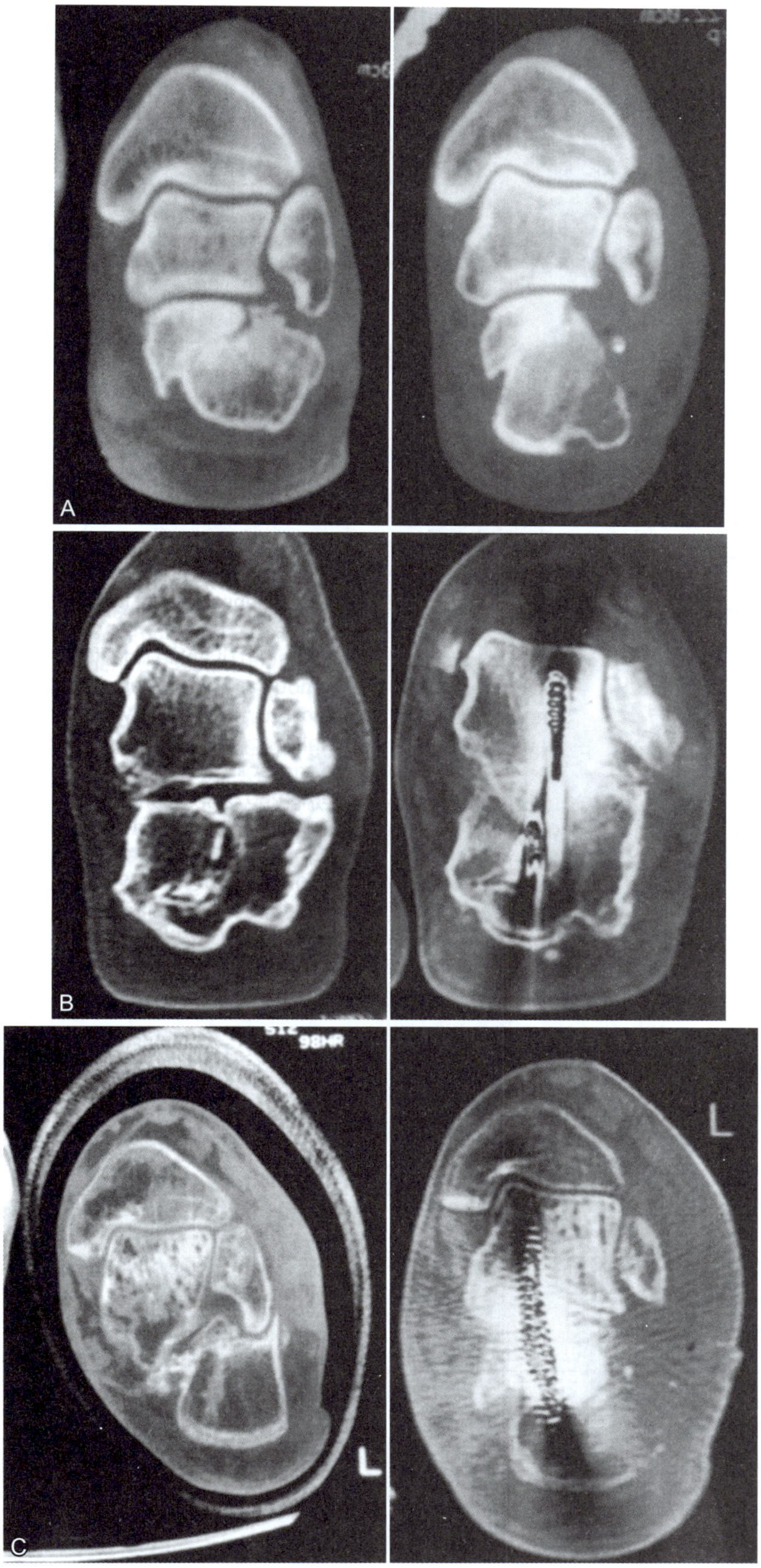

图 88-16 跟骨骨折畸形愈合分型（Stephens 和 Saunders）

A. Ⅰ型，外侧壁膨隆，外侧距下关节炎；B. Ⅱ型，严重距下关节炎；C. Ⅲ型，足内翻，距下关节炎

（引自：Stephens HM, Sanders R: Calcaneal malunions:results of a prognostic computed tomography classification system, *Foot Ankle Int* 17:395,1996.）

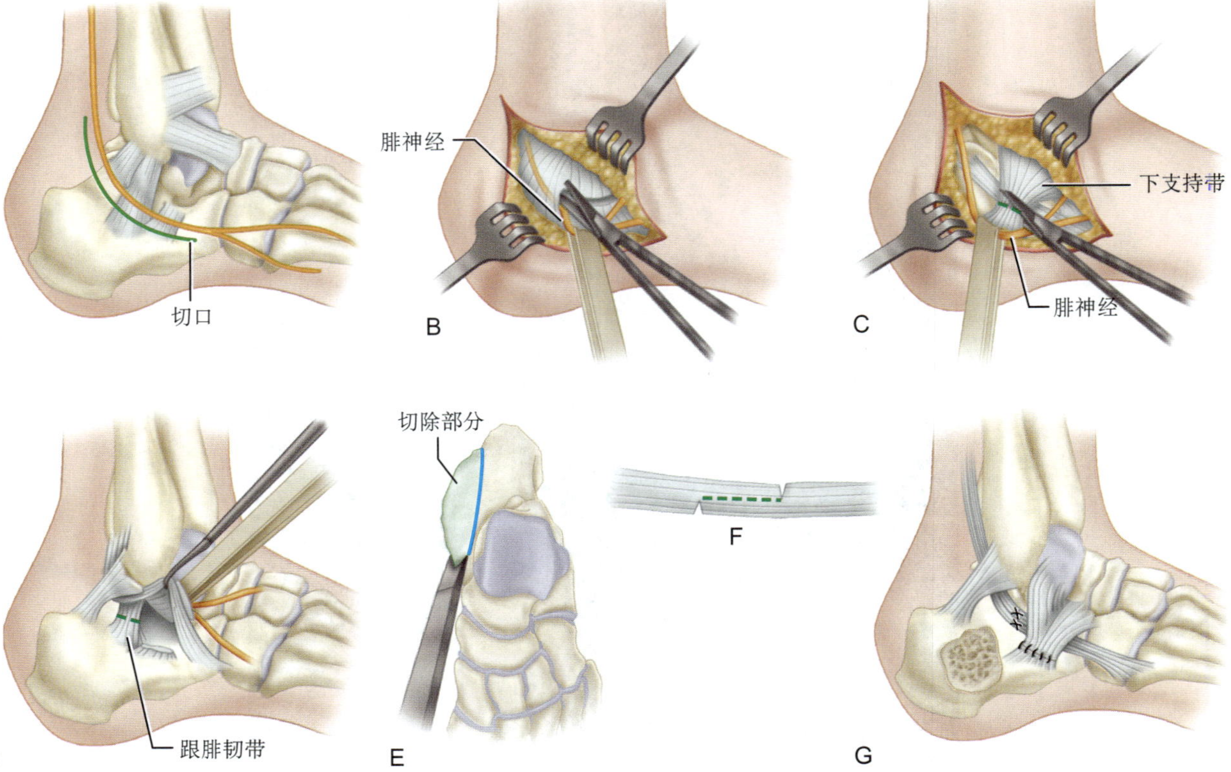

图 88-17 跟骨骨折畸形愈合的手术方法（Braly、Bishop 和 Tullos）

A．切口恰在腓骨肌腱下方；B．腓肠神经减压；C．切开下支持带，松解腓骨肌腱；D．切开跟腓韧带，显露跟骨外侧；E．跟骨外侧切除；F．“Z”形延长腓骨肌腱治疗前方脱位；G．腓骨肌腱延长复位后重建或修复下支持带（见手术技术 88-6）

（重绘自：Braly WG, Bishop JO, Tullos HS: Lateral decompression for malunited os calcis fractures, *Foot Ankle* 6: 90, 1985.）

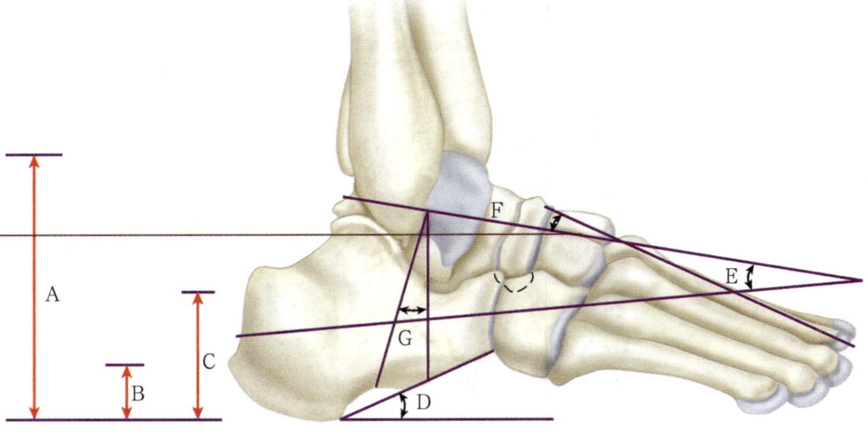

图 88-18 X 线片测量

A．距跟高度；B．骰骨到地面的距离；C．舟骨到地面的距离；D．跟骨倾斜角；E．距跟角；F．第一距跖角；G．距骨倾斜角

（引自：Buch BD, Myerson MS, Miller SD:Primary subtalar arthrodesis for the treatmeent of comminuted calacaneal fractures, Foot Ankle 17:61, 1996.）

19)。虽然在技巧上有些难度，但术后足的外观及踝关节的背屈改善均给人以深刻印象。许多研究证明了距下关节撑开骨块移植关节融合术对跟骨骨折晚期并发症的有效性。失败的病例发生在患者合并跗横关节炎、跟骨骨折畸形愈合及神经疾病的患者。与最初采用非手术治疗的患者相比，ORIF 后行晚期距下关节融合的患者能够获得更好的功能结果。

如果跟骨高度正常或轻微压缩，并且没有前踝关节撞击症状，作者倾向于选择原位距下关节融合。如果是由于增宽的跟骨导致腓骨下撞击，则进行跟骨外侧壁减压。这种方法适用于跟骨骨折合并距下

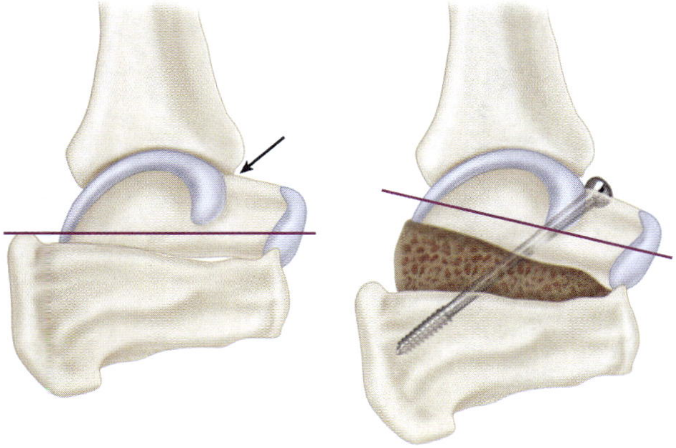

图 88-19 距下关节融合术治疗晚期疼痛和跟骨骨折后畸形（见正文）

（引自：Chan SCF, Alexander IJ: Subtalar arthrodesis with interposition tricortical iliac crest graft for late pain and deformity after calcaneus fracture, *Foot Ankle Int* 18:613,1997.）

关节炎的患者。最终效果与距骨倾斜角、距骨高度或跟骨宽度没有关联。而统计学上，腓骨肌腱和腓骨下撞击、踝部疼痛、腓肠神经损伤以及患者吸烟均与评分较低相关。

距下关节撑开骨块移植关节融合术

手术技术 88-7

（Carr 等）

- 患者侧卧位，患侧在上。髂骨后嵴和小腿消毒铺巾。
- 使用止血带，做后外侧纵行 Gallie 切口至距下关节。在切口近端找出腓肠神经，切除并包埋于肌肉中，也可将腓肠神经保留。
- 骨膜下显露跟骨外侧壁并切除至正常宽度，这一步骤应确保达到腓侧和腓骨减压的目的。
- 显露距下关节。
- 为达到内侧暴露，在胫骨及内侧跟骨经皮使用股骨牵开器或带半针的外支架，内侧应用有助于矫正后足内翻。
- 撑开并剥离距下关节面至软骨下骨，用板状撑开器协助距下关节的显露。此时要注意有无足跟的内翻或外翻，必要时应予以矫正。术中拍 X 线片，以确保侧位距跟角被矫正（正常为 25° ~ 45°）。
- 测量距下关节间隙，取合适大小、三面带有骨皮质的髂骨后嵴骨块。严重的畸形可能需要高度为 2.5 cm 的骨块。可能需要两块骨块完全填充间隙，防止塌陷而造成内、外翻畸形。
- 松开撑开器。
- 将两枚全螺纹 6.5 mm 的 AO 骨松质螺钉通过足跟部小切口拧入，牢固固定跟骨和距骨。两枚螺钉可以提供牢固的固定并能防止以距下关节为轴的旋转移位。
- 最后再拍 X 线片，应包括侧位和轴位，以保证位置准确。逐层关闭切口，间断缝合。
- 逐层缝合切口，皮肤用尼龙线间断缝合。

术后处理 用短腿石膏固定 12 周，如能耐受，6 周后开始负重。

二、关节外骨折

跟骨骨折可以是关节外（不累及距下关节）或关节内（累及距下关节）骨折。关节外骨折包括跟骨结节骨折、跟骨载距突骨折和跟骨前突骨折。

（一）跟骨结节骨折

跟骨结节撕脱性骨折较少见，曾被认为是骨质疏松引起。此类骨折分为 3 型（图 88-20）：Ⅰ型，袖套骨折，有小片的骨皮质骨块撕脱。Ⅱ型，骨折块为鸟嘴状，骨折线斜行位于后关节面的后方，骨折近端未分离。Ⅲ型，自跟骨结节后面中 1/3 撕裂的囊下骨折。Ⅱ型骨折需要复位内固定，因为此类骨折可导致软组织损伤（图 88-21 和图 88-22）。通常使用钢板和螺钉固定（图 88-23）。跟腱的强力牵拉可导致骨折复位失败，使用锚钉将跟腱缝合至骨或骨隧道可提供更强的固定力。另外，如果患者腓肠肌紧缩，行腓肠肌－比目鱼肌延长（Strayer 手术，见第 33 章）有助于减少张力。由于螺钉、钢板维持复位不满意，常使用外侧张力带技术（图 88-24）。

（二）跟骨载距突骨折

单纯的的跟骨载距突骨折少见，初次 X 线检查中常漏诊（图 88-25）。尽管这种骨折被认为是关节外骨折，但也有可能涉及关节。这种骨折常合并同侧足或踝部骨折。采用内侧入路行 ORIF 可取得良好疗效。如果不采用手术治疗，骨不连引起的

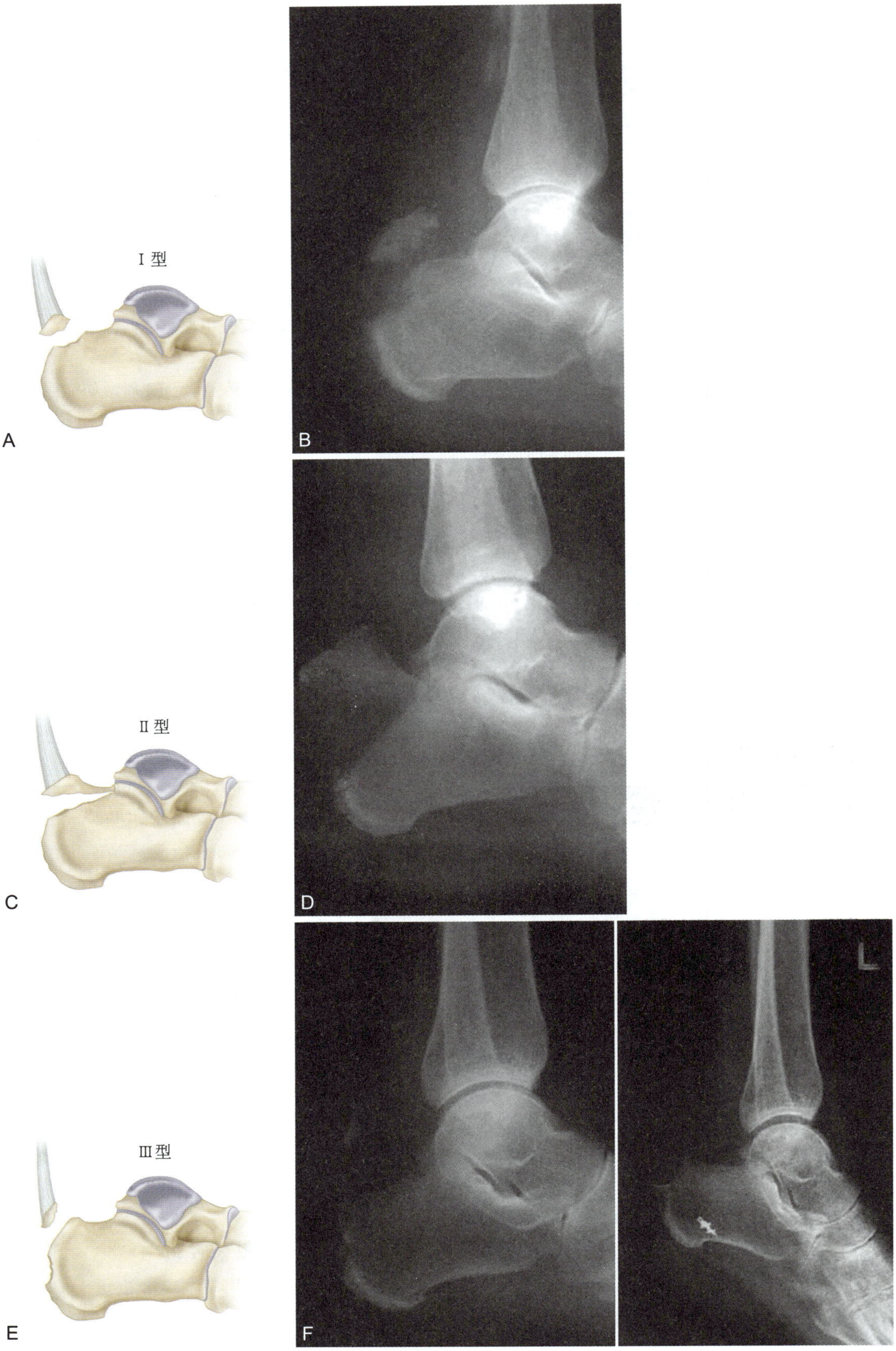

图 88-20 跟骨结节骨折分类

A 和 B．Ⅰ型，袖套骨折；C 和 D．Ⅱ型骨折，鸟嘴样；E 和 F．Ⅲ型，囊下骨折

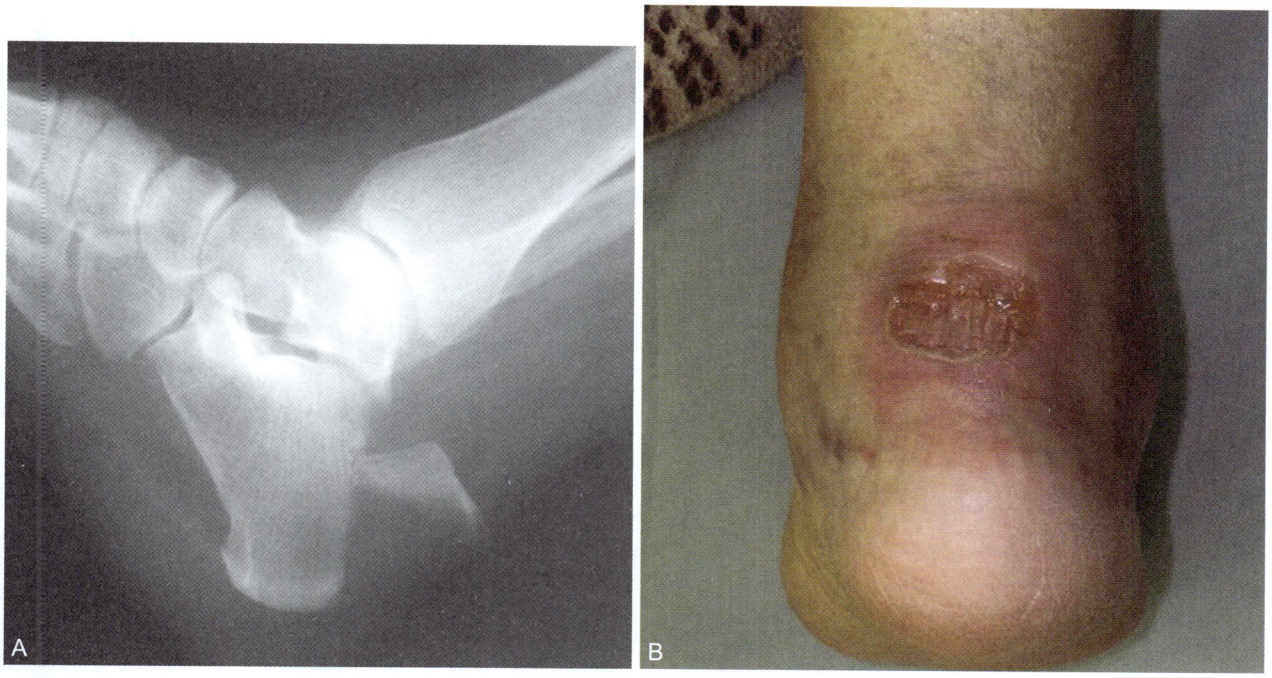

图 88-21　A. 大骨块的跟骨撕脱骨折；B. 骨折处理不当导致足跟部开放伤口

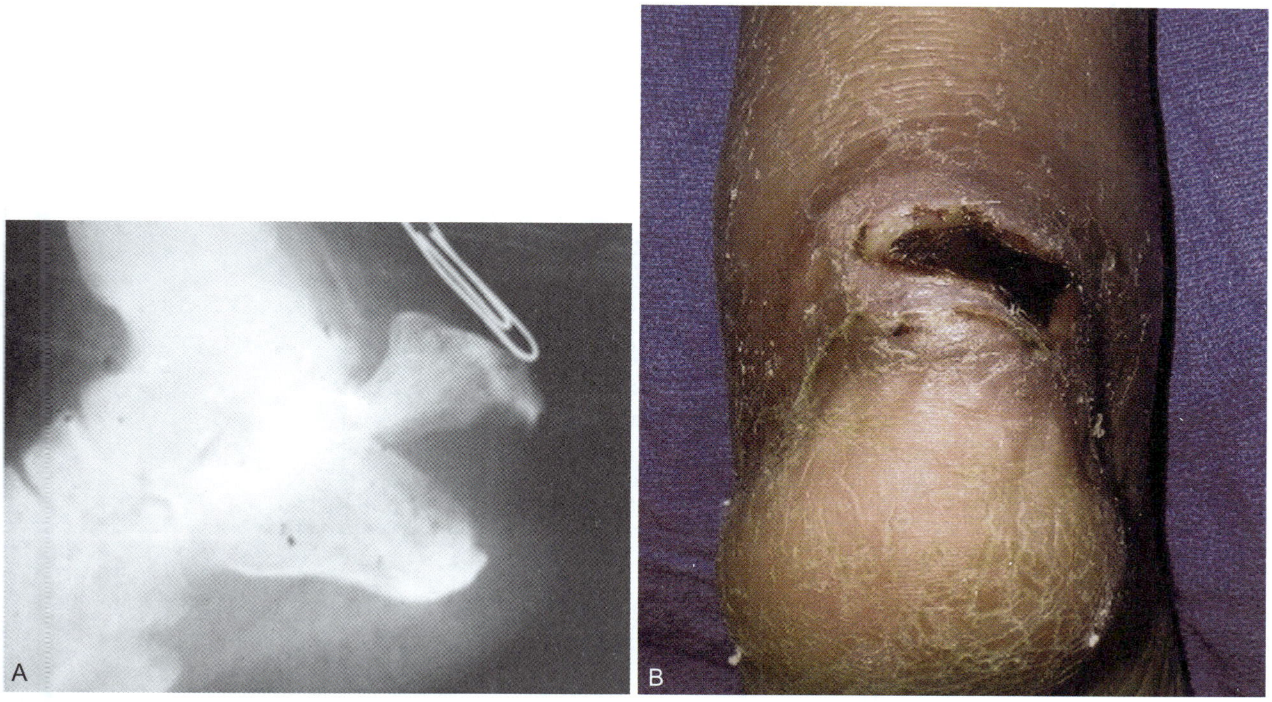

图 88-22　A. 移位的鸟嘴样骨折；B. 最初损伤 1 个月后皮肤坏疽

骨块移位可导致跗管综合征。

（三）跟骨前突骨折

跟骨前突骨折是内翻损伤过程中，分歧韧带牵拉导致的撕脱骨折（图 88-26）。常延迟诊断，骨折常被认为是单纯踝关节扭伤后疼痛症状持续而被发现。Ⅰ型骨折是无移位骨折，Ⅱ型骨折是移位明显的撕脱骨折，Ⅲ型骨折是累及跟骰关节的一个大的骨折块。大部分骨折可行石膏固定治疗，有明确（大的）移位的骨折可行 ORIF 治疗。如果出现有

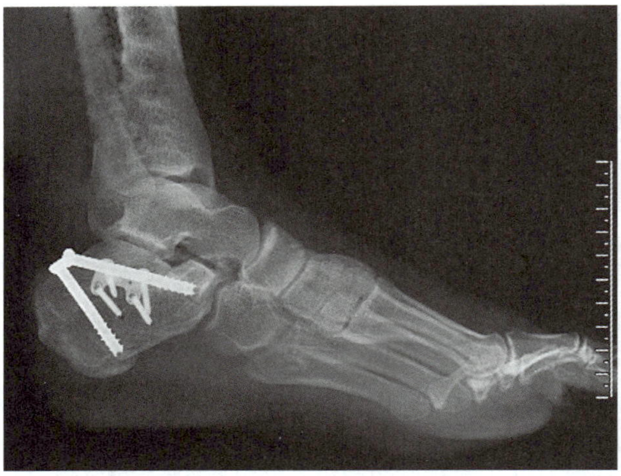

图 88-23 钢板螺钉固定Ⅱ型跟骨撕脱骨折

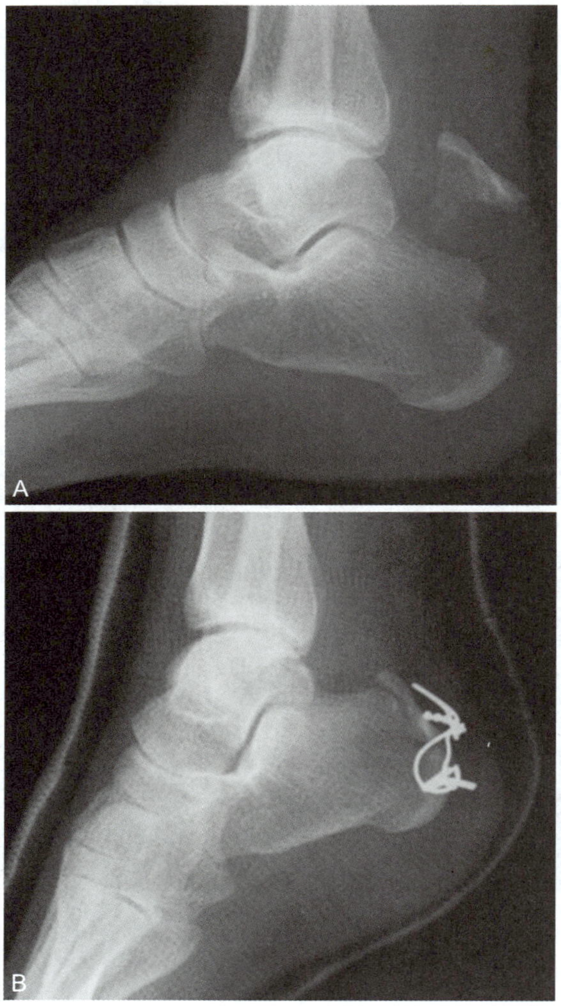

图 88-24 A. 跟骨撕脱骨折近端移位；B. 外侧张力带固定

（引自：Nagura I, Fjuioka H, Kurosaka M, et al:Modified tension band wiring fixation for avulsion fractures of the calcaneus in osteoporotic bone: a review of three patients, *J Foot Ankle Surg* 51:330,2012.）

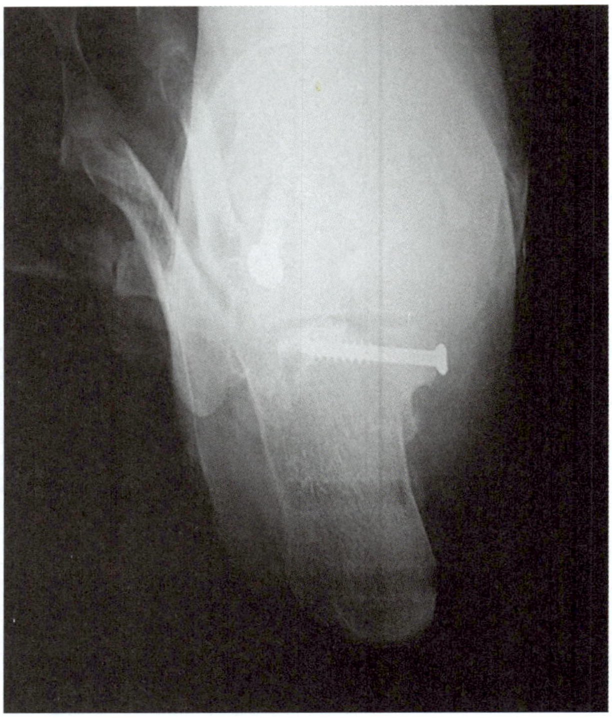

图 88-25 单枚螺钉固定载距骨折

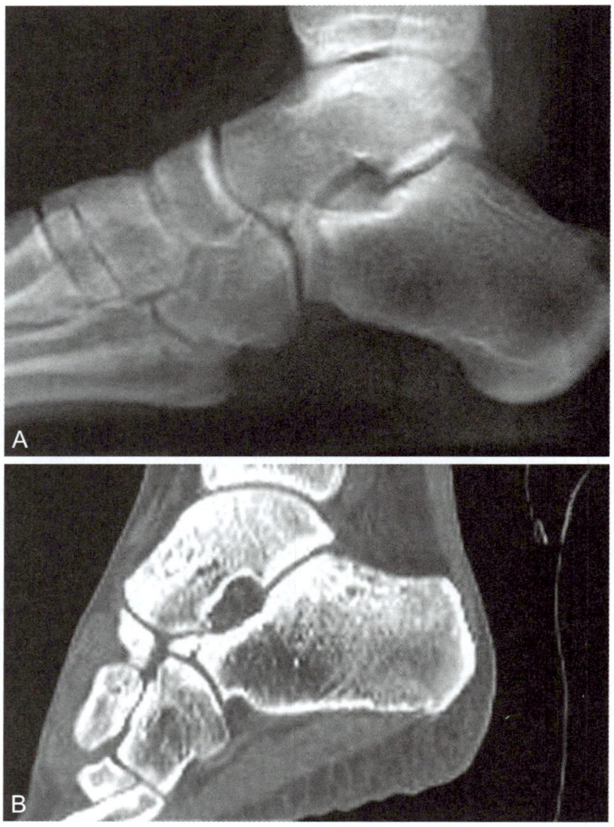

图 88-26 跟骨前突骨折

A. 侧位 X 线片；B. CT 扫描

症状的骨不连，可将骨折块切除，如果不及时切除，可能发生跟骰关节病。

第二节 距骨骨折

距骨在下肢功能中的重要作用、其解剖的复杂性以及各种各样的骨折类型经常使距骨骨折的治疗变得很复杂，并常使骨科医生感到很棘手。要想在治疗距骨骨折时具有充分的把握，必须详细掌握骨骼和血管的解剖知识，熟悉现代内固定方法，并要做好准备去处理常出现的距骨损伤并发症。

一、解剖

目前对距骨的血管解剖已进行了深入的研究（图 88-27）。下肢的 3 条主要动脉在距骨外形成丰富的血管丛，为距骨头、颈、体部提供血供。距骨头和颈区域由距骨颈上血管提供丰富血供，该血管是足背动脉和跗骨窦动脉的分支。这些区域的缺血性坏死非常少见。跗管由距骨下面、跟骨上面的纵沟组成，其内有跗管动脉及距跟骨间韧带。跗管由后内侧走向前外侧，通向跗骨窦。由于距骨体的血供特点，距骨体损伤后易出现缺血性坏死。根据原发损伤时距骨体移位的程度，缺血性坏死的发生率可高达 100%。距骨体的血供可概括如下（图 88-28）。

跗管动脉，来自胫后动脉，在其分成足底内侧动脉和足底外侧动脉的分叉处近端约 1 cm 处分出，是距骨体的主要供应动脉，在跗管内发出 4 ~ 6 个分支进入距骨体。

三角动脉，发自跗管动脉，供应距骨体的内侧 1/4 ~ 1/2，是距骨体的第 2 位主要滋养动脉。经过骨内交通支供应更广泛的区域。

跗骨窦动脉，大小和起源的变异很大，供应距骨体的外侧 1/8 ~ 1/4 区域，其由腓动脉穿支、足背动脉（或胫前动脉）的分支，或由两者间的交通支组成。跗骨窦动脉与跗管动脉形成交通支，有供应距骨更多区域的潜力。

距骨后结节由胫后动脉（最为常见）或腓动脉直接发出分支支配。虽然动脉非常细小，但由于骨内有丰富的交通，这一区域也具有供应距骨体更大范围的潜力。

钆增强 MRI 尸体研究显示，胫后动脉分支直接供应距骨颈中部。前内侧入路治疗距骨颈骨折易损伤此动脉，采用内踝截骨显露的手术方式可以保留此动脉。这项研究还显示前外侧入路显露距骨颈不会对主要血供造成损伤。16.9% 的距骨血供来自腓动脉，36.2% 来自胫前动脉，47.0% 来自胫后动脉，胫前动脉是距骨前内侧 1/4 区域的主要供应血管，胫后动脉是其他 3/4 区域的主要供应血管。

二、距骨头骨折

据报道，距骨头部骨折占距骨损伤的 5% ~ 10%。文献显示有两种损伤机制：轴向负荷造成的距骨头压缩和胫骨前穹窿的背侧压缩骨折。由于发现距骨头骨折可能比较困难，故如果前踝区域创伤后有持续的压痛，应高度怀疑距骨头骨折。虽然 X 线平片可以清楚地显示骨折，但 CT 扫描对于确诊骨折和评估移位常常是必要的。不能维持距舟关节的距骨头骨折可能与临床上的三关节复合体不稳有关。伴随这类损伤的跟骰关节和距下关节损伤并不少见。

治　疗

有移位的距骨头骨折损伤机制多为剪切力及冲击力，治疗应采用 ORIF。精细操作，避免损伤距骨头部的残存血供。对于冲击力引起的骨折，撬起关节面骨块，在骨块后方植骨将尽可能减少关节面塌陷，当骨块足够大时应使用内固定。剪切力引起的骨折虽然常位于内侧，但使用背侧切口常可显露。可直接固定骨块，或根据需要经皮从内侧固定（图 88-29）。可以用半螺纹骨松质拉力螺钉、无螺帽的压力螺钉或生物可吸收螺钉牢固固定距骨头部。精细操作，确保距舟关节复位。如果距舟关节不稳定，有必要用一枚克氏针穿过关节维持复位，距骨头骨折 - 脱位伴有中柱短缩可以术中使用外固定器来复位和恢复距骨长度。关于此类损伤的文献报道甚少。

如果获得可靠固定，术后 2 周左右开始进行早期功能锻炼，术后至少 6 周才能开始负重。如果固定有限，需要短腿石膏固定 6 周并避免负重。据报道，距骨头部骨块缺血性坏死的发生率为 10%，如果出现退行性关节病变，可考虑距舟关节融合术。对于严重的骨折应一期行距舟关节融合术，因其可减少三关节的活动。如果需行单纯的距舟关节融合术，必须小心避免足部内侧柱的短缩。Adelaar 采

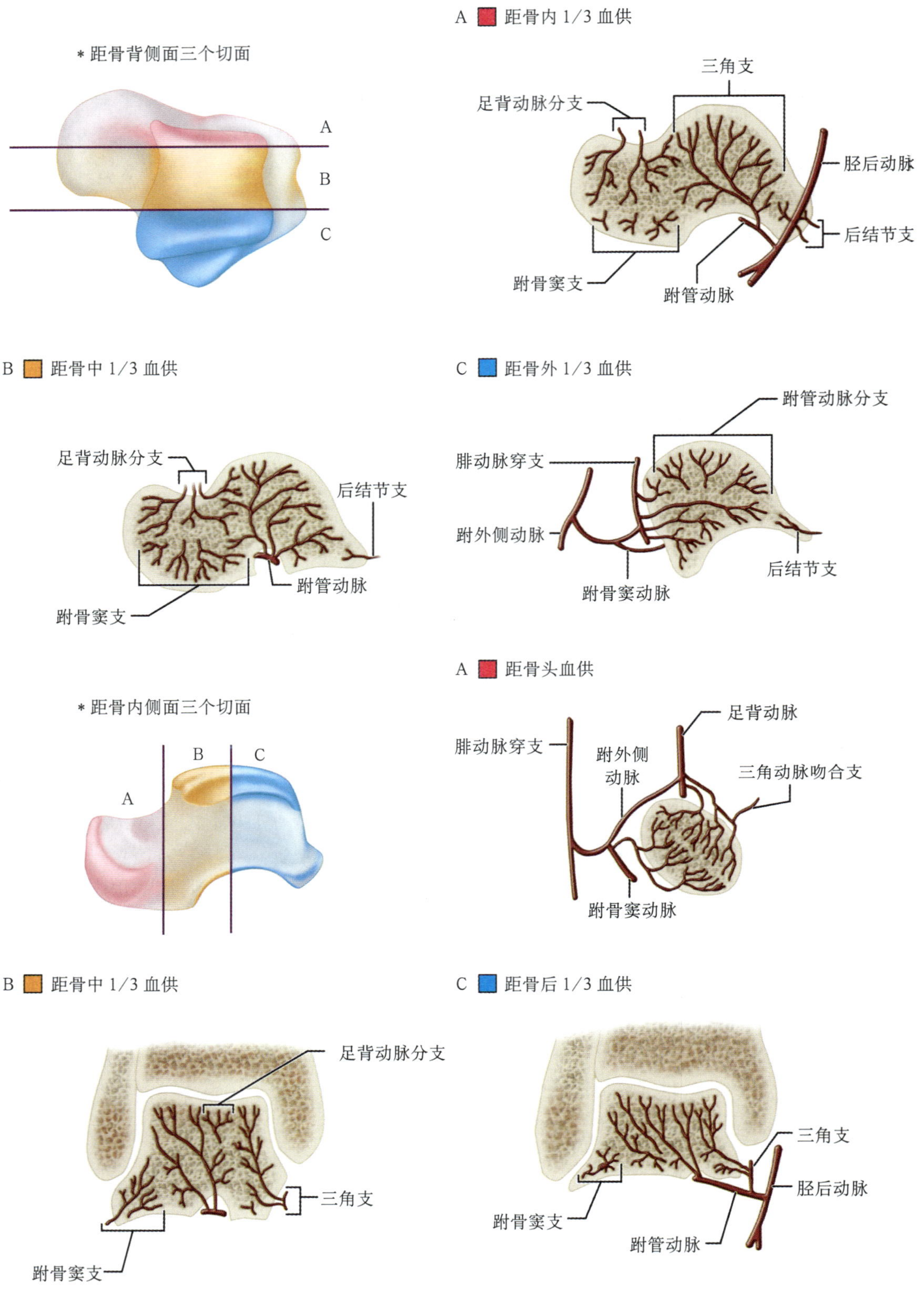

图 88-27 距骨在矢状面和冠状面的血供（见正文）

（重绘自：Mulfinger GL, Trueta J: The blood supplyof the talus, *J Bone Joint Surg* 52B:160, 1970.）

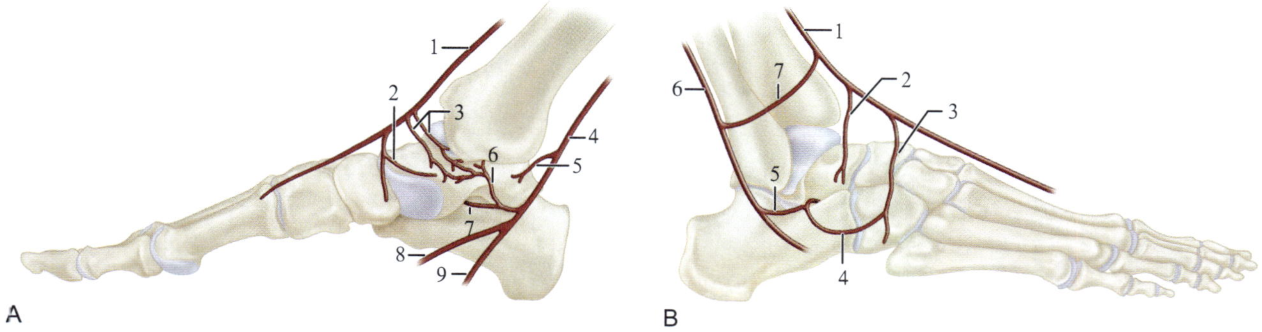

图 88-28 A. 踝和足的内侧示意图，显示骨外动脉血供（1. 胫前动脉，2. 跗骨动脉内侧返支，3. 距骨内侧动脉，4. 胫后动脉，5. 后结节动脉，6. 三角支，7. 跗管动脉，8. 足底内侧动脉，9. 足底外侧动脉）；B. 踝和足外侧示意图，显示骨外动脉血供（1. 胫前动脉，2. 距骨外侧动脉，3. 跗外侧动脉，4. 跗骨动脉外侧返支，5. 跗骨窦动脉，6. 腓动脉穿支，7. 外踝前动脉）

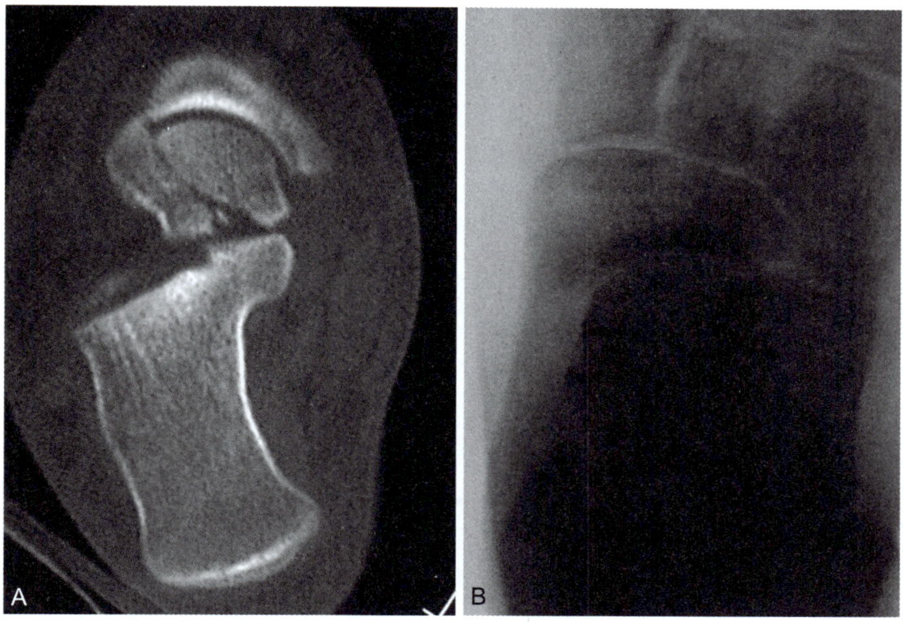

图 88-29 A. CT 扫描示距骨头骨折伴舟骨内侧瘤位；B. 术后 X 线片显示螺钉位置
（引自：Early JS: Talus fracture management, *Foot Ankle Clin North Am* 13: 635, 2008.）

用三面均为骨皮质的骨块内嵌植骨，用来避免足内侧柱的短缩和后足内翻。

三、距骨颈骨折

围绕距骨颈骨折的治疗有许多争论，这是由于对距骨颈骨折的评估、手术入路、固定方法较难并有较高的术后并发症发生率。1919 年，Anderson 研究了 18 例皇家飞行队的距骨损伤患者后，将此病命名为“飞行员距骨”。Coltart 则在 1952 年回顾了 25 000 例二战中骨折的患者，发现有 228 例距骨骨折，其中 106 例为距骨颈骨折。他报道，距下关节脱位导致缺血性坏死的发生率为 35%，踝关节和距下关节脱位所致缺血性坏死的发生率为 95%。

从 Coltart 报道后，人们对于距骨颈损伤后缺血性坏死的发生率一直存在着广泛的异议。虽然不同研究者报道的缺血性坏死发生率不同，但移位和脱位程度的加重会破坏更多的血管，会使该并发症的发生率增加。

1970 年，Hawkins 发表了一篇具有划时代意义的文章，文章中对 55 例患者 57 个距骨颈骨折的治疗结果进行研究。他对距骨颈骨折的分类直至今天还在被广泛应用。该分类简单明了，提出治疗原则，对预测缺血性坏死的发生及治疗成功的可能性具有指导作用。无移位的距骨颈垂直型骨折（Ⅰ型骨折）没有发生缺血性坏死，骨折全部愈合。所有 24 个伴有距下关节半脱位或脱位的骨折（Ⅱ型骨折）全部愈合，但有 42%发生缺血性坏死。同时合并距下关节及踝关节脱位的骨折（Ⅲ型骨折）有 11%出现不愈合，91%发生缺血性坏死。Ⅲ型骨折与Ⅱ型骨折相比，效果一般或差的比例有所增加。相对于Ⅱ型骨折，Ⅲ型骨折中效果一般或差者为 75%，一般或差的结果中的缺血性坏死发生率为 88%。

作者所在医院的 Canale 和 Kelly 回顾了 70 例患者的 71 个距骨颈骨折的临床和 X 线表现，平均随访 12.7 年。采用 Hawkins 分类方法（图 88-30），15 例为Ⅰ型骨折，30 例为Ⅱ型骨折，23 例为Ⅲ型骨折。他们介绍了另外一种类型骨折，其不仅距骨体从踝穴中突出，距骨头也从距舟关节中半脱位或脱位。他们称这种为Ⅳ型骨折，该型有 3 例。13 例无移位骨折中有 2 例发生缺血性坏死，但均

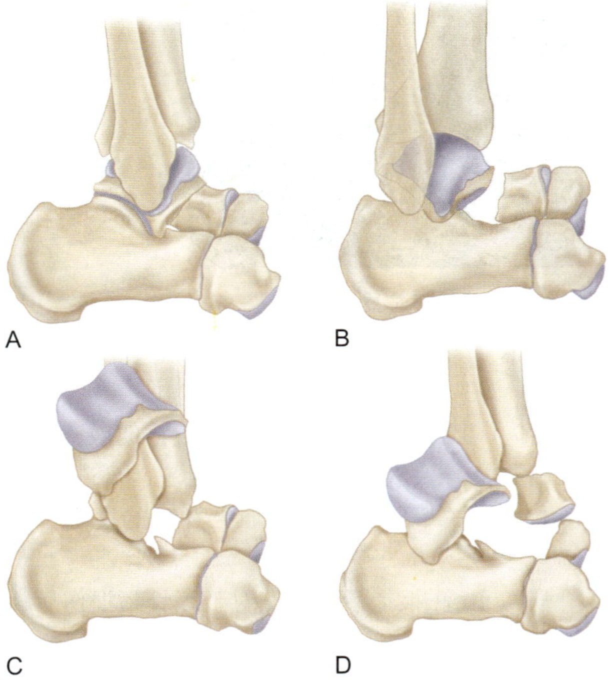

图 88-30 A. Ⅰ型距骨颈骨折；B. Ⅱ型；C. Ⅲ型；D. Ⅳ型

（引自：Canale ST, Kelly FB Jr: Fractures of the neck of the talus: long-term evaluation of 71 cases, *J Bone Joint Surg* 60A: 143, 1978.）

获得极佳的效果。Ⅰ型骨折中 1 例结果差的患者，是由于漏诊的距骨顶部骨折继发踝关节退行性变所致。因此，应该告诉患者，即使是非移位的Ⅰ型骨折，也可能效果很差或继发关节炎。30 例Ⅱ型骨折中，50%发生缺血性坏死，47%结果不满意；23 例Ⅲ型骨折中，52%结果不满意。结果满意度与骨折和距下关节脱位的解剖复位密切相关。

早期的研究推荐尽早行 ORIF，以达到良好疗效。最近的研究认为，虽然早期切开复位对于减轻软组织张力很重要，但内固定治疗最好在软组织肿胀消退后进行。一项军方研究中，内固定治疗由于战场转运时间而延迟，在伤后平均 12.9 d 进行固定。研究发现，固定的时间与骨坏死或创伤后关节炎的发生没有关联。其他研究也证实了这些结果。

在临床结果研究中，骨坏死的发生率为 20% ~ 49%，其中粉碎性或开放性骨折患者以及 Hawkins 分型更高的患者，距骨坏死的发生率更高。创伤后关节炎的发病率为 36% ~ 94%，同样更常见于粉碎性和开放性骨折患者。约 17% ~ 44% 需要接受第二次手术，通常是进行创伤后关节炎或力线不良的治疗。

（一）治疗

任何累及关节的骨折处理起来都有一定难度，负重关节更是如此。距骨表层大部分被关节软骨覆盖，因此，几乎所有的距骨骨折都会累及关节面。距骨上面每单位面积的负重比其他任何部位都多，因此距骨骨折准确复位是重建关节面的基本要求。随着运动和负重功能的恢复，关节面残留任何不平整均会导致关节炎的发生，进而影响活动和承重。距骨头的压缩骨折通常也伴有舟骨的压缩骨折，应采取非手术治疗。距舟关节面不平整会引发关节持续性疼痛，最终需行关节融合术。

应该仔细探查局部及远处的伴随骨折。移位的距骨骨折常伴有内踝骨折。与任何轴向负重损伤一样，应对腰椎做彻底检查。

距骨颈损伤的 X 线检查包括踝的前后位、侧位、斜位及足的前后位。采用 Canale 介绍的位置，手术中将足内旋 15°，X 线球管与水平面成 75° 投照（图 88-31），对观察距骨颈很有帮助。这可以避免畸形愈合和足内翻。

虽然距骨缺血性坏死最终可能影响或不影响效果，但多数学者认为即使很小的内翻畸形也会导致

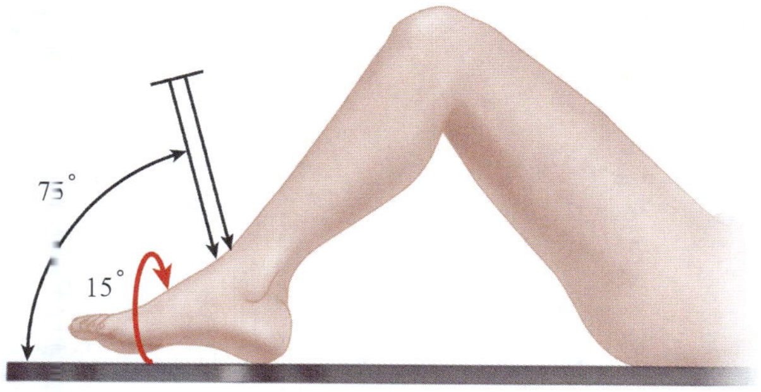

图 88-31 距骨颈 Canale 位（见正文）

很差的结果。因为距骨颈骨折内侧常有粉碎，所以应仔细恢复距骨颈的解剖轴线。

1. Ⅰ型骨折　根据定义，Ⅰ型骨折为无移位骨折。在确定为Ⅰ型骨折前，应对距骨颈做彻底的检查。许多骨折经过 CT 扫描或断层仔细检查，都有轻度的移位。如果怀疑有移位，应做上述检查中的一项。或在透视下轻轻活动，判断骨折的稳定性。如果距下关节没有移位或碎片，可用膝下石膏固定 8 ~ 12 周，当骨小梁穿过骨折线后开始负重。

2. Ⅱ、Ⅲ、Ⅳ型骨折　虽然有闭合复位和经皮穿针的报道，但是原则上，距骨颈的移位骨折应立即行 ORIF，因为闭合方法很难达到解剖复位。过去提倡采用后外侧入路，并被生物力学研究支持，生物力学研究认为从后向前拧入螺钉相对于以往的从前向后拧入螺钉（一内，一外）能达到最强的固定效果。而目前文献支持前侧入路，前内侧入路可以很好地暴露骨折端，并且易于延长切口，施行中路内踝截骨术。然而，颈内侧常是骨折的粉碎部分，很难评估骨折对线和复位的情况。同时这一区域对内固定的操作不利。所以作者赞成另外增加前外侧入路，这样有利于评估复位，为内固定螺钉提供了空间（图 88-32）。可供选择的固定技术包括使用微型钢板螺钉）（图 88-33）。

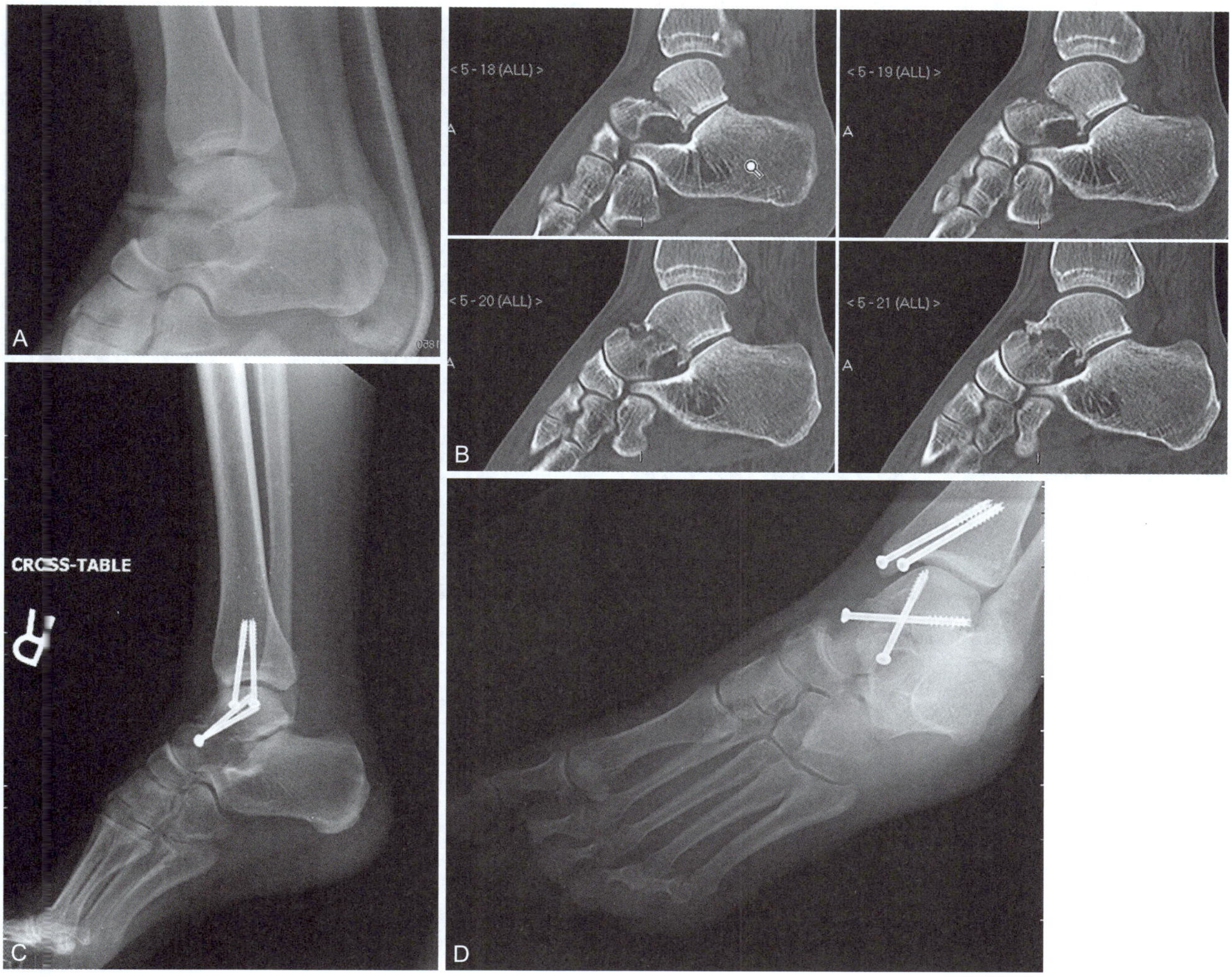

图 88-32　A 和 B. 距骨颈骨折；C 和 D. 空心螺钉固定

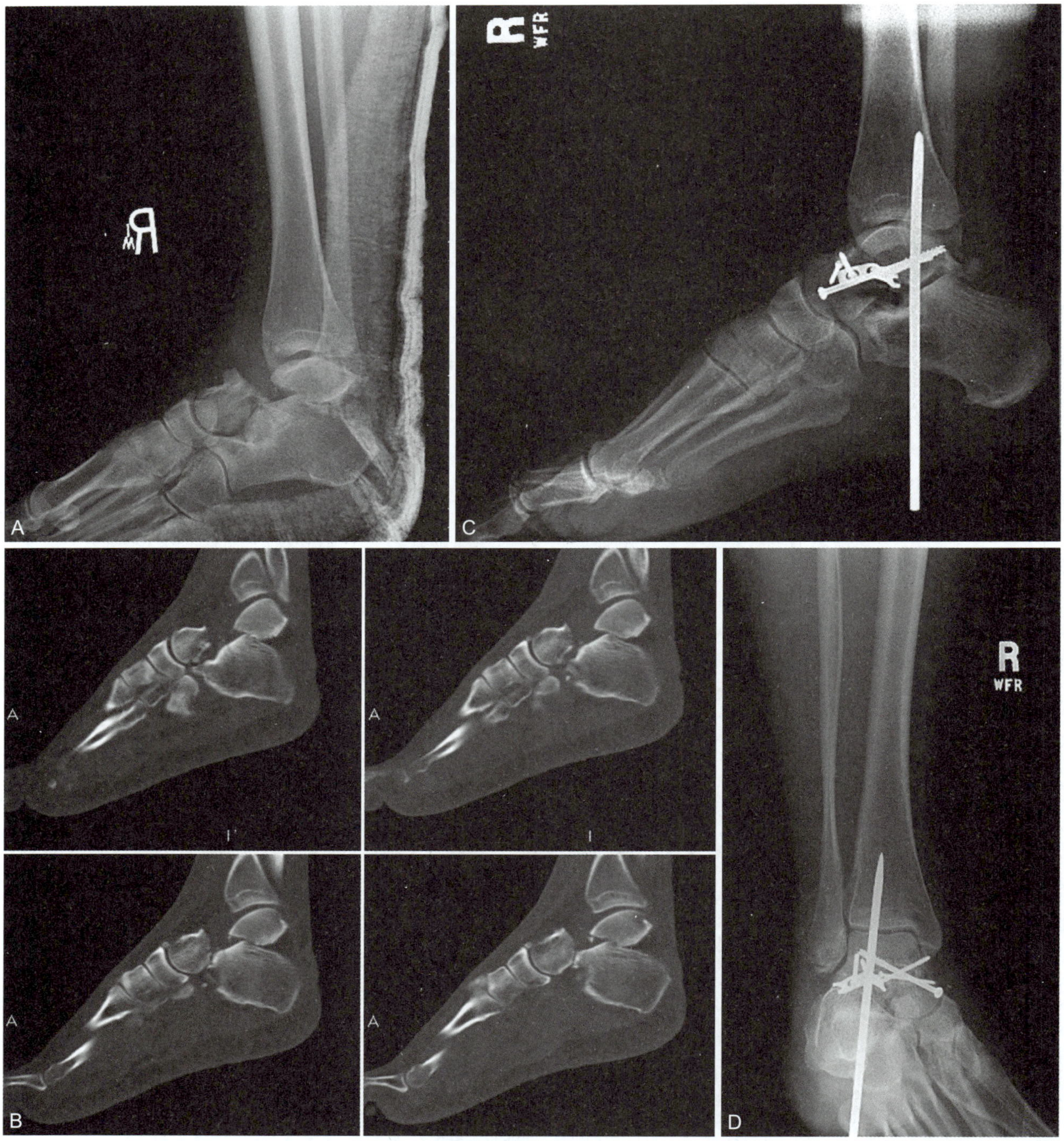

图 88-33　A 和 B．距骨颈骨折；C 和 D．微型钢板螺钉固定

Ⅲ、Ⅳ型骨折是骨折急症，有两个原因：首先，移位的距骨体对皮肤和神经血管的压迫会导致皮肤坏死、神经血管损伤或两者同时发生。其次，供应距骨的唯一存留血管——三角动脉——可能扭转或闭塞，只有通过急诊复位才能得到解除。必须切开复位，通常需内踝截骨以利于操作（图 88-34）。采用内踝截骨的方法来显露复杂的距骨骨折已见报道。作者发现在Ⅲ型和Ⅳ型的距骨颈骨折以及距骨体骨折时采用这种入路显露效果比较好，而采用标准入路时暴露骨折则比较困难。

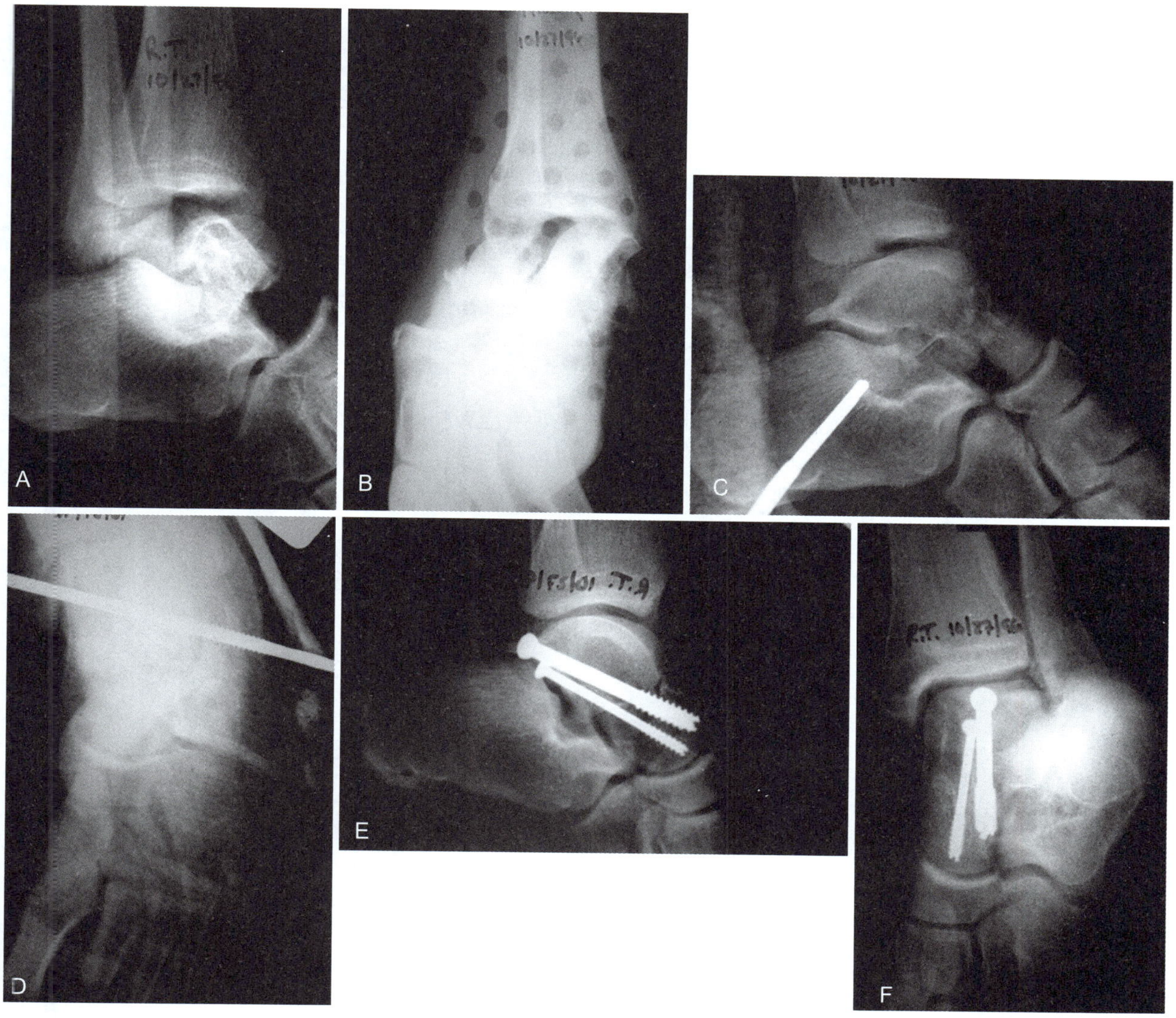

图 88-34 Ⅳ型距骨骨折

A 和 B．损伤时 X 线表现为距骨体和距骨头从距舟关节脱位；C 和 D．闭合复位后，Hoffman 针经皮穿过跟骨结节作为杠杆；E 和 F．切开复位内固定后的侧位和 Canale 前后位像

距骨颈骨折切开复位术

手术技术 88-8

- 自内踝近端前方做切口，弧向远端走向足底。止于舟骨体的内侧壁，长 7.5 ~ 10 cm。利用胫前、后肌腱间隙显露距骨头和颈（图 88-35A）。注意不要损伤内踝下方的胫后肌腱和神经血管束。
- 如果距骨体从踝穴中脱出，内踝截骨将会使显露和复位更为容易。
- 显露骨折和距骨体、颈的前内侧，尽可能地保留距骨头和颈周围的软组织。
- 复位骨折，冲洗关节，去除骨块和碎片。
- 如果需要前外侧入路，在跗骨窦上方做 5 cm 长的切口显露距骨颈外侧，延向第四跖骨基底（图 88-35B）。注意保护该区的背侧中间皮神经。
- 切开伸肌下支持带，将伸趾短肌牵向足底，显露骨折。仔细复位非常重要，因为骨折处的轻度内翻即可导致畸形愈合，造成严重的功能障碍。
- 尽量在内侧或外侧寻找交叉骨折线作为复位时的参考，即使对侧骨皮质有空隙。
- 在距骨颈内侧或外侧距骨头关节面的后方，将二或三枚小克氏针从距骨颈穿到距骨体以维持复位。根据可用的内固定空间，选用 4.0 mm、4.5 mm 或 6.5 mm 的半螺纹空心螺钉（图 88-32）。对每一病例，螺钉头都应仔细埋入骨内，从而在放置螺钉头的部位提供一个平坦的区域，另外，微型接骨板和螺钉可放置在外侧，特别是头部骨块存在大量粉碎或没有空间固定时（图 88-33）。

- X 线检查证实最后位置。Canale 法（图 88-31）可以用于评估足内翻畸形。
- 如从后向前拧入螺钉，从跟腱外侧取 Henry 入路，并从踇长屈肌腱和腓骨肌腱之间显露（图 88-35C）。
- 从距骨后突的外侧打入导针，朝向距骨头外侧。为避免进入距下关节，可用 X 线透视引导。
- 如果骨皮质很脆（如老年人），或骨折的部位在更远侧，斜行打入一枚螺钉固定可能并不牢靠。对这类患者，可拧入两枚 2.5mm 直径或更大的斯氏针，向近端经舟骨到达距骨头，穿过骨折部位，深至距骨体，这样常可提供良好的固定。采用这种方法横行固定距舟关节，有利于将螺钉尾端埋入关节软骨下。
- 如为增强显露将内踝截骨，应将其复位并用踝螺钉固定。

术后处理 足中立位，从膝下到足趾用石膏固定，塑型好足弓。6 ~ 8 周后，根据骨折愈合的早期 X 线表现，更换行走石膏靴，允许负重。但一些患者可能需至术后 12 周才能开始负重。

（二）距骨颈骨折畸形愈合

距骨颈骨折的畸形愈合或不愈合相对少见，但确实一种致残的并发症。Zwipp 和 Rammelt 就这些并发症提出了分型系统，并对每一型畸形愈合提出了治疗建议（表 88-1）。如果关节软骨仍然条件良好，对 I 型、II 型和 III 型畸形愈合 / 不愈合施行截骨矫形和（或）翻修内固定能够避免施行关节融合。手术操作包括重新打开骨折端、纠正畸形愈合的力线或清理骨折不愈合后植骨填充残留间隙以及稳定内固定。可能需要进行内踝截骨获得足够的显露，避免损伤距骨的内侧血供。研究表明，患者能够获得 90% ~ 100% 的满意率，未发生骨坏死，即使这些患者可能仍然需要接受包括关节融合在内的进一步手术治疗。

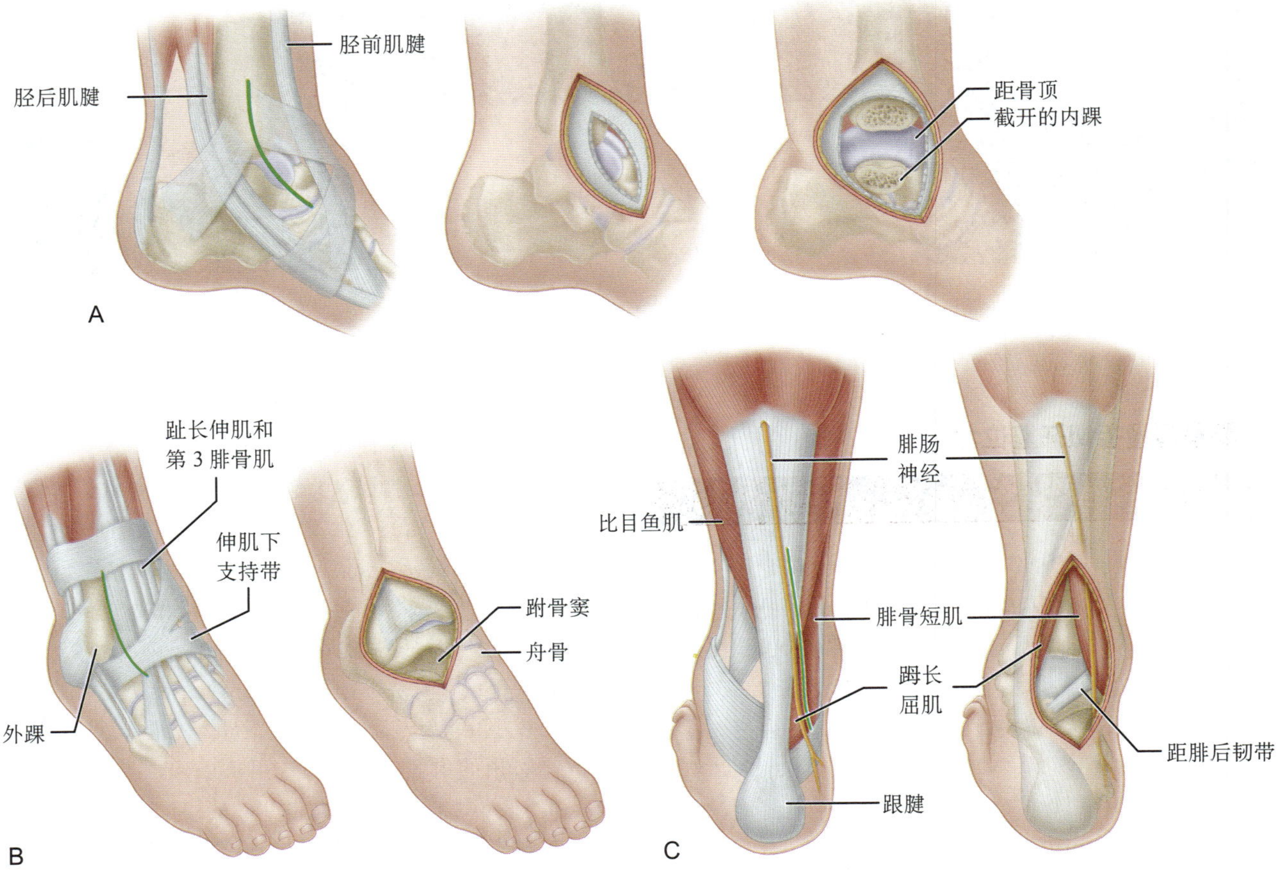

图 88-35 A. 踝关节的前内侧入路。可从胫前、后肌腱之间有限切开关节囊扩大显露，截断内踝做广泛的显露；B. 距骨的前外侧入路；C. 距骨的后外侧入路（见手术技术 88-8）
（引自：Mayo KA: Fractures of the talus: Principles of management and techniques of treatment, *Tech Orthop* 2:42, 1987.）

（三）距骨颈骨折后距骨体缺血性坏死

必须强调一期治疗距骨颈骨折或骨折－脱位要达到满意的效果，但也应及早认识和处理随后可能发生的距骨缺血性坏死。可以合理地预测，无移位的距骨颈骨折的缺血性坏死发生率很低，而距骨体完全脱位的缺血性坏死发生率很高。伤后 6 ~ 8 周，去石膏后摄踝关节前后位 X 线片可以发现缺血性坏死，沿距骨穹窿的软骨下薄吸收线（Hawkins 征）提示血管化，可以排除缺血性坏死的诊断（图 88-36）。如果没有出现 Hawkins 征，缺血性骨坏死可能发生，也可能不发生，这种指征敏感但无特异性。出现缺血性骨坏死时，X 线片表现为骨硬化及骨密度增高（图 88-37），几个月内可能不明显。MRI 可用于对骨坏死做进一步评估，但应在手术 2 个月或

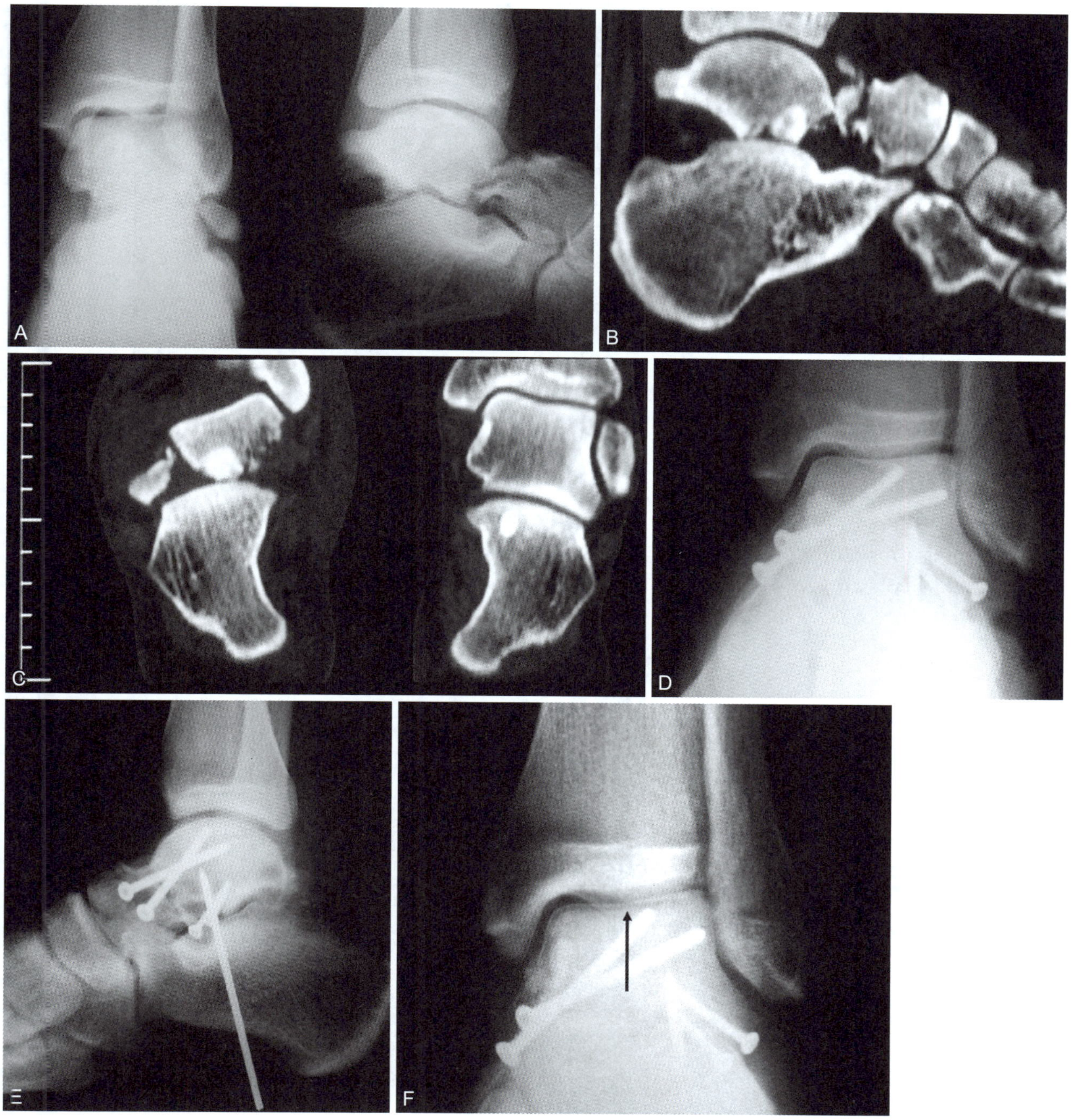

图 88-36 A. 移位的 II 型距骨骨折；B 和 C. CT 扫描显示距骨颈内侧面粉碎，同时伴有外侧突骨折；D 和 E. 经前内侧和外侧 Ollier 入路切开复位后，使用非拉力螺钉固定距骨颈，微型螺钉固定外侧突；F. 6 周时发现 Hawkins 征阳性

（引自：Rammelt S, Zwipp H: Talar neck and body fractures, *Injury* 40:120, 2009）

3 个月后进行，以保证术后肿胀完全消退。

跨过距骨颈骨折部位的骨移植、初期或早期的距下关节融合以及踝关节融合并不能加速距骨体的再血管化进程，延期负重以期阻止距骨穹窿的塌陷也没有充分的证据。许多病例即使不允许负重也会发生距骨塌陷。在一项研究中，距骨再血管化发生于 44% 的距骨坏死病例中，59% 的骨坏死患者没有症状。如骨缺血性坏死后出现疼痛，沿坏死的距骨体切除并不能有效缓解症状，关节融合术最常用于处理这种病变，融合踝关节或距下关节（见第 11 章）取决于哪个关节被更多累及。有时，必须行胫距跟融合或距骨切除后胫跟融合，可采用 Blair 型踝关节融合术，从胫骨前方滑行骨片移植到距骨颈不同部位，并切除坏死距骨体（图 88-38）。

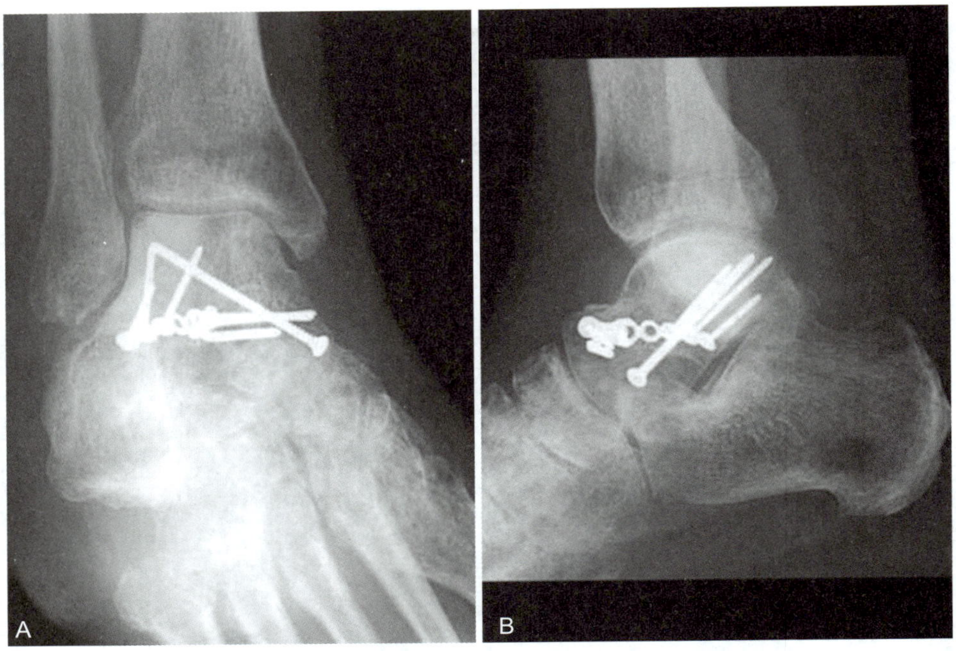

图 88-37 正位（A）和侧位（B）显示移位距骨颈骨折的伤后 3 个月出现距骨体外侧骨质硬化，提示骨坏死

（引自：DiGiovanni CW, Patel A, Calfee R, Nickisch F: Osteonecrosis in the foot, *J Am Acad Orthop Surg* 15:208,2007.）

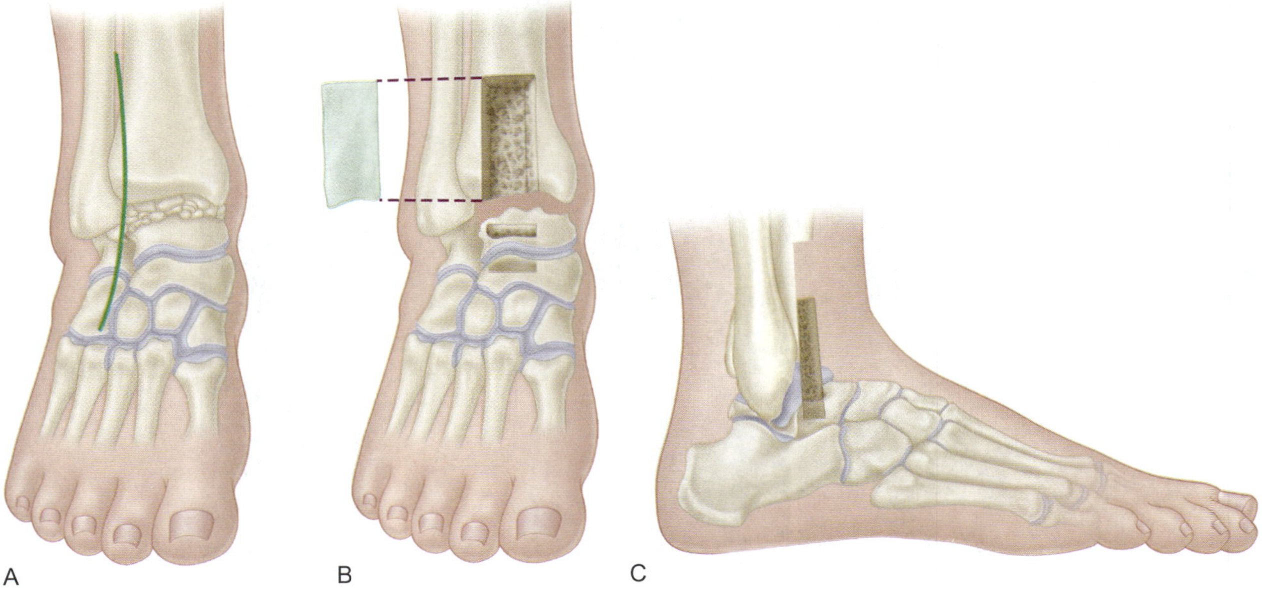

图 88-38 距骨体粉碎性骨折和骨折脱位的 Blair 融合术

A．皮肤切口；B．从胫骨远端取下的滑行骨块及切除的粉碎性骨块；C．移位的骨块埋于距骨颈的槽内（见手术技术 88-11）

（引自：Blair HC: Comminuted fracture and fracture-dislocations of the body of the astragalus: operative treatment, *Am J Surg* 59:37,1943.）

除了常用的入路进行关节融合，作者也采用了 Johnson 后方入路，在这一部位应用贴附植骨获得融合。这种方法相比于其他方法能通过切口植入更多的骨量，从而获得令人满意的融合率，维持下肢的长度和踝关节正常的外观（图 88-39）。

通过后方入路贴附植骨技术

手术技术 88-9

（Johnson）

- 患者取俯卧位，上止血带，取保护腓肠神经的正中切口。
- 打开跟腱腱鞘并小心保护。沿冠状面劈开跟腱，更好地显露后踝和距下关节。
- 进入深部间室后，分离内侧的踇长屈肌和外侧的腓骨长、短肌之间的间隙。
- 推开胫骨后侧和跟骨结节背侧的骨膜。用股骨撑开器辅助撑开踝关节和距下关节。
- 用刮匀和咬骨钳清理踝关节和距下关节表面的软骨。
- 用 1.3 mm 宽的骨刀在胫骨后侧、距骨体后半、跟骨结节上部和跟骨后关节面凿出骨槽，连成一体，成为一个长骨槽，以便贴附植骨。
- 从髂后上棘切取骨松质条和骨皮质条。
- 此时，采用髓内钉关节融合技术（见第 11 章）。
- 用髓内钉将融合的关节固定在中立位，在胫骨、距骨和跟骨的整个后侧进行植骨。
- 伤口深层留置引流，用多根 0 号可吸收线间断编织缝合，修复跟腱。

术后处理 使用石膏托固定，术后第 2 周如伤口愈合，折除缝线，并更换为短腿非负重管型石膏，延迟负重，直至术后 10 ~ 12 周时出现骨性愈合迹象。患者逐步开始使用预制的行走靴负重，并更换为有全长钢制鞋底支撑片和摇椅底的行走鞋。

四、距骨体骨折

鉴别距骨体骨折和距骨颈骨折非常重要。尽管距骨颈和距骨体骨折在不伴有骨折移位或虽有移位但无脱位的情况下，缺血坏死的发生率相似，但距骨体骨折后创伤性距下关节炎的发病率较高。据报道，无移位距骨体骨折缺血坏死的发生率为 25%，而在伴有骨折移位时，其缺血坏死的发生率为 50%。下骨折线在距骨外侧突的近端为距骨体骨折，下骨折线在距骨体外侧突的远端则为距骨颈骨折。

Sneppen 等按解剖位置把距骨体骨折分为 5 种类型：Ⅰ型，骨软骨或经软骨的骨折；Ⅱ型，冠状 - 矢状位或水平位的非粉碎性剪切骨折；Ⅲ型，后结节骨折；Ⅳ型，外侧突骨折；Ⅴ型，粉碎性骨折。非粉碎性剪切骨折可在冠状、矢状或水平面。最近的分型系统包括 AO 分型（图 88-40），即根据骨折严重程度、治疗困难程度和预后不良的增加分型。

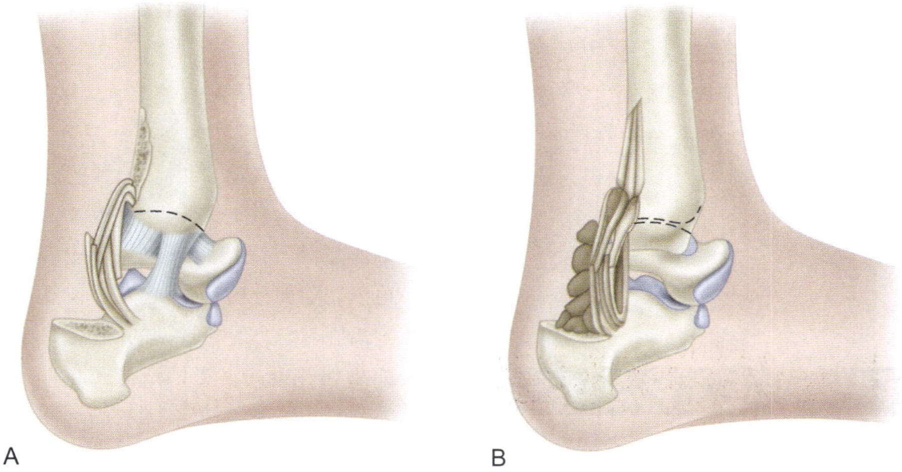

图 88-39 A. 踝关节距下关节后部关节外融合术；B. 踝关节距下关节后部关节内融合术

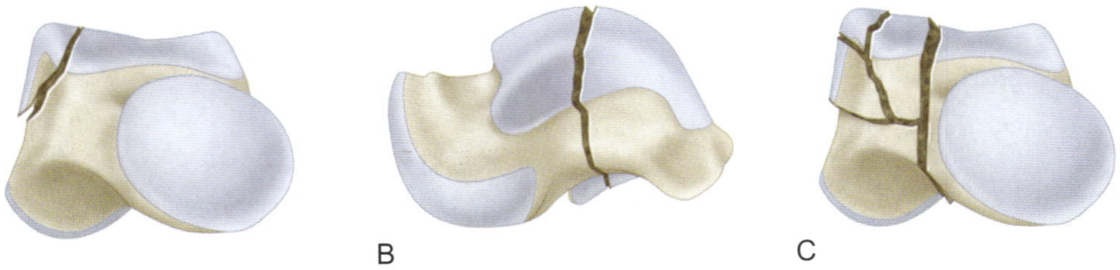

图 88-40 距骨体骨折 AO 分型，逐级损伤严重、处理困难、预后差

尽管可用 CT 全面评估骨折类型和移位程度，仍应依靠 X 线平片作出诊断。移位骨折应采用 ORIF 治疗。这类损伤通常需要内踝截骨，以增加显露范围，便于充分复位。使用可吸收针或无尾帽的加压螺钉固定可能更好。手术治疗距骨体骨折病例的回顾性研究证实了这些损伤的发生率。从影像学上可以发现 88% 的病例发生了缺血性骨坏死或创伤性关节炎，而粉碎性和开放性骨折的预后较差，这项研究发现，所有开放性骨折和发生缺血性坏死的患者都出现了距骨体的塌陷。另有研究报道，手术治疗的优良率只有 53%，挤压伤、开放性骨折、合并距骨颈骨折的患者预后更差。

这些骨折手术矫正的方法取决于骨折形式。显露骨折端可能需要行内侧踝关节截骨术（图 88-41）。因为距骨体表面覆盖着关节软骨，固定通常是由无尾帽加压螺钉或生物可吸收的针，以确保固定物不突出到关节内（图 88-42）。

伴有明显移位的距骨体粉碎性骨折治疗很困难，长期效果几乎都很差。骨折块解剖复位不可能很准确，也不符合实际情况。成人距骨切除效果通常很差，因为会出现负重时疼痛、踝关节不稳及缺乏耐力。距骨切除后行跟胫融合的效果优于单纯距骨切除，因为足部不会出现疼痛并且稳定，跗中关节会有充分的代偿，使患者获得有相当弹性的步态，仅有轻度跛行（图 88-43）。

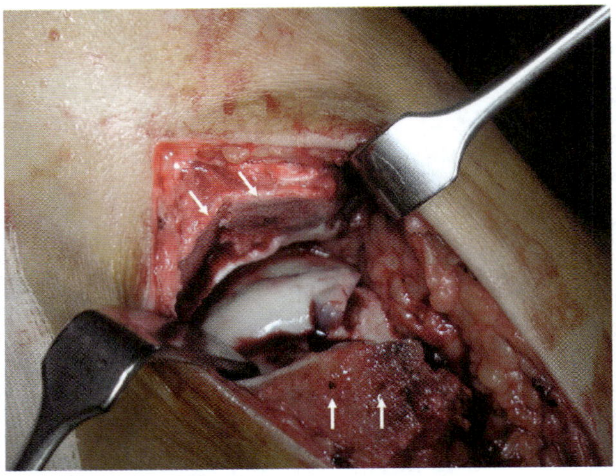

图 88-41 内踝 Chevron 截骨显露距骨体骨折。预钻孔（箭头），微型螺钉固定

（引自：Rammelt S, Zwipp H: Talar neck and body fractures, *Injury* 40:120, 2009.）

跟胫融合术

手术技术 88-10

- 取前外侧切口显露。
- 去除距骨体骨折块。
- 如果为数月后的距骨陈旧性粉碎性骨折或距骨体 - 颈连接完整，必要时可用骨凿将距骨分成数块，以便取出。然后将骨刀穿过舟骨的近端，去除近侧关节软骨及软骨下骨，同时去除距骨头和距骨颈。
- 切除胫骨和跟骨的关节面。将外踝的内侧面磨粗糙。
- 要充分剥离附着于内、外踝的软组织，以允许足向后移位，使舟骨与胫骨接触。由于软组织会折叠样塌陷，阻挡跟骨与胫骨的恰当对合，必要时可以切除部分内、外踝。
- 剥离胫骨与舟骨相接处的部位。
- 如果无感染，在将移植物、腓骨、跟骨轮廓调整适当后，可将同种异体股骨头移植物置于缺损处。
- 维持足与小腿成直角或 5° 背屈位，插入两枚斯氏针穿过跟骨和胫骨，这与踝关节融合术中的方法

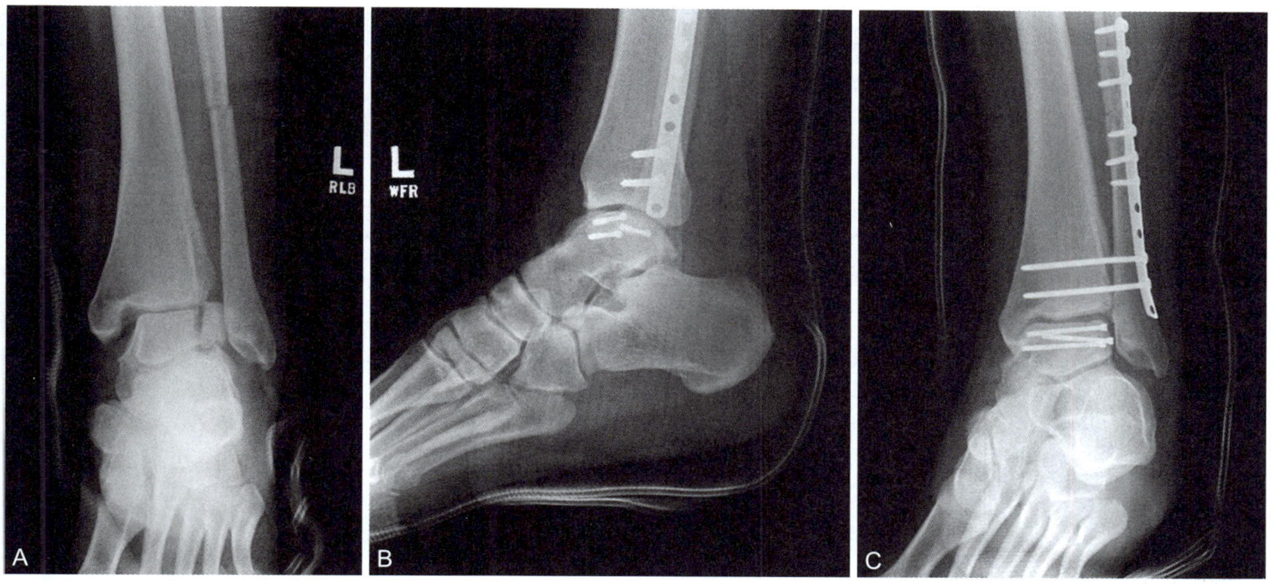

图 88-42 A. 距骨体骨折联合腓骨骨折；B 和 C. 无尾帽骨加压螺钉固定距骨体，钢板螺钉固定腓骨

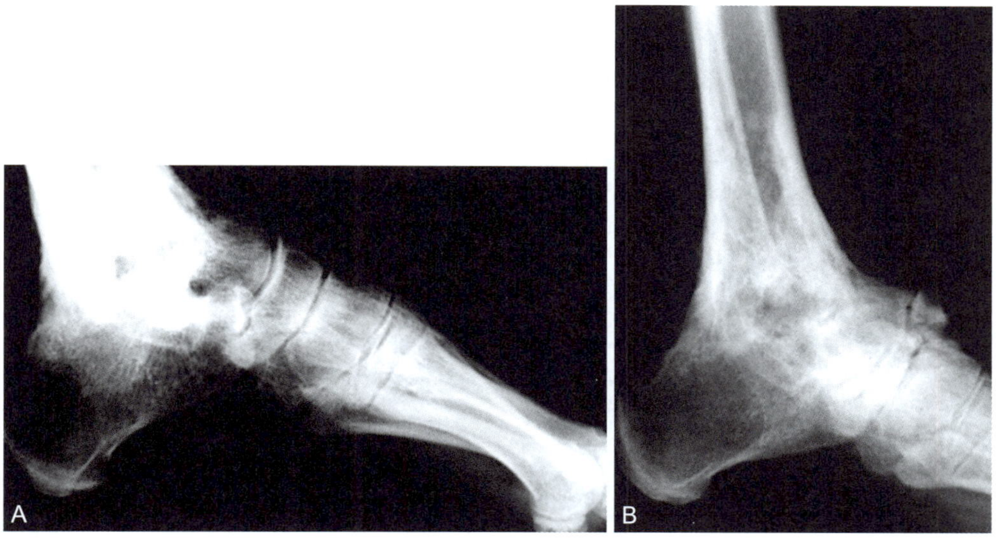

图 83-43 A. 距跟关节加压融合合并自体髂骨植骨，术后 4 年；B. 融合术后 16 年，跗骨间关节发生退行性改变，但患者运动活跃，伴随很轻的症状

相同，应用关节融合钢板、髓内钉或外固定装置维持两骨间的紧密接触。用一枚螺丝钉将舟骨与胫骨固定。

- 将术中切下的骨条剥离干净，并填塞在跟骨、舟骨和胫骨的交界处。

术后处理 患者术后 6 ~ 8 周避免负重，然后患肢石膏固定负重 6 ~ 8 周，在随后的几个月用锁定踝关节的短腿双直立支具保护。

由于跟胫融合后踝关节高度下降，关节僵硬，Blair 介绍了另一种术式：去除距骨体粉碎性骨折块，自胫骨前面取滑行骨片插入到残留的距骨头和距骨颈，从而在该区域获得融合（图 88-44）。Blair 术式有如下优点：足的位置没有变化，无需向后移位；肢体没有短缩，足和踝的关系接近正常，负重力线基本正常，不破坏关节组织。而且，术后足仍然有轻度的屈曲和伸展功能，两个距下关节面以及距舟关节仍允许摆动。

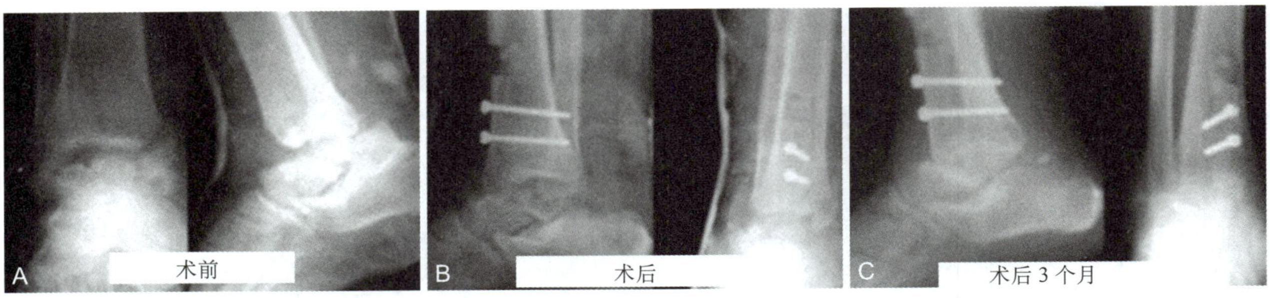

图 88-44 Blair 融合术结果

A. Ⅲ型距骨－骨折脱位；B. Blair 融合术后即刻；C. 融合术后 3 个月

（引自：Shrivastava MP, Shah RK, Singh RP: Treatment of fracture dislocation of talus by primary tibiotalar arthrodesis [Blair fusion], *Injury* 36:823, 2005.）

胫距关节融合术

手术技术 88-11

（Blair）

- 前外侧切口显露踝关节，去除距骨体的骨折块，但保留距骨头和颈（图 88-38）。然后从远端胫骨前方切取一个 2.5cm 宽、5cm 长的滑行骨片，并去除远端的软骨。将骨片插入预先在距骨颈上钻的 1.8cm 深的骨孔。
- 足跖屈 10°，滑行骨片的近端用螺丝钉固定于胫骨。
- 将骨松质条包绕于移植骨的远端。

术后处理 用从腹股沟到足趾的石膏固定 4 ~ 6 周，膝关节保持伸直位。然后更换短腿石膏，根据 X 线显示的骨愈合情况决定是否开始在保护下行走。一般需要石膏固定 12 ~ 16 周。

五、距骨外侧突和后突骨折

距骨骨折可能会累及距骨体的外侧突和后突，但以外侧突骨折可能更为常见。

（一）外侧突骨折

外侧突骨折常伴发于滑雪引起的踝关节损伤，患者初次就诊的漏诊率超过 50%。Von Knoch 等将外侧突骨折在 X 线片的表现描述为“V”征。如果正常外侧突“V”轮廓破坏，“V”征为阳性（图 88-45）。损伤机制为轴向负荷、足背伸、外旋、外翻。距下关节外侧脱位可能会剪下距骨外侧突（图 88-46）。外侧突是 3 条韧带的附着点：距腓侧韧带、距腓前韧带和距腓后韧带，去除不愈合的外侧突骨块会破坏这些附着点，但不会导致踝关节或距下关节的不稳定。在 Hawkins 对这些骨折的分类中（图 88-47），Ⅰ型是一个大的骨折块，累及距腓关节和距下关节；Ⅱ型是粉碎性骨折，包括上述两个关节；Ⅲ型是一个不涉及关节的撕脱骨折。

Ⅰ型外侧突骨折可以非负重石膏固定 6 周治疗。如果骨折块移位或者包括较大部分的距骨后关节面，则采用 ORIF 治疗。一篇文献报道了 109 例外侧突骨折病例，经过手术治疗的患者没有或者有轻微症状者占 88%，而在非手术治疗的患者中有中度及重度症状者占 38%。在多数情况下，如果Ⅱ型骨折骨块移位，将骨块清除是有益的。Ⅲ型骨折多采用非手术治疗。所有类型的骨折如果出现假关节，引起症状，应将骨块清除。应用这种方法可获得良好疗效，大多数患者可再进行体育活动。

距骨外侧突骨折的切开复位内固定术

手术技术 88-12

- 距骨外侧突切口选用跗骨窦切口，切口自腓骨尖向第四跖骨底延长。
- 保护腓肠神经和足背中间皮神经的交通支，交通支有时跨过切口。
- 将腓骨短肌腱向足底牵开，轻微掀起背侧短伸肌的起始部，显露距下关节外侧。

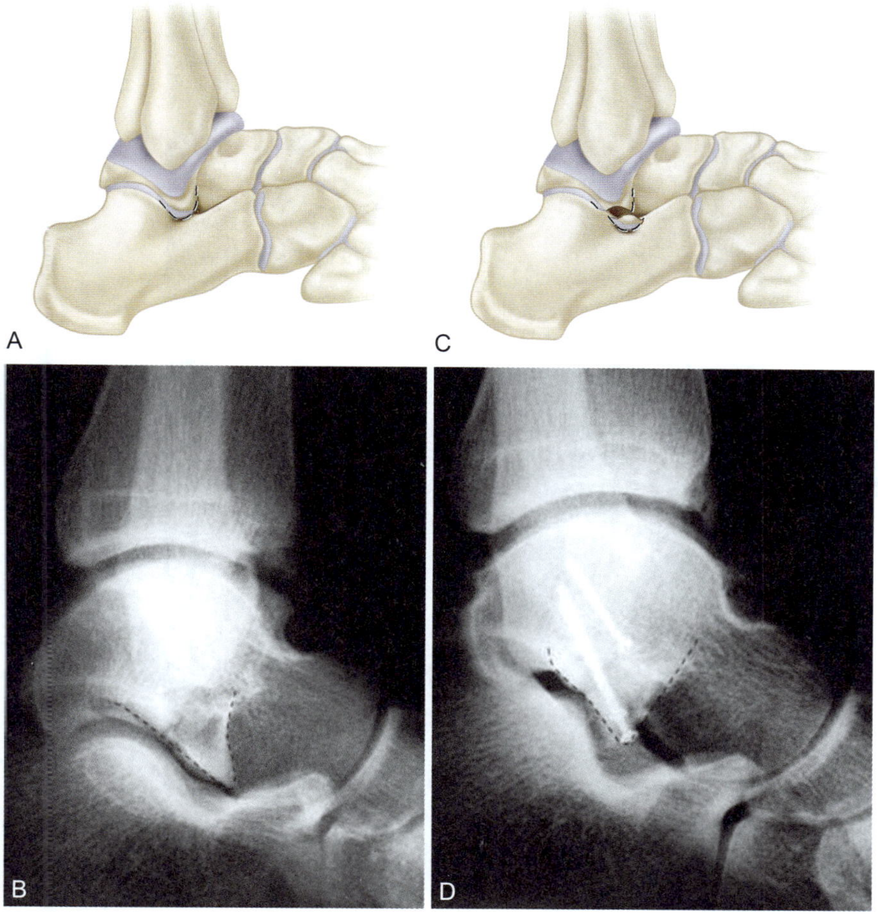

图 88-45 影像学“V”征诊断外侧突骨折

A 和 B. 完整的外侧突显露“V”型的轮廓（“V”征阴性）；C 和 D. 不对称的“V”形显示外侧突骨折（“V”征阳性）

（B 和 D 引自：von Knoch F, Reckord U, von Knoch M, Sommer C: Fracture of the lateral process of the talus in snowboarders, *J Bone Joint Surg* 89B:772,2007.Copyright British Editorial Society of Bone and Joint Surgery.）

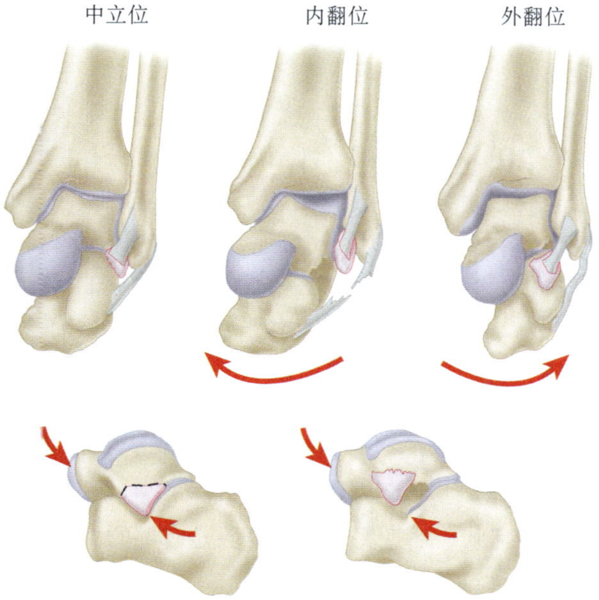

图 88-46 距骨后关节面骨折可能的损伤机制。可能的机制是压缩。当足强力背伸伴有轻微外旋时，骨折块由跟骨相应区域的剪切力造成

（重绘自：Dimon JH: Isolated displaced fracture of the posterior facet of the talus, *J Bone Joint Surg* 43A:275, 1961.）

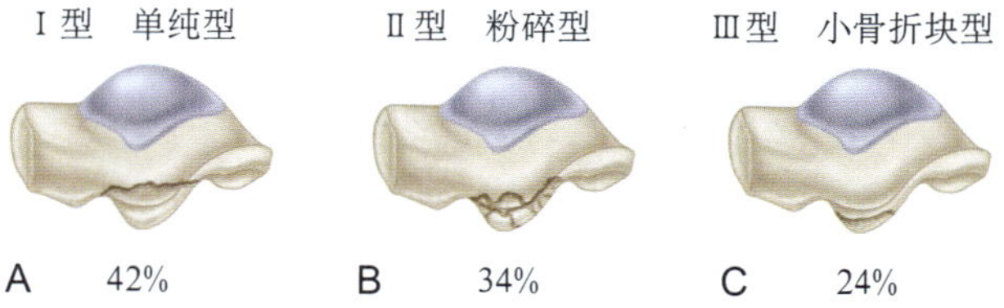

图 88-47 距骨外侧突骨折 Hawkins 分型（见正文）

- 将骨块复位，用标准的 AO 螺钉固定，埋头处理，也可以选用全埋头螺钉 [Herbert（Acumed, Hillboro, OR），Acutrak（Zimmer, Warsaw, IN）]（图 88-48）。
- 敷料加压包扎切口，用短腿非行走管型石膏固定患肢。

术后处理 术后 3 周加压包扎，短腿非行走管型石膏固定，然后更换为行走石膏再固定 3 周。

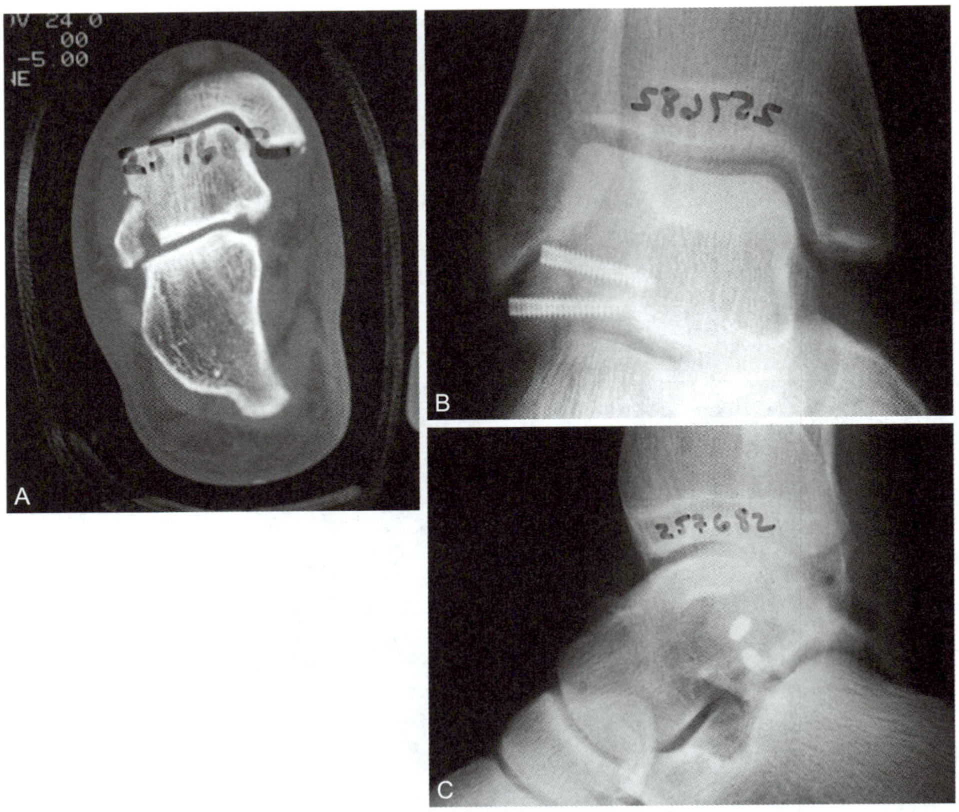

图 88-48 距骨外侧突移位

A．术前冠状位 CT 扫描显示外侧突移位；B 和 C．正位和侧位片示骨折复位并使用全埋头螺钉固定（见手术技术 88-12）

（二）后突骨折

距骨后突有外侧、内侧两个结节，踇长屈肌腱从两结节间通过。外侧结节后方可有一三角骨。后突骨折常难以诊断。应特别注意后内侧突骨折，如果漏诊，会导致明显的长期功能障碍。这些骨折常伴有距下关节脱位，但也可发生于较轻的损伤。如果患者踝部扭伤，非手术治疗 6 ~ 8 周仍无改善，应考虑距骨后突或外侧突骨折。CT 扫描或骨扫描有助于诊断，外侧断层片可以发现后突骨折。与对侧足的侧位 X 线片比较也很有帮助。可以尝试非手术治疗，但如症状持续或距骨后突部位有局限性压痛，则有切除骨块的指征（图 88-49）。

有报道称，如果距骨后侧突内结节撕脱骨折早期诊断、给予患肢制动及限制负重，患者恢复良好。即使误诊致症状恢复不明显，手术切除骨块也可取得较好的效果。

距骨后内侧关节面骨折常伴有距下关节内侧脱位，复位后易被漏诊。这种骨折常与距后三角骨混淆，如果患者有距下关节内侧脱位，应行影像学检查，如冠状面的 CT 扫描进一步确诊。如果骨折线贯穿距骨体的内侧，则预后较差。如果骨折线不完全经过距骨与跗骨内侧关节面的结合部（CT 扫描中很容易被发现），可能会与距骨内侧壁骨折相混淆，但它们的治疗方法相同。距骨后突的完全骨折少见，因为骨折块包含大部分的关节面，需要行 ORIF 治疗。如果距骨后突骨折块小并且（或者）骨折移位程度很小，通常可以非手术治疗；如果骨折块大累及大部分关节面并且（或者）骨折移位，通过后外侧或后中入路行手术固定有良好疗效。如果骨折有症状，后期将骨折块切除是有益的。

六、距骨软骨骨折

见第 50 章关于距骨软骨骨折关节镜治疗的讨论。

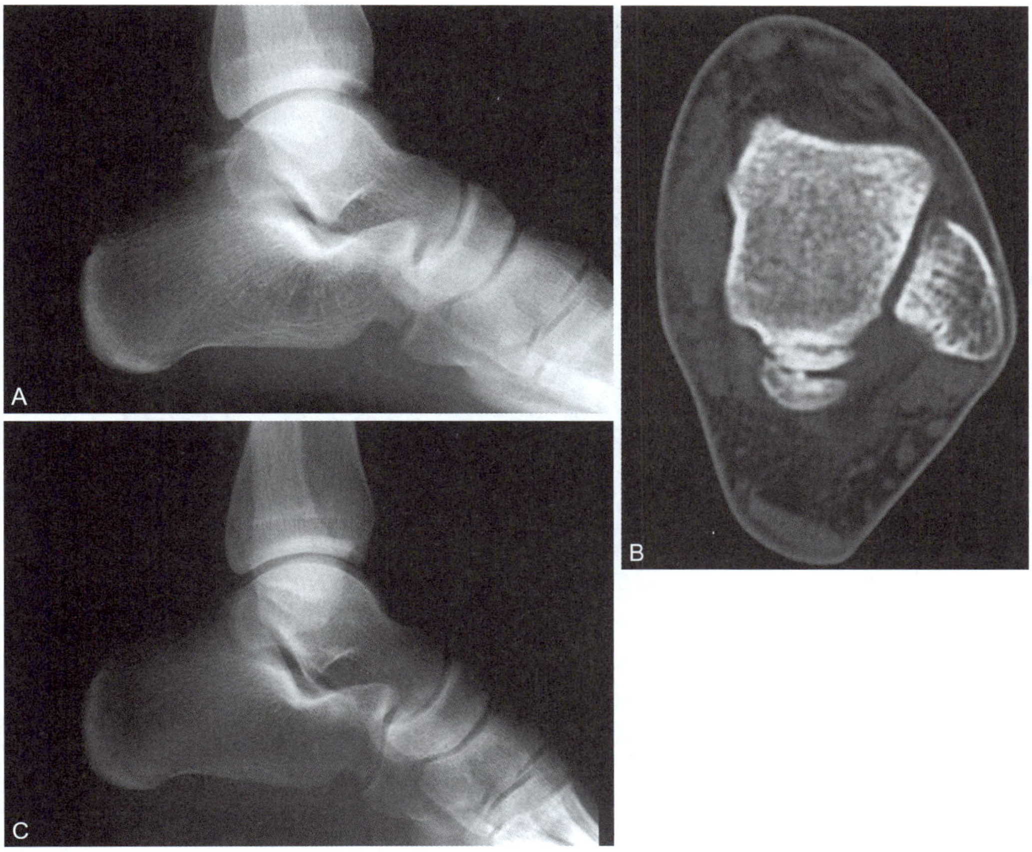

图 88-49 距骨后突骨折

A. 术前 X 线片；B. CT 扫描发现大的后突骨折及其他部位骨折；C. 切除后的侧位 X 线片，患者症状消失

七、距骨体脱出

距骨体或整个距骨脱出是典型的高能量损伤，常伴随有严重移位的开放性骨折、严重的软组织损伤、伤口污染和距骨体血供的破坏等（图 88-50A 和 B）。对于距骨体完全性脱出的治疗未达成共识，因为距骨体切除，无论是否合并踝关节融合，治疗效果都很差。作者相信，维持肢体的长度和踝关节的高度对于后期行距骨体置换非常重要。在两种情况下不能进行距骨体置换：严重污染或距骨体压缩伴严重粉碎的骨折。此时均行切开复位，使用外固定架或穿刺固定针固定骨折端，维持复位 6 ~ 12 周（图 88-50C 和 D）。在一小样本连续研究中，有 83% 的病例出现部分或整个距骨坏死，2 例疗效良好，4 例疗效差。有些研究报道感染率高达 50%，有些则报道低至 10% 以下。部分或全部骨坏死的发生率为 11% ~ 83%。当脱出的距骨发生骨折时，骨坏死的发生率则更高：22% ~ 37% 的患者需要后续手术治疗，一些患者需要多次手术。患者在这种损伤后可能会出现持续性功能障碍，即使治疗效果尚可接受。

如果患者来诊时距骨缺失，作者通过灌洗和清创、放置抗生素珠链或占位器、外固定以及静脉应用抗生素等治疗也获得了成功。不伴有感染时，2 周后去除外固定，同时在踝关节及固定针孔取分泌物做细菌培养，患肢用夹板或石膏固定。如果培养阴性，可以用同种异体股骨头作为移植物行胫距关节融合术（图 88-50E 和 F）。如果患者确实发生感染，在长期使用静脉抗生素后，可以使用外固定架进行胫跟融合，同时对融合的双侧进行加压。

第三节 距下关节脱位

距下关节脱位后，跟骨、骰骨、舟骨及整个前足都从距骨移位。多数情况下足相对于距骨向内侧脱位，但有时也会出现外侧、前侧和后侧脱位（图 88-51）。

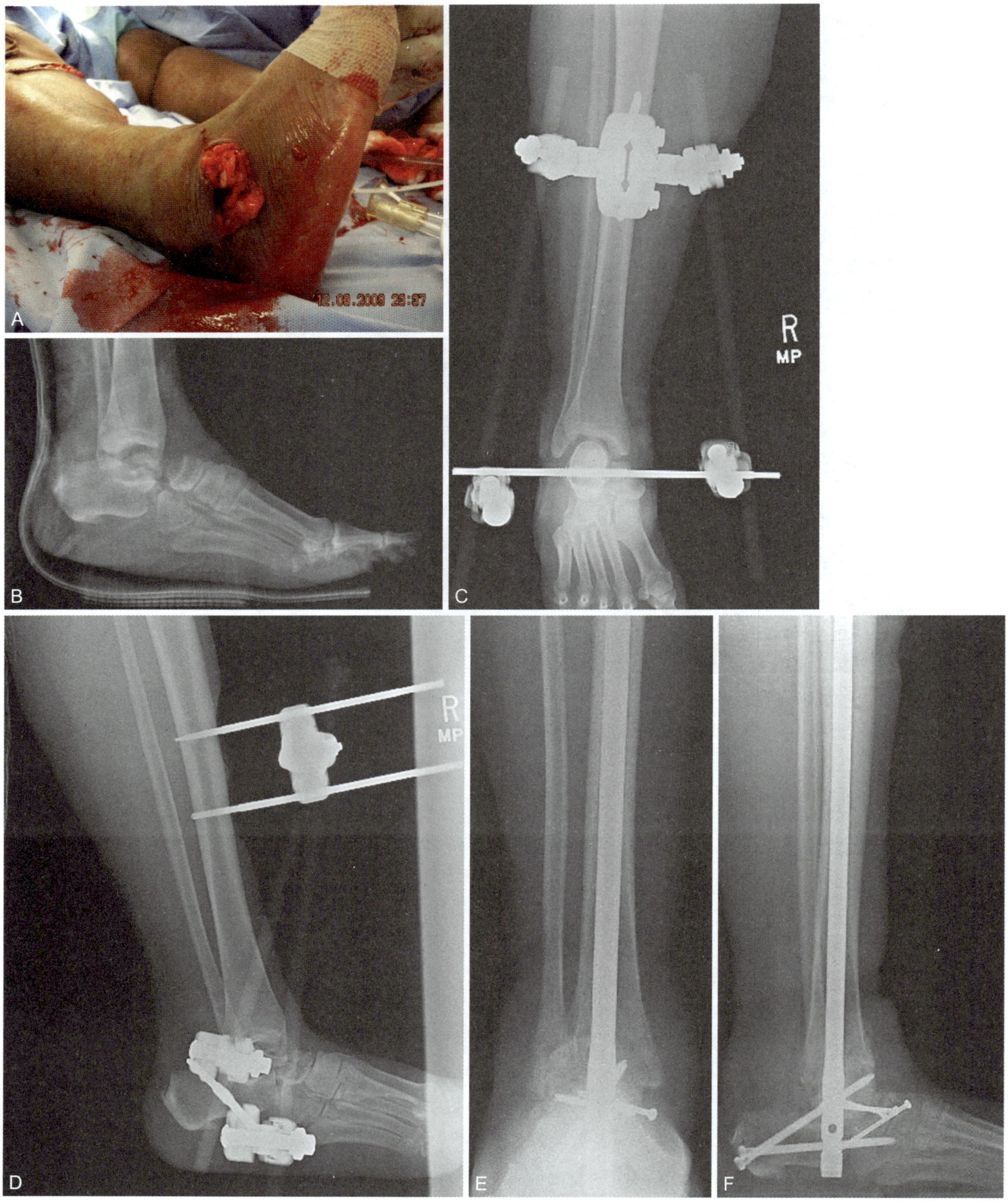

图 88-50 A 和 B. 距骨脱出的开放性骨折；C 和 D. 使用外固定架维持复位；E 和 F. 使用髓内钉和异体股骨头植骨进行胫跟融合

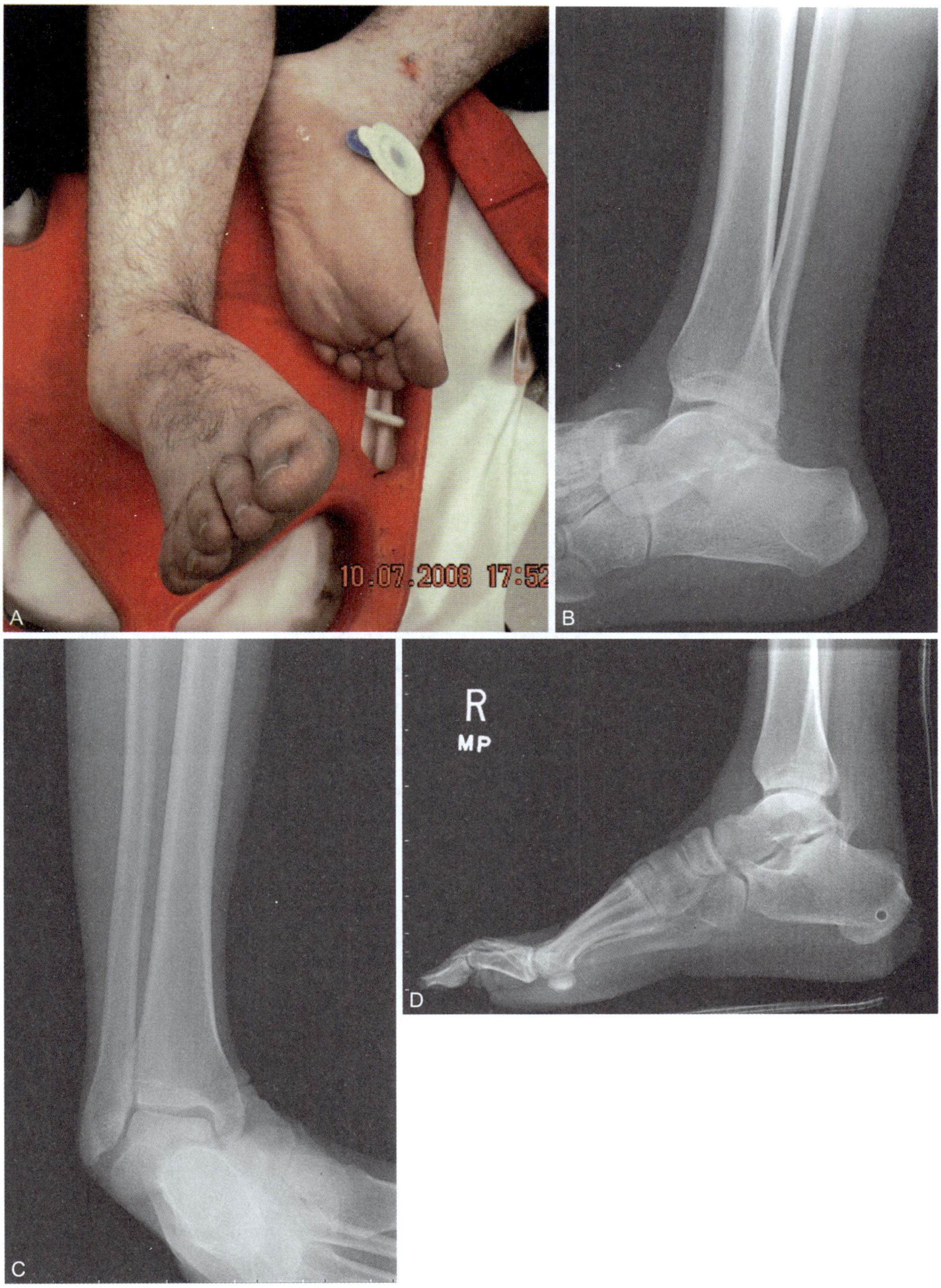

图 83-51 距下关节内侧脱位

A．足的外观，注意突出的距骨头；B 和 C．脱位的 X 线表现；D．复位后侧位片未见骨折

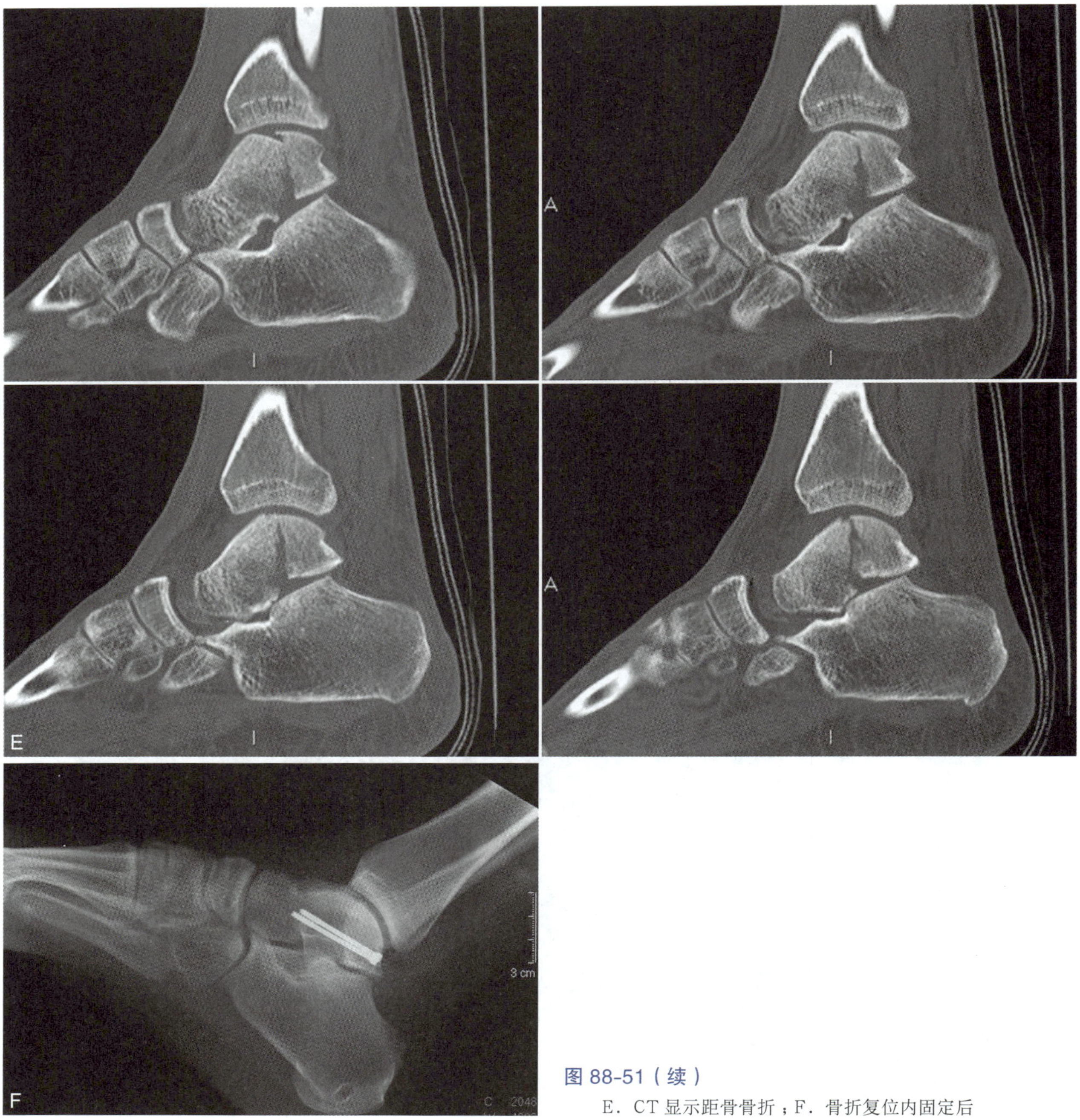

图 88-51（续）
E．CT 显示距骨骨折；F．骨折复位内固定后

不伴有跟骨或距骨边缘骨折的距下关节内侧脱位，如果无伸肌支持带或趾短伸肌嵌插于骨折断端并阻碍复位，通常可以闭合复位。切开复位通常采用外侧入路。距下关节外侧脱位则很难闭合复位，妨碍复位的最常见结构因素是胫后肌腱和距骨的骨软骨骨折（图 88-52），出现这种情况通常采用内侧入路。距骨脱位的治疗应当遵循如下原则：可以复位的闭合性脱位可以用非负重石膏和管型石膏固定 6 周；开放性脱位、需要手术复位的脱位和伴有严重软组织肿胀的脱位，使用外固定器固定 6 周可获得成功。虽然有一项研究建议非复杂性内侧脱位在术后 2 周进行活动能够获得成功的康复，但所有患者都应在 6 周后再完全负重及恢复活动。

距下关节脱位复位后行 CT 检查的重要性已被重视，因为距下关节脱位的患者通过 CT 检查可以发现初始平片遗漏的其他异常。作者常规使用 CT 进一步评估这些损伤，因为 CT 可以发现距下关节内分离的骨折或妨碍距下关节复位的骨折块（见图 88-51），而这些骨折需要进一步治疗。如果脱位可以达到解剖复位，经 CT 证实无需进一步处理的关

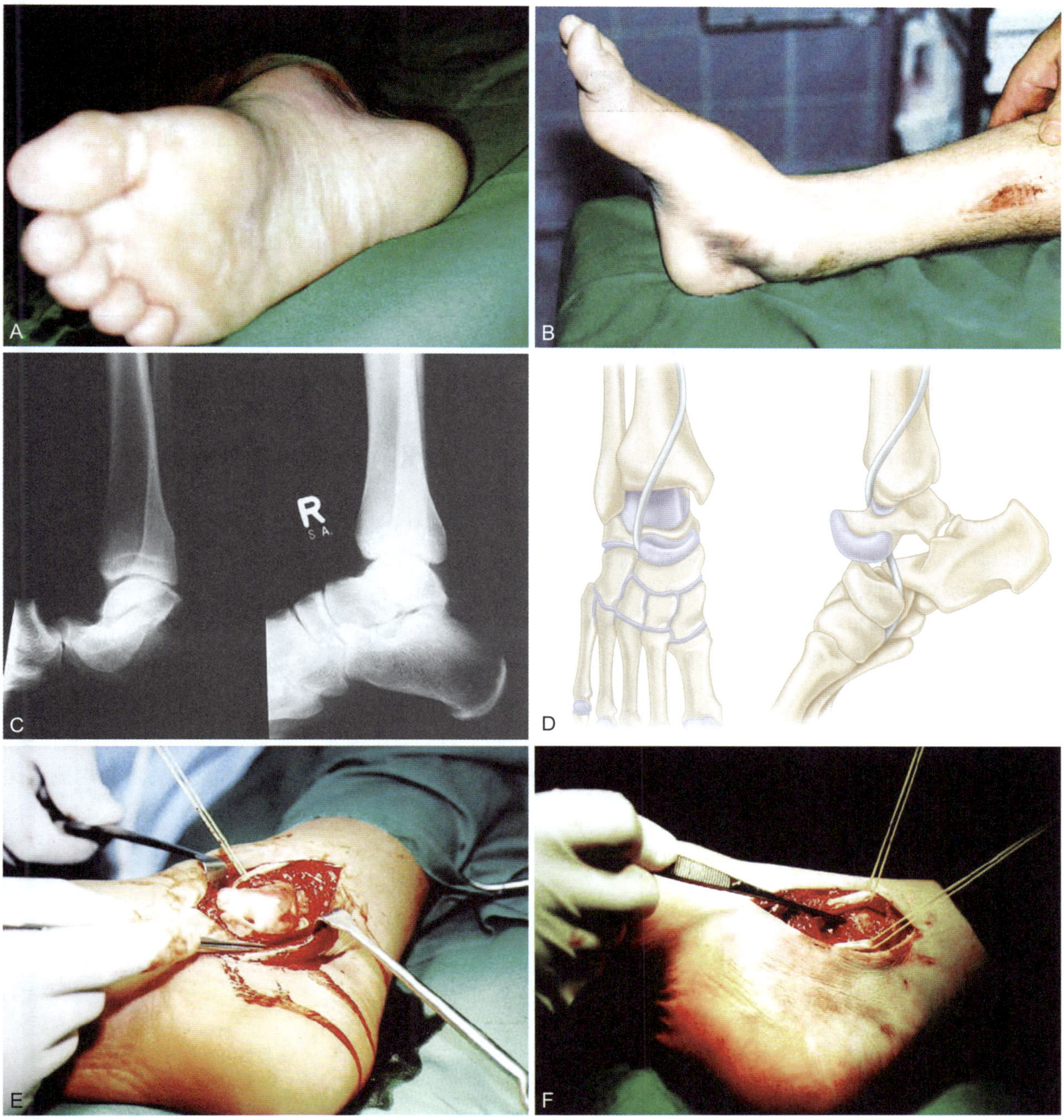

图 88-52 A 和 B. 距下关节外侧脱位；C. 复位前后 X 线片；D. 胫后肌腱可导致复位困难；E. 皮筋标记的胫后肌腱；F. 肌腱移除骨折复位后（见手术技术 88-13）

（引自：Wagner R, Blattert TR, Weckbach A: Talar dislocations, *Injury* 35:S-B36,2004.）

节内骨折块及骨折块分离，作者常规对这种距下关节脱位行非手术治疗。

外侧脱位的预后较内侧脱位更差，因为外侧脱位通常伴随更严重的软组织损伤和并发骨折，即使一些报道表示内侧和外侧损伤的预后相似。对于这两种损伤，关节炎及相关的距下关节僵硬发生率高。有开放性骨折或合并骨折的患者预后要差于单纯闭合性脱位者。在一项针对 23 例单纯距下关节脱位无合并骨折的患者的研究中，21 例患者取得良好疗效，2 例疗效满意。在一项对 7 例严重开放性距下关节脱位的长期随访中，发现其预后明显差于闭合性损伤。伴随损伤包括胫神经损伤、胫后肌腱断裂和累及距下关节的骨折。1/3 的患者出现距骨体坏死，约一半患者最终接受了某种形式的关节融合术。

切开复位距下关节脱位

手术技术 88-13

- 自踝关节近端向骰骨做一个 7.5 cm 长的前外侧纵形切口，仔细保护腓浅神经的内、外背侧皮支。
- 向内侧牵开踇长伸肌和趾长伸肌腱，向外侧牵开第三腓骨肌腱，显露距骨和跗骨间关节。
- 切开跨越距骨头、颈部的关节囊，然后将切口延向中间跗骨。
- 在距下关节插入骨刀或骨膜剥离子，通过杠杆作用和牵引复位脱位的距下关节和距舟关节。如向内侧脱位，助手外展、外翻足以帮助复位；如向外侧脱位，助手内收、内翻足以帮助复位。在外侧脱位中，胫后肌腱常会妨碍复位，如可能复位，在复位前应将其提出距舟关节（图 88-52）。在外侧脱位时，可通过延长的内侧切口，提起背侧神经血管束及妨碍的肌腱，从而切开距舟背侧关节囊。这些结构松弛后，可用一骨膜剥离子在距骨头靠杠杆作用使舟骨复位。这可能需要另一个前外侧切口。
- 如果需要，可经跟骰关节和跟舟关节纵行穿入斯氏针维持复位 4 ~ 6 周。

术后处理 加压厚敷料包扎，从足趾基底至胫骨结节用石膏固定。石膏剪成双瓣以预防肿胀发生。鼓励跖趾关节的主动活动。第 6 周时去除固定，改用固定足和踝两侧的皮制支具。鼓励足踝部的主动内、外翻以及背、跖屈运动并且允许负重。穿支具 1 个月以控制水肿，并且可以扶拐负重行走。伤后 6 ~ 8 周可允许完全负重，但应告知患者在数月内足踝部可能肿胀，而且中足和后足可能会感觉僵硬。

第四节 中足骨折和脱位

一、舟骨 / 骰骨 / 楔骨骨折

足舟骨骨折可分为 3 种类型，只要骨折移位不大，均可在石膏固定保护下负重治疗。舟骨体部的骨折出现移位时，应行 ORIF 治疗，目的是维持内侧柱的长度并恢复关节的连续性。Sangeorzan 等将足舟骨体部骨折分为 3 型，并建议根据骨折类型决定治疗方法（图 88-53）。Ⅰ型骨折为横行骨折，通常容易获得满意的复位。Ⅱ、Ⅲ型骨折复位更为困难。经胫骨前、后肌腱间隙行后足前内侧入路。不必掀起舟骨的骨膜，内固定前检查关节，清除碎

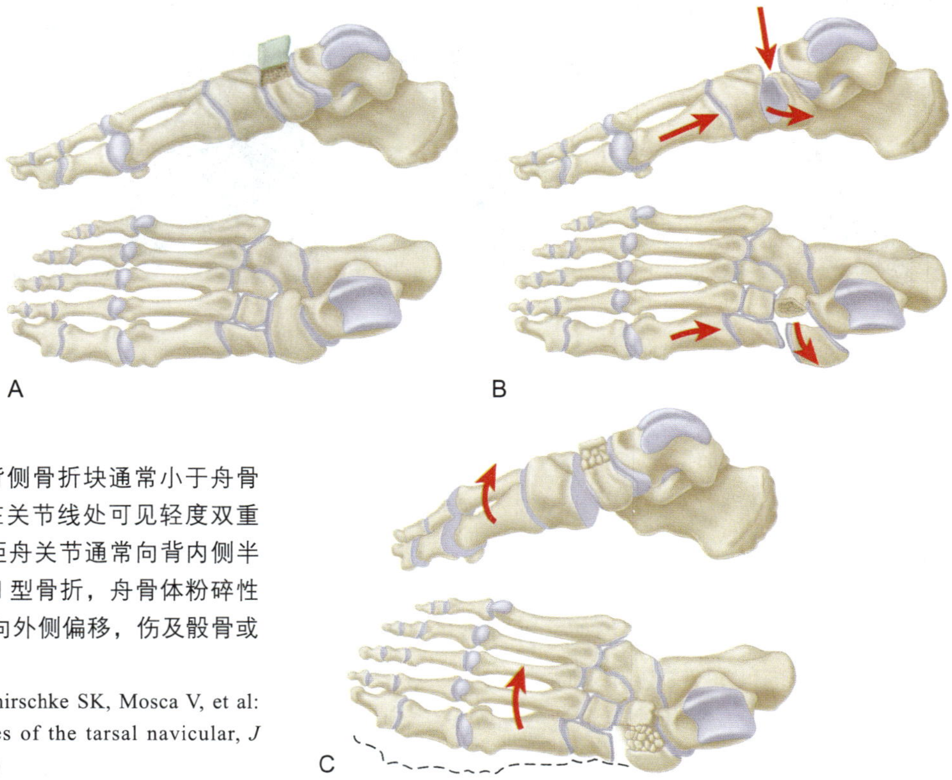

图 88-53 A. Ⅰ型骨折，背侧骨折块通常小于舟骨体的 50%，前后位 X 线片在关节线处可见轻度双重骨皮质影；B. Ⅱ型骨折，距舟关节通常向背内侧半脱位，伴有前足内收；C. Ⅲ型骨折，舟骨体粉碎性骨折伴楔舟关节受损，前足向外侧偏移，伤及骰骨或跟骨前突

（引自：Sangeorzan BJ, Benirschke SK, Mosca V, et al: Displaced intraarticular fractures of the tarsal navicular, *J Bone Joint Surg* 71A:1504, 1989.）

片。视骨块大小选用克氏针或螺钉进行固定（图 88-54）。67% 的患者取得了良好的结果。在一项采用微型钢板固定的研究中，没有发生骨折不愈合或复位丢失，其中一名患者发生舟骨坏死。另一项研究获得了 61% 的良好结果，31% 的患者需要接受再次手术，而 43% 的患者出现持续性疼痛。

如果舟骨塌陷伴有内侧柱短缩，应植骨（包括带血管蒂的骨瓣）并临时固定到距骨或楔骨，或用小外固定架固定。内侧切口和背外侧切口可以充分显露舟骨，一般选用钢板固定，因为用螺钉无法固定粉碎的骨块。如果外固定架能维持内侧柱的长度（图 88-55），术后 6 周去除，逐渐可以开始活动，术后 12 周内避免负重。舟骨严重粉碎时，可选用从距骨颈到第一跖骨的桥接钢板临时固定，以恢复内侧柱的长度，但是需要二次手术取出金属钢板（图 88-56）。此外，桥接钢板也可以通过舟骨固定于中间和内侧楔骨上，这样就可以不影响距骨的活动（图 88-57）。一般这类损伤恢复时间较长并且持续存在症状。

舟骨应力性骨折是运动员足弓疼痛的常见原因。许多此类骨折在常规 X 线检查中并不能清楚地显示，为准确诊断应保持高度警惕。中足舟骨处有压痛，足内、外翻时明显。早期的 X 线检查显示正常，但是骨扫描可有阳性发现（图 88-58A），CT（图 88-58B）或 MRI 可以确诊。骨折常常位于矢状面，累及舟骨的中间 1/3，该区域是相对无血管区，虽然一些更新的研究表明无血管区的出现并不普遍，应力骨折可能是其他病因导致的结果。倾向于手术治疗。但是，在一项 meta 分析中发现，非负重石膏固定 6 ~ 8 周是治疗的标准，非负重石膏固定效果优于手术治疗，允许患者负重劣于非负重石膏固定和手术治疗。部分研究提示，手术治疗可使患者早期活动；也有部分研究发现，与非手术治疗相比，手术治疗会出现长期的疼痛。如果选择手术治疗，无移位的骨折可应用经皮穿针固定技术，明显移位的骨折和需要植骨的骨不连需行切开手术。

骰骨和楔骨骨折很少为孤立性损伤，常在最初检查时漏诊。当患者足弓出现淤青时，应警惕骰骨或楔骨骨折，这种征象最早应用于 Lisfranc 损伤，也可应用于此。骰骨或楔骨骨折常常是广泛损伤，

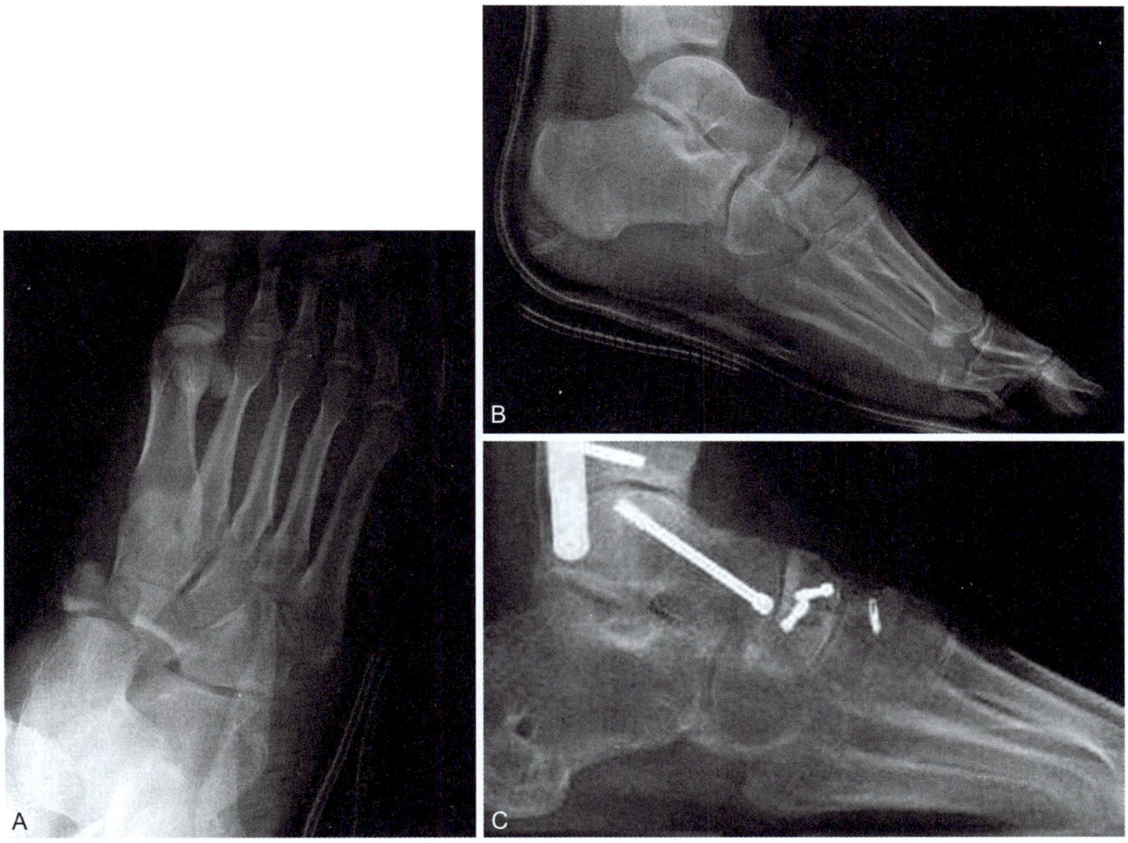

图 88-54 A 和 B. 舟骨骨折；C. 应用微型螺钉复位固定舟骨后。同时修复和固定距骨骨折和胫前肌腱损伤

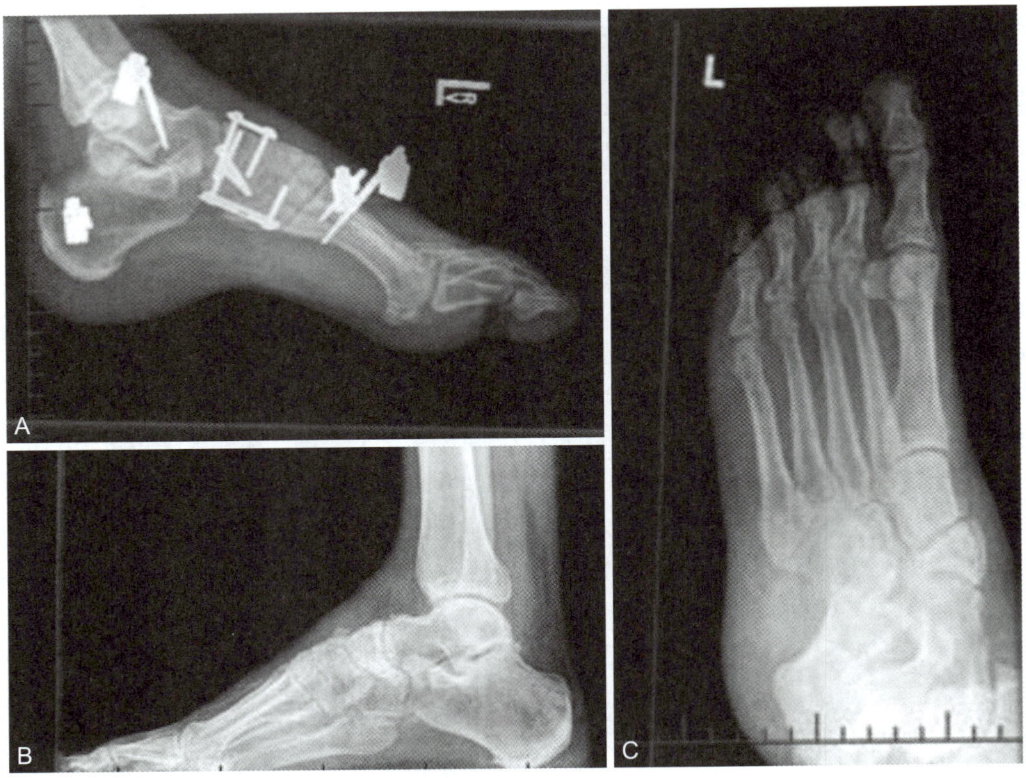

图 88-55 A. 在严重粉碎性舟骨骨折临时使用外固定器保持内侧柱长度；B 和 C. 尽管存在继发于原始损伤的舟骨碎裂，但在 2 年的随访中，去除固定物后仍能维持内侧柱长度

（引自：Apostle KL, Younger ASE: Technique tip: open reduction internal fixation of comminuted fracture of the navicular with bridge plating to the medial and middle columns, *Foot Ankle Int* 29:739,2008.）

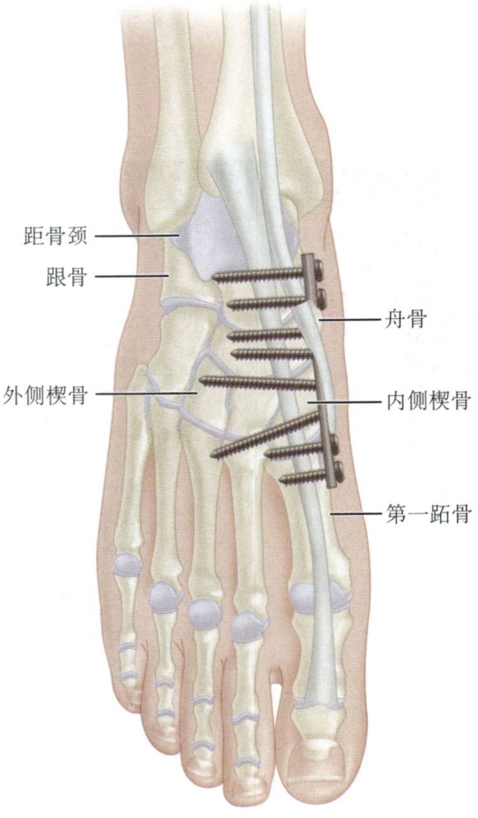

图 88-56 桥接钢板用于中足损伤。从距骨颈到第一跖骨应用 10 孔 2.7 mm 重建板维持内侧柱稳定。螺钉拧入外侧楔骨和第二、第三跖骨基底部更好地维持稳定

（引自：Schildhauer TA, Nork SE,Sangeorzan BJ: Technical tricks.Temporary bridge plating of the medial column in severe midfoot injuries, *J Orthop Trauma* 17:513,2003.）

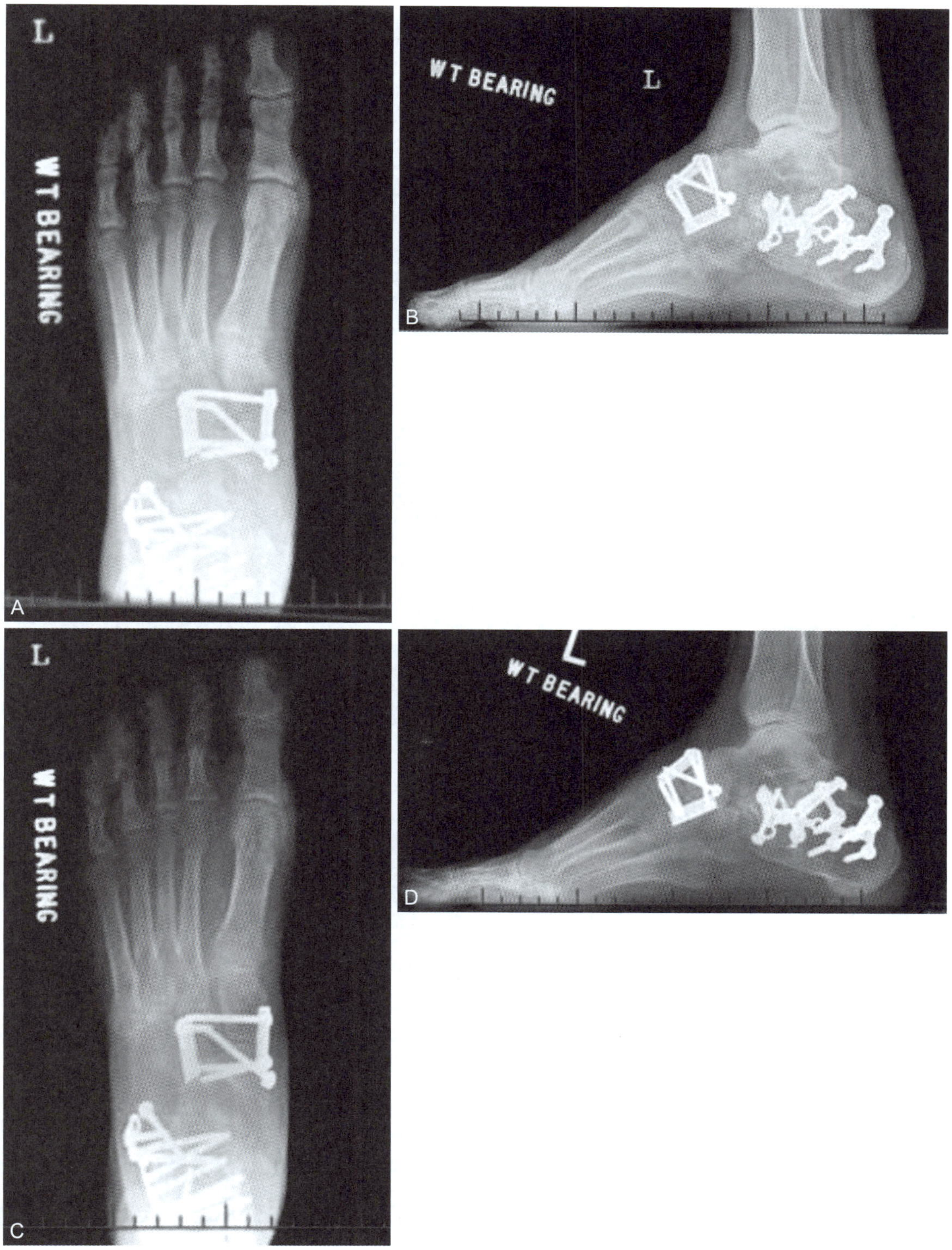

图 88-57 A 和 B. 应用桥接钢板将舟骨骨折固定于楔骨上，不固定距骨；跟骨骨折同样应用微型钢板和螺钉固定。C 和 D. 随访时骨折愈合，准备取出内固定

（引自：Apostle KL, Younger ASE: Technique tip: open reduction internal fixation of comminuted fracture of the navicular with bridge plating to the medial and middle columns, *Foot Ankle Int* 29:739,2008.）

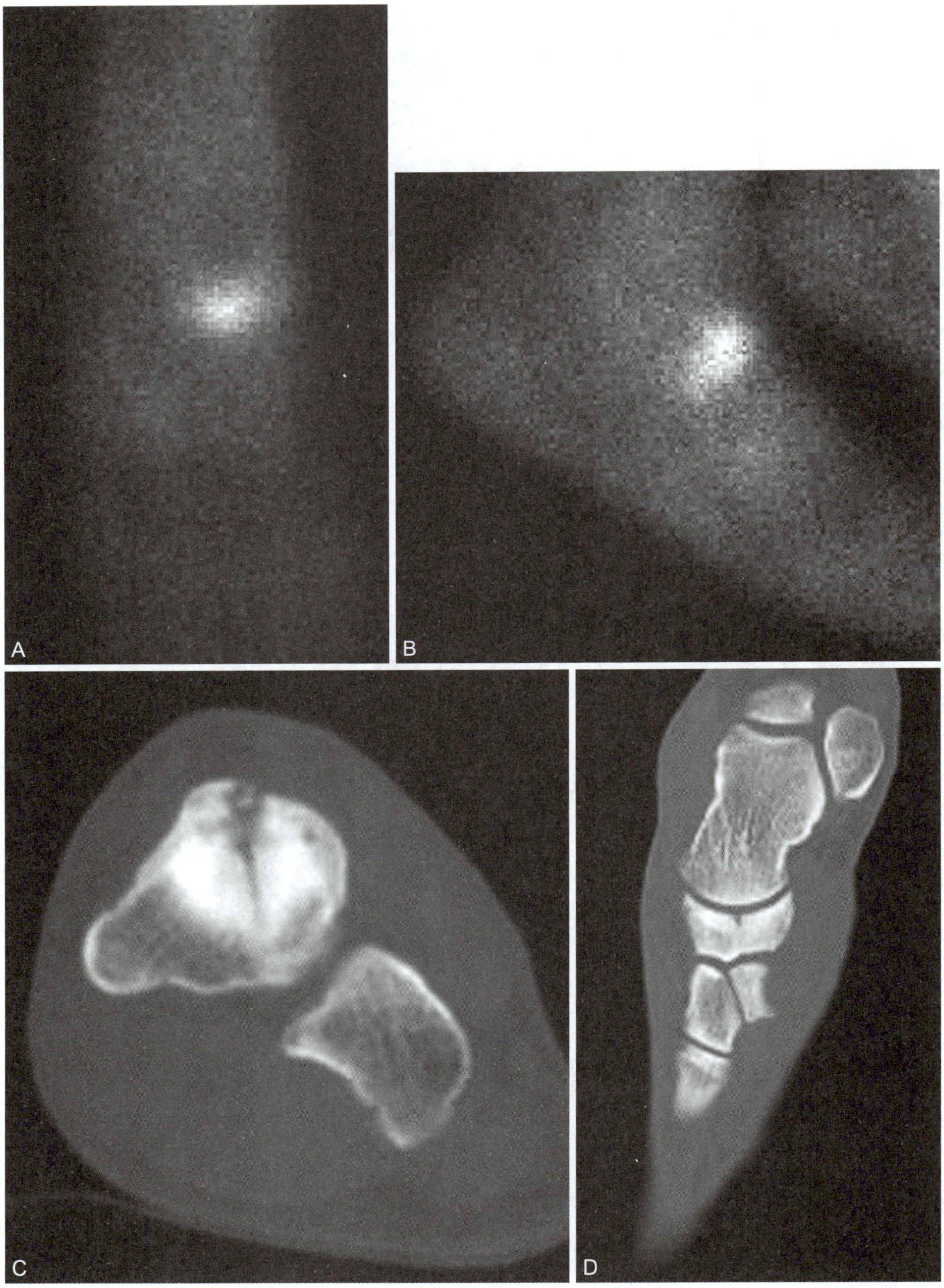

图 88-58 虽然 X 线片最初显示正常，但骨扫描（A 和 B）和 CT（C 和 D）显示舟骨应力性骨折

包括 Lisfranc 关节（最常见）或 Chopart 关节的一部分。

骰骨骨折可分为撕脱性骨折和压缩性骨折。小的撕脱性骨折可发生在踝关节内翻扭伤，非手术治疗通常有效。骰骨压缩性骨折，或称为“坚果钳”骨折，常伴发于 Lisfranc 关节或中跗关节崩裂。多数为轻度移位，可用非负重石膏固定 4 周，然后再用负重石膏固定 4 周。随后用塑型良好的足弓支具支撑保护。对于严重移位伴有外侧柱短缩者，应考虑 ORIF（图 88-59）。外固定架可以恢复外侧柱的长度，然后行植骨及固定（图 88-60）。手术治疗效果良好，可减少长期疼痛和致残率。

孤立的楔骨骨折罕见，文献中只有少数病例报道。非手术治疗无移位骨折和手术治疗移位骨折都可使患者恢复活动（图 88-61）。如果是粉碎性骨折，临时的桥接钢板或外固定可保持内侧柱长度。

一项研究分析了 155 例中足骨折脱位，发现孤立的中足骨折发生率约为 35.5%，Lisfranc 骨折脱位为 31%，Chopart-Lisfranc 骨折脱位为 16.8%，

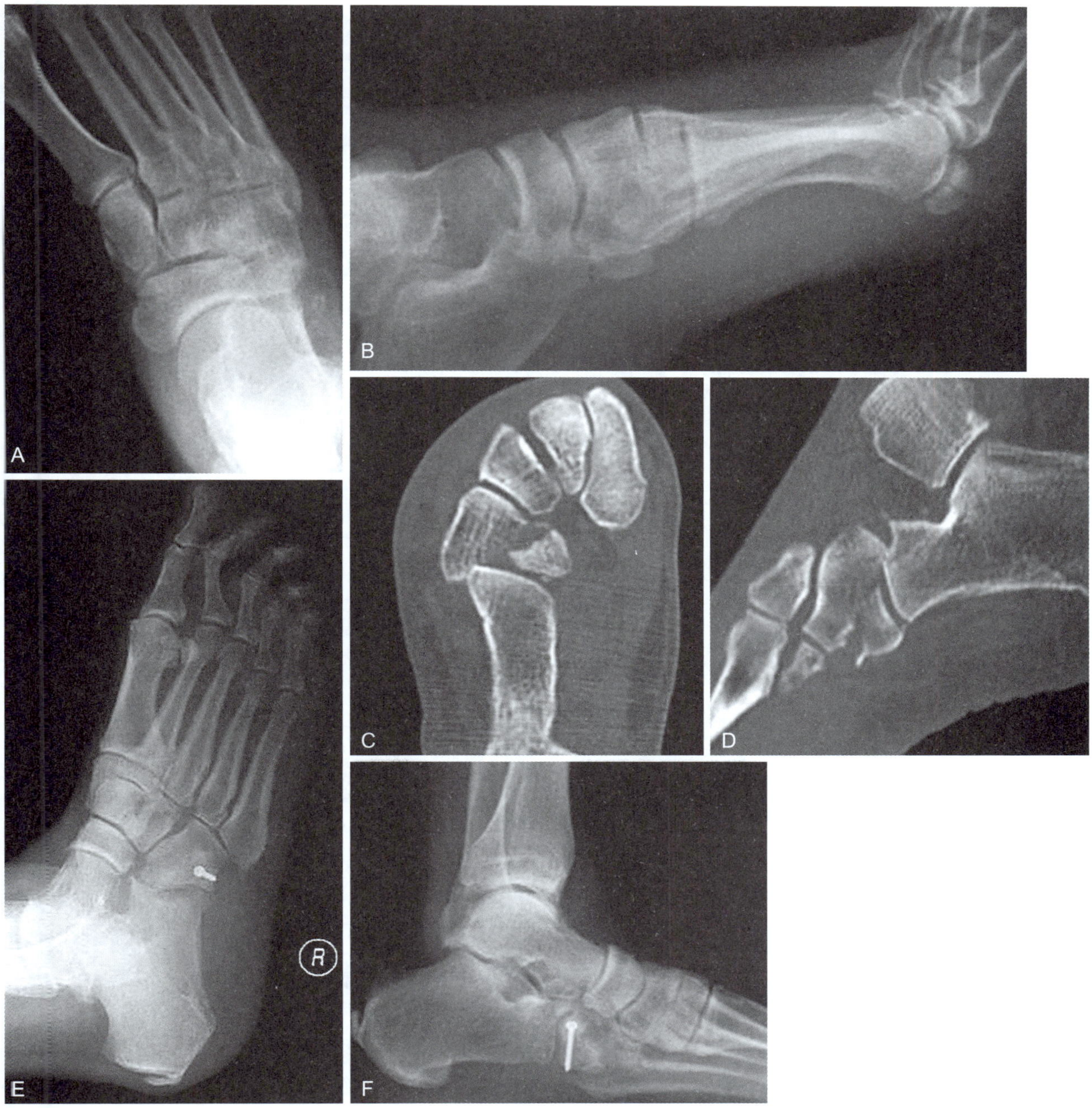

图 88-59 A 和 B. X 线骰骨未发现骨折，但由于该区域出现瘀斑，进行了 CT（C 和 D）检查，发现存在骨折；E 和 F. 切开复位内固定术后

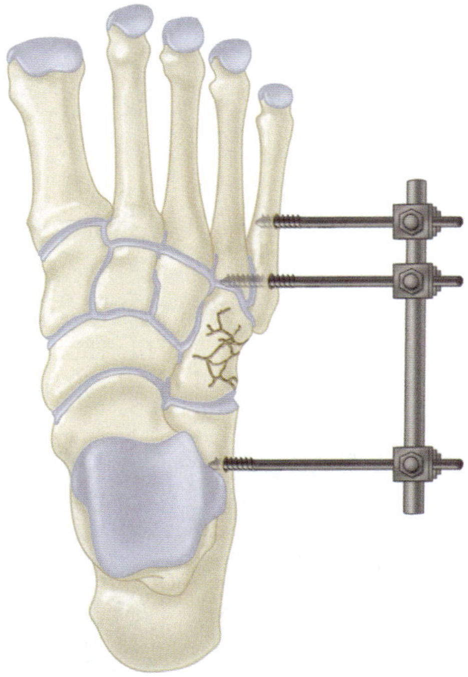

A

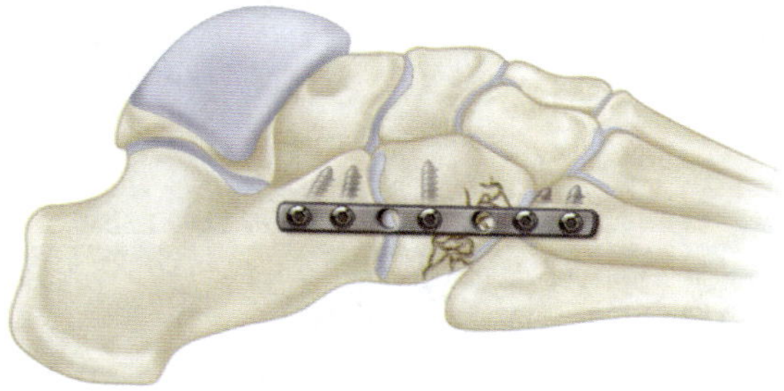

B

图 88-60 A. 骰骨“坚果钳”骨折后使用外固定架来维持正常的解剖；B. 用 3.5 mm 管型钢板维持复位

单纯 Chopart 骨折脱位为 16%。此类损伤在作者所在医院的发生率明显更高，尤其在机动车引入并常规应用安全气囊后。以前那些在事故中无法幸存的患者现在常在其他损伤的基础上伴发由强大钝性暴力所致的足部 Chopart 和 Lisfranc 关节脱位。在该项研究及同一作者的其他相似研究中，早期手术使关节解剖复位或接近解剖复位的患者，术后功能评分显著提高。评分最低的情况发生在 Chopart 和 Lisfranc 关节联合骨折脱位的患者中。初诊时这些损伤常被漏诊。Chopart 关节最为常用的显露方法是联合应用在 Lisfranc 骨折脱位治疗中描述的治疗距下关节脱位的前外侧切口以及背内侧切口。应该告知患者术后可能存在长期的功能障碍，因为在一项研究中，大多数患者术后 2 年后无法恢复到他们受伤前的程度。

二、跖跗关节（Lisfranc 关节）的骨折脱位

跖跗关节损伤包含的范围很广，从轻度扭伤、轻度半脱位到明显移位性损伤。足弓顶点处的损伤很难治愈，因为负重时大部分压应力经过这个区域。此区域的解剖很特别：楔形的跖骨基底部和相应的楔－骰关节提供了横向稳定性， 第二跖骨近端嵌插入内、外侧楔骨间，成为稳定的关键。这些关节没有纵向稳定性，而是由强劲的韧带提供稳定。除了第一、第二跖骨间，跖骨基底部也存在多条韧带。此区域的稳定是由从内侧楔骨至第二跖骨的 Lisfranc 韧带所维持。内侧柱由第一跖骨、内侧楔骨和舟骨组成，中柱由第二、第三跖骨及与之相关节的楔骨和舟骨组成，外侧柱由第四、第五跖骨和相关节的骰骨组成。

三、分类

分类有利于骨科医师交流、判断脱位平面及软组织损伤程度的量化。然而，分类并不能预测疗效。Myerson 改良了 Quénu 和 Küss 及 Hardcastle 等提出的分类，并将足内侧柱近端的损伤包括在内（图 88-62）。楔骨间和舟楔关节的轻度损伤可能比以前所认为的更为常见。

A 型损伤：包括全部 5 块跖骨的移位，伴有或不伴有第二跖骨基底骨折，常见的移位是外侧或背外侧，跖骨作为一个整体移位。这类损伤常称为同侧性损伤。

B 型损伤：一个或多个关节仍然保持完整。B_1 型损伤为内侧移位，有时累及楔间或舟楔关节；B_2 型损伤为外侧移位，可累及第一跖楔关节。

C 型损伤：分离性损伤，可以是部分（C_1）或全部（C_2）。这类损伤通常是高能量损伤，伴有明显的肿胀，易发生并发症，特别是骨筋膜室综合征。

四、诊断和治疗

任何引起中足压痛和肿胀的损伤都应进行仔细的物理和影像学检查。分离的骨折脱位检查时很明显，应及早行闭合复位，以减少对软组织的压迫。应注意仔细触诊每一关节的压痛和肿胀，

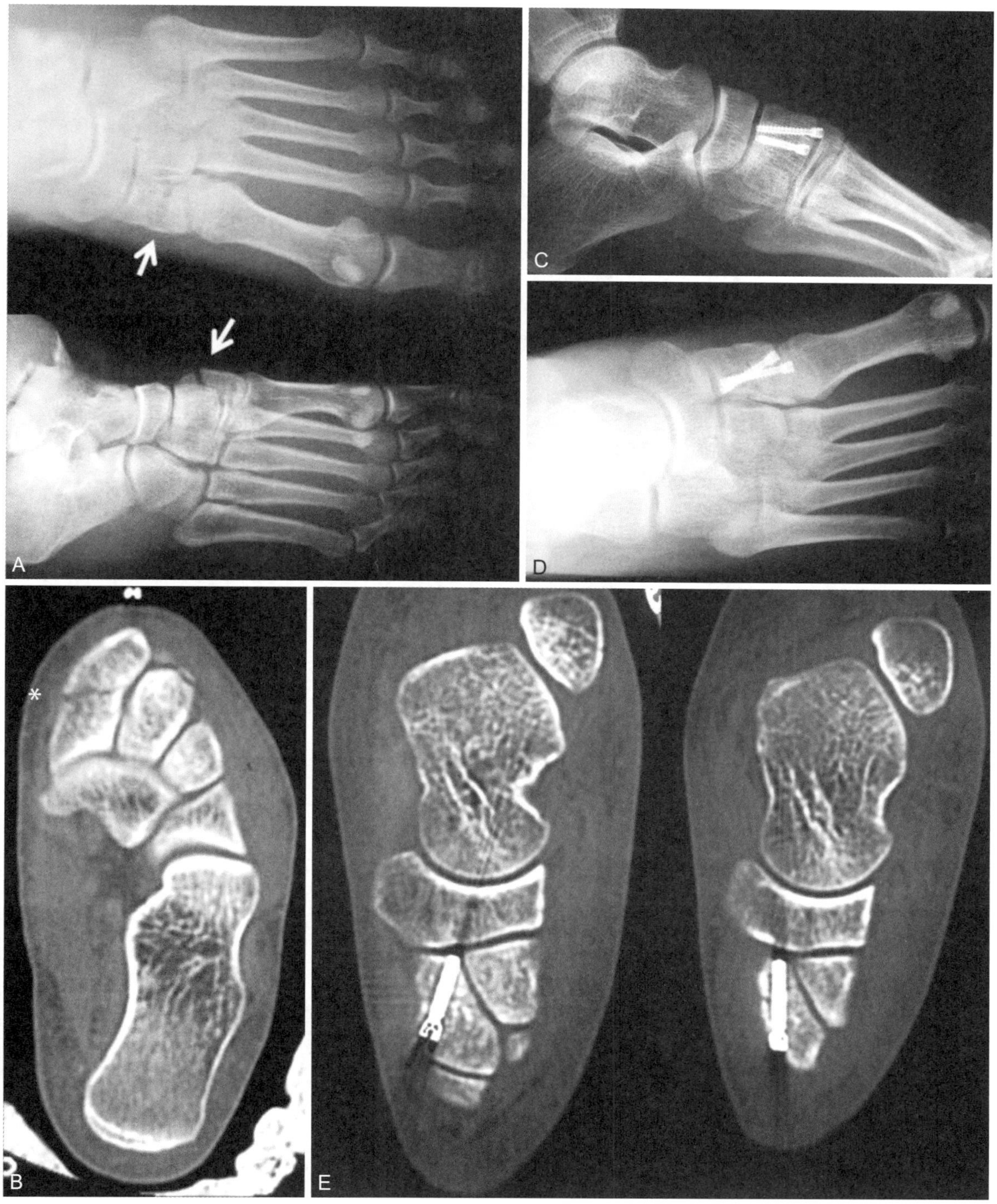

图 88-61 正位和斜位（A）（箭头）X 线片和 CT 扫描（B）（星号）显示内侧楔骨骨折；术后 X 线片（C 和 D）和 CT 扫描（E）

（引自：Guler F, Baz AB, Turan A, et al: Isolated medial cuneiform fractures: report of two cases and review of the literature, *Foot Ankle Spec* 4:306,2011.）

以发现微小损伤，特别是第一跖楔关节，其在 X 线上通常不显示出移位。仔细观察足底，发现瘀斑提示损伤严重。患足不能负重是另一潜在的不稳定征象。

必须拍负重位 X 线片。如 X 线片未发现移位，但患者不能负重，应使用短腿石膏固定 2 周，再重复拍摄双侧负重位 X 线片，对比发现微小的损伤。评估时要注意如下区域：

1．前后位 X 线片上，第二跖骨干内侧应与中间楔骨的内侧面在一条直线上。

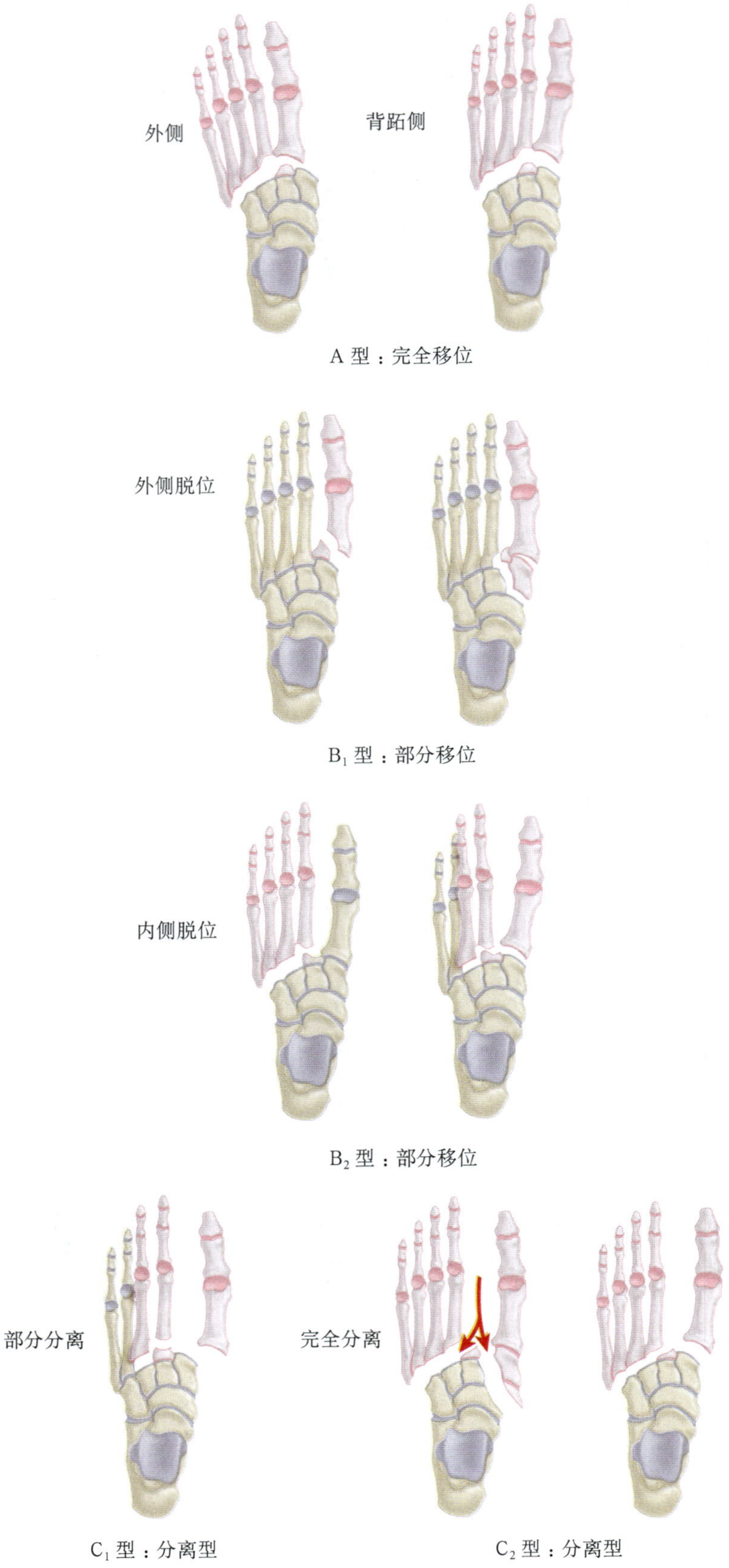

图 88-62　跖跗关节骨折脱位的分类

（引自：Myerson M, Fisher R, Burgess A, et al:Dislocations of the tarsometatarsal joints: end results correlated with pathology and treatment, *Foot Ankle* 6:225,1986.）

2. 斜位 X 线片上，第四跖骨干内侧应与骰骨内侧面在一条直线上。

3. 第一跖楔关节外形应规则。

4. 应注意寻找内侧楔骨和第二跖骨间隙的“斑点征”，该征象提示有 Lisfranc 韧带的撕脱。

5. 侧位片上第五跖骨和内侧楔骨之间跖侧弧度消失和（或）正常对线消失。

6. 评估舟楔关节有无半脱位。

7. 寻找有无骰骨的压缩性骨折。

CT 检查可以发现微小的半脱位和隐性骨折。如果在急诊情况下 X 线平片不能确定损伤平面，可使用 MRI 检查 Lisfranc 韧带。

骨筋膜室综合征虽然很少见且经常发生于高能量损伤的骨折 - 脱位，但可引起严重的、难以治疗的爪形趾和慢性疼痛。对于严重肿胀的患者，作者常规检测筋膜间室的压力，但很难检测到每个筋膜间室（图 88-63）。单纯临床怀疑本症就可为减压指征。作者主张用内侧长切口减压踇展肌及足深部间室，包括跟骨部间室。此外，还有 2 个切口，分别在二、三跖骨和四、五跖骨之间，用于背侧固有筋膜间室减压。

Lisfranc 关节损伤成功治疗的关键是恢复受累关节的解剖对线。闭合的非移位（< 2mm）损伤可用非负重石膏固定 6 周，随后用负重石膏再固定 4 ～ 6 周。应重复拍摄 X 线片，确认在石膏固定下没有发生移位。骨折移位应该手术治疗（图 88-64）。如果移位不严重，用手指挤压，反向牵引也可以闭合复位，尽管通常选择切开，并可以取得较好的预后。复位后应予固定。可以用克氏针固定，特别是固定外侧两个关节，但用于内侧柱和中央柱的治疗时可能会导致复位丢失；4.0mm 直径的空心钉或 4.0mm 直径的标准的部分螺纹骨松质螺钉能达到满意的固定并且能在影像监视下打入。空心螺钉的取出相对更为简单，需要使用导针寻找螺钉帽，将改锥坐实在钉尾。如闭合复位不满意，或有明显的粉碎，应选择切开复位，特别是部分移位（B 型）型或分离型（C 型）。

背侧和（或）内侧钢板同样可用于固定，同时能够避免损伤关节面。尸体模型研究表明，其固定强度与经关节螺钉相似，临床解剖复位能获得良好的临床结果。使用张力缝合器械进行固定的结果也有报道，但文献中的争议集中在其生物力学强度能否等同于螺钉固定，关于其临床结果的信息十分有限。对于伴有明显软组织受累的高能量损伤，应考虑在闭合复位后使用临时外固定，待软组织条件允许后再行最终固定。在一项分期治疗的研究中，切开复位内固定或关节融合术施行前，外固定架平均使用时间为 21d（7 ～ 144d）。对于开放性高能量损伤，使用克氏针固定可能是唯一的治疗选择，因为延迟固定可能会影响

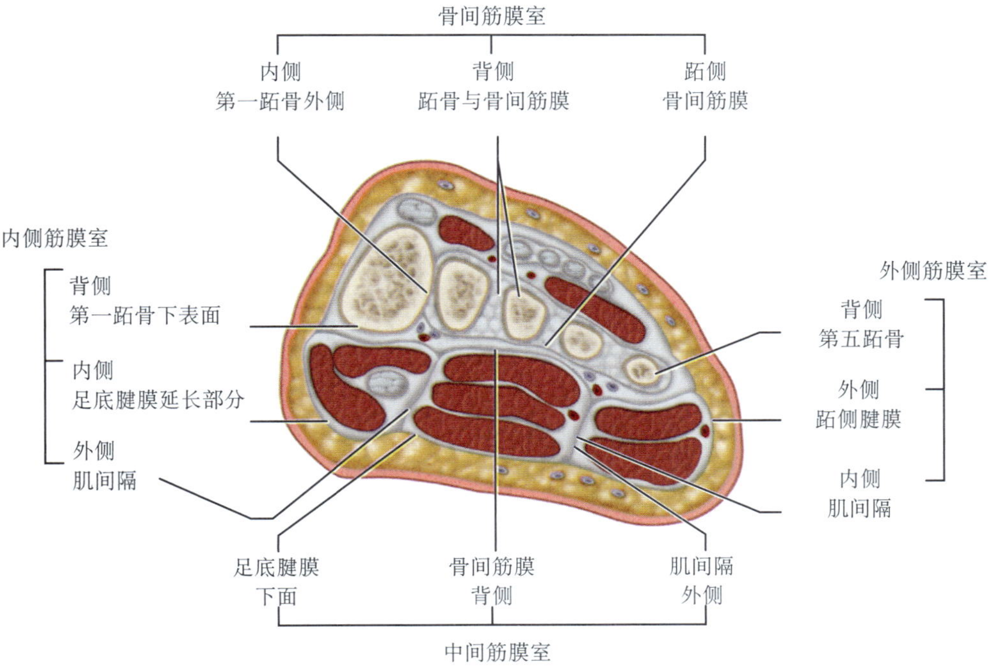

图 83-63 足的横切面显示前足的 4 个筋膜间室

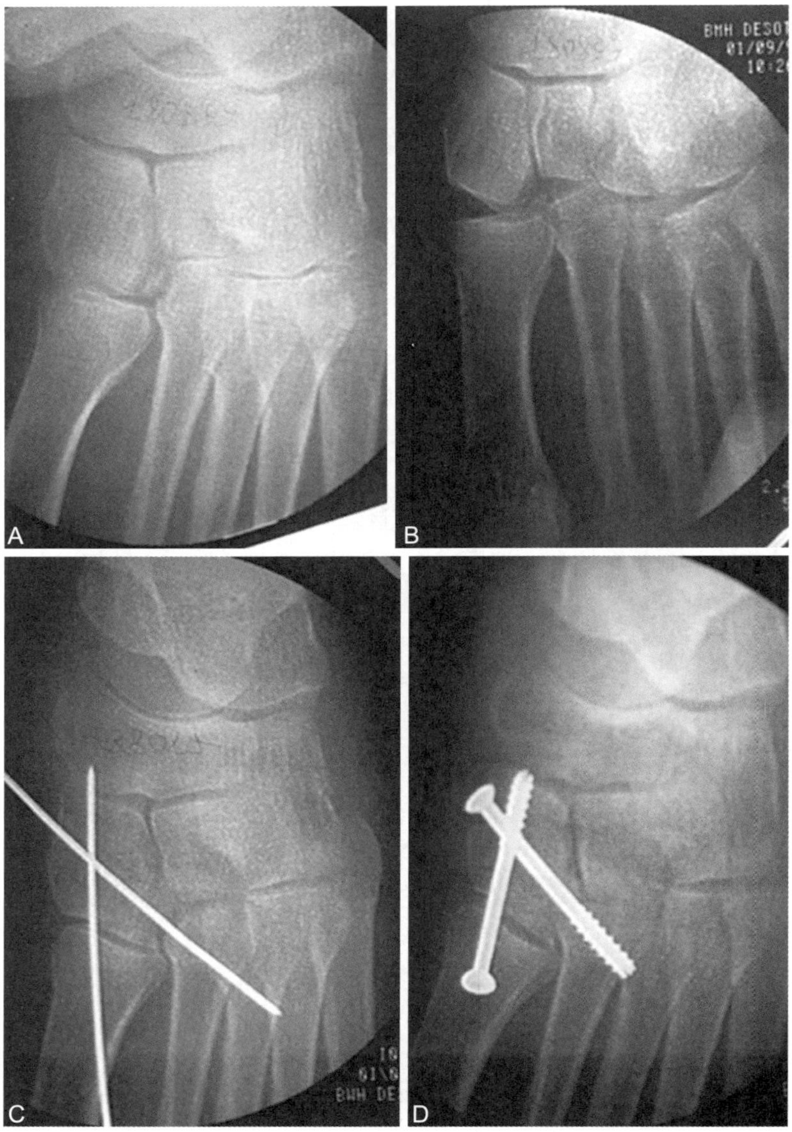

图 88-64 轻度 Lisfranc 关节不稳

A．术中 X 线透视显示出楔骨 - 第二跖骨关节内侧屈曲征象，这一患者手术的原因是站立位 X 线片显示轻度的半脱位、肿胀、压痛，提示有更为严重的关节不稳；B．术中应力 X 线片显示第一至第三跖跗关节半脱位；C．在透视下用导针临时固定；D．最后用空心螺钉固定

早期的软组织覆盖。然而，使用克氏针固定可能会导致解剖复位的丢失。

尽管这种损伤的预后具有不确定性，但文献证实获得并维持骨折脱位的解剖复位疗效优于非解剖复位。有研究显示，非解剖复位导致 60%的患者出现创伤后关节病，而解剖复位的患者中，只有 16%发生创伤后关节病。单纯的韧带损伤预后不佳。伴有高能量损伤、同侧肢体损伤、C_2 型损伤的患者预后较差。最近，对于这类患者推荐一期关节融合。一项前瞻性随机研究显示，单纯 Lisfranc 韧带损伤后，一期关节融合临床疗效比 ORIF 的效果好。另一项前瞻性随机研究显示，合并韧带和骨的 Lisfranc 损伤患者中，一期关节融合术与 ORIF 的临床效果相似，ORIF 组需行二次手术取出内固定物。

运动员受到低能量冲击导致的跖跗关节损伤是很难发现。查体时的表现，包括固定后足，前足内旋、外展时出现疼痛；中足有明确压痛；稳定第二跖骨，上下活动第一跖骨时出现疼痛，挤压第一、二跖骨间隙出现疼痛等。这种微损伤分为如下几级：Ⅰ级，疼痛可以忍受，但不能参加运动，在负重位 X 线片显示第一、二跖骨间轻度移位或无移位；Ⅱ级，查体时的表现同Ⅰ级，X 线片示第一、二跖骨间隙为 2 ～ 5 mm，足弓高度正常；Ⅲ级，第一、二跖骨间分离超过 5 mm，足弓塌陷。Ⅰ级损伤可用非手术治疗，2 ～ 6 周避免负重。Ⅱ级和Ⅲ级损伤需要手术治疗。可尝试用复位钳经皮复位。如果复位成功，行经皮空心螺钉固定术。也可切开复位

（如果需要），方法与创伤后处理相似。标准的固定方式是空心螺钉内固定，也可用背侧钢板，因为它可以避免经关节螺钉损伤关节软骨（图 88-65）。另外，张力缝合设备也已经被用于固定。术后治疗与创伤性损伤相似，但有一项研究显示此类低能量损伤治疗后 3 周即可开始负重。运动员在治疗 6 个月之内不允许参加剧烈活动，并应当在鞋中放置全长硬质碳板进行保护。

创伤后退行性关节病可经跖跗关节和跖间关节融合术成功处理，把关节炎性病变的关节变得稳定，并纠正创伤后扁平足畸形。中足关节融合后，发现中足的 AOFAS 评分明显提高，93%的患者对疗效满意。但是第四、五跖跗关节融合的疗效不佳。

跖跗关节（Lisfranc）骨折切开复位内固定术

手术技术 88-14

- 患者局部麻醉或全身麻醉，在踇长伸肌腱外侧经过第一、二跖骨基底间做背侧切口。如果为必要显露第三跖跗关节，切口可稍向外。在切口远端注意保护背内侧皮神经的最内侧支。
- 如果需要复位第四、五跖跗关节，在更外侧行第二个切口（图 88-66A）。
- 显露并切开下伸肌支持带。
- 游离足背动脉和腓深神经，用血管条将其牵向内侧或外侧，以便探查 Lisfranc 关节的各个部分（图 88-66B）。

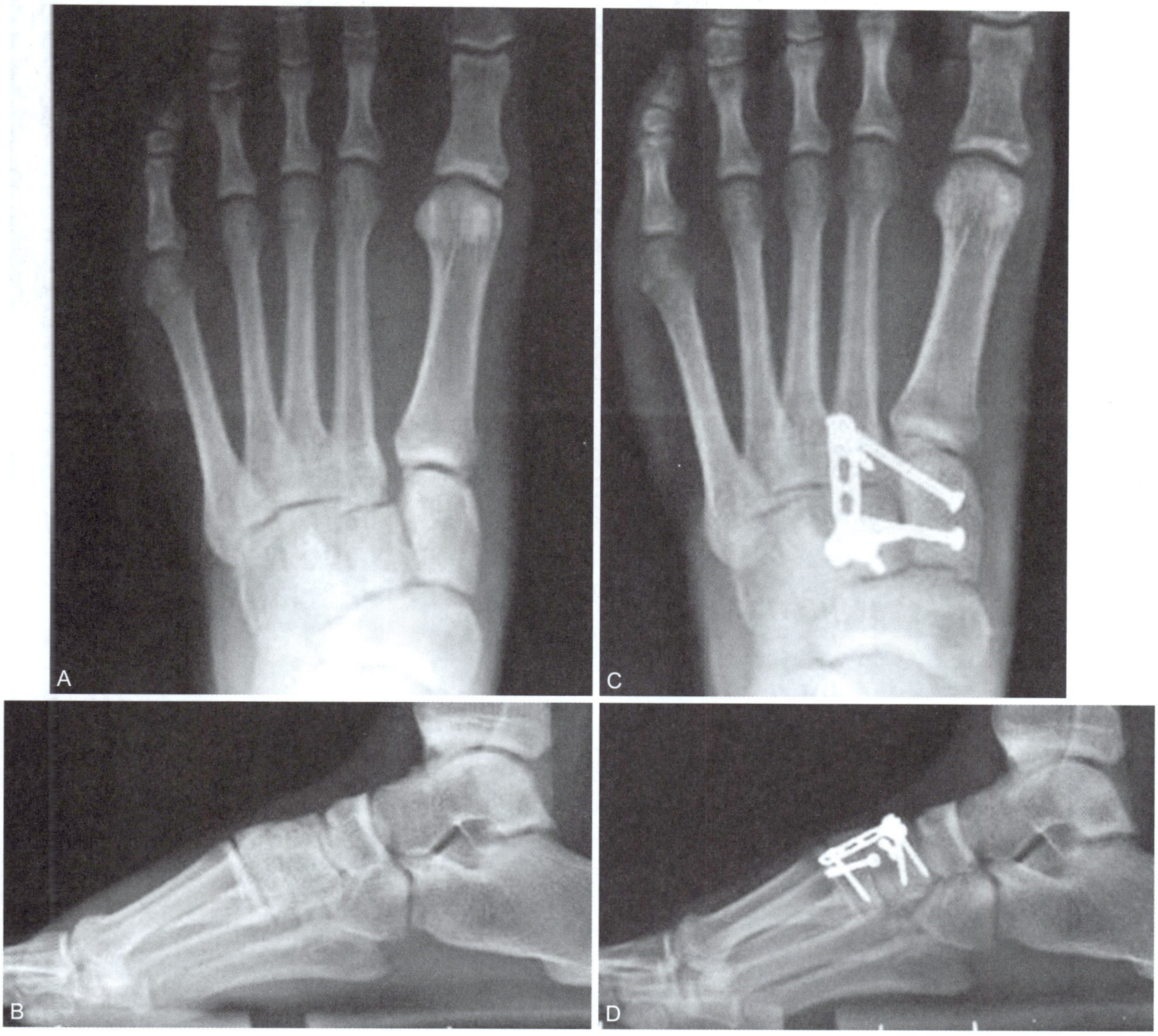

图 88-65 A 和 B. 轻度 Lisfranc 关节脱位；C 和 D. 背侧钢板螺钉切开复位内固定术后

- 去除第二跖骨基底部和内侧楔骨之间 Lisfranc 区的碎屑，留出复位空间。用导针固定第一跖楔关节，用空心螺钉从第一跖骨基底背侧拧向内侧楔骨（图 88-66C），第二枚螺钉由近端向远端固定第一跖楔关节。
- 用巾钳维持复位后的位置，在透视引导下，从内侧楔骨向第二跖骨基底部打入导针。经导针打入 4.0 mm 骨松质空心螺钉（图 88-66D）。
- 第二、三跖楔关节进行同样的复位和内固定。有时碎骨块妨碍螺钉固定，这时可用背侧板固定（图 88-67）。
- 如果需要楔骨间螺钉，在透视下从内侧楔骨的内侧拧向中间楔骨。
- 外侧跖骰关节分离既可用 2.5 mm 直径斯氏针闭合复位，也可用以关节背外侧为中心的平行切口切开复位（图 88-68）。
- 尼龙线间断缝合，关闭背侧切口。

术后处理 术后厚敷料包扎，后侧石膏夹板固定。7 ~ 10 d 后改用短腿非负重石膏固定，6 ~ 8 周允许部分负重，术后 6 ~ 8 周拔除外侧的斯氏针。术后 4 ~ 5 个月去除内侧螺钉。

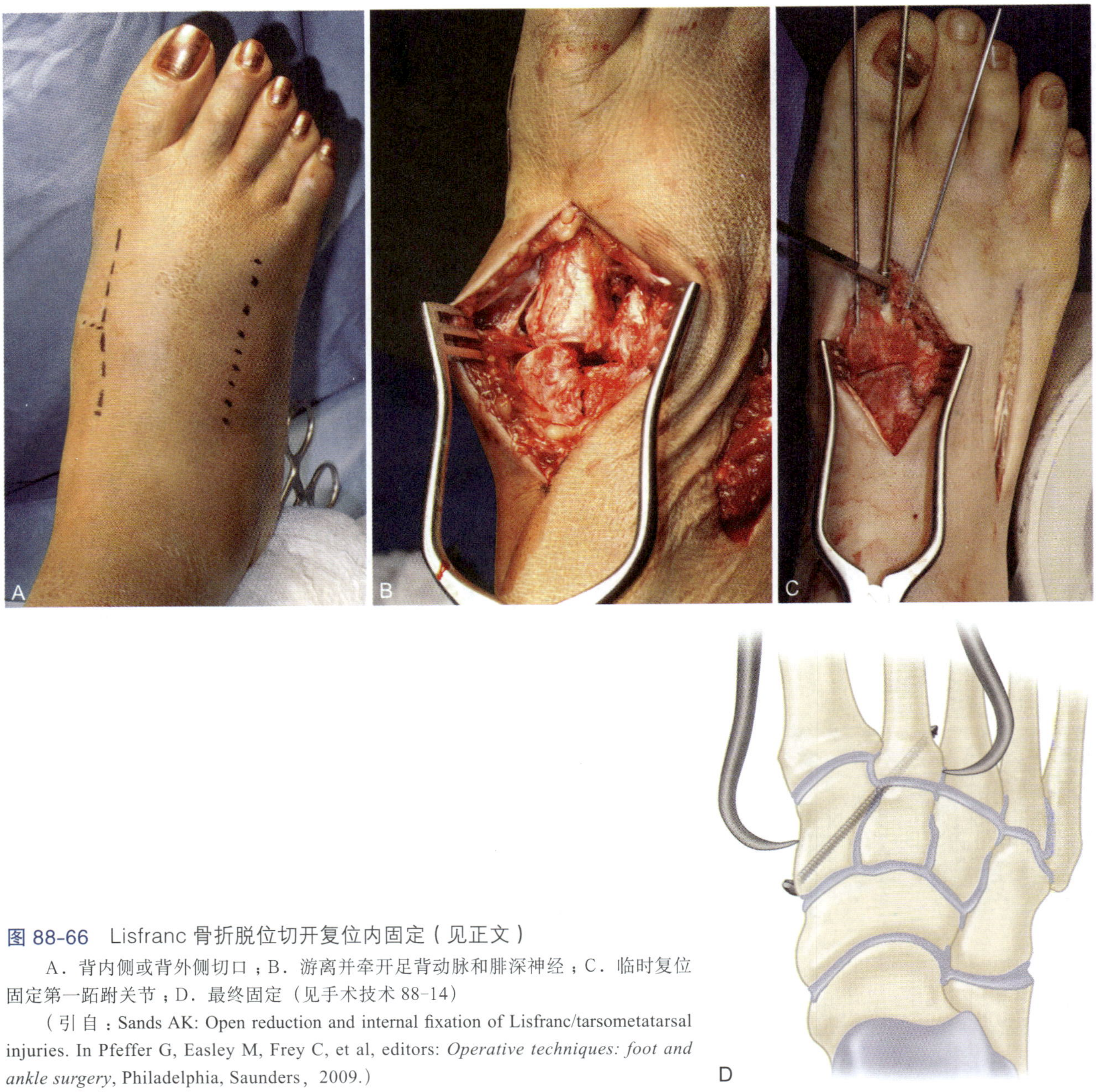

图 88-66 Lisfranc 骨折脱位切开复位内固定（见正文）

A. 背内侧或背外侧切口；B. 游离并牵开足背动脉和腓深神经；C. 临时复位固定第一跖跗关节；D. 最终固定（见手术技术 88-14）

（引自：Sands AK: Open reduction and internal fixation of Lisfranc/tarsometatarsal injuries. In Pfeffer G, Easley M, Frey C, et al, editors: *Operative techniques: foot and ankle surgery*, Philadelphia, Saunders，2009.）

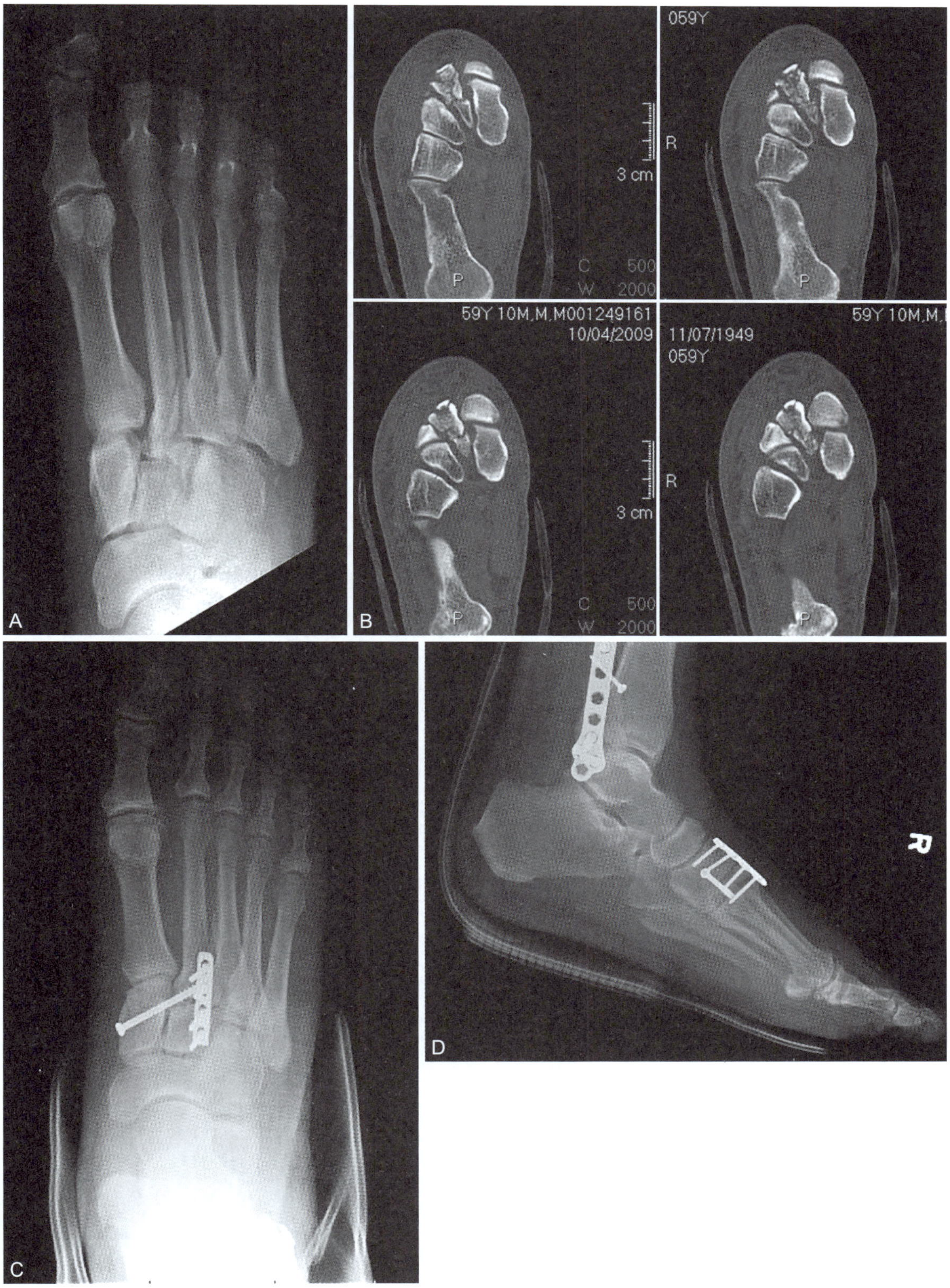

图 88-67 A 和 B. 粉碎性 Lisfranc 骨折；C 和 D. 背侧钢板固定（见手术技术 88-14）

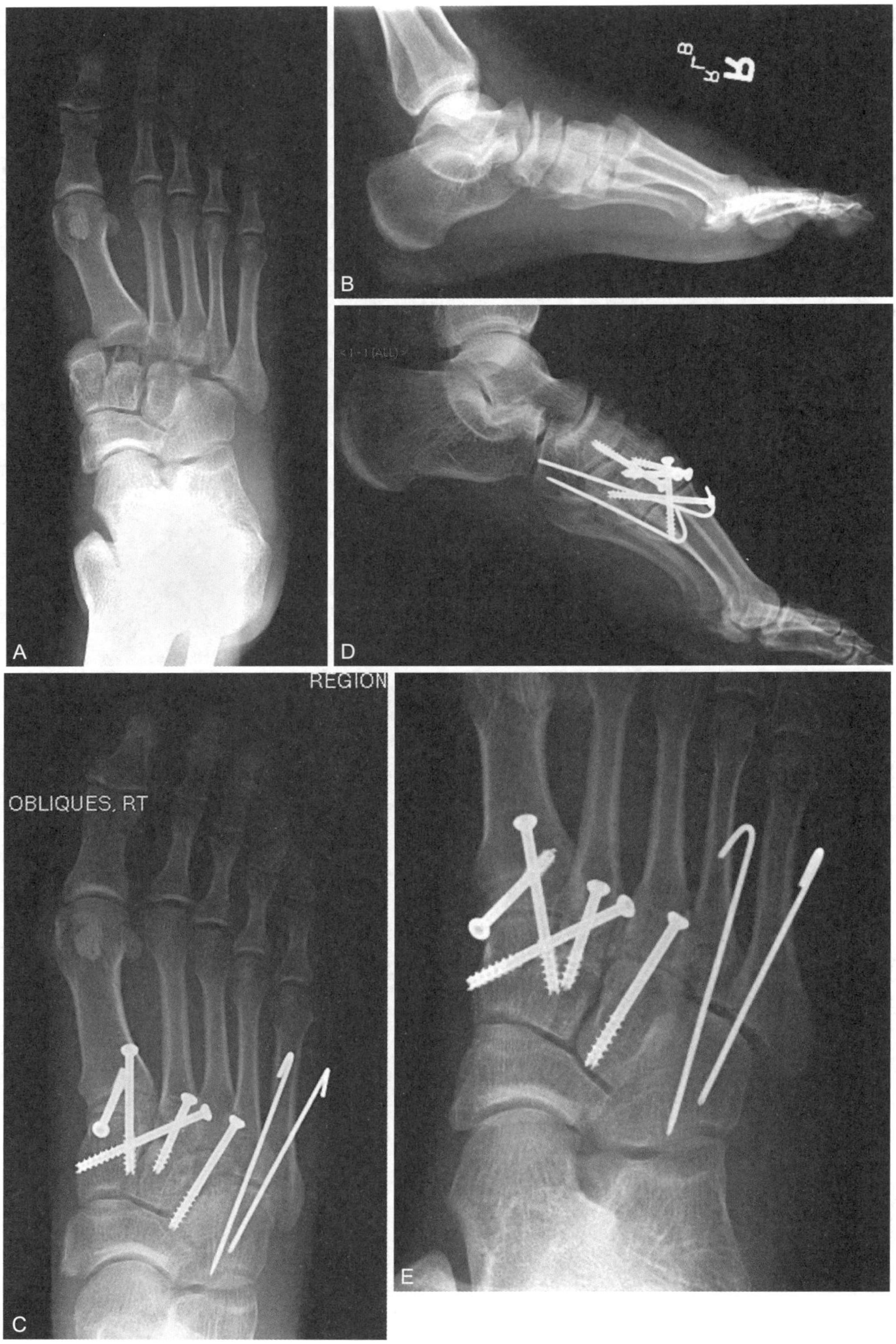

图 88-68 A 和 B. 同向 Lisfranc 脱位；C ~ E. 复位固定后（见手术技术 88-14）

因为许多病例在初期发生漏诊，什么时间行 ORIF 而不必行关节融合术仍在探讨。对于体重不足 68 ~ 72.6kg(150 ~ 160 磅)、轻微或没有粉碎性骨折的患者，最晚在 8 周内作者仍尝试行 ORIF 而不行关节融合。超过上述体重的患者应早期行内侧三关节融合术，但很少包括外侧两个关节。第四、五跖骰关节的活动非常重要，而且这一区域创伤性关节炎只引起很轻的症状。

第五节 跖骨骨折

一、第五跖骨近端骨折

近年来，第五跖骨近侧端骨折得到了更多的关注，因为此区域是血液供应的分水岭，可能出现预后不良的风险。该处骨折分为 3 个区域（图 88-69）：Ⅰ区是指跖骨的最近端，包括跖骰关节，位于第四、五跖骨间关节近端，这个区域的骨折多为撕裂性损伤，是足内旋造成的继发性损伤。Ⅱ区是指Ⅰ区至骨干与骨骺的交界部，位于第四、五跖骨间关节处，又称 Jones 骨折。其损伤机制通常为前足的强大外展力施加于干骺端 - 骨干结合处的弯曲力矩。Ⅲ区是指跖骨干近端 1.5cm 的区域，多为应力骨折。Torg 分型将Ⅲ区应力骨折分为 3 型：Ⅰ型为急性损伤型；Ⅱ型为延迟愈合型，常伴有骨膜反应、骨折断端间隙增大或髓腔硬化；Ⅲ型为骨不连型，伴髓腔硬化和骨折缘钝化。一项研究表明，无需区分Ⅱ区和Ⅲ区骨折，因为它们的治疗方法和预后一样。

根据患者的症状，Ⅰ区骨折使用术后鞋、行走靴或短腿行走石膏可取得满意的效果。虽然骨折不愈合时有发生，但是很少引起疼痛，治疗上可手术去除骨块。一项对第五跖骨近端骨折的研究发现，50 例患者平均 44 d 骨折全部愈合，最长的愈合时间为 65 d。将患者随机分配至软敷料包扎组或短腿石膏固定组后发现，行软敷料加压包扎、负重石膏靴固定的患者所需的康复时间比石膏制动的患者短，功能评分比石膏制动的患者高。患者的平均休息时间为 22 d，伤后 6 个月大部分患者恢复到受伤前的活动水平。而另一项研究则证实了使用步行靴代替步行石膏进行治疗的康复时间更短。

Jones 骨折和 Torg Ⅰ型骨折的治疗取决于骨折的类型以及患者对活动的要求。应用非负重短腿石膏固定 6 ~ 8 周，然后负重石膏固定，直至骨折

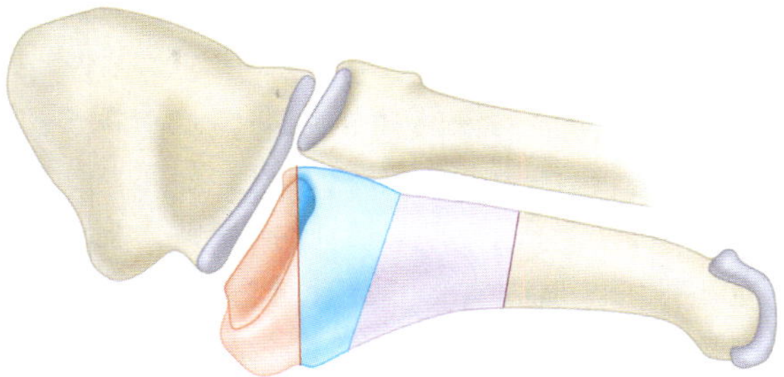

图 88-69 第五跖骨骨折

愈合。对竞技运动员应考虑早期行 ORIF，以缩短功能障碍的时间。即使给予非负重石膏制动 6 ~ 8 周，仍有 7% ~ 28% 的 Jones 骨折会发生不愈合。使用电疗、超声脉冲或骨刺激治疗可以提高此类骨折的愈合率，但对于高水平的运动员来讲，这些方法都不能替代内固定手术。

Ⅲ区骨折系慢性损伤所致，其临床或影像学表现是部分或全部骨髓腔闭塞和骨硬化。非负重石膏固定可以获得满意疗效。通常制动与非负重约需 8 周时间。此类骨折常发生再次骨折。

对于 8 ~ 12 周仍未达到临床愈合的Ⅱ区和Ⅲ区骨折应考虑手术治疗。竞技运动员或其他因工作原因不允许长期非负重制动的人员发生的急性骨折也应考虑手术治疗。Ⅰ区骨折关节内移位且活动量大的患者可以行 ORIF，一般患者没有这个必要（图 88-70）。

对于Ⅱ区 / Ⅲ区骨折，如手术治疗，可采用以下两种术式：①髓内钉固定；②清除髓腔内硬化骨后，骨皮质 - 骨松质条嵌入移植。目前，作者和大多数学者都应用髓内钉技术，但此两种方法均予以介绍，它们都有很高的成功率。作者使用不同的螺钉内固定都取得了成功，包括变螺矩的加压钉、5.5 mm 或更大直径的空心螺钉、低帽（切迹）螺钉等。作者认为固定第五跖骨的螺钉可有多种选择，这决定于术者的偏好和术前测量的髓腔大小，但不推荐使用直径 < 4.5 mm 的螺钉。适合髓腔的最大直径的螺钉可以降低再骨折的风险。一项对 Jones 骨折手术与非手术治疗的研究发现，非手术治疗的患者中约 1/4 后期都接受了手术治疗。另一项研究发现石膏固定的失败率为 44%，手术可以使患者骨折愈合更快、更早

恢复运动。术后再骨折或有症状的骨不连的发生率＜40%。而大多数研究的失败率低于5%，且几乎所有的运动员均恢复体育运动。是否恢复完全活动需要引起注意，因为在影像学显示骨折完全愈合之前，完全活动可导致固定失败。影像学上表现为骨折区域内有骨质硬化或髓腔闭锁的患者，可使用髓内钉固定，但这些患者与无骨质硬化或髓腔闭锁的患者相比，有较高的并发症发生率和较低的满意率。在治疗骨折不愈合或骨折再发时，应考虑向骨折端进行骨松质植骨或骨髓穿刺注射。

髓内螺钉内固定

Donley 等发现腓肠神经，特别是背外侧支，与进钉部位紧密毗邻。因此该方法不能经皮操作，而且必须充分显露，以找出并保护皮神经支。

手术技术 88-15

（Kavanaugh、Brower 和 Mann）

- 切开皮肤，寻找并保护腓肠神经的两个分支——一支在背侧，另一支直接向外，两者很易损伤。如

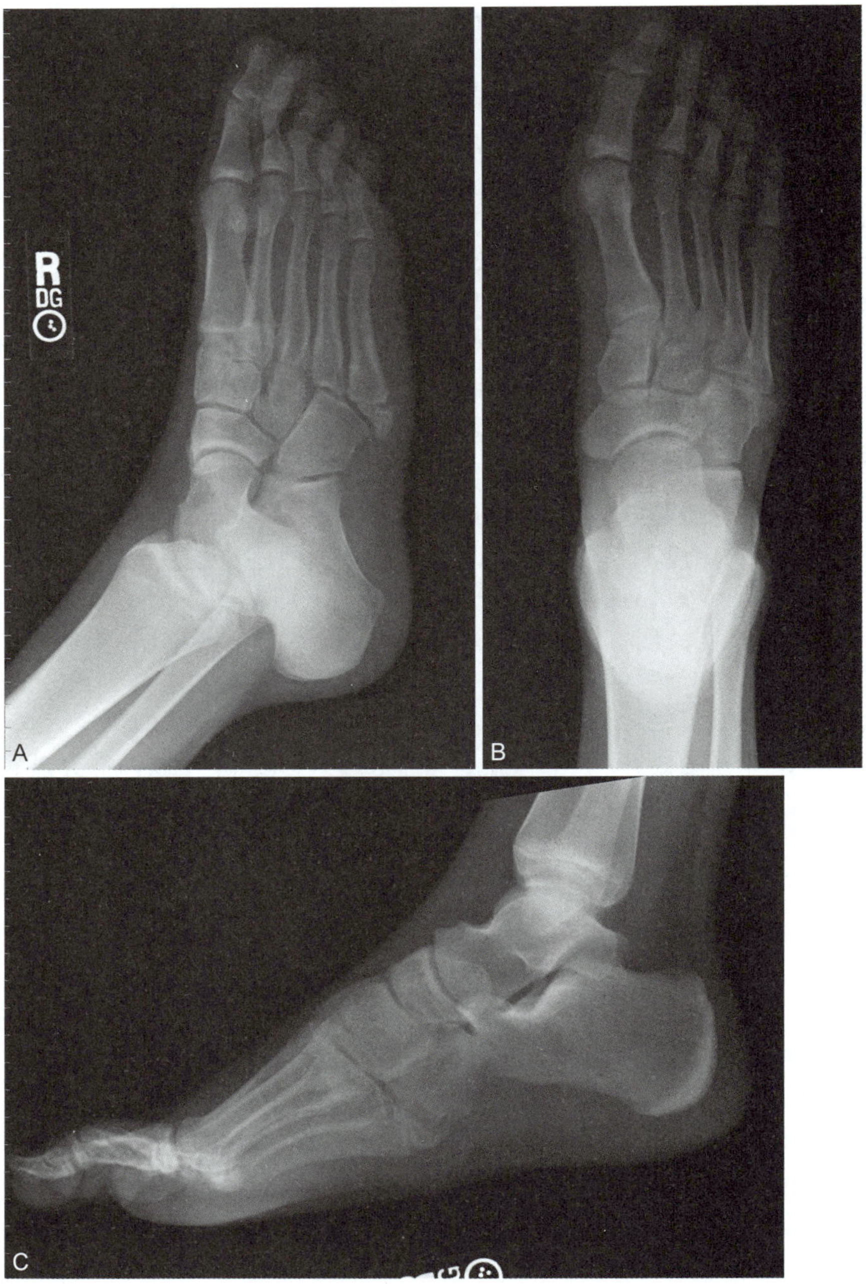

图 88-70 A～C. 第五跖骨Ⅰ区骨折

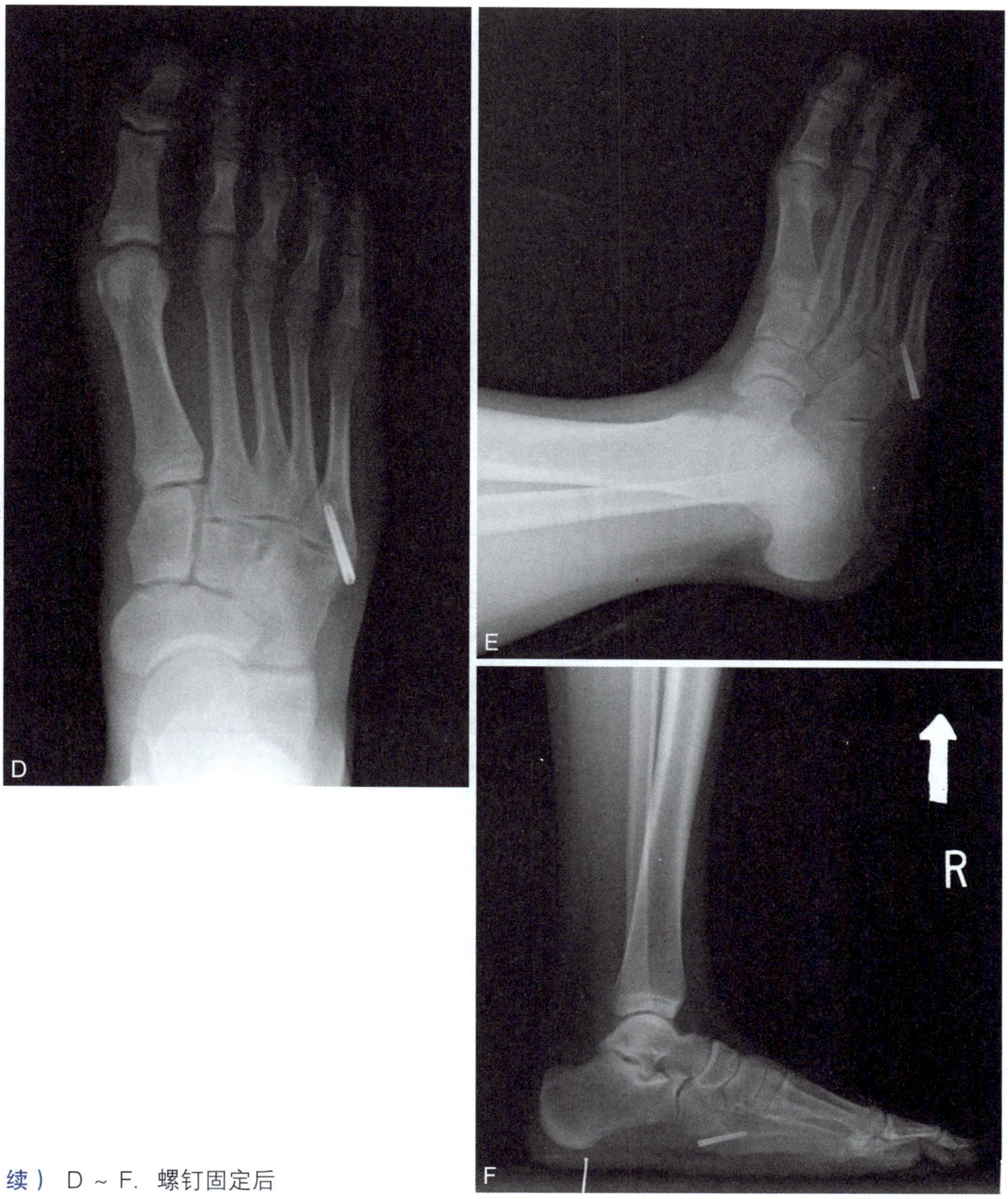

图 88-70（续） D ~ F. 螺钉固定后

果腓骨短肌腱妨碍了钻孔部位，将其部分从骨面提起。

- 先用克氏针找到髓腔。这很困难，而且钻孔时必须与后足平行。开始时略向背侧有助于进入骨的中心。
- 用钻头钻通髓腔，并经前后位和侧位 X 线片确认（图 88-71C）。
- 髓内丝攻可用于测量可放置螺钉的最大直径。
- 根据术中影响预估螺钉长度，沿导针置入螺钉，确认螺钉的钉帽完全包埋且螺钉的螺纹位于骨折部位远端（图 88-71D）。
- 利用 X 线证实螺钉的位置，关闭切口（图 88-71E）。
- 显露不愈合部分，用小骨松质移植可能会改善愈合，也可能不会促进愈合。但如果骨皮质增厚并硬化，作者通常会植入骨松质。

术后处理 应用延至足趾的短腿带衬非行走石膏固定，2 周后更换为行走石膏。骨折临床和 X 线都表现为愈合才允许进行竞技体育活动，通常需要 10 ~ 12 周。

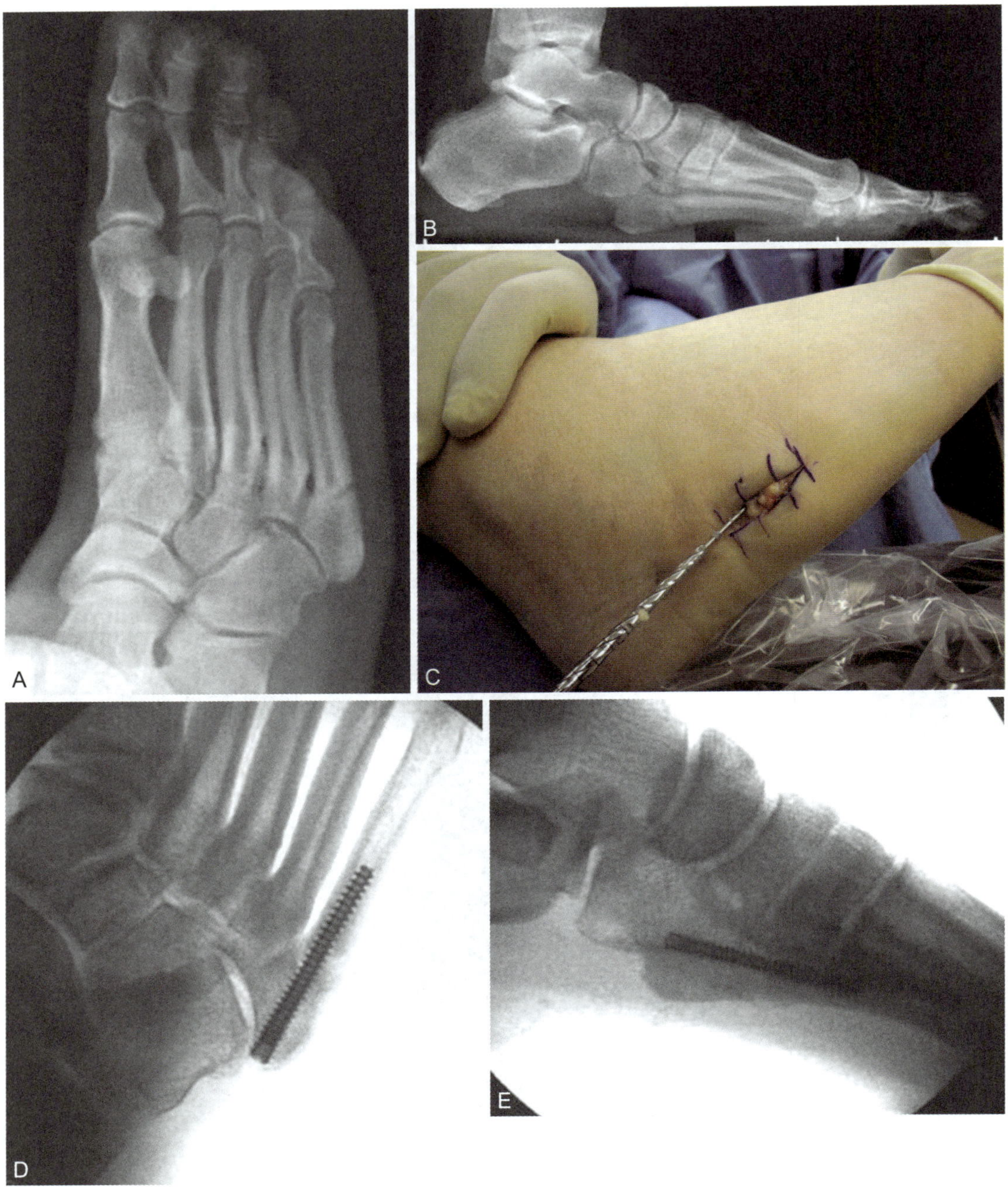

图 88-71 A 和 B. 第五跖骨骨折；C. 经皮拧入螺钉；D 和 E. 固定后（见手术技术 88-15）

嵌入植骨

目前一致认为此种骨折不愈合的处理方法是开通髓腔，去除骨的硬化带。Torg 等认为骨折区域的无结构、硬化骨形成阻碍了骨愈合过程及愈合强度，导致不愈合、延迟愈合或再骨折。他们描述了一种去除硬化骨、重建髓腔连续性的技术，将从胫骨近端或远端取出的骨植入，以利于骨折愈合。

二、第五跖骨远端骨折

第五跖骨远端螺旋形骨折并不少见，常见于舞蹈演员和职业运动员。据报道，其损伤机制为踝关节完全跖屈、足尖站立时足部外缘旋转、滚动。一项针对舞者发生此类损伤的研究将手术治疗和非手术治疗进行了对比，结果发现采用石膏制动或使用绷带控制症状而完全负重不会发生远期后遗症。他们发现即使是移位骨折，石膏固定或绷带包扎完全负重的对症处理也并没有出现远期后遗症。他们报道，1 例延迟愈合，1 例再骨折，但最终都获愈合。所有芭蕾舞演员重返职业演出而不受任何限制，随访时没有患者主诉演出时出现疼痛。非舞蹈演员的此类骨折采用非手术治疗同样可以获得良好的功能结果，其骨折不愈合的发生率为 2%。

三、跖骨应力骨折

很多因素都可引起跖骨应力骨折。多见于女性，尤其在更年期前几年骨质快速吸收期。绝经后的女性常被要求开始负重锻炼，以减少骨量丢失。应力骨折还可见于运动员，尤其是芭蕾演员和常进行冲刺、跳跃活动的运动员，要特别关注停经的女运动员。新兵在最初的几周训练中也容易造成跖骨应力骨折，又称为行军骨折。有感觉和运动神经病变的糖尿病患者、类风湿患者、Charcot-Marie-Tooth 病患者和脑卒中患者都有发病的可能。

患者常注意到在开始跑步或有氧训练后 2 ~ 4 周时第二跖骨颈逐渐出现疼痛，并常肿胀。根据病史和查体应考虑该诊断。症状出现 2 周内摄 X 线片可能为阴性，骨扫描或 MRI 可能有助于可疑病例的诊断。伤后 4 ~ 6 周复查 X 线片一般显示骨膜新骨形成。鉴别诊断包括腓浅神经卡压性神经炎、更近端的跗跖关节病的放射痛，邻近的跖趾关节特发性滑膜炎或劳损性滑膜炎。

第二跖骨近端的应力骨折属于特别难以处理的一类骨折。一项对芭蕾舞演员第二跖骨基底部的研究发现了应力骨折。所有患者经相对休息或石膏制动等非手术治疗后症状缓解。另一项研究发现非舞蹈演员患者非手术治疗有 50% 的骨折不愈合率，经过手术固定后治愈。重要的是要告知患者第二跖骨的应力骨折偶可发生轻度背屈位畸形愈合，身体重量转移至第三跖骨，从而导致第三跖骨存在形成应力骨折的危险。应力骨折极少需要手术治疗。但是对于严重骨畸形愈合的患者，需进行切开复位接骨板内固定术（图 88-72A 和 B）。

第二至四跖骨应力骨折的切开复位内固定术

手术技术 88-16

- 区域或全身麻醉后，使用踝部止血带。
- 沿骨折跖骨的长轴纵行切开皮肤。探查、保护背内侧的（腓浅）神经、背中间的（腓浅）神经和背外侧的（隐）神经。如果骨折位于第二跖骨基底部，要避免损伤位于第二跖骨内侧的腓深神经和足背动脉。
- 轻轻剥离骨膜，显露骨折部分，使用小刮匙清理纤维组织。使用小钻头清除断端硬化骨，使其和新鲜骨折一样有血供（图 88-72C）。
- 如果要植骨，在此处把植骨材料放入骨折处。植骨块大小为 3 ~ 5 cm^2，可从跟骨或胫骨远端取骨。
- 用一个微型钢板固定骨折（图 88-72D）。如果采取植骨，可用低切迹设计的接骨板。此处一般不需要使用锁定板。第二跖骨和第三跖骨的接骨板可以不必预弯，第四或第五跖骨固定时要预弯接骨板，尤其在跖骨有内收时（图 88-72E）。理想状况是每侧（螺钉）穿过 4 层皮质进行固定（图 88-72F 和 G）。
- 如果可能，应缝合骨膜，用 4-0 或 5-0 尼龙线缝合皮肤，必要时可以加缝皮下层。

术后处理 无菌敷料包扎并用带有衬垫的石膏固定。10 ~ 14 d 拆线。负重情况根据骨折的稳定性决定。脉冲电磁场或超声治疗可用于高风险的骨折患者，如第四跖骨和第五跖骨基底骨折的患者，或吸烟或伴有全身性疾病的患者。

并发症

切开复位接骨板内固定最常见的并发症是内固定物突出引起疼痛。一般情况下，接骨板要在手术 1 年后取出，并应处理骨折的各种潜在原因。即使有合适的固定，也可能发生不愈合。一旦发生，应当寻找所有可能的原因，如吸烟、营养不良（尤其是维生素 D 缺乏）、穿鞋不适合以及缺少支具固定，并进行处理。

四、跖骨急性骨折

跖骨骨折的文献相对较少。由于第一跖骨将承重的 1/3 传至前足，所以如果骨折移位明显，应考虑手术治疗。背侧放置钢板易于突出，所以常于跖骨内侧放置钢板。移位较小的跖骨骨折可选用非手术治疗，弹力绷带固定比短腿石膏固定效果好。虽然此类骨折通常能够通过非手术治疗获得较好的

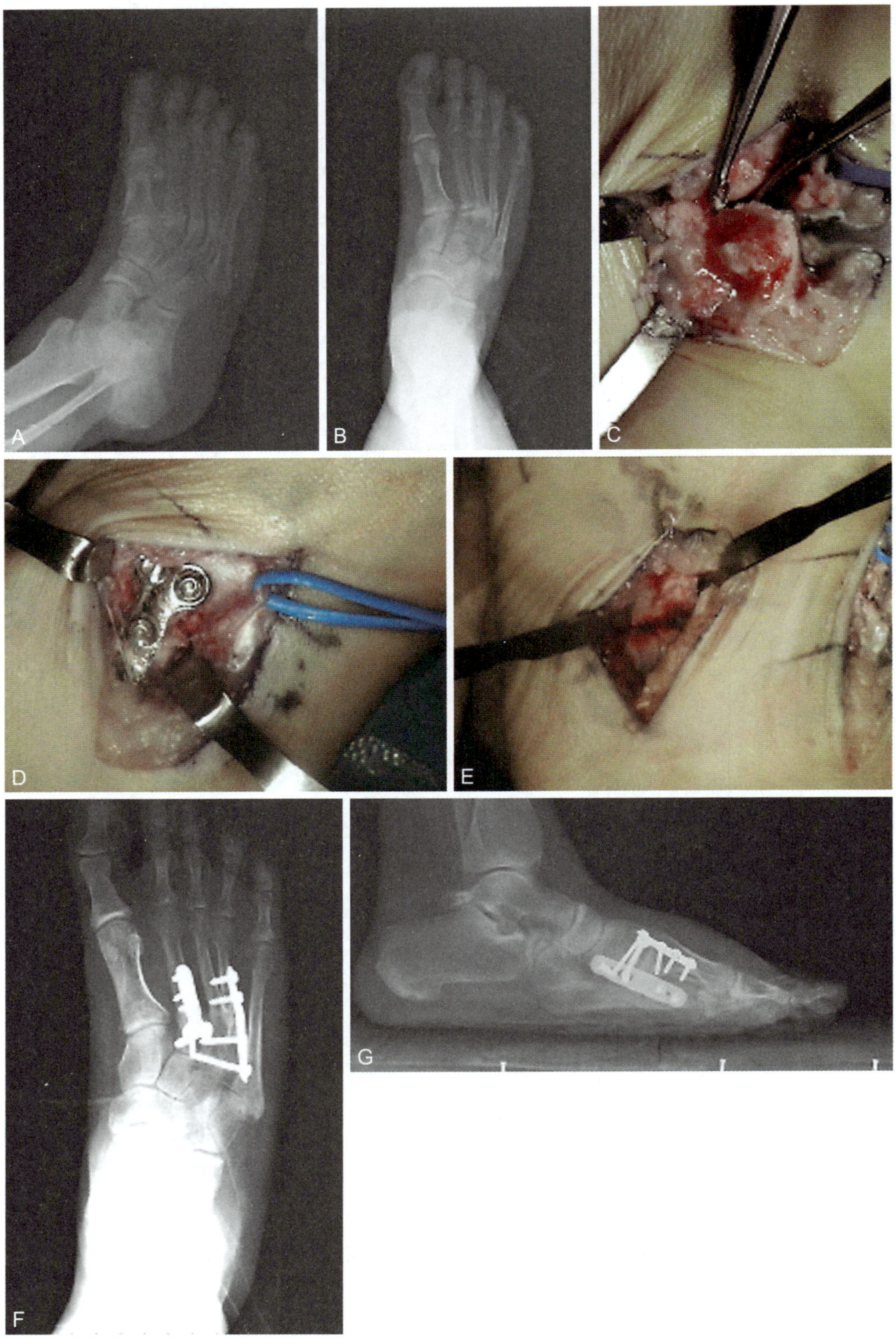

图 88-72 A 和 B. 术前的斜位和正位 X 线片；C. 刮除第二跖骨增生组织，准备骨床，注意足背侧的血管交通和腓深神经；D. 第二跖骨接骨板；E. 显露第四跖骨；F 和 G. 术后正位与侧位像（见手术技术 88-16）

（引自：Murphy GA: Operative treatment of stress fractures of the metatarsals, *Op Tech Sports Med* 14:239,2006.）

结果，但结果评分与体重指数增加呈负相关，女性、糖尿病以及骨折移位超过 2 mm 的患者评分更低。对于中间跖骨的高能量损伤，不论采用何种治疗方法，只有 32%的患者效果良好。导致效果较差的因素包括骨折矢状面移位、开放性骨折和严重软组织损伤。作者的经验是，轻度侧方移位可以接受，但不论跖骨头在矢状面背伸移位或跖屈移位还是跖骨过度短缩，都将导致跖骨疼痛和慢性前足疼痛。鉴于此，推荐经背侧入路行闭合复位和经皮穿针固定。有时，严重的移位需要行 ORIF（图 88-73）。必须注意趾在矢状面的对线，可用手指触摸跖骨头位置，以确定所有跖骨头都在同一平面，从而做出初步评估。

第六节　趾骨脱位

一、踇趾趾间关节脱位

踇趾趾间关节脱位常发生于过伸时，远节趾骨脱位至近节趾骨背侧。趾间关节跖侧的皮肤撕裂很常见，形成开放性损伤。多数脱位可以闭合复位。如果复位困难，可能存在两个妨碍复位的因素：籽骨或趾间关节跖板的嵌顿；踇长屈肌腱可能卡入关

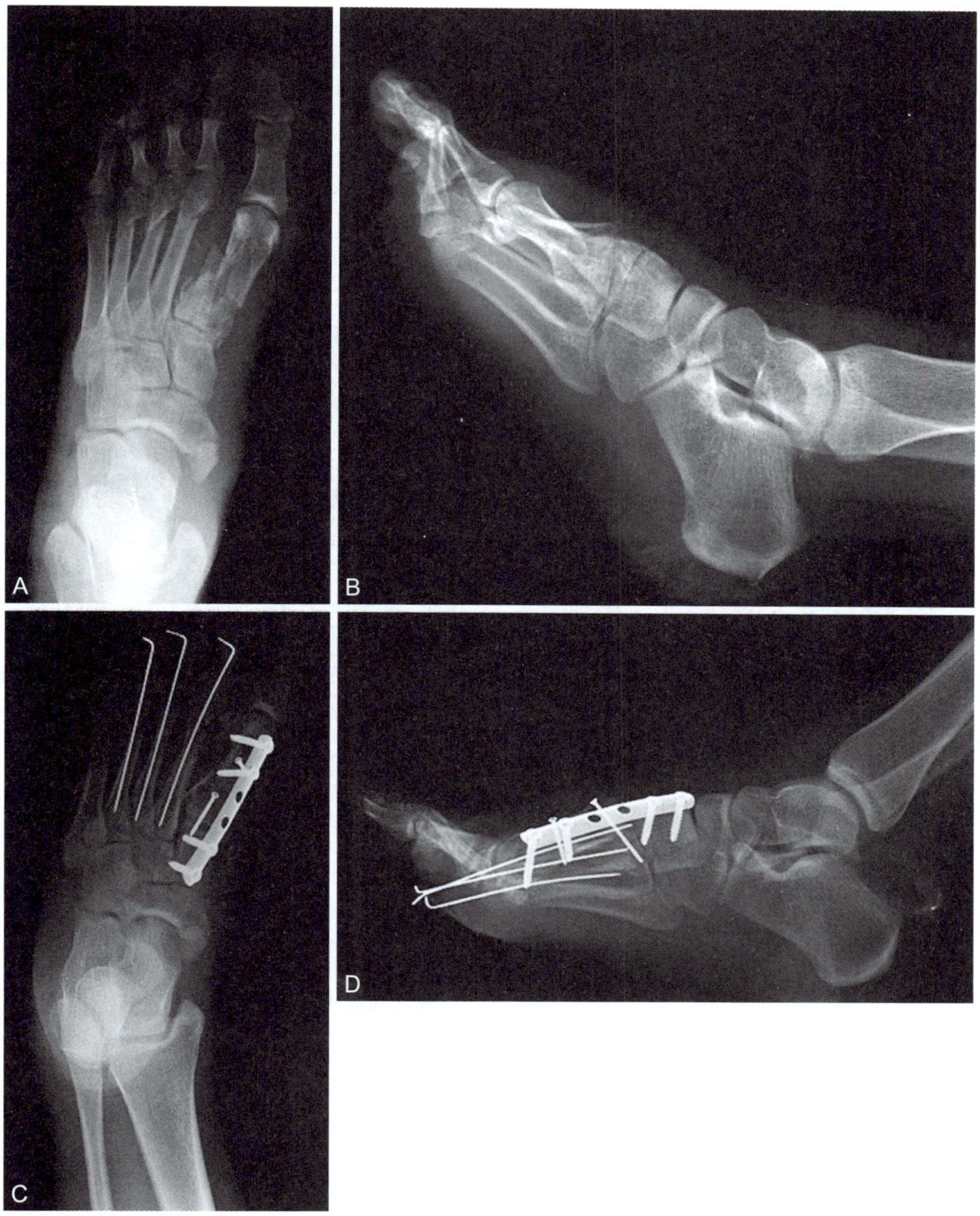

图 88-73　A 和 B. 第一跖骨移位骨折，第二至第四跖骨骨折；C 和 D. 钢板螺钉固定第一跖骨，斯氏针固定其余跖骨骨折

节，但一般不是影响复位的主要因素。总之，至少一侧侧副韧带被撕裂（通常是胫侧）。

姆趾趾间关节脱位分为两种类型。第 1 种：跖板从一侧或两侧趾骨附着部撕裂（常为近侧），嵌入关节，导致趾间关节间隙增宽（图 88-74），但畸形不明显，甚至导致漏诊。第 2 种：更为常见，远节趾骨位于近节趾骨背侧，关节铰锁于过伸状态，畸形明显。跖板内的籽骨影响复位（图 88-75）。

应尝试趾神经阻滞下手法闭合复位。如果没有籽骨或跖板嵌入关节，仅有一条或多条侧副韧带断裂，会很容易复位。沿畸形的轴向先做纵向牵引，远端趾骨到达近端趾骨关节平面后屈曲复位。如果复位后 X 线片显示关节间隙增宽，可能跖板还嵌在关节内，有切开复位的指征。

虽然作者的经验是趾间关节脱位可用闭合方法复位，用胶带与邻趾固定 3 周，效果良好，但有研究显示，几乎所有脱位的趾间关节都需要切开复位。约 30% 的跖趾关节脱位由于闭合方法不能复位而需要切开复位。复位的趾间关节随访时实际上没有症状，但跖趾关节残留的脱位可导致持续疼痛。在多数病例中，跖板因嵌入关节内而妨碍了闭合方法复位。这类损伤可经背侧中线切口进行复位。切开复位用于不可复位的脱位。如果闭合复位后 X 线显示关节间隙增宽，即使临床上姆趾处于正常位置，也有切开复位的指征（图 88-76）。

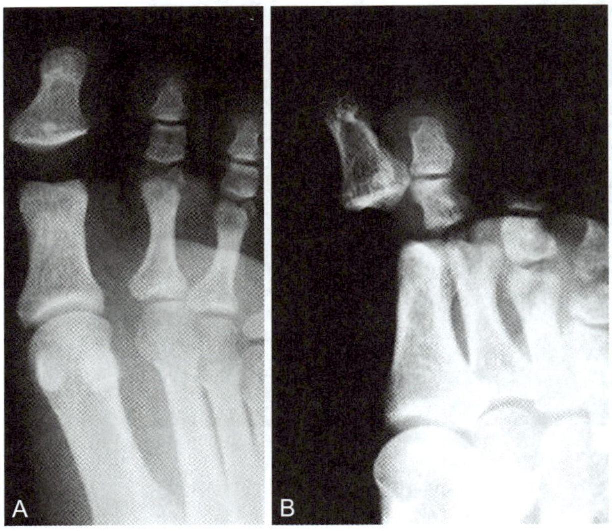

图 88-74 前后位 X 线片显示趾间关节明显增宽；B. 侧位 X 线片看到增宽的关节间隙，远端趾骨并没有过伸

（引自：Miki T, Yamamuro T, Kitai T: An irreducible dislocation of the great toe: report of two cases and review of the literature, *Clin Orthop Relat Res* 230:200,1988.）

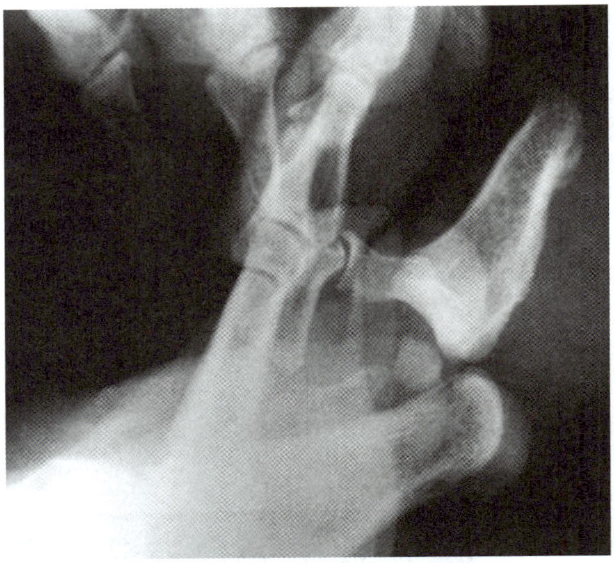

图 88-75 前后位 X 线片表明近节趾骨头和远节趾骨基底重叠

（引自：Miki T, Yamamuro T, Kitai T: An irreducible dislocation of the great toe: report of two cases and review of the literature, *Clin Orthop Relat Res* 230:200,1988.）

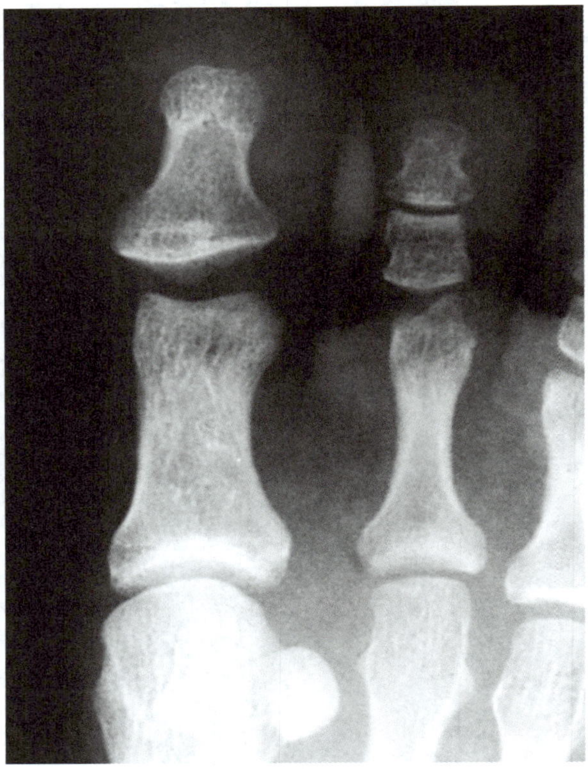

图 88-76 闭合复位后趾间关节间隙仍显示增宽，这是切开复位的手术指征

（引自：Miki T, Yamamuro T, Kitai T: An irreducible dislocation of the great toe: report of two cases and review of the literature, *Clin Orthop Relat Res* 230:200,1988.）

踇趾趾间关节脱位切开复位

手术技术 88-17

- 做背侧倒“L”形切口，横行切口位于关节部，纵行切口在背外侧。保护附着在远节趾骨的踇长伸肌止点。
- 在踇长伸肌腱的一侧找到跖板（如果内有籽骨很易寻找），在其上做 3 ~ 4 mm 长的纵行切口。然后在牵引下复位。
- 如果难以复位，在对踇趾进行牵引的同时，用一小探针或小剥离子将籽骨和跖板拨向远端。
- 如果关节稳定，没有必要经关节穿针固定。如果复位后不稳定，维持关节复位，用一枚或两枚 1.5 mm 直径的克氏针纵向从远端穿入近节趾骨基底部软骨下骨。
- 皮肤外 2 mm 处剪断克氏针，用长度超足趾的带衬短腿石膏固定。

术后处理 应该告知患者休息并抬高下肢 3 d，活动仅限于上厕所，然后扶双拐部分负重行走。3 周时拔除克氏针，穿木底鞋允许可耐受的负重。此时可以开始主动或辅助下趾间关节活动范围练习。第 6 周时允许穿足趾区宽敞的鞋。

术后常见切口边缘坏死和持续肿胀，但经休息、抬高患足，肿胀会消退，这并不是严重问题。伤后趾间关节活动受限也很常见，应该仔细检查最初的 X 线片，因为前足的其他损伤并不少见。

二、第一跖趾关节脱位

第一跖趾关节脱位罕见。受伤机制为踇趾过伸，使第一趾骨移至第一跖骨头和颈的背侧（图 88-77）。第一跖骨头嵌顿于内侧踇短屈肌和踇展肌腱与踇短屈肌外侧头和踇内收肌腱外侧之间。在背侧，第一跖骨头被跖板和跖深横韧带卡住。在跖侧，跖腱膜阻止进一步复位。踇长屈肌腱常位于跖骨头的外侧。Ⅰ型脱位：籽骨间韧带完整，移位到跖骨颈背侧，不能闭合复位。Ⅱ A 型损伤：籽骨间韧带断裂，籽骨分离；Ⅱ B 型损伤：籽骨间韧带完整，籽骨骨折，多见于胫骨侧籽骨骨折，远端骨块向远端移位（图 88-78）。

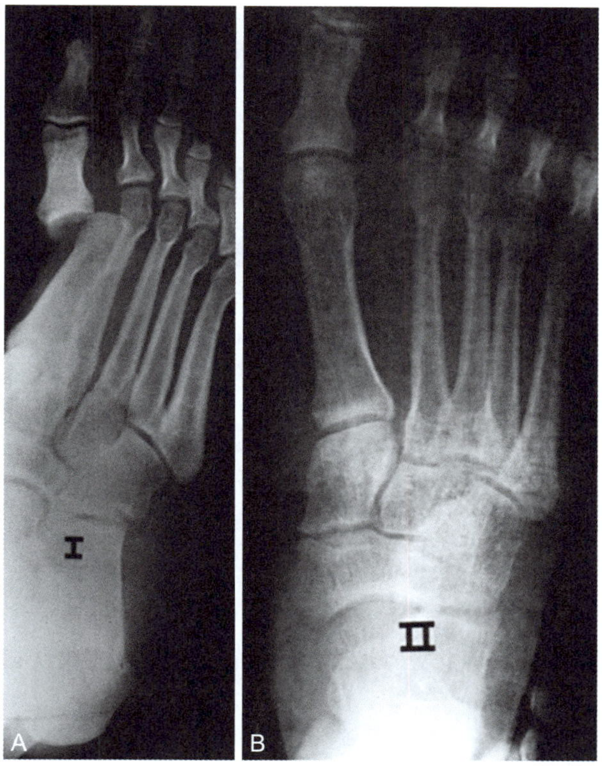

图 88-77 第一跖趾关节的背内侧脱位
A. 闭合方法不能复位；B. 切开复位后关节稳定

有研究报道了 11 例跖趾关节的复杂脱位。跖跗关节损伤常同时存在，超过一半的这类损伤为开放性脱位，需要开放清创并复位。1 例闭合损伤需要切开复位，其余 5 例经闭合方法复位。1 例患者过早地恢复了慢跑而导致脱位复发。在平均随访 7 年时，除 1 例外所有患者都主诉跖趾关节活动受限，但还未到不能工作或锻炼的严重程度。许多患者跖侧感觉敏感，4 例需要一直使用支具。

据 Jahss 的观点，如果籽骨间韧带没有断裂，踇趾的背侧脱位几乎不可能闭合复位。然而，如该韧带断裂，伴有内外侧籽骨的广泛分离，或其中 1 个籽骨横行骨折，脱位通常可以闭合复位。作者推荐正中内侧入路。

正中内侧入路切开复位

手术技术 88-18

- 以第一跖趾关节为中心，在踇趾上做 5 cm 长的内侧纵行切口。只对皮肤做锐性分离，以避免损伤任何移位的皮神经。

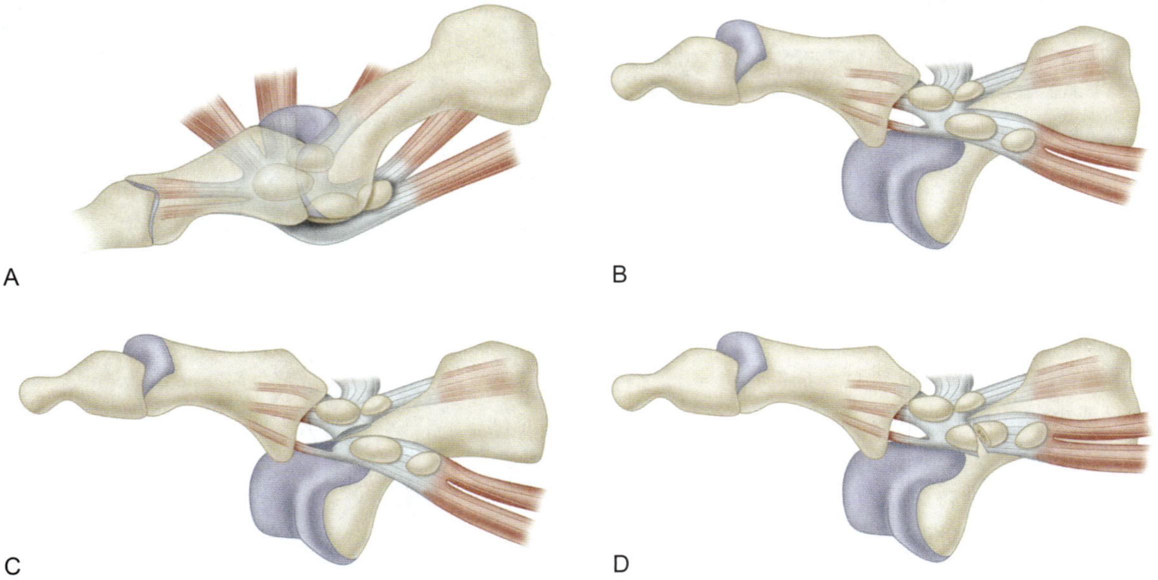

图 88-78 A. 第一跖趾关节正常解剖；B. Ⅰ型脱位；C. ⅡA 型脱位；D. Ⅱ B 型脱位

- 与踇外翻矫形手术一样，掀起背侧皮瓣，检查侧副韧带、跖板及其内的籽骨和背侧关节囊的损伤程度。
- 踇趾过伸位牵引，用一个小的骨膜剥离子引导在第一跖骨头上的近节趾骨基底复位。
- 然后用可吸收缝线修复侧副韧带（通常是内侧）和背侧关节囊。
- 通过轻轻屈伸跖趾关节和屈伸踝关节以对踇长屈肌腱产生拉力，评价跖趾关节的稳定性。
- 如果复位不稳定，用一枚细克氏针穿过关节维持复位。手术后 3 周拔除克氏针。
- 去掉止血带，仔细止血，不可吸收缝线间断缝合关闭切口。

术后处理 厚敷料包扎前足，维持踇趾与跖骨头的正常关系并背伸 10° ~ 15°，用超过足趾的短腿石膏固定。最初 3 周内可以扶双拐部分负重，3 周后去除石膏，穿足趾区宽敞的鞋完全负重。然后开始主动和辅助下进行第一跖趾关节活动，在第一趾蹼用间隔物维持 3 周。第一跖趾关节长期活动范围可能减少，但几个月后应增加功能活动。

三、第一跖趾关节扭伤

如果施加于第一跖趾关节的过伸外力不足以导致脱位，则可能导致关节扭伤，即草皮趾。该病常为运动性损伤，在前足背伸时受到轴向负荷而发生（图 88-79）。草皮趾被分为：1 级——微小牵拉，跖侧 / 内侧触痛，无瘀斑，关节活动范围极少受限；2 级——跖板部分撕裂，伴有肿胀、瘀斑和活动受限，患者跛行；3 级——跖板完全性撕裂，可能伴有籽骨骨折或二分籽骨分离，患者无法负重。影像学检查会发现近节趾骨撕脱骨折、跖骨压缩骨折或籽骨骨折。同时可能发生籽骨向近端移位，与健侧影像学检查进行对比更容易发现异常。透视下检查关节会发现籽骨在关节背屈时不移动，提示跖板破裂，与对侧进行对照时更为明显。尸体研究表明，在应力位侧位片下测量籽骨远端边缘到近节趾骨最近端边缘的距离时，发现与对侧相比存在 3 mm 的距离差异提示跖板复合体四条韧带中的三条发生损伤。MRI 能显示破裂的跖板（图 88-80）。1 级和 2 级损伤通常接受非手术治疗，包括早期休息、后续的关节活动和使用全长的坚硬碳素板进行保护。如果患者症状持续存在，应进一步检查排除其他情况，如跖骨头骨软骨病变、游离体、籽骨骨折或跖板破裂。3 级损伤早期使用石膏或支具靴进行制动，极少需要手术进行跖板修复。

草皮趾损伤的随访发现，50% 的患者仍然有一定程度的疼痛和僵硬。在一项包括 19 名患者的研究中，9 名患者接受了手术治疗，除 2 名患者外，其余患者均恢复了全量的体育活动。

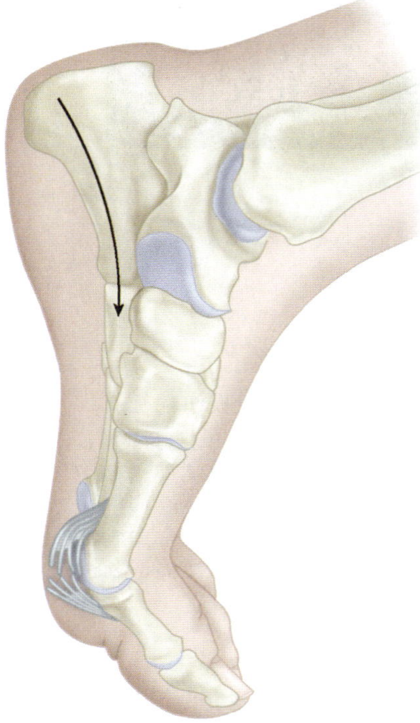

图 88-79 前足背伸状态下受到轴向负荷，发生草皮趾损伤

跖板修复术（Anderson）

手术技术 88-19

- 做内侧和足底外侧切口，对跖板进行完整评估（图 88－81A）。
- 于内侧辨认并保护足底内侧神经（图 88－81B），同时向深部分离，以显露跖板破裂部位。
- 经足底外侧切口时，小心避免损伤足底趾总神经和蹈趾分支。
- 显露跖板缺损部分。
- 将缝线穿过两个切口，修复关节囊，在足趾跖屈 15° 时打结（图 88－82A ～ C）。如果近节趾骨没

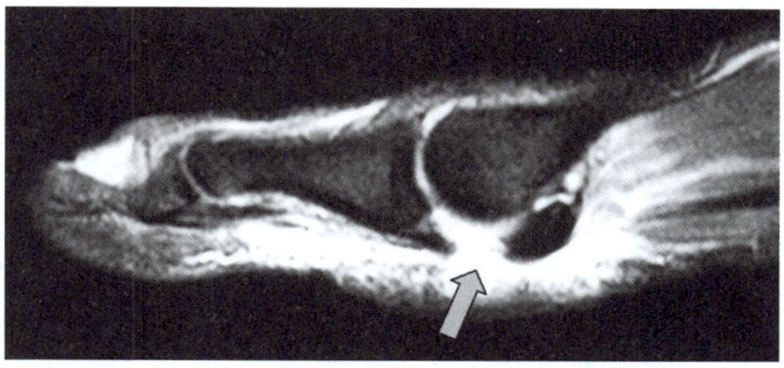

图 88-80 一名疑似草皮趾损伤的优秀运动员的矢状面快速回旋 MRI 结果显示跖板紊乱（箭头所指）和第一跖骨头全层软骨缺失

（引自：McCormick JJ, Anderson RB: The great toe: failed turf toe, chronic turf toe, and complicated sesamoid injuries, *Foot Ankle Clin* 14:135, 2009.）

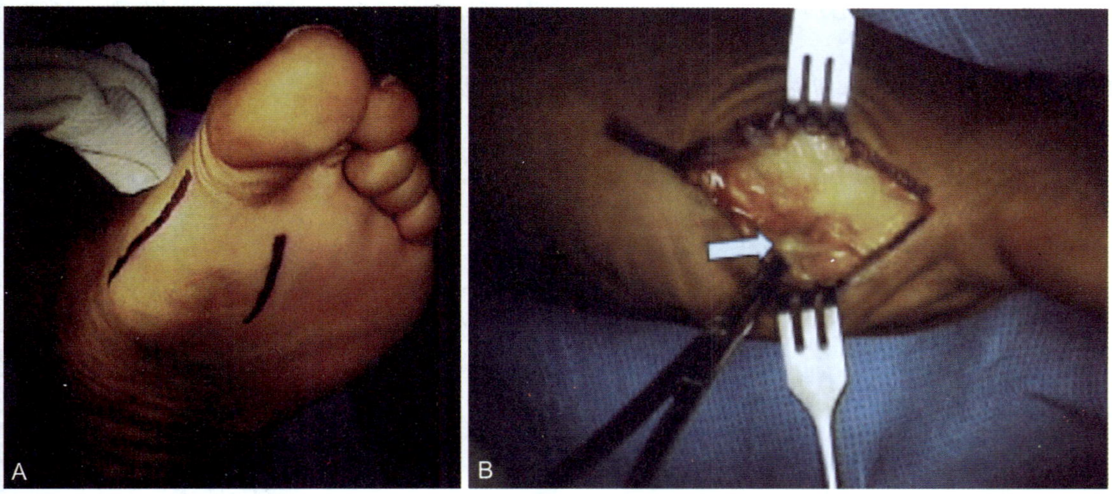

图 83-81 手术修复草皮趾损伤

A. 切口位置；B. 内侧显露，箭头指示足底内侧趾神经（见手术技术 88－19）

（引自：McCormick JJ, Anderson RB: The great toe: failed turf toe, chronic turf toe, and complicated sesamoid injuries, *Foot Ankle Clin* 14:135, 2009.）。

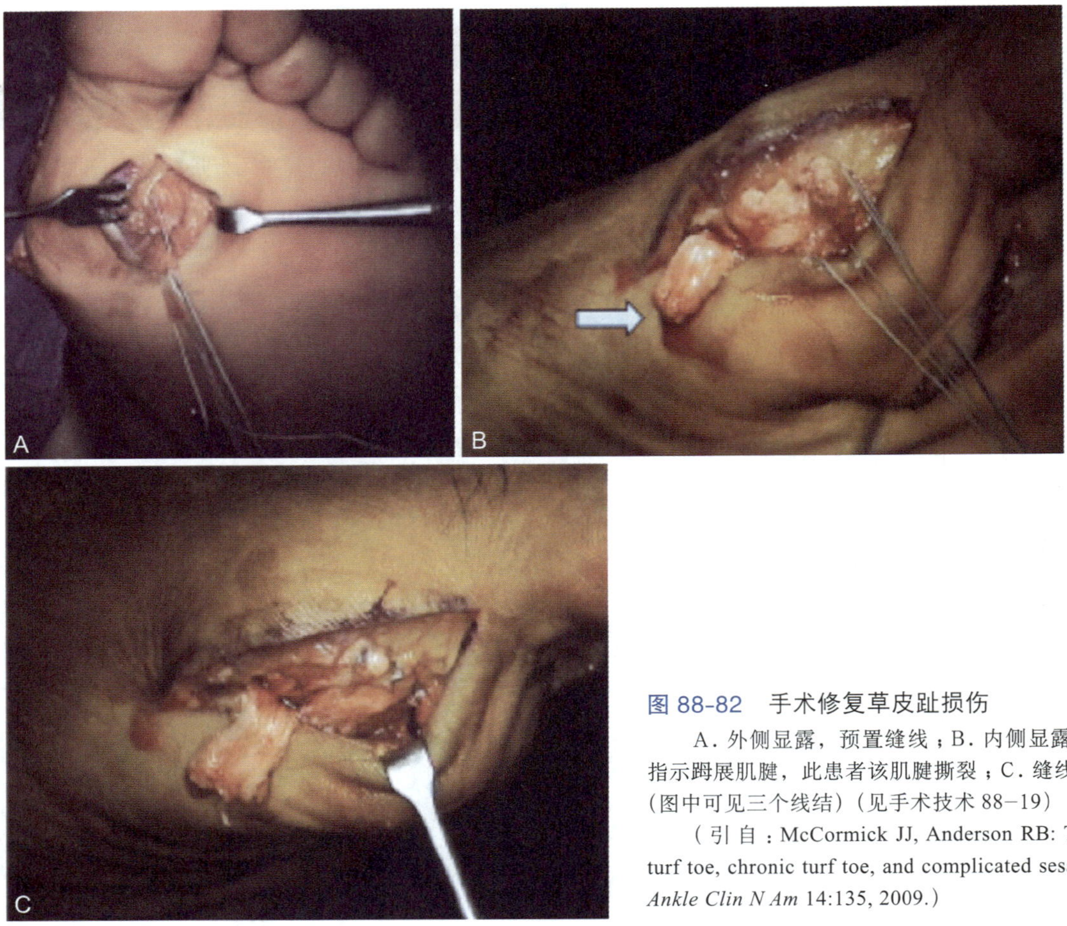

图 88-82 手术修复草皮趾损伤

A. 外侧显露，预置缝线；B. 内侧显露，预置缝线。箭头指示踇展肌腱，此患者该肌腱撕裂；C. 缝线打结后的内侧视图（图中可见三个线结）（见手术技术 88-19）

（引自：McCormick JJ, Anderson RB: The great toe: failed turf toe, chronic turf toe, and complicated sesamoid injuries, *Foot Ankle Clin N Am* 14:135, 2009.）

有足够的组织用以直接修复，可能需要使用锚钉缝线或制备骨通道。

- 如果发生籽骨骨折或二分籽骨分离，可能需要施行籽骨部分或完全切除。修复软组织缺损，如果缺损过大无法直接修复，则施行踇展肌转位。

术后处理 足趾在 5° ～ 10° 的跖屈位进行固定，患者免负重。对于依从性强的患者，可以在术后 1 周开始小心活动关节，避免过度背伸。术后 4 周可以在支具靴保护下开始负重，此时仍要小心活动关节。约 1 个月以后可以改穿全长碳素板鞋。完全康复需要 6 ～ 12 个月。

第七节 趾骨骨折

趾骨骨折很少需要手术治疗，大多数趾骨骨折可用非手术方法治疗。如果关节内骨折块明显累及踇趾趾间或跖趾关节，则需要行 ORIF，以防止畸形和关节退行性变。显露骨折部位和关节，解剖复位骨折，并用电钻将 1.2 mm 直径的细克氏针用作内固定（图 88-83）。针尾折弯留于皮外，一般术后 3 ～ 4 周去除。另外，小螺钉也可用于固定骨折块。

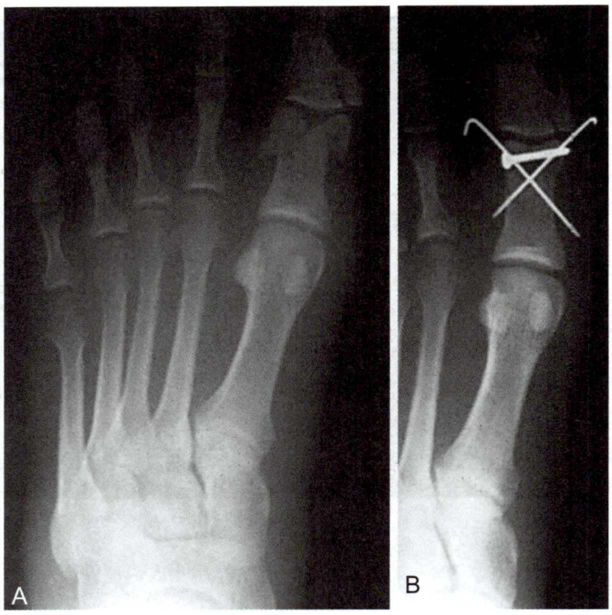

图 88-83 趾骨骨折。术前（A）和术后（B）X 线片

不需要石膏固定，软组织愈合后可在保护下负重。

第八节 籽骨骨折

高能量损伤引起的跖趾关节脱位中常见踇趾的籽骨骨折。籽骨慢性应力骨折常见于长跑运动员及芭蕾舞演员，并难以诊断，也难以与踇趾籽骨的其他疾病相鉴别。内侧籽骨更易受损伤，因为它一般比外侧籽骨大，而且位于跖骨头下。据报道，5%～30%的人为多分籽骨，但无症状。二分籽骨可见于双足，但对侧足籽骨无分裂并不能绝对证明为骨折，患足的症状可能是来自二分籽骨软骨结合部位。骨折和二分籽骨多见于内侧籽骨。

有两个特征可用于鉴别骨折和二分籽骨：①籽骨骨折一般分为大体相等的两块，而二分籽骨一般表现为一大一小两部分；②二分籽骨边缘光滑，而骨折的籽骨边缘不规则。应注意到二分籽骨结合部位的单纯分离可能会产生与籽骨骨折类似的症状。如果骨折移位不明显，需要与籽骨骨折鉴别的有疼痛性二分籽骨、骨软骨剥离以及籽骨的缺血性坏死。

籽骨骨折的受伤机制可以是直接的，通常由于作用于籽骨的垂直暴力，产生粉碎性多块骨折；也可以第一跖趾关节过伸的间接暴力，常见于橄榄球和足球运动员。查体通常表现为籽骨部位的压痛和肿胀，踇趾背伸受限，被动背伸踇趾时疼痛。患者步距缩短，下楼时患足在前。X 线片应包括标准正、侧位。拍侧位 X 线片时前足轻度旋前，以使籽骨显像清楚。籽骨内斜位像有助于内侧籽骨的评估，外斜位像有助于外侧籽骨的评估。另外，籽骨轴位像对伴发于籽骨骨软骨炎的硬化和关节间隙狭窄的显示很有帮助。MRI 和 CT 扫描也有助于诊断，核素骨扫描对诊断帮助很大。在解释骨扫描增强活跃区时要小心，因为相当比例（26%～29%）的无症状人群有一些增强活跃区，并且双足间的差异显著。

一、治疗

严重移位的内、外侧籽骨骨折一般伴有跖趾关节的脱位或创伤性半脱位，可自行复位。籽骨移位明显伴有踇短屈肌腱撕裂时，患者通常难以忍受。如果籽骨骨折块大小均等并且移位明显（> 5 mm），需要按下述入路进行 ORIF。内固定一般使用微型螺钉（图 88-84）或 18 号钢丝环绕籽骨的远近极，然后在籽骨表面“8”字走行。从跟骨或胫骨远端的踝上区域取骨进行植骨有助于骨折愈合。

对于轻度移位和非移位的籽骨骨折及籽骨应力骨折，初期可用石膏结合踇趾夹板制动 3 ～ 4 周。如果症状无缓解，有必要再固定 3 ～ 4 周。在此之后，在运动鞋内放置全长硬质碳素板和舞蹈演员使用的支具内衬保护足趾。如果这样治疗仍无效，应考虑手术治疗。以下是手术治疗可选择的方案：①籽骨完全切除；②部分切除痛性二分籽骨或不愈合的籽骨；③骨松质植骨以促进愈合。虽然传统上作者将非手术治疗失败的籽骨切除，但内侧籽骨在增加踇短屈肌的力臂和功能以及保护踇长屈肌腱中均有重要作用。

作者拥有切除痛性二分籽骨的小块籽骨或保留不愈合主体籽骨的经验。如欲实施部分籽骨切除术，应在术前告诉患者残留的籽骨也可能需要再切除。不论选择何种治疗方法，修复踇短屈肌的活动装置都至关重要。一项研究表明，切除籽骨近侧极的患者均返回运动场。籽骨完全切除的适应证包括没有大骨块且关节软骨丢失的粉碎性骨折，无论骨折位于籽骨的关节侧或是与跖骨头表面相对的一侧。

一项研究回顾了爱好运动的患者的籽骨切除术，发现运动员平均术后 7.5 周可恢复运动，其余人在术后 12 周恢复运动。并发症包括 1 例踇内翻和 2 例瘢痕神经瘤样变。另一项籽骨切除的报道发

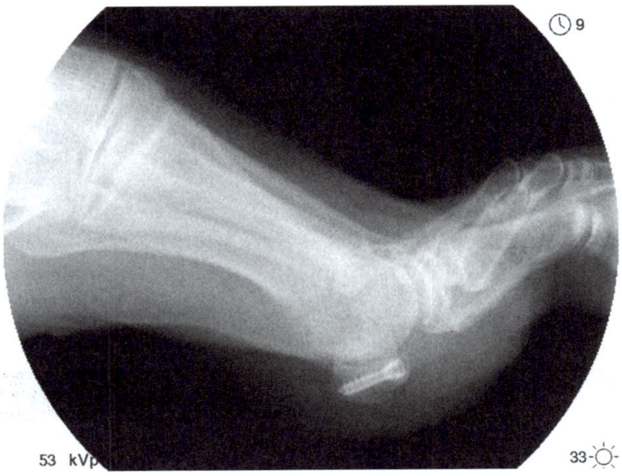

图 88-84 籽骨骨折微型螺钉固定（见正文）

（引自：Pagenstret GI, Valderrabano V, Hintermann B: Internal fixation of the sesamoid bone of the hallux. In Pfeffer G, Easley M, Frey C, et al, editors: *Operative techniques: foot and ankle surgery*, Philadelphia, Saunders, 2009.）

现，90% 的患者术后活动恢复到了术前水平，没有患者出现跗内翻和跗外翻。在最近的一篇报道中，24 例患者中的 22 例在籽骨切除后恢复到了受伤前的活动水平，1 例发生了跗外翻。

籽骨切除术

手术技术 88-20

- 以中线稍跖侧为中心，做一内侧纵行切口，沿皮肤切口走行纵行切开关节囊。
- 检查籽骨的关节内部分，明确软骨的质量以及骨折块的活动度。
- 检查跖骨头的跖侧面，看是否有软骨损伤。
- 经关节外入路到达籽骨，注意保护到达跗趾的跖内侧固有神经。该神经在跗展肌的腱腹交界处的跖侧发出。
- 将神经牵拉至跖侧。
- 经籽骨做切口，行全部或部分籽骨切除。
- 用 2-0 不可吸收尼龙线修复跗短屈肌的缺损。如果留取部分籽骨，用缝线或微小锚钉将跗短屈肌腱固定到残留籽骨的骨松质面。
- 2-0 可吸收缝线修复关节囊，尼龙线缝合皮肤。

术后处理 厚敷料包扎，用带趾板的短腿石膏固定。2 ~ 3 周穿行走支具开始负重，并开始练习跖趾关节活动，8 周时可以允许轻微地慢跑。

Anderson 和 McBryde 报道了用自体骨移植治疗 21 例跗趾籽骨不愈合患者的经验。除 2 例外全部骨性愈合，多数患者疼痛消失，恢复了伤前活动水平。他们推荐对合适的患者实施植骨，而不应切除籽骨。

籽骨不愈合的骨移植

手术技术 88-21

(Anderson 和 McBryde)

- 以跖趾关节为中心，沿第一序列的内跖侧做 5 cm 的纵行皮肤切口。辨认关节囊和跗展肌腱，随后沿皮肤切口方向切开，进入跗趾内侧籽骨背侧的关节。
- 牵开显露每个籽骨的关节面。
- 当软骨破坏严重时应予以切除。
- 如果关节面完整（通常都是如此），则经关节外入路进行植骨。
- 经相同皮肤切口，向跖侧分离至跗展肌腱，关节外显露内侧籽骨。小心避免损伤趾神经。
- 锐性剥离骨膜，在籽骨中部确认不愈合的骨折。可在不愈合部见到骨折块的活动。
- 小心避免损伤关节面，用牙科小刮勺刮除纤维组织和坏死组织，并留取做病理检查。
- 用自体骨填塞缺损，可在第一跖骨头内侧突经皮质开窗局部切取自体骨。由于肌腱扩展部包绕籽骨，近侧和远侧骨折块仍然紧密对位。
- 重新对合骨膜，用可吸收缝线关闭切口。

术后处理 患者术后立即用短腿石膏夹板固定，整个跗趾制动，患者术后 3 ~ 4 周不负重，其间使用短腿行走石膏固定，保持跗趾制动。8 周时拆除石膏。使用内侧纵弓软托和硬底鞋。如果症状允许，轻度被动活动范围锻炼后开始主动锻炼。

二、籽骨骨软骨炎

籽骨骨软骨炎的特征是籽骨畸形，伴不规则骨密度增高区形成的碎片。这可在籽骨轴位片或 CT 扫描中清楚显示。尽管确切病因尚不清楚，但创伤可能是最常见的原因。与所有籽骨疾病相同，在向患者推荐手术治疗前应尝试非手术方法，包括采用在籽骨下方悬空垫高或舞蹈演员鞋垫以及全长硬质碳素鞋垫。

三、籽骨其他病变

籽骨相关的其他病变包括籽骨炎。但对籽骨炎了解不多，并且是一个模糊的诊断。另外，只有在所有非手术治疗措施无效后才应考虑手术治疗。关节炎、顽固性足底角化症和神经卡压症可能也与籽骨有关。

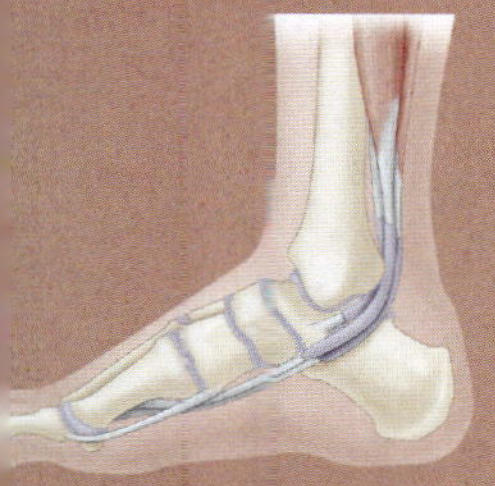

第 89 章 踝关节运动损伤

著者：David R. Richardson
译者：魏　民　齐　玮
审校：宋卫东　陈炳豪

创伤除了可以导致踝关节骨折与脱位外，还往往伴随如下 3 种形式损伤：①严重的急性韧带损伤伴关节功能障碍；②日积月累的踝关节“过度使用”，导致踝韧带不断发生微损伤和慢性踝关节功能障碍；③踝关节原有病变加重。同时，虽然有些损伤是由于创伤引起，但创伤可能并不具有特异性，并且损伤造成的症状可能已经缓解（例如踝关节软骨软化或剥脱性骨软骨炎）。很多关节问题可能不是创伤造成的，但可能会因竞技运动、娱乐活动或专业运动加重。我们已在第 48 章对这一理论进行了讨论。

第一节　急性韧带损伤

急性踝关节韧带损伤 85% 由扭伤引起，而扭伤中 85% 为外侧的内翻损伤所致。踝关节损伤占所有运动损伤的 14% ～ 21%，在篮球和足球运动损伤中的发病率分别高达 40% 和 25%。参加排球和足球运动同样存在较高的踝韧带损伤发生率。当参加同种体育运动时，女性踝关节损伤发病率高于男性。但男性更容易发生内侧踝关节及下胫腓联合损伤。大于平均的体重、身高、体重指数和参加篮球、劲舞、橄榄球等竞技活动均是踝关节损伤的高危因素。

根据 O’Donoghue 分类，踝关节韧带损伤可分为轻微韧带拉伤（Ⅰ型扭伤）、不全韧带撕裂（Ⅱ型扭伤）及一条或多条韧带完全断裂（Ⅲ型扭伤）3 类。Clanton 和 McGarvey 建议一种更加实用的分型，该分型以应力检查和功能等级判断患者踝关节的稳定性为基础（框 89-1）。足外翻和外展可导致三角韧带的撕裂，但更常见的是内翻应力造成踝关节外侧韧带断裂。应充分掌握踝关节周围的韧带和肌肉解剖结构，以进行踝关节损伤的诊治。

一、解剖

踝关节内侧前后部的稳定性主要依靠坚韧、扁平的三角韧带来维持，该韧带由五部分组成。三角韧带的深层最为重要，可强有力地阻止踝关节外翻。其由前后胫距韧带组成，附着于内踝下丘及距骨体部（图 89-1），位于踝关节囊内而非囊外。深层的后胫距韧带在三角韧带复合体中力量最强。三角韧带的浅层由其他三束韧带组成，即前侧的胫舟韧带、中间的胫跟韧带和后部的后距胫韧带。三角韧带的深浅两层共同阻止距骨过度外翻及前倾。

踝关节外侧的三条主要韧带存在解剖变异（图 89-2）。距腓前韧带厚 2 ～ 2.5mm，长 15 ～ 20mm，宽 6 ～ 8mm，后方附着于外踝前缘，前方附着于距骨颈，踝关节前外侧关节囊延伸于此。距腓前韧带是踝关节最薄弱、最容易损伤的外侧韧带，其主要功能是防止踝关节中立位时距骨前倾。跟腓韧带长 20 ～ 25mm，厚 3 ～ 4mm，宽 6 ～ 8mm，力量强于距腓前韧带，上端附着于外

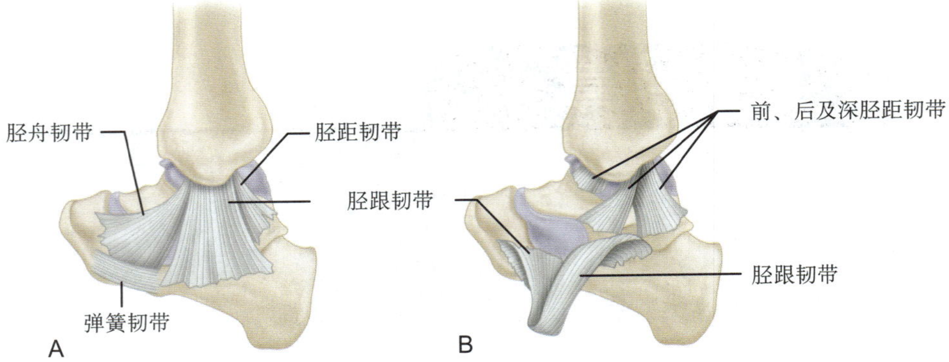

图 89-1 踝关节内侧解剖显示三角韧带浅层（A）和深层（B）

框 89-1 踝关节韧带损伤的分型和治疗方案（Clanton 和 McGarvey）

Ⅰ型：临床检查踝关节稳定（必要时麻醉下进行），对症治疗

Ⅱ型：前抽屉试验和（或）距骨倾斜试验（+）提示踝关节不稳

1 级：非运动员或老年患者，功能性治疗

2 级：运动员或对踝关节功能要求高的患者

A 型：踝关节应力位 X 线片（−）——功能性治疗

B 型：踝关节应力位 X 线片（+）——手术治疗

C 型：距下关节不稳（+）——功能性治疗

（引自：Clanton TO, McGarvey W: Athletic injuries to the soft tissues of the foot and ankle.In Coughlin MJ, Mann RA, Saltzman CJ, editors: *Surgery of the foot and ankle*, ed 8, Philadelphia, 2007, Elsevier.）

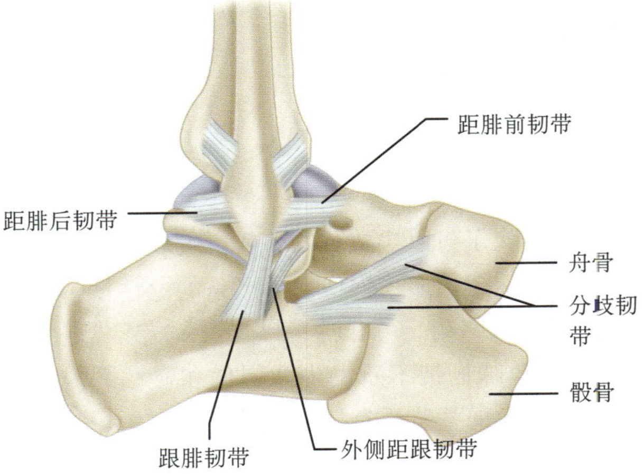

图 89-2 踝关节外侧韧带

踝尖，逐渐延伸至腓骨肌腱，下端附着于跟骨外侧面，它是唯一位于关节囊外的外侧韧带。距腓后韧带是最强的外侧韧带，长 30mm，宽 5mm，厚 5 ~ 8mm，前部附着于腓骨后转子窝，后部附着于距骨后外侧突。分歧韧带对维持踝关节稳定并无作用，但是损伤后与外侧韧带损伤表现极其相似，易被误诊为外侧韧带损伤。分歧韧带近端附着于跟骨前突，远端呈“Y”形分布，附着于骰骨背内侧及舟骨背外侧。

胫腓骨远端正常解剖关系的维持主要靠四条韧带（图 89-3）。前下胫腓联合韧带内侧附着于胫骨结节前方，向下外侧延伸，止于腓骨前方。偶尔，异常分支（Baxter 韧带）止于腓骨远端，可与距骨前外侧发生撞击。后下胫腓联合韧带是维持下胫腓关节最强大的韧带（骨间膜不是该韧带的组成部分），几乎与前下胫腓联合韧带走行方向相同。胫腓下横韧带较深，位于后下胫腓联合韧带的下方，前方与距骨后外侧形成唇样结构，有效地加深了胫距关节接触面。胫腓骨间韧带附着于胫骨与腓骨下端的粗糙骨面，向周围伸展为骨间膜。当踝关节背伸时，胫腓骨间膜有助于腓骨平移、旋转和向近端移位。上述韧带复合体使得腓骨可以承担 16% 的轴向负重。

二、诊断

认真细致的体格检查有助于避免误诊。临床上应全面仔细地触诊与踝关节疼痛密切相关的如下结构：距腓前韧带、跟腓韧带、分歧韧带、下胫腓联合韧带、三角韧带，内外踝，第五跖骨基底部和第三腓骨肌至第五跖骨基底部背侧止点，跟骨前突、距骨外侧突，跟腱、腓骨肌腱、胫后肌腱、䠀长屈肌腱、趾长屈肌腱。Frey 等将体格检查与 MRI 对比发现，体格检查对Ⅲ度踝关节韧带损伤的确诊率高达 100%，而对Ⅱ度损伤的确诊率仅为 25%。临床上经常忽略Ⅱ度踝关节韧

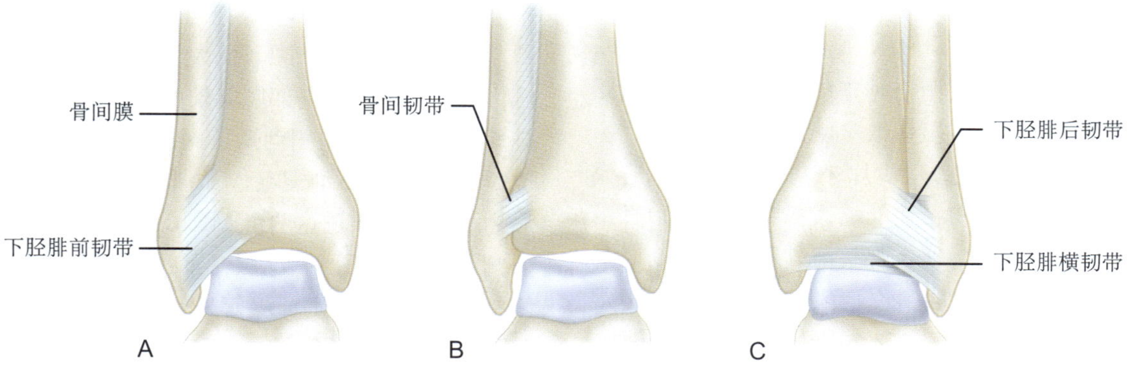

图 89-3 下胫腓联合
A 和 B. 前面观；C. 后面观

带损伤。Van Dijk 等建议踝关节损伤 5d 后才进行体格检查，确诊率高于伤后 2d。

通常在全身麻醉下进行踝关节应力试验诊断踝关节不稳，而在区域阻滞状态下进行应力试验诊断则十分困难。在对踝关节进行应力试验检查之前，将局部麻醉药注射到腓骨肌腱鞘和外踝关节腔，可以减轻踝周肌肉痉挛及张力。内外翻应力试验和前后应力试验（前抽屉试验）常用于评估急慢性踝关节不稳和判断损伤的程度，但必须证实健侧和患侧踝关节应力试验有显著差异才能确诊为踝关节损伤。

（一）内外翻应力试验

涉及深层的三角韧带完全断裂十分罕见。当三角韧带完全断裂同时伴有下胫腓联合断裂或外踝骨折时，踝关节外翻应力使距骨向外侧移位。外旋应力位 X 线片可以准确诊断 Lauge-Hansen 分型中的旋后外旋型腓骨骨折及其造成的榫卯对合不良伴三角韧带不完全断裂。仅内踝的触痛、肿胀和淤血不能诊断踝关节不稳。当内侧韧带复合体损伤时，距骨可能向外侧移位。有学者认为正常踝关节外翻应力 X 线片不会显示距骨移位或倾斜。

当外侧韧带完全断裂时，内翻应力导致距骨倾斜（图 89-4）。内翻应力试验检查时，最好使踝关节跖屈。距骨倾斜达到 15° 提示距腓前韧带可能断裂，距骨倾斜 15° ~ 30° 提示距腓前韧带和跟腓韧带同时断裂，距骨倾斜大于 30° 提示踝关节外侧三条韧带同时断裂。作者比较双侧踝关节应力试验 X 线片时发现，患侧距骨倾斜角度大于健侧 10° 提示外侧韧带显著损伤。大部分韧带损伤导致的踝关节不稳经功能性治疗都可取得良好的疗效，所以不建议常规行踝关节应力下 X 线片检查。功能性治疗主要包括休息、冰敷、加压、抬高患肢和短腿支具固定。随后进行早期活动范围锻炼及早期负重，有利于神经肌肉的康复。

X 线片上发现腓骨下极小骨块提示腓骨下极撕脱性骨折，而非解剖变异，可能与或不与距腓前韧带松弛有关。当患者发生反复踝关节内翻扭伤和持续不适时，需拍摄应力位 X 线片，以明确是否存在胫距关节松弛和腓骨下极撕脱骨块移位。

（二）前后应力试验（前抽屉试验）

前抽屉试验（图 89-5）用于检查距腓前韧带是否撕裂。进行前抽屉试验检查时，拇指尖触及外踝尖，而拇指基底部触及距骨外侧突，踝关节位于中立位或轻度跖屈和内旋。不断缓慢施加应力，评估距骨相对于胫骨的移动度（图 89-5C）。沟槽征可能代表距腓前韧带断裂（图 89-5C）。在急性踝关节韧带损伤检查距腓前韧带是否断裂时，不应施加过大应力。临床检查所获得的距骨在踝穴中的移

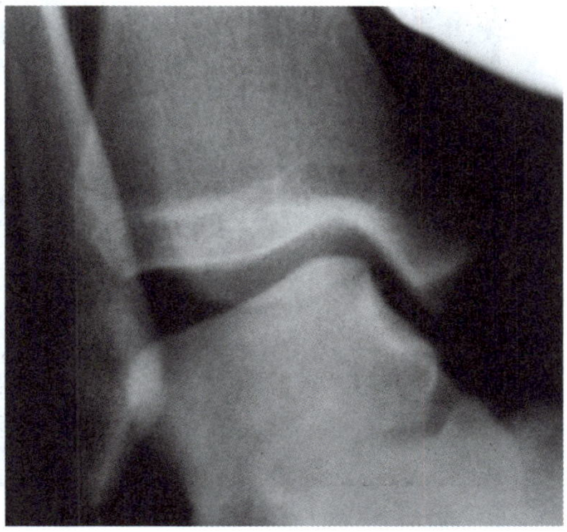

图 89-4 内翻应力试验阳性

动感觉比实际测量得到的数毫米移位更能提示距骨在踝穴中的半脱位。

近来，距下关节扭伤越来越受到关注。尽管距下关节扭伤和踝关节扭伤很难鉴别诊断，但是严重踝关节扭伤行应力位 X 线片未发现异常时，应高度怀疑距下关节扭伤。然而，大多数距下关节韧带损伤发生时，常同时伴有踝关节外侧韧带损伤。与单纯距腓前韧带损伤相比，距腓前韧带连同距跟骨间韧带一起切除后，产生了明显距下关节移位。为确定距下关节不适的患者合适的治疗方案，有必要常规拍摄距下关节应力位 X 线片（内翻应力 Broden 位）和距骨应力位 X 线片，以量化距下关节的内翻松弛度。然而一些学者对上述检查方法诊断距下关节不稳仍持有怀疑态度。

（三）磁共振成像

功能强大的三维 MRI 大大提高了踝及后足疾病诊断的准确性。局部倾斜轴位 MRI 能清楚显示距腓前、后韧带、内侧副韧带深层、胫舟韧带，冠状位 MRI 能显示跟腓韧带、跟腓后韧带、胫跟韧带、后胫距韧带。通过这两个 MRI 切面，可以分别鉴别内侧副韧带的深层和浅层、下胫腓联合复合体和外侧副韧带损伤。Nielson 等发现在 X 线片上测量的下胫腓间隙和重叠区域与 MRI 显示的下胫腓联合损伤无明确相关性（图 89-6）。内侧间室测量提示>4 mm 的内侧踝关节间隙与三角韧带和胫腓韧带断裂密切相关（图 89-7）。

MRI 读片，尤其是在显示跟腓韧带时特异性要优于灵敏性，需要注意的是，大多数踝关节扭伤都

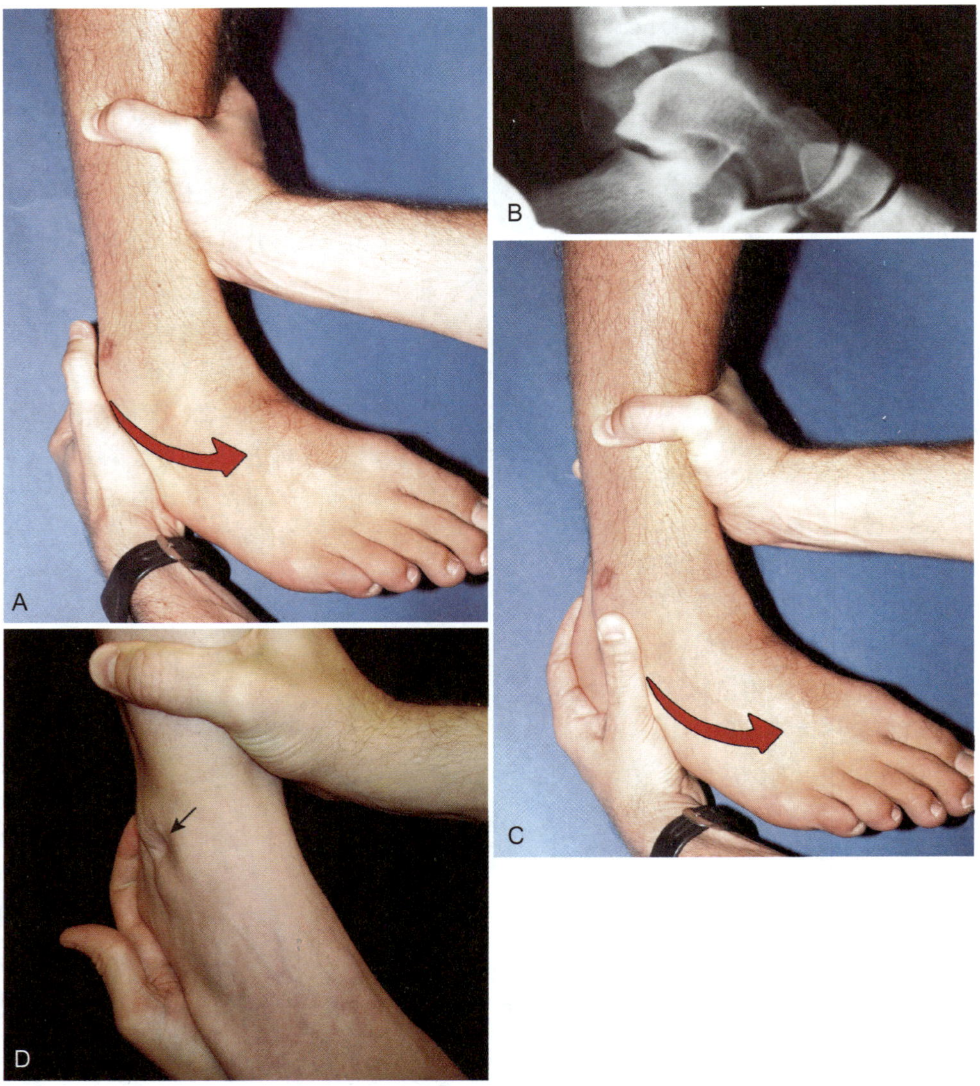

图 89-5 A. 前抽屉试验 X 线检查演示；B. 前抽屉试验阳性；C. 前抽屉试验临床体格检查演示；D. 沟槽征或凹陷征（箭头所示）提示距腓前韧带断裂

会发生骨挫伤，同时大部分骨挫伤在多韧带损伤患者中更常见。尽管平均在伤后 8.4 周可观察到骨挫伤样损伤，但是往往在伤后 1 年多的时间仍然存在。许多学者认为 MRI 可有效鉴别外踝韧带损伤，但很多人认为成本大于收益。如果怀疑有腓骨侧的病变，MRI 可能比较有帮助，但 MRI 不能作为诊断外侧韧带损伤的常规检查。

三、治疗

大多数 I 型或 II 型踝关节扭伤或韧带损伤可以通过功能位支具制动和早期康复治疗取得良好的疗效。这种治疗方式使得被拉伸和变细的韧带在康复过程中始终保持正常的解剖排列和韧带长度。尽管早期制动有利于减轻患者疼痛、肿胀，但是早期功能锻炼优于制动，因此术后患肢功能锻炼至关重要。日常护理结束后的本体感觉训练也是有益的。大部分踝关节扭伤无需手术治疗，不同处理方式治疗 III 度扭伤均取得了良好的疗效。当患者踝关节外侧韧带完全撕裂时，首选早期负重位肌效贴或支具固定、踝关节功能性活动度锻炼、神经肌肉康复等。高需求的运动员将受益于由医生、患者、治疗师、教练合作制订的体育专项康复计划，这有利于早期恢复踝关节活动、重返工作岗位和恢复体育活动。功能性治疗与其他治疗方法对后期踝关节的稳定并无差异，同时打软腿、疼痛、肿胀、关节僵直、肌力减退等晚期并发症的发生率并不高于手术和支具固定治疗。必要时行二期手术重建或延迟修复韧带，与一期修复疗效相同。尽管踝关节损伤的运动员可采取功能性治疗，但仍有 10% ~ 20% 需要行二期手术修复韧带。功能性治疗避免了人为增加新的手术创伤和手术并发症的发生。一期手术治疗的适应证包括巨大撕脱性骨折、严重内外侧韧带损伤、严重复发性韧带损伤。

踝关节损伤后治疗的主要目的是防止慢性踝关节不稳。距骨外移 1 mm，胫骨与距骨间的接触面积可减少 42%。减少胫距骨接触面积可导致每单位面积承受的轴重增加，距骨移位可导致踝关节不稳和创伤性关节炎。踝关节不稳可由骨折和（或）韧带损伤引起，可表现为韧带损伤伴距骨移位或腓骨近端骨折（如 Maisonneuve 骨折）。

（一）三角韧带急性断裂的修复

青少年和中年患者的急性三角韧带断裂表现为距骨在踝穴中异常倾斜移位和触及韧带缺如，常需

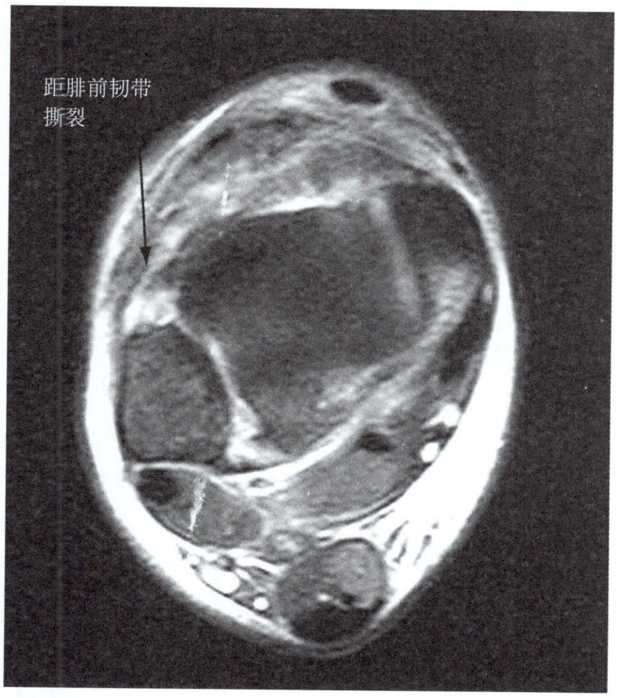

图 89-6　下胫腓联合损伤的 MRI 表现。距腓前韧带撕裂（箭头所示）

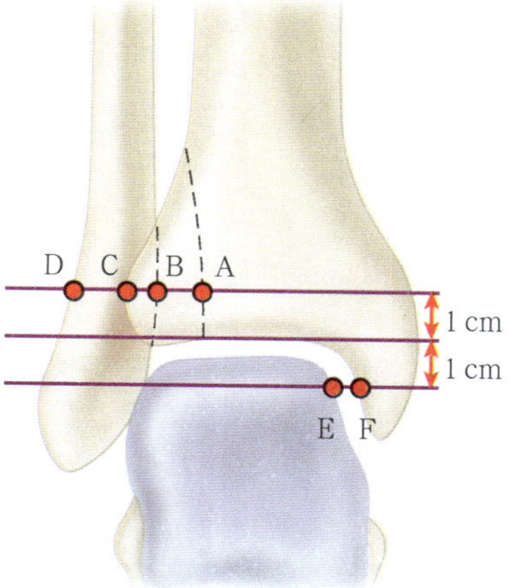

图 89-7　X 线片有助于判断胫腓关节损伤，线段 EF 表示内侧间隙，线段 AB 表示胫腓间隙

要手术治疗。急性三角韧带断裂常伴有外踝骨折或下胫腓分离（图 89-8）。Crim 回顾性分析慢性外踝不稳的 MRI 发现，72% 存在三角韧带断裂，其中 43% 的三角韧带深层和浅层同时断裂。孤立性的三角韧带部分断裂比较常见，但孤立性的全层断裂十分罕见。内外翻应力试验可以在不伴有骨折的三角韧带撕裂时显示内踝间隙增宽和距骨轻度倾斜，而 MRI 造影可以判定三角韧带撕裂的部位和范围。对于仅有三角韧带完全断裂的患者，建议使用短腿石膏免负重固定 4 ~ 6 周，随后穿矫形鞋 4 ~ 6 个月。当踝关节外伤后复位困难时，可考虑手术探查切除嵌插的组织再行复位。上述情况应与单纯的胫后肌腱断裂鉴别，后者同样在踝关节内旋时引起内踝疼痛，但胫后肌腱断裂更为常见。

对三角韧带完全撕裂或功能不全的患者进行手术治疗，即使没有修复三角韧带，但只要内踝间隙恢复良好外踝解剖复位并维持至骨性愈合，患者均能获得满意的功能。Hsu 等回顾了 14 例直接修复三角韧带的美国职业橄榄球运动员。每名患者在行外踝骨折固定后，均行关节镜动态检查并去除游离体和清理骨软骨损伤。然后通过缝合胫舟和胫弹簧部于内踝上的原止点部位修复三角韧带。术后采用标准的康复方案。在治疗后，这些高需求的运动员均获得了良好的结果。复位外移的距骨时，胫后肌腱或撕裂的三角韧带近侧断端可能卡入内踝和距骨之间。三角韧带急性断裂的修复方法已在第 54 章进行了描述。

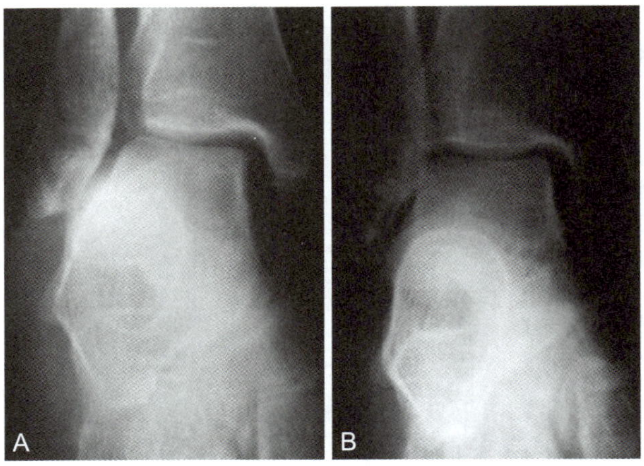

图 89-8 A. 踝穴位 X 线片显示急性三角韧带撕裂时腓骨斜行骨折和距骨向外移位；B. 三角韧带修复后踝穴位 X 线片

（二）下胫腓韧带急性断裂的修复

下胫腓韧带断裂常伴有内踝和（或）外踝骨折，偶尔伴有三角韧带断裂。据相关报道，下胫腓联合扭伤占所有踝关节损伤的 1% 和踝关节扭伤的 18%，因这种损伤发生率较低而常不被发现。男性和高能量的竞技活动是下胫腓联合扭伤的危险因素。下胫腓联合低能量损伤十分少见，常采用手法复位的方法进行治疗。手法复位后踝穴仍增宽可考虑手术治疗（图 89-9）。下胫腓联合术中复位不良可影响踝关节功能。切开复位相对于闭合复位的并发症明显减少（图 89-10）。虽然切开复位具有切口较长、潜在各种手术风险等缺点，但作者仍建议切开复位。

许多学者已报道了军校学员、职业足球运动员中踝关节下胫腓联合扭伤的后遗症。他们认为这种损伤比踝关节Ⅲ度损伤更严重，恢复时间更长。通过体格检查和 X 线片检查排除小腿其他损伤后，挤压试验可准确诊断下胫腓联合损伤（图 89-11）。Teitz 和 Harrington 研究发现，挤压小腿可引起下胫腓分离。外旋应力试验（图 89-12）同样有助于诊断下胫腓联合损伤。随着病程的延长，许多患者下胫腓韧带发生骨化（图 89-13），只要没有形成骨桥，踝关节的功能可保持良好。下胫腓联合损伤不会导致慢性踝关节不稳，但是损伤反复发作可形成异位骨化。有些患者会因此产生临床症状，这需要手术治疗来干预。Yasui 等报道了 6 例旋前外旋Ⅳ型踝关节损伤导致慢性下胫腓韧带断裂的患者，采取自体股薄肌移植解剖重建前下胫腓韧带，取得了良好的疗效。对于慢性复发性踝关节不稳，可以考虑融合治疗。

许多学者提倡用螺钉固定损伤的下胫腓联合韧带。分别比较应用钛钉与不锈钢钉、三皮质固定和双皮质固定，临床疗效相似。置入 4.5mm 螺钉进行三皮质固定并不能增加生物力学稳定性，但进行四层皮质固定明显增加了胫腓骨间抗剪切力。最佳螺钉置入位置仍存在争议。作者推荐在距胫骨关节面以近 2 ~ 3cm 置入螺钉，从腓骨的后外向胫骨的前外成 20° ~ 30° 进钉。近来缝合纽扣修复下胫排韧带越来越受到重视（图 89-14），两枚纽扣分别沿下胫腓韧带走行，置于胫骨远端内侧和腓骨远端外侧，纽扣间用 5 号高分子聚乙烯和涤纶制作的缝线编织固定下胫腓韧带。理论上这种固定十分有效，且不发生关节强直。一些学者随访采用这种方法治疗的

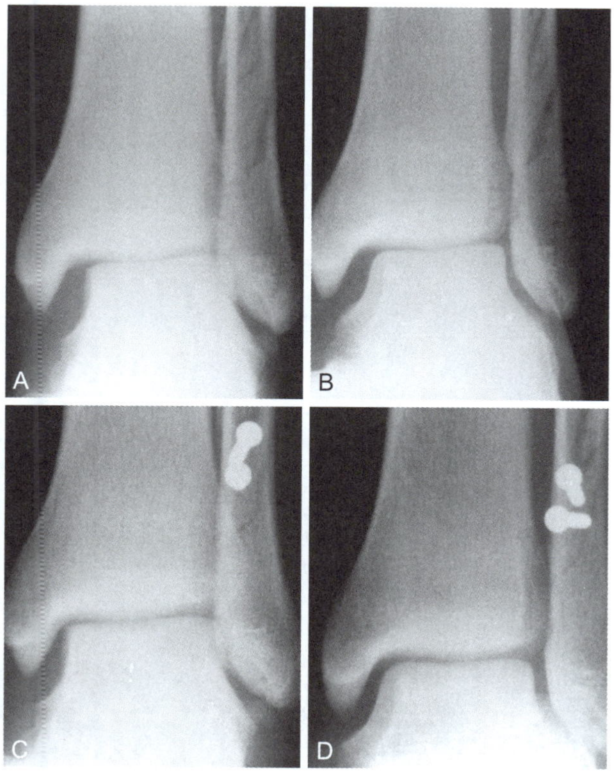

图 89-9 三角韧带撕裂伴腓骨骨折

A．前后位 X 线片显示小的内踝撕脱性骨折和距骨在踝穴内移位；B．斜位 X 线片显示踝关节内侧关节间隙增宽；C 和 D．外踝骨折切开复位和内固定后，距骨在踝穴内复位，三角韧带未修复

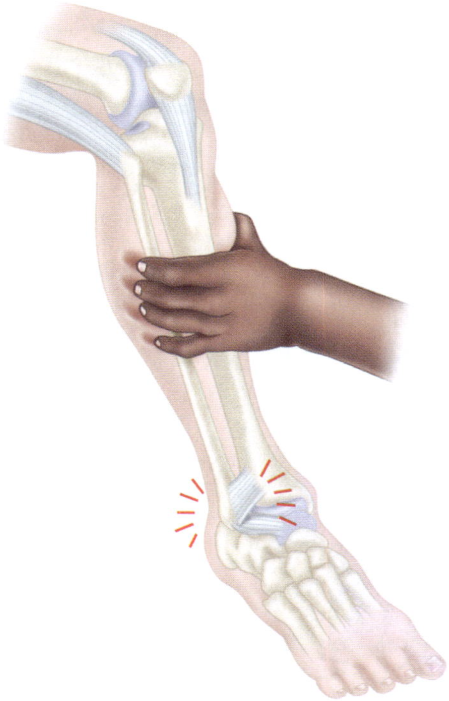

图 89-11 在小腿中点上方将腓骨挤向胫骨完成挤压试验，如果挤压近端诱发远端骨间韧带或周围支持结构疼痛，则为挤压试验阳性

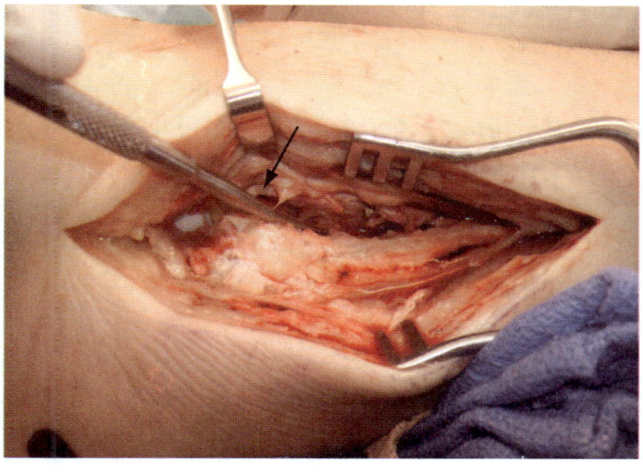

图 89-10 检查下胫腓联合韧带断裂

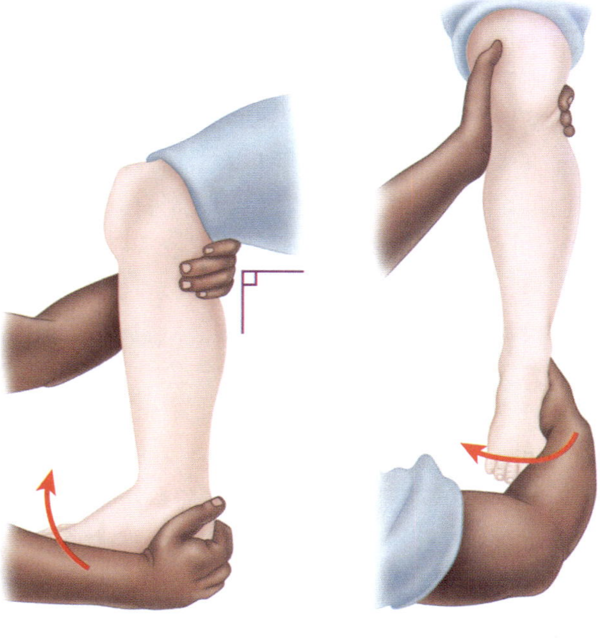

图 89-12 膝关节屈曲 90°，踝关节位于中立位，施加应力外旋足踝，诱发前后胫腓韧带和骨间韧带疼痛，则为外旋应力试验阳性

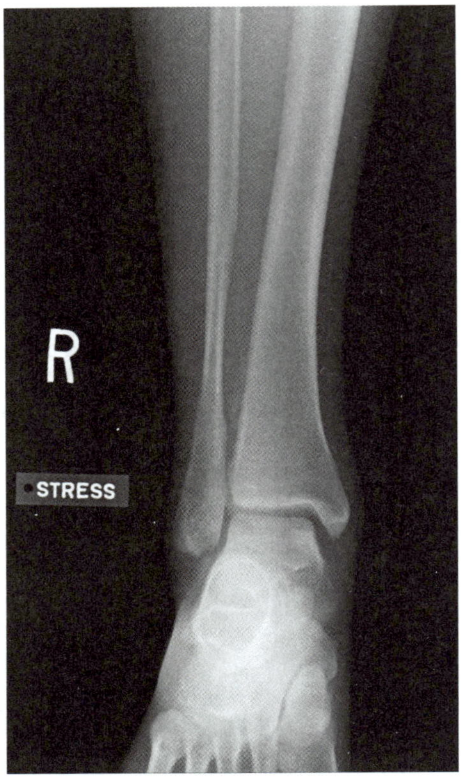

图 89-13 下胫腓联合断裂伴三角韧带不全断裂

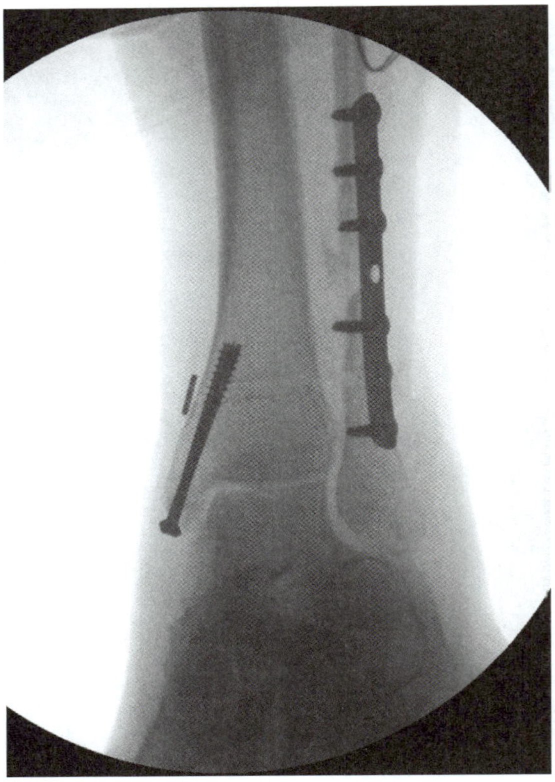

图 89-14 用缝合纽扣固定下胫腓联合

术后 19 个月的患者，均取得了良好的疗效。2010 年 Bava 等在调查足踝外伤手术中发现，采用缝合纽扣固定下胫腓联合韧带的手术占 14%。无论是用螺钉固定还是缝合纽扣固定，均需行二次手术取出。近来回顾性研究发现，近 50% 的螺钉和 10% 的缝合纽扣在术后取出。应在负重前取出螺钉，通常取螺钉时间选在术后 3 ～ 4 个月。螺钉断裂、缝合纽扣溶解和胫腓骨移位是修复下胫腓韧带术后最主要的并发症。作者不推荐采用缝合纽扣固定腓骨骨折(如 Maisonneuve 骨折)，因为它不能达到坚强内固定的目的。缝合纽扣固定允许轻度的移位，有利于缩短腓骨骨愈合时间。对于运动员和期望术后拆除植入物的患者，作者采用一枚螺钉和一枚缝合纽扣同时固定，这种方法可以坚强固定下胫腓联合韧带 10 ～ 12 周。拆除螺钉后应早负重和加强下胫腓功能锻炼。

急性下胫腓韧带的修复

手术技术 89-1

- 做一长约 5 cm 平行于腓骨远端前缘切口，显露下胫腓关节。
- 挤压腓骨复位至胫骨腓切迹沟中，向内侧复位腓骨和距骨至正常解剖位置，不必缝合或重建韧带起止点。
- 一旦复位成功，用大号血管钳维持下胫腓联合的正常位置，确保腓骨无半脱位或旋转。术中 X 线透视进一步评估腓骨位置、下胫腓联合及踝穴复位情况。
- 在 X 线透视下，钻一合适的骨隧道用于置入螺钉或缝合纽扣。从腓骨后方向胫骨前内侧 25% 进针，平行于胫骨棘线钻入 2 cm。对于运动员和期望术后拆除置入物的患者，我们采用一枚螺钉和一枚缝合纽同时固定，此种方式需坚强固定下胫腓韧带 10 ～ 12 周，防止再次脱位（图 89-15）。
- 如术后需取出螺钉，应行四层皮质固定，以防止断钉后方便取钉（图 89-15）。
- 再次 X 线透视中检查置入物位置及距骨复位情况，以确保距骨解剖复位、内踝踝穴正常，否则应考虑肌腱、三角韧带等软组织嵌入，阻止复位（图 89-16）（参照第 88 章难复性踝关节骨折或伴脱位）。
- 伴有腓骨近端骨折时，选用小型的、质轻的半管形钢板固定骨折，可将钢板远端的一枚螺钉置入胫骨远端以固定下胫腓关节。这种 AO 技术已在第 53 章中进行了描述。

术后处理 术后采用石膏夹板固定，固定范围从足趾基底部至胫骨结节。2 周后去除石膏夹板，改用支具鞋固定 4 周。术后 6 周改用步行靴固定，嘱患者加强非负重踝关节功能锻炼。术后 10 ~ 12 周完全负重，同时取出螺钉。因螺钉紧贴皮下，所以螺钉很容易取出。为防止下胫腓关节变得松弛和螺钉断裂，应避免在取螺钉之前完全负重。

（三）外侧韧带急性断裂的修复

距腓前韧带是稳定踝关节最重要的韧带，单纯的距腓前韧带断裂可通过制动治疗。尽管 10% ~ 20% 的运动员在踝关节扭伤后存在慢性不稳症状，但韧带损伤后导致踝关节不稳的原因仍不十分清楚。即使断裂的距腓前韧带已愈合，仍有一些患者因外踝疼痛和肿胀而不能恢复所有正常活动，这种现象的发生可以与局部滑膜炎、韧带瘢痕疼痛、腓骨肌肌力减退和神经感觉缺损有关，关节软骨损伤也可以导致上述现象的发生。当软骨损伤深度超过全厚的 50% 或直径＞ 5 mm 时，常会导致术后踝关节疼痛。这意味着单纯韧带重建并不能解决关节软骨损伤的临床问题，在术中须评估是否同时存在韧带与关节软骨损伤，并分别予以治疗。

当外侧的距腓前韧带及跟腓韧带这两条韧带都撕裂时，就需要手术修复。对于外侧韧带损伤，一些学者支持手术治疗优于非手术治疗，尤其是年轻运动员，一旦外侧韧带损伤，应予以修复。一项对 388 例随机采取功能性治疗（先用石膏或弹力绷带固定，后进行功能康复治疗）和手术治疗的患者的对比研究发现，手术组打软腿、再次扭伤和术后疼痛等后遗症明显减少，而手术组与非手术组的肿胀程度、主观感受及运动功能恢复无差异。尽管手术组疗效较好，但相关学者并不推荐常规行踝关节外侧韧带修复术，主要因为手术成本较高、风险大。另一项研究发现，修复非运动员的外侧韧带存在术后早期并发症，并延迟患者重返工作岗位的时间，对于改善患者踝关节症状及功能并不优于非手术治疗。meta 分析证实，非手术治疗急性外侧韧带撕裂的临床疗效与手术治疗相当，说明外侧韧带急性损伤后可先行非手术治疗，非手术治疗无效后再行二期修复手术。非手术治疗主要为功能性治疗，早期主要遵循 RICE 原则（休息、冰敷、加压、抬高患肢），当患者能完全负重时，应采用功能性支具保护和加强理疗。为降低运动员 Ⅱ 型韧带损伤再断裂的风险，建议长期使用功能性支具保护患踝。

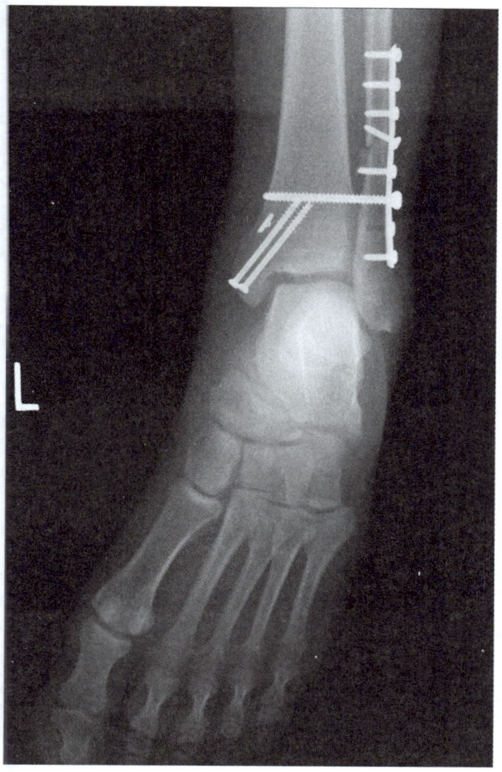

图 89-15 下胫腓螺钉四皮质固定，当发生断钉时可从胫骨内侧逆行取钉（见手术技术 89-1）

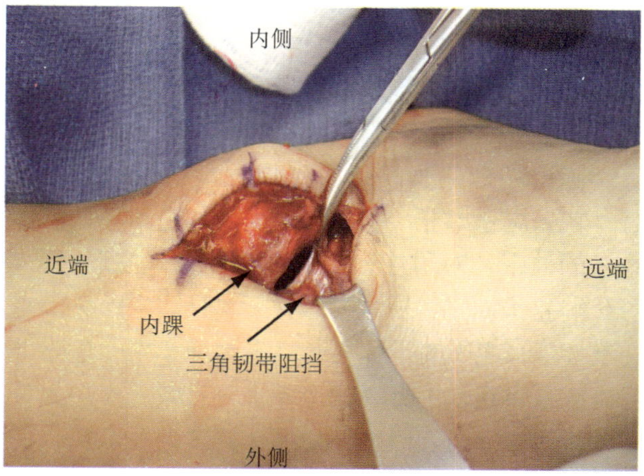

图 89-16 三角韧带阻挡踝关节骨折脱位复位（见手术技术 89-1）

外侧韧带急性断裂的修复手术

手术技术 89-2

（Staples，Black；Broström）

- 为避免静脉回流受阻、皮缘坏死和神经损伤，做一长约 5 cm 的弧形切口，起于腓骨尖近端 5 cm、腓骨前缘 1.5 cm，止于腓骨尖与足后跟顶点连线的中点。
- 分离保护前方的腓浅神经分支、远侧的腓肠神经，尽量保护皮下浅静脉。
- 切除覆盖下胫腓关节和踝关节的腱膜组织，钝性剥离显露撕裂的韧带。切开腓骨肌腱鞘，显露跟腓韧带和距腓后韧带前部。
- 极度内翻患足，检查显露外侧韧带的完整性、踝关节和距下关节稳定性。
- 不可吸收线缝合撕裂的韧带断端，当韧带末端从骨附着处撕脱时，将韧带末端缝合于邻近的腱膜组织或经骨钻孔缝合固定。
- 跟腓韧带撕裂会导致距下关节不稳，可原位缝合跟腓韧带，必要时可用邻近的腱膜组织瓣加固缝合。
- 缝合关节囊及腱鞘，关闭切口，在踝关节前后进行“U”形石膏夹板固定，踝关节处于中立及轻度外翻位。

术后处理 坐位时患足每半小时触地 30 ~ 60 s，耐受后可扶拐行走。术后 2 周更换石膏夹板，同时拆除缝线。术后 4 周穿步行靴扶拐行走。术后 6 周弃拐完全负重行走，加强踝关节功能锻炼和外翻抗阻训练。术后 8 周开始内翻抗阻训练，加强踝背伸和跖屈功能锻炼。

四、外伤后慢性踝关节不稳

陈旧性外侧副韧带断裂导致慢性踝关节不稳时，首先应考虑非手术治疗。通过加宽和降低女性患者的鞋跟及对男性患者鞋跟外侧加一楔形衬垫，可缓解症状。采用护踝或马镫形支具固定踝关节有一定疗效，尤其对于那些长期在地面不平的道路上行走或从事重体力劳动的患者十分有效。参加体育活动时，穿高帮运动鞋或用绷带环裹踝关节可以缓解慢性踝关节不稳的症状。采用比较坚硬的支具在保护踝关节和防止再度损伤方面要优于绷带环裹固定，对运动员尤为适用。

严重踝关节功能障碍和不稳的患者应加强肌力训练数月，可避免不必要的重建手术。当非手术治疗无效时，应行外侧韧带重建手术。生物力学分析表明，踝关节不稳时患侧应力踝穴位 X 线片的距骨倾斜角大于侧健 8° ~ 10°，否则需考虑应力性骨折等其他病因（图 89-17）。功能性踝关节不稳因神经肌肉受损和本体感觉缺损，导致患者具有关节失稳的主观感觉或踝关节易扭伤。Dixon 等描述了踝关节内翻损伤时，CT 可见距腓前韧带前外侧止点处异常骨赘增生，引起慢性踝关节疼痛，可通过体格检查和斜位 X 线片诊断，通常需手术切除骨赘，修复距腓前韧带（Broström 手术）。一些学者认为，

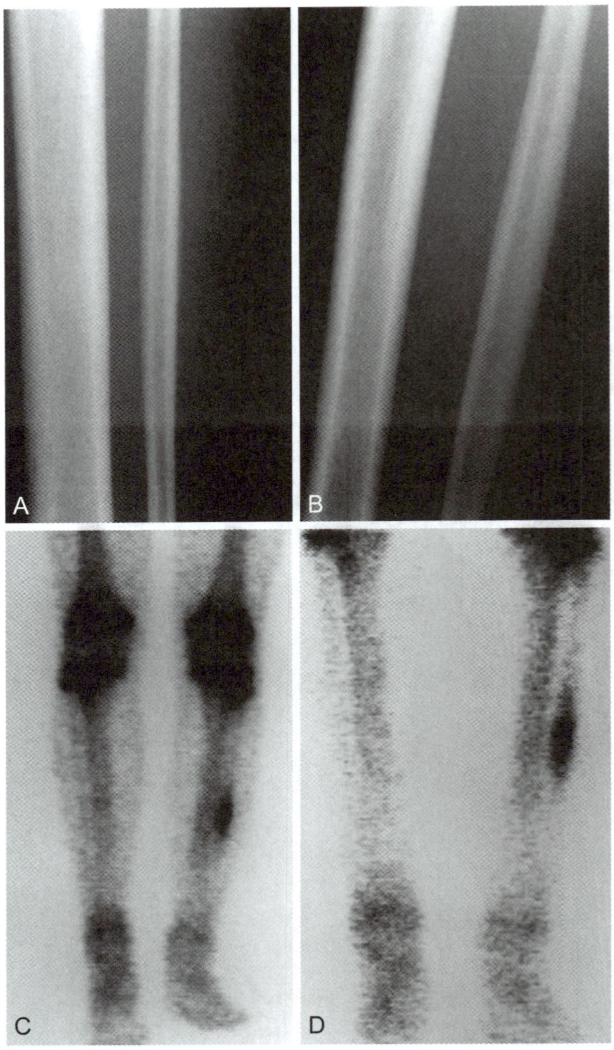

图 89-17 A 和 B. 一例踝关节扭伤患者，常发生小腿远 1/3 和踝关节慢性疼痛的 X 线片表现；C 和 D. 骨扫描显示腓骨中 1/3 浓度增高，提示应力性骨折

关节镜检查有助于判断是否存在关节软骨损伤，并在镜下予以治疗。另一些学者认为，在缺乏明确关节软骨损伤的病理学及影像学依据时，不建议行关节镜检查，因为镜检过程中液体外渗至外侧的软组织，影响组织层面的判断。

（一）慢性踝关节外侧不稳的修复

Watson-Jones、Evans、Elmslie 术式治疗外侧韧带慢性不稳，均获得了满意的临床疗效（图 89-18）。上述术式均采用腓骨短肌腱重建距腓前韧带和跟腓韧带。Watson-Jones 术式可能存在两个技术难点：一是在距骨颈上钻取骨隧道困难；二是腓骨短肌腱过短。Evans 术式克服了上述两个技术难点，但仅重建跟腓韧带，而 Watson-Jones 术式同时重建距腓前韧带和跟腓韧带。Chrisman 和 Snook 实验研究发现 Watson-Jones 术式不能矫正距下关节不稳，这可能因为止于第五跖骨基底的腓骨短肌腱走行方向与跟腓韧带走行方向垂直。基于此，他们改良设计了 Elmslie 术式，同时加强踝关节和距下关节的稳定性（图 89-19）。

文献报道采用 Watson-Jones 术式治疗慢性外踝不稳的优良率达 80% ~ 93%，疗效不佳者主要原因在于术后踝关节长期制动，导致踝关节及距下关节创伤性关节炎。Evans 术式治疗慢性外踝不稳的优良率达 80% ~ 95%，然而相关学者对 42 例接受 Evans 手术患者进行随访，仅有 50% 的满意率。Watson-Jones 和 Evans 这两种术式具有相似的长期疗效，但 Evans 术式有助于防止距骨倾斜，Watson-Jones 术式有助于防止踝关节前后不稳。

后期，许多学者对 Evans 和 Watson-Jones 术式进行了改良，Larsen 报道了 73 例患者采用部分腓骨短肌腱修复慢性外踝不稳（图 89-20）。腓骨

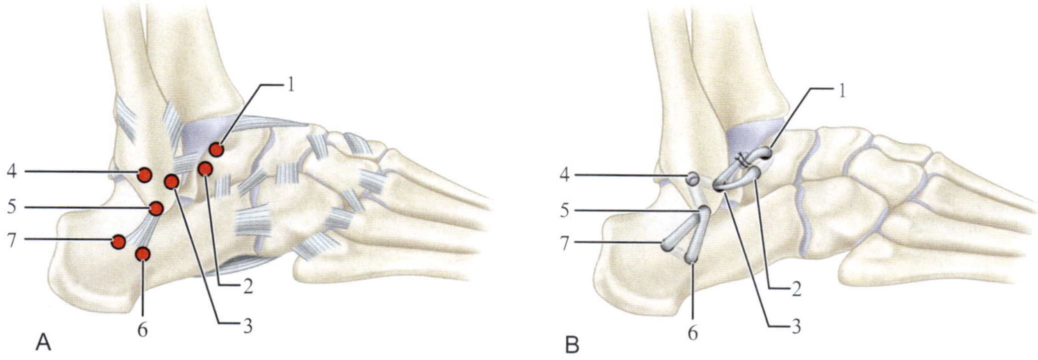

图 89-18 Elmslie 手术

A. 钻孔位置；B. 横穿和缝合筋膜束

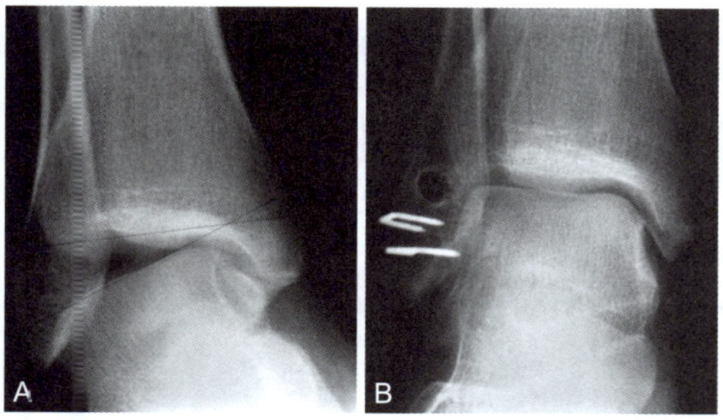

图 89-19 A. 应力位 X 线片显示慢性踝关节不稳致外侧距骨倾斜；B. Chrisman-Snook 术后 2 年 X 线片

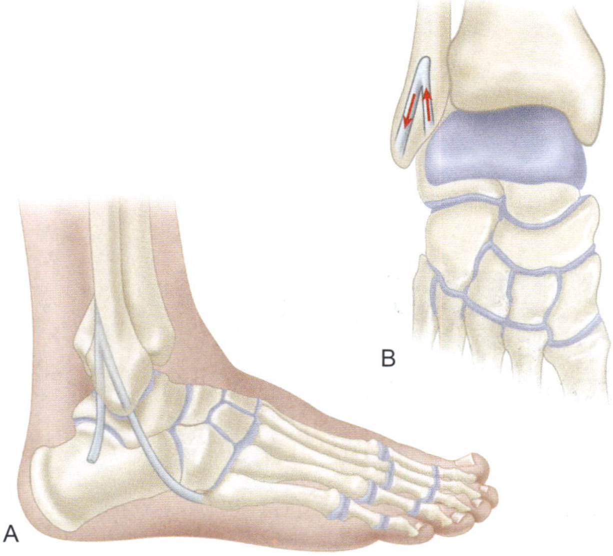

图 89-20 Larsen 术式采用腓骨短肌腱转位治疗慢性外踝不稳

A 和 B. 外踝钻孔方向（见正文）

短肌腱横穿外踝两个骨孔，固定于跟骨骨孔，肌腱走行与跟距骨的邻近关系取决于踝关节不稳的分型，仅 2 例患者疗效不佳。Kaikkonen 等和 Rosenbaum 等认为，虽然改良 Evans 术式恢复了踝关节生物力学的稳定性，但功能不能恢复至受伤前的正常水平。长期的临床症状和踝关节功能受限影响足踝部的运动能力，最终导致踝关节骨性关节炎的发生。因此推荐只有在踝关节外侧韧带无法解剖重建时才考虑采用 Evans 术式。

Sammarco 等描述了将腓骨短肌腱劈开后穿过距骨、腓骨和跟骨骨隧道重建距腓前韧带及跟腓韧带（图 89-21），骨隧道的位置、走行、肌腱的加强缝合固定均在 Elmslie 术式的基础上进行了改良。他们报道采用该术式治疗的病例中，优秀 94 例，良好 31 例。该术式尤其适用于对踝关节功能要求较高、踝关节不稳且病程较长、伴或不伴距下关节不稳的患者。

在 1969 年，Snook、Chrisman 和 Wilson 介绍了一种改良 Elmslie 术式，该术式用一半腓骨短肌腱重建距腓前韧带和跟腓韧带，1985 年报道了 48 例患者采用该术式的长期临床疗效，其中 45 例优秀或良好，较差的 3 例主要由踝关节不稳的时间过长引起。后来他们又进行了如下改良：①在跟骨设计了更坚固、更便于操作的“地道门”骨隧道；②移植的肌腱末端缝合于外踝前缘，比缝合于第五跖骨基底部固定更加坚强；③保持足踝轻度外翻而不是极度外翻位缝合肌腱。他们研究发现，该项改良术式与未改良术式相比几乎没有优势。通过尸体研究发现，在内外翻负重的情况下，Evans、Watson-Jones 和 Chrisman-Snook 三种术式均增加了距腓前韧带和跟腓韧带缺如时踝关节的稳定性。Chrisman-Snook 术式增加了距腓前韧带损伤后的踝关节稳定性，但大大降低了踝关节活动度。

已有人报道通过短缩技术重建慢性外侧韧带松弛，该术式避免影响了其他正常的韧带，具有微创、并发症少等优点。手术过程与 Broström 介绍的术

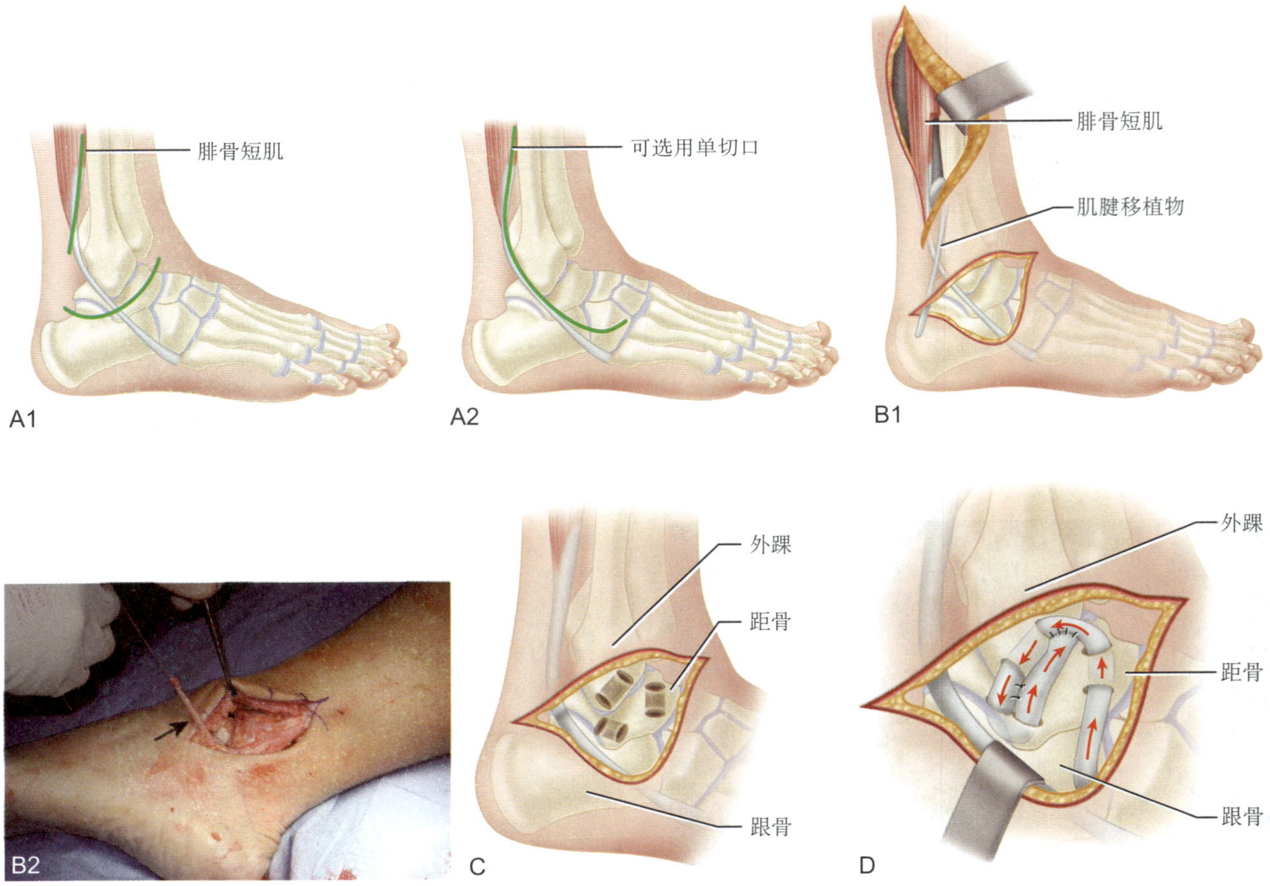

图 89-21 Sammarco 和 DiRaimondo 对 Elmslie 术式进行了改良

A1 和 A2. 采用两个切口；B1. 分离腓骨短肌腱，将其从肌腱 - 肌腹连接处切断分离，从皮下潜行牵到远侧切口；B2. 箭头所指为获得的腓骨短肌腱，其远端未分离；C. 在距骨颈、外踝和跟骨钻孔，这些孔道在 1 ~ 1.5 mm 厚的骨桥下方相互连接；D. 将移植的肌腱穿过骨隧道并行折叠缝合予以加固

式相似，术中行外踝尖骨膜下松解，大多数患者取得了良好疗效。把距腓前韧带和跟腓韧带的止点做整层相连的组织瓣剥离，这样更容易缝合固定于外踝（图 89-22）。

Karlsson 等切断外侧韧带并重叠缝合距腓韧带，80% 的患者术后功能恢复良好，X 线片显示生物力学稳定性明显提高。而踝关节重度不稳和（或）韧带松弛时间过长、既往有踝关节手术史的患者疗效不佳。同时重建距腓前韧带和跟腓韧带与仅单独重建距腓前韧带相比，更有利于踝关节功能恢复，Karlsson 等认为只要怀疑这两种韧带同时受损，均应一起重建两条韧带。

许多学者已报道了改良的 Broström 术式（Gculd 术式），参照 Broström 术式紧缩关节囊及修复距腓前韧带及跟腓韧带，松解伸肌支持带外侧部并重新缝合于外踝尖，这种术式适用于对踝关节背伸、跖屈及外翻功能要求较高的患者。

Karlsson 等提出了一种新的术式，并与改良的 Broström 术式进行对比研究。两种术式都解剖重建了慢性踝关节不稳的外侧韧带，但改良 Broström 术式显露更大、手术时间更长、并发症更多。

Eyring 和 Guthrie 描述了将腓骨短肌腱的前部穿过腓骨隧道缝合于距跟骨间韧带，以加强副韧带（图 89-23）。107 例手术中 97 例（91%）获得了较好的踝关节稳定性。Eyring 和 Guthrie 认为该手术可适用于任何年龄，技术简单，同时最大限度地保留了韧带功能，有效防止了术后关节强直。

Liu 和 Baker 在尸体标本上比较了 Chrisman-Snook、Watson-Jones 和改良 Broström 三种术式对踝关节稳定性的影响。并发现三种术式均可减少前抽屉试验阳性和距骨倾斜的程度。但改良 Broström 术式对防止距骨移位和倾斜效果最为明显，且获得最大的生物力学稳定性，而 Chrisman-Snook 和 Watson-Jones 术式没有区别。1983 年，Mukherjee 和 Gangopadhyay 首先报道了转移伸趾短肌腱加强外侧韧带，增强了对踝关节本体感觉的保护。

过去，W-J 术式治疗慢性踝关节不稳取得了满意的效果，然而当从事剧烈体育运动的患者同

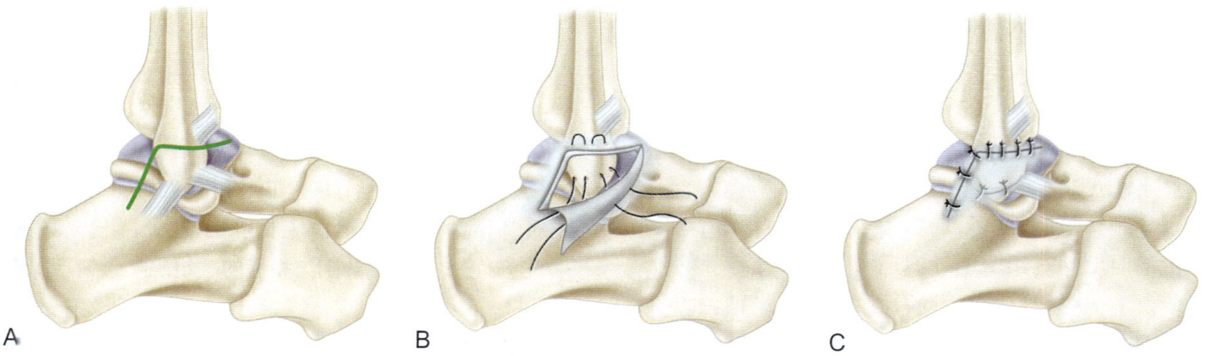

图 89-22 Ahlgren 和 Larsson 介绍的踝关节外侧韧带的重建手术

A. 皮肤切口；B. 在去皮质化的腓骨远端钻骨隧道利于韧带通过；C. 将骨膜、韧带和支持带组成的软组织瓣一起与骨膜缝合

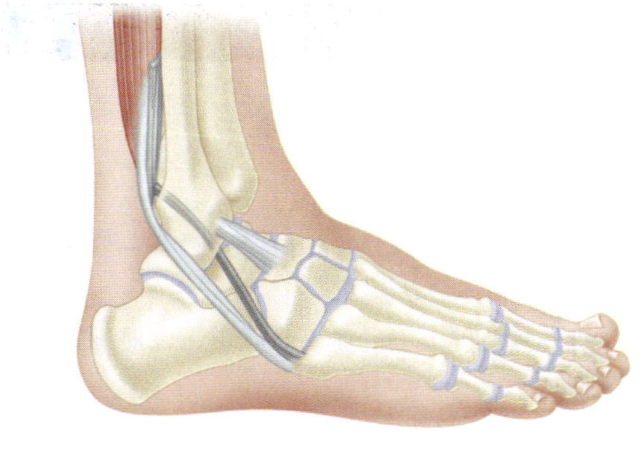

图 89-23 Eyring 和 Guthrie 采用腓骨短肌腱加强副韧带

时患有距下关节不稳时，可考虑改良 Elmslie 术式（Chrisman-Snook 术式）。采用改良 Broström 术式治疗中重度慢性外踝不稳可取得良好的临床疗效（图 89-24），此种术式具有疗效好、并发症少等优点。可适用于高运动强度、长期韧带缺损、高体重指数（BMI）（体重＞108kg），改良 Broström 失败的患者，常用附着于第五跖骨头基底部的 1/3 或 1/2 腓骨短肌腱，穿过腓骨远端骨隧道进行肌腱加强。

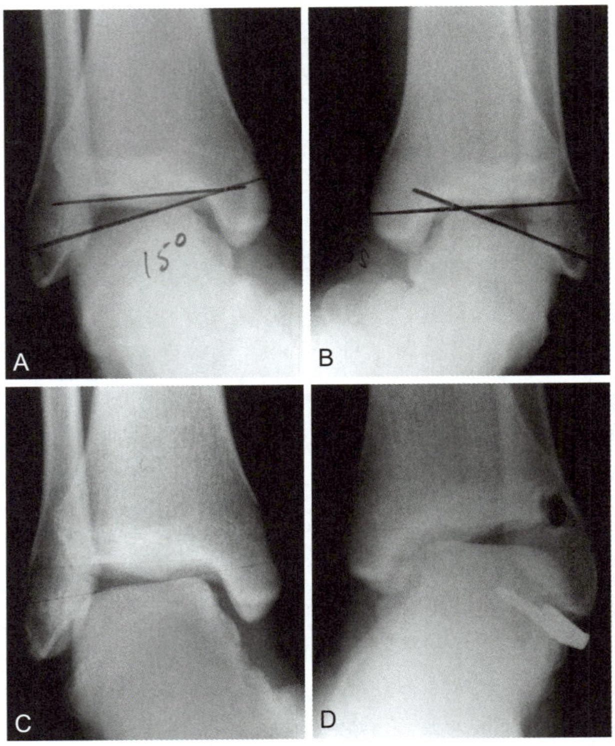

图 89-24 A 和 B. 右侧和左侧慢性复发性踝关节扭伤应力位 X 线片；C 和 D. 右踝 Broström 及左踝改良 Watson-Jones 术后应力位 X 线片（注意 Watson-Jones 术式的腓骨钻孔）

慢性外踝不稳的修复（改良 Watson-Jones 术式）

手术技术 89-3

- 做外侧切口起于腓骨干中下 1/3 交界处，沿腓骨干前缘向远侧弧形延伸，止于外踝尖前方 5 cm。
- 尽可能向近端切开腓骨肌腱鞘，锐性分离腓骨短肌腱，以确保有足够长的腓骨短肌腱用于肌腱转位。
- 将腓骨短肌腱游离端缝合于腓骨长肌腱。
- 尽量向远侧游离腓骨短肌腱直至外踝，注意保护腓骨肌支持带。
- 通过电钻钻两个足够大的骨隧道以利于腓骨短肌腱通过。第 1 条骨隧道在距外踝尖近侧 2.5 cm 由前向后斜行钻入（图 89-25A），第 2 条骨隧道在小腿长轴平面，通过距骨颈外侧，置于距腓关节的前方。钻第 2 条骨隧道时，可在距骨颈的上外侧及下外侧分别钻一个孔，两个孔贯通后很容易形成骨隧道。
- 引导腓骨短肌腱由后向前穿过第 1 个骨隧道，再由下向上穿过第 2 个骨隧道；最后，在外踝的外侧做 1 个斜切口切开骨膜，肌腱残端平铺，经后下方穿至外踝的外侧。
- 缝合肌腱至外踝后方骨膜。
- 缝合骨膜至外踝外侧的肌腱上。

术后处理 术后 6 周用管型石膏或石膏夹板固定足趾基底部至胫骨结节，6 周后更换为步行靴固定，开始完全负重，加强功能性康复训练。

慢性外踝不稳的修复（Evans 术式）

手术技术 89-4

- 显露、切断、分离腓骨短肌腱的方法同 Watson-Jones 术式。
- 腓骨短肌腱游离端缝合于腓骨长肌腱。
- 在腓骨上钻两个足够大的骨隧道以利于腓骨短肌腱通过，起于腓骨尖，止于腓骨尖后侧约 3.2 cm。
- 引导腓骨短肌腱由上向下穿过骨隧道（图 89-25B），肌腱末端分别与相邻的软组织拉紧缝合固定。

术后处理 术后处理与改良 Watson-Jones 术后相同。

慢性外踝不稳的修复（Chrisman-Snook 术式）

手术技术 89-5

- 切口起自腓骨肌腱 - 肌腹连接处，沿肌腱走行弧形延伸至第五跖骨基底部。
- 在腓骨后方沟槽处切断伸肌支持带。
- 从上向下游离腓肠神经，轻微牵开附着少量脂肪组织的腓肠神经加以保护。
- 牵开腓骨短肌腱上方的腓骨长肌腱，以便显露腓骨短肌腱。

- 从第五跖骨基底部至肌腱－肌腹连接处沿肌腱的长轴半剖开腓骨短肌腱，保留第五跖骨基底部肌腱附着处，切断肌腱－肌腹连接处（图 89-26A），清除待移位的肌腱末端附着的肌肉。
- 另外，也可以取自体半腱肌或股薄肌移植修复外踝不稳。
- 术中若行肌腱的游离移植，首先须在距骨颈上钻一个足够大的骨隧道，以利于肌腱通过。Arthrex 生物肌腱（型号 Arthrex，Naples，FL）可以精确地测量肌腱的直径和钻骨隧道孔径的大小，在距骨上应用锚钉进行固定。
- 在腓骨上靠近胫腓关节从前向后钻一个大小适宜的骨隧道（图 89-26A）。
- 一根缝线编织肌腱一端，另一根缝线穿过骨隧道，从前向后穿入移植的肌腱，隧道孔的直径要略大于移位肌腱的直径。
- 移位肌腱穿过骨隧道后（图 89-26C），手法维持踝关节于中立位和足轻度外翻位。
- 拉紧韧带，用粗的不可吸收缝线将韧带缝合于钻孔出口前端邻近的骨膜组织，用移植的肌腱重建距腓前韧带。
- 若距骨上的距腓前韧带仍有残端，将其牢固缝合于已移植的肌腱上。
- 腓骨长肌腱和健存的另一半腓骨短肌腱复位于腓骨沟中，上方通过移植的肌腱，以防肌腱脱位。
- 向远后侧显露跟骨的外侧缘，剥离骨膜显露跟骨外侧垂直方向的骨突。
- 在骨突的前后部间隔 1.5 cm 分别钻一个与腓骨钻孔大小相同的孔（图 89-26B），弯刮匙刮通两孔形成骨隧道。
- 肌腱从后向前穿过这个骨隧道（图 89-26D、E），骨隧道两端的肌腱残端与邻近的软组织缝合，移位肌腱从腓骨沿后下方向重建至跟骨，与跟腓韧带走行一致。
- 若移位的肌腱过短，在跟骨上由外向内钻一个骨隧道，在跟骨内侧孔出口处做一小切口，肌腱编织缝合后横穿这个骨隧道。跟骨内侧肌腱末端用缝合纽扣或生物锚钉进行固定。
- 若肌腱游离端较长，可参照 Chrisman 和 Snook 介绍的方法，将其回折至第五跖骨基底部的腓骨短肌腱附着处，进行加固缝合（图 89-26F）。或在骨隧道的前孔将肌腱游离端折叠缝合，达到肌腱双重加固的目的，这种方法目前得到了广泛认可。
- 肌腱缝合牢固后，缝合腓骨沟附着的筋膜和韧带，常规关闭切口。

术后处理 术后 2 周用非行走管型石膏或石膏夹板固定，2 周后拆线，继续采用非行走石膏固定 4 周，随后更换行走靴固定 4 周，此时开始理疗。加强功能性康复训练。佩戴功能性支具 4 个月，穿外侧足跟垫至少 6 个月。

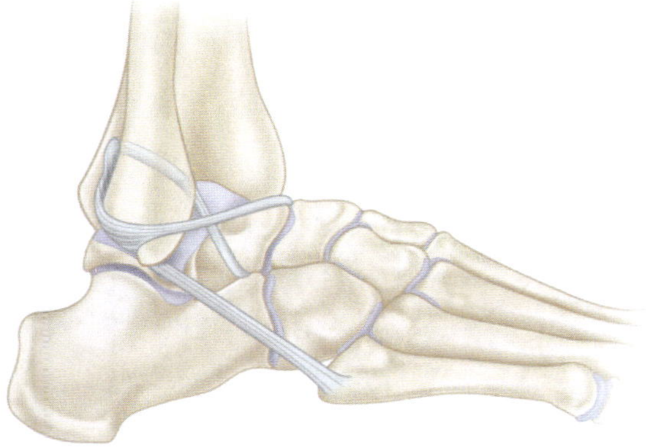

A

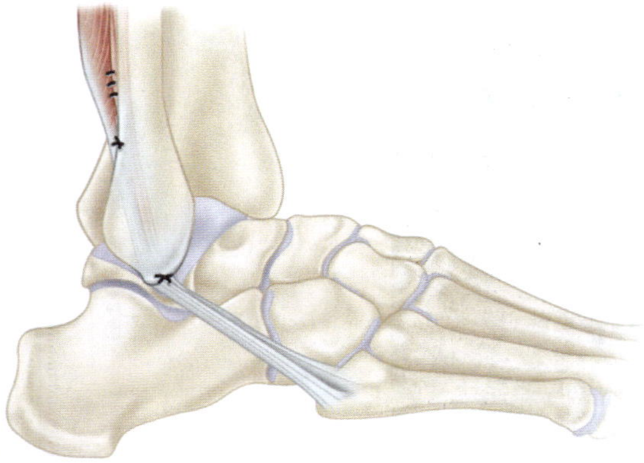

B

图 89-25 踝关节外侧韧带的重建（见正文）

A 改良 Watson-Jones 手术；B. Evans 手术（见手术技术 89-3 和 89-4）

慢性外踝不稳的修复（改良 Broström 术式

手术技术 89-6

（Hamilton、Thompson 和 Snow，Gould 等）

- 全身麻醉或脊柱麻醉成功后，患者取侧卧位，下肢驱血后并用大腿止血带止血。
- 在外踝下缘沿腓骨肌腱走行做一弧形切口（图 89-27A）。
- 显露并结扎小隐静脉，注意保护中间背侧皮神经（系腓肠神经外侧支），该神经常位于距腓前韧带

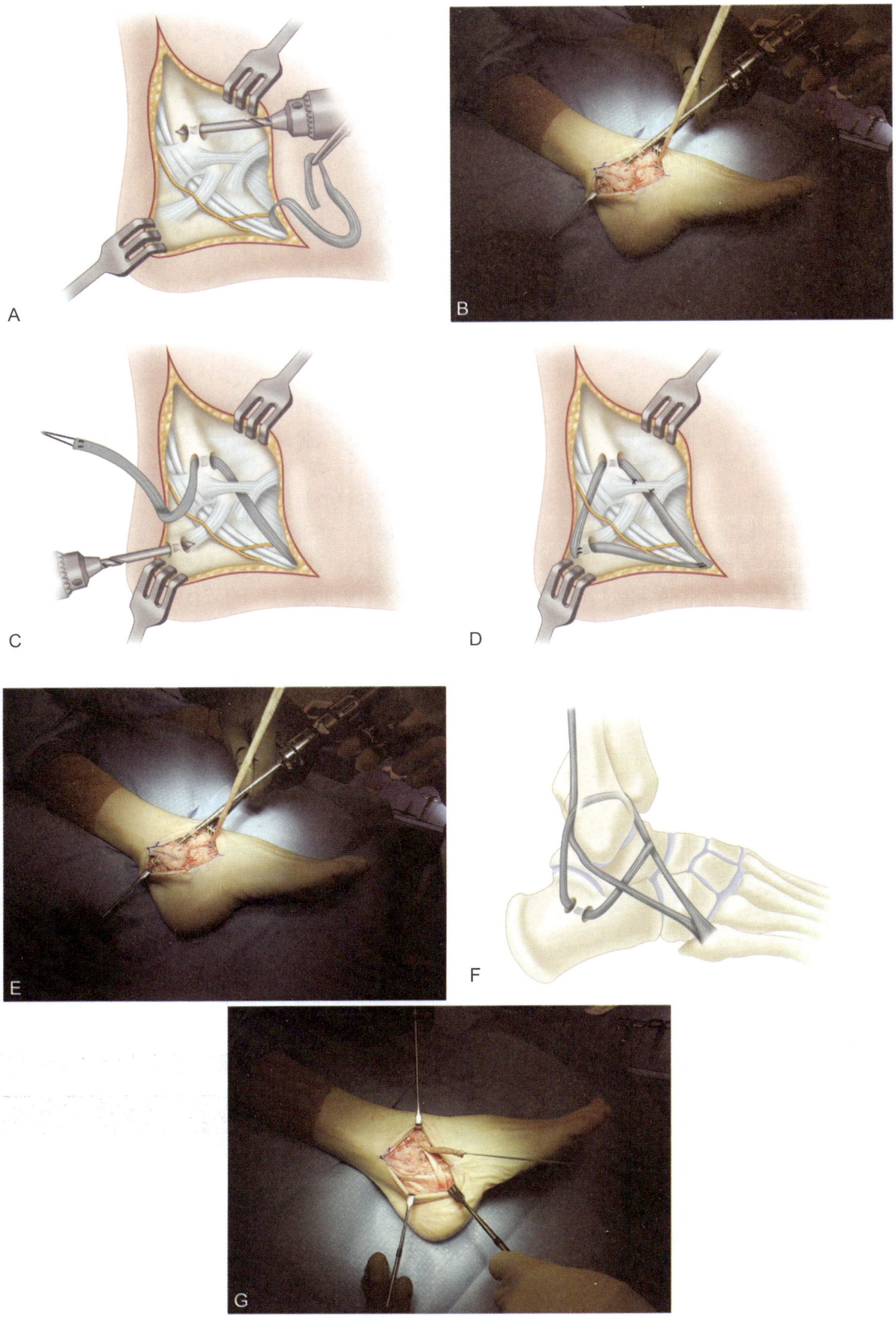

图 89-26 改良 Elmslie 手术（Chrisman-Snook 术式）

A．分离腓骨短肌腱；B．将腓骨短肌腱的一半游离编织，穿过距跟前韧带和腓骨孔道；C．重建完毕（见正文）；D．对手术进行如下改良：在腓骨孔道前端将移植肌腱末端缝合至前部；E ~ G．可以使用半腱肌作为替代（见手术技术 89-5）

距骨端附近，腓肠神经常位于腓骨肌腱的表面。显露伸肌支持带外侧部并加以标记，以便手术结束时将其重新缝合于腓骨远端（图 89-27B）。

- 沿腓骨前缘切开关节囊，于腓骨附着处保留囊缘 3 ~ 4mm，以便手术结束时修复（图 89-27C）。
- 辨认较薄的距腓前韧带，此韧带在关节囊前部明显增厚（图 89-27D）。
- 在切口的远侧、腓骨尖下方、腓骨肌腱深面寻找跟腓韧带。跟腓韧带通常变得很薄或从腓骨上撕裂。若从跟骨上撕裂，修复十分困难。探查距腓关节或胫腓关节是否有游离体、软组织嵌顿、关节软骨损伤（比如外伤性剥脱性骨软骨炎）。
- 手术过程中助手始终将患侧踝关节外翻、足外翻外展。
- 修整跟腓韧带和距腓前韧带残端，用不可吸收线缝合。缝合的方法有端 - 端吻合、重叠缝合和经骨孔缝合固定。
- 轻柔地进行前抽屉试验和距骨倾斜试验，检查踝关节稳定性。踝关节进行背伸、跖屈等全方位活动，确保修复的韧带不会限制踝关节活动度。
- 将标记的伸肌支持带紧密覆盖于腓骨远端的上方，2-0 铬制羊肠线缝合，限制踝关节内翻及稳定距下关节（图 89-29F）。
- 患足维持在轻度的内翻内收位，再一次全方位检查踝关节背伸、跖屈等活动度，明确是否有踝关节背侧倾斜和距骨倾斜。
- 腓骨下极撕脱性骨折的骨折块与腓骨下极之间不稳定。若骨折块较大，可将骨折断端新鲜化后螺钉固定于腓骨下极；若骨折块较小，可将韧带解剖缝合于腓骨下极，均可切除或保留较小的骨折块。
- 抗生素液冲洗切口，皮下注射 0.25% 布比卡因用于术后镇痛。
- 保持踝关节中立位，逐层关闭切口，可吸收线缝合切口，石膏夹板固定前后踝关节。

术后处理 术后 4 ~ 7d 扶拐行走，直至肿胀消退。然后在非负重位下，用短腿石膏固定踝关节于中立位，4 周拆除石膏，更换为充气夹板固定至少 2 ~ 4 周。术后 6 周加强踝关节功能锻炼和腓骨肌肌力训练。术后 8 ~ 12 周，若腓骨肌肌力恢复正常，可重返跳舞等活动或参加体育运动，腓骨肌肌力的完全恢复至关重要。

Karlsson 等分别比较了外侧韧带解剖重建后早期制动与早期活动、充气支具固定与管型石膏固定 6 周的临床疗效，发现术后早期活动与早期制动 6 周对踝关节的功能和稳定性几乎一致。然而，早期活动比早期制动能更早恢复踝跖屈力量，没有发现踝关节松弛等短中期并发症。他们推荐外侧踝关节韧带重建后应早期活动。

腓骨短肌腱劈裂伤常常导致慢性外踝不稳，需要手术治疗。韧带重建术后的残留疼痛可能与忽略了腓骨短肌腱劈裂损伤有关。

（二）慢性踝关节内侧不稳的修复

长期慢性内踝不稳常常不会引起严重的功能丧失，一旦发生，非手术治疗无效。重建内侧韧带手术失败率较重建外侧韧带更高，所以对慢性内踝不稳的最佳治疗方案尚无定论。慢性内踝不稳患者可能由踝关节旋前位损伤引起，但更多报道则认为是一种踝关节复合伤，受伤机制不明确。一项尸体研究发现，三角韧带切除后胫距关节接触面积将增加 43%，而单位面积压力峰值增加 30%。单独切除三角韧带会导致距骨外翻倾斜，引起慢性踝关节功能不全，最终发生胫距关节炎。正确诊断内踝肌腱功能不全十分重要，尤其应关注是否存在胫后肌腱功能不全。Myerson 在Ⅳ期成年人获得性平足的患者中发现了胫后肌腱功能不全和三角韧带部分损伤，这两种复合性损伤多见于老年患者。当内踝不稳的症状经非手术治疗无效时，可考虑行内侧韧带重建。

作者推荐采用 Myerson 术式修复慢性内侧三角韧带损伤，常规的端 - 端吻合、“套叠式”缝合和骨孔固定方法均不能有效修复三角韧带。由于三角韧带深层的纤维较短，内踝的应力较外踝大，因此修复慢性三角韧带损伤时，原位解剖修复这种方法并没有像用于修复踝关节外侧韧带时那样有效，一些学者对重建慢性三角韧带损伤手术进行了探索。Deland 提出用腓骨长肌腱修复三角韧带，腓骨长肌腱比腓骨短肌腱更长，更适用于修复内踝韧带。但取足底走行的腓骨长肌腱十分困难，作者建议先在尸体上进行操作，熟悉解剖后再对患者手术。

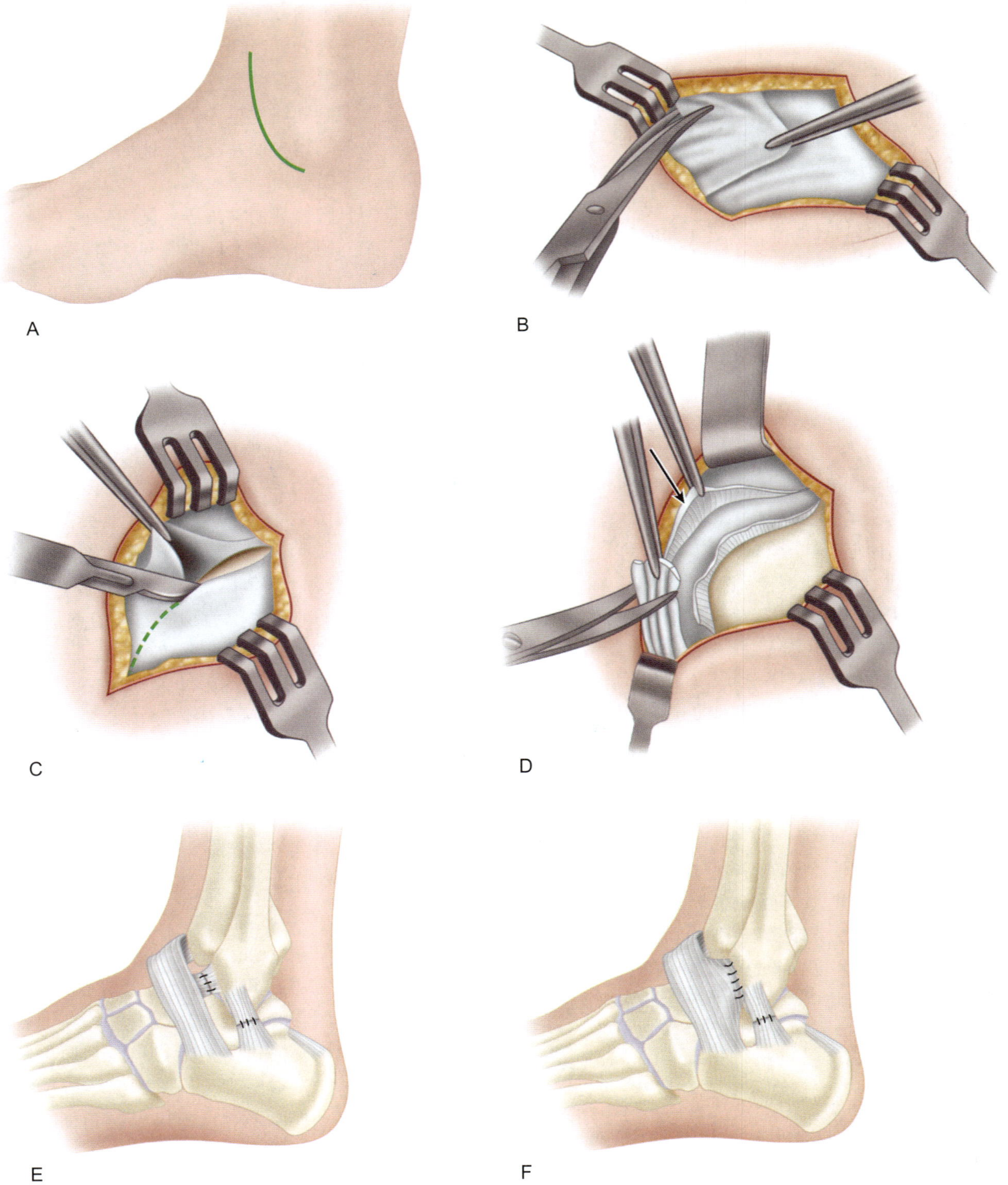

图 89-27 改良 Broström 手术

A．皮肤切口；B．游离外侧伸肌支持带；C．关节囊切口，保留部分附着；D．修整拉伸的跟腓韧带，可见距腓前韧带为关节囊的增厚部分（箭头）；E．短缩并重新固定薄弱的跟腓韧带和距腓前韧带；F．在重建的韧带上层缝合伸肌支持带（见手术技术 89-6）

腓骨长肌移位重建三角韧带

手术技术 89-7

(Deland)

- 在腓骨尖近端沿腓骨长肌腱走行做一长 6 ~ 8cm 的切口。
- 横断腓骨长肌腱近端，近端与腓骨短肌腱缝合。
- 在足外侧骰骨沟做一切口，游离在此走行的腓骨长肌腱，并在第一跖骨基底部游离腓骨长肌腱末端，取出整条腓骨长肌腱。
- 在跗骨窦上方三角韧带前缘做一切口。
- 在距骨颈由外至内钻一个几乎平行于距骨穹窿的骨隧道，上下方向稍微与距骨颈外下侧至距骨内侧旋转中心轴方向成角（图 89-28）。界面螺钉（比如 Arthrex 生物锚钉）可用于固定移位的肌腱和精确钻制骨隧道。
- 从距骨外侧向内侧穿过腓骨长肌腱，收紧，从骨隧道内侧孔置入界面螺钉固定肌腱。
- 在内踝尖钻第 2 个骨隧道，角度为与胫骨前下端前 1/3 至腓骨方向靠近或略偏外，成 60° 钻入（见图 89-28）。钻骨隧道时不要破坏胫骨内侧关节软骨。
- 腓骨长肌腱由内至外穿过胫骨骨隧道，保持适当的张力，阻止距骨外翻。
- 在胫骨外侧用一枚锚钉或“U”形钉固定腓骨长肌腱，作者偏好于同时用锚钉和“U”形钉固定，这样移位的肌腱就被螺钉牢牢地固定于腓骨。
- 术中有必要矫正各种易复发的足畸形（比如后足外翻、中足外展、第一跖列抬高等）。

术后处理 术后保持踝关节于中立位，“U”形夹板固定踝关节。术后 2 周拆线，踝关节更换为支具固定。术后 10 周避免负重，直至移位的肌腱与骨完全愈合。而在术后 8 周穿步行靴，免负重加强踝关节功能锻炼。术后 10 周开始理疗，穿步行靴负重行走。术后 12 周开始穿普通鞋行走。

五、腓骨肌腱半脱位或脱位

腓骨肌腱半脱位或脱位已在第 82 章进行了讨论。

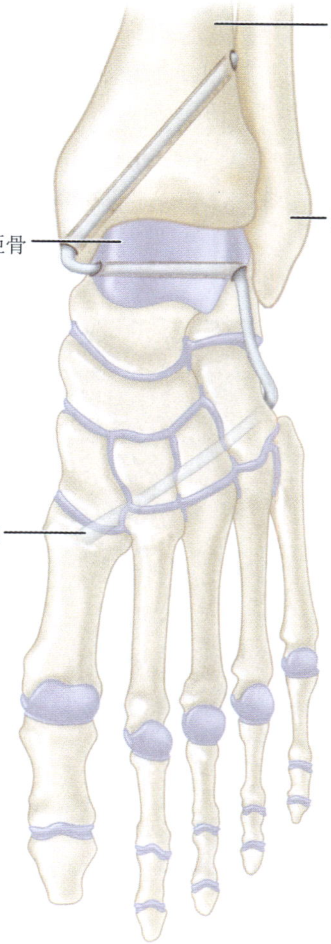

图 89-28 用自体移植的腓骨长肌重建三角韧带（见手术技术 89-7）

第二节 踝关节内部紊乱

如前所述，若踝关节应力试验阴性，排除韧带损伤引起的踝关节不稳外，以下几个踝关节内部紊乱可能导致踝关节疼痛和功能障碍：①隐匿性后足损伤；②跗骨窦综合征；③骨软骨增生（踝关节撞击症）；④距骨剥脱性骨软骨炎。

一、隐匿性距骨和跟骨损伤

跗骨融合与慢性踝关节扭伤症状相似。Snyder 等发现，跗骨融合的青少年更容易扭伤踝关节。跗骨融合患者可表现为腓骨肌萎缩，CT 有助于判断跗骨融合的分型及位置（图 89-29）。跗骨融合症的治疗已在 82 章中进行了讨论。

作者已观察到，骨样骨瘤（图 89-30）、嗜酸性肉芽肿（图 89-31）及骨囊肿与慢性踝关节扭伤的症状相似。另外，距骨外侧突骨折和跟骨前侧突骨折（图 89-32）可能被误诊为慢性踝关节扭伤。上述疾病的治疗已在第 88 章阐述。骨扫描能帮助判断骨折的位置（图 89-33A），CT 扫描能判断骨折的分型（图 89-33B）。

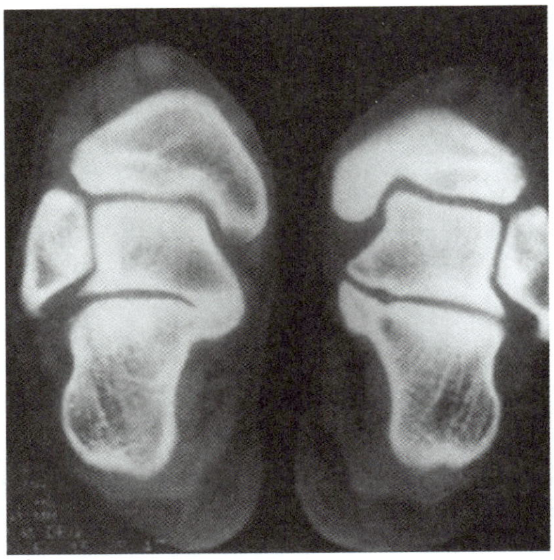

图 89-29 CT 显示踝关节经常扭伤的年轻患者中后距下关节面的内侧骨桥

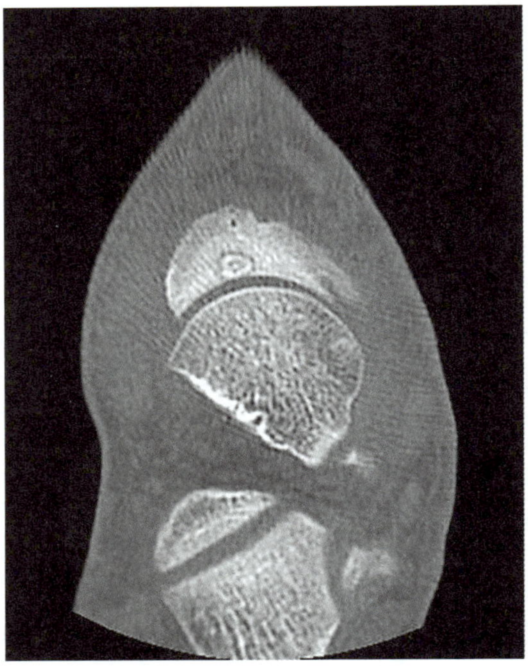

图 89-30 舟骨骨样骨瘤，切除病灶和植骨后，患者症状完全消失

二、跗骨窦综合征

在 1958 年，D' Connor 描述了所谓的“跗骨窦综合征”，表现为踝扭伤保守治疗后跗骨窦区持续数月或数年的疼痛。从首次报道后，极少有文献报道，所以跗骨窦综合征很难被定义。其典型临床表现为踝关节外侧区和跗骨窦疼痛。尽管在跗骨窦

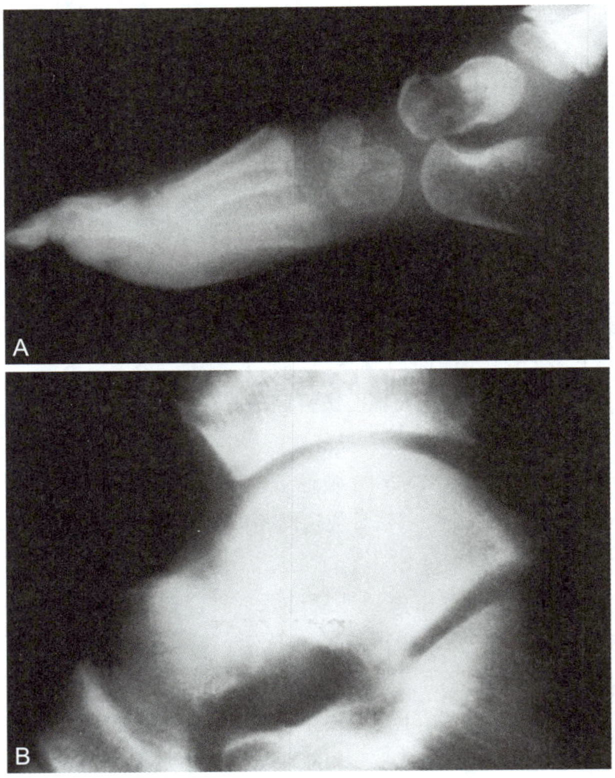

图 89-31 距骨肿瘤可能产生与慢性踝关节扭伤相似的症状

A．嗜酸性肉芽肿；B．色素沉着绒毛结节性滑膜炎

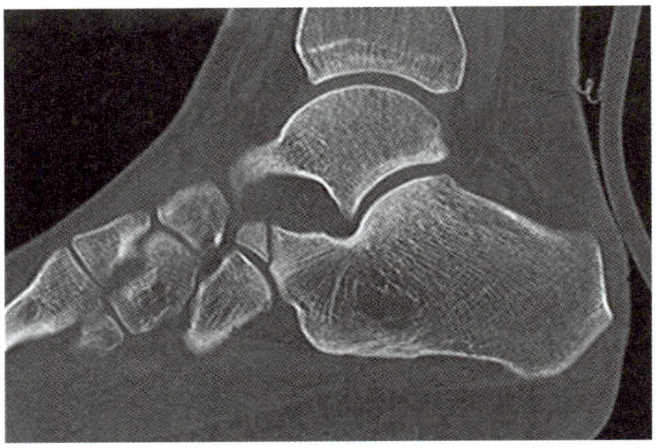

图 89-32 跟骨前突骨折非手术治疗无效，切除骨折块后疗效满意

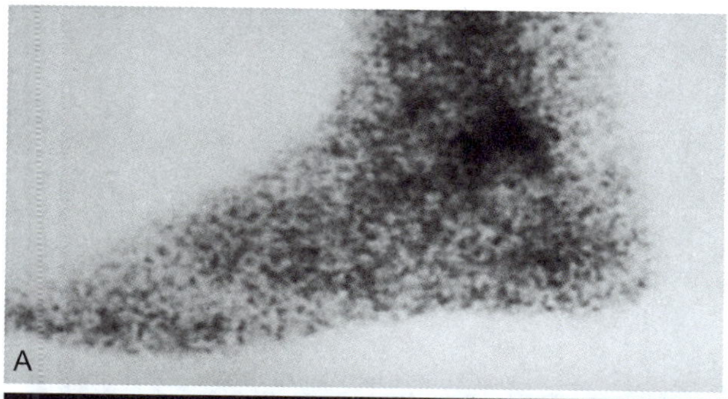

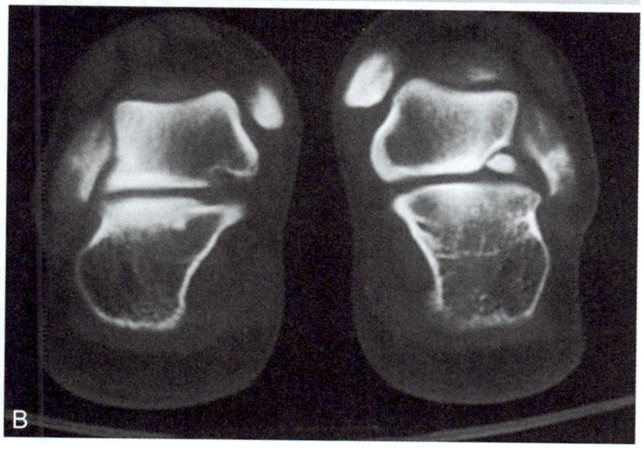

图 89-33 距骨撕脱性骨折
A. 骨扫描；B. CT 扫描

软组织成分中发现了瘢痕组织、脂肪萎缩和退变，但一些学者主张跗骨窦综合征是距下关节不稳的细微变化所引起。另一些学者认为跗骨窦综合征是神经损伤导致本体感觉缺失引起。距下关节造影是诊断跗骨窦综合征的方式。如果没有观察到微小隐窝，骨间韧带造影剂分布突然中断，有助于跗骨窦综合征的诊断。然而上述观点未被完全证实。也有报道距下关节前方的腱鞘囊肿、关节隐窝变小、关节囊圆滑和距下关节僵硬等。正常距下关节的 MRI 研究发现，90 例中 46 例缺乏后距下关节前部的微小隐窝，也可能是由于医源性关节充盈不足引起。此外，MRI 研究还发现了关节纤维化、慢性滑膜炎、非特异性炎症改变和滑膜囊肿等病理变化。三维重建 MRI 对诊断跗骨窦综合征患者的距跟骨间韧带及颈韧带撕裂十分有效。跗骨窦部腱鞘囊肿也可能导致跗骨窦区疼痛。

若在跗骨窦局部注射麻醉药及激素不能暂时缓解症状，应怀疑诊断跗骨窦综合征是否成立。通常上述治疗能永久性地缓解跗骨窦综合征症状。若上述特征性疼痛在注射后很快复发，应考虑手术治疗。行跗骨窦脂肪垫和表层的韧带层切除术后症状可完全或部分缓解，注意防止破坏距骨的血供。有学者认为可以切除跗骨窦脂肪层神经血管，但应保留未受损伤的骨间韧带。另一些学者认为应尽量保留跟距骨间韧带和颈韧带，可以切除纤维脂肪组织，一直切至伸肌下支持带。

作者治疗了 3 例疑似跗骨窦综合征的患者，他们踝关节扭伤数月后跗骨窦区无明显诱因持续疼痛。最后，3 例患者均在跟骨侧形成了不连续的骨桥，切除骨桥后症状缓解。

三、距骨与胫骨骨软骨增生（前后踝撞击症）

1957 年，O’Donoghue 提出了一种以前报道过但未受到关注的导致踝关节功能障碍的疾病。这种疾病为胫骨远侧关节面与距骨颈背面相对合区域的骨软骨增生（外生骨疣）。根据 O’Donoghue 的报道，此类损伤多发生于运动员，尤其发生在长期强力背伸足的距骨颈与胫骨前侧。这种微损伤不断重复发生，导致骨软骨增生，逐渐变大，与胫距骨发生撞击。这种骨软骨增生可发生在胫骨或（和）距骨侧。

上述病变已被定义为前踝撞击症，多由运动员经常过度背伸踝关节引起。当发生在后踝时，该病变被命名为后踝撞击症或三角区撞击症，通常由运动员过度跖屈踝关节引起。患者主诉踝关节极度跖屈时疼痛。体格检查可发现足极度背伸或跖屈时，前后踝疼痛加剧。X 线片显示胫骨前缘不再圆滑，而变得尖锐，或向前明显突出的骨刺形成（图 89-34）。距骨颈背侧可能发现与之相似的骨突或骨刺。胫骨与距骨撞击对应之处经常呈现“双轨道征”样损伤。Scranton 和 McDermott 根据骨刺的位置以及累及踝关节的程度进行分型，这种分型与治疗方案的选择和疗效的好坏密切相关（图 89-35）。

前后踝撞击症常常可以通过口服抗炎药、制动、减少损伤性运动等治疗缓解症状。O’Donoghue 建议当踝关节功能障碍时，应手术治疗切除骨赘或骨刺。手术包括关节镜手术和经前外侧入路开放手术。

关节镜下成功切除导致前踝撞击的前方骨刺，可以明显缓解疼痛、踝关节肿胀、僵直和跛行，踝背伸活动度明显增加，而踝跖屈活动没有明显改善。一些患者术后前足麻木。

踝关节过度使用引起的慢性滑膜炎、慢性踝关节扭伤和无明显移位的骨折会导致前外踝撞击。关

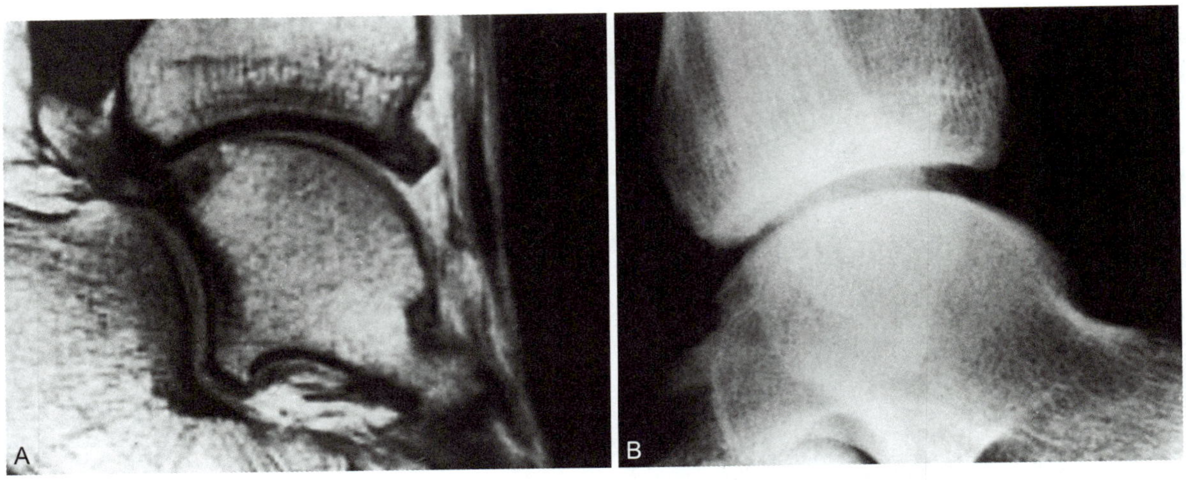

图 89-34 前踝撞击症

A. MRI 显示胫骨远端骨赘形成；B. 切除骨赘后 X 线片表现

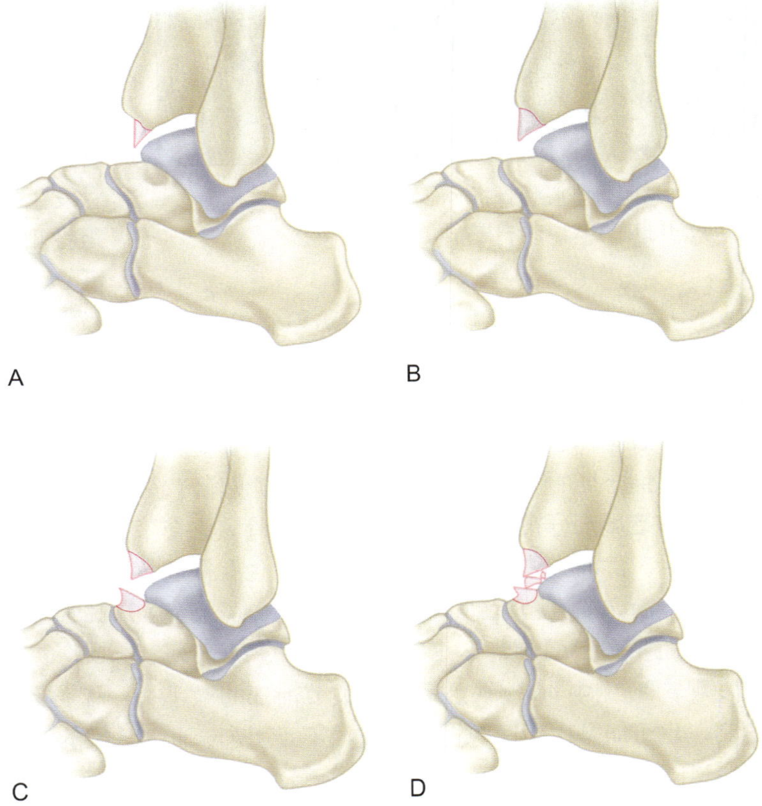

图 89-35 Scranton 和 McDermott 提出的踝关节骨刺分型

A. Ⅰ度，滑膜撞击，X 线片显示炎性反应，骨刺大小为 3 mm；B. Ⅱ度，骨软骨增生形成外生骨疣，X 线片显示骨刺＞3 mm，距骨无骨刺；C. Ⅲ度，严重的外生骨疣伴或不伴碎骨块，在距骨背侧有继发骨刺形成，常发生骨赘碎裂；D. Ⅳ度，严重踝关节骨性关节炎，X 线片显示踝关节的内侧、外侧和后侧均发生退行性骨性关节炎病变

节镜下滑膜切除后取得良好疗效。Hauger 等认为踝关节 CT 造影检查提供了踝关节前外侧软组织撞击的证据，该结果与关节镜下检查相符，比如外侧沟结节形成（盘状半月板损伤）和外侧沟缘不规整（大量纤维增生反应）。

下胫腓前韧带的远侧束可能与距骨发生撞击，磨损关节软骨，导致前踝疼痛。在关节镜下切除这一韧带或受损的关节软骨常常可以缓解撞击症引起的疼痛。术中可以通过背伸踝关节来判断切除范围（图 89-36）。同时注意是否有邻近的距骨或腓骨的软骨损伤和滑膜炎存在（图 89-37）。

手术技术 89-8

（Ogilvie-Harris 术式）

- 患者全身麻醉成功后，下肢止血带止血。
- 在胫前肌腱的外侧进针，注射 15 ～ 20 ml 生理盐水充盈踝关节腔。

- 在胫前肌腱的内侧做一纵行小切口，作为关节镜前内侧入路，置入 2.7 mm 或 4.0 mm 的 30° 关节镜，注意将关节镜横穿关节前部时不要损伤距骨穹窿。
- 取第三腓骨肌腱外侧为关节镜前外侧入路，以进出生理盐水，注意勿损伤腓浅神经，必要时可将两个入路的器械互换。
- 必要时可使用无创踝关节牵开器撑开关节腔来检查踝关节（图 89-38）。踝关节牵开器不适用于前踝巨大骨赘生成，尤其巨大距骨骨赘，因为牵拉可导致前踝关节囊紧缩。
- 用 3.5 mm 的刨刀清理前方滑膜，探查胫骨前缘及距骨上缘增生的骨刺。
- 用 3.0 mm 的磨钻磨除骨刺，直至切至正常的关节软骨水平。
- 用 3.5 mm 的刨刀修整胫骨骨面至平整。
- 用类似的操作修整距骨颈上缘至平整。

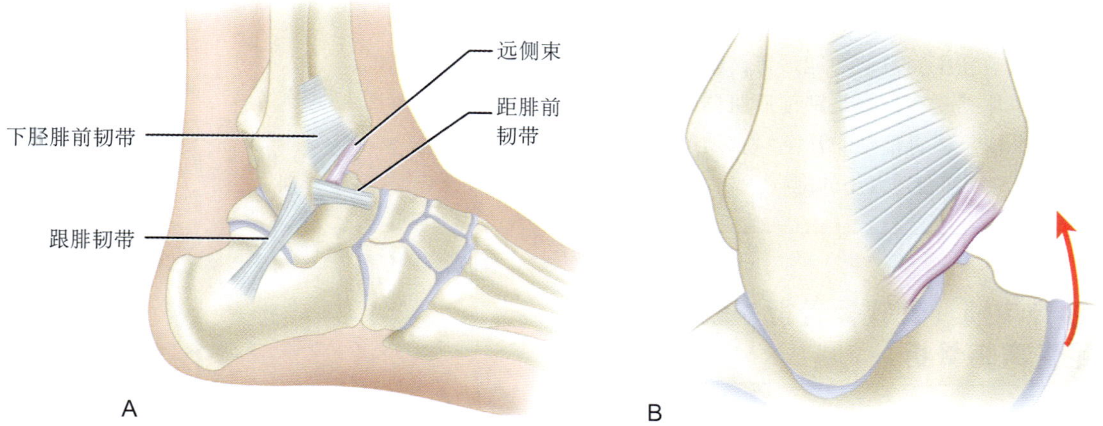

图 89-36　踝关节外侧面

A．下胫腓前韧带远束与下胫腓前韧带平行并位于前方，两者之间由纤维脂肪层分隔；B．背伸踝关节时，下胫腓前韧带的远束可与距骨的前外侧发生撞击

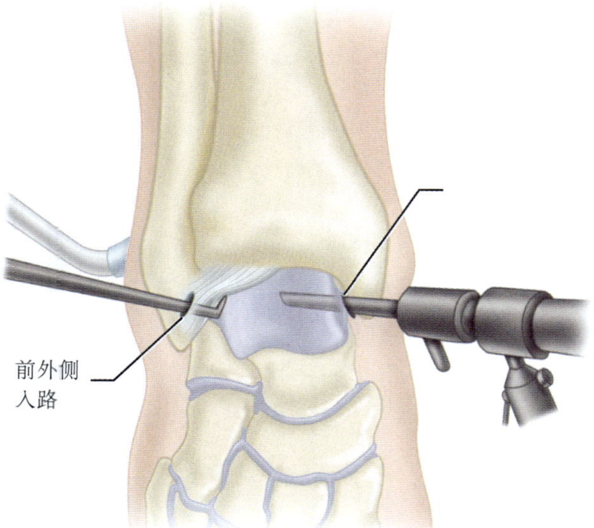

图 89-37　通过前内侧入口可观察到前踝软组织撞击，前外侧入路可探查踝关节前外侧沟的滑膜炎和纤维化病变

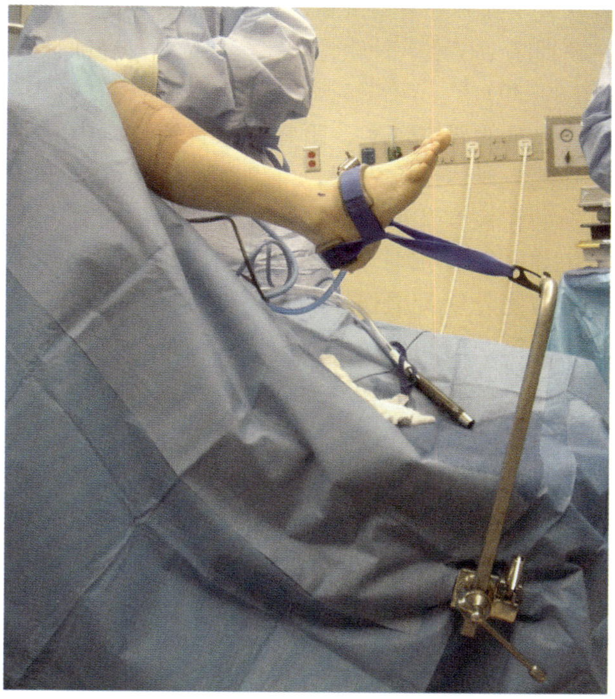

图 89-38　非侵袭性踝关节牵开器（见手术技术 89-8）

- 关节镜轻轻滑过距骨穹窿，探查整个踝关节腔。在整个手术过程中，可将踝关节行手法牵引至中度跖屈位，或用非侵袭性踝关节牵开器。
- 冲洗踝关节完毕后，踝关节腔注射 0.25% 布比卡因 20 ml，缝合切口，加压包扎。
- Davis 对上述术式进行了改良。用 3 mm 的镜下磨钻在胫骨前缘近侧 1 mm 磨出与胫骨前缘平行的骨槽，深度位于软骨下骨与正常软骨之间，关节镜下咬骨钳咬除骨刺。在手术过程中使用磨钻而不用刨刀，以减少关节软骨面损伤的概率。

术后处理 术后即刻下床活动，术后 1 周开始积极的康复治疗，包括冰敷和主、被动功能锻炼。做滑板运动有利于恢复本体感受和加强足踝前后肌群的力量。术后 6 周逐渐恢复体育活动，注意穿合适的鞋保护踝关节，比如可以穿合适大小的跑鞋。

四、距骨骨软骨病损（骨软骨骨折、软骨骨折、距骨穹窿骨折）

1959 年，Berndt 和 Harty 进行大宗文献回顾发现，踝关节剥脱性骨软骨炎实际上就是外伤导致的距骨骨软骨损伤。他们进一步对其进行了 4 个不同阶段的分期：Ⅰ期，小的软骨下骨塌陷；Ⅱ期，骨软骨块部分分离；Ⅲ期，骨软骨块完全分离，但在缺损区；Ⅳ期，骨软骨块完全移位，不在缺损区（图 89-39）。

大量的研究证实，距骨骨软骨损伤时内侧多于外侧。尸体研究发现，外侧距骨骨软骨损伤多由外翻和极度背伸引起，内侧损伤多由内翻、极度跖屈、胫骨相对于距骨外旋引起。总体来说，距骨内侧骨软骨损伤靠后，而外侧损伤靠前。形态学观察，内侧损伤位置较深、呈杯口形、移位不明显，外侧损伤位置表浅、呈圆饼形、移位明显（图 89-40）。

距骨骨软骨损伤的病因包括骨坏死、血管病变、急性创伤、慢性微小肿瘤、内分泌或代谢紊乱、关节退变、关节力线不良和遗传因素。85% 的距骨骨软骨损伤患者有外伤史（98% 的外侧损伤和 70% 的内侧损伤）。

文献报道距骨骨软骨病损占全身骨软骨损伤的近 4%，实际发病率可能要更高。一些研究发现，踝扭伤和骨折伴距骨骨软骨损伤率高达 50%，尤其在运动损伤中十分常见。几乎一半的距骨骨软骨损伤在 X 线片上表现不明显，易被急诊医生误诊为“踝关节扭伤”。

如踝关节损伤后 4 ～ 5 周仍有渗出、滑膜炎、关节绞锁或关节错位，应进一步行 X 线片检查。

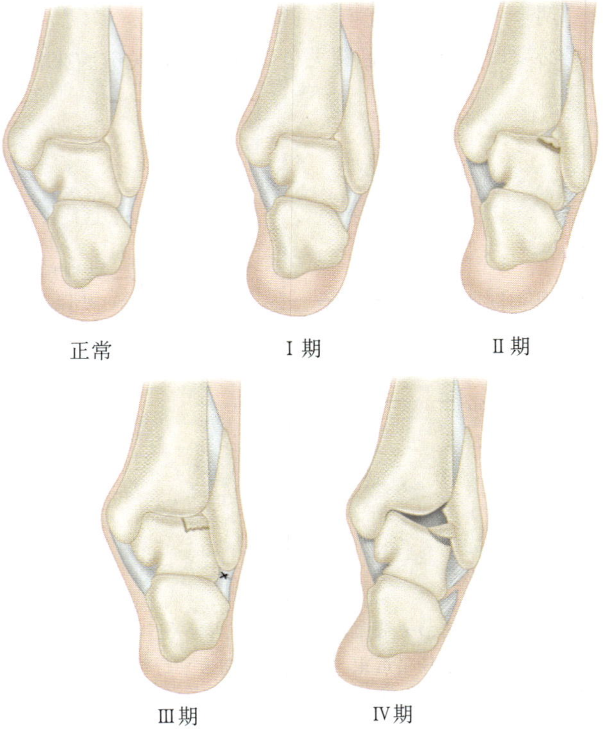

图 89-39 距骨剥脱性骨软骨炎的 4 个分期

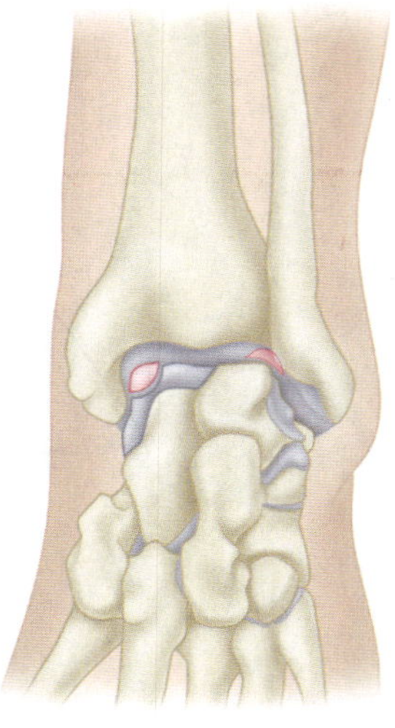

图 89-40 距骨剥脱性骨软骨炎

距骨外侧损伤的特点是位置表浅，呈水平掀起或游离。距骨内侧损伤的特点是位置较深，尽管看起来已游离，但常位于凹陷内斜位和跖屈位X线片能够避免胫骨重叠，相对于普通X线片来说能更好地显示损伤的关节软骨。怀疑骨软骨骨折时，可行骨扫描检查。若骨扫描提示有病变，断层间距为2mm的轴位和冠状位CT检查有助于判断软骨损伤的大小及位置。必要时行增强CT检查。对保守治疗无效的患者行MRI检查也是有用的，MRI的优点是可以明确Berndt和Hardy分型中I型损伤和关节软骨损伤的情况。Pritsch和Cheng等介绍了距骨骨软骨病损的关节镜下分型，此种分型在直视观察下探查软骨损伤。因此最为权威，这些分型均基于关节软骨探查（表89-1）。

距骨骨软骨病损的治疗需要考虑多种因素，包括患者个体差异（比如运动水平、一般情况、年龄等）和损伤（是否明确损伤的位置、大小和关节退变）。大多数距骨骨软骨病损首先应选用制动和理

表 89-1 距骨骨软骨病损的分类

X线片	CT
Brendt 和 harty 分类（1959）	Ferkel 和 Sgaglione 分类（1994）
Ⅰ型：软骨压缩 Ⅱ型：软骨片撕裂无游离 Ⅲ型：软骨片游离无移位 Ⅳ型：软骨片游离和移位	Ⅰ型：距骨穹窿关节面下囊性损伤，但距骨穹窿表面完整 ⅡA型：距骨穹窿关节面下囊性损伤达关节表面 ⅡB型：关节表面软骨损伤，无移位碎骨块 Ⅲ型：无移位碎骨块伴透明带形成 Ⅳ型：移位碎骨块
Loomer 等分类（1993）	
Ⅴ型：CT 显示软骨损伤	

MRI				
Anderson（1989）	Dipaola 等（1991）	Taranow 等（1999）	Hepple 等（1999）	Mintz 等（2003）
Ⅰ型：骨髓水肿（软骨下骨小梁压缩，X线片阴性，骨扫描阳性） Ⅱa型：软骨下骨囊肿 Ⅱb型：碎骨块不全分离 Ⅲ型：软骨渗液，无软骨分离和移位 Ⅳ型：软骨移位	Ⅰ型：软骨变厚，在中等密度X线片上呈低信号改变 Ⅱ型：关节软骨周围低信号区（纤维附着） Ⅲ型：关节软骨附着高信号区（增生的滑液，信号在骨碎区与软骨下骨之间） Ⅳ期：游离体	1期：高信号 T_2 加权像显示软骨下骨压缩或骨挫伤 2期：非急性软骨下骨囊肿（以1期为基础） 3期：碎骨块部分分离或移位 4期：完全移位	Ⅰ期：仅软骨损伤 2a期：软骨损伤伴软骨下骨骨折或周围骨水肿 2b期：2a期不伴周围骨水肿 3期：碎骨块分离但未移位 4期：碎骨块分离移位 5期：软骨下骨囊肿形成	0期：正常 1期：软骨密度变低，但形态完整 2期：软骨纤维化或裂缝，未损伤至软骨下骨 3期：软骨游离或软骨下骨裸露 4期：碎骨块形成，未移位 5期：碎骨块移位

关节镜下分类	
Pritsch 等（1986）	Cheng 等（1995）
Ⅰ期：软骨完整 Ⅱ期：软骨硬度变小 Ⅲ期：软骨磨损	A：软骨光滑，完整但变软 B：软骨面粗糙 C：软骨纤维化或撕裂 D：软骨游离或软骨下骨裸露 E：碎骨块形成，未移位 F：碎骨块移位

疗。手术治疗主要有 3 种：清理加骨髓刺激术（微骨折术、钻孔、打磨、搔刮等），损伤直接修复（逆行钻孔、骨移植和内固定），自体或异体骨软骨或软骨细胞移植。如果考虑手术，术前常规检查 CT，2 mm 层厚的轴位和冠状面 CT 能判断损伤的位置（前侧、内侧和后侧），同时判断是否内踝截骨。若碎骨块漂浮在缺损面上，往往碎骨块的上下方向翻转。MRI 有助于判断这种损伤（图 89-41）的碎骨块定位和漂浮游离情况。

一些学者认为非手术治疗距骨骨软骨病损效果不佳，常需要进一步手术治疗。一项研究表明，35 例慢性距骨骨软骨病损非手术治疗的优良率仅为 54%，文献回顾分析其成功率仅 45%。作者认为对有症状的距骨骨软骨病损患者，应摘除碎骨块、搔刮骨创面、钻孔减压，以阻止骨性关节炎的发生。完全移位的距骨骨软骨病损（Ⅲ期）骨不连、骨移位和早期关节炎的发病率较高，建议尽早手术治疗（图 89-42）。急性Ⅲ期或Ⅳ期距骨骨软骨病损可用逆行克氏针、可吸收螺钉或钉棒固定。

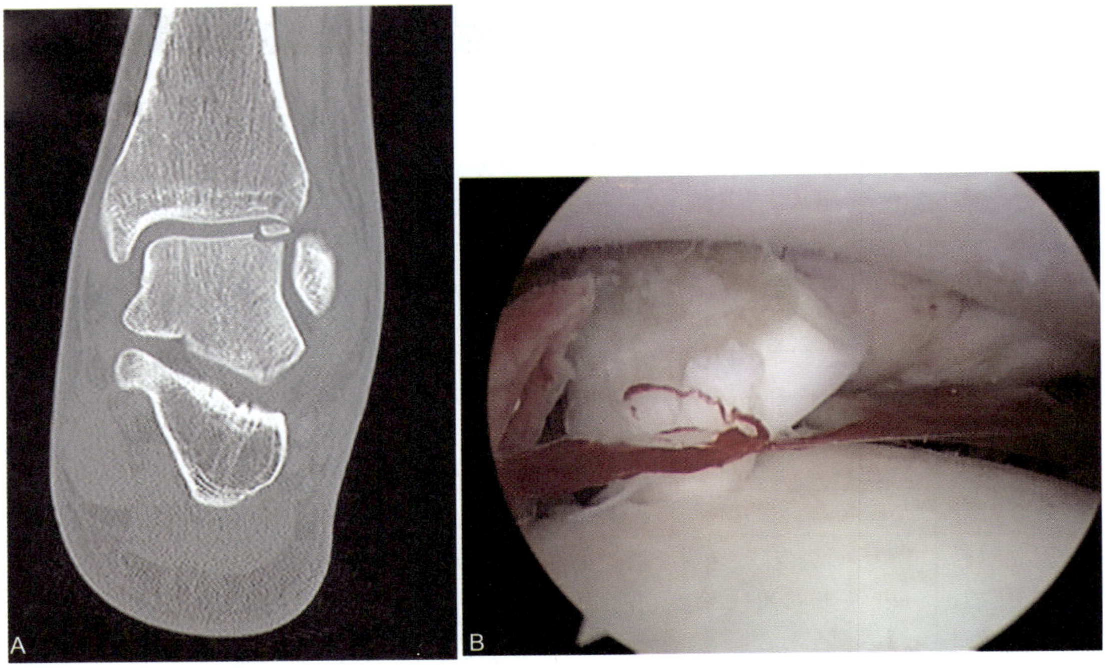

图 89-41　A. CT 显示Ⅳ期距骨骨软骨病损，碎骨块已上下翻转，关节软骨紧靠软骨下骨；B. Ⅳ期股软骨损伤关节镜下所见

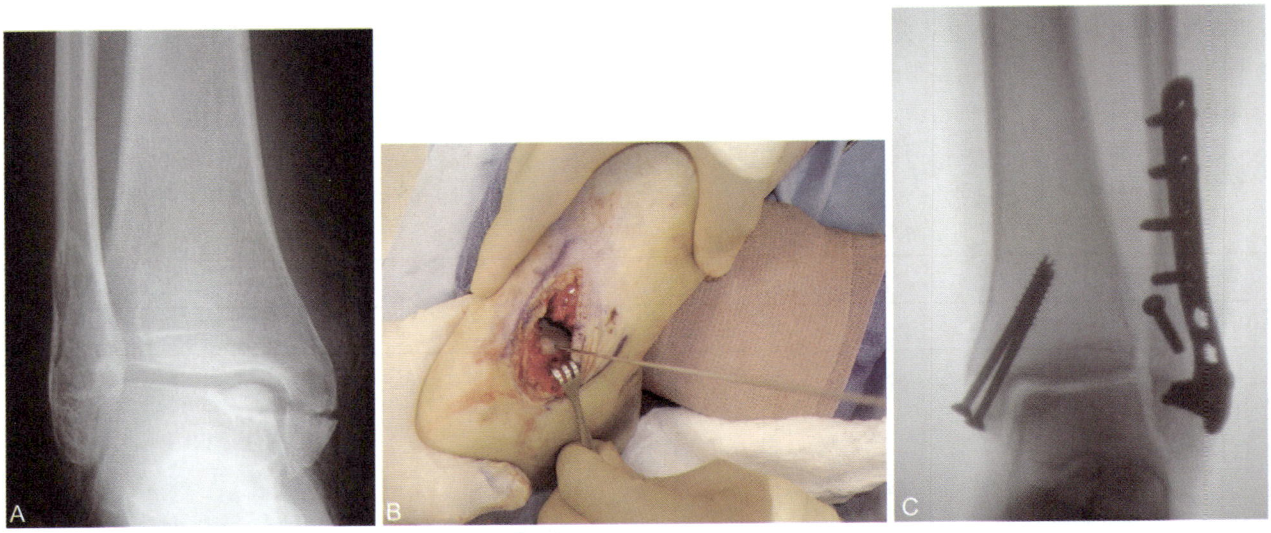

图 89-42　A. 患者双踝骨折合并距骨内侧巨大骨软骨损伤；B. 可吸收钉固定骨软骨骨折；C. 术后数月后踝关节骨折及骨软骨损伤已愈合

不完全性距骨内外侧骨软骨病损（Ⅱ期）、完全游离无移位（Ⅲ期）距骨内侧骨软骨病损和发生于儿童的损伤（图 89-43），可以用石膏或小腿支具制动治疗。若制动 4 ~ 6 个月无效或加重，可考虑手术切除或刮除受损的关节软骨。

早期距骨内侧损伤和发生于儿童的距骨损伤，可考虑手术切除或关节镜下钻孔，促进软骨修复。关节镜下行内侧距骨骨软骨损伤钻孔术，无需内踝截骨和术后制动，该手术侵袭性小，术后可早期恢复日常活动和踝关节运动。文献报道这种术式对年轻患者十分有效，尤其适用于骨骺未闭的患者。该手术适用于轻度骨硬化形成、软骨面连续、碎骨块稳定的早期距骨损伤。跨跗骨窦经皮逆行钻入克氏针，可避免术中损伤关节软骨（图 89-44 和 89-45）。由于完全恢复软骨的轮廓十分困难，逆行钻孔行骨移植术可以防止关节面塌陷。近来，一些学者报道钻孔后在骨道内注射液体硫酸钙，另一些学者从髂骨抽出骨髓，分离提纯骨髓干细胞，与液体钙混合后注射于局部缺损区域，有利于促进骨软骨的快速修复。

术前层厚为 2 mm 的冠状位和轴位 CT 可判断软骨损伤的部位，区分其位于距骨穹窿的前 1/3、中 1/3 还是后 1/3。这有利于距骨内侧骨软骨损伤的手术方案设计，判断是否内踝截骨（图 89-46）。由于外踝位于胫骨的后侧，即使距骨外侧骨软骨损伤位于中后方，也可以通过踝关节前侧入路显露病变，而不需要外踝截骨。Flick 和 Gould 采用前内侧入路显露距骨后内侧损伤，在胫骨远端前内侧关节面上“开槽”6 ~ 8 mm，即可显露距骨内侧骨软骨损伤，无需内踝截骨（图 89-47A）。他们设计了一个弧形凿，在胫骨上凿成 5 ~ 6 mm 宽、6 ~ 8 mm 长的骨槽（图 89-47B）。随访发现，没有因

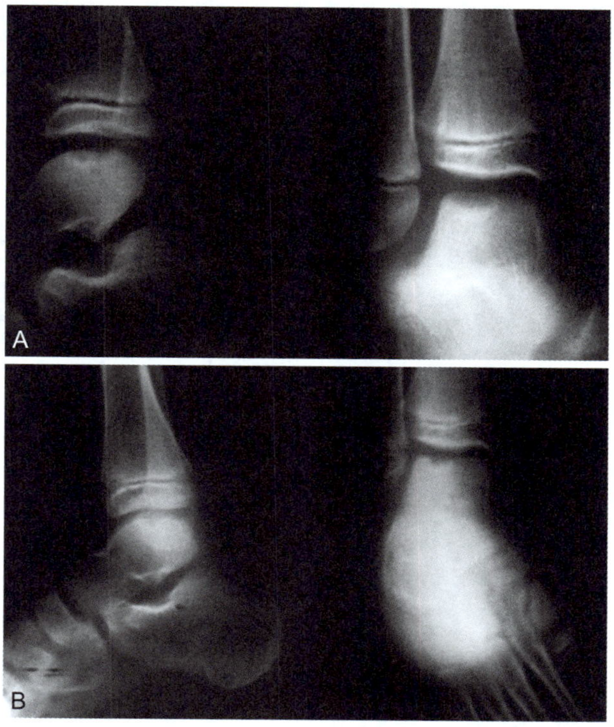

图 89-43 A. X 线片显示骨骺未闭的儿童患有距骨剥脱性骨软骨炎的早期征象；B. 经 6 个月的非手术治疗，骨软骨区变小，伴骨修复

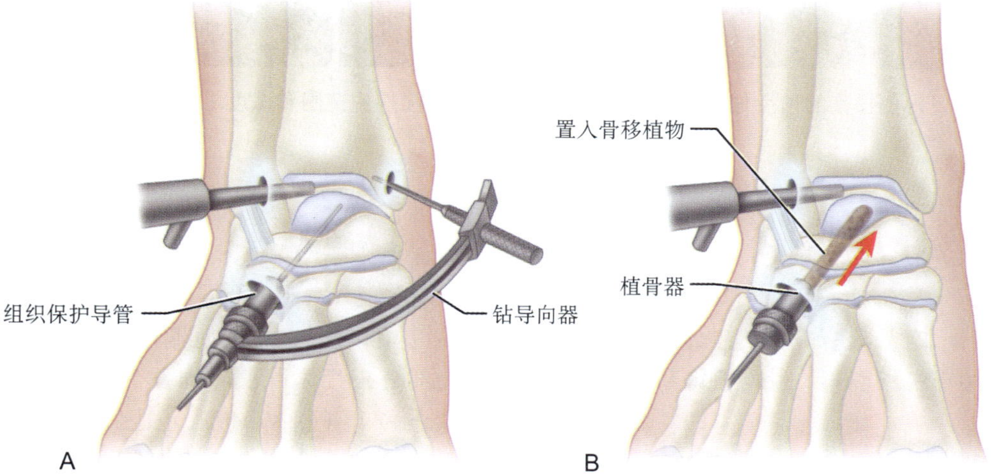

图 89-44 关节镜下钻孔和植骨治疗后内侧距骨穹窿骨软骨损伤

A. 导针经小切口，在改良的韧带穿孔器的引导下通过跗骨窦置入；B. 移植物置入隧道，用打压器和锤子轻轻打压牢实

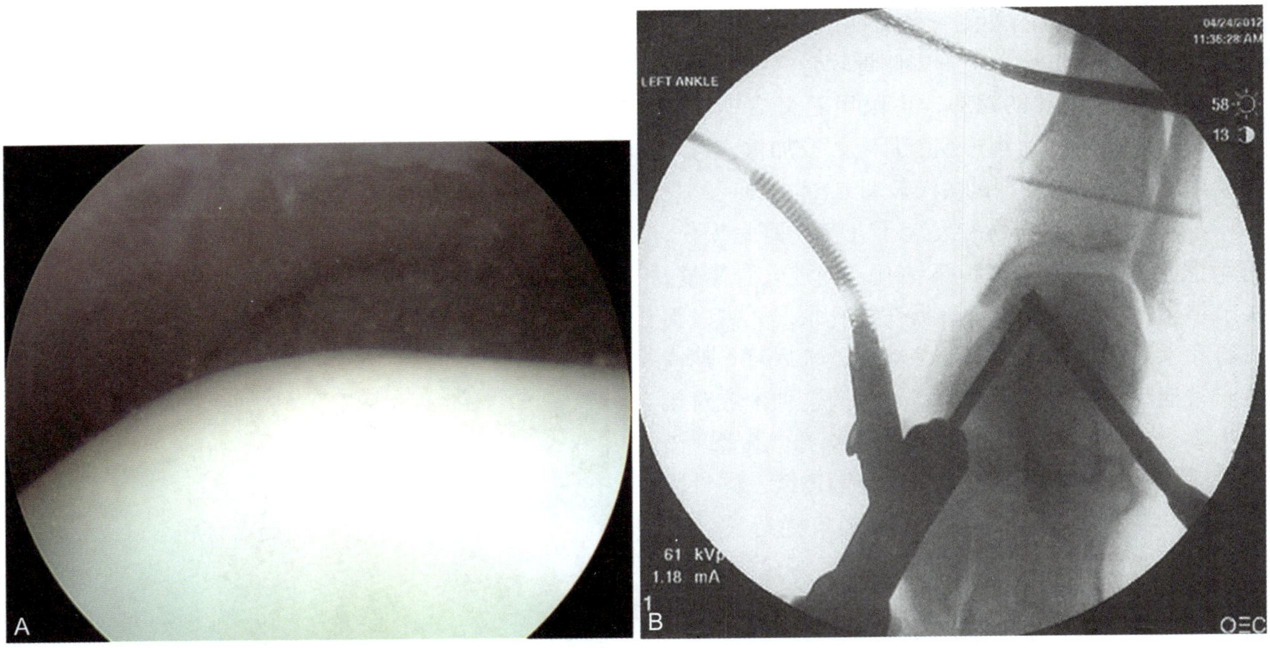

图 89-45 骨软骨损伤的逆向钻孔

A．确认关节软骨未受损伤，在软骨下骨损伤处行逆向钻孔减压；B．钻孔后行骨移植术

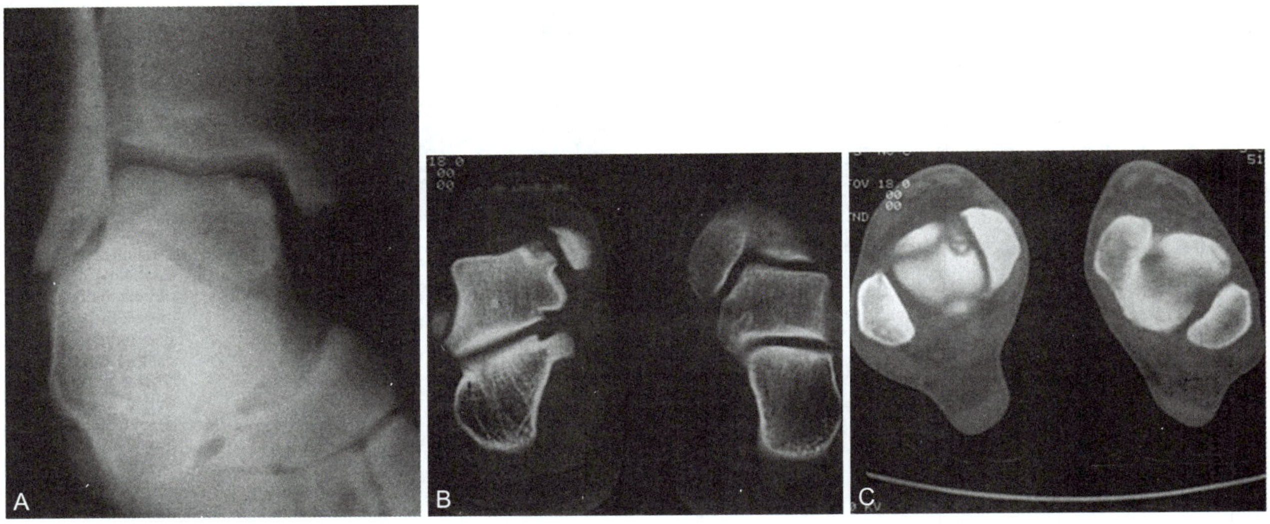

图 89-46 A. Ⅲ 期距骨内侧损伤的前后位 X 线片；B. CT 显示软骨面损伤的范围和深度；C. 冠状位 CT 显示病变位于距骨的前方

距骨开槽而导致踝关节骨性关节炎。作者对这种手术的经验有限。另一些报道采用倒“V”形截骨和内踝 Chevron 截骨取得了良好效疗。如果距骨软骨损伤是由于踝关节骨折引起，通常很容易显露和治疗（图 89-48）。

Thompson 和 Loomer 介绍了经前内侧入路切开后内侧关节囊，显露距骨后内侧损伤，避免了术中内踝截骨。Bassett 等介绍了经胫后肌腱鞘的后方入路显露踝关节后内侧（见图 89-54），此种入路能够显露距骨穹窿、胫骨后关节面、后方关节囊，保护了后内侧韧带、神经血管和三角韧带的深层。

大部分采用内踝截骨显露后内侧软骨损伤的患者愈合尚可（图 89-49）。内固定钉常常需要取出（图 89-50）。患者术后石膏固定 6 周后更换行走靴直至术后 12 周。有时采用小腿支具承担踝关节负重和降低病损区压力（图 89-51）。内外侧手

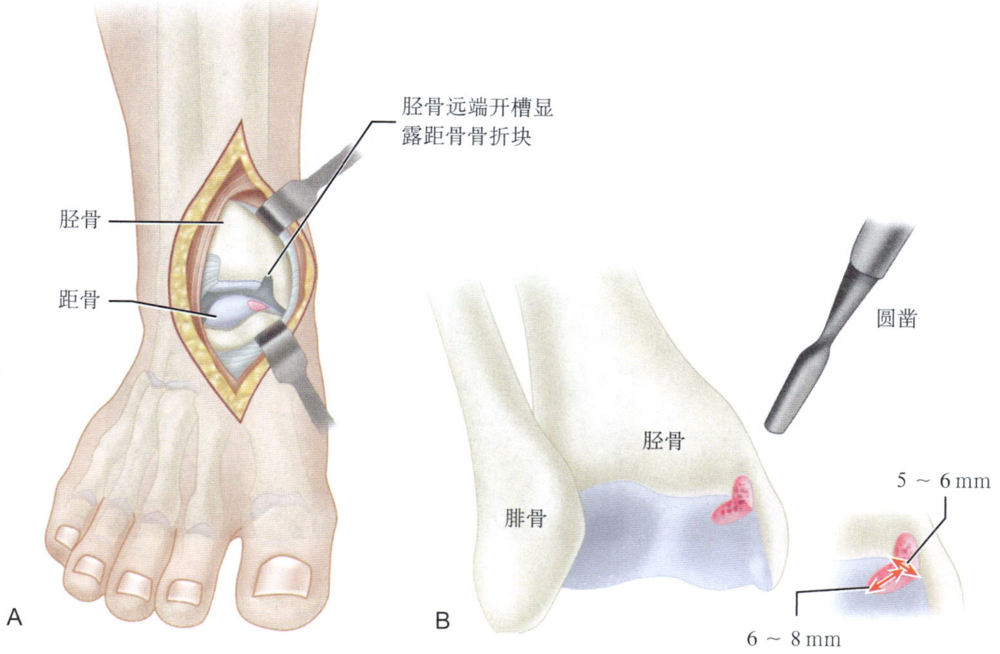

图 89-47 Flick 和 Gould 介绍的在胫骨远端开槽，避免内踝截骨，较好地显露了踝关节后内侧损伤
A．开槽更容易显露距骨后侧损伤；B．在胫骨内侧采用弧形凿，避免内踝截骨

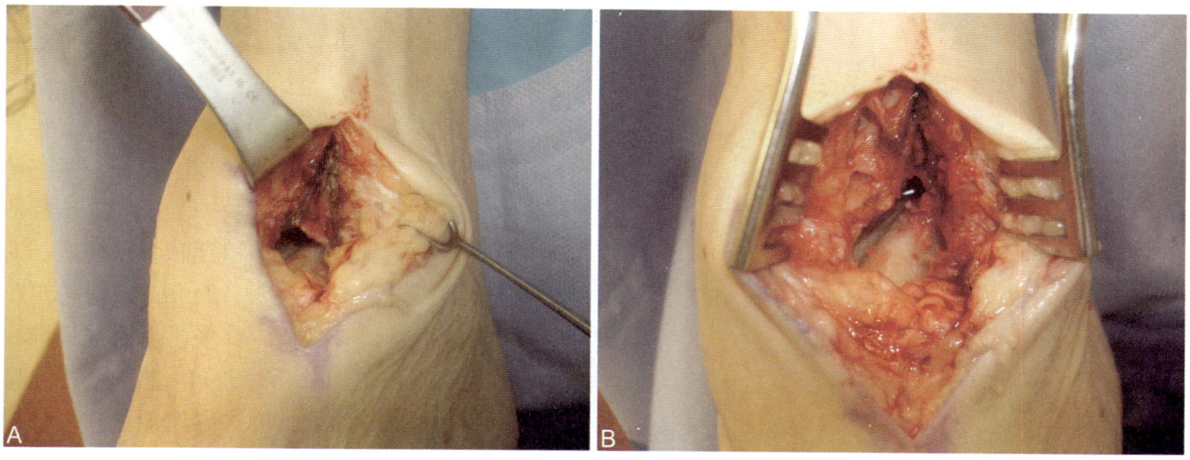

图 89-48 A. 骨软骨损伤位于距骨外缘并向后方延伸，即时最大跖曲，微骨折显露也不理想；B. 开槽后术区显露明显改善

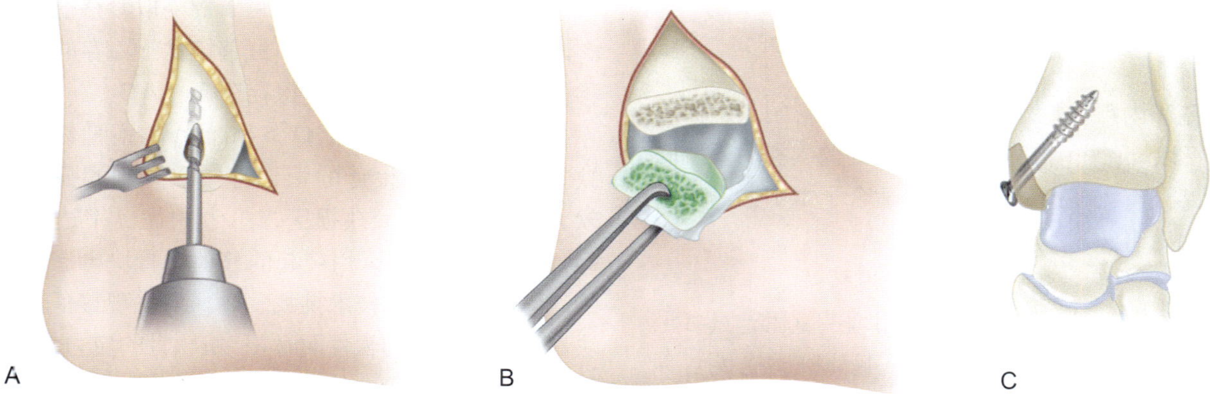

图 89-49 A. 经内踝向胫骨钻孔；B. 内踝斜行截骨以显露胫距关节；C. 截骨块复位满意后用螺钉固定

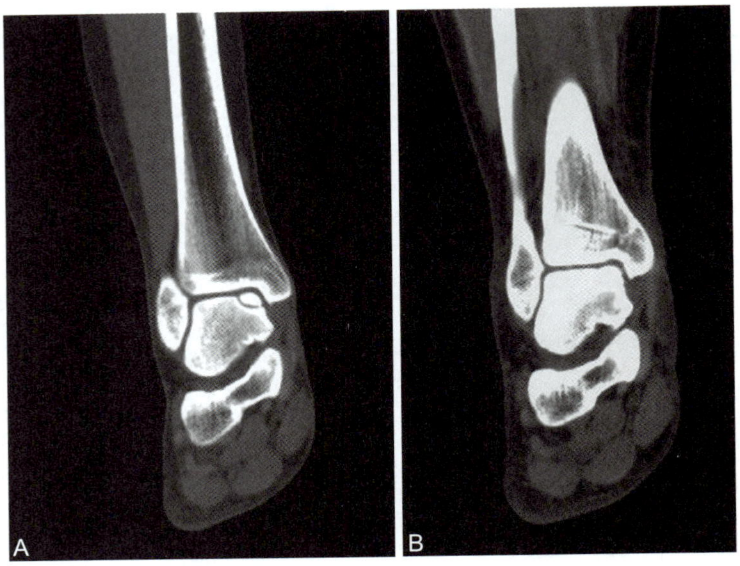

图 89-50 距骨骨软骨炎

A. CT 示ⅢB 级病损；B. 行内踝截骨术，术后 6 个月距骨病损痊愈。术中采用螺钉固定，随后取出

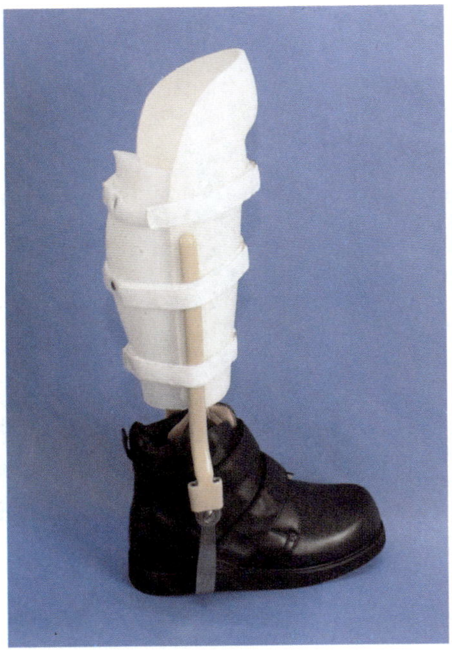

图 89-51 用于术后降低损伤区压力的小腿支具

术入路和内踝截骨术将在后面章节进行阐述，作者对于 Thompson 和 Loomer 介绍的前内和后外侧联合入路没有太多经验，该入路适合于术中显露范围较大的患者。

较大的距骨骨软骨损伤采用膝关节非负重关节面的软骨移植至缺损区，并用埋头钉固定（参见第 45 章）。移植的骨块靠软骨下骨松质提供营养得以成活，因此软骨下骨松质影响移植的成功率。Kumai 等报道了取胫骨远端骨皮质植骨治疗 27 例巨大距骨损伤（> 8 mm × 8 mm），术后平均随访 7 年，89% 的病例取得了良好的临床疗效，穿钉固定和骨移植技术十分困难，同时不愈合时需要取出钉或移植骨块。

近来较大的距骨骨软骨损伤（> 5 mm）多采用自体骨软骨移植至软骨缺损区，骨软骨移植包括自体和异体移植（OATS）。马赛克成形术是指获取多块较小的骨软骨后移植至软骨缺损区。对于非常巨大的骨软骨缺损（> 12 mm），则需要新鲜的同种异体距骨软骨移植。许多学者已报道取异体软骨移植疗效良好（图 89-52），避免了患侧股骨和距骨供骨的相关风险。同种异体距骨软骨移植多取与患侧相同的侧别，在供者死后 24h 之内取骨，取骨前应明确是否有距骨软骨损伤和发育不全。其实在临床工作中，几乎不可能在如此短的时间内找到供者，可适当延长至供者死后 1 周内取骨移植。没有证据表明自体距骨软骨新鲜移植优于冻存的软骨移植。新鲜冻存软骨一般保存在 2 ~ 4℃。

马赛克成形术可治疗 > 10 mm 的距骨骨软骨缺损。使用专门设计的管形骨凿取同侧的膝关节软骨，移植入软骨缺损区，患者的优良率达到了 94%。然而，如何采用突起的移植软骨块再造光滑的软骨面是最大的技术挑战。Latt 等发现移植软骨块高于距骨本身的软骨面时，移植软骨的应力增加，因此他们建议尽可能使移植区充填饱满，但宁可轻

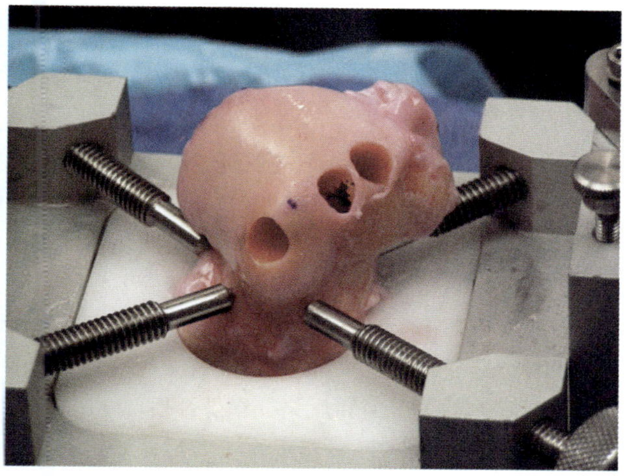

图 89-52 对大的距骨缺损进行同种异体骨移植的取骨方法（见手术技术 89-12）

微低于原有关节软骨面也不能高于关节面。

自体骨软骨移植多用于膝关节手术，但报道用于踝关节取得良好疗效的最长随访时间只有 5 年，后来出现了自体骨软骨移植的关节镜技术。软骨细胞－支架移植技术有广泛的应用前景，但目前研究有限。在关节镜监视下，自体软骨细胞培养传代后附着于修复支架进行移植。对于距骨软骨巨大缺损，因为骨松质两侧都缺乏软骨细胞，单纯的骨松质移植可以被夹有骨软骨细胞的骨松质所替代进行移植（“三明治技术”）。

内踝截骨术

手术技术 89-9

（Cohen 等）

- 以内踝为中心做一长 6 ~ 8 cm 弯向后的弧形切口（图 89-53A）。
- 在踝穴平面切开胫后肌腱鞘，牵开胫后肌腱并始终加以保护。
- 用 2.5 mm 钻在内踝预钻孔并利用它。
- 切开骨膜，但注意不要破坏骨膜完整性。
- 用微型摆锯行“V”尖朝向近侧的 Chevron 式截骨（图 89-53B）。在前后位 X 线片上，截骨线的角度朝向内踝与胫骨远端关节面的交界转弯处（图 89-53C）。截骨前影像学检查有利于设计正确的截骨角度。截骨面过于倾斜会太靠近负重位，过于平坦会影响手术视野，上述两种情况均应避免。也可以在直视下通过内踝的前内侧沟显露距骨内侧。
- 截骨完毕前用骨刀轻凿断截骨块。
- 把内踝向下翻转。
- 必要时直视下松解关节囊附着部，注意保护关节囊的表层和深层的三角韧带。
- 手术结束前，用两根 4.0 mm 的半螺纹骨松质螺钉固定内踝截骨面。

术后处理 石膏夹板固定 10 ~ 14 d。早期加强非负重位下功能锻炼，直至 X 线证实完全修复后加强负重位功能锻炼（6 周左右）。

经前内侧入路行踝关节内侧切开术

手术 89-10

（Thompson 和 Loomer）

- 以内踝后方为中心做一长约 10 cm 开口向后的弧形切口，显露内侧关节囊。

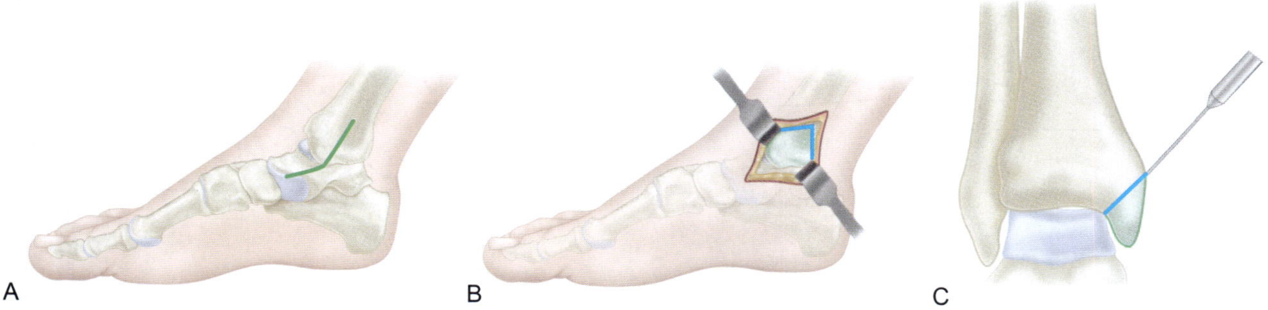

A B C

图 89-53 chevron 经踝截骨

A．手术切口；B．经外侧平面显示截骨方向（“V”形顶点向近侧，开口向踝穴）；C．经前后平面显示截骨方向（斜向内踝与胫骨远端关节面的连接处）（见手术技术 89-9）

- 由胫骨至距骨在前内侧关节囊处做一长约 2 cm 的纵行切口（图 89-54A）。
- 患足极度跖屈，探查距骨上内侧边缘的前 1/2 ~ 2/3。
- 若此入路不能较好地完成探查、清理和钻孔，可直接跨过胫后肌腱做一弧形切口。
- 向前牵开组织，在屈肌支持带的深层做一切口（图 89-54B）。
- 不必探查跗管内容物，将其轻轻地牵向后侧即可。
- 维持患足极度背伸位，探查距骨上内侧缘的后 1/2 是否存在病变，适当切除和搔刮病变区。

术后处理 敷料包扎，立即开始踝关节无痛性功能锻炼，根据患者的耐受情况尽早负重和尽早恢复患肢功能活动。

经胫后肌腱鞘显露踝关节后内侧手术

手术技术 89-11

（Bassett 等）

- 患者取侧卧位，以显露踝关节后内侧。或取仰卧位，患侧髋膝屈曲外旋。后一种体位更为常用。
- 触及内踝和跟腱。
- 在内踝后方做一长 5 ~ 8 cm 紧靠胫后肌腱的切口（图 89-55A），沿内踝走行向远侧和前侧呈弧形延伸。
- 切开皮下组织直至胫后肌腱上面的屈肌支持带，注意保护位于切口前方的大隐静脉和神经。
- 在内踝处触及胫后肌腱。在伸肌支持带上沿胫后肌腱走行做一长 5 ~ 8 cm 的纵行切口（图 89-55B）。
- 向后牵开肌腱以显露深层的屈肌支持带和关节囊，注意保护后方的神经血管束。
- 在胫后肌腱腱鞘的深层和关节囊做一长 3 ~ 5 cm 的纵行切口，这对准确无误地进入关节腔十分重要。
- 拉钩牵开关节囊和胫后肌腱（图 89-55C）。
- 背伸、跖屈、内翻和外翻患足，充分检查距骨和胫骨后方的关节面和后关节囊是否损伤（图 89-55D）。该方法可以显露近 60% 的后距骨穹窿及 50% 的胫骨后关节面，但不能探查到三角韧带的后部纤维束。

自体或同种异体骨软骨移植

手术技术 89-12

（Hangody 等）

- 全身麻醉成功后，患肢术区消毒铺巾，检查踝关节，判断是否有骨软骨损伤。
- 用直径为 5 ~ 11 mm 的骨软骨采集器取供区软骨。也可用更大型号的骨软骨采集器取骨。
- 前纵行切口显露外侧损伤，内踝截骨显露内侧损伤（见手术技术 89-9）（图 89-56A ~ D）。后外侧损伤几乎不需要经外踝截骨显露。
- 采用合适大小的骨移植器钻出一个受区，用于骨软骨移植。在供区取出深为 10 mm 的骨软骨（图 89-

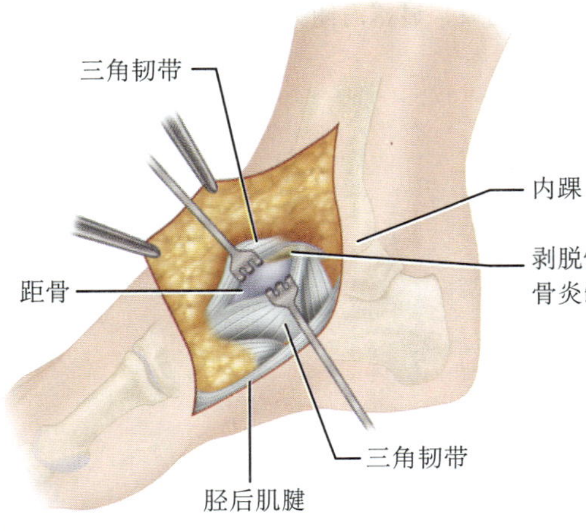

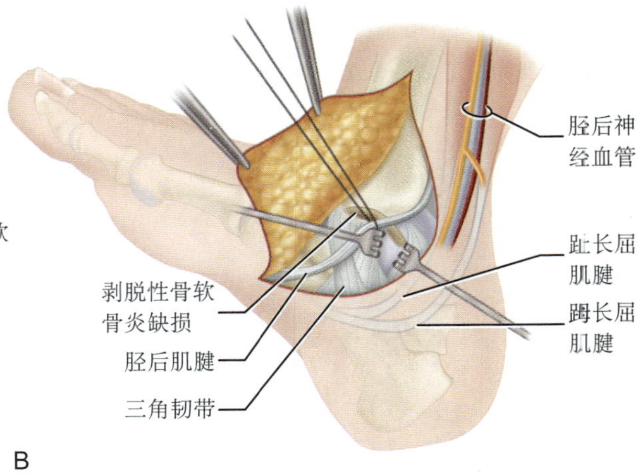

图 89-54 A. 维持患足极度跖屈位，显露距骨的前内侧；B. 维持患足极度背伸位，通过同一切口，显露距骨的后内侧（见手术技术 89-10）

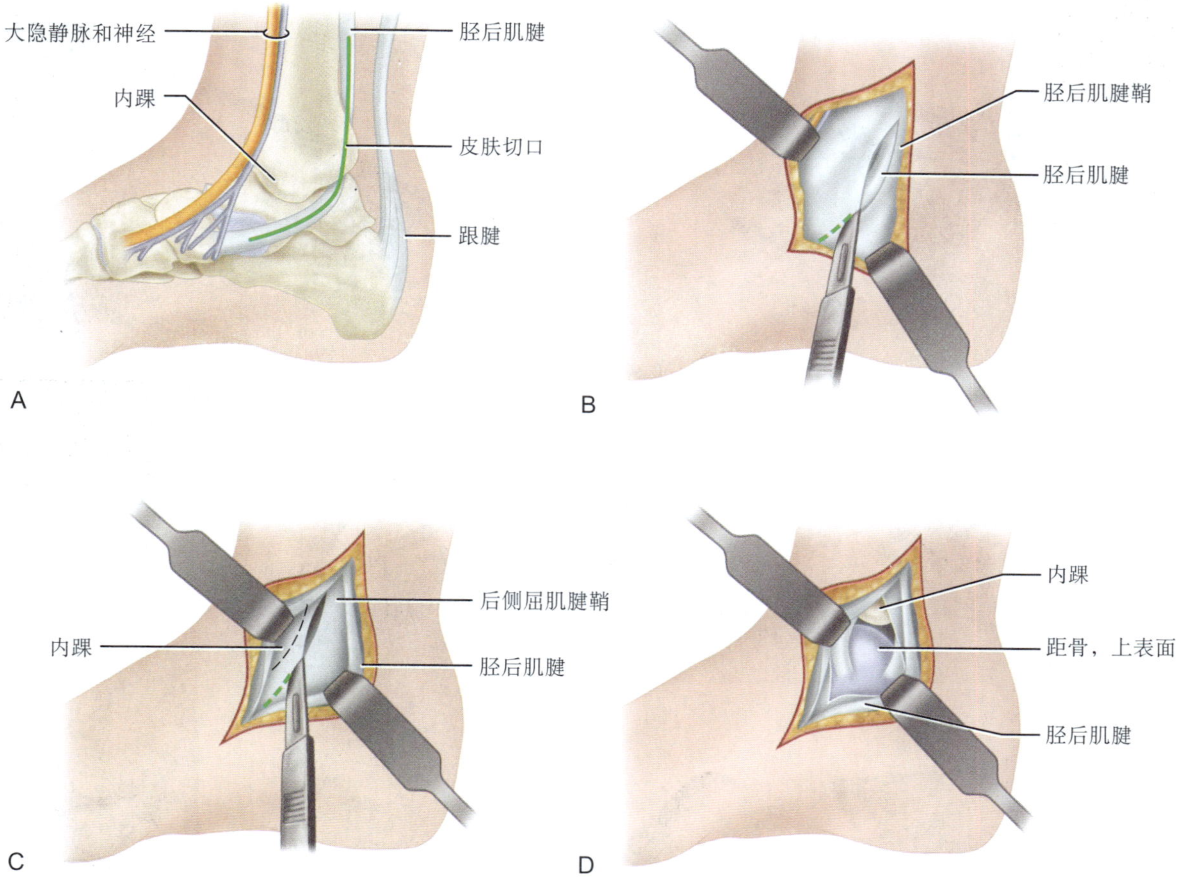

图 89-55 踝关节后内侧切口

A．皮肤切口位于内踝后方，与胫后肌腱走行一致；B．经胫后屈肌腱鞘的手术切口；C．牵开胫后肌腱和屈肌腱深层，经关节囊入路；D．通过后内侧入路显露距骨的上关节面（见手术技术 89-11）

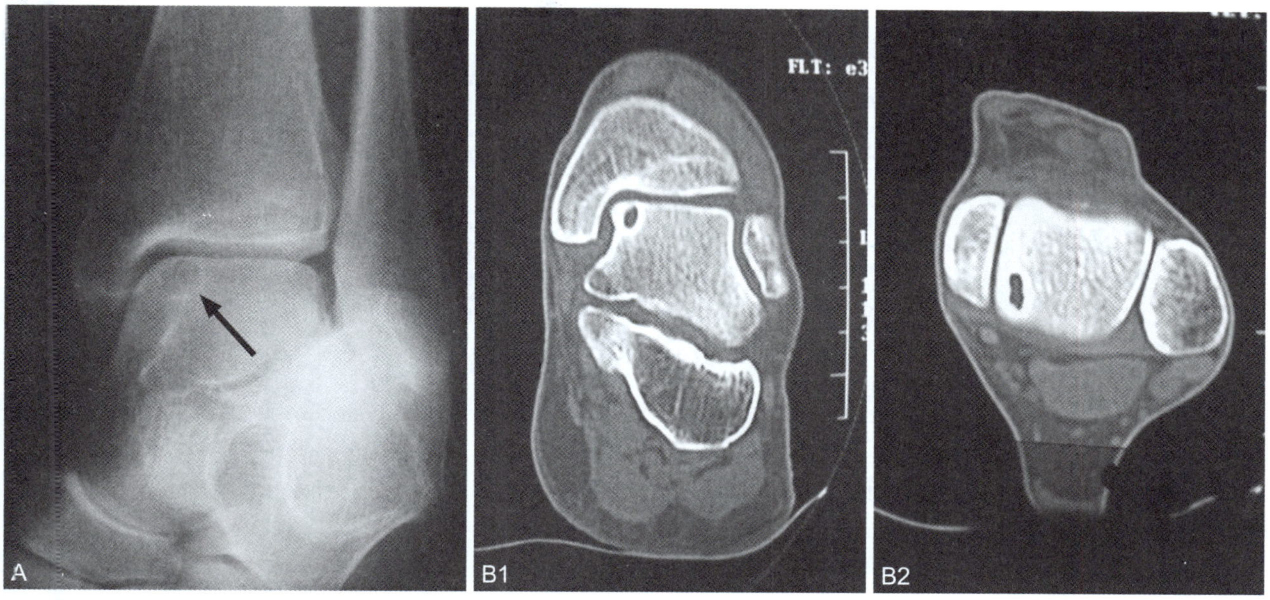

图 89-56 自体或同体异体骨软骨移植（见下文）

A．距骨后内侧的骨软骨损伤（箭头所示）；B．轴位和冠状位 CT 片；C．内踝 Chevron 截骨

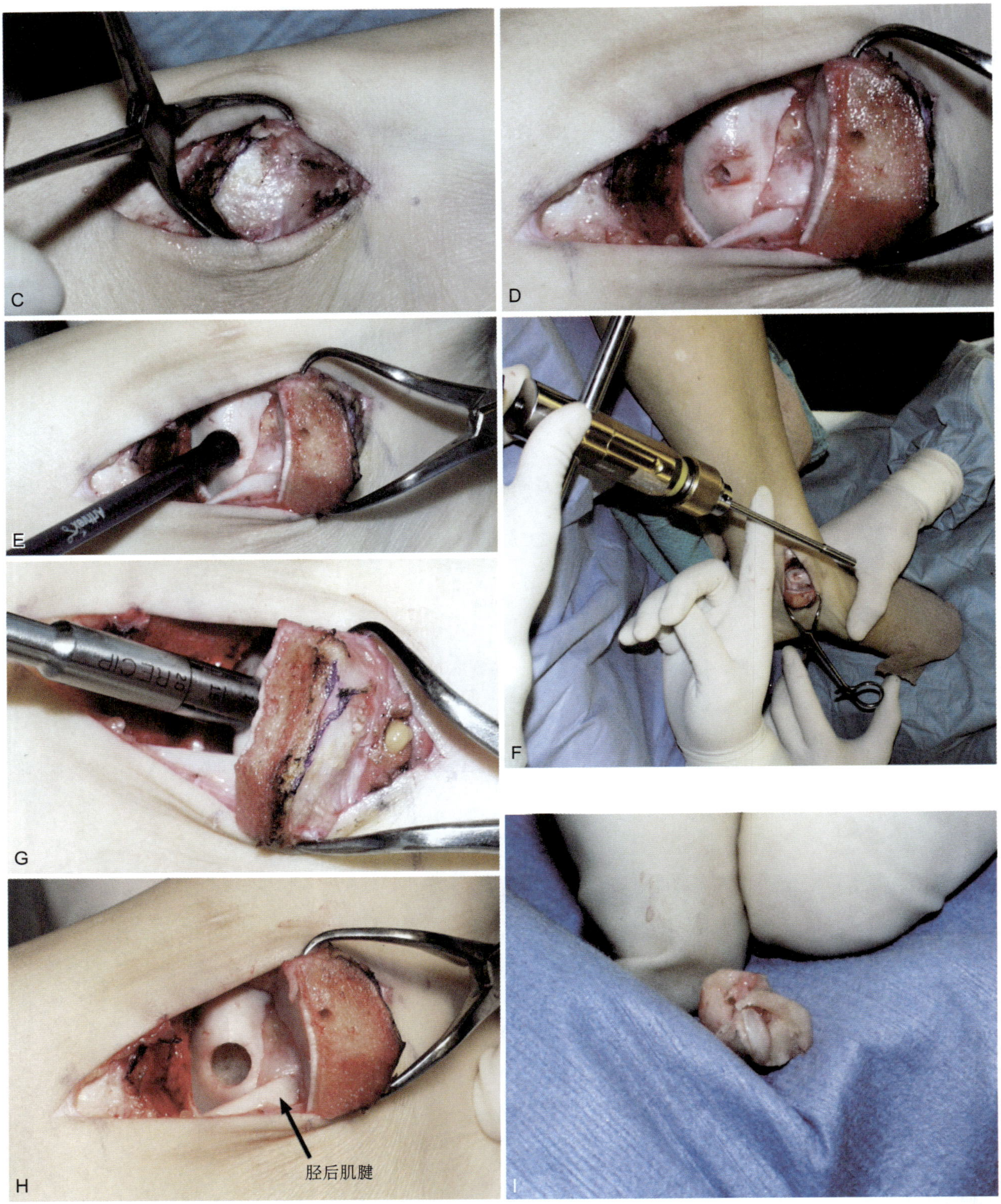

图 89-56（续）

D．距骨肩部损伤；E．骨软骨移植物采集器的选择；F．骨软骨移植物采集器；G．从受区取出长 10 ~ 12 mm 的骨块；E．受区的准备；I．骨软骨损伤病灶的切除

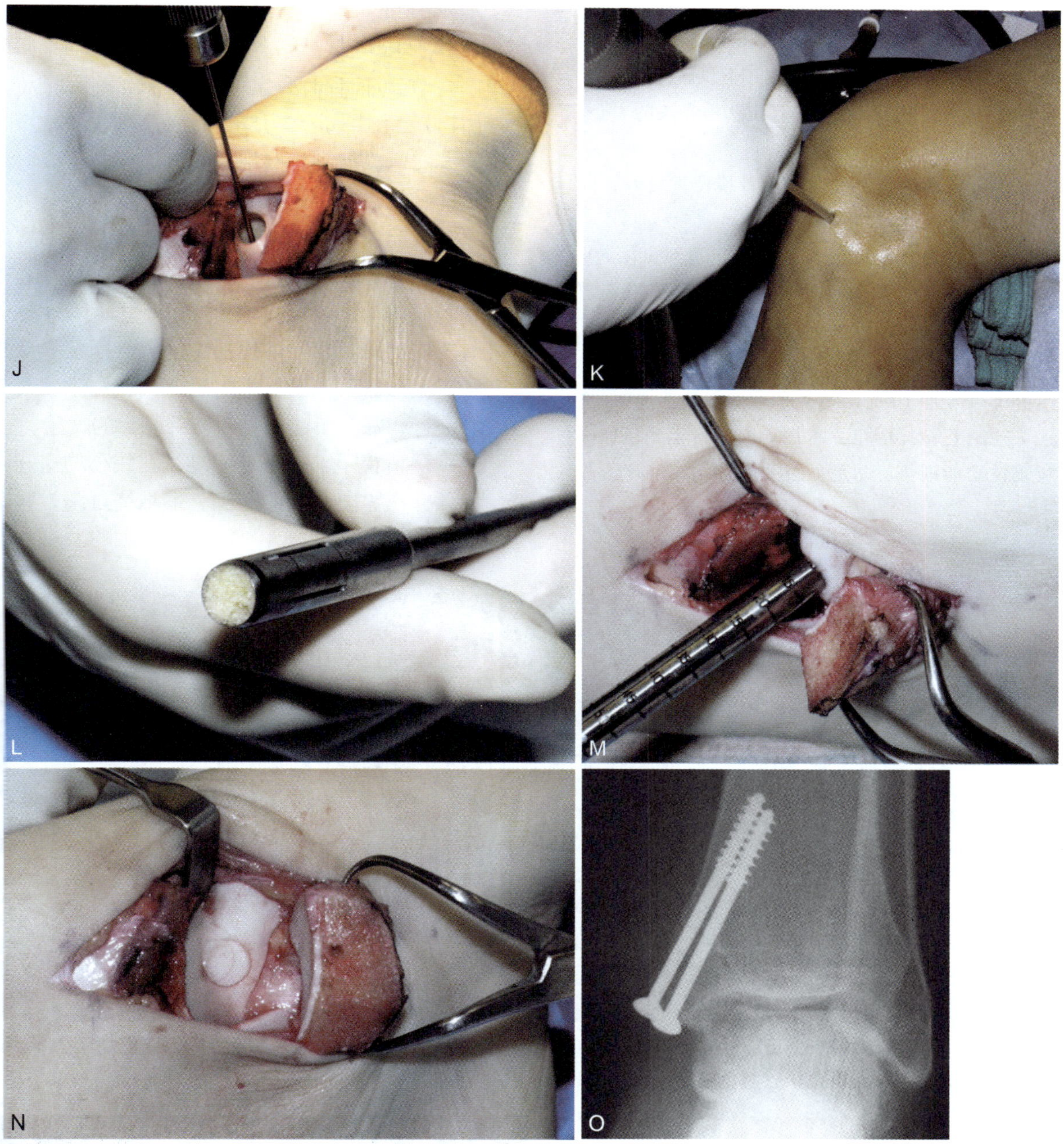

图 89-56（续）

J．在受损区底部多处钻孔；K．使用骨软骨采集器从股骨髁处取自体移植骨（距骨肩部损伤取股骨滑车边缘）；L．采集器内的骨软骨移植物；M 和 N．移植骨植入受区；O．两枚半螺纹骨松质螺钉固定截骨处（截骨前预钻好骨孔）（见手术技术 89-12）

56E 和 F）。若为距骨穹窿损伤，与关节面垂直植骨（图 89-56G 和 I），若为距骨肩部损伤，成 45° 植骨（见图 89-52）。

- 在受区钻多个直至软骨下骨的骨孔（图 89-56J）。
- 在股骨内髁或外髁做一小切口，关节镜辅助下选与患侧同侧的膝关节取骨（图 89-56K 和 L）。当距骨肩部损伤时，从股骨外侧滑车取骨。或者，同种异体距骨移植物也十分有效，并可避免取材时造成的医源性损伤。
- 采用特殊设计的软骨采集器在供区取软骨下骨移植骨块，植骨块直径为 5 ～ 11 mm，深度为 10 ～ 12 mm（略深于受区）。
- 采用特殊的打压器或环形钉小心地将柱状移植骨打压入受区（图 89-56M 和 N）。如果缺损较大（直径大于 11 mm），最好使用同种异体移植物。可能需要多块移植物的马赛克移植（图 89-57 和 89-58）。完全打压骨移植完毕前勿移出 OATS 软骨采集器，始终保持固定的角度置入，否则易引起供区骨折。

- 采用合适尺寸的打压器轻轻打压移植骨块的中心，使之与周围软骨嵌合。
- 检查踝关节活动度，确保移植骨块位置良好，固定可靠。
- 关闭切口，常规检查截骨是否固定可靠（图 59-56O）。膝关节术区放置一根引流管，加压包扎至踝关节，石膏夹板固定。

术后处理 术后 10 周内避免负重。术后 2 周拆线，更换为短腿石膏托固定。术后 4 周穿行走靴，加强非负重性功能锻炼。术后 6 ~ 8 周开始泳池疗法和蹬车练习。

关节镜治疗

关节镜下手术治疗距骨穹窿软骨骨折（骨软骨病损），术中切除部分滑膜、清理损伤的骨软骨、摘除游离体、搔刮打磨钻孔关节缺损区。该方法取得了良好的临床疗效，并发症少。作者推荐关节镜手术，因为该手术减少了并发症，缩短了平均住院日，避免了长切口、深部软组织剥离、胫骨远端开槽和内髁截骨而恢复更快。Ogilvie-Harris 等采用关节镜摘除碎骨块、清理损伤的软骨面及打磨软骨下骨直至渗血，明显减少术后疼痛、肿胀、关节僵硬、跛行和踝关节活动受限等并发症的发生。

踝关节镜手术技术难度高，在狭小的空间内进行各项操作需要一定的经验。很难绕过距骨穹窿进

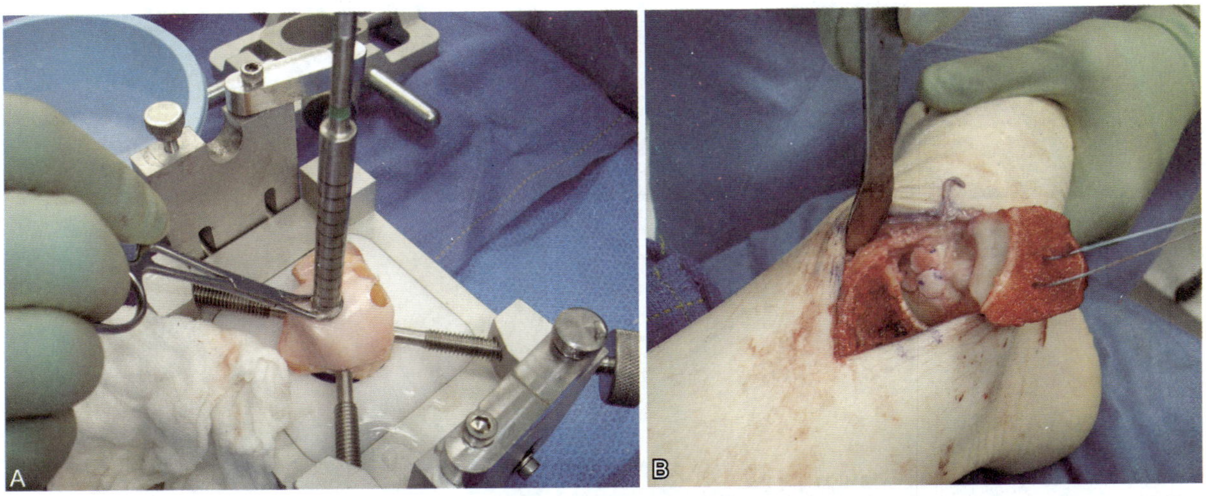

图 89-57 A. 如果有较大的缺损出现，需要采集多处自体骨软骨组织用于修复。注意在距骨肩部取出的两个骨块形态相近；B. 自体骨间有一点重叠，以避免在两个骨块间残留损伤的组织

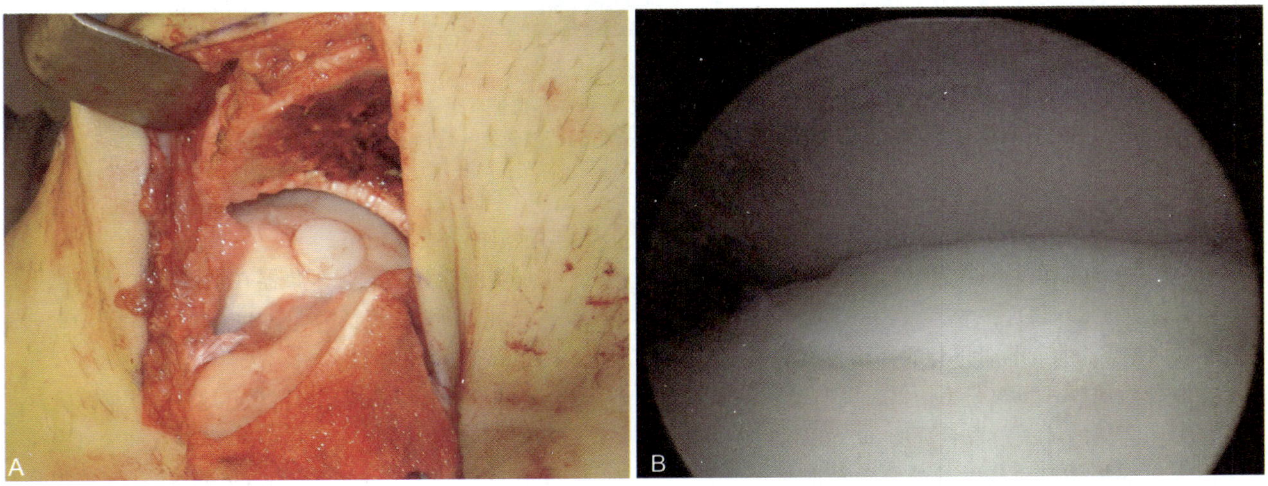

图 89-58 A. 注意骨软骨移植物植入后的轻度错位；B. 移植术后 15 个月关节镜二次探查，注意关节软骨面的轻度不规整

行全踝关节操作，如果术者关节镜技术不成熟，远不如选择熟悉的开放手术。作者常规把患者置于仰卧位，患侧膝和踝关节伸直，遵循膝关节镜手术的操作原则（图 89-59）。一般踝关节镜手术采用 4 mm 的 30° ~ 70° 的关节镜，但作者用 4.5 mm 的关节镜。作者常规用一根粗的穿刺针扩张关节腔，以此为前内侧入路（图 89-60A）。从此入路置入关节镜，监视下建立前外侧入路（图 89-60B）。从前内侧入路置入关节镜的光源能透射皮肤，能避免建立前外侧入路时损伤内侧的血管和神经。经常选用后外侧入路显露后侧结构或保持关节腔更有效的灌注。在踝关节前侧有大量的滑膜组织，作者常规用刨刀清理。因为外踝较内踝靠后，所以更容易显露外侧损伤。推荐使用非侵袭性踝关节牵引器，但牵引的力量全部由踝关节承担，有损伤神经血管的可能。作者常规切除剥脱性骨软骨炎区域、清理软骨缺损区、在缺损区大量钻孔，促进新生血管生成。钻孔时可在关节镜监视下或 X 线机透视下进行操作。不断背伸和跖屈踝关节，有利于在距骨上变换钻孔的位置而钻出多个孔（图 89-61）。

Bryant 和 Siegel 介绍了在关节镜监视下使用一种修复半月板器械准确进行软骨损伤的定位和钻孔，避免了采用经踝关节镜入路钻孔。取下 25 cm 的套管针上预接的缝线，将套管针紧锁在电钻上。

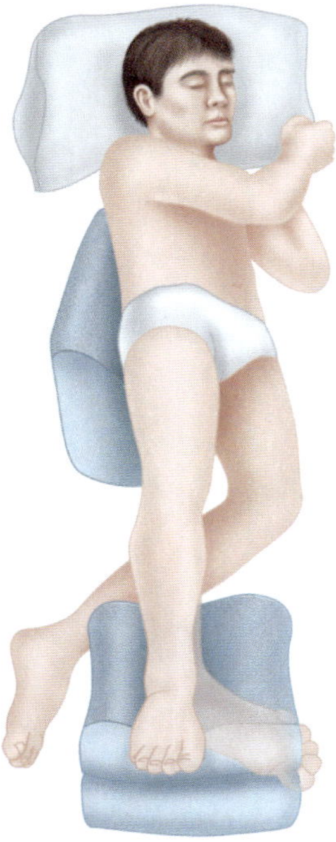

图 89-59 患者踝关节镜手术的体位

通过前外侧入路在关节镜下监视，从前内侧入路将一个弯曲的套管插入关节腔内，置入后内侧骨软骨损伤区。将针经弯曲的套管进入，在软骨损伤区钻孔。通过不断移动套管的位置，更换在关节损伤面的多部位钻孔位置。术中常见从钻孔处软骨下骨渗血。钻孔完毕后，关闭切口，无菌敷料包扎。

无论在开放手术还是在关节镜手术中，最实用的技术还是对关节缺损面的清理和钻孔。在 Campbell 接受这种手术治疗的所有患者中，有 87% 取得了满意的临床疗效，极少复发。经踝逆行钻孔（近端至远端钻孔）可以通过关节镜监视或经皮增强造影检查辅助完成。胫骨远端骨骺未闭合时要避免穿骺板的多次钻孔。

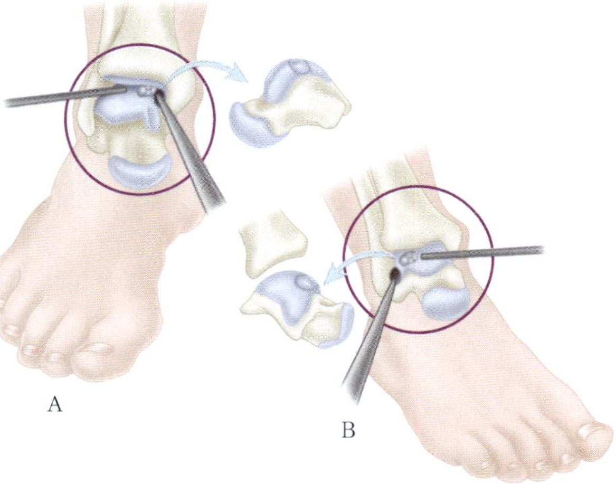

图 89-60 踝关节剥脱性骨软骨炎行关节镜切除术的前外侧入路（A）和前内侧入路（B）

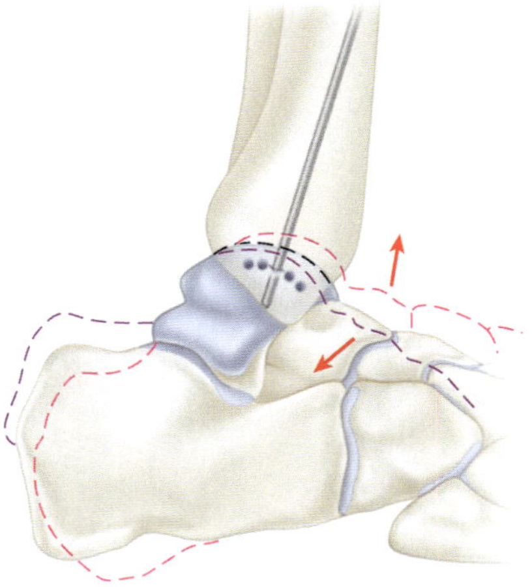

图 89-61 踝关节镜下钻孔治疗距骨剥脱性骨软骨炎，不断背伸和跖屈踝关节，有利于在距骨上变换钻孔的位置而钻出多个孔